HANDBUCH DER SPEZIELLEN PATHOLOGISCHEN ANATOMIE UND HISTOLOGIE

BEARBEITET VON

G. ABELSDORFF-BERLIN · A. v. ALBERTINI-ZÜRICH · M. ASKANAZY-GENF · TH. BAUER-WIEN
C. BENDA-BERLIN · W. BERBLINGER-JENA · H. BORCHARDT-BERLIN · R. BORRMANN-BREMEN
W. CEELEN-BONN · E. CHRISTELLER†-BERLIN · F. DANISCH-JENA · A. DIETRICH-KÖLN
A. ECKERT-MÖBIUS-HALLE · A. ELSCHNIG-PRAG · TH. FAHR-HAMBURG · WALTHER FISCHER-
ROSTOCK · E. FRAENKEL†-HAMBURG · O. FRANKL-WIEN · W. GERLACH-HAMBURG · A. GHON-
PRAG · E. v. GIERKE-KARLSRUHE · S. GINSBERG-BERLIN · R. GREEFF-BERLIN · GEORG B. GRUBER-
GÖTTINGEN · R. HANSER-LUDWIGSHAFEN · C. HART†-BERLIN · G. HAUSER-ERLANGEN
K. HELLY-ST. GALLEN · F. HENKE-BRESLAU · E. HERTEL-LEIPZIG · G. HERXHEIMER-WIES-
BADEN · G. HERZOG-GIESSEN · E. v. HIPPEL-GÖTTINGEN · P. HUEBSCHMANN-DÜSSELDORF
L. JORES-KIEL · C. KAISERLING-KÖNIGSBERG · MAX KOCH †-BERLIN · WALTER KOCH-BERLIN
H. KÖLLNER†-WÜRZBURG · G. E. KONJETZNY-KIEL · E. J. KRAUS-PRAG · E. KROMPECHER†-
BUDAPEST · R. KÜMMELL-HAMBURG · F. J. LANG-INNSBRUCK · W. LANGE-LEIPZIG · A. LAUCHE-
BONN · W. LÖHLEIN-JENA · H. LOESCHCKE-MANNHEIM · O. LUBARSCH-BERLIN · R. MARESCH-
WIEN · H. MARX-MÜNSTER · E. MAYER-BERLIN · H. MERKEL-MÜNCHEN · H. v. MEYEN-
BURG-ZÜRICH · ROBERT MEYER-BERLIN · F. v. MIKULICZ-RADECKI-BERLIN · J. MILLER-BARMEN
J. G. MÖNCKEBERG†-BONN · H. MÜLLER-MAINZ · S. OBERNDORFER-MÜNCHEN · W. PAGEL-
SOMMERFELD · A. PETERS-ROSTOCK · ELSE PETRI-BERLIN · L. PICK-BERLIN · K. PLENGE-
BERLIN · A. PRIESEL-WIEN · H. RIBBERT†-BONN · O. RÖMER-LEIPZIG · R. RÖSSLE-BASEL
E. ROESNER-BRESLAU · W. ROTH-WIESBADEN · H. G. RUNGE-HAMBURG · F. SCHIECK-WÜRZ-
BURG · M. B. SCHMIDT-WÜRZBURG · MARTHA SCHMIDTMANN-LEIPZIG · A. SCHMINCKE-
TÜBINGEN · A. SCHULTZ-KIEL · E. SEIDEL-HEIDELBERG · C. SEYFARTH-LEIPZIG
H. SIEGMUND-KÖLN · W. SPIELMEYER-MÜNCHEN · C. STERNBERG-WIEN · O. STEURER-
TÜBINGEN · O. STOERK†-WIEN · A. v. SZILY-MÜNSTER · M. VERSÉ-MARBURG · C. WEGELIN-
BERN · A. WEICHSELBAUM†-WIEN · K. WESSELY-MÜNCHEN · K. WINKLER-BRESLAU
K. WITTMAACK-HAMBURG

HERAUSGEGEBEN VON

F. HENKE   UND   O. LUBARSCH
BRESLAU   BERLIN

NEUNTER BAND · ERSTER TEIL

KNOCHEN · MUSKELN · SEHNEN
SEHNENSCHEIDEN · SCHLEIMBEUTEL

BERLIN
VERLAG VON JULIUS SPRINGER
1929

KNOCHEN · MUSKELN
SEHNEN · SEHNENSCHEIDEN
SCHLEIMBEUTEL

BEARBEITET VON

A. v. ALBERTINI · A. DIETRICH · E. FRAENKEL†
H. v. MEYENBURG · L. PICK · M. B. SCHMIDT

MIT 195 ZUM TEIL FARBIGEN ABBILDUNGEN

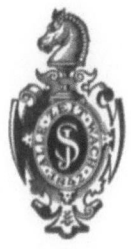

BERLIN
VERLAG VON JULIUS SPRINGER
1929

ISBN 978-3-7091-5646-9   ISBN 978-3-7091-5675-9 (eBook)
DOI 10.1007/978-3-7091-5675-9

Inhaltsverzeichnis.

1. Rhachitis und Osteomalazie.

Von

M. B. Schmidt-Würzburg.

Mit 33 Abbildungen.

I. Rhachitis.

Für GLISSON, welcher als Erster (1650) die Rhachitis beschrieb und seinen Schüler JOHN MAYOW war Rhachitis ein klinisches Krankheitsbild, in welchem die Veränderung des Skelets nur einen Teil ausmachte, und der anatomischen Beschaffenheit der Organe wurde von ihrer Seite keine stärkere Berücksichtigung zuteil; GLISSON wußte noch nichts von dem Weichwerden der Knochen, er nahm als Ursache der Krümmungen ein einseitiges Wachstum an, MAYOW führte sie darauf zurück, daß die Muskeln für die wachsenden Knochen zu kurz seien und sich zu ihnen wie eine gespannte Sehne zum Bogen verhielten. Für unsere Zeit steht im Mittelpunkt der Rhachitis die Knochenerkrankung. In schweren Fällen kann zugleich eine besondere Degeneration der Skeletmuskulatur vorhanden sein, ferner werden an innersekretorischen Drüsen Abweichungen der Struktur gefunden, welche vielleicht in pathogenetischer Beziehung bedeutungsvoll sind; aber diese Veränderungen können nicht dazu verwertet werden, die Krankheit zu charakterisieren. Wenn auch in manchen Fällen die genannte „Myopathia rachitica" sehr in dem Vordergrund steht und die Versuchung nahe liegt, aus ihr Rhachitis zu diagnostizieren, unabhängig davon, ob die Knochenerkrankung nachweisbar ist, oder nicht, und — ähnlich wie von einem Scharlach ohne Exanthem — von einer Rhachitis ohne Skeletveränderungen zu sprechen, so verläßt meines Erachtens dieser Versuch den Boden des Tatsächlichen; wir müssen doch daran festhalten, als die wichtigste und für die Diagnose unerläßliche Erscheinung die Erkrankung der Knochen anzusehen, und so wird sich die pathologische Anatomie der Rhachitis in erster Linie mit den Zuständen des Skelets zu beschäftigen haben.

Die pathologisch-anatomische Erforschung der Rhachitis begann mit RUFZ 1834 und GUÉRIN 1839 und wurde durch KÖLLIKER (1 und 2) und seinen Schüler H. MEYER bezüglich der Vorgänge am Wachstumsknorpel wesentlich gefördert und dann durch RUD. VIRCHOW 1853 unter den allgemeinen Gesichtspunkt gestellt, daß es sich dabei um eine Störung der Wachstumsvorgänge des Skelets handelt. Diese Auffassung VIRCHOWs hat die größte Befruchtung auf die Rhachitisforschung ausgeübt, aber das Problem nicht vollständig gelöst; denn nach VIRCHOWs Meinung ist das Wesentlichste das Weichbleiben desjenigen Knochens, welcher beim Wachstum an der Knorpelgrenze und unter dem Periost neugebildet wird; die rhachitische Störung „produziert nichts Neues", wie VIRCHOW sich

ausdrückte, die Knochenbildung ist lediglich gehemmt durch Mangel an Kalkablagerung in die dafür bestimmten Gewebe und die Weichheit des rhachitischen
Skelets beruht allein auf einem Weichbleiben. So war für Virchow alle kalklose Substanz, welche im Verlauf der Rhachitis auftritt, neugebildete aber unfertig gebliebene und mit dem Begriff des Osteoid, den er darauf anwandte,
verband er die Vorstellung, daß nur die Kalkablagerung nötig sei, um aus ihm
regelrechten Knochen herzustellen.

Was die spätere Zeit hinzugefügt hat, ist 1. die Erkenntnis, daß auch der
Knochen, welcher bei dem Einsetzen der Erkrankung schon vorhanden war,
wieder schwinden und durch kalkloses Gewebe ersetzt werden kann, 2. daß
die weiche Schicht unter den Epiphysen durch einen neuen, dem normalen
Skelet fremden Vorgang, nämlich durch Metaplasie des unverbrauchten Knorpels
in Osteoid entsteht, 3. daß die kalklose Knochensubstanz nicht einheitlich ist,
sondern außer durch Neubildung auch durch Auflösung der schon abgelagerten
Kalksalze zustande kommen und auch verschiedene regressive Metamorphosen
bis zum völligen Schwund eingehen kann.

Eine wichtige Rolle in dieser Entwicklung der Rhachitisforschung spielt
die Arbeit von Heinrich Müller aus dem Jahre 1858, welche in vieler Beziehung
diejenige von Virchow weiterführt und ergänzt. Müller hat als Erster das
Vorkommen kalkloser Knochensubstanz (,,osteogener Substanz") in dem schon vor
der Rhachitis vorhandenen Knochen, z. B. in den Schäften der Röhrenknochen,
welche Virchow merkwürdigerweise gar nicht erwähnt, beschrieben und in
ihrer Bedeutung als unfertiger Knochen erkannt, ferner die Tatsache, daß normalerweise während des Wachstums in dem einmal gebildeten Knochen nicht
nur ein weiterer Ansatz, sondern auch ein regelmäßiger Abbau stattfindet —
beides zusammen nennt er ,,Stoffwechsel" des Knochens — und er hat daraus
das Bestehen osteoider Zonen auf den alten Knochenbälkchen und die Entstehung der bogenförmigen Diaphysenkrümmungen, welche Virchow nur auf
Infraktionen zurückgeführt hatte, richtig erklärt; auch erkannte er zuerst,
daß die Stärke der rhachitischen Veränderungen von der Wachstumsenergie
der einzelnen Skeletabschnitte abhängt. Ferner brachte H. Müller, und dies
war der Ausgangspunkt der ganzen Arbeit, den Beweis, daß der Knorpel bei
der normalen Verknöcherung sich nicht direkt in Knochen umwandelt, sondern
schwindet und durch Knochen ersetzt wird, daß aber bei Rhachitis daneben
auch eine Metaplasie vorkommt. Spätere Untersucher haben sich für und wider
die Ansichten der Genannten eingesetzt und aus den anatomischen Verhältnissen
Schlüsse auf die Ursache der Krankheit abzuleiten gesucht. Eine große Rolle
hat dabei die Frage gespielt, ob die Rhachitis wegen des Blutreichtums des Knochenmarks zu den Entzündungen zu zählen sei (Kassowitz u. a.), oder ob die
mangelhafte Kalkablagerung die ganze Krankheit einleitet und die mechanischen Einflüsse auf den weichen Knochen das Bild weiter beeinflussen [Pommer (2)
u. a.], und aus diesem Gedanken ist die Alternative entsprungen, ob die
Rhachitis durch mangelhafte Kalkzufuhr oder durch Behinderung der Kalkablagerung in die osteogenen Gewebe hervorgerufen wird, und so ist eine Gruppe
von Arbeiten entstanden, welche sich damit beschäftigt, festzustellen, ob die
Rhachitis auf einer Störung des Kalkstoffwechsels beruht. Weiter hat die bekannte Abhängigkeit des Kalkstoffwechsels von den Epithelkörperchen und
diejenige des Knochenwachstums von den innersekretorischen Drüsen überhaupt
zur Untersuchung der Frage geführt, ob für die Entstehung der Krankheit
eine Störung im endokrinen System maßgebend ist; und in jüngster Zeit ist die
Rhachitis unter die Avitaminosen eingereiht worden. Alle diese Fragen müssen
in die folgenden Erörterungen einbezogen werden.

a) Lebenszeit, in welcher die Rhachitis beginnt.

Rhachitis ist eine Wachstumskrankheit, die wesentlichste Störung besteht darin, daß der Ansatz neuer Substanz nicht in normaler Weise vor sich geht und daß das neugebildete Gewebe kalklos bleibt. Nach Ablauf der Wachstumsperiode gibt es keine Rhachitis mehr. Wenn die Krankheit erst am Ende der Wachstumszeit einsetzt und sich über die Grenzen derselben hinaus erstreckt, gewinnt sie mehr und mehr das Aussehen der Osteomalazie, und wenn bei einem Individuum mit rekurrierender Rhachitis ein Rezidiv entsteht, nachdem das Wachstum abgeschlossen ist, so zeigt dasselbe ebenfalls den Charakter der Osteomalazie. Die enge Zusammengehörigkeit der beiden genannten Krankheiten ist heute unbestreitbar, das was der Rhachitis das charakteristische Gepräge verleiht, ist die Vereinigung von Osteoidbildung im Knochen mit einer Störung der endochondralen Verknöcherung.

Aber die Neigung zur Erkrankung ist in den verschiedenen Perioden des Wachstumsalters verschieden stark. Früher sind die Meinungen über den frühesten Zeitpunkt, zu welchem die Rhachitis auftreten kann, weit auseinandergegangen, weil keine völlige Klarheit darüber herrschte, nach welchen anatomischen Erscheinungen die beginnende Rhachitis beurteilt werden solle. Seit POMMER (2) dient als zuverlässiges und unerläßliches Merkmal ·die Osteoidbildung auf den Oberflächen und in den Binnenräumen der Knochen; neben den Veränderungen der endochondralen Verknöcherung muß dieselbe vorhanden sein, sonst hat man kein Recht, von bestehender Rhachitis zu sprechen. Früher ist die Diagnose vielfach lediglich auf Grund von Knorpelveränderungen gestellt worden.

Fast allgemein gilt jetzt die Annahme, daß in der Regel der Beginn der Rhachitis in die Zeit zwischen 4. Lebensmonat und Ende des 2. Lebensjahres fällt, jedoch muß bemerkt werden, daß innerhalb dieses Zeitabschnitts nicht alle Altersstufen einander gleichstehen, sondern das 1. Jahr gegenüber dem zweiten weit überwiegt. Nach meiner Erfahrung kommt zur anatomischen Untersuchung die Rhachitis am häufigsten bei Kindern vom 8. bis 15. Lebensmonat, dann kommen die Monate, welche vorangehen vom 4. Monat an, darauf diejenigen vom 16. Monat an; aber frische Fälle aus dieser letzten Periode sind ziemlich selten. Daß erst um den 8. Monat die Krankheit häufig festgestellt wird, liegt nicht daran, daß die Sterblichkeitsziffer dieser Lebensepoche besonders hoch wäre und Kinder aus den früheren Monaten seltener zur Autopsie kämen; ich habe von zahlreichen Kindern aus dem ersten halben Lebensjahr die Knochen auch mikroskopisch genau untersucht und verhältnismäßig viel seltener dabei eine Rhachitis entdeckt, als in den folgenden Monaten. Floride Rhachitis habe ich nie vor Ende des 4. Lebensmonats beobachten können; VIRCHOW gibt an, bei einem zweimonatigen Kind als frühesten Termin die Krankheit gefunden zu haben; auch SCHMORL (5) führt in seiner Alterstabelle Kinder aus dem 2. bis 3. Lebensmonat auf, bei denen er anatomisch — ohne klinische Erscheinungen — die Anfänge nachweisen konnte. Die Beobachtungen von TSCHISTOWITSCH, daß bei systematischer Untersuchung Neugeborener vereinzelt Abweichungen der Ossifikation vorkommen, welche eine gewisse Ähnlichkeit mit Rhachitis haben können (s. unten), geben keinen Anhaltspunkt für die Annahme, daß echte Rhachitis ihren Ursprung im Intrauterinleben hat. KASSOWITZ (1) und mit ihm UNRUH, F. SCHWARZ und FEYERABEND waren durch ihre Untersuchungen zu dem entgegengesetzten Standpunkt gekommen; nach ihnen beginnt die große Mehrzahl der Fälle im Intrauterinleben: KASSOWITZ beruft sich dabei nicht auf das, was früher von VIRCHOW als „fetale Rhachitis" bezeichnet wurde und später die Namen Chondrodystrophia foetalis resp. Osteogenesis imperfecta erhalten hat und intrauterine Wachstumsstörungen darstellt, welche ganz

verschieden von denen der Rhachitis sind und nur durch die Difformitäten,
welche solche Kinder mit zur Welt bringen, eine äußere Ähnlichkeit mit derselben
darbieten; sondern auf die Skelete von Neugeborenen, die im groben Verhalten
der Knochen keine Abweichung von der Norm zeigten und erst bei genauerer
anatomischer Untersuchung Abnormitäten erkennen ließen. Die Zahlen, welche
er angab, sind auffallend hoch: Er fand unter 64 totgeborenen und oft mazerierten,
teils ausgetragenen, teils unreifen Kindern nur 7 normal, 57 in verschiedenem
Grade an Rhachitis erkrankt, und auch unter weiteren 28, welche innerhalb
der ersten 3 Lebensmonate gestorben waren, 26 rhachitische. Er erklärt (1881,
S. 320/23) bezüglich der Neugeborenen und Säuglinge, daß er alle Abweichungen
am Skelet von der Norm, welche nicht den Charakter syphilitischer Erkrankungen
zeigten, als rhachitische aufgefaßt hat. Das geht ohne Zweifel viel zu weit und
dadurch wird die Verwertung der Schlüsse erschwert, welche Kassowitz aus
seinen umfassenden und sorgfältigen Untersuchungen auf die Entstehungsweise
und Ursachen der Rhachitis gezogen hat; denn viele Einzelheiten, die er als Eigenschaften besonders der beginnenden Rhachitis schildert, entnimmt er Präparaten,
welche offenbar gar nicht in das Bereich derselben gehören (z. B. 1881 Tafel 13,
welche nach unserer heutigen Vorstellung sicher nicht von einem rhachitischen
Individuum stammt). Die anderen genannten Forscher, welche zu ähnlichen
Ergebnissen gekommen sind, gründen ihre Angaben nur auf lebende, klinisch
untersuchte Kinder und nehmen als wichtigste Kriterien für Rhachitis die fühlbare Verdickung der Knorpelknochengrenze der Rippen und die Weichheit
des Schädels besonders an den Nahträndern und die Verbreiterung der Fontanellen an. Man wird der Kritik, welche Pommer (2), Lentz, Tschistowitsch
an dieser Auffassung geübt haben, beistimmen müssen; die genannten Beweise
sind tatsächlich keineswegs überzeugend: Es wird später gelegentlich der Besprechung der Difformitäten ausgeführt werden, daß nicht jede Verdickung
der Rippen an der fraglichen Grenzstelle Rhachitis bedeutet; und auch die Schädel-
zustände, welche, durch die Haut gefühlt, gewiß Ähnlichkeit mit der Craniotabes rachitica haben, finden bei genauerer anatomischer Untersuchung nicht
selten eine ganz andere Erklärung: Wir wissen, daß bei Neugeborenen gelegentlich Ossifikationsdefekte in Form zahlreicher Lücken im knöchernen Schädeldach vorkommen, welche die Umgebung der Nähte bevorzugen, auch die der
Lambdanaht („Lückenschädel"), und — was besonders Tschistowitschs
Untersuchungen bestätigt haben —, daß bei frühgeborenen und schwächlichen
Kindern die Knochen an den Nahträndern und auch in weiterer Ausdehnung
weich erscheinen können durch bloße Rückständigkeit in der Verknöcherung,
welche mit Rhachitis nichts gemein hat. Tschistowitsch hat sich der Mühe
unterzogen, an 100 Neugeborenen die Rippen genau anatomisch und meist
auch mikroskopisch zu untersuchen und ist dabei unter Anlegung eines strengen
Maßstabes in der Beurteilung der rhachitischen Kriterien zu einem Ergebnis
gekommen, welches demjenigen von Kassowitz gerade entgegengesetzt ist:
Er fand 72mal überhaupt normale Osteogenese, 15mal angeborene Syphilis,
und unter den 13 übrigen Fällen 5, bei denen wenigstens an die Möglichkeit
rhachitischer Veränderungen gedacht werden könnte, obwohl 4 davon zugleich
auf syphilitische Osteochondritis hindeuteten; aber auch diesen wenigen unklaren Fällen fehlt nach dem, was wir jetzt als entscheidend für die Diagnose
der Rhachitis ansehen, jede Beweiskraft; denn Tschistowitsch bezieht sich nur
auf das Verhalten der endochondralen Ossifikation und läßt die alte Knochensubstanz und das etwaige Vorkommen osteoider Säume an ihr außer acht, und
auch abgesehen davon kann man in den von ihm erhobenen Befunden auf Grund
der inzwischen vervollkommneten Kenntnisse über die Knorpelverkalkung und
die Knorpelmarkkanäle nichts sehen, was zur Anerkennung ihrer rhachitischen

Natur bestimmen dürfte. Außer den bekannten Systemerkrankungen des wachsenden Skeletes, Rhachitis, syphilitische Osteochondritis und MÖLLER-BARLOWscher Krankheit, welche sich im Bereich der endochondralen Ossifikation geltend machen und ein wohlcharakterisiertes anatomisches Bild darbieten, gibt es nicht selten bei Kindern, die als gesund gelten müssen, Abweichungen von den normalen Vorgängen der Knorpelwucherung, Verkalkung und Vaskularisation, welche meist quantitativer Art sind und keinen besonderen Namen führen und welche man auch bei der einen oder anderen der genannten Erkrankungen findet. Aber aus einer Einzelerscheinung darf man nicht die Diagnose der Rhachitis ableiten, denn ihr Charakteristisches besteht darin, daß gewisse solche Einzelerscheinungen in gesetzmäßiger Weise miteinander verflochten sind. Einen Fingerzeig, welche Momente bei dem Zustandekommen solcher einfacher Abweichungen wirksam sein können, geben die neueren, später zu erörternden Versuche über den Einfluß veränderter Ernährung auf das Knochenwachstum, welche zeigen, daß der normale Ablauf desselben von dem Zusammentreffen verschiedener optimaler Ernährungseinflüsse abhängt.

Also die Ursache für die rhachitische Skeleterkrankung ist im Intrauterinleben entweder noch nicht vorhanden, oder noch nicht wirksam. Man wird demnach, wenn man die hauptsächlich erörterten Möglichkeiten in Betracht zieht, entweder daran denken müssen, daß sie erst in der Ernährung, welche nach der Geburt einsetzt, gelegen ist, oder daß — ähnlich, wie beim Kretinismus — eine schon in der Fetalzeit vorhandene Insuffizienz einer innersekretorischen Drüse vor der Geburt noch durch die Wirkung des betreffenden gesunden mütterlichen Organs ausgeglichen wird und erst zur Geltung kommt, wenn das Kind auf die Funktion des eigenen Organs angewiesen ist. Eine Disposition zur späteren rhachitischen Erkrankung scheint allerdings schon aus dem Intrauterinleben stammen zu können. Offenbar besitzen konstitutionelle Momente einen Einfluß auf ihre Entstehung; denn manche Individuen haben Jahre hindurch eine Neigung zu Skeleterkrankungen, welche je nach dem Lebensalter, in dem sie sich befinden, den Charakter der Rhachitis oder den der Osteomalazie darbieten; dies ist wohl nur aus einer angeborenen Minderwertigkeit des Skeletes zu erklären. THOMA (1), der genaueste Kenner des Schädelbaues in der Wachstumsperiode, hat gefunden, daß Schädelrhachitis sich nicht selten auf einer Hypostose entwickelt.

Die Bedingungen für das Auftreten der Rhachitis sind in der Regel mit dem Ende des 2. Lebensjahres vorüber; ganz selten entsteht die Erkrankung erst im 3. oder 4. Jahr, noch seltener in dem weiteren Verlauf des Lebens bis zum Abschluß des Wachstums. Man pflegt die Fälle, welche innerhalb der ersten 4 Lebensjahre auftreten, als „infantile Rhachitis" zu bezeichnen und ihr diejenigen des späteren Wachstumsalters als „juvenile" Form, oder „Rhachitis tarda" anzureihen. Die Existenz einer Rhachitis tarda galt lange Zeit für ganz unsicher und wurde nur klinisch an der Hand von Patienten erörtert, welche mit Difformitäten, besonders Genu valgum, behaftet waren. Sicher fundiert worden ist sie erst durch die anatomischen Untersuchungen von MIKULICZ und ganz besonders von SCHMORL (2), später von LOOSER (1, 2) und FROMME und hat während der Nachkriegsjahre sogar unter dem Einfluß mangelhafter Ernährung eine endemische Ausbreitung gezeigt. Soweit in derartigen Spätfällen die Vorgeschichte festzustellen war, hat sich als Regel ergeben, daß die Erkrankten schon in der früheren Kindheit an Rhachitis gelitten hatten, sogar, wie FROMME für seine Patienten feststellte, an schwerer Rhachitis; es handelt sich also in der Regel um ein Rezidiv, und da zwischen erstmaliger Erkrankung und Rezidiv viele Jahre liegen können, in deren Verlauf Lebens- und Ernährungsverhältnisse eine vollständige Veränderung erfahren haben, beleuchtet diese Tatsache recht klar die Veranlagung des einzelnen Individuums zu der Erkrankung.

b) Makroskopisches Bild der rhachitischen Knochen.

Kinder, die mit mäßigen Graden der Krankheit behaftet sind, lassen dieselbe bei der Sektion gewöhnlich nur durch die rosenkranzförmige Auftreibung der Rippen an der Knorpelknochengrenze und, wenn auch nicht immer, Veränderungen des Schädeldachs — weite Fontanelle, periostale Auflagerungen, Kraniotabes (s. später) — erkennen. Die dem Rosenkranz entsprechenden Veränderungen der langen Röhrenknochen, welche bei höheren Graden an der äußeren Form sich durch den „Zwiewuchs", d. h. die Auftreibung der Metaphysengegend, kenntlich macht, fehlt in leichten Fällen oder ist nur schwach angedeutet, die Diaphysen können gerade und schlank sein und beim Versuch, sie zu biegen, sich fest erweisen, und die Wirbelsäule, das Becken und die übrigen kurzen und platten Knochen können in ihrer Form und Oberflächengestaltung vollkommen unverändert sein. Auf dem Sägeschnitt fällt bei solchen Kindern in erster Linie die Veränderung der endochondralen Wachstumszonen, nämlich die Einschaltung der noch genauer zu schildernden „rhachitischen Zone" zwischen Epi- und Diaphyse resp. zwischen knorpeliger und knöcherner Rippe ins Auge (Abb. 1); langsam wachsende Knochenteile aber, an welchen diese endochondrale Störung erst später und geringfügiger eintritt, als an den schnellwachsenden Enden der langen Röhrenknochen, lassen auch hier für das bloße Auge jede Abweichung vermissen. Die Diaphysen und die Spongiosa der verschiedenen Skelettteile verraten in solchen mäßigen Graden der Rhachitis die Erkrankung makroskopisch noch nicht, obwohl sie mikroskopisch durch das Vorhandensein kalkloser Säume auf den Knochenbälkchen regelmäßig nachweisbar ist. Nur eine Hyperämie des Knochenmarks wird als Merkmal auch solcher Fälle von Rhachitis von den meisten Autoren betont. Aber man muß bedenken, daß bei Kindern in den Lebensjahren, in denen die Rhachitis sich abspielt, ohnedem das Knochenmark sehr blutreich und die ganze Länge der Markzylinder noch rot ist; es ist nach meiner Erfahrung nicht immer zu erkennen, daß der Blutgehalt gesteigert ist.

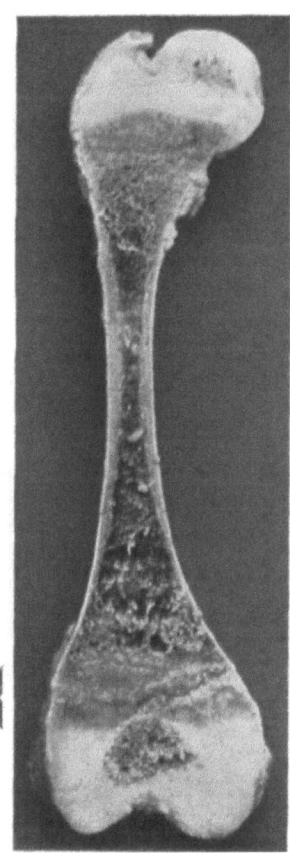

Abb. 1. Mäßiger Grad von Rhachitis, hauptsächlich in dem Vorhandensein der rhachitischen Zone ausgesprochen (rz); Rinde kompakt. 14 monatiges Kind, 26. 4. 1919.

Ebenso steht es mit dem Periost: Kassowitz (1), für dessen entzündliche Theorie der Rhachitis die Hyperämie des Skelets eine ganz wesentliche Grundlage abgibt, nennt auch wiederholt diejenige des Periosts als eine auffällige Erscheinung der Rhachitis, besonders in der Gegend der endochondralen Wachstumsstätten; aber ich habe mich trotz besonderer Aufmerksamkeit nicht von ihr als einer irgendwie regelmäßigen oder nur häufigen Eigenschaft der Krankheit überzeugen können, solange noch nicht periostale Knochenauflagerungen vorhanden sind. Augenscheinlich wird die Hyperämie in Fällen, wo die sonst weiße Kortikalis durch Erweiterung der Gefäße in den Haversschen Kanälen rote Färbung zeigt; dies kommt aber selten vor; wenn die Rindensubstanz abnorm gerötet ist, beruht es in der Regel auf einer durch die Rhachitis hervorgerufenen Porosierung und Ausfüllung der HAVERSschen Kanäle mit Knochenmark.

In den schwereren Fällen von Rhachitis wird das Bild so ungemein mannigfaltig, daß es sich nicht in kurzen Worten schildern läßt. Die subepiphysäre rhachitische Zone, welche dabei entsprechend der längeren Dauer an Breite zunimmt, wird später genauer geschildert werden, ebenso die von ihr abhängige Difformität der Knochen. Die größten Verschiedenheiten findet man am alten Knochen, d. h. an den Diaphysen der Röhrenknochen und den knöchernen Rippen, sowie Becken, Schulterblättern und Wirbelkörpern; sie betreffen die Menge des vorhandenen Knochengewebes: bei der einen Form ist die Rinde aufs äußerste verschmälert und das, was noch von ihr stehen geblieben ist, so porös, daß es einer Spongiosa nahekommt, infolgedessen die Markhöhle erweitert und in diesen Fällen tatsächlich von rotem Mark eingenommen. Die spongiöse Substanz, welche im normalen Knochen die Markhöhle von der Epiphyse trennt, also die sog. Metaphyse, ist bis auf wenig Bälkchen geschwunden, so daß die Markhöhle oft bis an die rhachitische Zone heranreicht; das Bild gleicht dem einer hochgradigen senilen Atrophie (Abb. 2 b); was von Knochensubstanz noch vorhanden ist, ist weich und biegsam oder brüchig, so daß an solchen Knochen häufig bogenförmige Krümmungen oder Knickungen vorkommen. So ist diejenige Form der Rhachitis beschaffen, welche v. RECKLINGHAUSEN (5) als „porotische Malazie" bezeichnet hat. Wenn nicht besondere örtliche Einflüsse, wie Frakturen mitspielen, die das Bild verändern, ist der betreffende Zustand gewöhnlich über das ganze Skelet der gleiche. Das andere Extrem wird durch Fälle vertreten, in welchen die Knochensubstanz außerordentlich vermehrt ist (v. RECKLINGHAUSENs „hyperplastische Malazie"). Auch dies tritt am deutlichsten an den Diaphysen

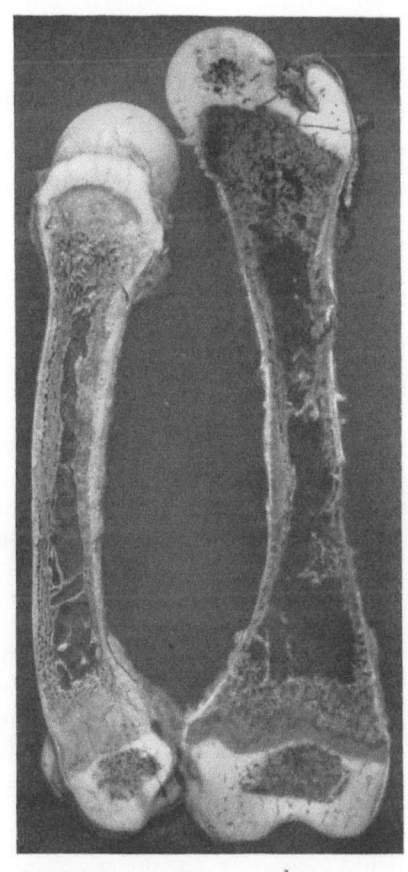

a   b

Abb. 2. a Hyperplastische Form der Rhachitis. 2jähr. Kind, 11. 10. 1919. b Porotische Form der Rhachitis. 2jähr. Kind, 14. 3. 1914.

der Röhrenknochen in die Erscheinung: Die Rinde ist nach außen und innen zu verbreitert, so daß der Schaft im ganzen plump und verdickt und oft mit knotigen Auftreibungen versehen ist; die Markhöhle wird dadurch verengt, an manchen Stellen sogar vollständig vermauert, der tiefrote Markzylinder ist zu einem dünnen, mehrfach unterbrochenem Strang verkümmert (Abb. 2a); das neugebildete Gewebe erscheint sehr dicht, feinporös, und außer diesem von der Rinde vorspringenden Osteophyt sitzen auch der rhachitischen Zone der Epiphysengrenze große Bezirke des gleichen Gewebes breit auf, welche die Enden der Markhöhle verlegen und sich gegen die Mitte des Schaftes zu verjüngen, so daß sie Kegel von 1—2 cm Höhe darstellen.

Solange der Prozeß florid ist, besteht der größte Teil einer solchen Diaphyse aus kalklosem Gewebe und es gelingt oft bei der Sektion, ein Femur oder eine Tibia in der ganzen Länge mit dem Messer glatt zu durchschneiden. Inmitten des Massivs dieser neuen, dichten, weichen Knochensubstanz läßt sich die alte Rinde gewöhnlich als verschmälerter groblöcheriger, noch. partiell kalkhaltiger Streifen nachweisen, zuweilen ist sie auf kurze Strecken ganz unterbrochen.

Diese „hyperplastische Malazie" ist eine Eigentümlichkeit des 2., 3. und 4. Lebensjahres. Im 1. Jahre habe ich sie nie deutlich entwickelt gesehen, sie setzt also eine etwas längere Dauer voraus.

Der Gegensatz zwischen den beiden Formen ist so groß, daß man sie beim ersten Anblick nicht leicht für Äußerungen einer und derselben Krankheit halten würde. Das Gemeinsame liegt nur darin, daß bei beiden eine hochgradige Atrophie der alten Rindensubstanz vorhanden ist; bei der hyperplastischen Form ist auf ihr das periostale und myelogene Osteophyt entwickelt; man nimmt gewöhnlich an, daß es eine Art Reaktion auf diesen Verlust an altem Gewebe darstellt. Es scheint auch nach den Ergebnissen der experimentellen Forschung, daß diese Auffassung zu Recht besteht; trotzdem läßt sich für diese nicht aus- schließen, daß die Störung der Ernährung, durch welche diese Rhachitis der Tiere erzeugt wird, durch ihre spezielle Abstufung auch einen Einfluß auf das Eintreten oder Ausbleiben der Gewebsneubildung ausübt, und daran denken, daß dies auch beim Menschen mitbestimmend ist. Bei der „porotischen Malazie" dagegen fehlt diese Neubildung. Inwieweit dabei Frakturen und Infraktionen mitspielen und die Neubildung direkt als Kallus angesprochen werden darf, soll später erörtert werden. Dem Wesen nach gleiche Vorgänge finden sich auch an den knöchernen Rippen, Darmbeinschaufeln und Schulterblättern, solange aber nicht stärkere Difformitäten, z. B. Zusammenrollen der Skapula daraus hervorgehen, fallen sie in dem Gesamtbild der Krankheit wenig in die Augen; auch sie sollen noch im einzelnen behandelt werden, ebenso wie das Verhalten des Schädels, der wie die Röhrenknochen bald ausgedehnte Atrophie, bald Hyper- ostose zeigt in so charakteristischer Anordnung, daß sein Zustand als diagnosti- sches Merkmal eine große Rolle spielt.

Die Störungen, welche den Veränderungen am Skelet bei der Rhachitis zugrunde liegen, lassen sich in zwei Gruppen trennen:

1. Störungen der endochondralen Verknöcherung,

2. Störungen der seitens des Periosts und Endosts stattfindenden Knochen- neubildung.

Die erstere ist die auffälligere, wenigstens in den leichteren und mittelschweren Fällen tritt sie durch die Formveränderungen, welche sie bewirkt, nämlich die Auftreibung der Knorpelknochengrenzen und die Abbiegung der Epiphysen gegen die Diaphysen für das bloße Auge allein hervor. So spielt sie auch in der Schilderung, welche Virchow von der Rhachitis gab, die Hauptrolle. Indessen fehlt auch die zweite niemals und ist die in Zweifelsfällen diagnostisch wert- vollere Erscheinung. Sie ist hauptsächlich durch die Bildung kalklosen Knochen- gewebes vertreten, welches unter allen Teilen des Endosts und Periosts, d. h. an der Oberfläche der Spongiosabälkchen, im Innern der Haversschen Kanäle und an der Außenfläche der Knochen gelegen ist. In der Verteilung dieser beiden Erscheinungen über das Skelet besteht nun ein auffallender Unterschied: Wenn man in einem Falle florider Rhachitis das Skelet in seinen verschiedenen Teilen durchuntersucht, trifft man die osteoiden Säume an jeder Stelle desselben, mag man die Diaphysen der langen Röhrenknochen, oder die Wirbel, oder epiphysäre Knochenkerne vor sich haben, dagegen die endochon- drale Störung nicht überall; es bleiben bestimmte Gegenden ganz frei von ihr, oder, wenn sie doch beteiligt sind, an Stärke der Erkrankung weit hinter anderen zurück, nämlich die Wirbelkörper, die Knochenkerne und die kurzen Knochen der Hände und Füße. Also die endostal-periostale Störung ist vom Beginn der Rhachitis ab an allen Teilen des Skelets vorhanden, die Veränderung der endochondralen Verknöcherung dagegen hat ihre Lieblingsstellen und schreitet im Verlauf der Rhachitis über das Skelet fort. Als maßgebendes Prinzip für die Lokalisation hat sich dabei, was schon H. MÜLLER bekannt war und durch spätere Untersuchungen immer wieder bestätigt werden konnte, die Wachs-tumsenergie der einzelnen Teile ergeben: die Kniegelenksenden von Femur und Tibia als die am schnellsten wachsenden Abschnitte, das obere Humerus-ende und ein Teil der Rippen werden am ehesten befallen und zeigen bei fort-dauernder Erkrankung die stärksten Veränderungen, nächstdem das obere Femur- und das untere Tibiaende, während Wirbelkörper, kurze Knochen von Hand und Fuß und Knochenkerne der Epiphysen an den Stellen des knorpligen Wachstums später und geringfügiger erkranken.

In welchem Grade verschieden, und zwar gesetzmäßig verschieden sich die einzelnen Abschnitte der knorplig vorgebildeten Knochen beim Menschen bezüglich der Stärke des Wachstums verhalten, hat K. v. LANGER durch Vergleichung der Wachstumskoeffi-zienten innerhalb gewisser Zeiträume gezeigt; KÖLLIKER (3) hat mit anderen Methoden bei einem einige Wochen altem Ferkel das Wachstumsmaß festgestellt, indem er nach vorheriger Krappfütterung 11 Tage lang wieder krappfreie Nahrung gab und mikroskopisch die Breite der farbstofffreien Knochensubstanz an den verschiedenen Knochen maß, welche als das Produkt dieser 11 tägigen Periode anzusehen war. Er fand dabei z. B. für das obere Humerusende am oberen Kopfabschnitt 1,50—2,50 mm, am Tuberculum majus = Abschnitt 2,25—2,50 mm, dagegen am unteren Humerusende nur 1,25—1,50 mm, am oberen Femur-ende unter dem Kopf 2,50—2,75 mm, unter dem Trochanter major 1,0—1,50 mm, am unteren Femurende 2—5 mm Zuwachs an neuer Knochensubstanz. Mit der Reihenfolge, welche aus derartigen Beobachtungen bezüglich der Wachstumsenergie sich ergibt, stimmt die-jenige überein, welche die Knorpelstörung der Rhachitis bei ihrer Ausbreitung über das Skelet einhält. Darin liegt die obenerwähnte diagnostische Bedeutung der Osteoid-bildung auf der Tela ossea, daß sie bei Bestehen der Erkrankung an jeder Stelle des Skelets mikroskopisch nachweisbar ist, und ihr Fehlen die Rhachitis ausschließen läßt, die Knorpelwucherungszone dagegen an vielen Abschnitten noch normale Verhältnisse darbieten kann.

Also die beiden Anteile der rhachitischen Störung gehen räumlich nicht streng Hand in Hand. Es gibt Fälle von Rhachitis, in welchen die endochon-dralen Veränderungen ganz vorherrschen, andere, in denen sie gering sind und die Erkrankung der alten Tela ossea unter Periost und Endost im Vordergrund steht. Je mehr das letztere der Fall ist, um so mehr gleicht das Bild der Osteo-malazie der Erwachsenen. Außerdem aber steht der Grad ihrer Ausbildung an den ihnen zukommenden Stellen nicht in einem festen gegenseitigen Ver-hältnis: Dies ist einmal der Fall, wenn die Erkrankung ausnahmsweise erst gegen Ende der Wachstumsperiode einsetzt; dabei kann die Knorpelstörung, wie es SCHMORL gesehen hat, sich auf die Rippen beschränken, an welchen das endochondrale Wachstum am längsten andauert, während die Epiphysenlinien, an welchen dasselbe schon aufgehört hatte, überhaupt unberührt bleiben. In-dessen ist das Alter dabei nicht allein maßgebend: wie später zu besprechen ist, sind die Meinungen darüber geteilt, ob es vorkommt, daß im Wachstums-alter die Störung der endochondralen Verknöcherung überhaupt fehlt, während die übermäßige Osteoidbildung an der Tela ossea mit allen ihren Folgen, also eine infantile Osteomalazie besteht; die Fälle, welche v. RECKLINGHAUSEN durch REHN hat beschreiben lassen, dürfen meines Erachtens als sichere Bei-spiele dafür gelten; aber häufig sind dieselben sicherlich nicht. Dagegen hält sich die rhachitische Veränderung der Knorpelwachstumszone zuweilen in mäßigen Grenzen, während die Erweichung der Tela ossea stark ist, und umgekehrt.

c) Die endochondrale Störung.

An den Rippen und den Epiphysengrenzen der Röhrenknochen findet sich, wenn die Erkrankung ausgebildet ist, zwischen dem spongiösen Knochen und dem ruhenden Knorpel eine Schicht von ganz ungewöhnlichem Bau, welche die seit dem Beginn der Erkrankung geleistete Knorpelwucherung und ihre, durch die Erkrankung modifizierte Umwandlung in (kalkloses) Knochengewebe

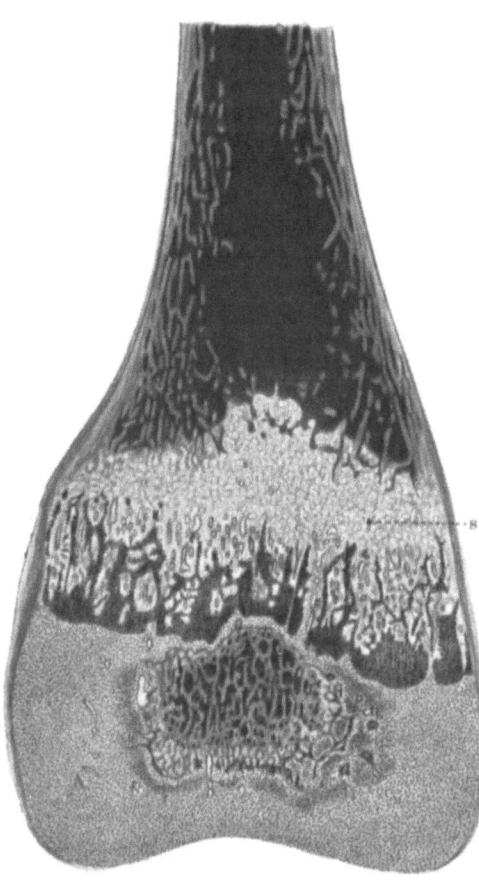

umfaßt. Ich bezeichne sie in der folgenden Beschreibung als „rhachitische Zone". Ihre Breite hängt im allgemeinen von der Dauer und Schwere der Erkrankung ab. Entsprechend der vorher erwähnten Gesetzmäßigkeit bezüglich der Verbreitung der endochondralen Störung über das Skelet erreicht sie an den am schnellsten wachsenden Teilen die größten Werte; so habe ich sie am unteren Ende des Femur 1,5—1,8—2 cm breit gefunden; am oberen und unteren Femur- und besonders Humerusende bietet sie im Einklang mit der ungleichen Wachstumsenergie dieser Teile regelmäßig meßbare Verschiedenheiten dar.

Besonders auffallend tritt dies an den Rippen hervor: An denjenigen von ihnen, an welchen der Brustkorb seinen größten Umfang besitzt, welche also das größte Wachstumsmaß zu leisten haben, 6., 7., 8. Rippe, ist die fragliche Zone am breitesten, z. B. bei einem 1½jährigen Kind an der 2. Rippe 3,5 mm, an der 3. Rippe 5 mm, an der 4. Rippe 6 mm, an der 5. Rippe 7,5 mm, an der 6., 7. und 8. Rippe je 8 mm. Dieses Verhältnis wiederholt sich in allen Fällen. Daraus ergibt sich die Regel, daß, wenn man bei der Sektion den Längsdurchschnitt einer Rippe auf das Vorhandensein oder Fehlen von Rhachitis untersuchen will, man nicht eine beliebige, oder gar eine der obersten wählen darf, sondern sich an eine der mittleren halten muß. Die genannte Abhängigkeit der Breite der rhachitischen Zone von dem Wachstum geht soweit, daß regelmäßig am oberen Femurende, wo, wie erwähnt, die normale Wachstumsgeschwindigkeit an dem lateralen und medialen Teil der Epiphysengrenze ungleich ist, nämlich an dem unter dem Kopf liegenden Teil viel größer, als an dem unter dem Trochanter liegenden (nach Köllikers Krappversuchen 2,50—2,75 resp. 1—1,5 mm), auch die fragliche Zone ungleiche Breite besitzt: z. B. am Frontalschnitt bei einem einjährigen Kind medial 11 mm, lateral 5 mm.

An Wirbelkörpern und Epiphysenkernen läßt sich selten eine rhachitische Zone wahrnehmen.

Sowohl gegen den Knorpel als gegen die Diaphyse besteht in der Regel eine scharfe und annähernd geradlinige Abgrenzung, zuweilen so markant, daß die Zone wie etwas ganz Fremdartiges, zwischen die beiden Abschnitte Hineingeschobenes erscheint (Abb. 3 u. 4). Gegen den Knochen zu kann

Abb. 3. Unteres Femurende mit breiter rhachitischer Zone. s Spongoide Schicht. Nach mikroskop.Schnitt, 2fach vergr. 17 monatl. Kind, 5. 7. 1908.

sie sich unter Umständen verwischen, wenn in diesem an Stelle des spongiösen Knochengewebes und des Markzylinders ein Gewebe liegt, welches zwar, wie später besprochen wird, anderer Herkunft, aber durch seinen feinporigen Bau doch sehr ähnlich beschaffen ist. Abgesehen davon verschwindet die scharfe Grenze gegen den Knochen erst mit dem Einsetzen der Heilung, und zwar dadurch, daß von letzterem aus der Umbau des dichten osteoiden Gewebes zu richtiger Spongiosa erfolgt. Die Grenze zwischen der rhachitischen Zone und der Diaphyse resp. der knöchernen Rippe bezeichnet also die Linie, bis zu welcher das Wachstum gelangt war, als die Rhachitis einsetzte, und die Zone selbst gibt an, um wieviel der Knochen im Verlauf der Krankheit endochondral gewachsen ist, freilich unter Bildung unvollkommenen Gewebes. Seitlich ladet die rhachitische Zone gewöhnlich breit aus, besonders an den Rippen, wo sie zum „Rosenkranz" aufgetrieben ist; und während bei Röhrenknochen sonst an der Epiphysengrenze sofort die Verjüngung zur Diaphyse einsetzt, beginnt bei der Rhachitis diese Verjüngung erst an der Grenze der rhachitischen Zone gegen den Schaft, die Epiphyse erscheint also außerordentlich verlängert und der Grund liegt darin, daß der gewucherte Knorpel nicht durch die gewöhnlichen Ossifikationsvorgänge der Diaphyse einverleibt worden, sondern Bestandteil der Epiphyse geblieben ist. Die Schicht ist weich und biegsam und wenn sie Ausmaße erreicht, wie sie oben angegeben wurden, kann in ihr ein Abgleiten der knöchernen Rippen gegen die knorpligen unter dem Einfluß des Inspirationszuges und an den Röhrenknochen eine Abbiegung der Epiphyse gegen die Diaphyse erfolgen.

In der rhachitischen Schicht lassen sich zwei Gewebe unterscheiden: Knochenwärts das sehr dichte, kaum poröse, kompressible „spongoide" Gewebe [1], welches mikroskopisch in der Hauptsache ein von Blutgefäßen durchfurchtes Osteoid darstellt, und knorpelwärts die bläulich durchscheinende Zone gewucherten Knorpels; zuweilen wird die Grundfarbe beider durch einen großen Blutgehalt modifiziert, besonders häufig ist die Basis der Knorpelschicht rot punktiert. Das Mengenverhältnis beider Bestandteile hängt von der Dauer der Erkrankung ab, in frühen Fällen überwiegt der Knorpel, in älteren kann das Spongoid den Hauptteil ausmachen. Auch die gegenseitige Anordnung ist wechselnd: Zuweilen bilden sie zwei aufeinanderliegende und, wenigstens für das bloße Auge, deutlich abgegrenzte Schichten; häufiger aber greifen sie mit zungenförmigen Fortsätzen ineinander ein (Abb. 4), ein Bild, welches VIRCHOW mit der Verschränkung der Finger beider Hände verglichen hat. Dabei kann es sein, daß die spongoide Substanz überhaupt nicht eine zusammenhängende Schicht bildet, sondern sich nur in solche nebeneinanderliegende Zungen auflöst,

---

[1] Die Bezeichnung „spongoides" Gewebe ist von GUÉRIN eingeführt und von RUFZ und VIRCHOW aufgenommen worden. RUFZ hat offenbar darunter die feinporige Osteoidsubstanz verstanden, welche sich direkt an den Knochen anschließt, also zwischen diesem und der breiten Schicht gewucherten Knorpels liegt und welche meines Erachtens durch Metaplasie aus Knorpel hervorgegangen ist. VIRCHOW (S. 422) ist der Meinung, daß schwer zu entscheiden sei, was GUÉRIN darunter versteht; er selbst bezeichnet als „spongoid" die „einfach verkalkte Schicht des ossifizierenden Knorpels kurz vor Beginn oder im Anfang der Markraumbildung" und „jene gelbliche Lage, wo man die Kalkablagerung in die Knorpelsubstanz hauptsächlich in den Zwischenräumen der großen Zellgruppen, der leicht streifig gewordenen Interzellularsubstanz vorrücken sieht"; wenn man danach auch annehmen kann, daß VIRCHOW ebenfalls die Osteoidschicht im Auge hat, welche auf die Spongiosa des Knochens folgt, so steht doch damit im Widerspruch die Bezeichnung der Abbildungen (Taf. IV, 2, 3, 5), wo der für die spongoide Substanz geltende Buchstabe a deutlich auf die stehengebliebenen Zungen des gewucherten Knorpels hinweist. Ich bezeichne in meiner Schilderung als „spongoid" die Schicht, welche an die Diaphyse anstößt, und zwar aus Knorpel hervorgegangen, aber nicht mehr Knorpel, sondern Osteoidgewebe ist und auf welche epiphysenwärts die bläuliche Zone des gewucherten Knorpels folgt.

welche in den Knorpel aufsteigen; das ist zunächst in jungen Stadien der Krankheit der Fall, gelegentlich aber auch noch nach langem Bestand derselben; dann stößt also zwischen diesen Zungen der Knorpel noch an den alten Knochen an und in alten Fällen können somit die Knorpelzungen die gesamte Breite der rhachitischen Zone durchlaufen, also bis zu 1,5 und mehr Zentimeter lang sein. Oft reichen auch die Zungen osteoiden Gewebes durch die ganze Wucherungszone bis zum ruhenden Knorpel und treten in Verbindung mit den an der Grenze desselben liegenden Knorpelmarkkanälen; wie das Mikroskop lehrt, beruht dies darauf, daß von letzterer Stelle gleichbeschaffene Sprossen gegen den Knochen hin wachsen und mit den Kuppen der entgegenkommenden osteoiden Zungen sich verbinden; zuweilen auch wachsen die von oben und von unten kommenden Zungen aneinander vorbei, oder stehen einander gegenüber, ohne sich zu berühren; jedenfalls wird, besonders an langen Röhrenknochen, die Wucherungszone des Knorpels häufig in ihrer Kontinuität unterbrochen, und

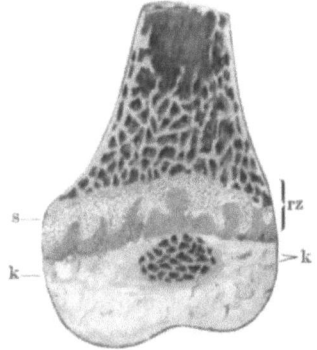 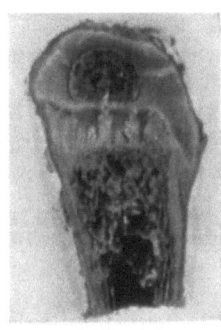

Abb. 4. Unteres Femurende, ziemlich schwere Rhachitis. Natürl. Größe. rz rhachitische Zone; s spongoide Schicht; w Knorpelwucherungs-schicht; kk Knorpelmarkkanäle. 1 jähr. Kind, 26. 4. 1903.

Abb. 5. Oberes Tibiaende, ziemlich schwere Rhachitis. Photographische Pause des mikrosko-pischen Präparates. Osteoidzungen und Knorpel-zungen ineinander geschoben; eine Osteoidzunge mit dem Epiphysenkern in Verbindung stehend. 13 monatl. Kind, 22. 5. 1922.

wenn die Zungen gefäßreich sind, kann man gelegentlich beobachten, daß eine direkte Gefäßverbindung zwischen dem Knochenkern der Epiphyse und den vom Knochen her emporsteigenden Zungen besteht (Abb. 5), indem aus dem Kern ein weites Gefäß bis zur Knorpelmarketage an der Grenze des ruhenden und wuchernden Knorpels läuft und aus dieser ein Ast durch die Wucherungs-zone gegen eine aufsteigende Zunge hin durchbricht.

Ein gewisser Plan in der Aufstellung dieser vom Knochen aufsteigenden Osteoidzungen ist unverkennbar: Zuweilen stehen sie an einem Gelenkende ganz parallel zur Längsachse des Knochens in regelmäßigen Abständen und gleichen einander nach Form und Größe; wenn andere Male eine größere Unregel-mäßigkeit besteht, so liegt dieselbe doch weniger in dem Ursprungsort der spongoiden Zungen, als in ihrer seitlichen Ausbreitung und Verzweigung und gegenseitigen Verschmelzung, durch welche die zwischen ihnen liegenden Knorpel-zungen zu schmalen Bändern reduziert und ganz unterbrochen werden können (Abb. 3 und 6). Nicht selten finden sich, wenn die Spongoidzone breit ist, Knor-pelinseln in ihr eingeschlossen, welche ohne Zweifel dadurch entstanden sind, daß herabhängende Knorpelzungen durch die in seitliche Verbindung tretenden Ausläufer der spongoiden Substanz von ihrer Basis abgetrennt und nicht weiter verändert worden sind; man kann sich überzeugen, daß diese Loslösung aus dem Verband eine vollkommene ist und diese Knorpelinseln können sich offenbar, auch wenn nach Ablauf der Rhachitis die spongoide Zone zu richtiger Spongiosa umgebaut worden ist, in dieser noch erhalten und sind mehrfach als Quelle für spätere Enchondrome bezeichnet, in dieser Beziehung allerdings sicherlich überschätzt worden. Nun lassen auch diese Knorpelinseln eine gewisse Regelmäßigkeit in ihrer Lage erkennen und geben dadurch einen weiteren Beweis für das Planvolle in der Anordnung der sie umgebenden Osteoidsprossen: v. RECKLINGHAUSEN (S. 196) macht darauf aufmerksam, daß sie überhaupt die axialen Teile der subchondralen Osteoidzone bevorzugen und gelegentlich in einer solchen axialen Linie zu mehreren hintereinander aufgereiht sind; als auffallendste Erscheinung aber darauf, daß an solchen Epiphysen, welche zwei Kondylen besitzen, also den Kniegelenksenden von Femur und Tibia, auch die rhachitischen Knorpelinseln zweigeteilt sind. v. RECKLINGHAUSEN sucht den Grund für die Anordnung der osteoiden Zungen und demgemäß auch der zwischen ihnen stehenbleibenden Knorpelinseln in der mechanischen Beanspruchung und verlegt die ersteren an solche Stellen, wo die mechanischen Einflüsse besonders stark sind; aber sicher besteht auch eine anatomische Grundlage dafür insofern, als die Bildung der osteoiden Fortsätze durch das Auswachsen von Blutgefäßen eingeleitet wird, die an bestimmten Stellen der Knorpel-Knochengrenze als sog. Knorpelmarkgefäße vorgebildet sind.

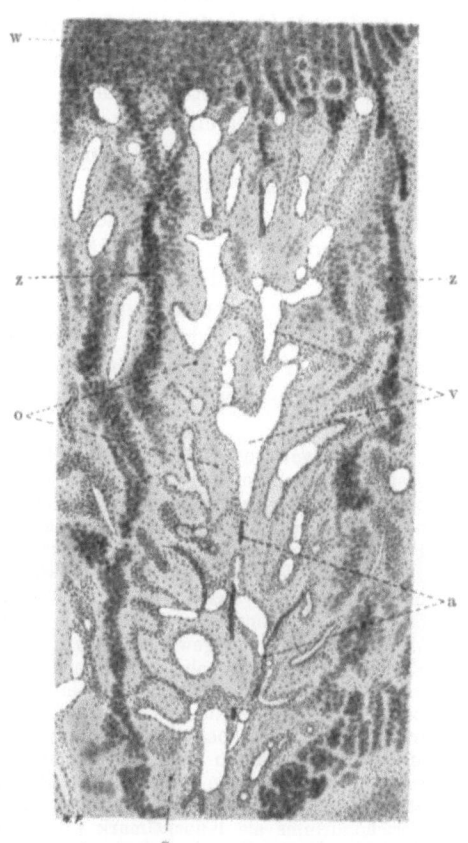

Abb. 6. Teil der rhachitischen Zone der Tibia bei florider Rhachitis. „Markraum" d. h. eine spongoide Zunge in der Knorpelwucherungsschicht w, zu beiden Seiten von Knorpelzungen zz begrenzt. In ihm Verzweigungen einer Arterie aa und Vene vv; oo osteoides Gewebe um diese Gefäße. 1jähr. Kind, 7. 6. 1922.

In vielen Fällen sind diese Zungen so blutreich, daß das spongoide Gewebe verdeckt wird und nur der Eindruck von gegen die Epiphyse aufsteigenden stark gefüllten Blutgefäßen entsteht. v. RECKLINGHAUSEN (5, S. 191) spricht in solchen Fällen von „Büscheln". Er stellt eine gewisse Gegensätzlichkeit, eine Art Ausschlußverhältnis im Vorkommen zwischen „Büscheln" und osteoiden Zungen fest. Ich halte auf Grund der mikroskopischen Befunde beide Bildungen für einander sehr nahestehend und nur zeitlich verschiedene Phasen desselben Vorganges: Die Gefäßbüschel leiten die Zerstörung des Knorpels ein, die Osteoidbildung folgt nach, d. h. wenn um die eingewachsenen Gefäße der „Büschel" Osteoid entstanden ist, sind die blässeren „Zungen" fertig; damit erklärt es sich, daß, wie v. RECKLINGHAUSEN schon bemerkt, die topographische Anordnung beider Bildungen sehr ähnlich ist.

Wenig beachtet ist die Tatsache, daß schon die makroskopischen Verhältnisse vielfach auf eine Hemmung der Verknöcherungsvorgänge an den Knorpeln hinweisen. Daß das Längenwachstum der Röhrenknochen und der Beckenknochen während der Dauer der Erkrankung verzögert oder sogar aufgehoben ist, wird später in dem Abschnitt über die Difformitäten besprochen werden. Außerdem aber ist die Entwicklung der Knochenkerne in vielen Fällen ganz auffallend rückständig:

Als Beispiel führe ich ein dreijähriges Kind (11. 6. 1913) an, dessen Femurkopf einen kleinen Ossifikationspunkt enthält, der fast nur aus Gefäßen besteht, kaum Knochensubstanz gebildet hat, während in der unteren 5 cm breiten Epiphyse wohl ein richtiger Knochenkern, jedoch nur von 2,4 cm Breite liegt. Ähnlich sind im Sternum bisweilen die Knochenkerne ungewöhnlich niedrig und durch breitere Knorpelstrecken voneinander getrennt, als beim normalen gleichaltrigen Kind.

Schon das makroskopische Bild läßt die 4 Eigenschaften erkennen, durch welche sich die endochondrale Verknöcherung an rhachitischen Knochen von derjenigen an normalen Knochen unterscheidet:

1. Das Fehlen einer weißen Verkalkungslinie,

2. die Verbreiterung der Knorpelwucherungszone,

3. die Unregelmäßigkeit der Vaskularisation und der daraus hervorgehenden Ossifikation derselben, welche nicht mehr in Form einer geraden Linie geschieht,

4. das Entstehen eines ganz feinporigen osteoiden Gewebes an Stelle einer festen maschigen Spongiosa.

Diese Teilglieder der rhachitischen Störung sollen nun an der Hand der mikroskopischen Verhältnisse im einzelnen besprochen werden. Um diese aber verständlich zu machen, muß eine kurze Bemerkung über die Anordnung und Bedeutung der Knorpelmarkkanäle vorangehen auf Grund der genaueren Schilderung, welche K. v. Langer (1) von ihnen gegeben hat, und eigener (3 u. 4) Untersuchungen, welche dieselben mit Rücksicht auf ihre Beziehung zu verschiedenen Krankheiten der Knochen in manchen Punkten ergänzen.

Knorpelgewebe ist bekanntlich nicht von einem Blutkapillarnetz durchzogen, vielmehr geschieht seine Ernährung von einem aus Arterie, Vene und Kapillaren bestehenden Gefäßsystem, welches in feinfaseriges Bindegewebe, das sog. Knorpelmark, eingehüllt in Kanälen, die von der Oberfläche einsenken, verlaufen; das Knorpelmark hängt mit dem Perichondrium zusammen. Im Prinzip ist also die Ernährung des Knorpelgewebes die gleiche, wie diejenige der Epidermis, das gefäßhaltige Knorpelmark entspricht der Kutis mit ihrem Gefäßsystem. Die Arterien und Venen des Knorpelmarks gehen von den Gefäßen des Perichondriums aus. In der Anordnung dieser Knorpelmarkgefäße besteht keine Willkür, sondern eine gewisse Gesetzmäßigkeit: An den Rippen und knorplig vorgebildeten Enden der Röhrenknochen verlaufen die Arterien des Perichondrium annähernd zirkulär in mehreren Etagen übereinander; einen guten Eindruck davon geben die Injektionspräparate v. Langers, auch in Lexers stereoskopischen Abbildungen von Knochen aus der früheren Wachstumsperiode, welche injiziert und dann mit Röntgenstrahlen photographisch aufgenommen worden sind, findet man sie wieder. Von diesen perichondralen Arterienreifen gehen nun je an verschiedenen Punkten des Umfangs des Knorpels Äste ab, welche annähernd senkrecht in diesen eindringen und eine Fortsetzung des bindegewebigen Perichondriums als Knorpelmark mitnehmen und durch ein Kapillarnetz in die neben ihnen im Knorpelkanal verlaufenden Venen übergehen, welche ihrerseits mit den perichondralen Venen in Verbindung stehen. Wenn man an einem Rippenknorpel oder der Epiphyse eines Röhrenknochens einen Querschnitt an der Stelle eines solchen Gefäßreifens legt, so erkennt man, wie seine Äste vorwiegend in dieser Ebene nach dem Zentrum vordringen, sich dabei verzweigen, aber keine gegenseitige Anastomosen eingehen und, ohne die Mitte zu überschreiten, blind enden. Entsprechend der reifenförmigen Anordnung der Gefäße im Perichondrium liegen auch diese Gefäße im Knorpel in Form von Etagen übereinander. v. Langer (1) hat gezeigt, daß zunächst der Knorpel noch frei von solchen gefäßhaltigen Kanälen ist; er fand im unteren Femurende ihr erstes Auftreten kurz nach dem dritten Embryonalmonat; sie nehmen dann an Zahl dauernd zu, d. h. es treten nicht nur Zweige der einmal angelegten, sondern neue Gefäßetagen durch Einwachsen vom Perichondrium auf, und zwar nach Langers Angabe bis zum Ende des ersten Lebensjahres. Man trifft am normalen Skelet mit großer Regelmäßigkeit eine solche Etage an der Grenze von ruhendem und gewuchertem Knorpel und darf daraus schließen, daß jedesmal eine zwischen zwei Gefäßetagen liegende Knorpelzone in die Wucherungsschicht umgewandelt wird. Die im ruhenden Knorpel liegenden gefäßhaltigen Kanäle sind kleiner, als die an die Wucherungszone anstoßenden, es findet also, wenn die Knorpelwucherung an sie heranreicht, eine Verbreiterung durch Vermehrung des bindegewebigen Knorpelmarks und Vergrößerung ihrer Blutgefäße statt, außerdem aber entwickeln sich dabei von den horizontalen, d. h. parallel der Ossifikationslinie verlaufenden Gängen vertikale, d. h. längsverlaufende Äste, welche durch die Wucherungszone bis an das Knochenmark laufen und mit den Gefäßen desselben in Verbindung treten; diese absteigenden Äste [1] sind an den verschiedenen Skeletteilen offenbar gesetzmäßig nach Zahl und Lage. In jedem einzelnen Knorpelmarkkanal liegt axial eine enge Arterie, zu ihren Seiten gewöhnlich zwei weite Venen und an der Peripherie ein Kapillarnetz, dessen venöser Teil gewöhnlich ebenfalls sehr weit ist. Dieses Vorwiegen der Venen fällt auch bei den Vermehrungen auf, welche dieses Gefäßnetz bei der Rhachitis erfährt. Oft trifft man in normalen und rhachitischen Knochen unmittelbar unter der Knorpel-Knochengrenze und parallel derselben verlaufend ein oder zwei weite dünnwandige Gefäße; dies sind solche Venen, eines ursprünglich queren Knorpelmarkkanals. Demnach findet der Knochen, wenn er mit seinem Knochenmark beim Wachstum in den Knorpel vorrückt, in diesem schon ein Gefäßsystem vor, welches mit seinem eigenen in Verbindung tritt; die ursprünglichen Knorpelgefäße werden als Knochengefäße übernommen, die längsverlaufenden Äste der Knochenarterien verlängern sich beim Wachstum nicht dadurch, daß sie in der Richtung nach den Epiphysen weiter aussprossen, sondern dadurch, daß die absteigenden Äste der Knorpelarterien von den Epiphysen her mit ihnen in Verbindung treten. Dagegen haben die Kapillaren, welche in den jüngsten Markräumen des wachsenden Knochens gefunden werden, nichts mit den Knorpelmarkgefäßen zu tun, sondern sie sind neue Sprossen des Kapillarnetzes des Knochenmarks. Ich betone dies ausdrücklich, weil bei der Rhachitis dieses Verhältnis sich ändert.

Das Knorpelmark selbst besteht aus lockerem Bindegewebe, welches dort, wo die Kanäle an der Knorpeloberfläche münden, mit dem Perichondrium in Verbindung steht. Das Knorpelgewebe ist in der Umgebung eines Knorpelmarkkanals von dem übrigen etwas verschieden insofern, als die Zwischensubstanz bei Hämatoxylin-Eosinfärbung sich rot statt blau färbt und die Zellen kleiner sind und eine radiäre Aufstellung zum Kanal besitzen. Offenbar hängt diese veränderte Färbbarkeit mit der zunehmenden Verbreiterung der Kanäle zusammen, denn sie ist am deutlichsten in der Nähe der Wucherungszone, gering oder gar nicht an den ganz in ruhendem Knorpel gelegenen Gängen vorhanden. Wie sich bei der Vermehrung und Verbreiterung der Knorpelkanäle das neue bindegewebige Knorpelmark bildet, war früher etwas zweifelhaft: VIRCHOW hatte es aus einer direkten Umwandlung des Knorpelgewebes erklärt zu einer Zeit, wo er und andere auch die Zellen des Knochenmarks in den jüngsten Markräumen von den Knorpelzellen ableitete, und auch H. MÜLLER hatte sich dafür ausgesprochen. Aber KÖLLIKER (3) und v. LANGER zweifelten nicht, daß der bindegewebige Inhalt der Kanäle aus dem Perichondrium hineinwächst, wobei allerdings KÖLLIKER eine Verdrängung, nicht eine Auflösung des Knorpelgewebes zuließ. Ich habe mich ebenfalls nie von einer Metaplasie des Knorpels in Bindegewebe in VIRCHOWs Sinne überzeugen können, auch nicht bei der Rhachitis, wo eine verstärkte Wucherung dieses Knorpelmarks in dem Knorpel stattfindet, wohl aber von einer Metaplasie des Knorpels in Osteoid in der Umgebung der hineingewucherten Bindegewebszüge.

Die Verbreiterung der Knorpelwucherungszone bei der Rhachitis gehört zu den mit bloßem Auge leicht wahrnehmbaren Erscheinungen: an einem normalen unteren Femurende ist sie als feiner bläulich durchscheinender Streifen zwischen der Verkalkungslinie und dem weißen ruhenden Knorpel zu erkennen, am rhachitischen steigt sie auf mehrere Millimeter Breite an und wölbt sich gewöhnlich über die Schnittfläche etwas vor. Ihre Grenze gegen den ruhenden Knorpel ist auffallend scharf, schärfer als normal, und in ihr liegen stets nebeneinander in ziemlich regelmäßigen Abständen Knorpelmarkkanäle, deren Zahl an den verschiedenen Skeletteilen verschieden groß ist; wo sie quer getroffen sind, senken sie sich mit einem Teil ihres Umfangs in die gewucherte Schicht ein, so daß diese dadurch flache Vertiefungen erfährt; die untere Grenze ist in ausgebildeten Fällen der Krankheit unregelmäßig gestaltet durch das Eindringen der spongoiden Zapfen, die ganze bläuliche Schicht demnach ungleich breit; aber die Verbreiterung ist nicht nur in dem Vorhandensein der oft langen Knorpelzungen ausgesprochen, sondern die ganze Schicht ist verbreitert und von ihr gehen noch die zungenförmigen Fortsätze in die darunterliegende spongoide Zone aus. Dazu kommt, daß seitlich die Knorpelwucherungszone über die Oberfläche als Wulst vorspringt. Der alte Name „Zwiewuchs" für die

---

[1] Ich gebrauche im folgenden für die Knorpelmarkkanäle und ihre Gefäße die Bezeichnung „absteigende", wenn die vom Knorpel zum Knochen wachsenden, „aufsteigende", wenn die vom Knochen zum Knorpel wachsenden, nur pathologischerweise vorkommenden gemeint sind, gleichgültig, ob die Bezeichnung für die Lage zutrifft, welche der betreffende Knochenteil im Körper einnimmt.

Rhachitis rührt von dieser zweiten Anschwellung der Epiphysen über derjenigen
der Gelenkenden selbst her. Auch die innere Organisation der Schicht ist gestört: normalerweise setzt sich die Gesamtschicht zusammen aus der sog.
Wucherungszone, welche aus ovoiden Gruppen schüppchenförmiger aufeinander-
geschichteter Zellen besteht, und der hypertrophischen oder Säulenzone, in
welcher durch Blähung dieser Zellen lange Reihen gebildet sind, und diese
hat das Übergewicht über jene. Bei der Rhachitis fällt der Hauptteil
der Verbreiterung auf die hypertrophische Zone, aber die Wucherungszone
liefert oft auch statt der ovoiden Gruppen lange Schläuche, ferner tauchen
zwischen beiden Abschnitten lange Reihen ganz schmaler, kurzer epithelähn-
licher Zellen auf und die gesetzmäßige Aufeinanderfolge der Zellformen fehlt,
zwischen den hypertrophischen Zellen sind gelegentlich wieder flache Gebilde
eingeschaltet. Kassowitz (1) sucht den Grund für die abnorme Verbreiterung
dieses gesamten in der Längsrichtung wachsenden Knorpelteils nur in einer
stark vermehrten Zellteilung in der Wucherungszone, führt aber als Beleg
dafür wieder „Rhachitis“ bei Feten an, die offenbar nicht zur echten Rhachitis
gehört; in den postfetalen Fällen spricht auch er der hypertrophischen Zone den
Hauptanteil an der Breitenzunahme zu. Auch die Zwischensubstanz zeigt Besonderheiten: in der Proliferationsschicht, nahe dem ruhenden Knorpel, ist
oft eine quere Streifung, zuweilen sogar Aufblätterung in feine Fasern vorhanden,
eine Steigerung des Zustandes, der in der Norm schon oft nachweisbar ist und
den Kassowitz (1) (1879) wieder daraus erklärt, daß gerade hier die Knorpel-
fibrillen vorwiegend queren Verlauf besitzen, während sie in dem allseitig wuchernden Knorpel indifferent und in der Säulenzone mehr längsgeordnet sind. Normalerweise bildet in der letzteren die Zwischensubstanz in gewissen Abständen
besonders starke Längspfeiler, so daß je zwei solcher Pfeiler ungefähr 2 bis
3 Zellsäulen zwischen sich fassen; sie widerstehen bei der Markraumbildung
der Zerstörung und bilden nach Auflösung der dazwischenliegenden Zellreihen
und schwachen Pfeiler die Wandung der ersten Markräume und die Achsen
für die jungen Knochenbälkchen. Bei der Rhachitis ist diese Ordnung gewöhnlich gestört; die Zwischensubstanz findet man zuweilen so spärlich entwickelt,
daß die Gruppierung der Zellen zu Säulen in den Hintergrund tritt und die
ganze breite hypertrophische Schicht wie ein ungegliedertes Lager großer Zellen
erscheint. Andere Male findet in beiden Abteilungen der Wucherungszone das
Gegenteil statt, die Erhaltung von ungewöhnlich breiten Interzellularsubstanz-
streifen ohne bestimmte Anordnung; sie macht es möglich, daß die Sprossung
neuer Blutgefäße nicht, wie es der Regel entspricht, längs der Zellreihen, sondern
zwischen ihnen vordringt. Wenn in der Wucherungszone die säulenförmige
Anordnung der Zellen noch erhalten ist, weicht die Verlaufsrichtung gewöhnlich von der Norm ab, statt parallel resp. leicht gegen den Knochen zu konver-
gierend, verlaufen sie entsprechend der seitlichen Ausbuchtung ihrer Region
bogenförmig oder divergierend; oft geschieht dies so stark, daß die peripheren
Säulen überhaupt nicht die Ossifikationszone erreichen, sondern auf das Perichondrium auftreffen, zuweilen sogar senkrecht zu demselben stehen. Die Zellsäulen des ganzen seitlich vorquellenden Teils der Knorpelwucherungszone
können so außer Verbindung mit dem Knochen geraten. Die obere Grenze
der Schicht ist oft gegen den ruhenden Knorpel konkav, dieser also in die
Wucherungszone eingesunken. Auch die längsverlaufenden Knorpelmarkkanäle nehmen an der Verlagerung teil: statt parallel in der Achse des Knochens
zu verlaufen, strahlen sie auseinander, ebenfalls zum Teil so weitgehend, daß
sie, statt auf den Knochen, auf das Perichondrium führen. Alles Geschilderte
spricht dafür, daß die verbreiterte Schicht weichen Knorpelgewebes zwischen
knöcherner Rippe und ruhendem Knorpel, resp. an Röhrenknochen zwischen

Dia- und Epiphyse zusammengedrückt und seitlich herausgepreßt worden ist, daß also die Verbreiterung in querer Richtung nicht der Verbreiterung in der Längsrichtung gleichwertig, sondern eine Folge derselben ist; erst wenn nach dieser mechanischen Ablenkung der Knorpelzellreihen auf das Perichondrium hin ihre Wucherung andauert, wird das seitliche Hervortreten der ganzen Schicht dadurch gesteigert. Die Frage aber, wie überhaupt diese Verbreiterung der Knorpelwucherungszone zu deuten ist, hat lange Zeit eine Rolle für die Theorie der Rhachitis gespielt. Zwei Deutungen sind möglich: 1. Die einer gesteigerten Zellneubildung, 2. die eines verlängerten Erhaltenbleibens infolge verzögerter Überführung in Knochengewebe. Durch die ganze Rhachitisforschung seit VIRCHOWs Untersuchungen zieht sich die Frage, ob der Krankheit ein Reiz zu vermehrter Gewebsneubildung am Skelet zugrunde liegt, welchen VIRCHOW selbst als entzündlichen bezeichnete. Auch die spätere umfassende Bearbeitung der Rhachitis durch KASSOWITZ ist von diesem Gedanken durchdrungen; KASSOWITZ sieht das Primäre in einer verstärkten Blutzufuhr und Gefäßneubildung im Knochen und stellt die Verbreiterung der Knorpelwucherungszone mit den übermäßigen periostalen Knochenanlagerungen an Schädeldach und Diaphysen auf gleiche Stufe als entzündliche Gewebswucherungen. Abgesehen davon, daß diese entzündliche Entstehung der Rhachitis kaum mehr angenommen wird, hat sich die Überzeugung Bahn gebrochen, daß die Verbreiterung der Knorpelwucherungszone nicht aus einem Übermaß der Zellneubildung hervorgeht, sondern daraus, daß bei normalem Zeitmaß derselben die Überführung im Knochen verzögert ist (STRELZOFF, HEUBNER).

Wie bereits SCHMORL (5) dartat, läßt sich diese Auffassung auch anatomisch genau begründen: im normalen Skelet reicht die Knorpelwucherungszone regelmäßig vom Knochen bis zur 1. Etage der Knorpelmarkkanäle; die Äste, welche von letzterer senkrecht gegen den Knochen absteigen, sind die einzigen, welche sich in dem nicht verkalkten Teil der ganzen Wucherungsschicht finden, quer verlaufende fehlen vollkommen. Bei der Rhachitis dagegen trifft man häufig solche von der Oberfläche eingedrungene Kanäle mit ihrem bindegewebigen Mark, Arterie, Venen und Kapillaren, welche die Knorpelwucherung quer durchschneiden, zuweilen sogar in mehreren Etagen übereinander; SCHMORL hat gefunden, daß in einem und demselben Fall die Zahl dieser Etagen an den Rippen mit höherer Wachstumsenergie größer ist, als an denjenigen mit geringerem Wachstum, und daß an diesem der Zwischenraum zwischen zwei Etagen kleiner, als an jenen ist. Von diesen horizontalen Knorpelmarkkanälen gehen senkrechte ab, welche einerseits die verschiedenen Schichten untereinander und andererseits die unterste von ihnen mit dem Knochen verbinden. Man hat also hier das System von Knorpelmarkkanäle vor sich, wie es sich an den Wachstumsstellen ausbildet, aber im gewucherten Knorpel in großer Ausdehnung erhalten geblieben ist, während es mit der Ossifikation der letzteren in den Knochen hätte aufgenommen werden sollen. Man darf in diesem durch querverlaufende Knorpelmarkkanäle gegliederten Aufbau der Wucherungsschicht den Beweis dafür sehen, daß die die Verknöcherung vorbereitenden Vorgänge am Knorpel in einem der Norm etwa entsprechenden Maße sich vollzogen haben, aber die Umwandlung in Knochen ausgeblieben ist. Abnorm ist nicht der Grad der Knorpelzellwucherung, sondern nur ihre lange Erhaltung, und es ist nicht möglich, daraus auf einen Reizzustand des Knorpels zu schließen. Noch durch ein weiteres Moment wird diese Ansicht gestützt: An manchen Stellen der Knorpelknochengrenze besteht die alte Verkalkungslinie noch und liegt in der Kuppe der Knorpelzungen, welche bis an den alten Knochen heranreichen; hier hat also sicher seit dem Beginn der Krankheit der Verknöcherungsvorgang ganz still gestanden und vom gewucherten Knorpel ist nichts zerstört worden, man hat noch die ganze während der Erkrankung angebildete Knorpelwucherung vor Augen und kann wenigstens ungefähr abschätzen, ob die Höhe dieser Schicht dem entspricht, was in den Monaten der Krankheit hat entstehen sollen, oder es übertrifft. Wenn man dabei, wie es der Fall ist, nach monatelanger Dauer an einem schnell wachsenden Knochen die Wucherungszone insgesamt 1—1,5 cm breit findet, wird man dies nicht für zu hoch schätzen dürfen, sondern sogar für zu gering.

Bei der Erörterung der Frage, weshalb die Verkalkung im gewucherten Knorpel und im neugebildeten Knochengewebe ausbleibt, spielt die Möglichkeit von jeher eine große Rolle, daß der Grund nicht in einer mangelhaften oder überhaupt gestörten Kalkzufuhr liegt, sondern in einer Erkrankung dieser

Gewebe selbst, welche ihnen die Fähigkeit nimmt, den gelösten Kalk in fester
Form abzuscheiden. In der experimentellen Rhachitisforschung der letzten
Jahre liegt der Schwerpunkt auf dieser Alternative: Sie prüft einerseits, so weit
sie sich mit alimentären Fragen beschäftigt, ob die Beschränkung der Kalk-
darreichung Rhachitis zur Folge hat, oder Abänderung der Nahrung in dem
Sinne, daß die Vitamine eingeschränkt werden und daraus eine Unvollkommenheit in der Beschaffenheit des wachsenden Knorpel- resp. Knochengewebes
hervorgeht. Deshalb ist es von Wichtigkeit, festzustellen, ob an den gewucherten
Knorpelzellen Zeichen von Ernährungsstörungen vorhanden sind. Speziell
habe ich vielfach auf Verfettung derselben geachtet, aber darin keine beständigen
Befunde erhoben. In manchen Fällen ist in der Wucherungszone überhaupt
fast gar kein Fett nachweisbar, im Gegensatz zu dem ruhenden Knorpel, dessen
Zellen in der Regel je einige Fetttröpfchen einschließen (das gewöhnliche „Knor-
pelfett", welches ja auch dem Respirationsknorpel zukommt). Andere Male
enthalten auch die platten Zellen der Wucherungszone etwas Fett, dagegen
diejenigen im Hauptteil der hypertrophischen Zone keines und erst in dem
Abschnitt, welcher von den Gefäßsprossen durchzogen ist, einzelne Gruppen.
Für Degeneration kann ich dies nicht halten, es steht sicher auf gleicher Stufe
mit der genannten normalen Fettinfiltration. An solchen Stellen trifft man
oft dieselben Fetttröpfchen in den benachbarten zackigen Zellen des Osteoidgewebes, welches aus dem Knorpel hervorgegangen ist, und in den Zwischen-
stufen zwischen den großen rundlichen Knorpelzellen und ihnen, was mit für
die Annahme in Anschlag zu bringen ist, daß diese Umwandlung zum großen
Teil durch Metaplasie erfolgt. Auch das bindegewebige Knorpelmark kann an
solchen Stellen feine Fetttröpfchen in seinen Zellen enthalten. Also von einer
fettigen Degeneration des Knorpels ist bei Rhachitis in der Regel nichts nachweisbar. Suppes hat sich mit der Frage beschäftigt, wie der Glykogengehalt des
Knorpels sich verhält: Groß ist auch hier der Unterschied gegen die Norm
nicht, nur im wuchernden Knorpel der Glykogengehalt etwas verringert und
unregelmäßiger; normalerweise findet man in den letzten Zellen vor der Verkalkungslinie im Gegensatz zu den weiter zurückliegenden kein Glykogen mehr;
Suppes deutet dies als Zeichen der Degeneration, welche der Auflösung durch
die Marksprossen vorangeht, und sieht deshalb auch in seiner Abnahme im
rhachitischen Knorpel den Ausdruck einer Degeneration. Zu erwähnen ist noch
die Angabe von Ribbert, daß bei der Rhachitis in jedem Stadium der wuchernde
Knorpel Zellen enthält, welche keine Kernfärbung zeigen, und deshalb als abgestorben gedeutet werden; Ribbert zieht aus diesem Befund weitgehende
Schlüsse einerseits derart, daß die Erkrankung auf einer Toxinwirkung beruhe,
und andererseits derart, daß durch diese das Knorpelgewebe geschädigt und
zur Aufnahme des Kalzium unfähig gemacht wird. Ich habe mich ebensowenig wie andere davon überzeugen können, daß solche Knorpelnekrosen ein
Charakteristikum der Rhachitis sind. Auch im übrigen sind die Hinweise auf
eine Erkrankung des Knorpelgewebes, soweit das histologische Bild Aufschluß
geben kann, nicht unanfechtbar; indessen ist damit keineswegs in Abrede zu
stellen, daß das Verhältnis der Knorpelgrundsubstanz zu dem Kalk gestört ist.

d) Störung der Kalkablagerung.

H. Müller hat als Erster das Fehlen von Kalk in der Wucherungszone
des Knorpels als eine der auffallendsten Erscheinungen der Rhachitis erkannt:
Dort, wo die Gefäßsprossen von der Knochenseite her in dieselbe einwachsen,
geht ihnen keine provisorische Kalkeinlagerung in die Knorpelgrundsubstanz
voran, sie sind vielmehr in weiches Knorpelgewebe eingebettet. Oft besteht

dieser Schwund der Kalklinie in der ganzen Länge der Verknöcherungsgrenze, dann nämlich, wenn der gewucherte Knorpel durch eine Schicht osteoiden Gewebes von dem alten kalkhaltigen Knochen getrennt ist. Andere Male aber ist seine Verbindung mit dem letzteren an manchen Stellen erhalten und an solchen besteht dann auch die Verkalkungslinie noch in alter Lage und Breite. Die Knochenbälkchen, welche hier an den Knorpel anstoßen, besitzen in ihren axialen Teilen den Streifen verkalkter Knorpelgrundsubstanz und um ihn hartes Knochengewebe als Zeichen dafür, daß sie noch aus der Zeit normalen Wachstums stammen, und diese axialen Einschlüsse gehen unmittelbar in die verkalkten Streifen der Grundsubstanz der tiefsten Knorpelschicht über, zwischen welchen Marksprossen oder noch uneröffnete Knorpelzellsäulen liegen. Es ist also hier das ganz normale Bild der Ossifikationszone vorhanden, nur baut sich über ihr eine zu breite Schicht gewucherten Knorpels auf. Abwechselnd mit solchen Abschnitten finden sich breite Unterbrechungen der Verkalkungslinie, in deren Bereich Gefäßbäumchen mit einem Mantel osteoiden Gewebes vom Knochen her eingedrungen und weit über das Niveau der alten Kalklinie vorgewachsen sind. Dieser Zustand, d. h. die Erhaltung der alten Verkalkungsschicht auf gewisse Strecken, zeigt sich nicht nur in Fällen oder an Stellen mit beginnender Rhachitis, sondern auch oft dort, wo die Erkrankung bereits lange bestanden hat, wo die rhachitische Zone an Röhrenknochen oder Rippen eine Breite von 1,5 cm und mehr erreicht hat und in der Diaphyse resp. der knöchernen Rippe breite osteoide Säume auf den Knochenbälkchen aufgelagert sind; dann liegen die Abschnitte verkalkter Knorpelgrundsubstanz in der Kuppe der langen Knorpelzungen, welche bis an den alten Knochen heranreichen. Solche Bilder bedeuten, daß an manchen Stellen der Verknöcherungszone die provisorische Verkalkungsschicht, welche unmittelbar vor dem Beginn der Erkrankung angelegt war, durch die vom Knochen eindringenden Gefäße resorbiert worden, ihr weiteres Vorrücken in den wuchernden Knorpel hinein als Vorläufer dieser Gefäßsprossung jedoch ausgeblieben ist; es sind also, wie POMMER es ausgedrückt hat, durch die Erkrankung, und zwar mit ihrem Beginn, Verhältnisse geschaffen, welche der Verkalkung des Knorpels hinderlich waren. Die Bilder bedeuten aber weiterhin, daß an den anderen Stellen, an denen die Verkalkungslinie besteht, mit dem Beginn der Rhachitis alle Verknöcherungsvorgänge aufgehört haben; denn die Strecken verkalkten Knorpels sind Reste der Verkalkungslinie, welche vor dem Einsetzen der Krankheit angelegt war; dies geht daraus hervor, daß hier der gewucherte Knorpel mit dem alten Knochen noch in regelrechter Verbindung steht. Hier ist also eine Erstarrung in dem Zustand eingetreten, welchen der Ossifikationsvorgang unmittelbar vor dem Einsetzen der Erkrankung erreicht hatte, nur die Wucherung des Knorpels ist fortgeschritten. Das Fehlen einer neuen Verkalkungslinie ist also an solchen Stellen nur Teilerscheinung einer tiefergreifenden Störung, und diese Tatsache verdient meines Erachtens bei der Beurteilung des Zusammenhanges größere Beachtung, als ihr in der Regel zuteil geworden ist; ebenso ist es bemerkenswert, daß dort, wo die Verkalkungslinie von einwachsenden Gefäßen durchbrochen ist, der Knorpel vollständig verschwunden ist, also auch die verkalkten Grundsubstanzpfeiler, welche in der Norm erhalten bleiben, fehlen; demnach ist nicht nur eine Steigerung der normalen Vaskularisation, sondern ein ganz neuer Vaskularisationstypus vorhanden.

Untersucht man Fälle von ganz beginnender Rhachitis, oder in schon ausgebildeten Fällen die langsam wachsenden Skeletteile, besonders die Wirbelkörper, so trifft man Bilder, wie sie POMMER und SCHMORL (1) genauer beschrieben haben: Die provisorische Verkalkungslinie ist im allgemeinen vorhanden, zeigt aber vereinzelte kleine Unterbrechungen und sieht dadurch wie angenagt aus;

es besteht also auch hier ein „Kalkdefekt". Mir sind ebenfalls solche Fälle ganz
beginnender Rhachitis mit schmalen Osteoidsäumen auf den Knochenbälkchen
und kleinen Lücken in der Verkalkungslinie an den Epiphysen der Röhrenknochen bekannt; man stößt auf sie nur dann, wenn man scheinbar gesunde
Knochen mikroskopisch untersucht, denn klinisch und grobanatomisch tritt
diese frühe Phase der Krankheit gar nicht in die Erscheinung. Wo der Kalk
fehlt, liegen aber nicht Knorpelzellen, sondern kleine Buchten im Knorpelgewebe mit Gefäßen und zartem zellarmen Mark, welches vom Knochen her
eingewachsen ist und die Front überschritten hat, die von den Markssprossen
in dem verkalkten Teil der Ossifikationslinie eingehalten wird. Man kann also
nicht daran zweifeln, daß diese unterbrochene Verkalkungslinie noch aus der
Zeit des normalen Knochenwachstums stammt und unmittelbar vor Beginn
der Erkrankung in ganzer Länge fortlaufend angesetzt und erst während der
Rhachitis ungleichmäßig wieder aufgelöst worden ist; sie ist nicht ungleichmäßig
angelegt worden und hat mit einem Kalkmangel noch nichts zu tun, sondern
das Aufhören der Kalkablagerung durch die Rhachitis äußert sich erst darin,
daß in der darauffolgenden Schicht der Knorpel weich bleibt. Da an derartigen
Stellen die Knorpelwucherungsschicht zuweilen kaum merklich verbreitert ist,
betrachten Pommer und Schmorl diesen Kalkdefekt als die Anfangsverände-
rung der Rhachitis im Bereich der endochondralen Ossifikation und nehmen
an, daß die übrigen Veränderungen sich als Folgen daraus entwickeln:
Pommer ist der Meinung, daß die Gefäße an solchen Stellen tiefer in den Knorpel
einwachsen, an welchen die Verkalkung des Knorpels fehlt, weil sie im weichen
Knorpel mechanischen Reizwirkungen ausgesetzt sind, vor denen sie der verkalkte Knorpel schützt, und hat dadurch die beiden Akte der Knorpelstörung
kausal miteinander verknüpft und den betreffenden histologischen Verhältnissen eine grundlegende Bedeutung zugesprochen. Man muß meines Erachtens
unterscheiden zwischen diesem Defektwerden der vorhandenen Verkalkungslinie an manchen Stellen und dem Ausbleiben einer neuen Verkalkungslinie
distal davon. Die Gründe für beides sind nicht dieselben: Für das Ausbleiben
der neuen Linie liegen sie ohne Zweifel in einem durch die Rhachitis bedingten
Aufhören der Kalkablagerung, die dem Kalkosbleiben der osteoiden Säume
an den Knochenbälkchen gleichsteht, bei der Zernagung der alten Kalklinie
aber liegt das Pathologische darin, daß ein Teil, und zwar der Hauptteil der
inkrustierten Schicht erhalten geblieben ist, während sie eigentlich in ganzer
Länge hätte resorbiert werden sollen; also nicht in einem zu tiefen Eindringen
einzelner Gefäßschlingen, sondern in dem Zurückbleiben anderer; dieses Eindringen einzelner Gefäßschlingen erfolgt nicht, weil der Kalk fehlt, sondern
umgekehrt wird die Kalklinie nur dort zerstört, wo die Gefäßschlingen, wie es
sein soll, vordringen. Gewiß läßt sich, wenn man an einem Knochen mit sehr
frührhachitischen Veränderungen die zernagte Verkalkungslinie vor sich sieht,
nicht ohne weiteres entscheiden, ob die partielle Zerstörung durch vorgeschobene
Markssprossen, oder durch das Erhaltenbleiben ihres übrigen Teils als das abnorme anzusprechen ist; wenn man aber die fortgeschrittenen Fälle ins Auge
faßt, wie sie oben charakterisiert wurden, in denen trotz langen Bestandes der
Erkrankung an den Enden der langen Knorpelzungen noch Teile der Verkalkungslinie sich unverbraucht erhalten haben, und wenn man nie Bilder findet,
in denen Kalkdefekte der Knorpelwucherungszone ohne eingedrungene Gefäße
vorhanden sind, so wird diese Rückständigkeit der Verknöcherungsvorgänge
in ihrer ganzen Bedeutung deutlich. Meines Erachtens ist es nicht zu erweisen,
daß in irgendeiner Phase der Erkrankung diese Gefäßsprossen die Grenzlinie
im gewucherten Knorpel überschritten hätten, welche sie bei normal gebliebenem
Wachstum zu derselben Zeit hätten einnehmen sollen; eher scheint mir das

Gegenteil der Fall zu sein. Denn die Verbreiterung der Wucherungszone beruht, wie Strelzoff, Heubner und Schmorl (5) hervorgehoben haben, nicht auf einem Übermaß der Neubildung von Knorpelzellen, sondern nur auf einer mangelhaften Überführung in Knochen, das Zeitmaß der Wucherung ist normal, wenn nicht gar verlangsamt, und die Grenze derselben gegen den ruhenden Knorpel wäre bei ungestörtem Wachstum mindestens an derselben Stelle gelegen, wo sie sich im rhachitischen Knochen findet; und trotzdem sind die vom Knochen eingewachsenen Gefäße weiter von dieser Grenze entfernt, als normal [1]. Und so scheint mir die Annahme Pommers, daß die gefäßhaltigen Marksprossen, wenn sie nicht mehr den Schutz des starren verkalkten Knorpels besitzen, durch die mechanischen Einflüsse zu stärkerer Wucherung gereizt werden, in den histologischen Verhältnissen der Knorpelknochengrenze keine genügende Stütze zu finden. In den Fällen von Rhachitis resp. an den Stellen der Knorpelknochengrenze, wo die alte Verkalkungslinie des Knorpels ganz zerstört worden ist und der Knochen nirgends mehr mit dem gewucherten Knorpel in unmittelbarer Berührung steht, lassen sich diese für die Auffassung der Entstehungsweise wichtigen Verhältnisse nicht mehr feststellen.

Die Darstellung, daß bei beginnender Rhachitis die provisorische Verkalkungslinie an manchen Stellen ganz geschwunden ist und dort, wo sie überhaupt noch besteht, ihre normale Breite bewahrt hat, steht im Widerspruch mit derjenigen, welche von Virchow gegeben worden ist. Nach Virchow ist die Verkalkungsschicht im ersten Stadium der Rhachitis verbreitert und fehlt erst in fortgeschritteneren Fällen. Andere Untersucher haben sich seiner Meinung angeschlossen, vor allem Kassowitz (1881), welcher auf Grund seiner eigenen Forschung zu dem gleichen Ergebnis wie Virchow kam; aber er bezieht sich auch in diesem Punkt auf ältere Feten und reife Neugeborene, bei denen er, wenn er sie aus anderen Gründen für rhachitisch hielt, „ungemein häufig" die Verbreiterung der Verkalkungsschicht nachweisen konnte, während bei rhachitischen Kindern aus dem zweiten Lebenshalbjahr und später die Verkalkung verloren gegangen war. Es ist früher schon erwähnt worden, daß diese von Kassowitz bei Feten und Neugeborenen angenommene Rhachitis nicht als solche anerkannt werden kann, offenbar handelt es sich bei den betreffenden Fällen teils um angeborene Syphilis, teils um einfache Abweichungen der endochondralen Ossifikation. Für ältere Kinder, welche tatsächlich alle Zeichen der Rhachitis darbieten, ist bezüglich der Verkalkungszone wichtig, daß früher nicht genügend zwischen floriden und heilenden Fällen unterschieden und beachtet worden ist, daß in letzteren die Verkalkung im Knorpel wiederkehrt (Pommer). Daraus ist wohl Virchows Angabe zu erklären.

Wenn die Rhachitis vorübergehend oder ganz still steht, also Remission oder Heilung eintritt, stellt sich die Verkalkung des gewucherten Knorpels wieder ein. Aber sie beginnt nicht in der tiefsten, dem Knochen am nächsten gelegenen Schicht desselben, sondern inmitten des Knorpels über dem Gipfel der Gefäßbäumchen, welche vom Knochen eingewachsen sind. H. Müller und besonders Schmorl (1) haben es als diejenige Stelle bezeichnet, wo sie liegen würde, wenn keine Rhachitis eingetreten wäre. Falls noch Reste der alten vor der Erkrankung bestehenden Verkalkungslinie vorhanden sind, bleibt zwischen ihr und der neuen eine Schicht des gewucherten Knorpels frei; Schmorl beobachtete bei fortschreitender Heilung eine zunehmende Verbreiterung der neu angelegten Verkalkungslinie in der Richtung nach dem Knochen zu und schließlich eine Verschmelzung mit der alten, so daß dadurch der ganze übrigbleibende Knorpel noch der Petrifikation zugeführt wird; allerdings hat Schmorl (1) dies nur in solchen Fällen gefunden, wo die Heilung schon nach kurzem Bestand der Krankheit eintrat und deshalb die übrigen Erscheinungen derselben noch wenig ausgebildet waren.

---

[1] Schmorl (1, S. 252) schreibt, daß bei Remission der Krankheit die neueintretende Verkalkungslinie an der Kuppe der Buchten liegt, welche durch das Einwachsen der Gefäßbäumchen während der Erkrankung in den Knorpel gegraben worden sind, also an der Stelle, wo sie liegen würde, wenn nun keine Rhachitis eingetreten wäre, und daß diese Linie einen ungefähren Maßstab abgebe für die Grenze, welche die Knorpelzerstörung ohne Krankheit erreicht haben würde; auch er nimmt demnach an, daß trotz des Mangels an Verkalkung kein Übermaß der Gefäßsprossung erfolgt ist.

Dies würde dem Zustand entsprechen, welchen Virchow als beginnende Rhachitis angesehen hat. Wenn dann eine neue Verschlimmerung erfolgt, so kann es sein, daß man Zeichen florider Erkrankungen in Form osteoider Säume auf den Knochenbälkchen und daneben eine verbreiterte Verkalkungsschicht im gewucherten Knorpel findet, und auch mit unseren heutigen Begriffen, in welchen das Vorhandensein osteoider Säume gegenüber Virchows Zeit eine Rolle spielt, darin leicht eine Stütze der Virchowschen Auffassung erblicken würde. Wenn die Heilung erst nach längerem Bestand der Krankheit eintritt und zwischen alter und neuer Verkalkungslinie eine beträchtliche Schicht gewucherten Knorpels liegt, reicht das Fortschreiten der neuen Linie in der Richtung auf den Knochen zu nicht so weit, daß eine Verschmelzung beider Verkalkungszonen stattfinden könnte. Die endliche Zerstörung des stehengebliebenen Knorpels erfolgt dadurch, daß zunächst auf demselben Wege, wie während der Erkrankung, nämlich durch Metaplasie, die Überführung in feinporiges Osteoid, und schließlich Umbau zu brauchbarem spongiösem Knochen stattfindet.

Nicht ganz selten findet sich die Kalkablagerung des rhachitischen Knorpels nicht in der Interzellularsubstanz, sondern in den Kapseln der säulenförmig geordneten Knorpelzellen, ein Bild, welches normalerweise gar nicht vorkommt; schon H. Müller und Kölliker war dasselbe bekannt und sie faßten es als Zeichen beginnender Heilung auf. Dieses Vorkommnis ist beachtenswert als Hinweis darauf, daß die Abwesenheit des Kalks nicht die einzige Störung darstellt, sondern das Knorpelgewebe, auch wenn wieder Kalk zur Verfügung steht, denselben nicht an der richtigen Stelle ablagert, also selbst erkrankt ist.

Beim Menschen ist es nicht leicht zu entscheiden, ob bei noch bestehender Krankheit Kalkablagerungen in dem neugebildeten Osteoid vorkommen, oder ob sie nur mit Beginn der Heilung eintreten. Dies gilt ebensowohl für das aus dem Knorpel hervorgehende, als das endostal gebildete Osteoid. Man findet nicht selten axiale Verkalkung der osteoiden Bälkchen in Fällen, die meiner Meinung nach noch als fortschreitende zu bezeichnen sind, sowohl wenn man dieselben als Ganzes betrachtet, als auch, wenn man als histologischen Indikator der Remission das Wiederauttreten der Verkalkungszone an der bestimmten Stelle des Knorpels gelten läßt. Auch bei der von Mc Collum und seinen Mitarbeitern experimentell erzeugten Rhachitis der Ratten, und zwar bei derjenigen Ernährungsweise, welche die schwerste und der menschlichen Rhachitis in allen wesentlichen Punkten gleichende Krankheit hervorrief, fanden sich häufig herdförmige Verkalkungen, welche sicher nicht aus der Zeit vor der Erkrankung stammten, bei Tieren, die fortdauernd der betreffenden Ernährung unterworfen waren und deren Zustand sich zunehmend verschlechtert hatte bis zum Tod.

Für die Beurteilung, in welchem Stadium sich der einzelne Fall befand, ob im floriden oder rezidivierenden, ist diese Tatsache beachtenswert; sie dient außerdem als Warnung davor, den Kalkmangel allzusehr in der Ursache der Rhachitis zu überschätzen; in letzterer Beziehung gibt es noch weitere wichtige Tatsachen, welche bei der Besprechung der experimentell erzeugten Rhachitis Erwähnung finden werden.

e) Die Vaskularisation des Knorpels.

Beim normalen Wachstum finden sich in der Verkalkungszone dünnwandige Kapillaren, welche sich an Stelle der Knorpelzellsäulen und der zwischen ihnen gelegenen dünnen Streifen von Knorpelgrundsubstanz gesetzt haben; die von ihnen und dem umgebenden jungen Knochenmark eingenommenen Räume werden seitlich von den stärkeren Pfeilern der Knorpelgrundsubstanz, den Richtungspfeilern begrenzt, welche im Abstand von je etwa 3 Knorpelzellensäulen liegen. Diese Kapillaren werden als Sprossen des ganzen Netzes angesehen, welches das Knochenmark durchzieht; beim Längenwachstum des Knochens verlängert sich also dieses feine Röhrensystem aus sich heraus und umgeht dabei die schon vorhandenen Knorpelmarkgefäße; mit den Kapillaren der letztern

tritt offenbar eine Verbindung ein, so daß die aus Knorpel- zu Knochenarterien
gewordenen Gefäße dazu beitragen, das Kapillarnetz des Knochenmarks mit
Blut zu versorgen. Die Enden der jüngsten Kapillarsprossen bleiben hinter
der distalen Grenze der Verkalkungszone zurück, d. h. die stetig zunehmende
Verkalkung schreitet immer dem Eindringen der Gefäße voraus; die Kuppen
der Gefäß- und Marksprossen bilden eine regelmäßig fortlaufende gerade oder
leicht gebogene Linie. Es wurde schon erwähnt, daß bei ganz beginnender
Rhachitis einzelne Gefäßsprossen und gefäßhaltige Markfortsätze die Grenzlinie
überschreiten und in den unverkalkten Teil der Säulenzone hineinreichen und

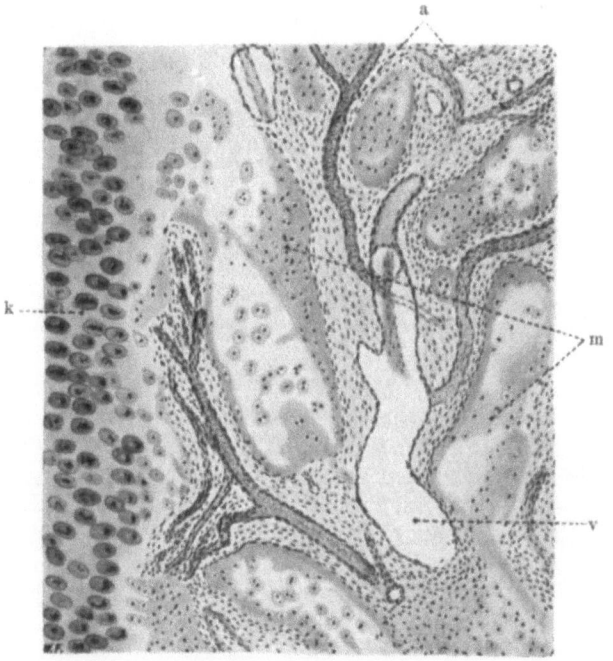

Abb. 7. Teil eines Markraums in der Knorpelwucherungszone bei florider Rhachitis. v Vene;
a Arterien; k gewucherter Knorpel; m Metaplasie des Knorpels in Osteoid. Vergr. 100 fach.
1jähr. Kind, 7. 6. 1922.

bei fortgeschrittener Rhachitis der gleiche Befund an den Wirbelkörpern und
anderen langsam wachsenden Teilen vorliegt. Ohne Zweifel sind die Gefäße
derselben wie an der normalen Verknöcherungsgrenze Sprossen des Kapillarnetzes des Knochenmarks; es handelt sich nur um Gradabweichungen des
Vorgangs, die aber, wie erwähnt, nicht in einem zu raschen Wachstum der betreffenden Kapillarsprossen ihre Erklärung finden können, sondern im Zurückbleiben der übrigen. Das nächste Stadium in den weiter fortgeschrittenen
Fällen der Erkrankung ist charakterisiert durch das Auftreten von baum-
förmig verzweigten Gefäßen, welche tief in den Knorpel eindringen und
in Kapillarschlingen enden; das Knorpelgewebe, in welches diese Gefäße eingebettet sind, nimmt allmählich das Aussehen des Osteoids an (s. unten) und
unterscheidet sich dann ganz von der blau gefärbten Umgebung, so daß der
Eindruck entsteht, als wären in die Knorpelwucherungszone tiefe und breite
Buchten gegraben, die durch gefäßreiches Gewebe ausgefüllt werden, welches
dem Knochen entstammt. In Wirklichkeit handelt es sich nicht einfach um eine
Steigerung des vorhergehenden Zustandes, sondern das Gefäßsystem eines jeden

solchen Markraums ist viel verwickelter gebaut: die Baumkrone besteht aus dichotomisch sich teilenden, weiten, prall mit Blut gefüllten, nur eine Endothelwand besitzenden venösen Röhren, welche in der Richtung gegen den Knochen zu in einen ebenso gebauten Gefäßstamm zusammenlaufen; neben diesem findet sich ein viel engeres, oft blutleeres Gefäß, welches die Teilungen des ersteren mitmacht und, wenigstens in seinem proximalen Abschnitt, den ausgesprochenen Charakter einer Arterie mit ringförmiger Muskulatur besitzt (Abb. 6 und 7). Die ganze Baumkrone wird durch rundliche Endkuppen abgeschlossen, die aus Kapillarschlingen bestehen; dieselben stellen einfache Bögen dar, oder sind girlandenartig gefaltet und haben oft Ähnlichkeit mit einem Nierenglomerulus. Sie stehen in unmittelbarer Berührung mit dem Knorpelgewebe, brechen in die Zellsäulen desselben ein, schieben sich aber häufig auch zwischen ihnen längs der Interzellularsubstanz vorwärts; das ist etwas der normalen Ossifikation ganz Fremdes. Bemerkenswerterweise erwähnen Mac Collum und seine Mitarbeiter dasselbe auch bei der Rhachitis, die sie künstlich bei Ratten herbeigeführt haben. Der Zusammenhang dieser Kapillarschlingen mit den Venenästen läßt sich häufig mit aller Sicherheit erkennen; schwieriger ist es, ihr Verhältnis zu den kleinen Arterien festzustellen; ich bin zu keiner Klarheit darüber gekommen, ob sie direkt aus diesen hervorgehen und von ihnen gespeist werden, was das Wahrscheinlichste ist, oder seitliche Anhänge der Venen darstellen, vergleichbar etwa mutatis mutandis den Nierenglomeruli mit ihrer Einschaltung in den arteriellen Strom. Die Richtung der sprossenden Gefäße fällt nicht mit derjenigen der Knorpelzellsäulen zusammen, wie bei der normalen Ossifikation, sondern die divergierenden Äste treffen seitlich auf dieselben auf und eröffnen sie so nur an gewissen Stellen ihres Verlaufs, während andere Teile unversehrt bleiben; ein einzelner Gefäßast kreuzt zuweilen mehrere nebeneinanderliegende Zellreihen. Es hängt von der Dauer des Prozesses ab, ob auch die Äste des Gefäßsystems in direkter Berührung mit dem Knorpel stehen, oder nicht; zu der Zeit, wo die Umwandlung des Knorpels in Osteoid erfolgt ist, besitzen die Gefäßäste gewöhnlich einen Mantel von lockerem Bindegewebe mit spindligen und sternförmigen Zellen; solange die Erkrankung noch fortschreitet, bleibt dieser Charakter erhalten, welcher dem des „Knorpelmarks" in den dafür bestimmten Kanälen vollständig gleicht, seltener dringen Rundzellen ein, welche meist nur Lymphozyten, zuweilen echte Knochenmarkszellen sind. Die Wand der kapillären Endschlingen steht immer in direkter Berührung mit dem Knorpelgewebe; sie resorbieren dasselbe bei ihrer fortschreitenden Verlängerung und ihre beiden Schenkel nehmen allmählich venösen resp. arteriellen Charakter an. Auch seitliche Verbindungen der benachbarten seitlichen Äste kommen häufig vor.

Die ganze Bildung hat große Ähnlichkeit mit dem Gefäßgerüst eines Papilloms. **Darin liegt also gegenüber der normalen Markraumbildung ein großer Unterschied, daß bei letzterer die jungen Gefäßsprossen vorgeschobene Teile des Kapillarnetzes des Knochenmarks sind, während bei der Rhachitis alle in den Knorpel eingedrungenen Äste mit einem arteriellen resp. venösen Stamm zusammenhängen, welcher mit aller Regelmäßigkeit axial in der Basis der betreffenden Bucht zu finden ist, und an einer schmalen Einbruchstelle von der Knochenseite her in die Wucherungszone des Knorpels eintritt.**

Weiter rückwärts in den Knochen hinein sind besonders leicht die venösen Stämme zu verfolgen. Bei fortgeschrittener Rhachitis, bei welcher diese Art der Vaskularisation vorhanden ist, liegen dicht unter dem Knorpel in den letzten Knochenmarksräumen ganz auffallend weite dünnwandige Gefäße, welche rückwärts mit den Kapillaren des Knochenmarks gar keine oder ganz spärliche Verbindungen besitzen; zuweilen läßt sich nachweisen, daß sie Windungen eines mit der Knorpelknochengrenze parallel verlaufenden Gefäßes sind und daß dieses in das Perichondrium eintritt. Aus diesen Gefäßen entspringt ein Teil der in den Knorpel eindringenden Venenbäumchen. Bei anderen läßt sich der Stamm, zu dem die Baumkrone gehört, weiter rückwärts ins Knochenmark verfolgen in Form eines längsverlaufenden Gefäßes, welches durch das Kapillarnetz selbständig hindurchzieht und grade neben diesem findet man oft den arteriellen Paarling. Man kann bei erhaltener Blutfüllung zuweilen erkennen, wie in der tiefsten Knorpelschicht die Ausläufer der Knochenmarkskapillaren in unregelmäßiger Grenzlinie enden und hier und da diese Grenzlinie von einem aus der Tiefe des Knochenmarks kommenden Gefäßpaar durchbrochen wird, welches sich über ihr im gewucherten Knorpel zu einem breiten Gefäßbaum verzweigt, ohne mit den Knochenmarkskapillaren in irgendwelcher Verbindung zu stehen.

Diese Verhältnisse lassen sich nicht an einzelnen Schnitten erkennen; man braucht zu ihrer Feststellung gefärbte Serien- oder Stufenschnitte des entkalkten, oder einzelne dickere ungefärbte Schnitte des frischen oder gehärteten unentkalkten Materials; wenn sich darin die natürliche Füllung erhalten hat, so tritt das ganze Gefäßsystem zuweilen außerordentlich plastisch hervor; die Enden der Röhrenknochen sind noch günstiger als Rippen.

Zuweilen ist die Baumkrone breit und flach, so daß ihre Endkuppen wenig auseinanderweichen, und sie liegt dann wie ein Gefäßpolster auf der Reihe der Endsprossen der Markkapillaren; solche Bilder täuschen am leichtesten den Eindruck vor, daß die Vaskularisation des Knorpels von diesen selbst ausgehe.

Die Zahl der Gefäßbäume, welche einer Wachstumszone angehören, wechselt; sie liegen aber häufig in sehr regelmäßigen Abständen und ihre Einbruchstellen entsprechen oft sehr genau den Durchschnitten der Knorpelmarkgefäße an der Grenze des wuchernden und ruhenden Knorpels, von denen nicht selten ganz gleichartige Gefäßverzweigungen ihnen entgegenkommen. Seitlich sind die benachbarten Bäume zunächst durch Knorpelzungen voneinander getrennt, sie stellen für das bloße Auge die früher erwähnten „Büschel" dar; später durchwachsen sie auch diese Zungen und ihre Äste treten miteinander in Verbindung und wo dies geschehen ist, liegt unter dem wuchernden Knorpel eine ununterbrochene Schicht von osteoider Substanz, welche nach allen Richtungen von Blutgefäßen durchfurcht und in plumpe Balken zerlegt wird; die Form der Baumkronen ist dann verloren gegangen und kommt erst wieder dort zum Vorschein, wo sich aus diesem Massiv Markbuchten in den Knorpel hinein vorschieben, obwohl in diesen das Verhältnis von Stamm und Ästen nicht immer mehr so deutlich zutage tritt, da die Stämme eben in das Massiv eingeschlossen sind. Wenn man, ohne die geschilderte Entstehung zu kennen, diese spongoide Schicht mit ihren Gefäßfurchen für ein Produkt des Knochenmarks hält, kann man leicht zu der irrtümlichen Vorstellung kommen, daß die in die Knorpelwucherung eindringenden Blutgefäße nur übermäßig lang gewordene Kapillarsprossen des Knochenmarks seien. Tatsächlich sind also diese Gefäße, welche bei der Rhachitis durch ihre kapillären Endschlingen den gewucherten Knorpel resorbieren, Sprossen aus gröberen Gefäßästen, welche sich normalerweise gar nicht an der Überführung des Knorpels in Knochen beteiligen.

In den meisten Fällen treten auch aus dem Perichondrium in verschiedener Höhe Gefäßbäumchen in die Wucherungszone, welche die Knorpelsubstanz resorbieren und in ihrem Bau vollständig mit dem bishe; geschilderten übereinstimmen; ihre Äste können auch mit letzteren Verbindungen eingehen. Und endlich findet man häufig, wenn auch nicht so regelmäßig, wie von der Knorpelseite und vom Perichondrium her, aus den Knorpelmarkkanälen, welche an der Grenze des ruhenden und wuchernden Knorpels liegen, Gefäßverzweigungen nach abwärts in den Knorpel entwickelt, welche ebenfalls im Bau und in ihrer Wirkung auf das durchwachsene Knorpelgewebe den ersteren beiden gleichen. Da, wie erwähnt, die von der Knochengrenze aufsteigenden Gefäßbäume besonders häufig direkt unter jenen Knorpelmarkkanälen liegen, so begegnen sie den von letzteren herabkommenden häufig und die Äste beider verschmelzen miteinander. Gewöhnlich gehen die charakteristischen weiten dünnwandigen Venen nicht unmittelbar aus den Ästen der horizontalen Gefäßetage hervor, sondern aus einem Stamm, welcher von diesen senkrecht abwärts steigt und im Bereich der hypertrophischen Zone sich zu einer Baumkrone ausbreitet; dabei gehen seine Zweige unter rechtem oder spitzem Winkel ab, zuweilen bogenförmig zurücklaufend, und an sie schließen sich die Endschlingen an, welche unmittelbar in das Knorpelgewebe selbst eindringen und es auflösen. Mit den Stammvenen verlaufen ein oder zwei Arterien, welche sich indessen wenig verzweigen. Zuweilen findet man auch ein solches absteigendes Gefäßpaar, dem seitlich eine ganze Zahl kleiner, ins Knorpelgewebe einwachsender Gefäßbäume aufsitzen. Die eigentliche Proliferationszone des Knorpels mit den platten geschichteten Knorpelzellen wird in auffallender Weise von diesen eindringenden Gefäßen verschont. Wenn auch, wie erwähnt, die Blutgefäßverzweigungen, welche vom ruhenden Knorpel herabsteigen und aus den Knorpelmarkkanälen stammen, nicht so regelmäßig zu finden sind, wie die von der Knochengrenze und vom Perichondrium herkommenden, so halte ich es doch für zweifellos, daß sie nicht, wie Schmorl vermutet, erst bei der Heilung der Rhachitis sich entwickeln, sondern schon im floriden Stadium; ich finde sie auch in Fällen, in welchen von dem Wahrzeichen der Remission resp. Heilung, der Verkalkung des Knorpels an der neuen Wucherungsgrenze, gar nichts vorhanden ist und auch klinisch alles den fortschreitenden Charakter des Falles beweist, habe sie auch schon bei einem erst viermonatlichen Kind mit fortschreitender Rhachitis angetroffen.

Die geschilderten Verhältnisse führen zu der Auffassung, daß die von der Knochenseite einwachsenden Gefäße nur zum geringsten Teil verlängerte Sprossen der Knochenmarkskapillaren sind, zum größten Teil, nämlich, soweit sie Baumform besitzen, Sprossen der Knorpelmarkgefäße, teils der quer-, teils der längsverlaufenden Äste. Damit steht im Einklang die überaus häufige gleichzeitige Vaskularisation der hypertrophischen Knorpelschicht vom Perichondrium her, welches ja die Matrix der Knorpelmarkkanäle bildet, und die nicht seltene von dem ruhenden Knorpel her. Wo in der Wucherungszone eine oder mehrere horizontale Knorpelmarketagen eingeschlossen sind, können von diesen viele Gefäßsprossen nach beiden Richtungen in den Knorpel hineingehen und es soll besonders hervorgehoben werden, daß diese in ihrer Verästelungsweise, der Beschaffenheit ihrer Wand und ihrer Wirkung aufs Knorpelgewebe in jeder Beziehung mit den von der Knochengrenze emporsteigenden übereinstimmen.

Dieses sehr charakteristische Bild zeigen Gelenkteile mit ausgesprochener Neigung zum Längenwachstum. Wenn man an Wirbelkörpern und Knochenkernen die Grenzlinien zwischen Knochen und Knorpel untersucht, findet man in manchen Fällen von Rhachitis überhaupt keine Abweichung von der Norm, in anderen die Verkalkungslinie von einzelnen gefäßhaltigen Markssprossen durchbrochen, die ein Stück weit in den unverkalkten Knorpel eindringen. Der Gedanke liegt nahe, daß man aus diesen leicht übersichtlichen Verhältnissen direkt auf die verwickelteren an schneller wachsenden Skeletabschnitten schließen dürfe und sich jene nur quantitativ verstärkt zu denken habe, um zu diesen zu gelangen. Pommer hat dies in der Tat angenommen. Ich glaube nicht, daß dies das Richtige trifft. Pommer lehnt die Beschreibung, welche Kassowitz von der Vaskularisation des rhachitischen Knorpels gegeben hat und in der er die Bedeutung der von der Grenze des ruhenden Knorpels absteigenden Knorpelmarkgefäße würdigt, obschon ihm die Herkunft der aufsteigenden Markfortsätze aus der gleichen Gefäßart entgangen ist, vollkommen ab unter Berufung auf das, was er selbst an dem Lendenwirbelkörper beobachtet hat; meiner Meinung nach nicht mit Recht. Es handelt sich nicht nur um Gradverschiedenheiten der Vaskularisation an den verschiedenen Skeletabschnitten, sondern um wesentliche. Die Wirbelkörper, welche, wie schon gesagt, überhaupt häufig verschont bleiben, lassen, wenn sie in die Erkrankung eintreten, manche Teilerscheinungen des Gesamtvorganges gar nicht zur Entwicklung kommen. Man kann nicht verkennen, daß die genauer beschriebene Gefäßverteilung im gewucherten Knorpel einen ganz neuen Typus der Vaskularisation darstellt, nämlich die Baumform, das Vorherrschen verzweigter Venenstämme und das Zurücktreten der Kapillaren, das Vordringen der jungen Gefäße vielfach längs der Interzellularsubstanz und endlich die Anregung des die Gefäße umgebenden Knorpelgewebes zur Metaplasie in Osteoid. Das Bild stimmt so vollkommen überein mit der Gefäßsprossung, welche von den notorischen Knorpelmarkkanälen am ruhenden Knorpel oder innerhalb des gewucherten Knorpels ausgeht, sie ist so häufig mit dieser verbunden, es gelingt bei systematischer Verfolgung der Gefäßbäume so häufig, ihren Ursprung aus sicheren Knorpelmarkgefäßen festzustellen, welche an der Grenze des Knochens liegen, daß es mir nicht zweifelhaft erscheint, daß alle diese charakteristischen baumförmigen aus Arterien, Venen und Kapillaren bestehenden Gefäßsysteme, welche bei florider Rhachitis in den tiefeindringenden Buchten des Knorpels liegen, die durch Verschmelzung ihrer Äste auch das Zusammenfließen dieser osteoiden Zungen einleiten und schließlich zur Bildung der zusammenhängenden spongoiden Schicht zwischen Knochen und Knorpel führen, nicht aus dem Kapillarnetz des Knochenmarks, sondern aus den in dasselbe eingeschlossenen ursprünglichen Knorpelmarkgefäßen abstammen [s. M. B. Schmidt (2 und 4)]. Die normale Durchwachsung der Wucherungszone mit Sprossen der Knochenmarkkapillaren bleibt dabei ganz aus oder gering. Wenn man diese Auffassung gelten läßt, so muß man den Gedanken aufgeben, daß bei der Rhachitis die Gefäßsprossung aus dem Knochenmark übermäßig gesteigert sei, und damit wird ein weiteres Moment hinfällig, aus welchem man früher auf eine entzündliche Reizung des Gewebes bei Rhachitis geschlossen hat.

In der Umgebung der Kapillarschlingen trifft man nicht selten rote Blutkörperchen sowohl in den Zellkapseln als in den Knorpelzellen selbst; Kassowitz [(1), 1879, S. 368] hat dies dahin gedeutet, daß sie aus den Knorpelzellen hervorgehen, wie er überhaupt auch für den normalen Knochen annimmt, daß bei der Bildung von Knochenmark an Stelle des Knorpels alle zelligen Gebilde in den noch abgeschlossenen Zellhöhlen durch allmähliche Umwandlung der Knochenzellen entstehen. Darin wird man ihm nicht zustimmen können. Daß die Erythrozyten ausgetretene sind, ergibt sich schon daraus, daß auch das Bindegewebe um die Venenstämme selbst oft reichlich damit durchsetzt ist.

f) Die Umwandlung des Knorpelgewebes in Osteoid.

Die Sprossen dieser baumförmigen Gefäßsysteme folgen nicht dem Verlauf der Knorpelzellsäulen, welche beim normalen Ossifikationsvorgang richtunggebend für die einwachsenden Kapillaren sind, und so bleiben große Teile des gewucherten Knorpels unzerstört. Wo die Kuppen der Kapillarschlingen in die Gewebe vordringen, werden die hypertrophischen Zellen desselben aufgelöst, v. Recklinghausen (5) spricht von einem Zerfall in körnige Massen, welche an der Oberfläche der Gefäßkuppen als Kappe aufgelagert gefunden werden. Die Teile des Knorpelgewebes, deren Zellen nicht der Auflösung anheimfallen, werden allmählich in osteoides Gewebe umgewandelt. Die Veränderung beginnt in der nächsten Umgebung der eingewachsenen Gefäße und schreitet nach der Tiefe fort und so entsteht zunächst ein osteoider Mantel um die Gefäße, welcher alle ihre Verzweigungen mitmacht und allmählich an Dicke zunimmt, bis die ganze zwischen den Gefäßästen liegende Knorpelsubstanz darin aufgegangen ist und der Gefäßbaum in einer Gewebszunge liegt, welche von der Diaphyse in den Knorpel weit hineinreicht und bei der gewöhnlichen Färbung mit Hämatoxylin-Eosin, in starkem Gegensatz gegen den blauen Knorpel, rot ist; das Bild erweckt den Eindruck, als sei wie bei der normalen Markraumbildung eine große Resorptionsbucht im Knorpel entstanden und das Gewebe, welches sie ausfüllt, hineingewachsen; tatsächlich handelt es sich um das Knorpelgewebe selbst, welches umgewandelt worden ist. Makroskopisch entspricht ein solcher osteoider Bezirk einer „spongoiden Zunge", die vom Knochen in den Knorpel eindringt; der rote Saum, welcher zuweilen diese Zunge umgibt, bedeutet die blutgefüllten Kapillarschlingen.

Über die Vorgänge, welche sich bei diesem Übergang des Knorpels in Osteoidgewebe abspielen, sind seit langer Zeit Erörterungen geführt worden und auch heute sind die Meinungen darüber noch geteilt, ob es sich um Metaplasie oder Neubildung handelt. Wo das Einsprossen von Blutgefäßen im Gange ist, werden vielfach Knorpelzellkapseln von ihnen aufgebrochen und man findet dann um die Knorpelzellen oder auch an Stelle von ihnen je mehrere Zellen mit spindelförmigen, zuweilen gebogenen Kernen; um diese scheidet sich homogene eosinophile Substanz ab, die mit der vorhandenen Zwischensubstanz verschmilzt; letztere ändert im Verlauf dieses Vorgangs ihre Färbbarkeit vom Blau zum Rot. So verlieren sich die Umrisse der Knorpelzellkapseln, die Zellen „versinken" in der Interzellularsubstanz; die zackigen Zellen liegen schließlich in ebensolchen Höhlen. Nicht selten betrifft diese Umwandlung zunächst nur einzelne Zellgruppen, so daß bei Hämatoxylin-Eosinfärbung auf blauem Grund rote Inseln liegen, welche dann zusammenfließen und in den anstoßenden Knorpel mit buchtigen Grenzlinien vorspringen. Hierbei handelt es sich also nur um eine interzelluläre Metaplasie, die Zellen werden erneuert, die Zwischensubstanz bleibt bestehen und ändert ihren Charakter, wie er sich in der Färbbarkeit äußert. Daneben aber, an Stellen, welche von den wachsenden Gefäßen nicht unmittelbar berührt werden, findet man auch eine fortschreitende Umwandlung der Knorpelzellen selbst: Von der Mitte eines Knorpelstreifens, welcher zwischen zwei Blutgefäßen liegt, in der Richtung auf letztere werden sie zunehmend kleiner, die bläuliche Färbung des Protoplasmas und der umgebenden Zwischensubstanz verschwindet ganz allmählich, an dieser tritt dafür die Rotfärbung und der stärkere Glanz des osteoiden Gewebes auf, dann werden die Zellen platter und schließlich zackig und ihre Kapsel verschwindet (Abb. 7). Dieses Nebeneinanderliegen verschiedener Zellen entspricht offenbar verschiedenen Stadien einer Umwandlung, welche die einzelnen Zellen infolge der Vaskularisation durchmachen, denn die Gegend, in welcher es gefunden wird, enthält von vornherein nur hypertrophische Knorpelzellen.

Wo das bindegewebige Knorpelmark im Fortschreiten begriffen ist, treten zwischen den angrenzenden Knorpelzellen schmale senkrecht einstrahlende Spindelzellen auf, die denjenigen des Bindegewebes gleichen und sicher von ihnen abstammen; wenn die Knorpelzellen selbst an solchen Stellen sich noch im hypertrophischen Zustand befinden, werden sie in einzelnen Exemplaren oder Gruppen ganz von spindelzelligem Gewebe umgangen und stehen in scharfem Gegensatz zu diesen; wenn aber ein solches Einwachsen von Bindegewebe an Stellen geschieht, wo der Knorpel in Umbildung zum Osteoid begriffen ist, ist es kaum möglich, eine Entscheidung über den Hergang der letzteren zu treffen.

Also eine Neubildung des kalklosen Knochens in der Art, wie bei der normalen Ossifikation, wo Alles neu geschaffen wird mit Ausnahme der verkalkten Richtungspfeiler, liegt bei der Rhachitis nicht vor, ohne Zweifel bleibt die Zwischensubstanz des Knorpels erhalten und metaplasiert und in ihr werden die Knorpelzellen nur zum Teil zerstört und durch neu eingelagerte Markzellen ersetzt, zum Teil erhalten auch sie sich und machen die Metamorphose zu zackigen Knochenkörperchen durch.

So ist die Osteoidentwicklung auch gar nicht eine ununterbrochen vom Knochen her in den Knorpel fortschreitende, sondern nicht selten findet man osteoide Teile ohne Zusammenhang mit dem Knochen mitten im Knorpel um eine der in die Wucherungszone eingeschlossenen Knorpelmarksschichten.

Seit KÖLLIKER (1) bis zu H. MÜLLERs Untersuchungen wurde für das normale Knochenwachstum die metaplastische Umwandlung des Knorpelgewebes in Knochen als das Regelmäßige angesehen. H. MÜLLER zeigte dagegen, daß der Knochen an die Stelle des Knorpels tritt und die strahligen Knochenhöhlen nicht durch Verdickung der Wände der Knorpelzellen unter Aussparung von Kanälchen entstehen, sondern um eingewanderte Markzellen, welche von Anfang an so gebaut sind und welche wenigstens zum Teil aus den Knorpelzellen durch Wucherung hervorgegangen sind. Den Eindruck der Metaplasie hält er für vorgetäuscht dadurch, daß die Eröffnung der Knorpelzellkapseln, welche die Umwandlung einleitet, oft nur an schmaler Stelle geschieht und deshalb im Schnitt nicht zu Gesicht kommt. Auch für das rhachitische Osteoid, soweit es vom Knorpel abstammt, nahm H. MÜLLER in der Hauptsache diese Entstehungsart an, daneben aber auch eine echte Metaplasie. STRELZOFF hat diese Metaplasie in Osteoid unabhängig von einer Eröffnung der Knorpelzellen durch eigene Untersuchungen nachgewiesen und als Charakteristikum der Rhachitis hingestellt, KÖLLIKER und später v. RECKLINGHAUSEN haben sie ausdrücklich anerkannt, während POMMER sie in Zweifel zieht.

Auch das Bindegewebe um die Blutgefäße kann an der osteoiden Metamorphose teilnehmen.

Wenn das Stadium der Umwandlung erreicht ist, geht die Sprossung von Gefäßen weiter, ähnlich den perforierenden Kanälen am Knochen, und es werden dadurch die groben Balken zerlegt, oder wenigstens durchzogen und statt der Baumkronen, welche ursprünglich isoliert nebeneinanderlagen oder nur mit den Enden ihrer Äste in Verbindung standen, wird so ein richtiges Netz von Gefäßen gebildet. Das Ganze sieht zunächst aus wie ein Massiv, welches nach allen Richtungen von diesen netzförmig verbundenen Kanälen durchfurcht ist. Andere Male, und dies ist offenbar das spätere Stadium, sind die Gefäßlücken breiter, neben den Gefäßwänden mehr Bindegewebe vorhanden und das Osteoid dementsprechend mehr zu Bälkchen umgeformt, also aus der spongoiden Substanz ist mehr eine spongiöse geworden, nur ohne Kalk und mit bindegewebigem Mark statt Zellmark. Osteoklasten sind an diesem Umbau selten beteiligt, indessen doch gelegentlich in solchen Fällen zu treffen, welche im wuchernden Knorpel keine Kalklinie besitzen, also noch nicht in Remission eingetreten sind.

Wer nicht die ganze Entwicklung dieser Schicht und ihre Entstehung aus dem Knorpel verfolgt, wird beim Anblick dieses Stadiums den Eindruck haben, daß der spongiöse kalklose Knochen ein Produkt der Diaphyse ist, also der gewöhnlichen neoplastischen Metaphyse gleichsteht und eigentlich Knochenmark haben sollte; die häufige Angabe, daß unmittelbar unter dem Knorpel bei Rachitis das Knochenmark faserig geworden sei, entspringt offenbar vielfach dieser Vorstellung; tatsächlich ist der faserige Inhalt der Räume an dieser Stelle niemals Zellmark gewesen und nicht Abkömmling des Knochenmarks, sondern Abkömmling des Knorpelmarks und deshalb von Anfang an faserig. In solchen Räumen ist oft auf der Oberfläche der Osteoidbälkchen ein Überzug von flachen Spindelzellen in einer oder mehreren Schichten vorhanden, also ein deutliches Endost; seltener ist die Grenze zwischen Bindegewebe und Osteoidbälkchen unscharf dadurch, daß aus jenen dichte Bündel starker Fibrillen in diese einstrahlen; dies bedeutet, daß auch das bindegewebige Mark der Gefäßräume an der osteoiden Metaplasie teilnimmt.

Osteoidsubstanz hat generell die Neigung zur Verkalkung und damit zur Umbildung in Knochen, Knorpel hat sie nicht allgemein, sondern nur an gewissen Stellen. So ist es für das Zustandekommen der Heilung der Rhachitis bedeutungsvoll, daß der nicht verbrauchte Knorpel vorher die Metaplasie zu Osteoid durchmacht und damit diese Fähigkeit zur Verkalkung erhält, während der übrigbleibende Knorpel dabei nur in einer Linie verkalkt. Es handelt sich also bei der rhachitischen Metaplasie nicht um einen unwesentlichen Vorgang. Wenn Knorpelinseln bei demselben unverändert bleiben, so erhalten sie sich auch nach der Heilung als solche inmitten des festen Knochens.

Über den inneren Zusammenhang, in welchem die bisher besprochenen Teilglieder der endochondralen Störung stehen, sind im Laufe der Jahrzehnte verschiedene Meinungen geäußert worden. Alle gehen von der Annahme aus, daß in der Verbreiterung der Knorpelwucherungszone und in dem Einwachsen der Blutgefäße über die dem Knochen benachbarte Knorpellage hinaus eine Steigerung physiologischer Neubildungsvorgänge zu sehen sei und daraus auf eine abnorme Reizwirkung geschlossen werden könne. Diese wurde in verschiedener Weise gedeutet: Virchow hielt sie für entzündlicher Natur, Kassowitz, welcher sich ihm in dieser Auffassung am engsten angeschlossen hat, sah als das Erste eine abnorme Blutfülle und krankhaft gesteigerte Gefäßbildung in den verknöchernden Geweben an, und erklärte alle übrigen Erscheinungen für die unmittelbaren oder mittelbaren Folgen dieses abnormen Verhaltens der Blutgefäße, vor allem die vermehrte Wucherung der Knorpelzellen und die fortgesetzte Vergrößerung und Teilung ihrer Tochter- und Enkelzellen und das Verhalten der Knorpelverkalkung. Das Fehlen der letzteren, welches er, wie oben erwähnt, irrtümlich nur für die fortgeschrittenen Stadien der Erkrankung gelten ließ, erklärte er einerseits aus der lebhaften Plasmaströmung, welche von den weiten Blutgefäßen ausgeht, und andererseits aus dem unablässigen Fortschreiten des Knorpelwachstums und dem Ausbleiben der Wachstumsruhe, welche als Grundbedingung dafür angesehen werden müsse. Ganz im Gegensatz dazu stellt Pommer an den Anfang der ganzen rhachitischen Erkrankung das Ausbleiben der Verkalkung und leitet aus ihr alles weitere ab. Er legt Gewicht darauf, daß die mechanischen Reize, welche den Knochen physiologischerweise treffen, nach Wegfall der Verkalkung andere, stärkere Wirkungen erzielen müssen, als normal, die sich in verstärkter Wucherung äußern, daß die Gefäße und Zellen der primären Markräume, wenn sie nicht mehr in dem Schutz des erstarrten Knorpels liegen, länger auswachsen und die Knorpelzellen selbst unter dem gleichen Reiz, verstärkt durch den des lokal gesteigerten Blutdrucks, stärker wuchern. Er stellt also die Erscheinungen in die Reihenfolge: Kalkarmut, deshalb vermehrte Gefäßsprossung und Knorpelwucherung.

Heute stellt sich der Zusammenhang der Erscheinungen in anderem Lichte dar, hauptsächlich infolge der fortschreitenden Würdigung der Knorpelmarkgefäße, aber auch infolge anderer Überlegungen. Bezüglich der Knorpelwucherung wurde schon erwähnt, daß aus der Verbreiterung der Zone nicht auf eine Steigerung der Zellneubildung geschlossen werden kann, sondern positive Anhaltspunkte dafür vorliegen, daß es sich um abnorme Erhaltung infolge Rückständigkeit der Überführung in Knochen handelt. Wenn man Pommers Annahme bezüglich der abnormen Vaskularisation folgt, würde man sich vorstellen müssen, daß die Kapillarsprossen des Knochenmarks, wenn sie die zunächst liegende Verkalkungsschicht des Knorpels durchwachsen haben und nun in weiches Knorpelgewebe gelangen, statt auch weiterhin durch das stetige Vorrücken der provisorischen Verkalkung in erstarrter Umgebung fortzuschreiten, von diesem Augenblick an den reizenden mechanischen Einflüssen ausgesetzt sind und ungewöhnlich lang auswachsen. Eine Ungleichmäßigkeit der sonst geraden Gefäßlinie würde also erst nach Durchbrechung der noch vorhandenen Verkalkungsschicht erklärlich sein. Dagegen drückt sich diese Ungleichmäßigkeit, wie auch Pommer am Wirbelkörper konstatiert, häufig darin aus, daß nur einzelne gefäßhaltige Marksprossen über die Verkalkungsschicht vorgedrungen sind, andere überhaupt nicht die alte, noch normale Verkalkungslinie durchbrochen haben. Dieses Bild, kann, wie früher erwähnt, meines Erachtens nur daraus erklärt werden, daß die normale Vaskularisation bei der Rhachitis stillsteht oder stark verzögert ist. Und drittens geht aus der bisherigen Schilderung hervor, daß die Gefäße des Perichondriums und der Knorpelmarkkanäle einen beherrschenden Anteil an der Vaskularisation der rhachitischen Knorpelwucherungszone besitzen. Ich habe mir aus diesen Tatsachen folgende Vorstellung über den Verlauf gebildet: Die erste Erscheinung ist das Stillstehen der Verkalkung des Knorpels an der Grenzlinie zum Knochen; die zweite ist das Erlöschen der Markraumbildung im Knorpel vom Knochenmark her, während die Wucherung des Knorpels in gewöhnlicher Weise weiter fortschreitet: Das Einsprossen der Knochenmarkkapillaren erfolgt zuweilen nur an wenigen Punkten und es entstehen nur einzelne vorgeschobene Posten, welche über die erhaltene Kalklinie hinausgehen, oder es geschieht in der ganzen Linie, hält aber nicht gleichen Schritt mit der Knorpelwucherung, und so steigert sich die Menge des gewucherten Knorpels. Nun erfolgt als etwas Neues, dem normalen Wachstum des Skeletes Fremdes, das Eindringen von Gefäßsprossen aus demjenigen Gefäßsystem, welches dem Perichondrium und den Knorpelmarkkanälen angehört und welches von allen Seiten den gewucherten Knorpel durchwächst; die Zerstörung ist eine viel weniger gleichmäßige und vollständige, als bei der normalen Vaskularisation, vor allem sind nicht die Zellsäulen richtunggebend für die jungen Gefäße, das Massiv des Knorpels wird durchfurcht, es bleiben große Teile von ihm zurück und diese werden nun durch eine von den Gefäßen ausgehende Metaplasie in osteoides Gewebe übergeführt. So wird auf anderem Wege erreicht, was infolge Hemmung der normalen Zerstörung des Knorpels vom Knochenmark her unterbleibt, der Ersatz des Knorpels durch — kalkloses — Knochengewebe. Das baumförmige Einwachsen der Knorpelmarkgefäße kann man also als eine Reaktion dieses Gefäßsystems auf die übermäßige Erhaltung des gewucherten Knorpels ansehen. Also weil der normale Ossifikationsvorgang am gewucherten Knorpel ausbleibt, tritt ein neuer Typus desselben auf. Das Aufhören der Knorpelverkalkung und der physiologischen Markraumbildung neben der fortdauernden Wucherung des Knorpels würde also den Vorgang in seinem Anfangsstadium charakterisieren. Wir wissen zu wenig darüber, in welchem inneren Zusammenhang die einzelnen Akte der Ossifikation des Knorpels, Wucherung, Verkalkung, Gefäßsprossung, Knochenapposition stehen, ob mechanische, chemische oder andere Ursachen die aufeinanderfolgenden Phasen auslösen, und können es deshalb nicht unternehmen, die Unterbrechung dieser Aufeinanderfolge bei der Rhachitis zu erklären. Vieles spricht dafür, daß eine Veränderung des Knorpelgewebes zugrunde liegt, welches seine Aufnahmefähigkeit für die Kalksalze und zugleich die von ihm ausgehende Anregung zum Einwachsen der Knorpelmarkgefäße aufhebt.

Die „rhachitische Schicht", von welcher bisher die Rede war, ist noch Teil der Epiphyse geblieben, während sie normalerweise der Diaphyse angegliedert sein, den metaphysären Teil derselben darstellen sollte. Denn das ist ja das Wesen der normalen endochondralen Verknöcherung, daß der Knorpel wuchert und die Wucherungszone dann von der Diaphyse her so vollkommen zu Knochensubstanz umgebaut wird, daß ihre ursprüngliche Zugehörigkeit zum Knorpel vollständig verloren geht und eine scharfe Grenzlinie zwischen ihr und ihrer Matrix entsteht. Die Einverleibung der Zone bei der Rhachitis in die Diaphyse bleibt aus und somit die scharfe Grenze gegen diese erhalten. Die kalklose Knochensubstanz, welche aus dem Knorpel in der bisher geschilderten Weise hervorgeht, hat v. RECKLINGHAUSEN als „Chondrosteoid" bezeichnet.

g) Die endostale und periostale Störung.

An allen Teilen des Skelets, welche vom bindegewebigen Periost und Endost überzogen werden, ist die beherrschende Veränderung bei der Rhachitis das Vorkommen von kalkloser Knochensubstanz. Dieselbe ist überall an der Tela ossea zu finden, welche vor Beginn der Rhachitis bereits bestand, also an fast jeder Stelle der Diaphysen, der knöchernen Rippen, des Schädels und der anderen platten Knochen. In so kompakten Massen, daß ganze Lager eindrückbarer Substanz neu entstehen, wie unter dem Knorpel, kommt sie im Bereich des alten, vor der Rhachitis gebildeten Knochens nur zuweilen im Lumen der Markhöhle an Stellen, wo weiches Mark liegen sollte, und als Auflagerung unter dem Periost vor. Hier handelt es sich um einen Zuwachs an Gewebe, der über das hinausgeht, was normalerweise an kalkhaltiger Substanz vorhanden sein sollte. An den vorhandenen Knochenbälkchen der Spongiosa und in den Haversschen Kanälen der Rinde ist das kalklose Gewebe in Form von Säumen angelagert, also in innigster Verbindung mit kalkhaltiger Substanz und deshalb gewöhnlich nicht als ganz kalkloses Massiv für das bloße Auge kenntlich und erst bei mikroskopischer Untersuchung in die Erscheinung tretend. Und zwar liegt das kalklose Gewebe hier an Stellen, wo kalkhaltiges Knochengewebe liegen sollte, es ersetzt also dieses und ist auf seine Kosten entwickelt, und dadurch erklärt sich das Weichwerden des Skeletes. Man kann sagen, daß die Knochensubstanz, welche während des Bestehens der Rhachitis gebildet wird, fast vollständig kalklos bleibt, also in erster Linie diejenige, welche den physiologischen Abbau decken und im wachsenden Skelet übertreffen sollte; in manchen Fällen kommt dazu noch eine Kalkberaubung schon verkalkten Gewebes.

Bezüglich der Benennung muß vorausgeschickt werden, daß Virchow die Bezeichnung Osteoid für die gesamte im rhachitischen Skelet vorkommende kalklose Knochensubstanz anwandte und annahm, daß sie durchweg neugebildetes unfertiges Knochengewebe darstelle, welches nur Kalk aufzunehmen brauche, um normale Tela ossea zu werden. Später ist die Einheitlichkeit des Osteoids, wie unten besprochen werden soll, in Frage gezogen und ihm zum Teil der Charakter von entkalktem Knochen, zum Teil von neugebildetem, aber pathologischem und vor der Aufnahme von Kalk der Wiederauflösung geweihtem Gewebe zugeschrieben worden. Es soll deshalb, wenn im folgenden die Bezeichnung Osteoid gebraucht wird, die kalklose Substanz überhaupt gemeint sein und nicht ein Urteil im Sinne der Virchowschen Auffassung darin liegen.

h) Das Verhalten des Periosts und der subperiostalen Knochenoberfläche.

Faßt man nur das makroskopische Bild ins Auge, so findet man in einer großen Zahl der Rhachitisfälle Verdickungen des Knochens durch Auflagerung eines flächenhaften weichen Osteoids an der Knochenoberfläche an gewissen Stellen des Skelets: Am auffälligsten ist dasselbe an der Außenseite des Schädeldachs, wo eine stark gerötete, mit glatter Oberfläche versehene Lage, welche leicht einzudrücken ist und bis zu 2 oder 3 mm ansteigt, größere Flächen des Stirnbeins und der Scheitelbeine meist in ganz symmetrischer Anordnung überzieht: sie folgt der Interparietal-, der Koronar- und der Frontalnaht als ein Streifen, welcher 1—2 cm Breite oder mehr gewinnen kann und so gegen die Tubera parietalia und frontalia sich vorschiebt; die Tubera parietalia werden oft ganz davon eingefaßt, bleiben aber selbst immer frei und liegen mit harter glatter Oberfläche oft nur als kleine Inseln inmitten der Auflagerung (Abb. 8); durch das Ansteigen der Auflagerung zu beiden Seiten der Nähte erscheinen diese versenkt und, wenn bei Heilung der Rhachitis die Auflagerung verkalkt und zur endgültigen Verdickung führt, geht daraus die „natiforme" Gestalt des Schädeldachs hervor, welche das ganze Leben hindurch bestehen bleiben kann. Am vorderen Teil der Rippen findet sich die Auflagerung auf der von Muskeln bedeckten Außenfläche und dem oberen und unteren Rand, während die pleurale Oberfläche freibleibt; dadurch wird die platte Form in eine mehr zylindrische übergeführt. Ein häufiger Sitz solcher rhachitischer Auflagerungen sind die Schäfte der langen Röhrenknochen: wenn Femur und Humerus gerade sind, besitzt das Osteophyt gewöhnlich in der Schaftmitte die größte Dicke und fällt gegen die Enden zu ab; dadurch kann die Verjüngung der Diaphyse nach ihrer Mitte zu vollkommen ausgeglichen werden und der Schaft die Gestalt einer gleichmäßig dicken Säule annehmen (Abb. 9). Auf dem Querschnitt ist in der Regel nicht die ganze Oberfläche gleichmäßig bedeckt, sondern manche Teile bleiben frei; an der Tibia beschränkt sich — in

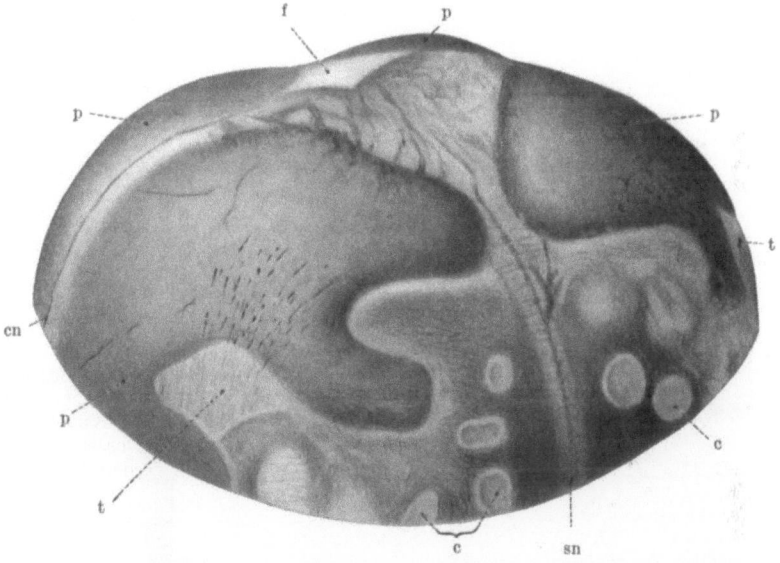

Abb. 8. Rhachitisches Schädeldach von links und hinten gesehen. Ausgedehnte dunkelrote periostale Auflagerungen pp auf Stirn- und Scheitelbeinen mit Gefäßfurchen an ihrer Oberfläche, Tubera parietalia tt von der Auflagerung verschont. f erweiterte große Fontanelle; cn linke Hälfte der Koronarnaht; sn Interparietalnaht. Kraniotabes: cc membranös geschlossene Lücken im Knochen.

der Schaftmitte — die Verdickung auf die hintere und mediale Fläche, die der Fibula zugekehrte dagegen bleibt glatt (POMMER). Am Femur ist die hintere Seite stärker betroffen, als die vordere. Wenn aber Verbiegungen vorhanden sind, verschieben sich die Auflagerungen, sie liegen zum größten Teil in der Konkavität. Besonders kennzeichnend sind in dieser Beziehung die Abbiegungen der Epiphysen gegen die Schäfte im Bereich der rhachitischen Zone: der Humerus ist oft an seinem oberen Ende nach innen abgebogen, befindet sich also in Varusstellung; dann wird dieser nach innen offene Winkel durch Osteophyt ausgefüllt und dünner werdend zieht sich die Lage desselben am Schaft herab. Ähnlich verhält sich das Femur bei Senkung seines Halses (v. RECKLINGHAUSEN). An der Tibia ist die untere Epiphyse nach hinten abgebogen (Abb. 19) und die Konkavität durch Auflagerung ausgefüllt. Dieses Osteophyt der Röhrenknochen ist im Gegensatz zu dem des Schädeldachs in der Regel blaß, ohne daß sich für diese Verschiedenheit eine Erklärung geben läßt, aber seine Oberfläche ist glatt wie bei diesem. Auf dem Durchschnitt erscheint es zunächst dicht, sehr ähnlich demjenigen der rhachitischen Zone; aber im weiteren Verlauf sondern sich eine dichte oberflächliche Schicht wie eine Kortikalis und eine tiefe Lage, welche wie spongiöser Knochen aussieht (Abb. 10), und nicht selten wiederholt sich diese Schichtenbildung mehrmals und es entsteht der Eindruck, als ob nacheinander mehrere solche Auflagerungen stattgefunden hätten. Man hat diesen Umbau als „Medullisation" bezeichnet und er liefert dasjenige Bild, welches Guérin auf Blutungen in die Rindensubstanz mit lamellärer Aufspaltung derselben aufgefaßt hatte. Tatsächlich aber vollzieht sich dieser Umbau nicht an der Auflagerung allein, sondern zugleich an der alten kompakten Rindensubstanz der Diaphyse

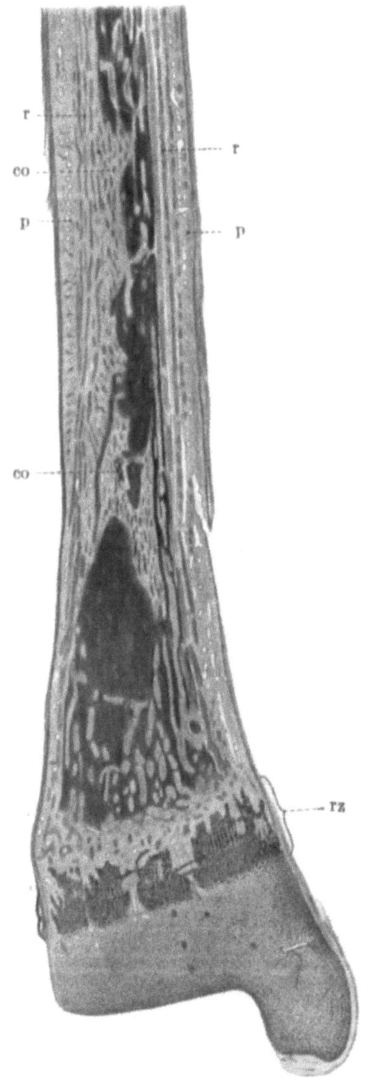

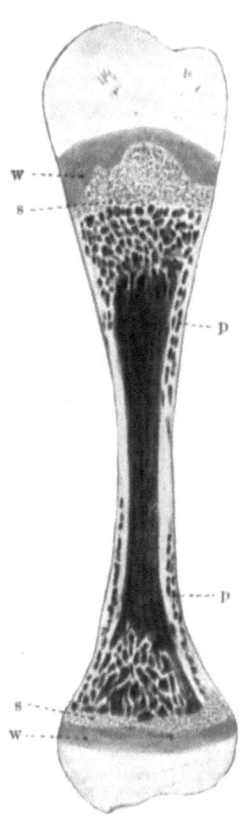

Abb. 9. Floride Rhachitis. Unterer Teil der Tibia mit gleichmäßiger periostaler Auflagerung auf der Diaphyse pp; Rinde (r) darunter stark atrophisch; in der Markhöhle ausgedehntes osteoides Gewebe endostalen Ursprungs (co), rz rhachitische Zone mit zahlreichen, von Knorpelmarkkanälen und Perichondrium ausgehenden Gefäßbäumchen. Untere Epiphyse nach innen abgebogen. Nach dem mikroskopischen Präparat 2 fach vergrößert. 14 monatiges Kind, 29. 9. 1922.

Abb. 10. Humerus in natürlicher Größe bei schwerer Rhachitis. Periostale Auflagerungen p nach Umbau („Medullisation"), darunter die Rinde stellenweise porosiert. ww Knorpelwucherungszone; ss spongoide Schicht. 17 monatiges Kind, 22. 11. 1902.

unter derselben; ganz gewöhnlich werden die Haversschen Kanäle der letzteren durch Resorption ihrer Wände stark erweitert und an Stelle ihres faserigen bindegewebigen Inhalts tritt blutgefäßreiches zelliges Knochenmark gleich demjenigen des Markzylinders. Es ist häufig auch mikroskopisch sehr schwer, die Stelle der ursprünglichen Oberfläche des Knochens noch genau zu bestimmen und zu entscheiden, ob die Spongiosa der äußersten Auflagerungsschicht dieser selbst, oder der alten Rinde entstammt. Die tiefen Mark- und Rindenlamellen sind sicher aus der kompakten Substanz der Diaphyse hervorgegangen. Am Schädeldach wird der Umbau des alten Knochens unter der vom Periost apponierten Schicht besonders deutlich: Die Rinde verliert ihre kompakte Beschaffenheit und wird der porösen Auflagerung, aber auch der Diploe so vollkommen gleich, daß die Grenze zwischen den 3 Schichten gar nicht mehr zu erkennen ist; auch die Tabula interna verändert sich in gleicher Weise und so kommt ein verdicktes Schädeldach zustande, welches in seiner ganzen Dicke gleichmäßig porös und rot erscheint, also eine richtige spongiöse Hyperostose darbietet. Wenn, wie häufig, während dieser appositionellen Vorgänge am vorderen Teil sich am hinteren Abschnitt eine Atrophie entwickelt, kommt ein starker Gegensatz zwischen den beiden Teilen der Schädelkapsel zustande (Abb. 16).

Im ganzen hat das gewöhnliche rhachitische Osteophyt eine Neigung zur flächenhaften Ausdehnung, obschon, wie Pommer feststellt, es zuweilen an einem einzelnen Knochenschaft unterbrochen ist und nur diejenigen Stellen bedeckt, welche Muskeln zum Ansatz dienen. Umschriebene starke Erhebungen der Oberfläche, welche in der Regel auch mit Neubildung von kalklosem Gewebe in der Markhöhle verbunden sind und spindel- und ringförmige Wülste bilden, sind, wie v. Recklinghausen (5, S. 213) fand, in der Regel über Zusammenhangstrennungen der Rinde, feinen Sprüngen, welche ohne Verlagerung bestehen und schwer sichtbar sind, aufgebaut, stellen also echten Kallus dar und gehen aus anderen Entstehungsbedingungen hervor, als das flächenhafte Osteophyt, welches ebenfalls mit Neubildung im Innern verbunden sein kann, aber durchaus nicht konstant verbunden ist. Die weniger beachteten platten Knochen, Schulterblätter und Darmbeinschaufeln, bieten, wie v. Recklinghausen zeigte, recht erhebliche Verdickungen dar; ich sah das gleiche periostale flächenhafte Osteophyt von tiefroter Farbe auf der Außenfläche eines Unterkiefers, welcher dadurch walzenförmig verdickt war.

Es gibt Fälle von Rhachitis, in welchen ein Übermaß der Osteophytbildung auf der Knochenrinde vieler oder aller Knochen die hervorstechendste Erscheinung ist und damit eine entsprechende starke Entwicklung neuer weicher Knochensubstanz in der Markhöhle einhergeht, so daß die alte Rinde in dicke weiche Hüllen wie eingesargt erscheint; v. Recklinghausen hat dieser Form der Rhachitis den Namen der hyperplastischen gegeben. Hier sind nicht immer gröbere Difformitäten vorhanden, wenigstens nicht solche, welche der Auflagerung vorausgegangen sind und als ihre Ursache angesehen werden können, sondern es liegt offenbar eine besondere Reizbarkeit des Periosts und des Endosts vor und gewöhnlich sind es Fälle von längerer Dauer, die sich bis ins 3. und 4. und sogar bis ins 6. Lebensjahr (v. Recklinghausen) hingezogen haben.

Die mikroskopische Untersuchung des Skelets an seinen verschiedenen Teilen ergibt, daß in viel größerem Umfange, als das bloße Auge erkennen läßt, subperiostale Auflagerungen vorhanden sind. In ihrer Lokalisation zeigen sie eine deutliche Gesetzmäßigkeit und, wie aus Pommers Untersuchungen hervorgeht, beschränken sie sich auf solche Teile der Oberfläche, an welchen Muskeln, Faszien und Sehnen ansetzen. Für die Schädelknochen ist die Vorstellung von der Bedeutung der Zugwirkung nicht befriedigend, an ihnen wirken wohl noch andere Umstände mit (s. unten), für das übrige Skelet aber konnte Pommer sie noch mehr bis in die Einzelheiten durchführen, als es schon bei den makroskopisch sichtbaren Graden möglich war, z. B. für die Klavikula mit ihren von

den Anheftungsstellen der verschiedenen Muskeln bedeckten Bezirken; er
konnte auch zeigen, daß die Höhenentwicklung, welche das Osteophyt darbietet,
in Abhängigkeit von der Stärke der Zugwirkung steht und ihre Abstufungen
im einzelnen Fall und am einzelnen Knochen sich mit der Zahl der inserierenden
Muskeln und der Stärke ihrer Wirkung decken.

Im feineren Bau gleichen die rhachitischen Auflagerungen denjenigen, welche
bei anderen Krankheiten durch ossifizierende Periostitis entstehen, z. B. über
zentralen Sequestern: sie haben einen maschigen Bau mit einer gewissen plan-
förmigen Anordnung der Bälkchen, bei den flachen Formen bilden sie arkaden-
artig verbundene Bögen, deren senkrechte Pfeiler mit der Oberfläche des Knochens verschmolzen sind und die zuweilen in mehreren Etagen übereinander
liegen. An dickeren Auflagerungen herrschen radiär gestellte Sparren vor, die
untereinander durch kurze quere Äste verbunden sind, so daß schmale Maschen-
räume zwischen ihnen bleiben; die äußersten dieser Maschen sind gewöhnlich
nicht abgedeckt und die zwischen ihnen liegenden Palisaden laufen frei in
dem verdickten Periost aus. Die Bälkchen entstehen in der tieferen Schicht
des Periosts, dem zellreichen Kambium, welches auf 1 mm oder mehr verdickt
ist, als geflechtartiger Knochen. In den Anfängen des Prozesses heben sich in
dieser Bindegewebsmasse netzförmig verbundene Streifen ab, die durch Glanz
und Homogenität von der Umgebung abstechen, und im weiteren Verlauf sondern
sie sich von derselben immer schärfer als Osteoidbälkchen mit ungleich großen
und ungleich verteilten Zellen ab und erhalten einen Belag von Osteoblasten,
zwischen denen die in die homogene Interzellularsubstanz aus der Umgebung
einstrahlenden Bündel von Fasern liegen — alles Eigenschaften, welche das
rhachitische Osteophyt mit dem geflechtartigen Knochen des Kallus und der
echten hyperplastischen Periostitis teilt. Es findet also nicht ein allmählicher
Aufbau dieses Balkenwerkes aus kleinen Anfängen statt, sondern dasselbe
kann von Anfang an in beträchtlicher Dicke in dem gewucherten Periost entstehen. Später wird es in lamelläres Knochengewebe umgewandelt. Man findet
zuweilen auch an noch völlig kalklosen Bälkchen große Osteoklasten, die ihren
Zusammenhang mit der Umgebung ganz unterbrechen. In dem so neu entstandenen Osteoidgewebe findet nicht selten eine Kalkablagerung statt, welche
nicht in Beziehung zu der des gewucherten Knorpels steht: Man trifft in ihm
in dem axialen Teil der Bälkchen kleine Kalkinseln, während die Knorpelwucherungszone noch völlig frei davon ist; wie öfter erwähnt, wird das Wiederauftreten einer provisorischen Knorpelverkalkung von den meisten Forschern
als das sicherste Merkmal der Remission resp. Heilung angesehen und wenn
man diesen Maßstab zugrunde legt, muß man annehmen, daß bei noch bestehender Krankheit das Osteophyt schon Kalkablagerung erfahren kann; immerhin
ist diese Verkalkung so gering, daß sie dem neuen Knochengewebe keine Festigkeit gibt. Über der die Bälkchen formierenden Schicht des Kambium bleibt
gewöhnlich noch eine demselben angehörige, fast rein spindelzellige Lage übrig,
welche nicht an der Knochenbildung teilnimmt.

An den übrigen Teilen der subperiostalen Oberfläche des Skelets werden
teils Resorptionsbezirke des harten Knochens teils kalklose Lamellen, welche
die Fläche überziehen und sich in die an ihr ausmündenden Gefäßkanäle als
Auskleidung einsenken, gefunden.

Überblickt man das Verhalten der periostalen Knochenneubildung bei der
Rhachitis, soweit es nicht durch Frakturen oder Infraktionen beeinflußt worden
ist, so erkennt man, daß die zwei Arten derselben, die lamelläre Anlagerung
und die osteophytische Auflagerung in ihrer räumlichen Verteilung im großen
und ganzen übereinstimmen mit den zwei verschiedenen Formen des Dicken-
wachstums des Skelets im kindlichen Alter. Wie Aeby (1) und andere gezeigt

haben, erfolgt dasselbe an solchen Stellen, wo Muskeln, Sehnen und Faszien ansetzen, nach derselben Art, wie beim Embryo, nämlich unter Bildung von geflechtartigem Knochen, der sich aus Bälkchen mit arkadenförmiger Anordnung zusammensetzt, an den übrigen geschieht das Dickenwachstum durch Apposition von flachen Lamellen mit SHARPEYschen Fasern; jene sind diejenigen, welche bei Rhachitis das Osteophyt zeigen, diese diejenigen, an welchen es fehlt. Also die Form der Knochenneubildung ist, abgesehen von dem Ausbleiben der Verkalkung, an jedem Orte die ihm physiologischerweise zukommende, der Grad der Knochenbildung an den Stellen mit geflechtartigem Typus gesteigert. Das spricht für die erwähnte von POMMER entwickelte Vorstellung, daß das rhachitische Osteophyt mit Ausnahme desjenigen am Schädeldach der mechanischen Reizung, welche durch den Zug der ansetzenden Muskeln, Sehnen und Faszien gegeben ist, seinen Ursprung verdankt und daß dieser Reiz deshalb die gegenüber der Norm gesteigerte Wirkung hat, weil die gezerrte Knochenoberfläche weich ist. Als Vorbedingung für das Zustandekommen der Auflagerung unter dem Einfluß des Muskel-, Sehnen- und Faszienzugs gibt POMMER das Vorhandensein lebhafter physiologischer Apposition an; beide Momente fallen in der Tat räumlich zusammen.

i) Die Beschaffenheit der alten Knochensubstanz.

Die Rinde der Röhrenknochen kann, auch wenn alle Zeichen der Rhachitis vorhanden sind, vollkommen weiß und dicht geblieben sein; mikroskopisch findet man alsdann nur die osteoiden Säume auf den die Binnenräume begrenzenden Flächen. Andererseits zieht, wie schon erwähnt wurde, die Auflagerung neuer spongiöser Schichten auf der Knochenoberfläche einen Umbau der darunter liegenden kompakten Rinde zu einem porösen Gewebe nach sich, welches mit dem der Auflagerung zusammenfließt. Dadurch erfährt die vor der Rhachitis schon bestehende Substanz in großer Ausdehnung eine Veränderung. Aber auch selbständig, an Stellen, wo die periostalen Auflagerungen fehlen, kann eine Porosierung zustande kommen, so daß die Rinde einer Diaphyse von weiten, mit blutreichem Zellmark gefüllten HAVERSschen Kanälen durchzogen und in Balken oder Lamellen aufgelöst wird. Die höheren Grade dieses Zustandes sind die Grundlage derjenigen Form der Rhachitis, welche als die porotische bezeichnet wird. Auch dabei sind die erweiterten Binnenräume mit osteoiden Säumen ausgekleidet. POMMER führt diese Porose darauf zurück, daß die Apposition die fortdauernde Resorption nicht aufwiegt, und bringt sie mit dem Mangel mechanischer Reize in Zusammenhang, deren Stärke er überhaupt für bestimmend für den Grad der Neubildung hält. Aber dann müßten gewisse Stellen des Skelets, welche nach ihrer Lage nur geringen derartigen Reizen ausgesetzt sind, bei Rhachitis immer porotisch sein, und dies ist nicht der Fall. Überhaupt lassen sich diese höheren Grade der Porosierung meines Erachtens nicht nur durch verringerte Apposition erklären; denn man findet dabei gewöhnlich sehr zahlreiche perforierende Kanäle, weit mehr, als es der Norm entspricht. Zuweilen sind bei Kindern, bei welchen die Rinde schon ganz aus Lamellensystemen aufgebaut ist, diese langen Lamellen im mikroskopischen Schnitt durch solche perforierende Kanäle direkt in Bruchstücke zerlegt und die Wände der Kanäle in beträchtlicher Dicke kalklos. Ohne Zweifel besteht hier ein verstärkter Abbau; auffallend ist aber die geringe Zahl von Osteoklasten und Lakunen.

Wenn man Rindensubstanz und Spongiosa, welche mit Sicherheit oder Wahrscheinlichkeit vor Beginn der Rhachitis bestanden haben, ins Auge faßt, findet man den größten Teil der die HAVERSschen Kanäle und Spongiosaräume umgebenden Knochensubstanz von meist dicken osteoiden Säumen bedeckt. Querschnitte von Spongiosabalken zeigen einen verkalkten Kern und rings herum eine kalklose Schicht. Diese osteoiden Säume sind fast kontinuierlich, wo sie fehlen und der feste Knochen an das Mark anstößt, bietet derselbe gewöhnlich die Zeichen der lakunären Resorption; aber diese Stellen stehen an Ausdehnung weit zurück hinter den von Osteoid bedeckten. Die Neubildung von Knochensubstanz im normalen Skelet geht in der Weise vor sich, daß zunächst kalkloses Gewebe in Form glänzender Säume angelagert wird und dann erst verkalkt; aber diese zwei Phasen folgen rasch aufeinander und normalerweise findet man im wachsenden Skelet nur in schmaler Schicht und selten auf lange Strecken kalkloses Material auf der Wand der Binnenräume. Das verkalkte Gewebe herrscht im mikroskopischen Bild ganz vor, kalkloses fehlt an vielen

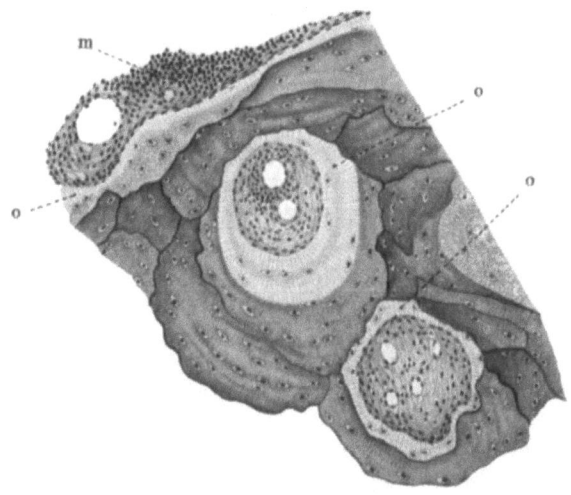

Abb. 11. Schwere Rhachitis. Rinde einer Rippe im Querschnitt. Haverssche Räume mit osteoider Auskleidung oo; m Zellmark. 1¹/₂jähr. Kind, 16. 10. 1922.

Stellen vollkommen. Bei Rhachitis ist das Verhältnis vielfach direkt umgekehrt und der vorwiegende Teil des Gewebes ist kalklos und die Vermehrung des Osteoids gegenüber der Norm bezieht sich sowohl auf die Flächen- als Dickenausdehnung. In der Regel ist die Oberfläche desselben von flachen Spindelzellen des Endosts, viel seltener von hohen Osteoblasten bedeckt.

Bezüglich der Osteoblasten muß ich bemerken, daß ich von solchen nur spreche, wenn die betreffenden Zellen hoch, epithelähnlich sind; Osteoblasten bedeutet immer eine Funktionsform von Bindegewebszellen, es gibt meines Erachtens keine „spindelförmigen" [Pommer (2, S. 313)] oder „endothelähnliche" Osteoblasten (wie z. B. Mc Collum und seine Mitarbeiter mehrfach sagen). Sie sind keine permanente und spezifische Zellform, sondern einfache Endostzellen, welche zu Osteoblasten nur dadurch werden, daß sie Knochen bilden und ihr Volumen dabei vermehren und, wenn sie die Arbeit getan haben, aufhören, Osteoblasten zu sein und wieder zu Bindegewebszellen werden. Die Untersuchungen über die Verknöcherung von Verkalkungsherden in Strumen, Herzklappen, Lymphknoten usw. haben gezeigt, daß die spindligen Bindegewebszellen eines jeden Organs die Form von Osteoblasten annehmen und ihre Tätigkeit ausüben können; daß eine Neubildung von Knochengewebe im Gange ist oder bevorsteht, kann man also lediglich aus der Umwandlung dieser platten zu der epithelähnlichen Zellform erschließen. Am Knochen sind solche platte oder spindlige Zellen immer oder fast immer nachweisbar und solange sie diese Form haben, ist keine Knochenneubildung im Gange.

Das Verhältnis zwischen der kalkhaltigen Unterlage und der kalklosen Bedeckung ist ein verschiedenes: Oft sind beide Abschnitte durch eine scharfe Linie voneinander abgegrenzt, welcher einer v. EBNERschen Kitt-linie gleicht, und auch strukturell verschieden: Entweder besitzt in der Rinde das kalkhaltige Gewebe noch den geflechtartigen Bau des Fetalknochens, der kalklose dagegen lamellären Bau; oder wenn auch das kalkhaltige bereits vor Beginn der Erkrankung den Umbau zum lamellären durchgemacht hatte, stimmt die Richtung der Lamellenzüge in beiden Abschnitten nicht miteinander überein. Nicht selten wird ein verkalktes Lamellensystem plötzlich unterbrochen und die buchtige Resorptionsfläche von flach ausgebreiteten kalklosen Lamellen bedeckt (Abb. 11). Im frühen Lebensalter kann es sein, daß in der Rinde eines Röhrenknochens das kalklose Gewebe in Form geschlossener HAVERSscher Lamellensysteme vorhanden ist und das kalkhaltige zwischen ihnen nicht-lamellären geflechtartigen Bau hat; dies zeigt am klarsten, daß der physiologische Umbau des Knochens, welcher nach G. SCHWALBE (1) ungefähr im 6. Lebensmonat beginnt und den Zweck hat, die bis dahin ausschließlich vorhandene geflecht-artige Tela ossea durch lamelläre zu ersetzen, bei der Rhachitis in der Weise ge-stört ist, daß HAVERSsche Lamellensysteme, welche in den durch Ausweitung der Gefäßräume geschaffenen HAVERSschen Räumen eingebaut werden, kalklos bleiben; wenn man vom verschiedenen Kalkgehalt absieht, kann die feine Textur des Knochens derjenigen eines gleichaltrigen normalen gleichen. Auch an Spon-giosabälkchen legt das Vorhandensein einer scharfen Grenze den Gedanken nahe, daß die kalklose Schicht auf eine Resorptionsfläche des vor der Erkrankung bestehenden festen Gewebes aufgelagert ist. Wenn die Grenzlinie Buchten be-sitzt, welche sich in den kalkhaltigen Teil einsenken, folgt die Oberfläche der osteoiden Auflagerungen denselben gewöhnlich nicht, sondern läuft glatt darüber hinweg. Die Schicht ist also nicht von gleichmäßiger Dicke. Andere Male reicht die Verkalkung auch über die Kittlinie hinaus in die Basis des osteoiden Saums und verliert sich ohne scharfe Grenze in ihm durch eine Übergangszone, in welcher der Kalk an Stelle der gewöhnlichen homogenen Einlagerung in Körnchen aufgelöst erscheint. POMMER (1) faßt die einzelnen Teilchen dieser „körnig-krümligen" Schicht als Kittsubstanzpartikel auf, welche Kalksalze enthalten, während andere Kitteilchen und die Fibrillen kalklos sind. Aus Beobachtungen von Knochenneubildung bei nichtrachitischen Individuen und bei heilender Rhachitis kann man schließen, daß die Verkalkung des Osteoids von der Tiefe nach der Oberfläche fortschreitet. So lassen auch die zuletzt beschriebenen Bilder den Schluß zu, daß kalklos apponiertes Gewebe in fort-schreitender Verkalkung begriffen ist. Allerdings lassen sich die positiven Zeichen dafür, daß die kalklosen Schichten neu entstanden sind, durchaus nicht überall erkennen; denn tätige Osteoblasten trifft man, wie ich POMMER (2, S. 244/48) beistimme, in überraschend geringer Ausdehnung an der Oberfläche derselben; diese ist fast überall von faserigem Endostgewebe mit langen dünnen Spindelzellen überzogen und es läßt sich nicht verkennen, daß die Deutung einer von der Oberfläche nach der Tiefe fortschreitenden Entkalkung nicht direkt auszuschließen ist. Dieser Zustand findet sich nicht nur in Fällen heilender Rhachitis, sondern auch dann, wenn die klinischen Erscheinungen ihr Fortschreiten anzeigen und die Knorpelwucherungsschicht jede Neuverkalkung vermissen läßt. Zuweilen steht die basale Verkalkung der Osteoidzone nicht überall oder gar nicht mit der darunterliegenden Kittlinie in Berührung, oder sie bildet mehrere übereinanderliegende Schichten, so daß verkalkte und nichtverkalkte Lamellengruppen abwechseln, wobei der Kalk besonders dicht um die Zellhöhlen liegt.

In noch anderen Fällen besteht kein struktureller Gegensatz zwischen dem kalklosen und dem kalkhaltigen Teil, beide besitzen den gleichen Verlauf der Lamellen und Knochenzellen, stellen also eine Einheit dar, welche durch keine

Kittlinie unterbrochen ist und sicherlich aus einer fortlaufenden Appositionsphase stammt. Wenn es sich um Spongiosabälkchen handelt, nimmt der Kalk oft den axialen Teil ein; in der Rinde sind die inneren Ringe eines Haversschen Lamellensystems kalklos, die äußeren kalkhaltig und die Grenze zeigt die körnig-krümlige Beschaffenheit; zuweilen bildet der kalklose Ring auch bucklige Vorsprünge in die kalkhaltige Unterlage, obwohl keine eigentliche Kittlinie festzustellen ist. Es wurde oben das Bild der Knochenrinde erwähnt, welches für rhachitische Kinder von etwa 6—9 Lebensmonaten geradezu typisch ist: kalklose Haverssche Lamellensysteme und zwischen dieser kalkhaltiger nichtlamellärer geflechtartiger Knochen. Aber unter denselben Verhältnissen kann man, wenn das Präparat in der vorsichtigsten Weise durch Entkalken schnittfähig gemacht worden ist, auch Stellen finden, an denen das geflechtartige Knochengewebe bis an die Mark- resp. Gefäßräume heranreicht und in seiner oberflächlichen Schicht kalklos ist, oder an denen letztere aus aufgeschichteten osteoiden Lamellen besteht, aber der kalklose Bezirk über die darunterliegende Kittlinie hinaus in die geflechtartige Unterlage reicht.

Einer besonderen Besprechung bedürfen die schon vorübergehend erwähnten Volkmannschen perforierenden Kanäle und ihre Umgebung in rhachitischen Knochen: An den kompakten Knochenteilen, also besonders in der Rinde und an plumpen Spongiosateilen, welche ihre epiphysäre Abkunft durch den axialen Pfeiler verkalkter Knorpelgrundsubstanz dokumentieren, findet man in vielen Fällen von Rhachitis perforierende Kanäle, welche ohne Zweifel „wahre“ im Volkmannschen Sinne sind, d. h. nicht durch Umgehung vorgebildeter Blutgefäße bei der Knochenentwicklung, sondern durch Einwachsen von Gefäßsprossen in die Tela ossea unter Resorption derselben entstanden sind. In Fällen von porotischer Rhachitis trifft man dieselben in überaus großer Zahl in den dünnen Knochenwänden, welche zwischen den erweiterten Haversschen Kanälen liegen; das einzelne Gesichtsfeld zeigt zuweilen sechs oder mehr an einem solchen Knochenzug; ebenso an solchen Stellen, wo die Rinde in der früher geschilderten Weise unter den periostalen Auflagerungen porosiert wird. Pommer (2, S. 268) gibt an, sie nie in einer das physiologische Maß überschreitenden Häufigkeit gefunden zu haben; die eben genannte Zahl geht indessen über dieses Maß hinaus, auch v. Recklinghausens Schilderung läßt darüber keinen Zweifel. An den meisten dieser Kanäle ist die Umgebung kalklos, und in der Begrenzung dieser Wandschicht nach außen hin und in ihrer Textur treten zwei verschiedene Formen klar hervor: 1. Der kalklose Mantel besitzt strukturell keine Beziehung zu der Umgebung, er hat eigene in der Kanalrichtung verlaufende und häufig geschichtete Speziallamellen, welche die Stümpfe der durchbohrenden kalkhaltigen Lamellen kreuzen; die Grenze gegen letztere hat gewöhnlich den Charakter einer buchtigen Kittlinie und zeigt an, daß auf die ursprüngliche Resorptionsfläche die neuen kalklosen Lamellen aufgelagert sind. Eine gewisse Schwierigkeit für das Verständnis liegt nur darin, daß man nach der geläufigen Vorstellung annehmen müßte, daß die Kanäle zunächst viel weiter waren, d. h. bis an die genannte Kittlinie gereicht haben und durch die Apposition neuer Lamellen erst wieder eingeengt worden sind, und doch findet man daneben keine solchen weiteren Kanäle, sondern immer nur dieselben schmalen Spalten von dem charakteristischen Aussehen oder breite mit vollem Knochenmark angefüllte Räume, welche wohl auch kalklose Knochensubstanz an ihren Wandungen ansetzen, aber sicher nicht als Vorstufe solcher enger Volkmannscher Kanäle angesehen werden können. 2. Die kalklose Schicht bildet einen Teil der verkalkten Umgebung, d. h. die von dem Kanal durchbohrten Lamellen selbst sind in der Nachbarschaft desselben kalklos; an manchen der aufeinandergeschichteten Lamellen reicht der kalklose Zustand weiter nach außen als an anderen (Abb. 12);

die Grenze des kalklosen Gefäßmantels läuft also in zackiger Form und unscharf in die Umgebung aus; anders gesagt: in einem übrigens verkalkten Lamellensystem besteht ein strukturell nicht abweichender umschriebener kalkloser Bezirk, welcher von der Oberfläche nach der Tiefe eingreift, zackige Begrenzung hat und axial ein die Lamellen unterbrechendes Gefäß besitzt. Die später noch zu besprechende Thioninmethode v. RECKLINGHAUSENs gibt noch weitere Aufschlüsse über die Beschaffenheit dieses kalklosen Mantels, welche keinen Zweifel darüber lassen, daß derselbe durch Kalkberaubung zu erklären ist. Auch bei den indifferenten Färbungen drängt sich diese Überzeugung auf; das Bild erinnert an dasjenige einer Diffusion, welche von dem perforierenden Blutgefäß ausgeht und an den aufeinanderliegenden Lamellen verschieden weit nach außen fortgeschritten ist. Diese perforierenden Kanäle mit Mänteln beiderlei Art gehen von Markräumen aus und durchsetzen gewöhnlich einen osteoiden Saum, bevor sie in die kalkhaltige Tela ossea eindringen, enden in derselben blind oder treten an der entgegengesetzten Fläche wieder zutage, verhalten sich also in ihrer Anordnung ganz wie VOLKMANNsche Kanäle bei anderen Zerstörungsvorgängen des Knochens; oder sie entspringen inmitten eines knöchernen Bezirks aus einem Gang, welcher bei der Knochenentwicklung um ein Gefäß ausgespart war. Auch völlig kalklose Bälkchen, welche erst während der Rhachitis aus dem Epiphysenknorpel oder dem Knochenmark entstanden sind, werden nicht selten von perforierenden Kanälen durchschnitten. Der Anteil, welchen die VOLKMANNschen Kanäle an der Zerstörung der festen Knochensubstanz bei der Rhachitis nehmen, kann ein ganz erheblicher sein. Sie machen das Innere massiver Knochenteile zugänglich, denn von ihrer Wand können Resorptionsvorgänge tiefer in dieselbe eindringen. Er fällt um so mehr ins Gewicht,

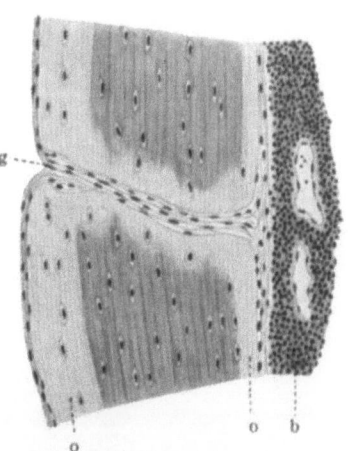

Abb. 12. Schwere Rhachitis. Perforierender Kanal mit axialem Gefäß (g) und mit entkalkter Wand. Teil der Tibiarinde zwischen Markzylinder (b) und einem HAVERSschen Kanal, an beiden Flächen mit Osteoid überzogen (oo).

als die lakunäre Resorption an den mit osteoiden Säumen überzogenen Flächen in der Regel eine sehr geringe ist. Die Stellen sind nicht häufig und nicht ausgedehnt, an welchen eine breite Resorptionsfläche von einem Markraum aus durch eine osteoide Oberflächenschicht bis auf die harte Unterlage führt, das kalklose Gewebe also offenkundig durch die lakunäre Resorption wieder zerstört worden ist; wo der osteoide Überzug unterbrochen ist und harter Knochen mit einer Arrosionsfläche zutage liegt, endet der erstere gewöhnlich mit glatten Rändern, welche keine Zeichen stattgehabter Zerstörung darbieten. Auch der Umstand, daß das kalklose Gewebe, auch wo es in größeren Bezirken auftritt, nur höchst selten aus mehreren, durch Kittlinien abgegrenzten Schaltstücken mit verschiedenen Lamellenverlauf zusammengesetzt ist, wie es an kalkhaltigen Knochen in den gleichen Lebensabschnitten als Folge des dauernden Wechsels von Resorption und Apposition schon vielfach der Fall ist, läßt erkennen, daß das einmal gebildete Osteoid im allgemeinen von Osteoklasten wenig angegriffen wird; das Vorkommen reichlicher Riesenzellen im kalklosen Material, wie es am Chondrosteoid beschrieben wurde und am endostal entstandenen noch erwähnt werden wird, hat nur einen sehr geringen Umfang.

Wie erwähnt, ist auch die Osteoblastentätigkeit sehr gering. Dieses Zurücktreten der gewöhnlichen Zeichen des Knochenumbaues ist befremdlich angesichts dessen, daß der Vorgang der Erweichung in den betreffenden Knochen ohne Zweifel fortschreitet. Das kalkhaltige Gewebe, dessen weiterer Schwund die Voraussetzung der zunehmenden Erweichung ist, ist scheinbar für die Resorptionsvorgänge nur an wenigen Stellen erreichbar, vielmehr fast überall durch osteoide Auflagerungen geradezu davor geschützt. In der Rinde sind die breiten kalklosen Ringe, welche HAVERSsche Kanäle auskleiden, oft nur durch benachbarte schmale kalkhaltige Teile voneinander getrennt; zuweilen kommt es vor,

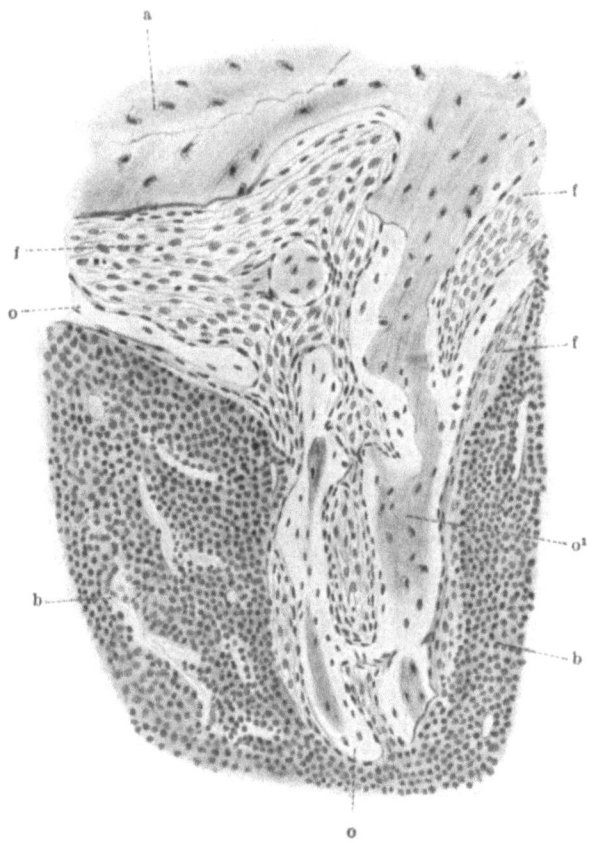

Abb. 13. Teil der Spongiosa im Innern der Markhöhle der Femurdiaphyse bei schwerer Rhachitis. Endostwucherung mit Bildung neuer Osteoidbälkchen (o); der nach unten gerichtete Zug ist offenbar an Stelle eines ursprünglichen Spongiosabälkchens entstanden; partielle Verkalkung in einem Teil (o^1) des neugebildeten Osteoids. a alte kalkhaltige Knochensubstanz; b Zellmark mit klaffenden Blutgefäßen; f fibröses Mark (Endostwucherung); o osteoides Gewebe. $1^1/_2$jähr. Kind, 16. 11. 1922.

daß letztere an umschriebener Stelle mit einem Markraum in Berührung stehen und von diesem aus fortschreitend resorbiert werden, so daß die kalklosen Systeme ausgeschält werden — ein weiteres Zeichen dafür, daß die kalklose Substanz den Osteoklasten weniger Angriffsmöglichkeit bietet, als die kalkhaltige —, aber dies geschieht doch ziemlich selten. So drängt sich auch durch diese Überlegung die Frage auf, ob die physiologischen Vorgänge der Resorption und Apposition mit Ausbleiben der Verkalkung in den neugebildeten Teilen eine erschöpfende Erklärung für den fortschreitenden Ersatz des festen Knochengewebes durch kalkloses Gewebe bei der Rhachitis abgeben können. Die Frage der Halisterese wird später erörtert werden. Hier soll nur darauf aufmerksam gemacht werden, daß die Erfahrungen über das Vorkommen eines expansiven Knochenwachstums, wie es Thoma (2) für die normale Knochenentwicklung und Marchand (2) für den Ersatz transplantierten abgestorbenen Knochens durch lebenden festgestellt haben, in seiner Bedeutung für die Rhachitis bisher noch nicht gewürdigt worden sind. Marchand hat gezeigt, daß die Bilder, welche man bei dem Ersatz von überpflanzten toten Knochen durch neuen findet, nicht erklärt werden können durch die zwei einander ablösenden Vorgänge, lakunäre Resorption und Ausfüllung der Gruben durch Apposition, sondern nur durch die von Barth aufgestellte Annahme, daß die Osteoblasten selbst imstande sind, festen Knochen aufzulösen, und daß an der neugebildeten Knochensubstanz bei der Bildung buckliger Vorsprünge in den alten Knochen hinein ein expansives Wachstum vor sich geht, wobei das Gewebe „eine gewisse Weichheit, ähnlich der des jungen Osteoidgewebes bei Rhachitis" besitzen muß. Diese Bilder, welche beim Eindringen des lebenden Knochens in das Transplantat entstehen, haben in der Beziehung der beiden Abschnitte zueinander eine große Ähnlichkeit mit derjenigen der Rhachitis in dem Verhältnis der kalklosen und kalkhaltigen Teilen zueinander: Im ersten Falle sind geschlossene Haverssche Lamellensysteme jungen lebenden Knochens in den toten Knochen eingebettet und entwickeln sich weiter in ihn hinein, ohne daß eine Resorption durch Osteoklasten ihnen vorangeht; bei der Rhachitis vergrößern sich die kalklosen Lamellensysteme auf Kosten der kalkhaltigen Umgebung, der sie unmittelbar anliegen, ebenfalls ohne daß durch lakunäre Resorption vorher Raum für neue Anlagerung geschaffen würde. Mit einer Ausdehnung der einmal angelegten osteoiden Zwischensubstanz würde im Einklang stehen, daß an den dickeren Lagen derselben die Zahl der Knochenzellen häufig ungemein gering ist (Abb. 11).

Bei leichten Fällen von Rhachitis besteht histologisch der Unterschied gegenüber dem normalen Knochen, soweit die endostale Knochenbildung in Betracht kommt, nur darin, daß die oberflächlichen Lamellen der Binnenräume kalklos sind. Bei schwereren kommt die osteoide Substanz noch an weiteren Stellen vor, nämlich in der Markhöhle der Röhrenknochen und den Markräumen spongiöser Teile; ganz scharf ist dieselbe nicht von den bisher besprochenen Oberflächenschichten zu trennen, sondern oft mit ihnen in Verbindung. Das Charakteristische liegt darin, daß netzförmig verbundene meist schmale Bälkchen in bindegewebigem Mark eingebettet liegen und mit diesen scharf umschriebene Komplexe bilden, welche das zellige Knochenmark ersetzen und sich meist so scharf gegen dasselbe abgrenzen, daß sie wie etwas Fremdartiges erscheinen (Abb. 13). Die Bälkchen bilden gewöhnlich eine Art Grenzschicht und im Inneren von dieser ein Netz, das ganze in sich abgeschlossene Gebilde gleicht einem osteophytischen Wärzchen; die Ausdehnung ist allerdings sehr wechselnd.

Wenn man die Anfänge der Entwicklung verfolgt, so findet man sie an präformierte Knochenbalken der Spongiosa gebunden und die Neubildung spielt sich an der Oberfläche oder im Innern derselben ab. Das jüngste Stadium besteht in einer Verdickung des endostalen Bindegewebes um den betreffenden Balken und in und aus demselben entwickelt sich in ganz derselben Art, wie in den Periostverdickungen, geflechtartiger Knochen in Form schmaler Züge, die, nachdem sie fertiggestellt sind, sich durch einen flachen Endostüberzug oder hohe Osteoblasten gegen das fibröse Mark absetzen. Die neuentstandenen Bälkchen hängen gewöhnlich mit dem den Spongiosabalken bedeckenden osteoiden Saum zusammen. An einem dickeren Knochenbalken wuchert das Bindegewebe als Knospe in das Innere hinein und höhlt ihn bis auf eine Randschicht aus und entwickelt in seinem Innern neue schmale Knochenbälkchen; schließlich kann auch die Randschicht verschwinden und der ganze Knochenbalken ist nun ersetzt durch das Gerüstwerk von schmalen kalklosen Bälkchen, welche vorwiegend längs verlaufen (Abb. 13). Daß ein solches Bälkchensystem an Stelle eines Knochenbalkens getreten ist, läßt sich nur noch aus seiner Form und aus seinem Zusammenhang mit noch bestehenden Balken nachweisen. Zuweilen wird ein ganzes Spongiosanetz, besonders dasjenige, welches die Markhöhle der Diaphysen gegen die rhachitische

Zone der Epiphysen abschließt, in dieser Weise umgewandelt, ohne daß die Anordnung der Spongiosabalken verändert wird; für das bloße Auge erscheinen dieselben nur etwas plumper, z. B. die Netze in den Abb. 5 u. 14 sind bei mikroskopischer Untersuchung so gebaut. v. RECKLINGHAUSEN bezeichnet diese osteoiden Züge als „Strebenosteoid".

Gewöhnlich findet sich dieser Zustand gleichzeitig an allen oder vielen langen Röhrenknochen, ist also eine Eigenschaft des Falles. Andere Male bildet dieses osteophytähnliche Gewebe massivere Bezirke, welche als bimssteinartige obschon weiche Herde von der Innenfläche der Rinde in den Markzylinder vorragen. Ihre Form und Lokalisation unterliegt der größten Mannigfaltigkeit. Mit Vorliebe sind sie an den Enden der Diaphysen vorhanden, stoßen breit an die rhachitische Zone der Epiphyse an, füllen auf eine Strecke von 1—2 und mehr Zentimeter die Markhöhle der Diaphyse aus und hören mit einem abgerundeten gegen die Mitte derselben gerichteten Ende auf, so daß sie also auf dem Längsschnitt des Knochens sich kegelförmig darstellen. In der Metaphyse, wo noch keine Knochenrinde da ist, reicht ihre poröse Substanz bis ans Periost, weiter nach der Diaphysenmitte hin sind sie von der Rinde umgeben; sehr häufig ist die letztere in diesen Fällen porosiert. Andere Male erheben sich die bimssteinähnlichen Bezirke mehr gegen die Mitte des Schaftes zu als randständige Polster und Hügel von der Innenfläche der Rinde gegen die Markhöhle (Abb. 9) und engen diese ein, so daß der Markzylinder auf einen Faden verkümmert wird, oder vermauern die Markhöhle auf eine Strecke hin ganz. Dies kann in Verbindung mit den vorher genannten kegelförmigen Herden geschehen. In der Regel ist an solchen Knochen noch das periostale Osteophyt ausgedehnt und dick; es ist eine häufige Verbindung: Viel feinbalkiges Osteoid in der Markhöhle und Metaphyse, viel periostale Osteoidauflagerung, starke Porosierung der Rinde und breite rhachitische Zone an der Epiphyse. Solche Massenhaftigkeit des porösen Osteoidgewebes hat v. RECKLINGHAUSEN Anlaß gegeben, diese Form als hyperplastische zu bezeichnen. Das Chondrosteoid der rhachitischen Zone und das endostale in der Markhöhle fließen häufig gleichmäßig ineinander über; v. RECKLINGHAUSEN hat aber darauf aufmerksam gemacht, daß die Größe und Gestalt der Markporen in den osteoiden Massen etwas wechselt und dasselbe desto geringer ist, je mehr es mechanischen Beanspruchungen ausgesetzt, und desto grob- und langporiger, je mehr es vor solchen durch die Knochenrinde geschützt ist. Aber es gibt Fälle, in denen die osteoiden Massen der verschiedenen Herkunft so vollkommen zusammenhängen, daß der Röhrenknochen von der Epiphyse aus auf mehrere Zentimeter Länge, selten sogar in der ganzen Ausdehnung der Diaphyse solid geworden ist, seine Markhöhle verloren hat und nur aus porösem meist eindrückbarem Gewebe besteht, welches stellenweise in seinen Poren rotes Knochenmark enthält, vorwiegend aber blutarmes fibröses. Auch die Rinde ist darin kaum noch durch eine Längsstreifung angedeutet. Dieses Versinken der Rinde in dem neuen Gewebe klärt sich unter dem Mikroskop dadurch auf, daß die HAVERSschen Kanäle stark erweitert sind und das kompakte Gewebe in Längsbalken aufgelöst ist, in den erweiterten HAVERSschen Kanälen aber aus dem fibrösen Mark sich dasselbe feinbalkige geflechtartige Osteoid gebildet hat, wie in der Markhöhle selbst. Ganz auffallend reichlich können an den osteoiden Bälkchen endostaler Herkunft Osteoklasten und Osteoblasten vorkommen, auch wenn sie ganz frei von Verkalkung sind.

Die Ähnlichkeit solcher hohen Grade von hyperplastischer Rhachitis, bei welchen der Knochen in großem Umfang einen Umbau zu netzförmigen Osteoid-

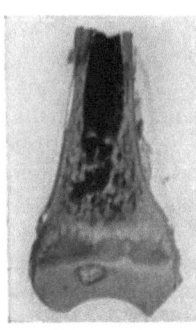

Abb. 14. Ziemlich schwere Rhachitis. Unteres Tibiaende mit plumpen kalklosen Knochenbälkchen in der Markhöhle. Photographische Pause des mikroskopischen Schnittes. 13 monatiges Kind, 22. 5. 1922.

bälkchen mit fibrösem Mark unter gleichzeitiger Verdickung erfährt, mit dem Bilde der Ostitis deformans des Erwachsenen, wie es durch v. RECKLING-HAUSENs (2) Untersuchungen klargestellt worden ist, ist unverkennbar; die Wucherung des endostalen Bindegewebes mit Resorption des alten Knochens und metaplastischer Bildung kalklosen neuen Knochens von indifferenter Architektur ist in beiden Fällen die gleiche. Ein Unterschied besteht aber darin, daß bei der hyperplastischen Rhachitis die alte Rinde nicht so vollkommen und restlos untergeht, wie bei der Ostitis deformans.

Auch an den Rippen kommt diese hyperplastische Form vor und führt dazu, daß von der rhachitischen Zone des Knorpels beginnend der knöcherne Teil auf eine verschieden lange Strecke seine Sonderung in Rinde und Spongiosa verloren hat und in ganzer Dicke durch feinporöses weiches Gewebe ersetzt worden ist und meist dabei auch an Durchmesser zugenommen hat. In einem Falle fand ich in dem subchondralen Abschnitt ausgedehnte fibröse Herde mit sehr wenig Osteoidsubstanz, so daß hier das Balkennetz vollständig unterbrochen war. Auch in den Wirbelkörpern findet man das spongiöse Gewebe durch die gleichen Vorgänge verdichtet.

k) Die Entstehung der kalklosen Knochensubstanz.

VIRCHOW hat als Erster die Tatsache erkannt, daß die Knochensubstanz, welche beim Längenwachstum unter den Epiphysen und beim Dickenwachstum unter dem Periost neu entsteht, während der Rhachitis kalklos bleibt. Er kannte kalkloses Knochengewebe nur an diesen beiden Stellen und nahm an, daß der beim Beginn der Erkrankung vorhandene Bestand an Knochengewebe, abgesehen von der Auflösung der Knochenrinde bei der Vergrößerung der Markhöhle, unverändert bleibt und demgemäß der Grad von Festigkeit, welchen der Knochen schon besaß, sich während der Erkrankung nicht verringert. Er betonte ausdrücklich (S. 494 u. a.), daß die Rachitis „den fertigen Knochen freiläßt, nur die wachsende Peripherie betrifft". Die kalklosen Schichten an den Binnenräumen waren ihm noch nicht bekannt. So ergab sich für VIRCHOW naturgemäß die Vorstellung, daß das Osteoid unvollendetes, in seiner Ausbildung stehen gebliebenes Gewebe sei, dem nur die Ablagerung der Kalksalze fehle, um zu fertigem Knochengewebe zu werden.

Die weiteren Untersuchungen haben gelehrt, daß der Knochen während der Rhachitis nicht nur verhältnismäßig, sondern absolut ärmer an fester Substanz wird und ein Ersatz kalkhaltigen Gewebes durch kalkloses eintritt, und in schweren Fällen die kalkhaltige Tela ossea auf kleine Teile von dem reduziert wird, was vor der Erkrankung vorhanden war. Dies fand zunächst seine Erklärung durch HEINRICH MÜLLERs Entdeckung, daß während des Wachstums — und auch im späteren Leben — dauernd ein Ab- und Wiederanbau vor sich geht. Während unter normalen Verhältnissen die resorbierte feste Knochensubstanz durch gleichwertige ersetzt wird, tritt an Stelle des schwindenden Gewebes nur kalkloses. H. MÜLLER hat das Osteoid im alten Knochen bei Rhachitis als Erster gefunden und das Weichwerden des schon bestehenden Knochens in dieser Weise gedeutet; er nennt das kalklose Gewebe „osteogen", weil auch er in ihm die Vorstufe reifen Knochengewebes sieht. Eine Entstehung durch Entkalkung läßt er nur in beschränktem Umfange an solchen Stellen gelten, wo spongiöse Substanz rarefiziert wird (S. 214). Damit ist die Erörterung über die einheitliche oder doppelte Entstehung des kalklosen Gewebes im rhachitischen Knochen eingeführt, welches seitdem noch nicht zum Abschluß gekommen ist.

VIRCHOW selbst schloß, wie erwähnt, auf Grund seiner anatomischen Befunde, jedes Weichwerden des Skelets bei der Rhachitis aus. Er trat damit in Gegensatz zu der damals herrschenden Lehre und die ablehnende Kritik, welche an ihr übt, beschäftigt sich auch mit der Theorie, welche die Erklärung für die rhachitische Erweichung in einer Auflösung der Knochensalze durch eine Säure suchte. Gedacht wurde hauptsächlich an Essigsäure oder Phosphorsäure oder Milchsäure. Im rhachitischen Knochen selbst war der

Versuch, eine saure Reaktion festzustellen, ergebnislos geblieben; der Harn kranker Kinder gab positivere Anhaltspunkte insofern, als wiederholt nicht nur vermehrte Phosphorsäure, sondern auch Milchsäure nachgewiesen wurde; indessen waren diese Befunde und die Untersuchung der chemischen Zusammensetzung rhachitischer Knochen so unsicher und unvollkommen, daß Virchow darin keinerlei Grundlagen für jene Entkalkungstheorie sehen konnte. Als spätere Untersucher auf Grund der anatomischen Verhältnisse den Gedanken an eine Kalkberaubung stärker in den Vordergrund rückten, wurde erneut die Frage nach der entkalkenden Substanz erörtert und zuerst von Rindfleisch (2, S. 732) die Kohlensäure des Blutes in dem hyperämischen Mark als solche angeschuldigt. Daß tatsächlich Kohlensäuremengen, wie sie im Blute vorkommen, imstande sind, feste Kalkablagerungen in den Geweben, welche in der chemischen Zusammensetzung mit derjenigen der Knochensalze übereinstimmen, wieder aufzulösen, haben viel später die Untersuchungen von Hofmeister und Tanaka über die Verkalkung gezeigt. So wird in dieser Hinsicht der Annahme einer Kalkentziehung im Skelet kein Bedenken entgegenstehen, wenn die anatomischen Verhältnisse auf eine solche hinweisen. v. Recklinghausen denkt daran, daß nicht nur der Kohlensäuregehalt des Blutes für eine solche Wiederauflösung in Betracht zu ziehen ist, sondern auch derjenige, welcher im Knochengewebe selbst entsteht. Die Entstehung des Osteoids bei Rhachitis ist gewöhnlich im Zusammenhang mit derjenigen des Osteoids bei Osteomalazie erörtert worden. Virchow erkannte im Gegensatz zur Rhachitis bei der Osteomalazie ein Weichwerden durch Verlust bestehender fester Substanz an, aber er führt es histologisch nicht auf die Umwandlung kalkhaltigen in kalkloses Gewebe zurück, wie wir es jetzt tun, sondern auf eine besondere „Degeneration" des Knochengewebes, welche er in einer Erweichung und Umbildung zu gallertigem Mark sah; der Knochen wird also dadurch porotisch. Erst spätere Untersucher, besonders Rindfleisch (1), haben die kalklosen Zonen in osteomalazischen Knochen beschrieben und R. Volkmann (1) hat diese auf eine von den Markräumen in den Knochen vordringende Entkalkung, eine Halisterese, zurückgeführt. Erst durch diese Anwendung auf das mikroskopische Bild, die kalklose Knochensubstanz, wurde der Name Halisterese allgemein aufgenommen und verwendet; Kilian hatte ihn bereits früher für die Osteomalazie mit Rücksicht auf die grobanatomischen Verhältnisse einzuführen versucht. Zunächst wurde, obschon manche Bedenken dagegen geäußert wurden, nun die Entstehung des kalklosen Knochengewebes bei Rhachitis anders betrachtet, als bei Osteomalazie, für jene galt die Auffassung von H. Müller als kalklose Apposition, die Ansicht Virchows von der Einheitlichkeit des Osteoids war aufgegeben. Cohnheim suchte diese wieder zur Geltung zu bringen, und zwar in dem Sinne, daß sowohl bei Rhachitis als Osteomalazie das kalklose Gewebe als neugebildetes unfertig gebliebenes angesehen werden solle. Bemerkenswert ist aber das, daß Cohnheim bezüglich der Osteomalazie keine eigene Erfahrung hatte, sondern sich nur auf die Untersuchungen anderer berief, bezüglich der Rhachitis aber nur die osteoide Substanz erwähnte [1], auf welche Virchow sich bezog, die subchondrale und die subperiostale; er nennt die kalklose Auskleidung der Haversschen Kanäle geradezu als eine Besonderheit der Osteomalazie gegenüber der Rhachitis. Also mit den Einzelheiten des mikroskopischen Bildes, an welche sich die Erörterungen über die Herkunft des Osteoids bei der Rhachitis hauptsächlich knüpfen, hat sich Cohnheim nicht beschäftigt. Auch bestimmte ihn zu seiner Vorstellung die Überlegung, daß eine Säurewirkung in den alkalischen Geweben kaum angenommen werden könne. Es sind ihm nicht alle Forscher, welchen eigene Erfahrungen zur Verfügung standen, gefolgt, vor allem hat E. Ziegler an der Halisterese bei Osteomalazie, der kalklosen Neubildung bei Rhachitis, festgehalten [2]. Marchand (2) erwähnt einen Befund, den er bei seniler Osteomalazie erhoben hat und den er nicht anders, als durch Halisterese erklären kann, nämlich das Vorkommen von kalklosen Bälkchen im Mark, die nur einen kleinen Rest verkalkter Substanz im Innern enthalten; wenn das ostoide Gewebe apponiert worden wäre, müßte vorher der kleine feste Kern frei im Mark gelegen haben.

Eine neue Wendung nahm die Lehre durch die Arbeiten Pommers (2), welcher den histologischen Strukturen der rhachitischen und osteomalazischen Knochen ganz besonders der kalklosen Substanz die eingehendste Untersuchung widmete unter Berücksichtigung der Tatsache, daß während des Wachstums und auch nach Abschluß desselben physiologischerweise fortdauernd eine Resorption und Apposition an der Oberfläche und in den Binnenräumen der Knochen stattfindet. Er findet in dem histologischen und anatomischen Verhalten keinen Anlaß, die denselben zugrundeliegenden Vorgänge voneinander zu trennen, und führt bei beiden Krankheiten die kalklose Substanz auf Neubildung von Gewebe zurück, welches in diesem Zustande verharrt. Nur für die Osteomalazie läßt er daneben eine örtlich und zeitweise beschränkte Kalkberaubung zu, und zwar bezieht sich diese Annahme auf durchbohrende Kanäle, um welche die angrenzenden Teile der durchbohrten Lamellensysteme kalklos sind. Merkwürdigerweise lehnt er die gleiche Annahme für die perforierenden Kanäle bei Rhachitis

---

[1] Auch in der zweiten Auflage seiner Vorlesungen 1884.
[2] Auch noch in der letzten Auflage seines Lehrbuchs 1906.

ab, obwohl sie in den wesentlichen Punkten mit den osteomalazischen übereinstimmen (S. 273) und, wie oben erwähnt, meines Erachtens keine andere Deutung zulassen. Für POMMER hat die Frage nach dem Vorkommen oder Nichtvorkommen einer Halisterese deshalb eine besondere Bedeutung, weil in ihr die allgemeinere Frage sich verkörpert, ob das Wesen der Rhachitis darin liegt, daß die Behinderung der Kalkablagerung außerhalb des Skelets wurzelt, allgemein gesagt also in einer Störung des Kalkstoffwechsels, oder darin, daß das Knochengewebe krank ist. POMMER ist bestrebt, das wechselvolle Bild der rhachitischen Knochenveränderung auf eine einfache Formel zu bringen, nämlich den Ursprung in dem Eintritt von Verhältnissen zu suchen, welche die Kalkablagerung hindern, so daß das junge Knochengewebe kalklos bleibt, und die anderen Veränderungen, namentlich diejenigen der periostalen und endochondralen Verknöcherung davon abzuleiten, daß der weichbleibende Knochen sich den mechanischen Einflüssen gegenüber anders verhält, als der normale. In diesem Gedankengang würde die Annahme einer Halisterese schon fertig gebildeter Knochensubstanz keinen Raum haben.

Wenn man grundsätzliche Bedenken gegen die Möglichkeit der Kalkberaubung beiseite läßt, wie es ja auch POMMER für gewisse Stellen bei der Osteomalazie tut, und nur die histologische Struktur ins Auge faßt, so kann es meines Erachtens nicht zweifelhaft sein, daß bei Rhachitis der größte Teil durch kalklose Neubildung entstanden ist, weil alle Knochensubstanz, welche während der Krankheit seitens des Knorpels, des Periosts und Endosts gebildet wird, gar nicht oder nur verzögert und in geringem Umfange verkalkt. Dies gilt für die ganze subchondrale rhachitische Zone, das periostale und endostale Osteophyt und für die kalklosen Auskleidungen der Binnenräume, welche durch eine buchtige scharfe Linie gegen die feste Unterlage abgegrenzt sind und deren Lamellen und Knochenzellen in der Richtung nicht notwendig mit dieser übereinstimmen, obwohl dies bei langen glatten Flächen häufig doch der Fall ist, und endlich für diejenigen durchbohrenden Kanäle, welche mit Speziallamellen versehen sind. Andere kalklose Abschnitte lassen ebensowohl die Erklärung durch unvollkommene Verkalkung als durch Entkalkung zu, nämlich die Lamellensysteme, deren Basis, wie es oben geschildert wurde, Kalk in ungleichmäßiger Verteilung, zuweilen nur in einzelnen ihrer Lamellen enthalten und eine körnige Grenzzone zwischen kalkfreiem und kalkhaltigem Abschnitt erkennen lassen. Bei einem noch weiteren Teil spricht nichts für kalklose Neubildung, sondern vieles oder alles für Entkalkung. In erster Linie gilt dies für die VOLKMANN-schen Kanäle mit Kalkmangel in den angrenzenden Teilen der durchbohrten Lamellen, und für kalklose verschwommen begrenzte Bezirke von größerer Ausdehnung, welche strukturell Teile des benachbarten kalkhaltigen Knochens sind, d. h. die Fortsetzung seiner Lamellen enthalten, und deren Knochenkörperchen in der Richtung mit denjenigen der Nachbarschaft übereinstimmen. Die leichteren Fälle von Rhachitis können solche Bilder ganz vermissen lassen; schwerere Fälle zeigen dieselbe in der Regel und lassen mir keinen Zweifel, wie ich (2) schon früher ausführte, daß progressives und regressives kalkloses Gewebe nebeneinander vorkommt.

Die verschiedenen Forscher, welche sich mit den Knochenerkrankungen und speziell mit der Rhachitis beschäftigt haben, haben bezüglich der Beurteilung der osteoiden Substanz in verschiedener Weise Stellung genommen:

SCHMORL (5) sieht keine Möglichkeit, aus der Struktur desselben ein sicheres Urteil zu gewinnen, hat sich aber von dem Vorkommen der Halisterese nicht überzeugen können. LOOSER (1—3) schließt sich ganz an POMMER an, während DIBBELT (1—8) sogar alles kalklose Gewebe für regressiv hält und auch MARCHAND (1) bei seniler Osteomalazie und MORPURGO (1, 2) für die Entkalkung eintreten; daß ZIEGLER auch nach Erscheinen von POMMERS Untersuchungen für die kalklose Substanz des osteomalazischen Skelets an der Entstehung durch Kalkberaubung festhielt, wurde schon erwähnt. Auch KAUFMANN erklärt sich nicht nur bezüglich der Osteomalazie, sondern auch bezüglich der schweren Fälle von Rhachitis für diese Auffassung. Darüber hinausgehend ist bei verschiedenen anderen Vorgängen in neuerer Zeit die Halisterese zur Erklärung kalklosen Gewebes herangezogen und damit ihr tatsächliches Vorkommen auf eine breitere Basis gestellt worden: JORES findet sie bei der experimentellen Druckatrophie des Knochens, vor allem Lubarsch (1—3) bei der Hungerosteopathie.

Diese kurze und durchaus nicht erschöpfende Übersicht zeigt, daß bei Anwendung der gewöhnlichen Färbungsmethoden der Anblick des Osteoids allein kein bestimmtes Urteil über seine Entstehung zuläßt und nur aus der Situation und seinem Verhalten zur verkalkten Umgebung Schlüsse nach der einen oder anderen Richtung gezogen werden können. Angesichts dessen hat v. Recklinghausen (1 bis 5) Methoden ausgearbeitet, welche tiefere Einblicke in die Struktur der kalklosen Substanz geben sollen, zuerst diejenige, welche zur Darstellung der sog. Gitterfiguren führt, und später eine Modifikation von Schmorls Thioninfärbung, durch welche an rhachitischen und osteomalazischen Knochen eine Mehrfachfärbung mit vielen sonst schwer festzustellenden Einzelheiten erzielt wird. Die erstgenannte Methode bezweckt, die im Knochengewebe vorhandenen feinen Hohlräume mit Kohlensäure zu füllen, welche durch schwache Lösungsmittel (Alaun, schwache Säuren, Glyzerin) aus den Knochensalzen ausgetrieben wird. Absehen muß man dabei von Figuren, welche durch Füllung von Unebenheiten der Oberfläche mit Gas entstehen; zu diesen rechnet v. Recklinghausen die von Axhausen beschriebenen Bilder, welche den kalklosen Säumen angehören; v. Recklinghausen legt Wert auf die Feststellung, daß die richtigen Gitterfiguren niemals in ganz kalklosem Gewebe zu sehen sind, da sie dort durch Zusammenfallen der Spalten resp. Quellung der weichen Zwischensubstanz geschlossen werden, sondern nur im kalkhaltigen Abschnitt und in der körnigen Grenzzone; hier werden sie klaffend erhalten. Man trifft sie also am reichlichsten bei Rhachitis in den axialen Teilen dicker Knochenbälkchen mit kräftiger kalkloser Randzone.

Mit dieser Methode werden neben den normalen Knochenkörperchen und ihren Ausläufern ebensolche in erweitertem Zustand dargestellt; vor allem fallen dabei ins Auge die erweiterten plumpen Kanälchen, welche sich bei höheren Graden der Erweiterung netzförmig verbinden („Netzgitter"); das Bild, welches nach Entweichen der Luft zurückbleibt, ist das der „Zellterritorien", welche bald besprochen werden sollen und nach v. Recklinghausens Untersuchungen als regressive Veränderungen der Knochenzellen und der sie umgebenden Zwischensubstanz angesehen werden dürfen. Ferner entstehen bei der Gasfüllung Gitterfiguren, welche einer Moosdecke vergleichbar sind und Knochenkörperchen entsprechen, zwischen deren erweiterten Ausläufern die Zwischensubstanz zerklüftet und von Spalten durchsetzt ist. Endlich schießen die aus parallelen Stäbchen zusammengesetzten Gitter im strengsten Sinne des Wortes auf, welche mit den Fibrillen der Grundsubstanz verlaufen und, wo diese in verschiedenen Richtungen ziehen, sich überkreuzen. Im normalen festen Knochen sind sie nicht zu erzeugen, in ihm sind zwischen den Fibrillen keine Spalten vorhanden, die mit Luft gefüllt werden könnten; nach v. Recklinghausen liegen die Stäbchen interfibrillär an der Stelle der erweichten Kittsubstanz. Der Zustand der Knochengrundsubstanz, welcher durch das Vorhandensein dieser Gitterfiguren angezeigt wird, ist also vergleichbar der asbestartigen Degeneration des Knorpels.

Die ausführlichen Erörterungen über das Zustandekommen und die Bedeutung der v. Recklinghausenschen Gitterfiguren bewegen sich hauptsächlich darum, ob die dabei mit Luft gefüllten Räume nur durch Erweichung vorhandenen Materials, also als regressive Erscheinung entstehen und ein Zeichen dafür sind, daß der Kalk, welcher an die Kittsubstanz gebunden ist, aufgelöst worden ist, oder ob sie auch progressiv sein, d. h. bei unvollkommen gebildetem Knochen vorkommen können. Der letztere Gedanke wurde von Hanau (1—3) ausgesprochen auf Grund der Beobachtungen seines Schülers Bertschinger, daß auch bei der von ihm so genannten „physiologischen Malazie" Schwangerer an der Grenze der Osteoidzonen, welche die subsperiostale Oberfläche sowie die Binnenräume bekleiden und am jungen Osteophyt der Schädelinnenfläche Gitterfiguren vorkommen. Es handelt sich bei diesem Osteophyt sicher um neugebildete Knochensubstanz und der Schluß liegt nahe, daß auch die kalklosen Säume bei den betreffenden Frauen, welche sich nicht in einer Weichheit des Knochens bemerkbar machen, sondern nur mikroskopisch aufgefunden werden, lediglich das in der Schwangerschaft physiologisch angelagerte Knochengewebe darstellen, welches infolge des Kalkbedarfs des Fetus unverkalkt geblieben ist.

Demgegenüber hat v. RECKLINGHAUSEN in seinem nachgelassenen großen Werk der Entstehung und Bedeutung der Gitterfiguren eine schärfere Charakterisierung als vorher gegeben, wozu ihm die inzwischen von ihm durchgeführte Modifikation der SCHMORLschen Thioninfärbung die Möglichkeit bot. Mit derselben fand er im rhachitischen (und osteomalazischen) Knochen, welche bei Betrachtung von Schnitten, die mit den gewöhnlichen Methoden gefärbt sind, wenig in die Augen fallen, jedenfalls in ihren Feinheiten nicht zu erkennen und zu verstehen sind und welche keine andere Deutung zulassen, als die des Gewebsuntergangs, der Einschmelzung; für diesen Vorgang führt v. RECKLINGHAUSEN die Bezeichnung „Thrypsis" ein. Im mikroskopischen Präparat werden die Anfänge dieser Thrypsis dadurch erkannt, daß bei Thioninfärbung rotgefärbte Bezirke „Territorien" erscheinen; sie können dabei gestrichelt sein und am Rand nach Art eines Borstenbesatzes in Stäbchen auseinanderweichen. Die Territorien bedeuten Veränderung der kalklosen Grundsubstanz, verbunden mit „Onkose", d. h. Schwellung und nachfolgendem Zerfall der eingeschlossenen Knochenzellen und ihrer Ausläufer. Die Veränderung der Grundsubstanz besteht in Abnahme der Festigkeit und der Dichte des Gewebes, in der Umwandlung desselben in ein schwammiges Material; es schwinden die Kittsubstanz und schließlich auch die zwischen ihr liegenden Fibrillen und Zellkapseln. v. RECKLINGHAUSEN betrachtet diesen Erfolg der Färbung an der Knochengrundsubstanz als den zuverlässigsten histologischen Ausdruck der Malazie, d. h. des Gewebsschwundes. Solche Territorien fand er ebensowohl im Bereich des kalklosen als des kalkhaltigen Knochens, in letzterem Falle ist der Auflösung der Kalksalze eine Halisterese vorausgegangen. Er beschreibt sie je nach ihrem Verhältnis zu präformierten Strukturen unter verschiedenen Namen: Als „Zellterritorien" diejenigen, welche in enger Beziehung zu Knochenzellen stehen, d. h. zackige, rot gefärbte Flecke im Gewebe bilden, in deren Zentrum ein erweitertes Knochenkörperchen mit seinen Ausläufern und einer onkotisch vergrößerten oder schon geschrumpften oder zerfallenen Knochenzelle im Innern liegt. Diese räumliche Verbindung mit einer Zelldegeneration ist ein wichtiges Merkmal der regressiven Natur der genannten Veränderung der Zwischensubstanz. Solche Zellterritorien sind oft reihenweise angeordnet und fließen miteinander zusammen.

Bei der Betrachtung kalkloser Säume von ihrer nach dem Mark- resp. HAVERSschen Raum gekehrten Fläche her tritt die Veränderung um die Zellen so in die Erscheinung, daß die Mündungen der Knochenkanälchen an derselben, im Gegensatz zu normalem Knochen, massige rote Punkte darstellen und dieser Fläche ein getüpfeltes Aussehen geben, und inmitten des einzelnen Tüpfels findet sich oft der geschwollene Ausläufer einer Knochenzelle.

Die „perivaskulären Territorien" bilden Mäntel um deutliche Blutgefäße kapillärer Natur und finden sich im kalklosen Gewebe rhachitischer Knochen. Der Bau ihrer Substanz gleicht demjenigen der Zellterritorien, für die dickeren Exemplare ist der „Bürstenbesatz", die Strichelung der Außenschicht, geradezu typisch, die dünneren Mäntel sind ganz in palisadenartig aufgestellte rote Streifchen aufzulösen. Solche Mäntel bekleideten zuweilen ganze Gefäßverzweigungen ununterbrochen oder mit Unterbrechung; die eingeschlossenen Gefäßchen selbst besitzen oft alle Eigenschaften junger Sprossen und ihrer Anordnung nach den Charakter Volkmannscher perforierender Gefäße, und um solche Gefäßmäntel konnte v. Recklinghausen häufig einen scheidenförmigen Hohlraum nachweisen, der sicher aus Schmelzung des Gewebes hervorgegangen war, der gestreifte Mantel bildet den letzten Rest der erweichten Knochensubstanz.

Endlich können die roten Territorien den Lamellenverlauf der Spongiosabalken oder Haversschen Systeme folgen, also „lamelläre" sein und eine Streifung zeigen, welche der fibrillären Struktur der Knochensubstanz gleicht und sicher von ihr herrührt, auch die Überkreuzung der Fibrillen in zwei aufeinanderfolgenden Lamellensystemen wiederholt. In solchen lamellären Bezirken sind die Knochenzellen wiederum onkotisch, ebenso diejenigen, welche an ihrer Grenze gegen das anstoßende Gewebe liegen. Diese Veränderung kann an den axialen kalkhaltigen Abschnitten von Knochenbälkchen sich zwischen kalkhaltigen Lamellen hinziehen, dieselben „dissezieren", andererseits an der Grenze kalkloser Zonen und der kalkhaltigen Unterlage, also dort, wo die körnigkrümelige Grenzschicht Pommers liegt, gefunden werden und sowohl auf der kalklosen als der verkalkten Seite von Zellterritorien bekleidet sein. Wenn an Thioninpräparaten, an welchen diese besonderen Färbungen erzielt waren, durch Alaunbehandlung die feinsten Lücken mit Gas gefüllt werden, so treten die Gitterfiguren zum großen Teil in engster räumlicher Verbindung mit den Territorien der verschiedenen Formen auf; nach Schwund der Gasfüllung bleibt an ihrer Stelle die rote Färbung zurück. Also im Bereich der Territorien ist die Knochengrundsubstanz von Löchern, Kanälen und Spalten durchsetzt. Es sind demnach die regressiven Metamorphosen des Knochengewebes mit dem Auftreten von Gitterfiguren verbunden.

Früher konzentrierte sich bei der Erörterung der Frage, ob bei Rhachitis und Osteomalazie regressive Veränderungen am Skelet vorkommen, das Interesse auf die Halisterese; die weitere Stufe, das Abschmelzen des entkalkten Gewebes, wurde nur erschlossen, ließ sich aber nicht in seinen Entwicklungsphasen erkennen. v. Recklinghausens Untersuchungen haben ganz neue Bilder ans Licht gezogen, welche Degenerationsvorgänge an den Knochenzellen und der Knochengrundsubstanz, sowohl derjenigen, welche schon verkalkt, als derjenigen, welche noch unverkalkt war, darstellen und mit Einschmelzung derselben enden. Diese thryptischen Vorgänge finden sich sehr verbreitet in rhachitischen und osteomalazischen Knochen, während sie dem normalen Skelet fremd sind. Die Halisterese und die als ihr Ausdruck betrachteten Gitterfiguren haben dadurch an Bedeutung verloren. Die Gitterfiguren sind ein Zeichen der Einschmelzung vormals festen Gewebes, sagen aber nichts darüber aus, ob dasselbe vorher verkalkt war oder nicht, haben also mit dem Entkalkungsvorgang selbst nichts zu tun; wenn sie an Stellen vorkommen, wo der Knochen schon fertig gebildet war, muß eine Kalkberaubung vorhergegangen sein; aber ebenso kommen sie, freilich nur in starrer Umgebung, welche das Zusammenfallen der Spalten hindert, an Bezirken vor, welche neugebildetes osteoides Gewebe darstellen, das noch nicht zum Zustande der Verkalkung gelangt war. Thrypsis kommt an altem und jungem, verkalktem und unverkalktem Gewebe vor, Gitterfiguren treten dabei nur dort zutage, wo sich die Einschmelzung inmitten kalkhaltiger Umgebung abspielt. So erklärt v. Recklinghausen auch die Gitterfiguren im puerperalen Osteophyt des Schädels, welche Hanau und Bertschinger beschrieben haben. Thrypsis ist also der viel weitere Begriff, als Halisterese. Zu berücksichtigen ist nur, daß auch in neugebildetem Knochengewebe, verkalktem und unverkalktem, Lücken stehen bleiben können, welche bei Gasfüllung ähnliche Figuren liefern; sie kommen auch außerhalb der rhachitischen Erkrankung vor und sind in der Hauptsache zu weite Knochenhöhlen und Ausläufer derselben; in ihrem Gebiet ergibt die Thioninmethode keine rote Färbung. Dadurch wird der diagnostische Wert der Gitterfiguren weiter abgeschwächt. Die „interlamellären Territorien", welche mit der körnig-krümeligen Zone zusammenfallen, sind demnach nach v. RECKLINGHAUSEN ebenfalls ein Beweis dafür, daß an dieser Grenzschicht zwischen kalkhaltigem und kalklosem Knochengewebe regressive Metamorphosen vor sich gehen, und das körnige Aussehen beruht auf der Durchsetzung des Gewebes mit Spalten. Indessen erkennt v. RECKLINGHAUSEN an, daß das gleiche Aussehen bei der gewöhnlichen Färbung auch durch die ungleichmäßige Verkalkung im Sinne POMMERs zustande kommen kann, ohne daß dabei Spalten vorhanden sind, daß also diese Grenzzone eine zweifache Genese hat.

Sucht man danach, wie die Stellen, welche nach v. RECKLINGHAUSENs Thioninmethode so scharf in die Erscheinung treten, sich an Schnitten ausnehmen, welche in gewöhnlicher Weise, z. B. mit Hämatoxylin-Eosin gefärbt sind, so stößt man auf Bilder, welche zum Teil im Laufe der Jahre der Diskussion bezüglich ihrer Entstehung unterworfen worden sind: Die „körnig-krümelige Zone" POMMERs wurde schon erwähnt; Kanäle im fertigen Knochen, welche aus einer Erweiterung der Knochenhöhlen und ihrer Ausläufer hervorgehen, sind früher von SOLOWEITSCHICK bei syphilitischer Ostitis und von LOSSEN im rückgängigen Kallus beschrieben worden; sie können, soweit es sich nicht um weitgebliebene Zellräume im neugebildeten Knochen handelt, als Reihen von Zellterritorien ihre Erklärung finden; auch umschriebene Bezirke, in welchen die Knochenhöhlen keine färbbaren Zellen enthalten, wie man sie in rhachitischen Präparaten nicht selten trifft, können so gedeutet werden. Für die Deutung der kalkfreien Umgebung echter VOLKMANNscher Kanäle ist die RECKLINGHAUSEN sche Methode entscheidend insofern als sie zeigt, daß an dem kalklosen Abschnitte der durchbohrenden Lamellen auch eine Schmelzung des organischen Materials im Gange ist; v. RECKLINGHAUSEN hat den Vorgang mit einer Drainage des Knochengewebes durch die neueinwachsenden Gefäße, eine Abfuhr des erweichenden Materials durch dieselben unter Hinterlassung von Spalträumen verglichen.

Die mikroskopischen Bilder der Thrypsis in ihren verschiedenen Entwicklungsstadien läßt den Gedanken nicht aufkommen, daß ihnen Vorgänge des Aufbaues zugrunde liegen; in der Gewißheit, daß sie Auflösung bedeuten, wird man dadurch bestärkt, daß sie ihre höchste Reichlichkeit und Ausbildung an solchen Stellen eines Knochens zeigen, an welchen derselbe deutlich im Abbau begriffen ist, d. h. in der porösen innersten Schicht der Rinde, welche bei der Erweiterung der Markhöhle dem Untergang verfallen ist, an den siebförmig durchbrochenen Knochenplättchen — von v. RECKLINGHAUSEN als Araneosa (= spinnwebenartig) bezeichnet —, an lose eingelagerten Bälkchen im Markzylinder, welche Reste dieser Schicht oder der metaphysären Spongiosa darstellen, bei der porotischen Form der Rhachitis an den verdünnten Knochenwänden zwischen den erweiterten HAVERSschen Kanälen usw., daß sie dagegen immer an sicher neugebildetem Osteoid fehlen.

Das Ergebnis der mikroskopischen Untersuchung, namentlich derjenigen von v. RECKLINGHAUSEN, ist das, daß bei der Rhachitis die kalklose Substanz tatsächlich nicht einheitlich ist, sondern zum Teil ein Osteoid im Sinne VIRCHOWs, d. h. neugebildet, der normalen Grundsubstanz des Knochens gleich und jederzeit fähig, Kalksalze aufzunehmen und zu normalem Knochengewebe zu werden, zum anderen Teil aus verkalktem Gewebe durch Halisterese hervorgegangen und im Einschmelzen begriffen, und zum weiteren Teil wohl neugebildet aber vor der Fertigstellung wieder der Rückbildung verfallen; ferner, daß diese

Auflösung kalkhaltigen und kalklosen Knochengewebes bei Rhachitis häufig und in großem Umfange vor sich geht. Die Störung des endostalen Wachstums bei Rhachitis wird also nicht erschöpfend charakterisiert, wenn man sagt, daß das physiologischerweise während der Erkrankung neugebildete Gewebe keinen Kalk aufnimmt und die daraus hervorgehende Widerstandsabnahme des Skelets die mechanischen Einflüsse durch eine verstärkte Anbildung von Gewebe in Markhöhle und Spongiosaräumen analog dem Übermaß der periostalen Neubildung beantworten läßt, sondern, mindestens in schweren Fällen der Krankheit, ist das Gewebe krank, sowohl das schon vor derselben bestehende, als das neuentstandene. Damit scheint eine Erörterung zum Abschluß gebracht zu sein, welche viele Jahre hindurch geführt worden ist: Volkmann (1, S. 338) hat zuerst eine Erkrankung des Knochengewebes als Ursache der mangelhaften Kalkaufnahme angeführt und auch Schütz verlegt auf Grund seiner Untersuchungen an rhachitischen Hunden das Primäre in eine Veränderung der verknöchernden Gewebe. Pommer verwarf diese Ansicht unter Hinweis auf das mikroskopische Aussehen, welches keine Abweichung vom Gesunden erkennen lasse, und darauf, daß rhachitische Auflagerungen oft einen gewissen Grad der Verkalkung darbieten. Auch das ist dagegen angeführt worden, daß bei Heilung oder Remission der Krankheit die Kalkablagerungen rasch erfolgen. v. Recklinghausen hat morphologische Veränderungen des Gewebes aufgezeigt; immerhin ist damit nicht gesagt, daß diese sichtbaren pathologischen Zustände die einzigen sind, welche die Fixierung des Kalkes verhindern. Wir kennen heute an vielen Beispielen die trophischen Einflüsse innersekretorischer Drüsen auf die verschiedenen Gewebe, welche deren Stoffwechsel und Funktion stören, ohne daß dies in der Struktur einen Ausdruck finden muß. Wir dürfen es für möglich halten, daß, wenn die Einwirkung der Schädlichkeit aufhört, diese Störung des Gewebes rasch zur Norm zurückkehrt. Ich teile vollkommen Stoeltzners Meinung, daß das osteoide Gewebe nach seiner Bildung eine gewisse Umwandlung erfahren muß, um zur Aufnahme von Kalksalzen fähig zu werden; Lichtwitz (2, S. 311) hat die Ansicht ausgesprochen, daß diese Ausreifung in einer Zustandsänderung der Kolloide besteht, welche einen geringeren Kolloidschutz zur Folge hat. Jedenfalls läßt nach unseren heutigen Erfahrungen die Tatsache, daß das mikroskopische Bild der kalklosen Knochensubstanz an vielen Stellen auch mit der Methode v. Recklinghausens keine Abweichungen erkennen läßt, nicht den Schluß zu, daß sie auch zur Kalkaufnahme fähig sein müsse.

1) Das Verhalten des Knochenmarks bei der Rhachitis.

Es wurde früher erwähnt, daß das Mark der Röhrenknochen und der spongiösen Teile häufig stark rot gefärbt ist, daß aber meines Erachtens eine pathologische Hyperämie, welche Kassowitz zur Grundlage seiner ganzen Theorie der rhachitischen Erkrankung machte, nicht immer nachweisbar ist, weil in dem Alter, in welchem die betreffenden Kinder stehen, an sich ein großer Blutreichtum des Markes die Regel ist.

An Stelle der unbestimmten Angaben in früheren Arbeiten über die Beschaffenheit des Knochenmarks bei der Rhachitis läßt sich jetzt ein ziemlich klares Bild geben: Das blutbildende Markparenchym ist nur insofern beteiligt, als es an solchen Stellen, wo in der vorher geschilderten Weise die Markhöhle durch neugebildete spongiöse Knochensubstanz mehr oder weniger stark vermauert wird und die alten Spongiosaräume verengt werden, eine entsprechende Einengung erfährt. Diese in den Diaphysen neugebildeten weichen Knochenmassen besitzen ebenso wie die periostalen Auflagerungen zunächst durchweg faserigen Inhalt in ihren Maschenräumen, weil sie aus gewuchertem Endost

resp. Periost hervorgehen, das Mark ist der nicht in osteoides Gewebe umgewandelte Rest dieses gewucherten Bindegewebes, und von ihm erfolgt nun
an der Oberfläche der jungen kalklosen Knochenbälkchen Apposition und Resorption. Das Mark der rhachitischen Zone unter den Epiphysenknorpeln ist
ebenfalls faserig. Man darf bei ihm aber nicht an eine Umwandlung ursprünglichen Zellmarks denken, es ist nie zellig gewesen und stammt nicht von dem
Zellmark der Markhöhle des Schaftes ab, sondern ist nur gewuchertes Knorpelmark. Wenn in dieser Schicht richtiges blutbildendes Knochenmarksparenchym
gefunden wird, so ist dies erst nachträglich hineingewachsen. Dies geschieht
ganz gewöhnlich bei Heilung zugleich mit dem Umbau der Zone zu brauchbarer
Spongiosa, zuweilen auch schon vorher.

KASSOWITZ bringt die vermehrte Bildung perforierender Kanäle, welche,
wie oben erwähnt, häufig vorkommt, in Zusammenhang mit der allgemeinen
Hyperämie des Marks, sieht sie als eine Teilerscheinung derselben und als Zeichen
einer aktiven Wucherung des Knochenmarks an. Diese Deutung scheint mir
nicht annehmbar; die Wucherung neuer Blutgefäße ist doch nur eines der Mittel,
durch welche das dem Abbau verfallene Knochengewebe zerstört wird.

m) Formen der Rhachitis.

Die beiden Anteile, endochondrale und endostale-periostale Störung,
gehen nicht immer in gleicher Weise, in gleicher Stärke nebeneinander her
und schon dadurch gewinnt die Krankheit in verschiedenen Fällen ein recht
ungleiches Aussehen. Zunächst treten die endochondralen Störungen mit zunehmendem Alter mehr in den Hintergrund und die Symptome von seiten der
erweichenden Knochensubstanz beherrschen das Bild, in Fällen von Rhachitis
tarda adolescentium kann die Veränderung der Knorpel so geringfügig sein, daß
sie erst durch genauere anatomische oder Röntgen-Untersuchung zum Vorschein
kommt, und an manchen Intermediärknorpeln kann sie überhaupt fehlen. Wie
bei Rhachitis tarda besprochen werden soll, beruht dies darauf, daß der Grad
der rhachitischen Wachstumsstörung in Abhängigkeit von der physiologischen
Wachstumsneigung eines jeden Skeletabschnittes steht; beim Nachlassen der
gesamten Wachstumsgeschwindigkeit des Individuums bleibt sie überall geringer und am geringsten an denjenigen Knorpeln, an welchen das Längenwachstum dem Erlöschen nahe ist. Also in dieser Beziehung ist die Besonderheit der Form der Rhachitis an das Lebensalter gebunden. Aber das ist nicht
das einzige bestimmende Moment; auch in einem Alter, wo gewöhnlich die
endochondrale Störung noch stark ausgebildet ist, sogar bei Kranken der ersten
Lebensjahre, kann sie gering sein, so gering, daß die schwere Verunstaltung der
Röhrenknochen durch Verbiegungen und Frakturen und die Krümmung der
Wirbelsäule allein ins Auge fallen und das Krankheitsbild demjenigen der Osteomalazie Erwachsener sehr ähnlich machen. Ein Kind dieser Art aus dem ersten
Lebensjahr hat HERMANN beschrieben und mir sind aus eigener Beobachtung
Fälle gleicher Art hinreichend bekannt. Sie gehören zu der „malazischen Form"
der Rhachitis.

Viel umstritten ist die „infantile Osteomalazie" von v. RECKLINGHAUSEN (1)
und REHN, bei welcher ebenfalls die Verbiegungen des ursprünglich festen
Knochens ganz im Vordergrund des Krankheitsbildes standen und die Veränderungen des Knorpels klinisch ganz fehlten und nach v. RECKLINGHAUSENS
Untersuchung auch anatomisch vermißt wurden. Zu der Zeit, wo die Meinung
vorherrschte, daß die zur Erweichung führenden Vorgänge verschiedener Art
seien, nämlich bei Rhachitis in kalkloser Apposition, bei Osteomalazie in Entkalkung alter Tela ossea bestünden, war der Kernpunkt des Streites über die

infantile Osteomalazie der, ob im kindlichen Alter eine der Rhachitis ähnliche, aber auf anderen Vorgängen beruhende Krankheit vorkommen könne. Je mehr die Erkenntnis Boden gewonnen hat, daß bei Rhachitis und Osteomalazie der Erwachsenen die kalklose Substanz auf dieselbe Weise zustande kommt, und festgestellt wurde, daß die in Rehns Fällen vorliegenden Verhältnisse an der Knochensubstanz denjenigen bei schwerer Rhachitis mit Knorpelveränderungen gleichen, und nur die Ansichten darüber noch geteilt blieben, welcher Anteil bei beiden Krankheiten der Halisterese zukommt, hat sich die Fragestellung dahin verschoben, ob auch im kindlichen Alter diese Erkrankung der Tela ossea mit ihren Folgen vorkommen kann, während die Veränderung der Wachstumsknorpel fehlt. Wenn dies anerkannt wird, bleibt es nur ein Streit um Worte, ob diese Erkrankung als Rhachitis ohne Knorpelveränderung, oder als Osteomalazie bezeichnet werden soll. v. Recklinghausen hatte früher nur gewisse Formen der Rhachitis der Osteomalazie der Erwachsenen gleichgestellt und sie in einen Gegensatz zur gewöhnlichen Rhachitis gestellt; in seinem letzten Werk (S. 343 und 354) hat er Rhachitis und Osteomalazie als einen großen Krankheitskomplex hingestellt, dessen gemeinsames wichtigstes Merkmal die Erweichung nicht verkalkter und schon verkalkter Knochensubstanz durch „Thrypsis" ist; das Vorhandensein oder Fehlen der endochondralen Störung hat für ihn nur Bedeutung im Hinblick auf die Klassifikation. Von dem durch Pommer inaugurierten Standpunkt, daß das Ausbleiben der Kalkablagerung der Ausgangspunkt aller strukturellen Veränderungen ist, welche die Rhachitis charakterisieren, aus betrachtet, ist es kaum verständlich, daß der Knorpel bei der Rhachitis verschont bleiben kann. Wenn man indessen das Hauptgewicht auf die Erkrankung der dem Wachstum dienenden Gewebe legt und in dem Kalkmangel derselben die Folge und den Ausdruck ihrer Erkrankung sieht, würde man von vornherein keine Bedenken tragen, eine solche Rhachitis ohne Knorpelveränderung, also eine „infantile Osteomalazie" anzuerkennen. Sicherlich sind solche Fälle in den ersten Kinderjahren selten, aber ihr Vorkommen ist im Hinblick auf die anatomischen Beobachtungen v. Recklinghausens nicht zu bezweifeln.

Aus dem gesamten Material ergibt sich meines Erachtens folgende Vorstellung: Bei Rhachitis sind in der Regel die Veränderungen der Wachstumsknorpel neben denjenigen des Knochengewebes vorhanden; in Spätfällen, die dem zweiten Lebensjahrzehnt angehören, treten sie nach Ausdehnung und Stärke häufig sehr in den Hintergrund, selten bleiben sie schon in den ersten Kinderjahren hinter den endostalen-periostalen Veränderungen so zurück, daß sie zu Lebzeiten gar nicht in die Erscheinung treten und nur bei der anatomischen Untersuchung festgestellt werden können, so daß solche Fälle klinisch als infantile Osteomalazie erscheinen, anatomisch dagegen sich als Rhachitis erweisen; und noch seltener werden sie auch bei der anatomischen Untersuchung vermißt (reine „infantile Osteomalazie"). Das gewöhnliche Verhältnis zwischen beiden Teilgliedern der Rhachitis kann sich ferner dadurch verschieben, daß die zur Erweichung der Tela ossea führenden Vorgänge ungewöhnlich stark entwickelt sind („malazische Form der Rhachitis"), und zwar kommt dies sowohl in den eben charakterisierten Fällen vor, wo die endochondralen Prozesse sehr gering sind, als in solchen, wo sie sich nicht von dem durchschnittlichen Entwicklungsgrad unterscheiden.

Abgesehen von diesem wechselnden Verhältnis zwischen den beiden Hauptgliedern des rhachitischen Prozesses wechselt das Verhalten der Knochensubstanz, wenn man viele Fälle untersucht, außerordentlich; die Einzelvorgänge an derselben, Erweichung, Porosierung, Neubildung sind absolut und relativ zueinander einem Wechsel unterworfen und die Krankheit erhält dadurch direkt ein ganz verschiedenes Gepräge, welches das Recht gibt, qualitativ verschiedene Formen aufzustellen: Der bei der Sektion am häufigsten gefundene Zustand, in dem die Rinde hart und weiß ist und nur mikroskopisch die osteoiden Säume in den Binnenräumen und an den Auflagerungen der Oberfläche erkennen läßt, stellt keine eigene Form dar, sondern ist ein Anfangsstadium, aus welchem sich, falls nicht Heilung oder Tod eintritt, die Krankheit weiterentwickelt. Diese fortschreitende Entwicklung geschieht nicht immer in derselben Richtung, sondern in verschiedener Weise; es können daraus zwei Formen entstehen, welche man mit v. RECKLINGHAUSEN als porotische und hyperplastische bezeichnen kann. Wie stark die Gegensätze sind, welche dabei zutage treten, läßt die Abb. 2 erkennen. Soweit nicht örtliche Einwirkungen das Bild beeinflussen, z. B. durch Kallusbildung an Frakturstellen, ist der betreffende Zustand jedesmal über das ganze Skelet der gleiche.

n) Die porotische Rhachitis.
(Porotische Malazie v. RECKLINGHAUSENs.) (Abb. 2 b.)

Sie darf als die häufigere der beiden Formen angesehen werden. Die Markhöhle der Röhrenknochen ist weit, ihre Rinde dünn, porös und biegsam, obwohl gewöhnlich dabei elastisch, die Spongiosa der Metaphysen locker gebaut, hauptsächlich aus gröberen Streben zusammengesetzt; die Knochenneubildung an der Oberfläche und in der Markhöhle hält sich in bescheidenen Grenzen, so daß sie keinen wesentlichen Einfluß auf die Gestalt des Knochens gewinnt; nur an Stellen von Frakturen und Infraktionen tritt sie deutlich hervor. Die höchsten Grade dieser porotischen Form werden in den chronischen Fällen, also bei verschleppter Rhachitis tarda gefunden (s. unten), wo die Knochenbrüchigkeit derjenigen der Osteogenesis imperfecta nicht nachsteht; ich (1) habe schon früher darauf hingewiesen, daß der Osteopsathyrose ebensowohl eine Osteogenesis imperfecta als eine Osteomalazie (und zwar infantile) zugrunde liegen kann. Das, was GUÉRIN als Consomption rachitique bezeichnet hat, deckt sich ohne Zweifel mit dieser ausgeprägten porotischen Rhachitis. Aber auch schon im früheren Alter kann die Krankheit die auffällige Neigung zur Atrophie erkennen lassen.

Wir besitzen unbedingt keinen Maßstab dafür, und es ist nicht leicht, sich eine Vorstellung darüber zu bilden, wie stark die physiologische Resorption des wachsenden Knochens ist, welche im Wechselspiel mit dem Anbau vor sich geht, um dem Knochen seine schon erworbene zweckmäßige Architektur zu erhalten, während er sich nach allen Richtungen vergrößert; d. h. man kann nicht berechnen, welche Wirkung sie haben würde, und wie schnell sie den Knochen aufzehren würde, wenn ihr kein Anbau gegenüber stünde. Aus diesem Grunde sind die Meinungen darüber geteilt, ob in den Fällen von Rhachitis, in denen die alte Diaphyse eines Röhrenknochens fast ganz verschwunden ist, die Ursache nur in einer Störung des Anbaus bei physiologischem Resorptionsmaß zu suchen ist, oder in verstärkter Resorption.

Bezüglich der feineren Vorgänge herrscht in dem Punkte allgemeine Übereinstimmung, daß die Zahl der Osteoklasten und HOWSHIPschen Lakunen sehr gering und die Schicht der osteoiden Substanz, welche die kalkhaltigen Bälkchen und Lamellen überzieht, auffallend dünn ist und dort, wo sie selbst aus mehreren Lagen besteht, die Lamellenlinien oft dicht aufeinander liegen. POMMER hat von der großen Übereinstimmung, welche dieser Bau mit demjenigen des einfach atrophischen Knochengewebes (z. B. bei seniler Osteoporose) besitzt, die Erklärung abgeleitet, daß nicht ein verstärkter Abbau, sondern nur eine Verringerung der Apposition infolge mangelhafter äußerer Reize zugrunde

liegt. Auffallend ist mir indessen, daß man in solchen Fällen von porotischer
Rhachitis sehr zahlreiche perforierende Kanäle findet, viel mehr, als es normal
der Fall ist; zuweilen sind die langen Lamellensysteme der Rinde dadurch
direkt in Bruchstücke zerlegt und um diese Kanäle herum osteoide Substanz
vorhanden. v. Recklinghausen schreibt dem vermehrten Abbau die Hauptbedeutung für das Zustandekommen der Porose zu. Er fand alle Zeichen der
thryptischen Schmelzung in den kalklosen Schichten der Rinde und der Spongiosa
und an Stellen stärkster Atrophie gefensterte Araneosaplatten und Reste von
solchen.

Als eine Unterabteilung dieser Form der Rhachitis stellt v. Recklinghausen
die „porotisch-hypoplastische" auf, bei welcher neben der ausgesprochenen
Porosität noch eine relative Kürze und Schmalheit der Knochen als Ausdruck
allgemein verringerten Knochenwachstums vorhanden ist.

Wenn man die Lebensgeschichte der Kranken mit porotischer Rhachitis genauer verfolgt, so findet man, daß sie ihre Gliedmaßen wenig gebraucht haben,
lange Zeit hindurch bettlägerig gewesen sind, oder im Stuhl gesessen haben;
v. Recklinghausen war in mehreren der von ihm untersuchten Fälle in der
Lage, dies nachzuweisen, auch die älteren und neueren Beobachtungen von
Rhachitis tarda sprechen dafür. Zuweilen fand v. Recklinghausen bei porotischer Rhachitis der unteren Extremitäten in den Knochen der oberen stärkere
Knochenbildung, welche an die hyperplastische Form erinnerte, und erklärt
dies daraus, daß der Nichtgebrauch der Beine eine stärkere Inanspruchnahme
der Arme nach sich gezogen habe.

o) Die hyperplastische Form (Abb. 2a).

Dieselbe unterscheidet sich von dem gewöhnlichen Bild dadurch, daß das
Osteoid nach Sitz und Menge sich nicht nur so entwickelt, wie es gleichsam
einer inneren Notwendigkeit entspricht, sondern in viel größerem Umfange.
Es ist: 1. das subperiostale Osteophyt besonders dick und ausgedehnt und der
Knochen wird dick und plump, 2. in der Markhöhle der langen Röhrenknochen
das früher beschriebene innere Osteophyt ungewöhnlich reichlich und zuweilen
der Markzylinder auf einen schmalen Faden verringert und die Enden der Markhöhlen sind durch sehr dichte feinporöse kalklose Spongiosa verlegt, welche
sich an die der rhachitischen Zone angehörende (v. Recklinghausens Chondrosteoid) unmittelbar anschließt, und 3. ist auch in den rein spongiösen Knochen,
z. B. den Wirbelkörpern und Rippen die Spongiosa dichter geworden. Die
alte Knochenrinde kann durch diese kalklose Neubildung wie ein Gerüst von
innen und außen ganz überkleidet und oft darunter derart rarefiziert sein, daß
sie auf dem Durchschnitt nur noch andeutungsweise zu verfolgen ist, zuweilen
überhaupt nur mikroskopisch nachgewiesen werden kann. Auch in der scheinbar
willkürlichen Ausbreitung liegt Gesetz und v. Recklinghausen hat darin
sich wiederholende Strukturen gefunden und in Zusammenhang mit der Lebensweise der betreffenden Kinder gebracht: Der Typus der hyperplastischen Form
findet sich noch nicht im ersten Lebensjahr, sondern nur bei Kindern, die im
3.—5. oder 6. Lebensjahr stehen und dementsprechend schon von ihren Gliedmaßen stärkeren Gebrauch gemacht haben. Die kalklose Knochensubstanz
hat den Charakter des „Sklerosteoids", d. h. es ist derb und wenig porös und
mikroskopisch in der Hauptsache lamellär gebaut, und dieses bildet einerseits
dicke subperiostale Schichten, unter denen oft Infraktionen und Frakturen liegen,
die sich aber weit über die Stellen dieser Schädigungen hinauserstrecken und
darin den gewöhnlichen Aufwand von Kallussubstanz erheblich überschreiten,
andererseits ebensolche Auflagerung auf der Innenfläche der Rinde, welche

die Markhöhle einengen, und ferner als sehr charakteristische Bauform knorrige osteoide Pfeiler, welche von der Metaphyse aus in die Markhöhle hineinragen und offenkundig in ihrem Verlauf und ihrer Anordnung den mechanischen Spannungen in den betreffenden Knochen angepaßt sind.

Von dieser Form trennt v. RECKLINGHAUSEN als eine Unterform die „plegmatoplastische" oder „geflechtbildende" Malazie ab, bei der das im Übermaß vorhandene Osteoid aus Bälkchen besteht, die im groben netzförmig verflochten sind, und mikroskopisch den geflechtartigen Typus der Knochensubstanz erkennen läßt und weniger unter dem Periost liegt, als die Diaphysenenden der Markhöhle vermauert, die ferner bei jüngeren Kindern auftritt, als die eigentliche hyperplastische Form; v. RECKLINGHAUSEN sucht die Erklärung für sie mehr in einem verzögerten Abbau des subchondralen Osteoids.

So würde das Maß des Gebrauchs des kranken Skelets nach der einen oder anderen Seite hin bestimmen, welche Form die Rhachitis annimmt. Dies steht im Einklang mit der früher besprochenen Vorstellung, daß die Bildung der kalklosen Substanz eine Folge der durch die Kalkabnahme bedingten Widerstandsabnahme ist, und zwar die subperiostal gelegene die Reaktion auf den Zug der Muskeln, Sehnen und Faszien und auf Biegungen, die in der Markhöhle entstandene die Reaktion auf Biegungen, die subchondrale auf scherende Bewegungen, welche die Epiphysen abzuknicken drohen. Nach ERDHEIM (2, S. 254) regelt die Verkalkung die Knochenapposition und letztere hört auf, sobald die Kalkablagerung dem Knochengewebe die nötige Festigkeit gibt; so fand er bei seinen Versuchstieren nach Frakturen an rhachitischen Rippen auch eine viel höhere Dichtigkeit des Kallusgewebes als sonst.

Ohne Zweifel finden die Unterschiede in der Bildung osteoiden Gewebes und der Rarefizierung der alten Substanz ihre Erklärung zu einem großen Teil in der gradweise verschiedenen formbildenden Wirkung der mechanischen Einflüsse. Aber dabei bleibt die Frage offen, ob nicht neben diesen noch andere Momente mitbestimmend sind: Auch das Übermaß der kalklosen Substanz wechselt bei der hypertrophischen Form, so daß offenbar in den Fällen höheren Grades eine erhöhte Reizbarkeit angenommen werden muß. Ein weiterer Gedanke wird durch die Ergebnisse der experimentellen Rhachitisforschung nahegelegt: unabhängig von der Dauer wird nach den Angaben der amerikanischen und englischen Forscher durch gewisse Änderung der Ernährung regelmäßig Rhachitis mit Osteoporose, durch andere reine Osteoporose, durch wieder andere gewöhnliche Rhachitis ohne auffallende Osteoporose erzielt. Auch in den Untersuchungen, die Dr. LOBECK bei mir ausgeführt hat, haben sich diese Variationen ergeben. Dies würde bedeuten, daß von vornherein durch die Art der Nahrung, welche die Rhachitis hervorruft, schon mit einiger Sicherheit bestimmt ist, welche Form derselben zur Entwicklung kommt. Reine Kalkentziehung führt, wie schon aus früheren Untersuchungen bekannt ist, nicht zu Rhachitis, sondern zu Osteoporose; es müssen andere Schädlichkeiten hinzutreten, um erstere zur Ausbildung zu bringen, und diese sind, soweit die Versuche bisher schließen lassen, mannigfaltiger Art. MELLANBY (2) fand in seinen Versuchen, daß bei der Variierung der Nahrung Epiphysen- und Perioststörung nicht immer Hand in Hand gehen und daß z. B. Zusatz von Muskeleiweiß zur Rhachitis erzeugenden Leinölkost die Vorgänge an den Epiphysen günstig beeinflußt, nicht aber diejenigen der periostalen Knochenbildung. Ferner sah er, daß sauer reagierendes Kaseinogen, welches zur Rhachitis erzeugenden Kost gesetzt wurde, im Gegensatz zu gewöhnlichem Kasein zugleich Osteoporose herbeiführte. So ist der Gedanke zulässig, daß auch bei Menschen durch den Komplex von Faktoren, welche die Rhachitis hervorrufen, in einzelnen Fällen bereits die Form der Krankheit vorausbestimmt ist.

p) Die rhachitischen Difformitäten.

Die Formveränderungen des rhachitischen Skelets beruhen zum Teil auf der Wachstumsstörung als solcher. Ritter v. Rittershain hat als Erster die Ansicht vertreten, daß während des Bestehens der Krankheit das Wachstum wenigstens zeitweise aufhört. Wie oben ausgeführt wurde, geht aus dem anatomischen Verhalten der Verknöcherungszone an endochondral wachsenden Knochen hervor, daß trotz der Verbreiterung der Knorpelwucherungsschicht die normalen Ossifikationsvorgänge ruhen oder wenigstens gehemmt sind. Bei der Besprechung der Difformitäten der Röhrenknochen werde ich Zahlen anführen, aus denen hervorgeht, daß das Femur von florid rhachitischen Kindern hinter demjenigen gesunder gleichalteriger Kinder an Länge zurücksteht; am Becken ist dies, wie unten ausgeführt werden wird, ebenfalls erwiesen worden. Da während der Zeit, in welcher die Rhachitis sich abspielt, die verschiedenen Skeletabschnitte in verschiedenem Grade wachsen sollten, wird der Wachstumsstillstand die Folge haben, daß die Proportionen des ganzen Skelets und seiner einzelnen Teile verschoben werden, was ebenfalls am Becken sehr deutlich in die Erscheinung tritt und auch bei dem nach der Rhachitis wiedereinsetzenden Wachstum nachwirkt.

Des weiteren geben die Erweichungsvorgänge im Knochen, sowohl die der Knochensubstanz als die der verbreiterten Knorpelzone, die Grundlage ab, auf welcher durch die mechanischen Einflüsse Difformitäten (Verbiegungen, Abplattungen usw.) hervorgerufen werden.

Zu der Zeit, in welcher Elsässers Monographie über die Kraniotabes erschien, schloß man aus der Verteilung der Difformitäten auf den Sitz und die Ausbreitung der Rhachitis und sprach von einer „Wanderung", wenn nacheinander verschiedene Knochen sich verkrümmten. Jetzt steht es fest, daß die Rhachitis, und zwar sowohl die infantile als die Spätform, eine Systemerkrankung des ganzen Skelets ist und die Difformitäten sich an denjenigen Teilen einstellen, welche den mechanischen Einflüssen besonders ausgesetzt sind, und so erklärt es sich, daß die Formveränderungen bei solchen Individuen, bei welchen die Erkrankung erst in der späteren Wachstumszeit auftritt, andere sind, als bei Kindern, welche bei ihrem Einsetzen noch nicht laufen konnten, und daß die Beschäftigung bei älteren Erkrankten von Einfluß darauf ist. Schon älteren Untersuchern war diese Tatsache an sich bekannt, wenn sie sie auch nicht zu deuten vermochten: Rufz hat bereits bemerkt, daß bei den jüngeren Kindern meist Rippen und obere Extremitäten, bei 3—5jährigen Becken und Beine difform sind, noch weit später die Wirbelsäule. Elsässer machte die Beobachtung, daß die Kraniotabes bei rhachitischen Kindern im Säuglingsalter weit häufiger vorkommt, als bei älteren Kindern; dies trifft ohne Zweifel zu, hat aber den Grund, daß die Kraniotabes eine Folge der rhachitischen Veränderungen der Schädelknochen ist und durch das Liegen auf dem Hinterkopf herbeigeführt wird, während sie bei Kindern, welche den Kopf aufrecht halten oder ihre Lage wechseln, und schon ein dickeres Schädeldach besitzen, nicht zur Ausbildung gelangt. Ferner spielen Genu valgum und varum und Plattfuß bei den späteren Erkrankungsfällen eine größere Rolle, bei den früheren die Biegungen der Oberarme im oberen Abschnitt, welche durch Aufstützen beim Übergang von der liegenden zur sitzenden Haltung belastet werden, und die seitlichen Abflachungen des Brustkorbs durch Anpressen der Arme bei dem gleichen Akt. Die Neigung zu denjenigen Formveränderungen, welche von der Verbreiterung der Knorpelwucherungszone abhängen, ist ebenfalls bei der Rhachitis tarda geringer, als bei der gewöhnlichen Frühform, und tritt immer mehr zurück, je näher der Erkrankungszeitpunkt dem Abschluß der ganzen Wachstumsperiode liegt, weil das absolute Maß der Knorpelwucherung mit fortschreitendem Alter abnimmt.

q) Die Difformitäten der einzelnen Knochen.

Am Schädel tritt die endochondrale Wachstumsstörung der Basis nicht in die Erscheinung. Das Verhalten der spheno-okzipitalen Knorpelfuge hat keine spezielle Beachtung gefunden; ich habe sie einmal bei einem schwer rhachitischen Kind von $1^1/_2$ Jahren genauer untersucht und dieselben Verhältnisse, wie an den langsam wachsenden Epiphysenlinien gefunden, d. h. geringe Verbreiterung der Wucherungszone, noch bestehende Verkalkung der Knorpelgrundsubstanz, keine spongoide Schicht unter dem Knorpel.

Als Folge der endostalen Störung zeigt die Substanz der Schädelknochen im allgemeinen bei der Rhachitis dieselben Veränderungen, wie an anderen Teilen des Skelets, also osteoideSchichten an der äußeren und inneren Oberfläche und als Auskleidung der Binnenräume. Die Deckknochen des Schädelgewölbes bieten dabei manche Besonderheiten dar, welche eine eingehende Besprechung erfordern. Eine große Rolle spielen bei der Rhachitis die periostalen Auflagerungen. Dieselben bedecken oft große Teile der Außenfläche des Schädels; an der Innenfläche fehlen sie in dieser Form, obwohl mikroskopisch zuweilen auch feine Bälkchensysteme gefunden werden, welche das normale Maß überschreiten. An der Außenfläche entstehen so die schon früher erwähnten roten, weichen, eindrückbaren Schichten mit glatter, nur durch Gefäßlücken unterbrochener Oberfläche (Abb. 8, S. 33). Ihre Lieblingsstellen sind die Randteile der Scheitelbeine, des Stirnbeins und der Okzipitalschuppe entlang den Nähten, von wo sie sich

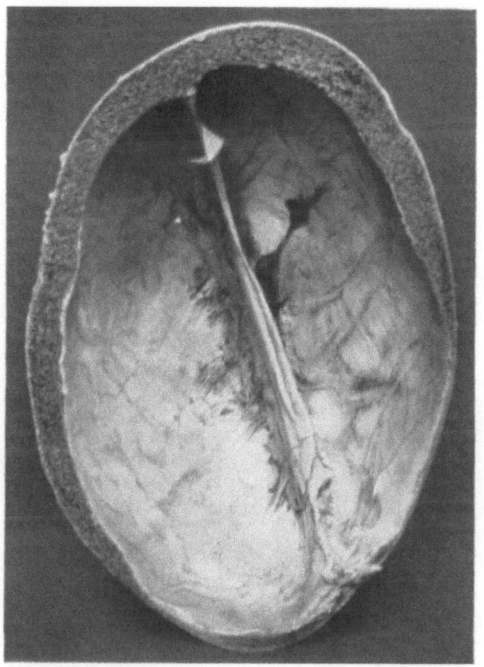

Abb. 15. Schädeldach bei schwerer florider Rhachitis. Starke Hyperostose der vorderen, kraniotabische Atrophie der hinteren Teile. Dazu starke Asymmetrie, schweres Geburtstrauma durch Zange hat stattgefunden). $1^1/_2$jähr. Kind, 16. 10. 1922.

in verschieden breiter Zone über die Fläche der genannten Knochen hinziehen; wie erwähnt, werden die Tubera parietalia und frontalia dabei in der Regel verschont und zuweilen ganz von der Auflagerung umschlossen und stellen Inseln mit harter, glatter Oberfläche inmitten derselben dar. Zuweilen ist der Saum der Auflagerung durch eine noch tiefer rote Farbe von der übrigen unterschieden und erscheint wie angesetzt; Virchow beschreibt sogar eine mehrfache parallele Streifung dieser Randpartien, in welcher die schichtenweise vor sich gehende Anlagerung in Form von „Erkrankungsringen" sich ausspricht. Am Hinterhaupt ist die Auflagerung nach meiner Erfahrung gewöhnlich weniger stark, als an den übrigen Teilen des Schädeldachs, und fehlt nicht selten, wenn sie an letzteren vorhanden ist. Wie an der Rinde der Diaphysen und den platten Knochen findet auch am Schädel unter diesem flachen Osteophyt ein Umbau statt, durch welchen die Rinde des alten Knochens spongiös und der Auflagerung gleich gemacht wird und die Grenze zwischen beiden verschwinden kann. Man kann alle Stadien dieser Zerstörung beobachten: Zuweilen zieht durch das rote schwammige Gewebe eine ununterbrochene oder durchlöcherte weiße harte, dünne Knochenlamelle, die verdünnte Tabula externa, unter welcher die Diploe mit erweiterten Markräumen folgt. Andere Male ist die Tabula externa vollständig verschwunden und die Diploe mit der Auflagerung ohne Grenze zusammengeflossen und als Abschluß der ganzen porösen Schicht gegen die Dura mater noch eine schmale weiße Lage als Rest der Tabula interna vorhanden, noch andere Male ist das Schädeldach in ganzer Dicke gleichmäßig porös. So entsteht die „rhachitische Hyperostose" des Schädels. An ein bestimmtes Lebensalter ist die rhachitische Hyperostose nicht gebunden, ich habe schon bei einem neunmonatigen Kind eine Dicke des Stirnbeins von 5 mm gesehen und bei einem $1\frac{1}{2}$jährigen rhachitischen Kind eine Hyperostose des Stirnbeins von 12 mm Dicke (Abb. 15); immerhin fallen die höheren Grade in der Regel erst auf das zweite und dritte Lebensjahr. Selten erstreckt sich dieser Zustand über das ganze Schädeldach, er bevorzugt das Stirnbein und, wenn zugleich der hintere Abschnitt durch Kraniotabes verdünnt ist, so kommt, wie in dem abgebildeten Schädel, zuweilen ein ganz auffallender Gegensatz zwischen dem Stirn- und dem Okzipitalabschnitt zustande.

Die Formveränderungen, welche der Schädel durch die Rhachitis erleidet, sind nur zum kleinen Teil durch funktionelle Belastung des erweichten Knochens bedingt, die Hauptursache liegt in dem von außen wirkenden mechanischen Druck auf den erweichten Hinterkopf des liegenden Kindes. Die erstgenannte Art ist vertreten durch die „Elevation der Schädelbasis", d. h. das Hervortreten des Klivus und zuweilen auch der übrigen Umgebung des Foramen magnum gegen das Schädelinnere; diese Difformität kommt dadurch zustande, daß neben dem auf der Wirbelsäule ruhenden Zentralteil die übrigen Abschnitte des erweichten Schädelgrundes nach abwärts sinken. Es kann sein, daß nur der Klivus, und zwar sein hinterer auf die Wirbelkörperreihe sich stützender Teil in die Schädelhöhle hineingetrieben wird; dadurch kommt eine Horizontalstellung der sonst abschüssigen Klivusfläche zustande, durch welche der Sattelwinkel mehr oder weniger vollkommen ausgeglichen wird. Dies ist die häufigste Erscheinung dieser Art. Andere Male hebt sich auch der auf dem Wirbelbogen des Atlas aufruhende Teil der Basis, also die seitliche und hintere Umgebung des Foramen magnum nach innen vor; vielleicht sind dazu besonders hohe Grade des Gehirngewichts erforderlich; v. Recklinghausen beschreibt diesen Zustand bei einer mit Hydrozephalus verbundenen Rhachitis, bei welcher die seitlichen Schädelgruben beträchtlich verbreitert und herabgesunken waren. Stärkere Grade der Elevation der Basis führen zur Abflachung der ganzen Schädelkapsel, zur Platyzephalie.

Die häufigste und auffälligste, wenn auch nicht konstante Difformität des rhachitischen Schädels ist die Veränderung des Hinterhaupts, welche zuerst von Elsässer im Jahre 1843 als „weicher Hinterkopf" oder „Kraniotabes" auf Grund sehr sorgfältiger Beobachtungen beschrieben worden ist. Der Name sagt aus, daß ein Schwund von Knochensubstanz vorhanden ist, so daß das Schädeldach, was beim normalen Kind nicht möglich ist, durch den Fingerdruck eingebogen werden kann und beim Liegen des Kindes auf der Bettunterlage der ganze hintere Teil der Schädelkapsel seine Wölbung verliert. Die Protuberantia occipitalis externa ist eingedrückt und dadurch der ganze Bogen, dessen vorragendsten Punkt sie bildet, abgeflacht; dadurch steigt die Unterschuppe des Hinterhauptbeins steiler empor, als beim normalen Kind, und die Oberschuppe, welche sonst schräg nach vorn geneigt ist, ist ebenfalls mehr gerade aufgerichtet und zugleich fallen die hinteren Abschnitte der Scheitelbeine gegen die vorderen steil ab. Charakteristisch für die Kraniotabes ist es, daß sie nie die Frontalebene, welche durch die Scheitelhöhe gelegt wird, nach vorn überschreitet, auch diese Ebene nur selten erreicht; jedenfalls ist die Veränderung am stärksten über dem hinteren Polabschnitt der Schädelkapsel und verliert sich nach vorn zu. VIRCHOW (S. 500) erwähnt allerdings, daß er einmal bei einem Kinderschädel auch in den Orbitaldächern membranös geschlossene Knochenlücken, wie sie der Kraniotabes zukommen, gefunden hat; indessen hat man seither kennen gelernt, daß unabhängig von Rhachitis Ossifikationsdefekte in den knöchernen Hüllen des Gehirns vorkommen können (s. unten), und es ist zu vermuten, daß der erwähnte Befund VIRCHOWs diesem zuzuzählen ist. Anatomisch betrachtet besteht die Veränderung der genannten Gegend in Verdünnung und Erweichung des Knochens auf größere Strecken und dem Auftreten von Impressionen an der Innenfläche, welche nicht selten den Knochen in ganzer Dicke durchdringen und Lücken herstellen, die durch bindegewebige Membranen verschlossen sind. Diese Gruben und Lücken entsprechen, wie schon ELSÄSSER und VIRCHOW erkannten, unzweifelhaft den Hirnwindungen, sind also übermäßig stark entwickelte Impressiones digitatae, kommen aber bei der Kraniotabes in einem Lebensalter vor, in welchem sie unter normalen Verhältnissen überhaupt noch fehlen, oder höchstens schwach angedeutet sind; beim gesunden Kind entwickeln sich deutliche Impressionen erst zu der Zeit, wo die Nähte vollkommen ausgebildet sind, d. h. im 2. und 3. Lebensjahre; die Kraniotabes aber wird häufig schon bald nach der Mitte des 1. Lebensjahres beobachtet und es ist schon von ELSÄSSER und später von klinischen Untersuchern mehrfach darauf hingewiesen worden, daß sie bei älteren Kindern seltener vorkommt. Die kraniotabischen Lücken liegen vorwiegend längs der Lambdanaht in Scheitel- und Hinterhauptsbein, häufig mit einer gewissen Symmetrie, und inmitten der Oberschuppe des letzteren und sind oval oder bohnenförmig gebogen, seltener rund. Von innen flacht sich der Knochen

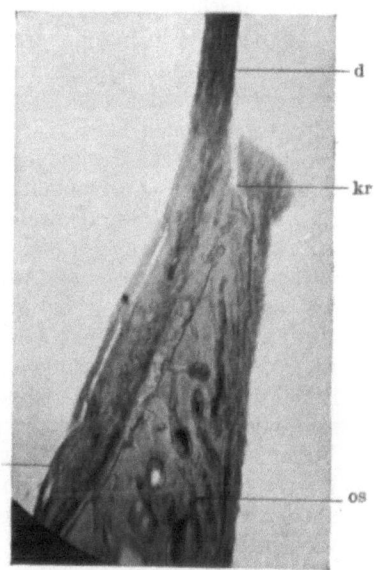

Abb. 16. Kraniotabische Knochenlücke im Durchschnitt. i Innenfläche der Dura mater; os Okzipitalschuppe; in den zugeschärften Rand (kr) auslaufend. Die Dura mater (d) als Verschluß der Knochenlücke. In der Substanz der Schuppe viel osteoide Säume. 14monat. Kind, 29. 11. 1922.

allmählich ab und endet mit zugeschärftem Rand; die Membran liegt gewöhnlich im Niveau der äußeren Schädeloberfläche, kann jedoch von außen etwas eingedellt sein; sie besteht aus Dura und äußerem Periost. Zuweilen kommen als Vorstufen der vollständigen Durchbrechung Gruben mit knöchernem Grund zur Beobachtung, der siebförmig durchbohrt ist. Wenn im Bereich der kraniotabischen Teile des Schädels periostales Osteophyt dem Knochen aufgelagert ist, ist dessen flach ausgebreitete Schicht an den Stellen der Lücken unterbrochen; indessen nimmt dasselbe nicht teil an der Bildung der seitlichen Wand der Grube, sondern diese wird allein vom alten Knochen gebildet; nur trifft man nicht selten mikroskopisch Ausläufer der osteoiden Auflagerung in der bindegewebigen Membran, welche den Grund verschließt.

Das mikroskopische Bild eines typischen grubigen Defektes zeigt, daß der alte Schädel mit seiner primären und sekundären Tela ossea und den tertiären HAVERSschen Systemen in schräger Linie unterbrochen ist und die unterbrochenen Knochenlagen an ihrer Resorptionsfläche von einem neuaufgelagerten osteoiden Saum bedeckt und durch denselben miteinander verbunden sind; dieser Saum ist aus Anlagerung seitens der tiefsten Schicht der Dura mater hervorgegangen, welche die Grube auskleidet. In der Membran, welche die Lücke deckt, sind Dura und Periost gewöhnlich durch eine schmale zellreiche Schicht voneinander getrennt, von der sich nicht entscheiden läßt, ob sie dem Kambium des Periosts oder der Dura mater entspricht, und in dieser finden sich zuweilen die oben erwähnten osteoiden Bälkchen eingelagert.

Die früheren Angaben über das Verhalten der Knochensubstanz zwischen den Lücken lauten etwas unbestimmt.

Elsässer (S. 36/37) spricht von Verdünnung und Weichheit, welche letztere es möglich macht, das Schädeldach mit der Schere zu durchtrennen; Virchow schildert die betreffenden Teile als allgemein verdünnt, besonders in den Randteilen der Knochen und als pergamentartig eindrückbar, führt dies aber auf das Entstehen feiner Infraktionen der Tela ossea zurück in Übereinstimmung mit seiner Vorstellung, daß der alte Knochen bei der Rhachitis nicht erweicht, sondern festbleibt.

Man muß voneinander trennen die Eindrückbarkeit, welche auf Verdünnung der an sich festen Knochensubstanz beruht, bei welcher die Eindrücke sich entweder vermöge der dem Gewebe innewohnenden Spannung wieder ausgleichen, oder Infraktionen hervorgerufen werden, und die von der Dicke unabhängige Weichheit, welche derjenigen einer feuchten Pappe vergleichbar ist und jeder inneren Spannung ermangelt. Letzterer Zustand beruht auf dem Vorhandensein reichlichen kalklosen Gewebes in der Knochensubstanz und kommt seltener an Schädelknochen vor, welche dünn und durchscheinend sind, als an solchen, welche eine rote periostale Auflagerung besitzen, weil unter letzterer der Umbau des alten Knochengewebes stärker ist und die festere Tela ossea in größerem Umfange zugrunde geht, als an auflagerungsfreien Stellen. Im allgemeinen ist, von den Auflagerungen abgesehen, die Menge des osteoiden Gewebes in den Knochen des Schädeldachs auch bei schweren Fällen von Rhachitis nicht sehr hochgradig; dies erklärt sich offenbar aus dem verhältnismäßig langsamen Verlauf des Umbaues ihres Gewebes; so bewahrt ihre Substanz lange Zeit noch ihre Härte. Die Lücken finden sich bei Rhachitis zuweilen im dünnen durchsichtigen, aber harten Knochen, andere Male im erweichten und durch Auflagerungen verdickten. Ihre Entstehung im Hinterhaupt rhachitischer Kinder ist zu Lebzeiten derselben leicht zu verfolgen und es kann keinem Zweifel unterliegen, daß sie durch Schwund vorher bestehenden festen Knochens bedingt sind, ebensowenig, daß sie an solchen Stellen der Schädelkapsel sich entwickeln, wo die Hirnwindungen bei der Rückenlage des Kindes auf dieselbe einen Druck ausüben. Strittig ist geblieben, ob die stärkere Wirkung dieses Drucks im Vergleich zum normalen Kind sich aus der rhachitisch-malazischen Beschaffenheit des Knochens erklärt, oder aus einer Volumenszunahme des Gehirns, oder aus beiden, und ob er aus einer verstärkten Resorption oder lediglich aus einer verringerten Apposition seitens des Periosts hervorgeht.

Virchow hat im Gegensatz zu Elsässer, welcher die Erklärung nur in der pathologischen Beschaffenheit des Knochens suchte, auch eine Steigerung des Gehirnvolumens durch Hyperämie und Ödem und zuweilen auch durch Hydrozephalus in Anschlag gebracht und die Wirkung auf den Knochen darin gesucht, daß die Apposition neuen Knochens an der Außenfläche, welche mit der Resorption von der Innenfläche her beim Wachstum des Schädels gleichen Schritt hält, nur kalkloses Gewebe liefert, das unter dem Druck des Gehirns leichter zerstört wird, als normales hartes; Rindfleisch (2) und namentlich Pommer erklären die Lückenbildung überhaupt lediglich durch Ausbleiben der äußeren Apposition ohne Steigerung der inneren Resorption.

Die Tatsachen sprechen weder vollkommen für Virchows noch für Rindfleischs und Pommers Ansicht, denn sie zeigen, daß an den Stellen, wo die Gyri der Schädelkapsel anliegen, eine verstärkte Resorption stattfindet. Nach der Zahl der Howshipschen Lakunen und Osteoklasten läßt sich dies nicht beurteilen, wohl aber nach der Gestaltung der Gruben als Ganzes: Die Anfänge der Lückenbildung spielen sich noch vollkommen in den vor der

Rhachitis bestehenden primären und sekundären Knochenlagen ab, ohne mit den äußeren Auflagerungen in Beziehung zu treten. Darin, daß im Bereich der Gruben eine 1—2 mm dicke Schicht des vor der Rhachitis schon gebildeten Knochens zerstört worden ist, während sie zwischen denselben noch steht, in diesem Vorauseilen der Resorption an gewissen Stellen liegt etwas durchaus Pathologisches, denn grubige Vertiefungen an der Innenfläche des Schädels sind, wie erwähnt, beim normalen Kind im ersten Lebensjahr überhaupt nicht oder nur andeutungsweise vorhanden. Zudem haben THOMAS (1, S. 82) Untersuchungen ergeben, daß beim Wachstum des Schädels nach der Geburt Resorption der Innenfläche überhaupt in viel geringerem Umfange stattfindet, als bis dahin angenommen wurde; sie kann nicht ausreichen, um diejenige Vergrößerung der Schädelhöhle herbeizuführen, welche tatsächlich stattfindet, sondern es muß dafür noch eine „Aufbiegung und Abflachung der Schädelknochen" angenommen werden, die THOMA auf ein interstitielles Wachstum zurückführt. Keinesfalls ist die normale Resorption so stark, daß sie in der Zeit von wenig Monaten innerhalb deren sich die rhachitischen Lücken im Hinterhaupt entwickeln, die ganze Dicke der Schädelknochen durchdringen würde und die Erklärung dieser Lücken lediglich aus einem Mangel an äußerer Apposition zuließe. In der Tat fehlt diese über den Stellen innerer Druckatrophie, auch dann, wenn verstärkte periostale Auflagerungen die übrige Oberfläche bedecken, aber ich habe niemals Bilder angetroffen, in welchen eine von innen nach außen sich vertiefende Grube nach Durchbrechung der alten Knochenwand auch auf die periostale Auflagerungsschicht übergegriffen und diese an der Bildung der Wand der Grube teilgenommen hätte. Ich kann also die Kraniotabes nur auf eine verstärkte Resorption des alten Knochens und eine verzögerte Apposition neuen Knochens zurückführen.

Der Einfluß des Liegens des Kindes auf dem Hinterkopf wird besonders deutlich in Fällen von Asymmetrie eines Schädels, wie er in Abb. 15 dargestellt ist; die Schiefheit hatte Anlaß gegeben, daß das Kind nicht, wie gewöhnlich in den ersten Monaten des Lebens auf dem Hinterhaupt, sondern mit nach rechts gedrehtem Kopf lag, und so reicht an der linken Hälfte die dünne Stelle mit Gruben viel weiter nach vorn als an der rechten.

Es gibt reine Entwicklungsstörungen am Schädel neugeborener Kinder, welche mit der Craniotabes rhachitica weitgehende Ähnlichkeit gewinnen können und deshalb einerseits KASSOWITZ u. a. zu der irrtümlichen Meinung geführt haben, daß die Rhachitis bis ins Intrauterinleben zurückreicht, und andererseits FRIEDLEBEN (2) zu der Annahme, daß bei notorischer Rhachitis gefundenen Schädellücken nicht in innerem Zusammenhang mit dieser Krankheit stehen. Am lebenden Kind kann tatsächlich die Ähnlichkeit sehr weitgehend sein insofern, als die Nahtränder weich und eindrückbar erscheinen und richtige Lücken in dem Knochen gefühlt werden, beides besonders auf der Scheitelhöhe, Zustände, für welche WIELAND (2) den Begriff des „Weich- und Lückenschädels" aufgestellt hat. Anatomisch stellt sich die Nahtrandanomalie als Verdünnung des Knochens und Vorhandensein von radiär gestellten mit Bindegewebe gefüllten Lücken dar, welche in die Naht selbst auslaufen und dem Rand ein gezähntes Aussehen verleihen, besonders findet sich dieser Zustand entlang der Pfeilnaht. Mit Recht erklärt WIELAND denselben aus einer ungenügenden Apposition, also aus einer Rückständigkeit der Knochenentwicklung. Die Lückenbildungen besitzen offenbar verschiedene Genese [M. B. SCHMIDT (5), KATO]: Die häufigere Form, WIELANDS „flacher Weichschädel", besteht in einem isolierten runden Knochendefekt im Scheitelbein neben der Pfeilnaht und verdankt seine Entstehung einer Druckusur im schon gebildeten, sonst ganz normalen Knochen infolge abnorm hohen Wachstumsdrucks des Gehirns, der auch die Weichheit der Nahtränder veranlaßt. Die zweite Form kommt bei Spina bifida vor und steht in enger Beziehung zu dem von mir beschriebenen „Reliefschädel"; die Lücken liegen auf der Höhe mancher knöcherner blasiger Vorwölbungen des Schädeldachs, welche in Lage und Form dem Hirnwindungen angepaßt sind und vor allem in Stirn-, Schläfen- und Hinterhauptbein liegen. Der Reliefschädel ist meines Erachtens eine Mißbildung des Schädels, die gleichzeitig mit Spina bifida vorkommt und in ihrer Entstehung von einer Steigerung des intrakraniellen Drucks unabhängig ist; tritt diese hinzu, so können die knöchernen Ausbuchtungen auf ihrer Höhe durchbrochen werden. So sind durch die anatomische Untersuchung diese drei Zustände am Schädel neugeborener Kinder vollkommen von der auf Grund der Rhachitis entstehenden Kraniotabes zu unterscheiden.

Als ein weiteres Merkmal der Schädelrhachitis gilt die Verbreiterung der großen Fontanelle und der von ihr ausgehenden Nähte, welche schlaffe, bindegewebige Membranen bilden. Die große Fotanelle dehnt sich bald in die Stirn- und Pfeilnaht, bald in die Koronarnaht hinein abnorm weit aus, aber auch ihre schrägen Durchmesser sind oft zu groß. Beim normalen Kind schließt sie sich im Laufe des zweiten Lebensjahres. Elsässer fand sie frühestens mit Ende des 14. Lebensmonates verschlossen, aber auch über diesen Zeitpunkt hinaus bis zum Ende des 2. Jahres noch häufig membranös; Nähte mit ineinandergreifenden Zacken bilden sich erst vom 9. Monat ab und mit diesem Zeitpunkt beginnt die Verkleinerung der Fontanelle. Die größte Zahl der Rhachitisfälle findet also noch offene Nähte und Fontanellen vor. Über das mikroskopische Verhalten der Nähte, aus welchen ein klares Verständnis für die Verbreiterung gewonnen werden kann, liegen sehr wenig Untersuchungen vor. Im allgemeinen gilt Virchows Annahme, daß — in Analogie zum Epiphysenknorpel — die die Ossifikation vorbereitende Wucherung des Nahtbindegewebes vor sich geht, aber die Verknöcherung selbst unregelmäßig in dasselbe fortschreitet. Ich habe an entsprechenden Präparaten folgendes gefunden: Die der Oberfläche parallel verlaufenden Knochenbalken besitzen, wie es bei der bindegewebig vorgebildeten Knochensubstanz das Gewöhnliche ist, unregelmäßig gestaltete und unregelmäßig angeordnete Knochenzellen, an denen gleichwohl eine Aufstellung in Längsreihen nicht zu verkennen ist, und setzen sich nach der Naht zu in Züge von Bindegewebe fort, deren Zellen sich nach Zahl und Form nicht wesentlich von den vorherigen unterscheiden, deren Zwischensubstanz vorwiegend homogen ist, aber ebenfalls längsgestellte derbe Fasern einschließt und kalklos ist. Da die Knochenbälkchen selbst in ihrem axialen Abschnitt nur schwach kalkhaltig sind und deshalb das Hämatoxylin wenig annehmen, ist der Unterschied zwischen beiden Teilen sehr gering und die Grenze wenig scharf. Aber es unterliegt keinem Zweifel, daß die Knochensubstanz sich aus dem an die Naht anstoßenden Bindegewebe durch Metaplasie bildet unter geringfügiger Wucherung der Zellen; erst weiter seitlich finden sich auf den axial verkalkten Knochenbälkchen Osteoblasten und unter ihnen osteoide Lamellen. Die Knochenbälkchen sind voneinander durch ein zartes Bindegewebe mit Gefäßen, aber ohne blutbildendes Knochenmark getrennt; dasselbe findet sich auch eine Strecke weit zwischen den beschriebenen kalklosen Fortsetzungen der Knochenbälkchen, von denen es sich nur dadurch abgrenzen läßt, daß es weniger homogen ist und die Zellkerne ungeordnet sind, während sie in ersteren oft Längsreihen bilden. So sind die Ränder der Knochen beschaffen und zwischen denselben verläuft ein schmaler Streifen sehr zellreichen Bindegewebes, dessen Spindelzellen in der Hauptsache längs-, also senkrecht zum Rand des Knochens gestellt sind und an der Außenfläche des Knochens in die ebenso zellreiche Kambiumschicht des Periosts übergehen. Gegen das osteoide Gewebe des Knochenrandes ist stellenweise die Abgrenzung ziemlich scharf, an anderen Stellen aber fällt der Zellreichtum des Nahtstreifens allmählich gegen das zellärmere Osteoidgewebe ab und man kann, ganz wie bei der periostalen Knochenbildung, verfolgen, daß aus dem kambiumartigen Gewebe das osteoide Gewebe hervorgeht; nur besitzt nicht, wie beim Periost, das neue kalklose Knochengewebe netzförmig angeordnete Bälkchen, sondern unmittelbar anstoßend an den Nahtstreifen bildet es noch ein kompaktes Lager, dessen Zellen allerdings schon zu Längsreihen geordnet sind, und näher dem Knochen wird dasselbe durch einwachsende Gefäße in tangential verlaufende Balken zerlegt.

Der Unterschied gegenüber einem normalen Schädeldach besteht darin, daß die weiche Übergangszone zwischen Nahtgewebe und Knochengewebe in ungewöhnlicher Breite erhalten bleibt; der Prozeß läßt sich also den Vorgängen an der Epiphysengrenze an die Seite stellen. Außerdem ist aber, worin ich ELSÄSSER beistimme, auf die Weite der Fontanellen auch der Umstand von Einfluß, daß der an Rhachitis erkrankte Schädel häufig hypoplastisch ist. Auch THOMA hat, wie erwähnt, durch seine exakten Untersuchungen festgestellt, daß an rhachitischen Schädeln nicht selten eine Hypostose vorhanden ist.

Die zuweilen angeführte wulstige Beschaffenheit der Nahtränder an rhachitischen Schädeln beruht nach THOMA (1, S. 107) nicht auf Wucherung von Osteoidgewebe, sondern auf einer postmortalen Verbiegung der Ränder, welche sich entwickelt, wenn sie sich bei der Verringerung des Inhaltes durch Abfließen des Blutes übereinander schieben.

Zuweilen finden sich bei florider Rhachitis, namentlich wenn sie länger bestanden und schon zu Hyperostose der Schädelknochen geführt hat, und ferner in Fällen abgelaufener Rhachitis Obliterationen der einen oder anderen Naht und andererseits an älteren Schädeln mit prämaturer Nahtsynostose Veränderungen der Knochen, welche als Zeichen durchgemachter Rhachitis aufgefaßt werden können. So ist von v. RECKLINGHAUSEN die Vermutung ausgesprochen worden, daß Rhachitis eine Ursache prämaturer Verwachsung der Schädelnähte sein kann. Über die Ursachen der primären Nahtsynostosen im allgemeinen hat THOMA Erörterungen angestellt und WEINOLDT neuerdings dieselben aufgenommen. VIRCHOWs Ansicht, daß das veränderte Hirnwachstum Einfluß auf die Nahtvergrößerung besitze und daß dieselbe aus Entzündung der Hirnhäute hervorgehen könne, lehnt THOMA ab; er sieht als ihre Hauptursache Druckwirkungen auf das Schädeldach von außen oder innen an, welche zur Aufhebung der Nahtbewegung führen; denn die Nahtbewegung durch Muskelzug resp. durch Schwankungen des interkraniellen Drucks hält er für dasjenige Moment, welches dem physiologischen Offenbleiben der Nähte zugrunde liegt. WEINOLDT legt bezüglich des physiologischen Erhaltenbleibens der Nähte das Hauptgewicht auf die Radiärspannung und leitet die prämaturen Nahtsynostosen, soweit sie nicht aus Störungen der Keimanlage entspringen, nahezu ausschließlich aus Nahttraumen mit Blutungen in der Nahtlinie und Abbrechen von Nahtzacken her. Es muß weiteren Untersuchungen überlassen bleiben, festzustellen, ob diese Vorstellungen auf rhachitische Schädel eine Anwendung finden können.

Auffallend häufig trifft man bei rhachitischen Kindern die brachyzephale Schädelform. Auch THOMA (1, S. 120) hebt dies hervor. Zu erklären ist diese Tatsache offenbar dadurch, daß konstante Rückenlage des Kindes, wie WALCHER nachwies, brachyzephale Formen, Seitenlage dolichozephale zur Folge hat, und die Entwicklung der einen oder anderen durch die Lage willkürlich herbeigeführt werden kann; wenn bei Rhachitis eine verlängerte Bettruhe in Rückenlage stattfindet, ist die Kombination von Kraniotabes in der gewöhnlichen Ausbreitung und Brachyzephalie die Folge. Das Maßgebende dabei ist nach THOMA, daß die durch die ständige Lage hervorgerufenen Biegungsspannungen des Schädels das appositionelle und interstitielle Wachstum des Knochens beeinflussen.

Bezüglich der Gesichtsknochen wurde schon oben erwähnt, daß man an ihnen, namentlich denjenigen der Kiefer, rote periostale Auflagerung wie am Schädel findet. VIRCHOW beschreibt an den Alveolarfortsätzen rhachitischer Kinder Usuren und Durchbohrung der vorderen Wand der Zahnfächer, die er besonders am mazerierten Unterkiefer sehr regelmäßig fand, und den Lücken in der Schädelkapsel an die Seite stellt; die Knochenwand wird dabei durch den Druck der wachsenden Zähne nach außen eröffnet. An mazerierten Objekten habe ich sie wiederholt im Bereich der äußeren Schneidezähne und der Eckzähne getroffen, an nicht mazerierten jedoch nicht.

Nach FLEISCHMANNs eingehenden Untersuchungen erleiden Ober- und Unterkiefer Veränderungen ihrer Form, welche dazu führen, daß die oberen und unteren Zähne nicht mehr vollkommen aufeinander stehen: Am Unterkiefer werden die Seitenteile gegen das Mittelstück seitlich vom äußeren Schneidezahn nach innen abgebogen — wie FLEISCHMANN annimmt, infolge des Muskelzugs — und zugleich um ihre Horizontalachse so gedreht, daß die Alveolarränder nach einwärts sehen, das Mittelstück wird von vorn her abgeplattet; der Oberkiefer erfährt eine Einknickung am Ansatz des Jochbogens und Drehung des Alveolarfortsatzes nach außen und eine schnabelförmige Umgestaltung seines vorderen Abschnitts; dies soll nach FLEISCHMANN auf einer Wachstumshemmung des Jochbogens beruhen.

An den Wirbelkörpern kommt es bei einigermaßen schwerer Rhachitis zur Kompression in vertikaler Richtung, also zur Verkürzung; dabei werden die obere und die untere Grenzfläche in ihren zentralen Teilen stärker eingedrückt, so daß die sog. bikonkave Fischwirbelform zustande kommt, und dementsprechend werden die Bandscheiben durch Verdickung ihres Gallertkerns bikonvex. Eine Krümmung der Wirbelsäule ist damit nicht notwendigerweise verbunden. Für die Entstehung der Kyphoskoliosen der Wirbelsäule spielt die Rhachitis wohl die Hauptrolle. Aber die hohen Grade der Krümmung kommen nicht während der floriden Erkrankung, sondern erst allmählich im Laufe des weiteren Lebens zustande. Wenn bei Kindern, welche im floriden Stadium der Rhachitis gestorben sind, überhaupt eine Verbiegung an der Wirbelsäule nachweisbar ist, so hält sie sich nur in engen Grenzen; trotzdem kann sie auch in diesen geringen Graden schon die dreifache Krümmung darbieten, welche PORT als charakteristisch für die rhachitische Skoliose bezeichnet, und kann zugleich mit kyphotischer und lordotischer Biegung verbunden sein. Über die Gestalt der einzelnen Wirbel in diesem Stadium liegen kaum Untersuchungen vor. Nach meinen eigenen Beobachtungen besteht die Formveränderung der Wirbelkörper dabei in einer ungleichmäßigen Abplattung; der Höhenunterschied eines Wirbelkörpers auf beiden Seiten ist meßbar: z. B. fand ich bei einem $1^1/_2$ jährigen Kind mit Krümmung der Brustwirbelsäule nach rechts und lumbaler und zervikaler Gegenkrümmung unter gleichzeitiger Kyphose des Lumbal- und leichter Lordose des Zervikalteils: Am einzelnen Halswirbelkörper die Höhe auf der Seite der Konvexität 6,5 mm auf der Seite der Konkavität 5,5 mm, dabei die der Konvexität angehörende Seitenfläche gerade, die der Konkavität angehörende nach außen vorgebuchtet. Aber Torsionen in den Wirbelkörpern habe ich im akuten Stadium nicht gesehen, ebensowenig Rotation der Wirbelkörper gegeneinander. Die weitere Entwicklung zu den schweren Formen der Kyphoskoliosen kommt, nachdem die Rhachitis selbst längst geheilt ist, dadurch zustande, daß das weitere Wachstum die aufgetretene Formveränderung zur Übertreibung bringt. PORT hat das Fortschreiten der Skoliosen des Kindesalters ganz allgemein daraus erklärt, daß die Veränderung der mechanischen Bedingungen, welche durch die erstmalige Krümmung gegeben ist, das Wachstum im Sinne zunehmender Deformierung beeinflußt, während Verkrümmungen, welche erst nach Abschluß des Wachstums eintreten, nach dem Ablauf der Grundkrankheit unverändert bestehen bleiben, oder verschwinden. Dies gilt auch für die rhachitische Skoliose. Der stärkste Fortschritt fällt häufig gerade in die Zeit des schnellsten Wachstums zwischen 14. und 16. Lebensjahr; auch vielen der Fälle, welche in diesem Lebensabschnitt überhaupt erst zu entstehen scheinen, liegt nach PORT, sofern nicht eine Spätrhachitis vorhanden ist, eine aus der früheren Kindheit zurückgebliebene rhachitische Skoliose geringen Grades zugrunde. Die schweren Deformierungen der Wirbel bei Kyphoskoliose, die Keilform der Wirbelkörper und die „Torsion" des einzelnen Wirbels derart, daß die obere Fläche seitlich gegen die untere verschoben ist, sind also nicht die unmittelbare Folge der rhachitischen Erweichung des Knochens oder der rhachitischen Störung des endochondralen Wachstums, sondern die Folge davon, daß die an sich normalen Wachstumsvorgänge an einer leicht deformierten und deshalb abnorm belasteten Wirbelsäule vor sich gehen. Deshalb unterscheidet sich eine solche aus Rhachitis hervorgegangene Krümmung in anatomischer Beziehung in keiner Weise von derjenigen, welche im Abschluß an Kinderlähmung oder eine andere Erkrankung der Wachstumszeit entstanden ist.

Wie am übrigen Skelet sind auch am Becken die Difformitäten auf die zwei Störungen: Hemmung des Wachstums und Erweichung des Gewebes zurückzuführen.   In welchem Grade diese beiden Momente für die Entstehung der typischen Formen des rhachitischen Beckens verantworlich zu machen sind, ist noch Gegenstand der Erörterung. Breus und Kolisko, welche die ausführlichsten Untersuchungen darüber angestellt und als Erste auch das Becken von Kindern im florid rhachitischen Zustand an einem großen Material studiert haben, stellen das Erstgenannte, die Wachstumsstörung, ganz in den Vordergrund.

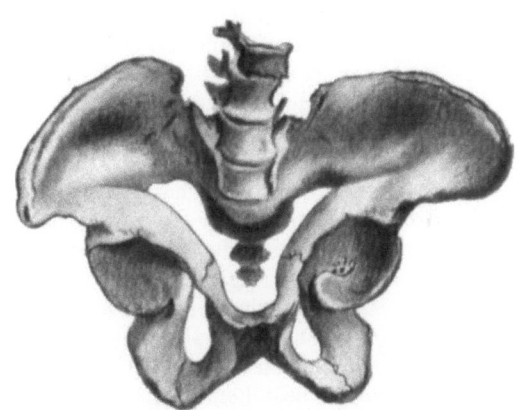

Abb. 16a. „Pseudoosteomalazisches" Becken einer 29 jähr. rhachitischen Zwergin (mit Kyphoskoliose).   8. 6. 1921. (Beschreibung im Text S. 68.)

Die zwei Hauptformen, welche man unterscheidet:

1. Das platt-rhachitische,
2. das pseudoosteomalazische Becken,

beziehen sich auf den. Zustand, welchen das Becken erwachsener Personen, die in der Kindheit Rhachitis durchgemacht haben, darbietet. Das einfach platte rhachitische Becken ist durch Verengerung in sagittaler Richtung charakterisiert die Entwicklung in transversaler Richtung ist nicht oder kaum beeinträchtigt; der Umfang des Beckeneingangs, die Länge der Terminallinie, hat dabei beträchtlich abgenommen. Diese Veränderung fällt lediglich der Pars iliaca zur Last; der derselben angehörende Teil der Terminallinie ist stark verkürzt und dabei stärker gekrümmt, als normal, während der den Schambeinen und dem Kreuzbein zufallende Anteil nicht herabgesetzt erscheint. Die Hüftpfannen sind mehr nach vorn gerichtet, das Kreuzbein ist breit, stärker geneigt **und** tritt häufig weiter in das Beckeninnere hervor. In diesem Falle wird die an sich querovale Form des Eingangs nierenförmig; wenn beide Schambeine an der Symphyse nicht flach ineinander übergehen, sondern einen nach hinten offenen Winkel bilden, wird sie herzförmig, und wenn die Pfannengegenden zugleich nach innen vorspringen, kleeblattförmig. Die Darmbeinschaufeln sind kurz und klein und, statt flach und muldenförmig, trichterförmig vertieft.

Die Abarten dieses Grundtypus können hier nur kurz erwähnt werden. Sie bestehen hauptsächlich darin, daß durch Verkürzung der Schambeine und mangelhafte Breitenentwicklung des Kreuzbeins auch eine Abnahme des queren Durchmessers erfolgt, dessen höchste Grade sich als allgemein gleichmäßig verengtes Becken darstellen, oder daß Asymmetrien vorhanden sind; Breus und Kolisko fügen weitere Unterabteilungen hinzu, welche in der Stellung des Kreuzbeins und des Promontoriums begründet sind.

Der Schilderung des pseudoosteomalazischen Beckens lege ich ein in der Würzburger Sammlung befindliches Präparat zugrunde, welches von einer 29jährigen rhachitischen Zwergin stammt und die wesentlichen Eigenschaften in sich vereinigt, welche diese Form charakterisieren (s. Abb. 16a). Es ist zunächst in allen seinen Teilen im Wachstum stark zurückgeblieben; dazu kommen folgende Formveränderungen: Die sehr kleinen Darmbeinschaufeln sind gegen den Pfannenabschnitt steil aufgerichtet, besonders ihr hinterer Teil; so besteht statt der flachen Mulde eine tiefe Rinne, welche von der Terminallinie nach außen verläuft, und die Schaufel ist von hinten nach vorn zusammengerollt und der Kristarand an der Ansatzstelle des Lig. iliolumbale nach innen stärker eingedellt. Das Promontorium springt stark vor, Conjugata vera mißt 5,7 ccm, die Symphyse springt schnabelartig nach vorn; die Terminallinie ist unmittelbar vor dem Ileosakralgelenk scharf gekrümmt — hier geht die genannte Mulde in die Schaufeln ab — und läuft dann direkt nach vorn, die Seitenteile im Bereich der Gelenkpfannen sind nach innen etwas eingebogen, diese Einbiegung springt fast 1 cm weit über die Verbindungslinie zwischen Symphyse und Iliosakralgelenk vor. Dadurch ist der Beckeneingang kartenherzförmig. Der Sitzbeinhöcker ist mit den anstoßenden Teilen des Scham- und Darmbeins nach außen abgebogen, ebenso der untere Teil des Kreuzbeins mit dem Steißbein nach vorn, die Krümmung liegt in der Höhe des 3. Sakralwirbels. Außerdem bestehen symmetrisch am Übergang der horizontalen Schambeinäste in die Pfannen je ein vertikal verlaufender Sprung, welcher in dem höchsten Punkt des Foramen obturatorium ausläuft, an der Vorderseite durch eine flache Kallusschicht bedeckt ist, an der Hinterseite unbedeckt liegt und hier vom Oberrand aus nicht ganz bis zum Unterrand reicht — sicher alte Infraktion an der Stelle, wo der schnabelartige Vorsprung der Symphysengegend beginnt; vom untersten Punkt des Umfangs des Foramen obturatorium zieht beiderseits ein feiner Sprung in der vorderen Kortikalis, nicht zugleich in der hinteren, von oben nach unten und vorn; er entspricht nicht der Lage der ursprünglichen Knorpelfuge zwischen Sitz- und Schambein, sondern liegt nach abwärts von derselben. Die Kristaepiphyse ist beiderseits noch nicht vollkommen mit der Darmbeinschaufel verschmolzen. Der Schambogenwinkel ist etwas größer als 90°; das Kreuzbein ist im Bereich der Alae auffallend schmal. Die Knochensubstanz des ganzen Beckens ist fest und ziemlich dick. Trotz starker Kyphoskoliose der Wirbelsäule ist das Becken fast vollkommen symmetrisch.

Vor Breus und Kolisko wurden besonders auf Grund der Darstellung Litzmanns beide Formen hauptsächlich aus der mechanischen Einwirkung der Rumpflast und des Bänder- und Muskelzugs auf den weichen und nachgiebigen Knochen während des Bestehens der Rhachitis erklärt und die pseudoosteomalazische als die dem Grade nach stärkere und durch längere und schwerere bedingte angesehen. Man sah in dem Zustand, den der Erwachsene darbietet, die Mißstaltung, welche das Becken während der floriden Erkrankung erfahren und in das spätere Alter hinübergenommen hätte. Breus und Kolisko haben die Gestalt des Beckens bei Kindern, die während des Bestehens der Rhachitis gestorben waren, an einem großen Material untersucht und festgestellt, daß dasselbe gegenüber gleichaltrigen normalen stets zu klein, dazu plump und von verringerter Festigkeit und oft mißstaltet ist. Letzteres beruht zum großen Teil auf einer unverhältnismäßig starken Wachstumshemmung der Darmbeine, welche namentlich gegenüber dem breiten Kreuzbein auffällt, ferner auf der plumpen Verdickung durch periostale Auflagerungen und die wulstige Verdickung der knorpligen Abschnitte, auch der knorpligen Randbeläge der Cristae; die knorpligen Anteile treten an Masse überhaupt gegenüber den knöchernen sehr in den Vordergrund. Der Beckeneingang ist sagittal abgeplattet, von dreieckiger Form infolge der Kleinheit der Ossa ilei, das Kreuzbein tritt stärker in das Becken hinein. Ein großes Gewicht für die Erklärung dieser abnormen Form legen BREUS und KOLISKO darauf, daß das Wachstum der Darmbeine normalerweise außer von dem Y-Knorpel in hohem Maße von den Knorpel an der Facies auricularis abhängt und an dieser Stelle gerade die rhachitische Wachstumsstörung stark ausgeprägt ist, mit der Folge, daß die Darmbeine zu kurz werden und die normale Wanderung ihrer Gelenkfläche und damit auch des Sakrum in dorsaler Richtung ausbleibt, ferner aber die Flächenentwicklung der Fazies mangelhaft ist und nicht mehr zu derjenigen des Kreuzbeins paßt, so daß die Gelenkverbindung sich lockert und das Kreuzbein nun unter der Rumpflast noch mehr nach vorn gleitet.

Da dieses Aufhören des Wachstums an der Pars iliaca des Beckens während der Erkrankung gerade auf die Lebenszeit fällt, in welcher sie eine besonders starke Entwicklung erfahren sollte, ist der Ausfall nach Ablauf der Krankheit an ihr besonders stark im Vergleich mit den anderen Beckenknochen und bleibt auch in dem der Krankheit folgenden wieder erwachten Wachstum markant; die Hauptwachstumsperiode des Os pubis beginnt erst nach der Lebenszeit, in welcher gewöhnlich die Rhachitis sich abspielt, und so wird dieser Teil des Beckens weder während der Krankheit noch nach ihr in der Entwicklung gehemmt.

Als das wichtigste Moment, welches diese Formveränderung des floridrhachitischen Beckens erklärt, sehen BREUS und KOLISKO also die Wachstumshemmung der Beckenknochen an; das Os ilei ist stärker betroffen als die übrigen Teile und nach allen Richtungen zu klein, so daß eine Unproportioniertheit des Gesamtbeckens resultiert.

Alles in allem ist das floridrhachitische Becken durchaus nicht das verkleinerte Ebenbild des plattrhachitischen Beckens Erwachsener und bietet keine tatsächliche Grundlage für die allgemeine Annahme, daß die Eigenschaften, welche das letztere zeigt, in dieser Form schon während der Erkrankung selbst zustande gekommen sind, als Effekte mechanischer Einwirkungen auf den weichen Knochen. Vielmehr kommt die charakteristische Form des plattrhachitischen Beckens erst bei dem Wachstum nach Ablauf der floriden Rhachitis zustande, welches durch die während der letzteren eingetretene Beeinträchtigung der Entwicklung in falsche Bahnen gelenkt wird und aus der durch die Krankheit in ihren Proportionen veränderten Grundformen kein normales Becken entwickeln kann. Zum Teil werden in dieser Periode die Einzelheiten des floridrhachitischen Beckens gemildert und ausgeglichen, zum Teil aber stärker ausgeprägt, die Verhältnisse liegen also ähnlich, wie bei der rhachitischen Skoliose (s. oben). Manche Eigentümlichkeiten, welche das rhachitische Becken Erwachsener darbietet, sind am kindlichen Becken während der Krankheit überhaupt noch nicht vorhanden, z. B. die Biegung der Pars iliaca. Die Wachstumsstörung, welche BREUS und KOLISKO gegenüber der mechanischen Verbiegung ganz in den Vordergrund stellen, ruft also im Verlauf der floriden Rhachitis die Formveränderung hervor und wirkt weiter, indem die so entstandene mißgestaltete Grundform im postrhachitischen Wachstum sich nicht mehr in die normalen Dimensionen hinein entwickeln kann. Auch die Stellung des Kreuzbeins im plattrhachitischen Becken, welche bis dahin immer als Ausdruck der Schwerewirkung des Rumpfes angesehen wurde, führen BREUS und KOLISKO, wie erwähnt, auf die Wachstumsstörung an der Facies auricularis zurück.

Die genannten Forscher leiten die beiden Typen des rhachitischen Beckens Erwachsener, den platten und den pseudoosteomalazischen von der gleichen Grundform ab; sie nehmen an, daß die letztere gewöhnlich zur platten Form, seltener zur pseudoosteomalazischen auswächst, und daß das eine oder andere Schicksal davon abhängt, wie lange die Krankheit gedauert hat und wie weit deshalb das postrhachitische Wachstum die Veränderungen wieder auszugleichen vermag. Sie finden die Hauptzüge des pseudoosteomalazischen Beckens in dem floridrhachitischen, wie es sich gewöhnlich darstellt, in höherem Grade wieder, als diejenigen des plattrhachitischen, in letzterem sind die Grundformen durch das postrhachitische Wachstum stärker verwischt. Dagegen ist, wenn man von der Verkleinerung der einzelnen Beckenabschnitte, dem Verhalten des Arcus pubis-Winkels, der bei dem pseudoosteomalazischen Becken größer, als bei dem osteomalazischen ist, und einigen anderen dimensionalen Verschiedenheiten absieht, die Ähnlichkeit dieser beiden Formen eine außerordentlich große. Wegen dieser Ähnlichkeit der Form gebrauchen Breus und Kolisko den Namen „Pseudoosteomalazie", nicht aber wegen der Ähnlichkeit des Vorgangs, denn sie halten Rhachitis und Osteomalazie für verschiedene Erkrankungen und erkennen offenbar malazische Vorgänge in der Rhachitis und gar eine malazische Form derselben nicht an. Sie treten mit dieser Erklärung in Gegensatz zu Litzmann, welcher, wie erwähnt, beide Formen des rhachitischen Beckens auf Texturstörungen zurückgeführt hatte, die pseudoosteomalazische auf besonders schwere. Für das plattrhachitische Becken sind die Beweise von Breus und Kolisko von der Bedeutung der Wachstumshemmung in der Tat überzeugend. Für das Zustandekommen der pseudoosteomalazischen Form indessen wird man, wenn man der Erweichung der Knochensubstanz auch bei Rhachitis ein größeres Gewicht beilegt, als jene tun, doch der mechanischen Deformierung auch eine größere Rolle zugestehen. In dem oben geschilderten Fall sind Eigentümlichkeiten vorhanden, welche nicht nur aus der Wachstumshemmung zu erklären sind, sondern direkt auf Biegung mit Infraktionen hinweisen.

Auch v. Recklinghausen [(5) S. 302] fand in allen Fällen, die er untersuchte, schon bei ein- bis zweijährigen rhachitischen Kindern die Kartenherzform, die er ebenfalls aus der Wachstumshemmung der Beckenknochen ableitet; aber für diejenigen Mißstaltungen, in welchen die Ähnlichkeit des pseudoosteomalazischen Beckens mit den osteomalazischen begründet ist, hält er doch an dem Litzmannschen Standpunkt fest, daß bei der echten Osteomalazie, die mechanischen Einflüsse auf die erweichte Knochensubstanz das maßgebende sind, vor allem beim Zustandekommen asymmetrischer Formen: denn wenn die eine Hälfte des Beckens im Wachstum zurückbleibt, bringt sie an der anderen, nicht gehemmten eine größere Zugspannung hervor und dadurch eine stärkere Krümmung des nachgiebigen Knochens, besonders im Bereich des Darmbeins.

Der „rhachitische Rosenkranz" besteht in einer Auftreibung der Rippen in der Gegend der Knorpelknochengrenze, die regelmäßig nach innen und meist auch nach außen hervortritt. Der äußere Rosenkranz ist schon am lebenden Kind durch die Haut zu fühlen und häufig zu sehen. Die Auftreibung gehört gewöhnlich dem Knorpel an, beginnt an der Knochengrenze und erreicht die größte Höhe im Gebiete der verbreiterten Wucherungszone des Knorpels und sinkt dann nach dem Sternum hin rasch ab. Es liegt etwas ganz Gesetzmäßiges darin, was in engem Zusammenhang mit der Wachstumsgeschwindigkeit der Rippen steht.

Eine normale Rippe besitzt an der Grenzlinie von Knochen und Knorpel ihre größte Höhe und Dicke, die Dicke fällt nach dem Knochen rasch, nach dem Knorpel langsamer ab (z. B. mißt auf dem Längsschnitt die Grenzlinie 6 mm, der Knochen in etwa 1 cm Entfernung davon 3 mm, der Knorpel in derselben Entfernung 4 mm) und der Vorsprung der Grenzstelle tritt besonders an der pleuralen Fläche als stumpfe Leiste hervor; die letztere entspricht genau der Wucherungszone des Knorpels.

Die schnellstwachsenden Rippen, also die 5.—8., sind, wie früher erwähnt, stärker getroffen, als die übrigen und ihre Auftreibungen können einander berühren, so daß die Interkostalmuskeln zusammengedrückt sind. Im mikroskopischen Bild weichen dabei die gewucherten Zellsäulen gegen den Knochen hin auseinander, zuweilen stehen sie unter rechtem Winkel zur Längsachse und treffen senkrecht aufs Perichondrium, andere Male sind sie nur seitlich ausgebogen, und man kann daraus schließen, daß bei dieser gewöhnlichsten Form des Rosenkranzes das mechanische Herauspressen der verbreiterten und weichen Wucherungszone die Hauptrolle spielt. Zuweilen sinkt die knöcherne Rippe in den

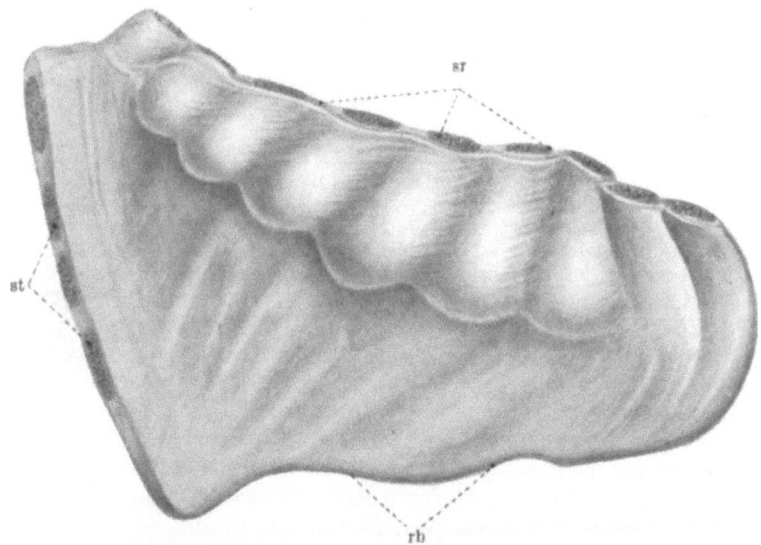

Abb. 17. Rhachitischer innerer Rosenkranz; halbes Sternum und Kostalwand von Innen gesehen. rb Rippenbogen; st Sägefläche des Sternum; sr Sägefläche der knöchernen Rippen. ²/₃ natürl. Größe. 2jähr. Kind, 18. 3. 1914.

weichen Knorpel ein und dabei kommen Verschiebungen beider Teile zueinander zustande, in denselben Variationen, wie sie bei dislozierten Frakturen gefunden werden: Entweder ist es nur ein seitliches Ausweichen ohne Änderung der Verlaufsrichtung, oder eine winklige Biegung (Abb. 18) oder eine Dislocatio ad axin; regelmäßig ragt dabei das knöcherne Ende nach der Pleuraseite zu vor. Die Außenseite der Rippe verliert dadurch die sanfte Wölbung und wenn man sie von ihrem vertebralen Ende gegen das sternale abtastet, fühlt man eine Einsenkung und darauf eine Erhebung, aber eine eigentliche Verdickung ist nicht vorhanden; an der Innenfläche dagegen springt der Knickungswinkel stark kuglig vor; dieser Zustand ist gewöhnlich an sämtlichen Rippen beider Seiten gleichzeitig vorhanden und liefert die höchsten Grade des „inneren Rosenkranzes". Auf dem Längsschnitt erscheint eine solche Rippe S-förmig gekrümmt,

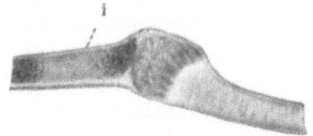

Abb. 18. Längsschnitt einer Rippe aus einem rhachitischen Rosenkranz. WinkligeAbknickung des knöchernen gegen den knorpeligen Teil, nach Innen gerichteter Vorsprung. Bindegewebige Verdickung des Periosts resp. Perichondriums, in den Winkel als „weißer Keil" vorspringend. i pleurale Oberfläche. 13 monatl. Kind, 10. 5. 1922.

der Knorpel kann sich eine Strecke weit der Oberfläche des Knochens auflagern; der einspringende Winkel zwischen Knochen und Knorpel an der Außenfläche kann durch dichtes weißes Gewebe ausgefüllt sein, welches wie ein weißer Keil ins Innere sich einsenkt. Nach meinen Präparaten geht dasselbe aus dem Perichondrium hervor. Die „weißen Keile" sind schon wiederholt beschrieben

worden; v. Recklinghausen führt sie auf eine Metaplasie schon vorhandenen
Gewebes unter dem Einfluß der durch die Atmung hervorgerufenen Schub-
spannungen zurück. Der genannte Zustand ist offenbar die Grundlage einer
Rippenform, die ich bei einem $1^1/_4$ jährigen Kind (seziert 11. 10. 22) fand, welches
wenige Monate vor der Sektion das Bild der floriden Rhachitis mit Rosenkranz
dargeboten hatte, die in der Klinikbehandlung geheilt war: Die Rippen waren
S-förmig gekrümmt, keine Störung der endochondralen Verknöcherung vorhanden
und die Grenze zwischen Knochen und Knorpel geradlinig und scharf, letzterer
aber vor dem Übergang in den Knorpel kolbig aufgetrieben; Rippen und Femur
zeigten periostale Verdickungen.

Bei der Verwertung von Verdickungen der Knorpelknochengrenze für die Diagnose
der Rhachitis muß man sich bewußt sein, daß es an derselben Stelle bei ganz normalen Kindern Wachstumsleisten gibt, welche gerade an den Rippen mit stärkster Wachstumsenergie
liegen, an denen ja auch der rhachitische Rosenkranz am deutlichsten in die Erscheinung
tritt, und sich als eine kammförmige Erhebung der Knorpelknochengrenze darstellen, die
nach beiden Seiten hin rasch abfällt; sie entsprechen der Wucherungsschicht des Knorpels.
Ferner kommen bei Individuen mit anderweitigen konstitutionellen Minderwertigkeiten
schlecht gewachsene schmale Rippen vor, deren Außenseiten nicht in einer Fläche liegen,
die vielmehr der Fläche nach etwas gedreht sind, so daß die Oberränder vorragen, und
deren Außenfläche im knöchernen Teil nicht plan oder gewölbt, sondern etwas muldenförmig vertieft ist; dadurch kann der Knorpel leicht hervorstehen und wenigstens am
Lebenden ein rhachitischer Rosenkranz vorgetäuscht werden.

Als „Hühnerbrust" (Pectus gallinacium oder carinatum) wird die Difformität bezeichnet, bei welchem der Brustkorb im queren Durchmesser verkleinert;
im sagittalen vergrößert ist, so daß das Sternum kielförmig nach vorn vorragt.
Sie geht aus der obengenannten Verschiebung der Rippen nach innen hervor;
wenn die Enden der beiderseitigen Spangen sich einander stärker nähern, werden
die knorpligen Abschnitte am Sternum nach rückwärts scharf abgebogen und
das letztere wird nach vorn geschoben. Die Lungen werden von den knöchernen
Rippen umschlossen, das Herz lagert sich in die vorgeschobene Bucht ein. Eine
Weichheit der Knochensubstanz ist für das Zustandekommen dieser Form
nicht erforderlich, sie kann sich lediglich auf Grund der erhöhten Beweglichkeit
an der Knorpelknochengrenze entwickeln und als das auslösende Moment spielt
wohl der inspiratorische Zug die Hauptrolle. Bei der malazischen Form der
Rhachitis ändert sich das Bild insofern, als die knöchernen Rippen ihre Wölbung
verlieren und mehr oder weniger gestreckt nach vorn verlaufen. In diesem Falle
findet zuweilen die Abbiegung gegen die knorpligen Rippen in entgegengesetzter
Richtung statt, als bei der Hühnerbrust, die vordere Thoraxwand nämlich bleibt
flach und breit und die Rippenknochen bilden mit ihr einen nach innen offenen
Winkel, so daß also der Querschnitt des Brustkorbs eine etwa viereckige Figur
bildet. v. Recklinghausen hat auf diese Form besonders aufmerksam gemacht;
die Seitenflächen sind dabei gewöhnlich eingedrückt, besitzen eine Einsenkungs-
rinne im knöchernen Teil dort, wo die Oberarme dem Rumpf anliegen, und v. Recklinghausen führt das Zustandekommen dieser Einsenkung auch auf den Druck
der Oberarme gegen die Brustwand beim Liegen des Kindes auf der Seite zurück.

Als seltenere Mißstaltung des Thorax bei der Rhachitis wird auch angeführt
ein Einsinken des Sternum mit den knorpligen Rippen gegen den Brustraum
unter Verkürzung des sagittalen Durchmessers (Birch-Hirschfeld und
Ziegler), so daß vorn eine rinnenförmige Vertiefung entsteht. Ob sie wirklich
bei florider Rhachitis beobachtet worden ist, geht aus den kurzen Erwähnungen
nicht hervor; aus eigener Anschauung ist sie mir dabei nicht bekannt. Die
„Trichterbrust des Erwachsenen", welche durch starke Einziehung des untersten
Sternalabschnitts ein sehr ähnliches Bild darbietet und wiederholt auf Rhachitis
zurückgeführt worden ist, ist nach Versé in der Regel ein angeborener, oft auf
Erblichkeit beruhender Zustand.

Röhrenknochen: Solange die Rhachitis andauert, bleibt das Längenwachstum zurück, oder hört zeitweise vollkommen auf. Es sind wiederholt, auch schon von GUÉRIN, Messungen gemacht worden, welche diese Tatsache beweisen. Ich habe bei einer ganzen Zahl floridrhachitischer — und zum Vergleich auch normaler — Kinder den Oberschenkelknochen gemessen und festgestellt, daß die Länge desselben gegenüber derjenigen bei gleichaltrigen gesunden Kindern stark zurückbleibt und bei den erkrankten Kindern in sehr geringen Grenzen abweicht, obwohl dieselben im Lebensalter zwischen 4 und 36 Monaten schwankten; bei dem viermonatlichen Kind z. B. maß das Femur 11,9 cm, bei dem dreijährigen nur 15,6 cm. Es war gewöhnlich nicht möglich, festzustellen, wie lange in den einzelnen Fällen die Krankheit schon bestand; aber das ist aus der Zusammenstellung sicher zu entnehmen, daß die Oberschenkel von Kindern von 1, 2 und 3 Jahren fast gleich lang sind, also das Wachstum, welches sonst in dieser Lebensepoche so rasch vor sich geht, daß normale Kinder mit den genannten Altersunterschieden auch markante Längenunterschiede haben, bei rhachitischen Kindern fast gar nicht fortgeschritten ist.

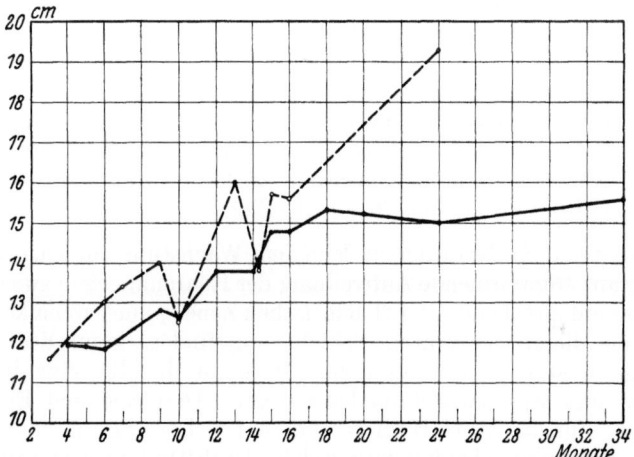

Abb. 18a. Längenzunahme des knöchernen Femur mit zunehmendem Alter. 1. Bei rhachitischen (ausgezogene Linie), 2. bei nicht-rhachitischen (punktierte Linie) Kindern.

Es sind nur Fälle von florider Rhachitis für die Kurve verwendet worden. Bei den jüngeren Kindern, bei welchen die Krankheit noch nicht lange bestand, ist naturgemäß der Effekt der Wachstumshemmung geringer, als bei älteren. Die eingetragenen Längenmaße sind die Durchschnittszahlen von je mehreren Kindern gleichen Alters; für das Alter von 10, 13 und 14 Monaten stand nur je 1 nichtrhachitisches Kind zur Verfügung; daraus erklärt sich wohl, daß die betreffenden Zahlen etwas aus der stetig aufsteigenden Kurve herausfallen; das zehnmonatige Kind war ungewöhnlich schlecht entwickelt, hatte eine Hasenscharte und war an subchronischer Osteomyelitis der Rippen gestorben, sicherlich also kein zweckmäßiger Repräsentant der Normalgröße.

Dieselben erleiden also schon während der floriden Erkrankung eine Wachstumseinbuße. In manchen Fällen wird dieselbe durch das nach der Erkrankung wieder einsetzende Wachstum wieder ausgeglichen, wenigstens für den Gesamteindruck; ob die inneren Proportionen des Skelets dabei ganz eingehalten resp. wieder hergestellt werden, darüber liegen keine Messungen vor. Andere Male macht sich die qualitative Erkrankung der Wachstumsknorpel im späteren Leben noch weiterhin geltend insofern, als das Wachstum dauernd zu gering bleibt und kleine Menschen oder direkt „rhachitische Zwerge" liefert. Bei letzteren tritt die Proportionsstörung sehr deutlich in die Erscheinung dadurch, daß — wenigstens in einer Gruppe von Fällen — die Diaphysen der Röhrenknochen

im Verhältnis zu den Epiphysen zu kurz, die Extremitäten als ganzes gegenüber der Wirbelsäule im Rückstand geblieben sind; maßgebend dafür ist es,
welche Knochen in derjenigen Lebenszeit, in welcher die Krankheit einsetzte,
besonders im Längenwachstum hätten fortschreiten sollen; es wurde schon
bei der Besprechung des rhachitischen Beckens darauf hingewiesen, daß solche
Teile, welche in den betreffenden Monaten oder Jahren sich gerade in relativer
Wachstumsruhe befanden, keine wesentliche Einbuße an Längenentwicklung
während und nach der Krankheit erfahren.

Die eigentlichen Formveränderungen der Röhrenknochen rühren teils von
Störungen des endochondralen Wachstums, teils von Difformierung durch die
mechanischen Einflüsse der Belastung, des Zugs, der Scherung, und durch
Traumen her. Es ist nicht für alle Einzelformen mit Sicherheit festzustellen,
welches der genannten Momente als das wirksame angesehen werden muß, da
manche von ihnen an floridrhachitischen Knochen, also sozusagen im akuten
Stadium nicht sicher zu beobachten sind, sondern erst als fertige und bleibende
Zustände in späteren Jahren festgestellt wurden und in ihrer Abhängigkeit
von einer durchgemachten Rhachitis nur durch das gleichzeitige Vorhandensein
von unzweifelhaften Wirkungen der Rhachitis zu bestimmen waren. Namentlich
v. Recklinghausen hat sich bemüht, durch das Studium der feineren funktionellen Strukturen in jedem einzelnen Fall festzustellen, in welcher Lebenszeit und durch welche Ursachen und Einflüsse die Difformität eingetreten sein
müsse. Zudem sind bei der genannten Störung des Wachstums auch die
statischen Einflüsse gewöhnlich insoweit wirksam, daß sie derselben eine
bestimmte Richtung geben und das schließliche Ergebnis beeinflussen.

Die verbreitetste Mißstaltung, welche dem Wachstum zur Last fällt, ist die
dem Rosenkranz entsprechende Auftreibung der Röhrenknochen zwischen Schaft
und Epiphyse entsprechend „der rhachitischen Zone"; auch wenn kein seitliches
Herauspressen dieser erweichten Schicht stattfindet, kann das betreffende
Ende kolbige Gestalt annehmen (Abb. 3), wenn dieselbe eine beträchtliche
Höhe besitzt und wie etwas Fremdes zwischen Diaphyse und Epiphyse eingeschoben ist. Für das obere Humerusende hat v. Recklinghausen (5, S. 364)
diese kolbige Auftreibung bei Kindern, welche das dritte Lebensjahr überschritten
hatten, als charakteristisch hervorgehoben; sie wird dadurch gesteigert, daß
der Knochen an dieser Stelle nach innen gekrümmt und in der Konkavität
des Halsteils, zuweilen auch der anstoßenden Teile der Diaphyse Osteophyt
aufgelagert ist; die Krümmung setzt einen stärkeren Gebrauch der Arme voraus;
dies erklärt ihr Auftreten erst in demjenigen Alter, wo die Arme, als Ersatz
für die schwachen Unterextremitäten zum Fortbewegen verwendet werden.
Soweit die Deformierungen durch mechanische Einflüsse auf die nachgiebig
gewordenen Extremitätenknochen hervorgerufen werden, ist überhaupt ihre
Verteilung über das Skelet und ihr Aussehen naturgemäß von dem Gebrauch,
welchem die Extremitäten beim Liegen, Aufsitzen, Knieen, Stehen und Gehen
unterworfen sind, abhängig und wechselt demnach, wie schon erwähnt, mit
dem Alter der Kinder. Wenn man nur die bestehen gebliebenen Mißstaltungen
bei solchen Individuen ins Auge faßt, bei welchen die floride Krankheit schon
seit Jahren abgelaufen ist, läßt sich der Vorgang nicht immer sicher feststellen,
welcher dazu geführt hat. So kann die Krümmung der Tibia (Abb. 20) im unteren
Teil des Schaftes nach hinten ebensowohl aus einer Biegung an der Knorpelknochengrenze, wie in Abb. 19, hervorgegangen sein, als aus einer Biegung
des Schaftes selbst; die Krümmungsrichtung, welche bei dieser typischen Difformität des Unterschenkels hauptsächlich auf dem Zug der Plantarflektoren
des Fußes beruht, ist natürlich die gleiche, mag die Nachgiebigkeit an der einen

oder anderen der beiden genannten Gegenden liegen. Dieser Dauerzustand läßt also der Erklärung einen gewissen Spielraum.

Sicher in der epiphysären rhachitischen Zone, also dem während der Erkrankung neugebildetem Gewebe, zu lokalisieren sind einerseits leichte seitliche Abbiegungen der Epiphysen besonders an dem unteren Femurende und beiden Tibiaenden, wodurch das betreffende Gelenkende an der einen Seite etwas niedriger wird, als an der anderen; hier liegt offenbar eine Kompression der

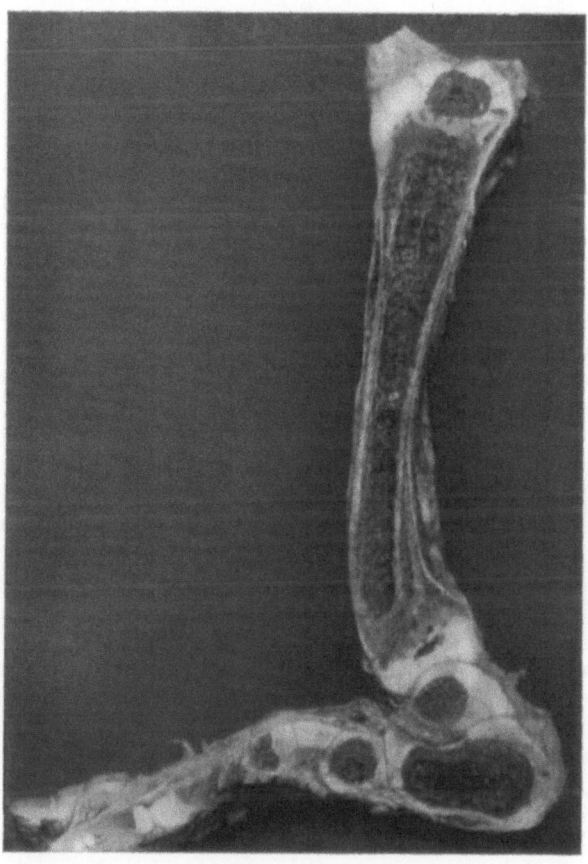

Abb. 19. Schwere floride Rhachitis. Abbiegung der unteren Tibiaepiphyse nach hinten; starke periostale Knochen-(Osteoid-)Auflagerung in der Konkavität der Biegung. $1^{1}/_{2}$jähr. Kind, 16. 10. 1922

Wachstumszone zugrunde; andererseits richtige Abbiegungen der Epiphysen (Abb. 19) mit winkliger Knickung der Knochenachse. Dabei kehren gewisse Richtungen gesetzmäßig wieder: am Humerus geschieht die Abbiegung des oberen Endes, wie erwähnt, nach innen, an Femur und Tibia die der unteren Epiphyse nach hinten, an der Tibia seltener nach innen. Für diese Gestaltveränderungen ist sicherlich die statisch-dynamische Inanspruchnahme bestimmend, fraglich freilich, ob dieselbe chronisch durch häufig sich wiederholende Einflüsse wirkt, oder akut durch eine plötzliche Einknickung. v. RECKLINGHAUSEN spricht sich für eine solche traumatische Entstehung aus. Endgültig fixiert wird die neue Stellung der Epiphyse dadurch, daß in der Konkavität der Biegung sich eine Schicht neuen Knochens auf der Oberfläche ausbildet,

welche unter Umständen weit auf den Schaft übergeht (Abb. 19). Auch die
Coxa vara und valga kommt schon bei floridrhachitischen Kindern in den ersten
Lebensjahren vor und kann, wie v. Recklinghausen ausführt, auf Krümmung
innerhalb der Wachstumszone der Kopfepiphyse zurückgeführt werden; die
Coxa vara, die Senkung des Kopfes unter Verkleinerung des Winkels gegen
den Schaft ist wohl so zu beurteilen, wie die bisher aufgeführten Epiphysen-
knickungen, also auf ein einmaliges Trauma oder chronische Kompression
durch Belastung zurückzuführen, während im späteren Jugendalter viele Fälle
durch eine Verbiegung des nachgiebig gewordenen Knochens im Bereich des
Schenkelhalses zustande kommen. Die Coxa valga äußert sich bei floridrhachitischen Kindern, welche noch keinen eigentlichen knöchernen Schenkelhals besitzen, darin, daß der Kopf stark aufgerichtet und gegen den Schaft kaum abgesetzt ist und nur als eine Verbreiterung des letzteren nach innen erscheint;
sie läßt sich schwer aus der Belastung erklären; v. Recklinghausen führt sie
auf den Zug der Muskeln am Hüftgelenk mit verstärkter Abduktion zurück.

Während es bezüglich der bisher genannten Difformitäten unbestritten ist,
daß sie im Bereich des neugebildeten und deshalb weichen Gewebes entstehen,
haben sich an die Entwicklung der in den Diaphysen, also den vor der Rhachitis
schon in voller Festigkeit gebildeten Knochen gelegenen große Meinungsverschiedenheiten geknüpft; in dem Mittelpunkt der Diskussion stand jederzeit
die Frage, ob die Krümmungen das Heilungsresultat von Frakturen, die durch
einmalige Gewalteinwirkungen hervorgerufen sind, bedeuten, oder auch durch
allmähliche Biegung des erweichten Knochens entstehen können.

Frakturen und Infraktionen, der langen Röhrenknochen sind bei rhachitischen Kindern kein seltenes Ereignis. Guérsant hat gefunden, daß $\frac{1}{3}$ aller
Knochenbrüche bei Kindern Rhachitische betraf, und Volkmann berichtet von
einem rhachitischen Kind, welches, obwohl im Bett liegend, innerhalb 4 Wochen
5 Knochenbrüche erlitt. In der Vorstellung Virchows, daß bei der Rhachitis
der einmal bestehende Knochen festbleibt und nur der Zuwachs weich ist, findet
diese große Neigung zu Frakturen keine Erklärung. Verständlich wird sie erst
durch die später festgestellte Tatsache, daß die harte Tela ossea während der
Erkrankung wieder reduziert und durch weiches Gewebe ersetzt wird. Das
Besondere der vollständigen Frakturen, was sie von denjenigen nichtrhachitischer
Individuen unterscheidet, ist das, daß das Periost dabei gewöhnlich unverletzt
bleibt und einen Schlauch bildet, welcher wohl eine Winkelstellung der Bruchenden zuläßt, aber gröbere Verlagerungen verhindert. Diese Resistenz des
Periosts rührt davon her, daß es durch die Anlagerung von weichen Knochenschichten auf die Oberfläche der Diaphysen verstärkt ist; die Ablösung erfolgt
zwischen ihnen und der alten Rinde. Sehr charakteristisch sind die Infraktionen
der Diaphysen langer Röhrenknochen: bei ihnen ist nur die eine Wand eingeknickt und bildet einen winkligen Vorsprung in die Markhöhle, welcher dieselbe
verengt oder verschließt, während die gegenüberliegende Wand über diesen
Vorsprung nur gebogen ist; sie liefern also eine bestehenbleibende Krümmung;
in der Konkavität befindet sich die geknickte, in der Konvexität die unverletzte
Knochenwand. Schon seit langer Zeit sind sie mit einem geknickten Federkiel
verglichen worden. Dieser Zustand hat zur Voraussetzung die Kombination
von Brüchigkeit und Biegsamkeit, wie sie gerade der Rhachitis zukommt, dagegen an einem normalen Knochen nicht vorhanden ist; denn die Biegung
der nicht verletzten Knochenseite geht über das Maß dessen hinaus, was bei
normaler Härte möglich ist. Der periostale Kallus entwickelt sich nur in der
Konkavität und füllt dieselbe aus, so daß nun der Eindruck der Knickung
verwischt und durch den der reinen Biegung ersetzt wird, welcher sich auch
nach der endgültigen Heilung erhält; nur nach dem Aufsägen des Knochens

ist die Infraktion festzustellen. VIRCHOW hat allen bedeutenden Krümmungen der Röhrenknochen diese Entstehung zugeschrieben, weil seine Vorstellung vom Zustand der alten Tela ossea eben keinen Anhaltspunkt für eine allmähliche, von einem stärkeren Trauma unabhängige Biegung gab. Zu dem genannten Typus der Infraktion hat v. RECKLINGHAUSEN noch denjenigen der einfachen Sprünge der Kortikalis hinzugefügt; dieselben können ohne jede Verlagerung bestehen und sich dem Auge verbergen, so daß ihr äußerer und innerer Kallus wie eine selbständige Knochenwucherung von umschriebener Form erscheint und erst die mikroskopische Untersuchung die Unterbrechung der alten Rinde dartut.

r) Schicksal der rhachitischen Difformitäten.

Manche Menschen gehen mit vollkommen normal gebauten Röhrenknochen aus der Rhachitis hervor, auch wenn während der floriden Erkrankung Biegungen vorhanden waren. Die spontane Streckung bestehender Kurvaturen ist von KAMPS dadurch zur Anschauung gebracht worden, daß er von rhachitisch gewesenen Kindern in gewissen Zeitabschnitten Gipsmodelle anfertigte; er fand, daß durchschnittlich 2—4 Jahre bis zum vollständigen Schwinden der Difformitäten nötig sind. Allerdings gilt dies nur von Biegungen, welche nicht zu hochgradig sind. Die stärkeren Krümmungen bleiben das Leben hindurch erhalten. Aber an Skeleten älterer Individuen sehen sie gewöhnlich anders aus, als an denjenigen der kranken Kinder, denn das Wachstum geht an diesen fehlerhaft geformten Knochen anders vor sich, als an gesunden, es fügt zu den ursprünglichen Formveränderungen weitere hinzu, welche sich aus der abnormen Beanspruchung der mißstalteten Knochen erklären. Bei Individuen, deren Rhachitis seit längerer Zeit abgelaufen ist, sind die gekrümmten Knochen gewöhnlich zugleich abgeplattet, und zwar ist ihr Durchmesser in der Ebene, in welcher die Krümmung liegt, verlängert, in der Ebene senkrecht dazu verkleinert. Wenn also das Femur so gebogen ist, daß die Konvexität nach vorn sieht, ist gewöhnlich die

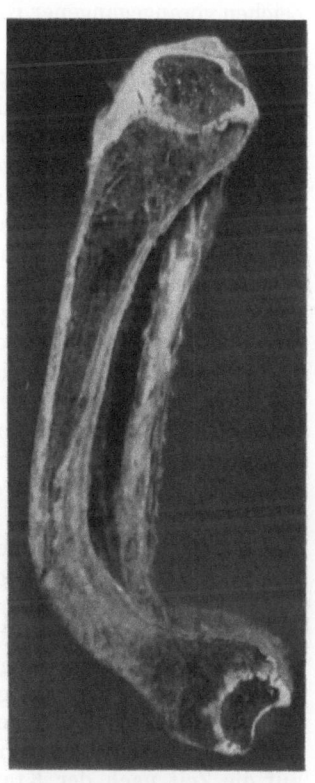

Abb. 20. Rhachitische Krümmung beider Unterschenkelknochen nach hinten nach alter abgelaufener Rhachitis (Knochen hart). Fibula einen kürzeren Bogen bildend, deshalb nach der Konkavität verlagert. An der Biegungsstelle die Tibia stark seitlich abgeplattet. 8jähr. Kind, 24. 4. 1920.

Linea aspera zu einer scharfen Leiste, einer Schneide erhoben und so der sagittale Durchmesser vergrößert, dagegen von rechts nach links der Knochen abgeplattet; wenn dagegen die Krümmung in der Frontalebene liegt, gewöhnlich mit der Konvexität nach außen, ist die Diaphyse breit und von vorn nach hinten ganz platt. Ähnlich verhält sich die Tibia, die bei den Krümmungen in der Regel so stark abgeplattet ist, daß sie einer Säbelscheide ähnlich wird; bei der häufigsten Form mit nach hinten offenem Bogen (Abb. 20) springt die vordere Kante als Leiste vor und die beiden Seitenflächen laufen einander annähernd parallel, bei der selteneren Krümmung mit der Konkavität nach innen ist der Knochen von vorn nach hinten abgeplattet und erhebt sich in die Konkavität mit scharfer Kante.

Die Auftreibungen an der Stelle der verbreiterten Knorpelwucherungsschicht, der „rhachitischen Zone", gehen in der Regel wieder vollkommen verloren. Es wurde oben ein Fall erwähnt, in dem bald nach Heilung der Rhachitis
an der Stelle des Rosenkranzes eine Verdickung der knöchernen Rippen anatomisch nachgewiesen werden konnte; in der Regel aber lassen sich an dieser
Stelle bei der Sektion von Individuen, welche früher im Leben rhachitisch waren,
keine Residuen der Krankheit nachweisen und meines Erachtens wird die fühlbare Verdickung der Knorpelknochengrenzen der Rippen am Lebenden als
Zeichen vorangegangener Rhachitis in ihrer diagnostischen Bedeutung weit überschätzt.

Dagegen bleibt die Körperlänge rhachitischer Individuen, wie erwähnt, ganz
unabhängig davon, ob Krümmungen vorhanden sind, oder nicht, gewöhnlich
dauernd zurück: Humphry hat an 61 Skeleten Erwachsener, welche in der
Kindheit Rhachitis durchgemacht hatten, Messungen vorgenommen und nur
ganz selten jede Hemmung der Längenentwicklung vermißt. Am regelmäßigsten
und deutlichsten tritt dieselbe, was auch aus Shaws Messungen hervorgeht,
an den Oberschenkeln zutage, welche auf die Länge der Unterschenkel herab-
sinken können, jedoch ist sie an allen Gliedern nachweisbar. Höhere Grade
dieser Wachstumshemmung führen zum Bilde des „rhachitischen Zwergwuchses".
Derselbe hat die auch den chondrodystrophischen Zwergen zukommende Eigentümlichkeit der Kurzgliedrigkeit, d. h. die Extremitäten sind verkürzt, während
die Wirbelsäule ebenso wie der Kopf annähernd normale Ausmaße gewonnen
hat; es sind also die Proportionen des Körpers zuungunsten der Extremitäten
gestört, zugleich aber auch das Längenverhältnis der Extremitätenknochen
zueinander; die Unterextremitäten zeigen die stärksten Abweichungen. Bei
der Betrachtung derartiger rhachitischer Zwerge kann man nicht im Zweifel sein,
daß die Einbuße an Körperlänge nicht lediglich aus der Zeit der floriden Erkrankung stammt. Die Frage, ob die Wachstumshemmung im Verlauf der Krankheit oder nach Ablauf derselben oder in beiden Perioden zustande gekommen
ist, ist früher verschieden beurteilt worden. Ohne Zweifel hat dabei eine Rolle
gespielt, welche Bedeutung der Einzelne der Verbreiterung der Knorpelwucherungszone beilegte: Solange dieselbe als Ausdruck zu starker Wucherung angesehen wurde, war der Gedanke an ein Zurückbleiben der Längenentwicklung
kaum damit zu vereinigen; dementsprechend verlegte Virchow dasselbe nur
auf die Zeit nach der Krankheit. Indessen haben, wie schon erwähnt wurde,
die von verschiedenen Untersuchern ausgeführten exakten Messungen ergeben,
daß der Defekt schon auf der Höhe der Erkrankung nachweisbar ist; nach Ablauf derselben kann die Verzögerung weiter wirken. Das Gesamtskelet verhält sich also ebenso wie das Becken.

s) Die mikroskopischen Verhältnisse der Heilung und Remission.

Die erste anatomische Erscheinung der Heilung besteht, wie bereits H. Müller
erkannte, in der Wiederkehr der Kalkablagerung in dem Knorpel und dem während
der Erkrankung gebildeten osteoiden Gewebe. In ersterem erfolgt dieselbe
nicht in der ganzen Ausdehnung der breiten Wucherungszone, sondern in Form
einer Linie nahe dem ruhenden Knorpel über den Kuppen der von der Knochenseite eingewachsenen Gefäßbäumchen. An dieser Stelle würde sie, wie H. Müller
und Schmorl es ausgesprochen haben, zu erwarten sein, wenn keine Rhachitis
eingetreten wäre. Natürlich muß man sich bewußt sein, daß, wie es auf S. 17
geschildert wurde, die vor Beginn der Rhachitis entstandene provisorische Verkalkungszone noch weit in die Krankheit hinein sich in Resten und an langsam
wachsenden Teilen, z. B. an Phalangen, Wirbelkörpern und besonders an Knochen-

kernen, sogar ziemlich vollkommen erhalten kann. Im Falle eines solchen Erhaltenbleibens finden sich nach Einsetzen der Heilung also zwei Kalklinien, welche durch einen Streifen unverkalkten gewucherten Knorpels voneinander getrennt sind. In solchen Fällen, wo die floride Erkrankung nur kurze Zeit gedauert hatte und deshalb dieser trennende Streifen nur geringe Breite besaß, verbreitert sich nach SCHMORLs Beobachtung, wie früher schon ausgeführt wurde, die neue Verkalkung bei andauernder Heilung nach der alten Verkalkungslinie zu, um mit den Resten derselben zusammenzufließen, wodurch also der gesamte gewucherte Knorpel schließlich der Petrifikation zugeführt wird. Über Fälle von längerem Bestand fehlen bisher noch genauere Kenntnisse betreffs der dem Wiederauftreten der Kalklinie folgenden Phasen. Außer der Inkrustation der Zwischensubstanz, welche in der Form den normalen Vorgängen gleicht, findet man bei Heilungstendenz der Rhachitis auch eine Verkalkung der einzelnen Knorpelzellen der hypertrophischen Zone in kalkfreier Umgebung; schon KÖLLIKER und H. MÜLLER waren diese Bilder bekannt.

Das Wiedererscheinen der Verkalkungslinie im Knorpel über der Kuppe der Gefäßbäumchen gilt als sicherstes mikroskopisches Merkmal der beginnenden Heilung. Die Verkalkung des osteoiden Gewebes beginnt an denjenigen Bälkchen, welche in ganzer Breite kalklos sind, also an denen des periostalen Osteophyts, den aus Metaplasie des Knorpels hervorgegangenen und den im Marke entstandenen, in den axialen Abschnitten und breitet sich allmählich über den ganzen Durchschnitt aus; an den osteoiden Säumen, welche auf fester Unterlage liegen, tritt die Verkalkung zuerst in den basalen Abschnitten auf und schreitet nach der Oberfläche fort. Aber diese Kalkablagerung in osteoidem Gewebe, welche sicher während der Krankheit entstanden ist, geht durchaus nicht vollkommen mit derjenigen im gewucherten Knorpel Hand in Hand, sondern findet sich viel häufiger als diese; ich habe sie sowohl im periostalen Osteophyt als in den subchondralen Zonen auch in solchen Fällen angetroffen, in welchen auch klinisch alles auf ununterbrochenes Fortschreiten der Krankheit hinwies, und kann in ihr nicht ohne weiteres den Ausdruck beginnender Heilung sehen. Ohne Zweifel ist auch bei florider Rhachitis die Kalkablagerung im Osteoid nicht immer ganz aufgehoben, sondern nur verlangsamt; in dieser Auffassung befinde ich mich in völliger Übereinstimmung mit POMMER. Allerdings hält sie sich dabei in gewissen Grenzen und solange die Krankheit dauert, bleiben trotzdem sowohl die periostalen Auflagerungen, als die intramedullären und subchondralen osteoiden Partien überwiegend weich; ein wirkliches Hartwerden habe ich nur gesehen, wenn das Verhalten des Knorpels und die klinischen Erscheinungen auf tatsächliche Heilung hinwiesen. Der Umstand, daß die Verkalkung der osteoid angebildeten Bälkchen von ihrem Zentrum und die der osteoiden Säume von der Tiefe aus erfolgt, obwohl der gelöste Kalk von ihrer Oberfläche her in sie eindringt, läßt erkennen, daß ein gewisser Reifezustand des Gewebes nötig ist, um den Kalk auszufällen.

Schon lange war aus der Beobachtung rhachitischer Kinder während des Lebens bekannt, daß die Krankheit unter Schwankungen verläuft, und durch POMMER und besonders SCHMORL (1) ist darauf hingewiesen worden, daß auch das mikroskopische Bild der Knochen diese Besserungen und Verschlimmerungen besonders durch den Kalkgehalt des Knorpels wiederspiegelt. Man muß diese Tatsache vor Augen haben, um zu verstehen, daß mit den Zeichen florider Erkrankung zuweilen ein reichlicher Kalkgehalt im Knorpel vorhanden ist. VIRCHOW hatte, wie erwähnt, aus derartigen Fällen den Schluß gezogen, daß im Anfangsstadium der Rhachitis die Knorpelverkalkung gesteigert sei; tatsächlich kommt sie dadurch zustande, daß die Remission einer bestehenden Rhachitis eine neue Verkalkung bewirkt hat, welche mit den Resten der alten zu einer breiten Linie zusammengeflossen ist, und nun ein Rezidiv eingesetzt hat. Im Anfangsstadium einer Remission aber fehlen anderweitige Veränderungen neben der Neueinlagerung von Kalk, und deshalb ist es nicht möglich, aus dieser zu schließen, ob die Heilung eine fortschreitende und endgültige, oder nur eine vorübergehende ist.

t) Rhachitis tarda.

Unsere Kenntnisse über die anatomischen Verhältnisse der Rhachitis tarda, also der zwischen etwa dem 4. Lebensjahr und dem Ende der Wachstumsperiode auftretenden Erkrankung, gründen sich auf die Untersuchung von 3 Typen, welche durch Übergänge miteinander zusammenhängen:

1. Die Knochenkrankheit macht sich klinisch nicht bemerkbar, sondern wird erst bei der Sektion als Nebenbefund entdeckt [KÖSTER, SCHMORL (2)], Difformitäten fehlen, oder sind gering. Fälle dieser Art sind bisher erst spärlich beobachtet; die Untersuchung stellte in ihnen eine Systemerkrankung des Skelets fest, welche dem Bilde der kindlichen Form in allen wesentlichen Punkten gleichkam, zuweilen bestanden auch periostale Auflagerungen auf den Schädelknochen. Die Störungen der endochondralen Verknöcherung traten im allgemeinen gegenüber denen der Knochensubstanz selbst mehr in den Hintergrund.

2. Die Krankheit tritt klinisch in die Erscheinung durch die Deformierung des einen oder anderen Knochens, also mehr als ein lokales Leiden, und führt den Patienten in chirurgische Behandlung [MIKULICZ, FROMME, LOOSER (1—3) u. a.]. Es handelt sich vorwiegend um Individuen des 2. Lebensjahrzehntes mit Coxa vara oder valga, oder Genu valgum oder varum, Plattfuß oder Skoliose, also denjenigen Verbiegungen, welche seit langer Zeit als Belastungsdifformitäten bezeichnet werden. In der Nachkriegszeit, seit Anfang des Jahres 1919, sind dieselben in Österreich und Deutschland bei Adoleszenten in ungewöhnlich großer Zahl, in Wien (SCHLESINGER) und in Göttingen und Umgebung (FROMME) geradezu endemisch aufgetreten; offenbar sind sie in diesen Fällen Folge mangelhafter Ernährung gewesen und deshalb auch mit dem Namen der „Hungerosteopathie" belegt worden. Die Möglichkeit zu einer gründlichen anatomischen Untersuchung solcher Fälle in der Zeit ihrer Entstehung ist selten gegeben und die Frage blieb lange unbeantwortet, ob die Verbiegung auf dem Umbau des normalen Skelets infolge abnormer Belastung und abnormen Muskelzugs beruhten, oder ob durch eine infantile Rhachitis erworbene geringfügige Difformitäten nur im Verlauf des weiteren Wachstums stärker zum Ausdruck kämen, wie es oben bezüglich der Skoliose und der Beckenveränderungen ausgeführt wurde, oder ob ihnen eine floride Erkrankung der Knochen zugrunde läge, welche sie gegen Druck und Zug nachgiebiger macht. MIKULICZ hat als Erster eine positive Entscheidung durch den Nachweis erbracht, daß das Genu valgum des Adoleszentenalters durch eine Rhachitis tarda hervorgerufen werden kann: Bei einem der 3 Patienten, deren Epiphysenknorpel er untersuchte, einem 16jährigen Individuum, ist an dieser Diagnose kaum zu zweifeln, denn bei ihm war die Wucherungszone stark verbreitert, zackig und von langen Markfortsätzen durchwachsen und im Knochen lagen isolierte Knorpelreste. In neuerer Zeit hat die Röntgendurchleuchtung zahlreicher Patienten durch FROMME und LOOSER die fehlende anatomische Untersuchung zu ersetzen gesucht und gezeigt, daß dieser Beobachtung von MIKULICZ allgemeinere Bedeutung zukommt, so daß zum mindesten ein großer Teil der Fälle von sog. Belastungsdifformitäten auf eine Spätrhachitis bezogen werden darf. Soviel geht jedenfalls aus derselben hervor, daß die lokalen Verbiegungen nur Erscheinungen einer allgemeinen Skeleterkrankung sind, bei der die noch vorhandenen Epiphysen-

knorpel des Körpers verbreitert und unregelmäßig gestaltet sind; wo die Möglichkeit bestand, exzidierte Knochenteile zu untersuchen (LOOSER), bestand, wie ich auch selbst bestätigen kann, darin kalkloses Knochengewebe; bei manchen der Patienten war ein Rosenkranz zu fühlen und nicht wenige von ihnen hatten schon im frühen Kindesalter eine Rhachitis durchgemacht; dies zusammengenommen, läßt an dem Bestehen einer floriden Rhachitis keinen Zweifel. Auch SIMON kommt bezüglich der Hungerosteopathien, soweit sie dem Adoleszentenalter angehören, zu diesem Ergebnis.

3. Bei einer 3. Gruppe von Fällen handelt es sich um schwere Verkrüppelungen, welche das Krankheitsbild beherrschen und deren Träger in der Regel auch im allgemeinen körperlich und geistig zurückgeblieben sind. Rein klinische Beobachtungen, nach welchen dieser Zustand sich aus einer gewöhnlichen kindlichen Rhachitis entwickelt, die nicht zur Heilung kam (KASSOWITZ u. a. — „inveterierte" Form —), zeigen ihre Zugehörigkeit zur echten Rhachitis; außerdem liegen aus älterer und neuerer Zeit [C. O. WEBER, MESLAY, BEYLARD, COLLY, LOOSER (1) u. a.] Beobachtungen mit anatomischer Untersuchung vor, welche zum Teil als juvenile Osteomalazie beschrieben sind, weil die Verbiegungen und Frakturen ganz in dem Vordergrund standen, während neben denselben ausgesprochen rhachitische Verdickungen der Epiphysenknorpel nachweisbar waren; in einigen Fällen von langer Dauer hatte die letztere geschwulstähnliches Aussehen gewonnen. Überwiegend betrafen die Krümmungen die Unterextremitäten, die Knochensubstanz zeigte starke Atrophie. Immer handelte es sich hierbei um chronisch verlaufende Krankheitsfälle, welche zuweilen aus den ersten Kinderjahren verschleppt waren und zum Teil 10—15 Jahre und länger angedauert hatten; zuweilen fiel der Beginn erst in die späteren Kinderjahre.

So verschieden auch die äußere Erscheinungsform der 3 genannten Typen ist, gehören sie doch eng zusammen. Gemeinsam ist ihnen die Ausbreitung über das Skelet als Systemerkrankung. Sie zeigen, daß, solange überhaupt das Körperwachstum andauert, in jeder Periode die rhachitische Störung einsetzen kann. Auffallend ist es, wie häufig solche Spätfälle chronisch werden. In dem äußeren Aussehen spielt die endochondrale Störung gegenüber der endostalen eine viel geringere Rolle, als bei der kindlichen Form, die Auftreibung der Epiphysenknorpel ist gering und fehlt an manchen Stellen ganz und auch bei der anatomischen Untersuchung beschränkt sich ihr Vorhandensein auf die Rippen und wenige Epiphysenfugen, während andere derselben unbeteiligt sind. Und in starkem Gegensatz dazu fanden LOOSER und andere in ihren Fällen im Inneren der Knochen an der Stelle der Epiphysenscheibe dicke rundliche Knorpelinseln von geradezu geschwulstähnlichem Aussehen. Das Ausschlaggebende für dieses wechselnde Verhalten der Knorpel ist offenbar der Zeitpunkt des Auftretens der Spätrachitis und ihre Dauer. Es wurde früher erwähnt, daß im einzelnen Falle von gewöhnlicher infantiler Rhachitis der Grad der endochondralen Störung, welcher sich in der Breite der Wucherungszone ausspricht, an den verschiedenen Skeletabschnitten gesetzmäßig verschieden und von der Wachstumsenergie derselben abhängig ist. Das epiphysäre Längenwachstum hört, wenn das Ende der Wachstumszeit bevorsteht, nicht an allen Knochen gleichzeitig auf, sondern in bestimmter Reihenfolge, am spätesten an den Rippen, und dementsprechend werden von einer spät einsetzenden Rhachitis nur diejenigen Knorpel getroffen, welche noch in Wucherung begriffen sind, und zwar der Stärke nach abgestuft entsprechend dem Grade dieser Wucherung. Also je später im Adoleszentenalter die Krankheit einsetzt, desto beschränkter und geringfügiger wird die endochondrale Störung sein. So fand SCHMORL (2) dieselbe bei einem 19jährigen Mädchen überhaupt nur an den

Rippen ausgebildet, an den noch erhaltenen Intermediärknorpeln der langen Röhrenknochen dagegen nicht. In den Fällen mit übermäßigen, enchondromähnlichen Knorpelwucherungen dagegen macht der protrahierte Verlauf der Krankheit dieses Übermaß verständlich; dieselbe setzte in einem Alter ein, wo die Knorpel noch stark wucherungsfähig waren, und dauerte dann Jahre (bei Webers Patienten z. B. 15 Jahre) hindurch an. Die Osteoidbildung im Knochen dagegen erwies sich, wo die Untersuchung sorgfältig durchgeführt wurde, als über das ganze Skelet gleichmäßig verbreitet, entsprechend dem Umstand, daß die endostale Knochenneubildung überall das ganze Leben hindurch andauert. Schon Fälle der zweiten und noch mehr der dritten Gruppe waren durch eine beträchtliche Atrophie der Knochensubstanz ausgezeichnet, die sich in der Häufigkeit von Spontanfrakturen geltend machte; in den Fällen der dritten Gruppe gewann dadurch das Krankheitsbild geradezu Ähnlichkeit mit dem der Osteogenesis imperfecta.

Die mikroskopische Untersuchung der meisten Fälle dieser Gruppe ist mangelhaft und erlaubt kein sicheres Urteil, ob alle von Looser (1) derselben zugezählten Beobachtungen tatsächlich zu ihr gehören; z. B. in Meslays Fall 1 (S. 66 und 153), in welchem außerordentlich reichliche Knorpelreste innerhalb der Ober- und Unterschenkelknochen bestanden, war an der stark verdünnten Knochensubstanz eine für Rhachitis und Osteomalazie ganz ungewöhnlich große Zahl von Osteoklasten vorhanden, dagegen fehlte offenbar kalkloses Knochengewebe; ich halte es für sehr zweifelhaft, ob dieser Fall der Rhachitis tarda, resp. infantilen Osteomalazie, wenigstens der unkomplizierten zugezählt werden darf.

Die Atrophie ist mehrfach dem verlängerten Verlauf zugeschrieben worden, obschon bei der infantilen Rhachitis nicht nur die lange Dauer der Krankheit für die Entstehung der porotischen Form bestimmend ist. Bei den entsprechenden Patienten war, als weitere Folge der langen Dauer, auch die Wachstumshemmung des ganzen Skelets am stärksten, so daß sie, obwohl in der zweiten Hälfte des zweiten Jahrzehnts stehend, noch kindliche Maße darboten.

Das Vorhandensein und die Art der endochondralen Veränderungen geben das Recht, die Skeleterkrankung der Rhachitis zuzuzählen; für die äußere Erscheinung des Krankheitsbilds haben sie nur geringe oder keine Bedeutung, die Difformitäten der Knochen sind vielmehr zum größten Teil auf die Erweichung und die Atrophie zurückzuführen, die aus der Störung der endostalen Knochenbildung hervorgeht, wenigstens gilt dies für die Rhachitis tarda des eigentlichen Adoleszentenalters. In den Fällen, in denen der Krankheitsbeginn dem Lebensalter näher liegt, welchem die gewöhnliche infantile Form angehört, stehen naturgemäß die Knorpelveränderungen denjenigen der letzteren ganz nahe, und deshalb ist in ihnen die gesamte rhachitische Zone noch so breit, daß die typische Abbiegung der Gelenkenden zustande kommen kann.

Das zunehmende Zurücktreten der charakteristischen Knorpelveränderung und das Überwiegen der Osteoidbildung in der Knochensubstanz mit ihren Folgen bewirkt es, daß mit zunehmendem Lebensalter die Rhachitis tarda in ihrem Gesamtbild sich außerordentlich demjenigen der Osteomalazie nähert; solche Spätfälle stellen ein richtiges Bindeglied zwischen den beiden Krankheiten dar; auf gleicher Stufe mit ihnen stehen Fälle von Osteomalazie aus den ersten Jahren nach Abschluß des Körperwachstums, wie Schmorl, v. Recklinghausen und Looser sie beobachteten, und in welchen die Patienten die bekannten Erscheinungen der Osteomalazie darboten und erst durch die eingehende Untersuchung im Bereich der Knorpel auch rhachitische Veränderungen vorgefunden wurden; die von Schmorl beschriebene Frau war im 25. Lebensjahr erkrankt und bot an den Rippenknorpeln noch Zeichen der Rhachitis dar, weil an ihnen die Wachstumsvorgänge noch nicht, wie am übrigen Skelet, zum Abschluß gekommen waren. Derartige Beobachtungen geben einen wichtigen Hinweis auf die nahe Beziehung der Rhachitis zur Osteomalazie. Unter den Einzelbeobachtungen von Rhachitis tarda inveterata mit den schweren Difformitäten sind mehrere unter dem Namen der juvenilen und infantilen Osteomalazie mitgeteilt worden, obwohl die rhachitischen Knorpelveränderungen vorhanden waren, um zum Ausdruck zu bringen, daß die malazische Komponente der Krankheit ungewöhnlich stark ausgebildet war; man würde sie besser als malazische (resp. porotische) Form der Rhachitis bezeichnen, welche, wie erwähnt, für die protrahierten Fälle der Rhachitis tarda geradezu charakteristisch ist, und die Bezeichnung der infantilen resp. juvenilen Osteomalazie auf die seltenen Fälle beschränken, in denen nur die übermäßige Osteoidbildung im Knochen besteht, die Knorpelveränderung dagegen fehlt.

u) Rhachitis und MÖLLER-BARLOWsche Krankheit.

Rhachitis kann sich mit MÖLLER-BARLOWscher Krankheit kombinieren, vom Standpunkt der letzteren aus gesehen geschieht dies nicht ganz selten. Dabei lassen sich zwei Möglichkeiten feststellen: 1. Die MÖLLER-BARLOWsche Krankheit steht ganz in dem Vordergrund, ist mit allen ihren charakteristischen Erscheinungen, subperiostalen und intraossalen Blutungen, fibröser Umwandlung des Knochenmarks in den Metaphysen und Resorption der Knochenbälkchen und zuweilen Epiphysenlösung vorhanden, während die Rhachitis nur in leichter oder höchstens mittelschwerer Form vorliegt. Ich habe nie eine schwere Rhachitis in Kombination mit einer solchen vollentwickelten MÖLLER-BARLOWschen Krankheit gesehen und auch im Schrifttum keine Mitteilung darüber gefunden. Diese Vereinigung der beiden Prozesse hat bei der Klarstellung der anatomischen Verhältnisse der MÖLLER-BARLOWschen Krankheit viel Schwierigkeiten bereitet; es ist nicht ganz leicht, die den beiden Krankheiten angehörenden Veränderungen voneinander zu trennen, und so kommt es, daß von manchen Seiten die MÖLLER-BARLOWsche Krankheit nur als eine besondere Erscheinungsform der Rhachitis, wie NAUWERCK sich ausdrückte, „eine Episode im Verlauf derselben" angesehen wurde. Seither ist ihre Selbständigkeit wohl allgemein anerkannt. 2. In einem rhachitischen Skelet finden sich lediglich multiple Markblutungen, so daß man von einer hämorrhagischen Form der Rhachitis sprechen kann. Die Blutungen bilden verwaschene tiefrote Flecke, die sich auf dem an sich dunklen Mark nur bei sorgfältiger Untersuchung erkennen lassen, und die schnell wachsenden Teile, nämlich mittlere Rippen und lange Röhrenknochen und an ihnen wieder die Nachbarschaft der Epiphysenlinien bevorzugen, während die Wirbelkörper völlig verschont bleiben. Es fallen also die relativ stärksten Erscheinungen der Rhachitis räumlich mit diesen Blutungen zusammen und man könnte denken, daß es sich um besondere Steigerungen des rhachitischen Prozesses handelt. Indessen sind es eben nicht gerade schwere Fälle, welche diesen hämorrhagischen Charakter darbieten, zuweilen sind die Blutungen auch bei Fortbestand der Rhachitis schon in Heilung begriffen. Offenbar gehören auch diese Fälle zu der Verbindung der zwei genannten Krankheiten; wenn man den Ernährungsverhältnissen solcher Kinder nachforscht, so findet man die Bestätigung dafür.

Das Zusammentreffen von Rhachitis und MÖLLER-BARLOWsche Krankheit wurde zunächst darauf zurückgeführt, daß rhachitische Kinder eine besondere Disposition zu letzterer besäßen. Auf Grund der Vitaminforschung wird man weniger Gewicht auf eine solche Veranlagung legen, als darauf, daß die ätiologischen Momente für beide Krankheiten, soweit sie in den Ernährungsverhältnissen liegen, nicht zu selten zusammenfallen. Der Gedanke, die Rhachitis als Avitaminose, bedingt durch Fehlen des fettlöslichen Vitamin A in der Nahrung anzusehen, ist hauptsächlich durch die Erfahrung wachgerufen worden, daß sie mit der Möller-Barlowschen Krankheit vereinigt vorkommt. Wie später zu erörtern ist, hat dieser von Mellanby ausgesprochene Gedanke durch die Versuche am Tier in den letzten Jahren feste Grundlagen bekommen; dieselben lassen keinen Zweifel darüber, daß beim Kind eine ungünstige Zusammensetzung der Nahrung einen großen Einfluß auf die Entstehung der Krankheit besitzt und neben den für den Knochen nötigen Salzen auch der Mangel an solchen Substanzen von Bedeutung ist, welche den Ernährungszustand des Knochengewebes bedingen; dabei können zugleich diejenigen Faktoren der Nahrung betroffen sein, welche durch ihren Gehalt an Vitamin C notorisch „antiskorbutisch" wirken.

v) Das Verhalten der innersekretorischen Drüsen bei Rhachitis.

Verschiedene innersekretorische Organe sind auf ihre Beziehung zur Rhachitis geprüft worden, meist nach der Richtung, ob ihre Insuffizienz als Ursache derselben angesehen werden kann; aber nur an den Epithelkörperchen haben sich positive Befunde ergeben, ohne indessen bisher sichere Schlüsse auf ihre Bedeutung für die Krankheit zuzulassen.

Das Verhalten der Thymusdrüse bei der Sektion rhachitischer Kinder ist sehr wechselnd: Häufig ist sie verkleinert, was Friedleben (1) in seinem ausgezeichneten Buch aus dem Jahre 1858 sogar als die Regel hinstellt, andere Male von mittlerer Größe, zuweilen, wie schon Rokitansky anführt, entschieden vergrößert. Ersteres wird verständlich durch die Feststellung von Hart u. a., daß das Organ durch die verschiedensten Erkrankungen des Körpers, Masern, Keuchhusten usw., wie sie bei rhachitischen Kindern häufig vorhanden und Anlaß des Todes sind, zur vorzeitigen Rückbildung gebracht wird. Die Hypertrophie der Thymusdrüse andererseits findet eine genügende Erklärung darin, daß erfahrungsgemäß die Rhachitis nicht selten bei Kindern mit Status thymico-lymphaticus auftritt. Also aus den Beobachtungen an Menschen lassen sich keine Schlüsse auf die Bedeutung der Thymus für das Zustandekommen der Krankheit ziehen. Auf Grund von Versuchen ist vor allem Klose dafür eingetreten, daß Thymusausschaltung Rhachitis zur Folge hat. Abgesehen davon, daß seine Theorie, Thymusherausnahme erzeuge Oxypathie, und zwar Nukleinsäurevergiftung und auf diesem Wege die Rhachitis, schwere Zweifel erweckt, kann ich die anatomischen Veränderungen des Knochensystems, welche er beschreibt, nicht mit der menschlichen Rhachitis gleichstellen: Das Wesentlichste ist eine Verzögerung der Wachstumsvorgänge; auch Basch in seinen gleichartigen Versuchen erzielte dieselben und vermeidet es ausdrücklich, sie für Rhachitis zu erklären; Matti wieder stimmt auf Grund eigener Versuche an jungen Hunden wenigstens in der Deutung der morphologischen Verhältnisse mit Klose überein, während viel früher Friedleben bei seinen zahlreichen Thymusexstirpationen, obwohl offenbar das ganze Organ entfernt war, nur an einem Tier 22 Tage nach der Operation Atrophie der Extremitätenknochen, an anderen dagegen keine anatomische Störung der Skeletentwicklung, nur bei chemischer Untersuchung stets Veränderungen der Verkalkung beobachtete. Die Ergebnisse der Thymusexstirpation für das Wachsen des Skelets sind demnach bisher nicht einheitlich und ein direkter Einfluß des Organs auf die Entstehung der Rhachitis daraus nicht abzuleiten.

Ganz hypothetisch ist, was R. Klotz (1) über die Beziehung der Hypophyse zur Rhachitis auf Grund günstiger Beeinflussung der Krankheit durch Pituitrin bei 5 Kindern angibt. Ich habe in vielen Fällen von Rhachitis alle innersekretorischen Organe, so auch die Hypophyse anatomisch genau untersucht, aber weder in Größe noch Zellzusammensetzung etwas Pathologisches finden

können. Dasselbe gilt bezüglich der Schilddrüse, welche HOENNICKE ohne überzeugende Gründe in ätiologischen Zusammenhang mit Rhachitis bringen wollte,
und bezüglich der Nebenniere, für deren Bedeutung STÖLTZNER (3) stark eingetreten ist in dem Sinne, daß Adrenalinmangel eine ausschlaggebende Rolle
spiele.   Soweit er sich dabei auf eine histologische Minderwertigkeit, einen
mangelhaften Gehalt an chromaffiner Substanz bezieht, pflichte ich dem bei,
was SCHMORL (5) dagegen eingewendet hat, daß nämlich die Chromreaktion
an dem Nebennierenmark bei rhachitischen Kindern nicht stärkeren Schwankungen unterliegt, als bei nichtrhachitischen, weil erfahrungsgemäß postmortale
Veränderungen und verschiedene Krankheiten sie beeinflussen. Die Heilungs-
erfolge bei rhachitischen Kindern durch Adrenalinbehandlung, welche STÖLTZNER
mitteilte, beziehen sich wohl mehr auf das Allgemeinbefinden; ich kann mich
nicht davon überzeugen, daß die Knochenveränderung selbst im Rückgang begriffen war, denn Rosenkranz, Extremitätenkrümmungen und Epiphysen-
schwellungen wurden „wenig" beeinflußt.

Auf die Epithelkörperchen haben zunächst die bekannten Untersuchungen
von ERDHEIM (1, 2) über die mangelhafte Dentinverkalkung der Nagezähne
bei parathyreopriven und ebenso spontanrhachitischen Ratten die Aufmerksamkeit gelenkt. ERDHEIM nahm auch — allerdings in beschränktem Umfang —
Knochenuntersuchungen an parathyreoidektomierten Tieren vor, und fand,
daß sowohl im normalen Knochen als im Kallusgewebe die Kalkablagerung
mangelhaft bleibt, und hielt diese Skeletveränderung für übereinstimmend
mit jener, welche das Wesen der Rhachitis und Osteomalazie ausmacht. HOHL-
BAUM bestätigte bei gleicher Versuchsanordnung die Dentinveränderung der
Zähne, konnte aber am Skelet auch bei verhältnismäßig langer Versuchsdauer
keine Kalkverarmung nachweisen. Abgesehen von der somit bestehenden Unklar-
heit bezüglich des Einflusses des Epithelkörperchen-Ausfalles auf den Zustand
des wachsenden Skelets würde ich die von ERDHEIM beschriebene Veränderung
derselben nicht der Rhachitis zuzählen, denn rhachitische Knorpelstörungen
fehlen dabei vollständig. Bei Ratten mit spontaner Rhachitis fand ERDHEIM
ausnahmslos eine wägbare Vergrößerung der Epithelkörperchen, deren Grad
von Schwere und Dauer der Krankheit abhängig war; er will jedoch in dieser
Hypertrophie nicht die Ursache der Rhachitis sehen, sondern ihre Folge, welche
dadurch bedingt ist, daß bei Rhachitis ein erhöhtes Bedürfnis nach funktionieren-
dem Epithelkörperchengewebe besteht, welches von den normalen kleinen
Organen nicht gedeckt wird. Auch bei menschlicher Rhachitis läßt sich an den
Epithelkörperchen häufig Vergrößerung nachweisen; sie ist allerdings nicht
immer so bedeutend, daß sie ohne weiteres ins Auge fällt — RITTER fand sie
bis zum 4—5fachen des Normalen —, bei sorgfältigen Messungen indessen
häufig feststellbar. ERDHEIM, RITTER, PAPPENHEIMER und MINOR und HART-
WICH haben sich besonders mit der Frage beschäftigt; wie letzterer ganz treffend
angibt, handelt es sich gegenüber den Epithelkörperchen gleichaltriger nichtrhachitischer Kinder meist um Unterschiede von Bruchteilen eines Millimeters.
Zwischen den genannten Forschern bestehen Meinungsverschiedenheiten darüber,
ob diese Hypertrophie auf Vermehrung oder bloßer Vergrößerung der Zellen
beruht, und an welche Zellart des Organs sie gebunden und ob eine Vermehrung
des Bindegewebes beteiligt ist: RITTER fand bei rhachitischen Kindern ein Überwiegen der dunklen Zellen mit dichtem Protoplasma, HARTWICH und PAPPEN-
HEIMER und MINOR nicht. Es sind noch weitere systematische Untersuchungen
erforderlich, um ein sicheres Urteil zu ermöglichen, ob die genannten Veränderungen der Epithelkörperchen etwas Konstantes und Wesentliches bei rhachitischen Kindern im Vergleich mit nichtrhachitischen sind. SCHMORL hatte —
vor Bekanntwerden der letztgenannten Arbeiten — keine positiven Ergebnisse.

w) Rhachitis bei Tieren.

In der Veterinärmedizin ist die Bezeichnung „Rhachitis" etwas freigiebig auf alle Erkrankungen angewendet worden, welche mit Verunstaltung des Skelets verbunden sind. Wenn man die Bedeutung der Tierrhachitis darin sucht, daß aus ihr vielleicht Schlüsse auf die Ursache der menschlichen Rhachitis gezogen werden können, und man dementsprechend einen strengen Maßstab auf Grund des pathologisch-anatomischen Verhaltens anlegt, so scheiden viele Beobachtungen als unsicher aus. Denn vielfach ist die Diagnose nur auf die Beobachtung der Tiere im Leben hin gestellt worden und auch in anatomisch untersuchten Fällen offenbar eine Verwechslung mit anderen Krankheiten vorgekommen. Wiederholt sind solche als Rhachitis bezeichneten Skeletveränderungen bei Tieren gefunden worden, welche ein ausgesprochen kalkarmes Futter erhalten hatten [Roloff (1, 2)]; ferner hat Haubner (1, 2) bei Tieren, deren Weiden im Bereich des Rauchs der Freiburger Metallhütten lagen und dadurch reich an schwefliger Säure geworden waren, in großem Umfange eine Knochenerkrankung gefunden und als Rhachitis beschrieben, die er auf die Durchsäuerung des ganzen Organismus und den dadurch bedingten Kalkverlust zurückführt. Derartige Beobachtungen würden von großer Bedeutung für die Auffassung der menschlichen Rhachitis sein, wenn die anatomische Übereinstimmung der betreffenden Tiererkrankung mit der letzteren sichergestellt wäre; dies ist jedoch nicht der Fall, z. B. fehlt in Haubners Bericht jede pathologisch-anatomische Untersuchung. Die durch unzweckmäßige, besonders kalkarme Ernährung von Tieren künstlich herbeigeführte Veränderung des Skelets hat äußerlich viel Ähnlichkeit mit der echten Rhachitis, ist dem Wesen nach aber davon verschieden und von Stöltzner als „pseudorhachitische Osteoporose" davon getrennt worden; es ist möglich, daß die letztgenannten Erkrankungen mit diesen übereinstimmen.

Echte Rhachitis kommt bei unseren Haustieren nicht selten vor, so bei Schweinen (Stockfleth u. a.), Hunden (Schütz), Pferden, Schafen, Ziegen (Roloff), Katzen (Monti); Holz beschreibt sie auch an Kaninchen, bei diesen waren aber, augenscheinlich absichtlich, die Lebensbedingungen durch Aufbewahrung in einem engen Behälter bei reichlicher Fütterung künstlich verändert, so daß sie schon einem Experiment gleichkommen, bei den anderen genannten Tieren aber war die Krankheit auch unter den ihnen natürlichen Verhältnissen entstanden. An Ratten fand Erdheim (s. S. 84) spontane Rhachitis nur an solchen Tieren, die im Laboratoriumsstall entweder lange gelebt hatten, oder überhaupt geboren und aufgewachsen waren, nie an den vom Lande stammenden Vergleichstieren. Bei wild lebenden Tieren, soweit sie in Gefangenschaft gehalten werden, ist die Krankheit ebenfalls häufig beobachtet: Nach v. Hansemann (1 u. 2) werden in zoologischen Gärten sämtliche junge Tiere, Affen, Raubtiere, Wiederkäuer, Bären, mögen sie jung eingefangen oder dort geboren sein, rhachitisch; aber die Sicherstellung durch die pathologisch-anatomische Untersuchung ist nur in seltenen Fällen geschehen und nur über die Affenrhachitis eine volle Klarheit verbreitet worden: Neben Beschreibungen einzelner Skelete (Monti u. a.) hatte vor allem v. Hansemann (3) sich mit derselben beschäftigt; er bezieht sich vorwiegend auf die Untersuchung von Schädeln, wenig auch der übrigen Knochen, jedoch nur auf das makroskopische Verhalten. In seinen Beobachtungen ist es auffallend, wie stark die Beteiligung der Schädel- und Gesichtsknochen dabei im Vergleich zur menschlichen Rhachitis ist. Nach den neuesten Untersuchungen von Christeller nun kommt bei Affen Ostitis fibrosa vor und ihre charakteristischen Erscheinungen stimmen so vollkommen mit den Fällen von v. Hansemann überein, daß diese, was schon M. Koch vermutete, offenbar von der Rhachitis abgetrennt und ebenfalls der Ostitis deformans zugerechnet werden müssen; ob dies auch für die von MONTI beschriebenen Skelete gilt, möchte ich nicht entscheiden. Damit werden auch die von v. HANSEMANN bezüglich der Häufigkeit und der Entstehungsbedingungen der Rhachitis bei Affen gezogenen Schlüsse hinfällig. Immerhin kommt, wie M. KOCH angab und CHRISTELLER durch ein Beispiel belegt, auch echte Rhachitis innerhalb des ersten Lebensjahres vor, die der menschlichen ganz entspricht.

Das scheint mir aus der Gesamtbetrachtung der Tierrhachitis hervorzugehen, daß sie bei wildlebenden Tieren nur ganz ausnahmsweise vorkommt — die Angaben beschränken sich auf die Mitteilung von HOLZ, welche einen Feldhasen betrifft —, daß dagegen die Haustiere, und unter ihnen speziell die verfeinerten Rassen, dazu neigen.

Die anatomischen Verhältnisse der Tierrhachitis kenne ich nicht aus eigener Beobachtung; nach den Beschreibungen bieten sie nichts, was die Kenntnisse der menschlichen Krankheit erweitern könnte; als ständiges Symptom wird der Rosenkranz angeführt, an den Röhrenknochen die Verdickung der Epiphysengegenden und subperiostale weiche Auflagerungen; Schädelveränderungen sind von SCHÜTZ beim Hund festgestellt worden.

Den Gegensatz, der im Auftreten der Krankheit bei in Gefangenschaft lebenden Tieren einerseits, im Verschontbleiben der in der Freiheit aufgewachsenen Tiere andererseits liegt, hat v. HANSEMANN stark betont, und die Veranlagung zur Rhachitis aus der Domestikation erklärt. Der Kern dieser Hypothese ist der, daß allgemeine Lebensbedingung und hygienische Verhältnisse die entscheidende Rolle spielen, dagegen die Ernährungsweise keinen Einfluß auf die Entstehung der Krankheit ausübt. v. HANSEMANN führt besonders die Beschränkung der Bewegung und der Luftzufuhr an. Diesen Gedanken haben auch frühere Untersucher, z. B. TEPLY und STOCKFLETH ausgesprochen. Nach diesen stellte sich die Rhachitis bei solchen Schweinen, welche immer im Stall eingeschlossen bleiben, trotz bester Fütterung ein und ließ sich mit Erfolg durch Sorge für freien Auslauf bekämpfen.

Später hat FINDLAY experimentell festgestellt, daß eingesperrte Hunde rhachitisch werden, frei laufende nicht. v. HANSEMANNs Hinweis darauf, daß auch bei wild lebenden Völkerschaften niemals Rhachitis vorkomme und daraus die Bedeutung der Domestikation auch für den Menschen zu erkennen sei, gilt nicht uneingeschränkt; denn EBELL hat sie [nach SCHMORL (5), S. 444, Anm.] bei den Eingeborenen von Madagaskar beobachtet. Andererseits verdient die von KORENCHEVSKY (2) angeführte Tatsache Beachtung, daß Neger, welche in ihrer Heimat frei von Rhachitis bleiben, in New York zum großen Teil daran erkranken. Nimmt man dazu die experimentellen Erfahrungen aus neuester Zeit über den Einfluß des Lichtes und anderer allgemeiner Bedingungen auf die Entstehung resp. Verhütung der Krankheit, so wird man v. HANSEMANN beistimmen müssen, daß die künstliche Änderung der Lebensweise, wie sie in der Domestikation gegeben ist, eine wichtige Rolle spielt und die viel größere Veranlagung der Haustiere gegenüber den frei lebenden zum großen Teil darauf beruht und nicht ausschließlich der veränderten Ernährungsweise zur Last gelegt werden kann.

x) Experimentelle Rhachitis.

Die experimentelle Rhachitisforschung hat sehr verschiedene Phasen durchlaufen und ist jetzt auf dem Punkt angekommen, daß man an Ratten mit aller Sicherheit die Krankheit durch die Ernährung hervorrufen kann.

Der größte Teil der früheren Versuche bezweckte, eine kalkarme Nahrung herzustellen, da die mikroskopische Kalkarmut des Knochens auf sie als den Kernpunkt des ganzen Problems hinzuweisen schien. Später wurden die Versuche auf die innersekretorischen Drüsen ausgedehnt, welche den Kalkstoffwechsel und das Knochenwachstum in so auffallender Weise beeinflussen. Dann gelangte die Lehre von den Vitaminen und den Avitaminosen zu Ansehen und wies neuen Versuchen den Weg und schließlich, da keine dieser Methoden für sich zu einem regelmäßigen und sicheren Ergebnis führte, wurden in großem Maßstab Fütterungsversuche unternommen, in denen vielfältige Variationen der Ernährung unter besonderer Rücksichtnahme auf den Kalk- und Phosphorgehalt und die Anwesenheit von Vitaminen durchgeführt und mit Verschiedenheiten der äußeren Lebensverhältnisse, besonders der Belichtung, verbunden wurden. Diese Versuche haben jetzt zu ziemlich klaren Ergebnissen sowohl in negativer als positiver Beziehung geführt. Eine wesentliche Förderung haben die experimentellen Rhachitisuntersuchungen erfahren, seitdem die Ratte als Versuchstier an Stelle des Hundes verwendet wird, die, wie ERDHEIM zeigte, in der Gefangenschaft schon zu spontaner Rhachitis neigt, und dabei Skeletveränderungen darbietet, welche der menschlichen Rhachitis in den wesentlichen Zügen gleichkommt. Zwischen die genannten Versuche fielen die von MORPURGO (1, 2) angestellten, welche dem infektiösen Ursprung der Krankheit nachgingen.

Das Verhalten des Skelets bei kalkarmer Fütterung. Im Gegensatz zu Erwachsenen, welche bei gewöhnlicher Ernährung stets mehr Kalk aufnehmen, als nötig ist, ist beim Säugling das Verhältnis ungünstig, weil das Wachstum des Skelets reichliche Zufuhr von Kalk mit der Nahrung nötig macht, während die Muttermilch kalkarm ist. Dieses eigentümliche Mißverhältnis ist besonders durch die Berechnungen und Untersuchungen von DIBBELT klar geworden: Die tägliche Gewichtszunahme des Skelets um durchschnittlich 4 g, wie sie in den ersten Lebensmonaten stattfindet, würde täglich eine Kalkmenge von etwa 0,45 g — wenn man den Kalkgehalt des fertigen Knochengewebes zugrunde legt — erfordern, die tägliche Einnahme von Kalk mit der Muttermilch beträgt dagegen nur etwa 0,26—0,28 bis 0,3 g und wird nicht einmal voll ausgenutzt, sondern zu etwa 35% mit Kot und Urin ausgeschieden. Dies führt dazu, daß der Ca-Gehalt des Skelets im 6. Lebensmonat verhältnismäßig geringer ist als im 2. Lebensmonat, und noch geringer, als im 7.—9. Schwangerschaftsmonat.

Bei den Tieren, soweit darüber Analysen vorliegen, ist dieses Mißverhältnis zwischen Ca-Bedarf des Skelets und Ca-Zufuhr mit der entsprechenden Muttermilch das gleiche wie beim Menschen. Für die Phosphorsäure ist die Lage ungefähr dieselbe wie für den Kalk.

Die oben angeführten Zahlen sind auf den mittleren Gehalt der Milch an Ca berechnet. Es ist aber bekannt und durch Analysen von DIBBELT u. a. sicher festgestellt, daß derselbe weitgehenden Schwankungen unterliegt und so schon physiologischerweise sich die Verhältnisse für das Kind in den ersten Lebensmonaten noch ungünstiger gestalten können, als es in der Gegenüberstellung ausgesprochen ist. Erst recht aber dann, wenn durch unzweckmäßige Ernährungsweise oder durch Darmkatarrhe Störungen in der Ca-Resorption eintreten.

Die wenigen Untersuchungen über den Ca-Stoffwechsel haben keine einheitlichen Ergebnisse gehabt; letztere werden natürlich von dem Stadium der Krankheit abhängig sein, in welchem sich die Kinder befinden: CRONHEIM und MÜLLER fanden bei mehreren Kindern eine positive Ca-Bilanz, während DIBBELT (1) ein siebenmonatiges Kind während der Entwicklung der Krankheit und während ihrer Heilung darauf untersuchte und feststellte, daß in der erstgenannten Periode während 8 Tage 2,7 g Ca mehr abgegeben, als mit der Nahrung (Buttermilch) aufgenommen wurde, in der zweiten durch Nahrungswechsel herbeigeführten Periode die negative Bilanz in die positive umschlug und täglich 0,75 g Ca retiniert wurde.

Durch den Vergleich des Ca-Stoffwechsels rhachitischer Kinder mit demjenigen normaler Kinder und junger Tiere, deren Ernährung bezüglich des Ca-Gehaltes gewechselt wurde, ist DIBBELT zu der Meinung gekommen, daß der Rhachitis eine besondere Störung des Ca-Stoffwechsels zugrunde liegt, die darin besteht, daß infolge von Sekretions- und Resorptionsanomalien ein dauernder Ca-Verlust durch den Kot stattfindet, ohne daß dabei die Zufuhr von Ca mit der Nahrung sehr niedrig sein muß. Er sieht also in einem zu geringen Kalkangebot an das Skelet durch das Blut das Wesentliche bei der Rhachitis. Eine solche negative Ca-Bilanz läßt sich offenbar experimentell schwer nachahmen, denn bei Verabreichung Ca-armer Nahrung sinkt die Ausscheidung des Ca durch Darm und Nieren, so daß immer noch ein geringer Ansatz stattfindet.

Die Versuche, wie Ca-arme Fütterung auf das Skelet wachsender Tiere wirkt, sind an Hunden und Ratten ausgeführt worden. Bei jenen diente als Nahrung Pferdefleisch, Fett und destilliertes Wasser, zuweilen unter Beigabe von Zucker oder Stärke, bei Ratten eine verwickelter zusammengesetzte Kost. Die Ergebnisse sind bei beiden Tierarten nicht ganz die gleichen: Die Hunde bieten durchweg klinische Erscheinungen, welche sehr an Rhachitis erinnern, sie verlieren nach wenig Wochen die Neigung und die Fähigkeit zum Laufen, bewegen sich schließlich nur noch kriechend vorwärts und bekommen Anschwellungen an den Verbindungsstellen von Knorpel und Knochen der Rippen und Extremitäten, zuweilen auch Spontanfrakturen. Chemisch wurde eine Verringerung der Gesamtmenge des Ca im Skelet nachgewiesen. Für die Frage, ob die Knochenveränderung wirklich der menschlichen Rhachitis an die Seite gestellt werden darf, können nur die Fälle mit genauer anatomischer Untersuchung herangezogen werden: BAGINSKY erklärte das Ergebnis seines Versuchs an zwei jungen Hunden desselben Wurfs zwar als Rhachitis, indessen läßt die Schilderung und Abbildung der anatomischen Verhältnisse doch manche Unklarheiten bestehen, so daß ein sicheres Urteil nicht möglich ist. In allen übrigen Fällen hatte sich ein Zustand des Skelets entwickelt, welchen MIWA und STÖLTZNER als „pseudorhachitische Osteoporose" bezeichnen. Dies trifft den Kernpunkt desselben insofern, als neben dem Zurückbleiben des Wachstums das Auffallendste eine starke Atrophie der Tela ossea ist, die Bildung kalkloser Substanz jedoch die Norm nicht wesentlich überschreitet. Für die Porose machen MIWA und STÖLTZNER eine verringerte Apposition, andere eine verstärkte Resorption verantwortlich. OEHME (1) fand eine periostale Knochenneubildung an solchen Stellen, an denen der Sehnen- und Muskelzug besonders stark einwirkt, außerdem auch am Schädel. In der Geringfügigkeit des Osteoids und der Stärke der Atrophie wird allgemein ein unterscheidendes Merkmal gegenüber der Rhachitis gesehen. Etwas stärker gehen die Angaben bezüglich der Knorpelveränderung auseinander: bei MIWA und STÖLTZNER und bei DIBBELT war dieselbe gering, die Wucherungszone etwas verbreitert, die provisorische Verkalkung nicht, resp. nur geringfügig verringert, dagegen bei den von GÖTTING untersuchten Hunden in letzteren nur mangelhaft vorhanden, der gewucherte Knorpel stellenweise durch Osteoid ersetzt und das Eindringen der Blutgefäße in ihm unregelmäßig; in OEHMES Versuch war es dadurch sogar zur Bildung von richtigen Knorpelzungen gekommen.

Man sieht also, daß es bei Hunden nicht gelingt, den ganzen Komplex von Veränderungen, welcher die menschliche Rhachitis charakterisiert, durch Ca-arme Nahrung hervorzurufen, daß diejenigen des Knochengewebes sich stets davon unterscheiden und die endochondrale Störung nur zuweilen derjenigen der Rhachitis annähernd gleichkommt. Die Verbreiterung der Wucherungszone zeigt nur, daß unter dem Einfluß mangelhafter Kalkzufuhr das endochondrale Längenwachstum verzögert ist. Dibbelt hält den in der Osteoporose und dem Osteoid gelegenen Unterschied für wenig bedeutungsvoll, da er sich aus der größeren Wachstumsgeschwindigkeit der Hunde gegenüber den Menschen erklären lasse. In seinen letzten Arbeiten erwähnt er, daß er bei einem jungen Hund eine Ca-Stoffwechselstörung ähnlich derjenigen rhachitischer Kinder mit dauerndem Ca-Verlust des Körpers erzielt und gleichzeitig das Wachstum möglichst gehemmt und dadurch eine der menschlichen Rhachitis gleiche Knochenveränderung mit Ausbildung breiter kalkloser Säume erreicht habe. Aber nach der sehr kurzen anatomischen Beschreibung war dabei am Knorpel nur Verbreiterung der Wucherungszone und Verringerung der Knorpelverkalkung nachzuweisen, dagegen keine Unregelmäßigkeit der Vaskularisation und keine Metaplasie, so daß ich auch hier Bedenken trage, eine Gleichstellung mit der menschlichen Rhachitis anzuerkennen.

Bei Ratten ist dieselbe Inkonstanz zu beobachten, das eine Mal ein der Rhachitis fast völlig gleicher Zustand, das andere Mal nur geringfügige Veränderungen. Dadurch wird es zweifelhaft, ob nicht außer dem Ca-Mangel noch andere Umstände mitgewirkt und den Erfolg beeinflußt haben, welche sich schwer erfassen und berechnen lassen. Es ist eben sehr schwer, eine Nahrung herzustellen, welcher nichts weiter als der Kalk fehlt. Wie die letzten Jahre gelehrt haben, spielen die Vitamine für die Knochenentwicklung eine Rolle und gerade das wichtige Vitamin A ist in der Pferdefleisch-Fettkost nur spärlich vertreten, zumal, wenn als Fett Speck oder Sesamöl gewählt war. Ferner kann der Ca-Wert der Nahrung nicht ohne weiteres seinem Ausnutzungswert gleichgestellt werden, sondern für seine Ausnutzung ist der gleichzeitige Gehalt an anderen Salzen, besonders NaCl, von Wichtigkeit:

Wie aus Dibbelts (3) Versuchen hervorgeht und Zweifel besonders betont, wird durch Chlormangel die Sekretion der Magensaftsalzsäure und damit die Löslichkeit und Resorption des Nahrungskalks herabgesetzt. Wichtig sind in dieser Beziehung auch die Versuche von Lehnerdt (1, 2) und von Öhme (2) über Strontiumfütterung; denn sie zeigen, daß der anatomische Zustand des Skelets bei Ca-armer Fütterung sehr wesentlich durch diese Beigabe verändert wird: Strontium ist, wie aus Stoeltzners und Lehnerdts Untersuchung hervorgeht, ein Stimulans für die Knochenbildung, oder erhöht nach Öhme wenigstens die Reizbarkeit der osteoblastischen Gewebe, und wenn es der Ca-armen Nahrung beigegeben wird, entwickelt sich, soweit die Tela ossea in Betracht kommt, statt der einfachen Osteoporose an gewissen Stellen des Skelets sogar abnorm reichliches Knochengewebe, welches aber wegen des geringen Ca-Angebots osteoid bleibt und so ein der Rhachitis in diesem Punkte sehr ähnliches Bild herbeiführt.

Also ein klares Urteil über die Wirkung ganz unkomplizierter Ca-Entziehung auf das Skelet läßt sich aus den oben angeführten Versuchen nicht gewinnen. Es kommt offenbar für die Verkalkung des Skelets nicht nur auf den Kalkgehalt der Nahrung an, sondern auch darauf, was sie im übrigen enthält oder nicht enthält, ferner aber, wie die bald zu entsprechenden Erfahrungen der neuesten Zeit zeigen, auch auf die äußeren Lebensbedingungen, unter welchen die Versuchstiere gehalten werden. Weiterhin ist die Frage verfolgt worden, welchen Einfluß es auf die Knochenentwicklung der Jungen hat, wenn das Muttertier während der Trächtigkeit und der Stillperiode mit Ca-armer Nahrung gefüttert wird. Auch hier sind die Ergebnisse nicht einheitlich: Bei dem Versuch an einer Hündin fand Dibbelt, daß sich die Folgen an den Jungen nur in einem Zurückbleiben des Wachstums und des Zahndurchbruchs bemerkbar machten, ihr Skelet anatomisch und physiologisch nicht verändert war, während bei dem Muttertier sich überall in den Knochen kalklose Säume entwickelten. Das Verhältnis ist also ein anderes, als bei eisenarmer Fütterung trächtiger Tiere, bei welcher der Eisenmangel nicht am Blute der Mutter, sondern an demjenigen der Jungen in Form unvollkommener Ausbildung der Erythrozyten in die Erscheinung tritt. Demgegenüber kam in KORENCHEVSKYs (2, S. 68) Versuchen an Ratten, bei denen die Ca-arme Fütterung der Mutter unmittelbar, nachdem sie geworfen hatte, begann, an den Jungen eine schwere rhachitisähnliche Skeleterkrankung zur Entwicklung mit reichlichem Osteoid im Knochengewebe, nicht regelmäßiger Osteoporose, Verbreiterung der Knorpelwucherungszone, Defektwerden der provisorischen Verkalkung und geringem Einwachsen der Blutgefäße in den Knorpel.

In der großen Versuchsreihe von MC COLLUM und seinen Mitarbeitern an Ratten findet sich eine Reihe, in welcher bei einer sonst in jeder Beziehung genügend zusammengesetzten Nahrung nur der Ca-Gehalt zu gering war (0,0323 g Ca auf 100 g Nahrung, während das Optimum 0,641 g beträgt); hier entwickelte sich ein Zustand am Skelet, welcher bei genauer anatomischer Untersuchung Ähnlichkeit mit menschlicher Rhachitis hatte und sich nur durch geringe Abweichungen am Knorpel und durch die hochgradige Resorption der Knochensubstanz davon unterschied. Wurde kohlensaurer Kalk zu der gleichen Nahrung gesetzt, so blieben die Veränderungen aus, ebenso verhinderte Lebertran dieselben, resp. brachte sie zur Heilung, nach welcher lediglich Osteoporose zurückblieb. Hier ist tatsächlich der Ca-Mangel die Ursache der Rhachitis. Aber weitere Versuche derselben und anderer Forscher zeigen, daß derselbe nicht das allein Ausschlaggebende ist, sondern Rhachitis sogar bei kalkreicher Kost mit unbedingter Sicherheit eintrat, wenn dieselbe zu wenig Phosphor und Lebertranvitamin enthielt.

Einen großen Aufschwung hat die experimentelle Rhachitisforschung in den letzten Jahren genommen. Seitens verschiedener englischer [MELLANBY, KORENCHEVSKY (2)] und amerikanischer (MC COLLUM, SHIPLEY, PARK, SIMMONDS und A. F. HESS, PAPPENHEIMER, SHERMAN) Forscher sind in großem Umfange Versuche angestellt worden, welche sich alle in der gleichen Richtung bewegen, nämlich an Stelle der engbegrenzten Fragestellung nach der Wirkung des Kalkmangels auch den P-Gehalt und den Vitamingehalt, Menge und Art des Eiweißes in derselben und ferner hygienische Verhältnisse, nämlich Belichtung und Bewegung in systematischer Weise in den Kreis der Betrachtung ziehen. Für einige dieser Experimente wurden noch Hunde verwendet, für die meisten aber Ratten, welche jetzt als die gegebenen Versuchstiere für die experimentelle Rhachitisforschung bezeichnet werden müssen, weil es bei ihnen eine spontane Rhachitis gibt, welche der menschlichen in den wesentlichen Punkten gleichsteht, und weil es bei ihnen gelingt, dieselbe Erkrankung mit Sicherheit durch gewisse Maßnahmen, viel sicherer und eindeutiger als beim Hund zu erzeugen. Die Methode besteht darin, daß durch bestimmte Zusammenstellung natürlicher Nahrungsmittel verschiedene Futterarten mit feststehender Wirkung auf das Skeletwachstum bereitet werden und durch Weglassen gewisser Bestandteile und Hinzufügen anderer diese Wirkung abgeändert und so die Bedeutung der einzelnen Nahrungsfaktoren bestimmt wird.

Jede Gruppe von Forschern nimmt zum Ausgangspunkt eine Grunddiät, welche regelmäßig Rhachitis erzeugt: Bei MC COLLUM werden die Kombinationen hauptsächlich mit Rücksicht auf ihre chemische Zusammensetzung und speziell den Ca-, P- und Vitamingehalt der Einzelbestandteile vorgenommen, bei MELLANBY die gewöhnlichen Nahrungsmittel vom Gesichtspunkt ihres Vitamingehalts, in zweiter Linie auch der anorganischen Salze kombiniert. Alle Untersuchungen berücksichtigen zugleich die äußeren Lebensbedingungen. Bei MELLANBY war die rhachitiserzeugende Grundkost folgendermaßen zusammengestellt:

Brot ad libid.
Entfettete Milch . . . . 175—250 ccm
Hefe . . . . 5—10 g
Orangesaft . . . . 5 ccm
NaCl . . . . 1—2 g
Leinöl . . . . 10 ccm

Bei Mc Collum (Kost 3143):

Weizen	33,0
Mais	33,0
Gelatine	15,0
Weizengluten	15,0
NaCl	1,0
$CaCO_3$	3,0

Bei Sherman und Pappenheimer:

feinstes Weizenmehl	95,0
Kalziumlaktat	3,0
NaCl	2,0
Ferrizitrat	0,1

Eine große Rolle spielt das fettlösliche Vitamin in diesen Untersuchungen. Der Gedanke, daß die Rhachitis eine Avitaminose und speziell auf das Fehlen des A-Faktors zurückzuführen sei, ist schon von Hopkins ausgesprochen worden unter Hinweis auf die therapeutische Wirkung des Lebertrans und auf das gelegentliche Zusammenfallen der Rhachitis mit Skorbut. Mellanby hat als Erster die Frage experimentell an Hunden untersucht. Von ihm und anderen wurden die Erfolge des Lebertrans auf seinen Gehalt an Vitamin A zurückgeführt. Mc Collum und seine Mitarbeiter schließen aus ihren Beobachtungen, daß diejenige Substanz, welche dem Lebertran seinen Einfluß auf die Skeletentwicklung verleiht, nicht mit dem in ihm enthaltenen A-Vitamin gleich ist, da Butterfett, welches ja ebenfalls reich an letzterem ist, nicht die gleiche Wirkung ausübt; die den Kinderärzten wohlbekannte Tatsache, daß bei rhachitischen Kindern sich die Krankheit unter Behandlung mit Rahm und Butter sogar deutlich verschlimmert, steht damit im Einklang. Die weiteren Untersuchungen haben Mc Collums Annahme feste Grundlagen gegeben; der antirhachitisch wirkende Körper wird als Vitamin D bezeichnet.

Durch eine an A-Vitamin freie Kost (entfettete Milch, Leinsamöl, Weißbrot, Hefe, Orangesaft und NaCl) führte Mellanby an jungen Hunden im Laufe von 6 Wochen Krümmungen der Beine, Epiphysen- und Rippenschwellung und Unfähigkeit zu laufen herbei, während Zusatz von Vollmilch, Butter oder Lebertran die Krankheit verhütete oder besserte. Mellanbys Untersuchungen sind an sich sehr wichtig insofern, als sie zeigen, von wieviel Umständen die geordnete Entwicklung des Skelets abhängt, und daß bei der Veränderung des Skeletwachstums durch Änderung der Ernährung die endochondrale und die periostale Verknöcherung getrennte Wege gehen können, daß nämlich gewisse Fette nur auf die Epiphysen wirken und ebenso der Zusatz von Muskeleiweiß zur vitaminfreien „Rhachitis"-Kost sich nur an den Epiphysen, nicht an der periostalen Knochenbildung geltend macht. Aber speziell für die Rhachitisfrage wird ihre Bedeutung dadurch verringert, daß der Begriff der Rhachitis nicht streng anatomisch gefaßt und die histologische Untersuchung nicht genügend durchgeführt, vielmehr der Zustand des Skelets in der Hauptsache nach Röntgenbildern und dem auf chemischem Wege ermittelten Ca-Gehalt seiner Gewebe beurteilt wird. Nur Korenchevsky hat durch reinen A-Vitamin-Mangel bei übrigens genügender Kost Rhachitis mit allen Übergängen zu Osteoporose erzielt. Ob die Versuchsbedingungen tatsächlich nur den Vitamingehalt herabsetzten oder noch andere Verhältnisse schufen, die Einfluß auf den Erfolg hatten, ist nicht sicher. Jedenfalls hat sich in anderen Versuchen [Shipley (3) und Hess (9)] bei reinem A-Vitaminmangel keine Rhachitis, überhaupt keine Veränderung des Skelets eingestellt. Unbestreitbar ist dagegen die Wirkung anderer Mängel namentlich P-Armut der Nahrung, und die Fähigkeit des Lebertrans, einen Mangel in dem P- und Ca-Gehalt auszugleichen. Als ein Moment, welches auf die Entwicklung der Rhachitis großen Einfluß besitzt, kommt das Sonnenlicht hinzu. Bei menschlicher Rhachitis hat Huldschinsky über die günstige Wirkung der ultravioletten Strahlen Mitteilung gemacht; er hat die 24 behandelten Fälle sämtlich im Laufe von 2 Monaten zur Heilung gebracht; bei 5 Kindern wurde durch gleichzeitige Sonnenbestrahlung die Behandlungsdauer bis zur vollendeten Heilung auf 1 Monat abgekürzt. A. F. HESS und UNGER haben darauf den gleichen Heilerfolg mit bloßem Sonnenlicht erzielt, so daß heute die Lichtbehandlung zu den wertvollsten therapeutischen Maßnahmen bei der Rhachitis gehört. Durch Mc COLLUM und HESS und ihre Mitarbeiter ist in großem Umfang auch im Versuch an Ratten diese Wirkung der Sonne dargetan und gezeigt worden, daß bei einer Kost, welche ausnahmslos Rhachitis hervorruft, durch Belichtung die Krankheit verhütet werden kann.

Im folgenden sollen die hauptsächlichsten Variationen der Kost und die damit erzielten Wirkungen zusammengestellt werden:

1. Ca ungenügend (0,008 g % gegen optimal 0,64%)
P genügend (0,40 g % gegen optimal 0,41%)
Vitamin-A vollkommen genügend
(Mc COLLUM usw. 7 und 20; identisch mit der oben im Text erwähnten Kost.)

Knochenerkrankung ähnlich menschlicher Rhachitis, aber starke Knochenresorption (übereinstimmend mit der „pseudorhachitischen Osteoporose"), durch Zusatz von CaCO$_3$ verhütet, durch Zusatz von Lebertran verhütet resp. geheilt unter Hinterlassung von Osteoporose.

2. Ca reichlich
P wenig
Vitamin-A genügend
Dabei Eiweiß nach Menge und Art ungenügend
Grundkost von SHERMAN und PAPPENHEIMER (2)

Stets Rhachitis;
durch Sonnenlicht verhütet,
durch P-Zusatz verhütet,
Verringerung des Ca ändert nichts an dem Erfolg.

2a. Ungenügend P, sonst alles genügend
KORENCHEVSKY (S. 130/31), jedoch ist hier das Verhältnis Ca:P anders als bei SHERMAN und PAPPENHEIMER

Keine Rhachitis, überhaupt keine Skeletveränderung.

3. Ca optimal oder überoptimal
P unter dem Optimum
Vitamin-A ungenügend [Mc COLLUM (9, 15, 19, 22) usw.]

Stets schwere Rhachitis,
bei gleichbleibendem P-Gehalt und Vermehrung des Ca-Gehaltes höchste Grade erreichend, auch durch Beigabe von etwas A in Butterform an Stärke zunehmend.
Bei Lebertranzusatz keine Rhachitis, nur Osteoporose; durch Sonnen- und Quarzlicht verhütet.

3a. Ca optimal
P ungenügend
Vitamin-A fehlend, dabei Eiweiß quantitativ ungenügend [Mc COLLUM (4) usw.]

Variable Knochenveränderungen, Osteoporose bis heilende Rhachitis.
Bei P-Zusatz nur Osteoporose.

4. Ca ungenügend
P im Überschuß
[PAPPENHEIMER (4) usw.]

Modifizierte Rhachitis, die der heilenden menschlichen ähnlich ist und weniger die endochondrale, als die endostal-periostale Verknöcherung betrifft.

4a. Ca ungenügend
P ungenügend (Verhältnis Ca:P = 1:5)
[PAPPENHEIMER (4) usw., S. 438, Kost a]

Knochenerkrankung ähnlich wie in 4., d. h. weder reine Osteoporose, noch echte Rhachitis, am Knorpel ungleichmäßige Verkalkung, an der Knochensubstanz osteoide Säume.

5. Ca ungenügend
P wenig unter dem Optimum
Vitamin-A ungenügend
[Mc COLLUM (14) usw.]

Wechselnde Knochenveränderungen, zuweilen gleich der menschlichen Rhachitis, zuweilen in der Mitte zwischen dieser und Osteoporose stehend; Resorption der Knochensubstanz hervorstechend.

5a. Ca ungenügend
Vitamin-A ungenügend
P ? ?
[KORENCHEVSKY (2) S. 116/22]

Ähnliche Ergebnisse wie in 5., nämlich bei jungen Tieren typische Rhachitis, gewöhnlich mit Osteoporose, bei älteren zuweilen nur letztere.

Es ist also möglich, bei Ratten durch bestimmte Kostmischungen drei Arten von Veränderungen am wachsenden Skelet hervorzurufen:

1. Typische Rhachitis,
2. atypische Rhachitis,
3. Osteoporose.

Die typische Rhachitis bietet auch bei genauester mikroskopischer Untersuchung alle Erscheinungen der menschlichen Rhachitis, nämlich osteoide Säume auf den Knochenbälkchen, Verbreiterung der Knorpelwucherungszone, unregelmäßige Vaskularisation des Knorpels und Metaplasie desselben zu osteoidem Gewebe; so entsteht eine „rhachitische Zone" zwischen Knochen und Knorpel, ganz wie beim Menschen; diese Veränderungen kommen bei Tieren, welche im Alter von 3—7 Wochen auf die entsprechende Kost gesetzt werden, im Laufe von etwa 25 Tagen zur vollen Entwicklung.

Die atypische Rhachitis, welche bei gewissen Änderungen der Nahrung eintrat, unterschied sich von der gewöhnlichen Form dadurch, daß die Knorpelveränderungen mehr in den Hintergrund traten und auch eine provisorische Verkalkung in vollkommenem oder unvollkommenem Zustand vorhanden war, während auf den Knochenflächen kräftige Osteoidsäume bestanden; ferner kombinierte sich zuweilen eine Osteoporose mit der Rhachitis. Als maßgebend für die Art der Knochenveränderung stellte sich folgendes heraus: Bloßer Mangel an Vitamin in einer Nahrung, welche im übrigen genügend ist, hat, wie schon oben erwähnt, keine Rhachitis zur Folge gehabt, sondern nur Zurückbleiben im Wachstum und Osteoporose. Für das Zustandekommen der typischen Rhachitis spielt der absolute Ca-Gehalt der Nahrung keine entscheidende Rolle, sie wird sowohl durch Ca-arme, als durch Ca-reiche Kost hervorgerufen; bei gewissen Kostmischungen wird sogar durch Erhöhung der Ca-Menge die Schwere der Rhachitis gesteigert. Stepp hat mit einer Kost, welche nur Xerophthalmie zur Folge hatte, lediglich durch Steigerung des darin enthaltenen kohlensauren Kalks auf die doppelte Menge schwere Rhachitis hervorgerufen. Wichtiger d. h. von bestimmendem Einfluß ist die Menge des anorganischen P in der Nahrung: Wenn in einer Kost, welche normale Knochenentwicklung zuläßt, der P-Gehalt verringert wird, tritt Rhachitis ein und kann in der Schwere abgestuft werden durch Veränderungen dieses P-Gehaltes, d. h. verstärkt durch zunehmende Senkung, verringert durch größere Annäherung an das Optimum. Mc Collum und seine Mitarbeiter, wie auch Pappenheimer und seine Mitarbeiter sehen das Entscheidende in einer Störung des Verhältnisses des Ca zum P in der Nahrung: Das optimale Verhältnis beträgt 1:0,4840. Eine Veränderung desselben auf 1:0,2531 ruft stets schwere Rhachitis hervor, dieselbe wird vermieden durch Zusatz von phosphorsauren Salzen. Schwere Rhachitis tritt auch dann ein, wenn das Ca:P-Verhältnis dadurch gestört wird, daß bei Einhaltung des absoluten P-Optimum (etwa 0,4 %) der Ca-Gehalt gesteigert wird. Also die Störung des Verhältnisses Ca:P kann doppelten Ursprungs sein, vom Ca oder von P ausgehend. Es gibt nach Mc Collum 2 Arten von Rhachitis, eine durch Verringerung des P, eine andere durch Verringerung des Ca in der Nahrung hervorgerufen; für die menschliche Rhachitis soll das gleiche gelten; die durch Ca-Mangel hervorgerufene ist mit Tetanie verbunden und durch diese Begleiterscheinung ihrer Entstehungsweise nach charakterisiert. Wirksam im Sinne der Rhachitiserzeugung wird aber in den Versuchen das Mißverhältnis von Ca:P nur unter der Voraussetzung, daß Sonnenlicht und der organische Nahrungsfaktor fehlen, welcher im Lebertran vorhanden ist, über dessen übriges Vorkommen und dessen Natur zunächst noch Dunkel herrschte und den Mc Collum, wie erwähnt, für verschieden von dem A-Vitamin der Butter und des Lebertrans hielt und der später als aktiviertes Ergosterin erkannt worden ist. Verabreichung von Lebertran oder

Bestrahlung mit Sonnenlicht oder ultravioletten Strahlen hebt den Einfluß des ungünstigen Ca: P-Gehaltes der Nahrung auf; eine Kost mit verringertem P-Gehalt, welche bei allen Ratten Rhachitis erzeugt, bleibt vollkommen wirkungslos, wenn die Tiere der Sonne ausgesetzt werden, und wenn Tiere mit solcher Kost, anstatt im Dunkeln nur im halbdunkeln Raum gehalten werden, genügt schon eine P-Zugabe, die unter dem Mindestmaße der Schutzgabe steht, um Rhachitis zu verhindern (A. F. Hess).

Jobling, Pappenheimer und Hess zeigten, daß die verschiedenen Formen der Rhachitis, welche vorher erwähnt wurden, von der Variierung des an sich vom Optimum abweichenden Verhältnisses Ca : P abhängen und besonders Ca-Armut derselben den osteoporotischen Charakter gibt, daß bei Ca-reicher und P-armer Kost die Skeletveränderung mit der menschlichen Rhachitis übereinstimmt, bei Ca-armer und P-reicher Kost eine atypische Form mit starker Zunahme des subchondralen Osteoids und geringer Verbreiterung der Knorpelwucherungsschicht entsteht, bei Ca- und P-armer Nahrung, in der immerhin der P gegenüber dem Ca überwiegt, der Befund ähnlich, nur zuweilen die Osteoporose stark ausgeprägt ist. Rhachitis mit Osteosklerose kann erzeugt werden, wenn bei Störung des optimalen Ca : P-Verhältnisses durch Verringerung des Ca der P ungewöhnlich stark gesteigert wird, bei gewissen Verhältnissen beider Bestandteile kann auch reine Osteosklerose entstehen.

Die ursächliche Bedeutung der fehlerhaften mineralischen Zusammensetzung der Nahrung wird durch den Umstand gesichert, daß bloße P-Beigabe zu der im übrigen gleichen Zusammenstellung der rhachitiserzeugenden Diät den Eintritt der Krankheit verhindert (Jobling, Pappenheimer, Hess), nach Pappenheimers (1) Beobachtung auch dann, wenn phosphorsaures Kali unter die Haut gespritzt wird.

Wenn die an verschiedenen Orten angestellten Versuche trotz scheinbar gleicher Bedingungen doch verschiedene Ergebnisse gegeben haben, so hängt dies offenbar damit zusammen, daß die Übereinstimmung doch nicht in allen Einzelheiten eine vollkommene war. Umfangreiche Versuche an Ratten, welche Lobeck in meinem Institut unter Zugrundelegung der von Mc Collum angewandten Methoden und Erfahrungen angestellt hat, weichen in den Ergebnissen in mancher Beziehung von jenen ab. Mc Collum hat selbst bei den Tieren, die mit der gleichen Kost gefüttert wurden (z. B. 4, S. 13), nicht die gleichen Veränderungen des Skelets gefunden, sondern verschiedene, welche zwischen Osteoporose und Rhachitis in Heilung variierten, und erklärt dies daraus, daß vielleicht die einzelnen Nahrungsbestandteile je nach der Herkunft doch qualitativ verschieden sind, vor allem aber daraus, daß unter gleichen Verhältnissen es von einschneidender Bedeutung ist, ob die Tiere die Kost im allgemeinen reichlich oder spärlich aufnehmen und sich infolgedessen im ganzen wenig oder stark entwickeln. Sowohl Mc Collum als Hess und ihre Mitarbeiter, als Lobeck, haben die Erfahrung gemacht, daß bei einer Nahrung, welche durch ihre mineralische Zusammensetzung rhachitiserzeugend wirkt, nur dann die Krankheit zur Entwicklung kommt, wenn die übrige Zusammensetzung der Nahrung das Wachstum nicht aufhebt; wenn die Menge und Art des Eiweißes und das Fehlen von fettlöslichem Vitamin auf die allgemeine Entwicklung hemmend wirkt, bleibt eine Störung des Ca:P-Verhältnisses wirkungslos, weil damit das Bedürfnis nach den anorganischen Salzen ganz aussetzt. Die Beschaffenheit der einzelnen Nahrungsmittel, besonders der Cerealien, wird wieder von Klima, Besonnung, etwaigem Bakteriengehalt beeinflußt. Auch die Art des vielfach verwendeten Kaseins hat Bedeutung: Mellanby fand, daß Zusatz von Kaseinogen mit saurer Reaktion zu einer rhachitiserzeugenden Kost der „Rhachitis" trotz ausreichender Ca-Zufuhr eine deutliche Osteoporose hinzufügt, während das gewöhnliche Kasein das Krankheitsbild nicht beeinflußt. Nach Zusatz von hydrogenisiertem, also durch Umwandlung von Öl- in Palmitinsäure an ungesättigten Fettsäuren ärmer und deshalb fester gemachtem Fett zur rhachitischen Grundkost bleibt die Epiphysenerkrankung aus, während die Rinde atrophisch wird. Danach ist es verständlich, daß in den Einzelheiten die an verschiedenen Orten gewonnenen Ergebnisse Verschiedenheiten zeigen, ohne daß deshalb die daraus gewonnenen neuen Erkenntnisse in ihren Grundlagen angezweifelt werden könnten.

Nachdem dieser Boden gewonnen war, galten weitere Untersuchungen der Klarstellung 1. des wirksamen Körpers im Lebertran und seiner Verbreitung, 2. der Beziehung zwischen ihm und dem ultravioletten Licht. In jener Hinsicht war zunächst die Beobachtung von Zucker grundlegend, daß der wirksame Faktor der unverseifbaren Fraktion des Lebertrans angehört. Die Aufklärung der Wirkung ultravioletter Strahlen ist durch A. F. Hess und Weinstock (1—3), Steenbock und Blacken und Rosenheim und Webster herbeigeführt worden: Hess zeigte zunächst, daß Eigelb antirhachitische Eigenschaften besitzt, aber in geringerem Grade, als Lebertran, daß dieselben jedoch durch Bestrahlung gesteigert werden, auch dann, wenn die Leghühner der Bestrahlung unterworfen werden. Ferner erhalten die verschiedenartigsten Substanzen, welche keinen Einfluß auf die Rhachitis besitzen, durch ultraviolette Strahlen heilende und verhütende Fähigkeiten, so pflanzliche Öle wie Olivenöl, Leinöl, Baumwollsaatöl, und hier ist ebenfalls die unverseifbare Fraktion der Träger dieser Eigenschaft, ferner Milch, grüne Gemüse, tierische Gewebe wie Haut, Muskel, Leber. Der wichtigste Schritt war die Beobachtung von Hess (2) und Weinstock, daß Cholesterin in wässeriger Suspension, welches an sich unwirksam ist, durch ultraviolette Bestrahlung antirhachitisch wird und diese Wirkung auch bei subkutaner Einspritzung entfaltet. Daraus ist schließlich die Entdeckung von Windaus und A. F. Hess hervorgegangen, daß nicht das Cholesterin selbst die Bedeutung des Provitamins besitzt und durch die Bestrahlung zur antirhachitischen Wirksamkeit aktiviert wird, sondern das als Beimengung an ihm haftende, aber von ihm abtrennbare Ergosterin; $^1/_{500}$ mg bestrahlten Ergosterins heilt eine rhachitische Ratte.

Es muß durch weitere Untersuchungen festgestellt werden, ob in allen Nahrungsmitteln, welche durch Bestrahlung antirhachitisch wirksam gemacht werden, sich derselbe Vorgang der Ergosterinaktivierung abspielt und demnach das Ergosterin eine so große Verbreitung besitzt, und ob in Lebertran und Eigelb, welche das Vitamin D schon in wirksamer Form enthalten, dasselbe mit dem aktivierten Ergosterin identisch ist, welches die Fische resp. Hühner bereits im aktiven Zustand mit der Nahrung aufgenommen oder durch die Besonnung ihrer Körper erst wirksam gemacht haben, und ob das Ergosterin die einzige antirhachitisch wirkende Substanz ist; in diesem Falle würden die ultravioletten Strahlen die unerläßliche Vorbedingung für die Verhütung und Heilung der Rhachitis sein. Bewiesen ist dies bisher nicht. Schittenhelm und Eisner haben neuerdings das Vitamin D auch in den Wurzelkeimen der Gerste nachgewiesen, welche unter vollkommenem Lichtabschluß gewachsen waren und in ihrer antirhachitischen Wirkung durch Bestrahlung nicht gesteigert werden, also kein aktivierbares Provitamin besitzen; vor der Keimung war die Gerste wirkungslos, das Vitamin entstand also erst bei der lichtlosen Keimung.

Endlich sind die Versuche zu besprechen, welche — zeitlich den letztgenannten Fütterungsversuchen weit vorausgehend — sich mit der Frage einer infektiösen Natur der Rhachitis beschäftigen. Morpurgo (1, 2) hat dieselben in großem Umfange angestellt: 4 erwachsene Ratten, welche zusammen in einem kleinen Stall zusammenlebten, erkrankten an einer chronisch verlaufenden

Deformierung der Knochen, verbunden mit allgemeiner Abmagerung. Anatomisch standen die Veränderungen in der Mitte zwischen Ostitis und Osteomalazie. Aus dem Rückenmark von 3 dieser Tiere, bei einem derselben auch aus Milz, Leber, Nieren und Knochen, ließ sich ein grampositiver Diplokokkus züchten, durch dessen subkutane, intramuskuläre oder intraperitoneale Impfung auf gesunde weiße Ratten eine ganz analoge Erkrankung hervorgerufen wurde: Auf eine einmalige Impfung trat dieselbe frühestens nach 1 Woche, oft erst nach sehr langer Frist in die Erscheinung und ging in Heilung über, oder endete nach ununterbrochenem Verlauf oder schubweise auftretenden Verschlechterungen tödlich. Von 193 geimpften Tieren erkrankten 129. Wenn derselbe Impfstoff auf sehr junge wachsende Ratten übertragen wurde, trat bei diesen in 82 von 107 Fällen Rhachitis auf, meist im 2. Lebensmonat beginnend; außerdem entstand die Krankheit auch spontan bei den Jungen von osteomalazischen Ratten, welche in Isolierställen gehalten wurden, und aus ihnen wurden wiederum die charakteristischen Diplokokken gezüchtet, die weiter verimpft die Krankheit erzeugten, während Impfung mit verschiedenen Stämmen von Strepto-, Staphylo- und Pneumokokken resultatlos verliefen. Anatomisch steht der Prozeß dem bei der menschlichen Rhachitis offenbar in den wesentlichen Punkten gleich.

Die Versuche, welche J. KOCH an Kaninchen durch intravenöse Injektion von Streptokokken und anderen Mikroorganismen anstellte, lassen sich für die Frage nach der infektiösen Natur der Rhachitis nicht verwenden, denn sie schufen ganz unnatürliche Verhältnisse und die anatomische Untersuchung der entstandenen Knochenveränderungen ist zu mangelhaft. KORENCHEVSKY (2) modifizierte die Versuche an Ratten in der Art, daß er die enterale oder subkutane Einverleibung von verschiedenen Darmbakterien mit kalkarmer oder kalk- und vitaminarmer Fütterung verband. Ein Unterschied gegenüber den Vergleichstieren war jedoch nicht festzustellen. Ferner verwendete er Kulturen von Micrococcus candicans, den er für identisch mit dem MORPURGOschen Diplokokkus hält, und impfte ihn intraperitoneal solchen Tieren, welche Normalkost erhielten, und solchen mit mangelhafter Vitaminversorgung ein, ebenfalls ohne Erfolg.

Es ist nicht leicht, diese Beobachtungen MORPURGOs mit den Ergebnissen der neueren Fütterungsversuche in Beziehung zu setzen: Bei diesen, sowohl den von amerikanischen als von englischen Forschern ausgeführten, ist ohne Zweifel keine Infektion im Spiel. Die von MELLANBY und KORENCHEVSKY ausgesprochene Meinung, daß das Urteil über die Bedeutung jener Versuche durch den Mangel einer Angabe über die Ernährung der Tiere erschwert wird, ist richtig. Aber trotzdem scheint mir die Infektion mit den Diplokokken nicht bedeutungslos gewesen zu sein, denn augenscheinlich sind nur Tiere erkrankt, welche auf natürlichem oder künstlichem Wege mit den Diplokokken infiziert waren, andersartige Infektionen unter den gleichen Verhältnissen waren wirkungslos. Wenn man aus den Ernährungsversuchen zu der Überzeugung kommen muß, daß bei der künstlichen Rattenrhachitis nicht die absolute Menge der zur Ablagerung bestimmten Salze das Maßgebende ist, sondern der Zustand der dieselben verwertenden Gewebe, wäre es möglich, die von MORPURGO betonte Spezifizität der betreffenden Kokken darin zu suchen, daß sie die Ernährung dieser Gewebe schädigen. MORPURGO hat selbst mit Recht betont, daß aus seinen Versuchen keine Schlüsse auf die Entstehung der menschlichen Rhachitis gezogen werden dürfen. Überhaupt zeigen die experimentellen Erfahrungen nur, durch welche Momente die Skeletentwicklung günstig oder ungünstig beeinflußt werden kann, und man darf die spezielle Versuchsanordnung nicht ohne weiteres für die Erklärung der menschlichen Rhachitis heranziehen. FINDLAY hatte früher beobachtet, daß bei Hunden, welche ganz in Käfigen gehalten und von freier Bewegung ausgeschlossen wurden, Rhachitis eintrat. In welcher Weise die Tiere dabei gefüttert und ob sie im Hellen oder Dunkeln gehalten wurden, läßt sich nicht erkennen. Unter dem Eindruck der neuen Untersuchungen kann man dem Ausschluß der freien körperlichen Bewegung nicht die ausschlaggebende Rolle für die Entstehung der Krankheit, sondern höchstens eine unterstützende zuschreiben. Von Mellanby (2) ist dieser Punkt speziell untersucht und dabei festgestellt worden, daß eine günstige Ernährung das Tier in den Stand setzt, die absolute Einsperrung ohne Schaden zu ertragen, Bewegungsfreiheit dagegen bei ungünstiger Kost den Eintritt der Krankheit nicht verhütet. Nur auf die Schwere der durch die Fütterung herbeigeführten Rhachitis scheint die Einsperrung resp. Bewegungsfreiheit einen gewissen Einfluß zu üben, was allerdings davon abhängen kann, daß die freilaufenden Tiere reichlicher fressen.

y) Pathogenese der Rhachitis.

Die klinischen Erscheinungen der Rhachitis können nicht alle als Folge des pathologischen Knochenzustandes angesehen werden, vor allem nicht diejenigen der Muskulatur. Im Gegensatz zu der gewöhnlichen Muskelerschlaffung, welche nach Hagenbach die rhachitischen Kinder auszeichnet und, wohl nicht mit Recht, auf eine auch anatomisch spezifische Veränderung, eine „Myopathia rhachitica" zurückgeführt wird, hat A. Müller gerade eine Hypertonie der Muskulatur als charakteristisch für Rhachitis beschrieben und sie als das Wesentlichste und die „Ursache des ganzen Krankheitsbildes" bezeichnet; an den Beinen gesteht er der Schwere eine unterstützende Wirkung zu, im übrigen erklärt er die rhachitischen Krümmungen aus dem abnorm starken Muskelzug, sogar das Caput quadratum soll daraus hervorgehen. Diese Unterordnung aller Vorgänge unter den einzigen Gesichtspunkt der gesteigerten Muskelwirkung ist zu einseitig; indessen muß der Muskelerkrankung doch eine selbständige Rolle neben derjenigen der Knochen zuerkannt werden. Auch die Störung des P-Stoffwechsels der Muskulatur, welche in jüngster Zeit an rhachitisch gemachten Ratten und an rhachitischen Kindern gefunden worden ist (s. S. 103), spricht dafür. Aber die von der Muskelerkrankung abhängigen Erscheinungen, sowie die Störungen der Schweißdrüsentätigkeit eignen sich nicht, zum Ausgangspunkt der Pathogenese gemacht zu werden, sondern diese knüpft immer an das Skelet als den charakteristischsten anatomischen Sitz der Erkrankung an.

Die auffallendste Erscheinung an demselben ist der mangelhafte Ca-Gehalt in Knorpel- und Knochengewebe, und jedem, der sich mit der Entstehungsweise der Krankheit beschäftigt, gilt es als die erste Aufgabe, diesen zu erklären. Dabei stellt die zum Gegenstand heftiger Erörterungen gemachte Frage, ob eine Halisterese vorkommt, oder alles kalklose Gewebe nur Osteoid in Virchows Sinne, d. h. kalklos gebliebene Neubildung bedeutet, einen Punkt von sekundärer Bedeutung dar; das Problem ist damit viel zu eng gefaßt und die Erörterung wird unfruchtbar, wenn sie sich an solche Einzelfragen klammert.

Die Gesamtheit der vorliegenden Tatsachen führt zu der Hauptfrage: Handelt es sich bei der Rhachitis um eine Störung des Mineralstoffwechsels, durch welche dem bisher normalen Skelet die zum Wachstum erforderliche Menge von Ca-Salzen vorenthalten wird, so daß sein Gewebe an Kalk verarmt und infolgedessen die übrigen Veränderungen eingeht, welche das anatomische Bild der Rhachitis ausmachen; oder um eine Erkrankung des Knochen- und Knorpelgewebes, welche sich in mangelhafter Verkalkung und den übrigen Strukturstörungen, sowie in dem Zurückbleiben des Wachstums äußert?

Pommer hat die Behinderung der Kalkablagerung im Gewebe als das Primäre angesehen und aus ihr den ganzen Komplex der Erscheinungen abgeleitet, als eine Kette von Veränderungen, die sich unter dem Einfluß der mechanischen Kräfte entwickeln soll. Nach ihm muß also das Verständnis für das Wesen der

Rhachitis in der Aufdeckung der Ursache für die Behinderung der Ca-Ablagerung im Skelet gesucht werden; er selbst lehnt den Einfluß besonderer Nahrungsverhältnisse ab und kommt zu der Annahme, daß eine von einer Erkrankung des Zentralnervensystems abhängige Störung in den Oxydationsvorgängen des Körpers, infolge deren die Weiterzersetzung der Milchsäure und anderer Vorstufen der Kohlensäure gehemmt ist, vorliegt. Ich habe meinerseits den Grund für die Kalkarmut des Skelets im Zustand des Gewebes gesucht, hauptsächlich deshalb, weil ich die verwickelten Einzelvorgänge in der rhachitischen Zone des Knorpels nicht nur als eine mit innerer Notwendigkeit entstehende Folge des Ausbleibens der Verkalkung ansehen kann. In der histologischen Beschreibung habe ich dieser Vorstellung Ausdruck gegeben. Die Verzögerung der Markraumbildung in dem gewucherten Knorpel und die darauf eintretende Vaskularisation von den perichondralen und den Knorpelmarkgefäßen aus mit der unvollkommenen Zerstörung und der Metaplasie in osteoides Gewebe sind die histologischen Zeichen gehemmter Ossifikation, die ihren gröberen Ausdruck in dem Zurückbleiben des Längenwachstums findet, welches nicht erst nach überstandener Rhachitis, sondern schon während der floriden Erkrankung in die Erscheinung tritt. Ein ursächlicher Zusammenhang zwischen dieser Wachstumshemmung und der mangelhaften Kalkablagerung läßt sich schwer begründen, meines Erachtens sind es koordinierte Vorgänge. Volles Verständnis für den gesamten Komplex der Erscheinungen gewinnt man nur, wenn man dies berücksichtigt. STRELZOFF suchte das Charakteristische der rhachitischen Störung in dem Ersatz des neoplastischen Ossifikationstypus durch den metaplastischen und in der daraus hervorgehenden Architekturstörung und faßt sie als Mißbildung auf. Und E. ZIEGLER bezeichnete als das Wesen der Rhachitis eine eigenartige Erkrankung des Endosts und Periosts, die in einer pathologischen Wucherung derselben zu Bindegewebe und zu einem atypischen Knochen besteht, welcher längere Zeit kalklos bleibt. Beide Darstellungen geben wohl eine Charakterisierung des anatomischen Zustandes des Skelets, klären aber nicht das Wesen des ganzen Prozesses und die inneren Kräfte, welche zu jenem geführt haben, auf, legen vor allem dem Ca-Mangel im Gewebe zu wenig Bedeutung bei. DIBBELT leitete die Strukturen, welche ZIEGLER im Auge hat, von der Kalklosigkeit ab; wenn die Verkalkung ausbleibt, entwickelt sich nach ihm das neuangelagerte Gewebe nicht zu Osteoid, sondern zu faserigem Bindegewebe, bei kalkarm gefütterten wachsenden Tieren findet sich deshalb in den subchondralen Schichten, an der subperiostalen Oberfläche und im Innern des Knochens abnorm reichliches fibrilläres Bindegewebe, dessen Grundsubstanz faserig bleibt bis zum Eintritt der Verkalkung. Was ZIEGLER als eine primäre, der Rhachitis zugrunde liegenden Gewebserkrankung ansah, hält DIBBELT also für das Ergebnis einer unter dem Ca-Mangel vor sich gehenden Knochenbildung.

Die Störung der Vitalität der wachsenden Skeletgewebe, welche ihren Ausdruck einerseits in der mangelhaften Kalkaufnahme mit ihren Folgen (der periostalen und endostalen Wucherung), andererseits in dem Zurückbleiben der Wachstumsvorgänge findet, ist bei den gewöhnlichen Färbungsmethoden nicht wahrnehmbar, nicht eine Nekrose, auch nicht eine Degeneration des Knorpels und jungen Knochens in dem gewöhnlichen Sinne, obschon ich für möglich halte, daß die geringfügige Veränderung im Glykogengehalt des gewucherten Knorpels damit zusammenhängt. LICHTWITZ (1) sucht sie in einer Zustandsänderung der Kolloide, welche die Ausfällung der Kalksalze verhindert. Von großer Bedeutung für die Frage sind aber die von v. RECKLINGHAUSEN mit seiner Thioninbehandlung gefundenen Strukturen geworden; sie lassen keinen Zweifel, daß die kalklose Substanz des rhachitischen Knochens nicht- wie VIRCHOW meinte, nur der Kalkeinlagerung bedürfe, um normales Knochen,

gewebe zu werden, sondern, ebenso wie der Knorpel, schwere Ernährungsstörungen darbietet, welche sich nicht nur aus einem physiologischen Abbau
erklären lassen. Auch die Tatsache, daß sich bei manchen Menschen die Krankheit durch viele Jahre von der Kindheit und Adoleszenz bis ins erwachsene
Alter hineinzieht, öfter exazerbierend und rezidivierend, zuerst als infantile
Rhachitis und dann als Rhachitis tarda und endlich als Osteomalazie, also über
eine längere Periode des Lebens, während deren die äußeren Lebens- und
Ernährungsverhältnisse vollkommen wechseln, spricht dafür, daß die Erkrankung nicht von exogenen, besonders in der Ernährungsweise gelegenen Einflüssen
abhängen muß; ihre Dauerhaftigkeit kann kaum anders, als aus einem pathologischen Zustand der Gewebe des Skelets erklärt werden. Die Theorie der
innersekretorischen Einflüsse auf das Zustandekommen der Rhachitis rechnete
ebenfalls damit, z. B. nahm Hecker an, daß eine normalerweise durch die
Epithelkörperchen entgiftete Substanz im Körper bestehen bleibt und zur
Wirkung kommt.

Was neuerdings über den Ca - Gehalt des Blutes bei rhachitischen Kindern
bekannt geworden ist, zeigt, daß in der Beschränkung der Ca-Zufuhr zum Skelet
nicht der Schlüssel des Problems liegt: In der Regel ist derselbe nicht oder nur
wenig verändert. Denis und Talbot fanden, daß er nur dann eine merkliche Abnahme erfährt (auf 8—2 mg in 100 g Plasma statt normal c. 10 mg), wenn die Rhachitis mit Krankheiten verbunden ist, welche auch allein ihn verringern, wie Pneumonie, Tetanie. Howland und Kramer wiesen bei 5 rhachitischen Kindern normale, bei 12 nur auf 7,5—9,8 mg verringerte Ca-Mengen nach. Damit werden auch
die Vorstellungen hinfällig, daß die Ursache der Rhachitis in abnormen Säurever-
hältnissen des Körpers, mangelhafter HCl-Bildung im Magen und daraus ent-
springender ungenügender Ca-Lösung im Magensaft, oder auch in einer spezifischen Ca-Stoffwechselstörung rhachitischer Kinder, durch welche eine dauernde
Ca-Unterbilanz geschaffen wird, liegt. Wenn eine die Aufnahme übertreffende
Ca-Ausscheidung mit den Fäzes, wie Dibbelt annahm, eine regelmäßige Erscheinung bei Rhachitis ist, so kann sie jedenfalls nicht als Ursache verringerten
Ca-Angebotes an das Skelet durch das Blut angesehen werden. Die Beobachtung
Brubachers, daß bei rhachitischen Kindern die Weichteile reicher an Ca sind
als bei nichtrhachitischen, die sehr zugunsten der Annahme sprechen würde,
daß die Ursache der ungenügenden Verkalkung des Skelets nicht in einer allgemeinen Ca-Verarmung des Körpers liegen kann, ist vielleicht deshalb anfecht-
bar und nicht verwertbar, weil die Kinder, an denen sie angestellt wurde, meist
nicht im floriden Stadium der Krankheit standen und der Vergleich mit gleichaltrigen gesunden Kindern nicht durchgeführt werden konnte.

Weit größeres Interesse, als der Kalkstoffwechsel hat in den letzten Jahren
der Phosphorstoffwechsel erweckt, seitdem Howland und Kramer nachgewiesen haben, daß bei rhachitischen Kindern regelmäßig der Gehalt des Blutserums an anorganischem Phosphat verringert ist. Bei normalen Kindern
beträgt der Phosphatspiegel durchschnittlich 5,4 mg in 100 g Serum, bei 22 rhachitischen Kindern fanden Howland und Kramer nur 3,2—0,6 mg, durchschnittlich also 1,9 mg. Nach Lebertranbehandlung erreichte er wieder 5,5 mg und
hielt diese Höhe, solange die Behandlung andauerte. Der Kalkgehalt des Serums
dagegen wird durch Lebertran nicht beeinflußt. Die Bedeutung dieser Erscheinung wird dadurch erhöht, daß sie bei der experimentell erzeugten Rhachitis
der Ratten in derselben Weise wiederkehrt. Der Wiederanstieg des anorganischen
Phosphatspiegels im Serum ist geradezu zum Gradmesser der Wirkung rhachitis-
heilender Einflüsse geworden. Nach Angabe von Stepp (2) fand Hess bei den
Kindern New Yorks sein Sinken in den Winter- und Frühjahrsmonaten, in welche

die Hauptzahl der Rhachitiserkrankungen fällt, seinen Wiederanstieg in den Sommermonaten.

Die anfänglichen Zweifel, ob man trotz der anatomischen Übereinstimmung die künstliche Rattenrhachitis der menschlichen Rhachitis gleichstellen dürfe, sind ganz in den Hintergrund getreten und die im Tierversuch gemachten Erfahrungen haben ihre volle Anwendung auf den Menschen gefunden. Die Ratte ist als dasjenige Versuchstier anerkannt worden, an welchem die Wirkung und Wirkungsweise rhachitis-erzeugender und verhütender Maßnahmen zuverlässig geprüft werden kann. Die Versuche zeigen, daß bei vorher gesunden Tieren rein durch die äußere Ursache einer ungewöhnlichen Nahrungszusammensetzung in kurzer Zeit die Krankheit hervorgerufen werden kann, daß diese alimentäre Methode sogar bisher die einzige ist, welche sicher zum Ziel führt. Nach Mc Collum besitzen drei Nahrungsbestandteile einen tiefgehenden Einfluß auf das Knochenwachstum, Ca, P und der vitaminartige Körper des Lebertrans. Dazu kommt als verhütender oder heilender Faktor, welcher den Lebertran ersetzen kann, die Bestrahlung mit Sonnenlicht oder ultravioletten Strahlen.

Bei rhachitischen Kindern spielen Lebertran und Belichtung dieselbe Rolle. Die heilende Wirkung jenes ist seit langer Zeit bekannt, daß er auch verhütenden Einfluß hat, zeigten zuerst die Mitteilungen von Hess und Unger. Dieselben fanden, daß 94% der in New York lebenden Negerkindern unter den bei den betreffenden Familien üblichen Lebensverhältnissen trotz Brustnahrung an Rhachitis erkrankten, konnten aber die Erkrankungsziffer durch ausgiebige Verabreichung von Lebertran auf 7% herabdrücken.

Das Vorkommen der Rhachitis ist nicht gleichmäßig über das ganze Jahr verteilt, sondern es besteht eine ausgesprochene Abhängigkeit von den Jahreszeiten, und zwar sind im Winter die Fälle viel zahlreicher und schwerer als im Sommer. Bei den Sektionen habe ich, wie auch Schmorl (5), ausgeprägte Rhachitis fast nur von der zweiten Hälfte des Winters an bis zum Juni gefunden, der Beginn der Erkrankung würde also in die Wintermonate fallen. Auch Chick und ihre Mitarbeiter haben dies in ihren Untersuchungen an der Wiener Kinderklinik festgestellt. Diese Tatsache ist vielfach aus der in den Jahreszeiten verschiedenen Beschaffenheit der Nahrung, besonders der Milch erklärt worden. Hess und Unger haben das Sonnenlicht als den ausschlaggebenden Faktor angesprochen; jetzt weiß man, daß beide Ansichten zu Recht bestehen, und daß die Quelle für die günstigere Wirkung der Milch in ihrer Bestrahlung gelegen ist.

Nachdem der Zusammenhang zwischen den beiden verschiedenartigen Heilfaktoren mit der Entdeckung der Rolle des Ergosterins und seiner Aktivierung durch die Bestrahlung geklärt worden ist, können auch die Bedenken als beseitigt gelten, welche der Bezeichnung der Rhachitis als Avitaminose anhafteten, obschon gewisse Verschiedenheiten gegenüber den klassischen Avitaminosen, wie Beriberi und Skorbut nicht übersehen werden dürfen. Letztere entstehen nur durch das Fehlen eines Vitamins in der Nahrung und werden nur durch Verabreichung dieses Vitamins wieder beseitigt. Die Rhachitis dagegen wird durch Abweichungen in der mineralischen Zusammensetzung der Nahrung hervorgerufen und durch aktiviertes Ergosterin wieder geheilt.

Der Kernpunkt der Nahrungsveränderung, welche bei Ratten Rhachitis zur Folge hat, ist nach Mc Collums Meinung die Störung des Verhältnisses des Ca zum P. Wenn das als optimal erkannte Verhältnis besteht, ist die absolute Menge beider Bestandteile nebensächlich. Aber die Aufnahmefähigkeit der wachsenden Gewebe des Skelets für diese mineralischen Bestandteile der Nahrung läßt sich durch den im Lebertran vorhandenen vitaminartigen Körper

so beeinflussen, daß, auch wenn sie in ungünstigem Verhältnis dargeboten
werden, die gleichzeitige Verabreichung von Lebertran die Krankheit verhütet
resp. heilt.

Diese Tatsache, ebenso wie die Heilung rhachitischer Kinder durch ultraviolette Strahlen lenkt wiederum das Augenmerk auf den Zustand des Gewebes
und seine Fähigkeit zur Assimilation der Salze. Immerhin sind die Ansichten
darüber geteilt, ob der Ursprung der Störung und ihre Beseitigung im Mineralstoffwechsel oder dem Gewebe zu suchen ist, ebenso wie noch keine Klarheit
über den Ablauf des physiologischen Verkalkungsvorganges herrscht. Das
Kalkbindungsvermögen, d. h. die elektive Adsorption der Kalziumionen aus
Kalziumchloridlösung, welches F. Hofmeister und Spiro an Leimplatten und
Pfaundler an lebendem und totem Knorpel nachgewiesen haben, ist neuerdings
von Werner Schmidt im Reagenzglas für Knorpel verschiedener Herkunft
bestimmt worden, nämlich für normalen, welcher im Laufe des Lebens verkalkt,
und für persistenten, für solchen aus der normalen endochondralen Wucherungszone und noch ruhenden, für den Rippenknorpel rhachitischer und nichtrhachitischer Kinder und endlich für die endochondrale Wucherungszone rhachitischer Kinder im Vergleich mit ruhenden Teilen desselben Skelets. Es hat sich
gezeigt, daß die vor der provisorischen Verkalkung stehenden Abschnitte kein
höheres Kalkbindungsvermögen besitzen, als die ruhenden, und daß dasselbe
im rhachitischen Knorpel auch in der Ossifikationszone nicht herabgesetzt ist.
Ein Zusammenhang zwischen Kalkbindungsfähigkeit und Verkalkung läßt sich
also nicht nachweisen. Pfaundler hält für möglich, daß die Verkalkung aus
der Kalkadsorption hervorgeht in der Art, daß die Ausfällung des gelösten
Kalziums beim Abbau des Gewebes erfolgt, also durch die Lebensvorgänge im
Knorpel bedingt ist. Auch Shippley, Kramer und Howland haben die Knorpelverkalkung in vitro untersucht. Sie fanden, daß, wenn Knorpel und Knochen
einer rhachitischen Ratte in Blutserum rhachitischer Tiere eingelegt wird, ihr
Gewebe nicht verkalkt, wohl aber, wenn Serum normaler Tiere dazu verwendet
wird, und daß das gleiche negative resp. positive Ergebnis erzielt wird, wenn
man das Serum durch künstliche Salzlösungen ersetzt, deren Kalzium- und
Phosphatkonzentration sich das eine Mal wie im rhachitischen, das andere Mal
wie im normalen Serum verhält. Die Verkalkung trat aber nur ein, wenn das
Gewebe lebensfrisch, nicht aber, wenn es vorher mit Alkohol, Äther und anderen
Gewebsgiften behandelt war. Sie halten also die Verkalkung nicht für eine
einfache Präzipitation, sondern für einen aktiven Vorgang im lebenden Gewebe
und auch bei der Rhachitis den Knorpel für verkalkungsfähig; ob die Verkalkung
eintritt, oder nicht, hängt nach ihrer Meinung nur von der Konzentration der
umspülenden Salzlösung ab. Die genannten Forscher suchen also das Problem
nur von der Stoffwechselseite aus zu lösen. Sie betrachten den Mangel an Phosphaten bei Rhachitis nur unter dem Gesichtspunkt, daß dieselben einen Bestandteil der Knochensalze darstellen, nicht unter dem, daß dadurch der Zellstoffwechsel geschädigt werden kann.

Rhachitis deckt sich in anatomischer Beziehung nicht mit
Kalkarmut des Skelets, sondern die Vorgänge sind mannigfaltiger
und bestehen in einer komplizierten Ossifikationsstörung mit
regressiven Veränderungen der Struktur, durch welche die Aufnahmefähigkeit des Gewebes für die Kalksalze herabgesetzt wird.
Eine Theorie der Rhachitis, welche diese Tatsachen außer acht läßt, kann meines
Erachtens nicht als befriedigend angesehen werden. Bei den klinischen Forschern, welche sich mit dem Zustandekommen der Hypophosphatämie beschäftigen, kommt immer mehr die Überzeugung zum Ausdruck, daß der Ausgangspunkt der Krankheit nicht in der Veränderung des Mineralstoffwechsels gesucht

werden kann, sondern in der Störung der Zellen: FREUDENBERG und GYÖRGY gingen wiederum vom Verkalkungsvorgang im Reagenzglas aus. Wenn normaler Knorpel mit Kalziumlösung angereichert ist und darauf in eine Phosphatmischung gebracht wird, entsteht ein Kalziumphosphat, welches ihn weiß und hart, wie Knochen macht, nicht aber, wenn erst Phosphor und dann Kalzium einwirkt. Sie schließen daraus, daß es sich bei der Verkalkung um die Bildung eines komplexen Kalziumphosphatproteins handelt. Der Vorgang wird gehemmt durch Traubenzucker und Formaldehyd, ferner durch Substanzen, welche beim tryptischen und autolytischen Abbau des Knorpelgewebes entstehen, z. B. Harnstoff, Ammonchlorid, Aminosäuren, Peptide usw.; auf der Anwesenheit solcher hemmender Stoffwechselprodukte beruht es, daß die in dem normalen Körper überall vorhandene Neigung zur Verkalkung doch an allen denjenigen Stellen nicht verwirklicht wird, wo ein normaler Eiweißstoffwechsel vor sich geht; die physiologische Verkalkung der Knorpelwucherungszone führen FREUDENBERG und GYÖRGY darauf zurück, daß in ihr der Zellstoffwechsel und damit der Gehalt der Grundsubstanz an Stoffwechselprodukten herabgesetzt ist. Die Reihenfolge der Ereignisse bei der Entwicklung der Rhachitis ist nach ihnen folgende: Azidose des Blutes infolge einer Verlangsamung der Stoffwechselvorgänge, wie sie bei Mangel an Stoffwechselreizen durch Licht- resp. Vitaminmangel entsteht; azidotisch wirkende Nahrungseigenschaften können begünstigend hinzukommen. Die Azidose findet ihren Ausdruck in der vermehrten Phosphatausscheidung durch die Nieren und der Verarmung des Blutes an P. Diese Hypophosphatämie führt, da das Phosphatanion an den intrazellulären Oxydationen beteiligt ist, zu einer allgemeinen Verlangsamung des Stoffwechsels und an den verkalkenden Geweben zur mangelhaften Kalkabscheidung.

KLINKE tritt in seiner neuesten Darstellung dem Standpunkt GYÖRGYs bei, daß die Phosphatverminderung im Serum ebenso wie die Azidose Sekundärsymptome sind, welche aus den geweblichen Störungen hervorgehen.

Eine Rolle spielen dabei die neueren Kenntnisse über die Phosphatasen der Gewebe: Wichtig sind in dieser Beziehung die Untersuchungen über den Phosphatstoffwechsel der Muskulatur, welche unabhängig voneinander HENTSCHEL und ZÖLLNER an rhachitischen Ratten und HEYMANN an rhachitischen Kindern vorgenommen haben. Die Fähigkeit der Muskulatur, anorganische Phosphorsäure zum Aufbau organischen Phosphats zu verwenden, ist während der Rhachitis vermindert. Nach HEYMANN scheiden rhachitische Kinder nach intramuskulärer Einspritzung von Phosphaten reichlicher anorganisches Phosphat aus organischer Bindung durch die Nieren aus, als gesunde, es besteht also eine Störung des fermentativen Vorganges der Phosphatspaltung und Synthese im Sinne einer Hemmung der Synthese. Nach HENTSCHEL und ZÖLLNER ist der Ablauf dieses durch die Phosphatase bedingten Phosphatstoffwechsels von dem Zustand der Muskelkolloide abhängig und die Störung der der Störung bei der Rhachitis zugrunde liegenden Zustandsänderung als Ausdruck verminderter Vitalität der Rattenmuskulatur anzusehen.

Ferner ist für die Frage, ob bei der Rhachitis nur der Phosphorstoffwechsel gestört, oder das Gewebe krank ist, die folgende Beobachtung von A. F. HESS (15) bedeutungsvoll: Wenn man gesunde Ratten mit elementarem Phosphor füttert, tritt direkt unter der Wucherungszone des Epiphysenknorpels eine Verdichtung des Knochengewebes in Form einer queren Linie (,,phosphorous band") auf. Auf den Verlauf der alimentären Rhachitis und ihre Verhütung hat elementarer Phosphor gar keinen Einfluß, dagegen entwickelt sich auch bei ihr der subepiphysäre Streifen, während die Krankheit im übrigen fortschreitet. HESS schließt auch seinerseits daraus, daß die Rhachitis auf einer spezifischen

Veränderung des wuchernden Knorpels und wachsenden Knochens beruht und nicht das Ergebnis gestörter Verkalkung ist.

Wenn das anatomische Verhalten und die Stoffwechselvorgänge auf das wachsende Skelet als Ausgangspunkt der rhachitischen Erkrankung hinweisen, wird man auch den Angriffspunkt der Vitamin- und Strahlenwirkung in den Zellen suchen dürfen.

Eine offene Frage bleibt es noch, wie groß und welcher Art die Rolle der innersekretorischen Drüsen, besonders der Epithelkörperchen ist, ob die Nahrungsveränderung und der Mangel an ultravioletten Strahlen an ihnen angreift und erst durch sie auf das Skeletgewebe wirkt.

In den letzten Jahren ist von englischen Autoren und in Deutschland von György (2) eine „renale Rhachitis" und ein „renaler Zwergwuchs" beschrieben worden. Es handelt sich dabei immer um ältere Kinder und das Charakteristische liegt darin, daß dieselben, nachdem einige Jahre hindurch mehr oder weniger deutlich ausgeprägte Erscheinungen einer Nierenerkrankung bestanden haben, im Wachstum zurückbleiben und dann Verbiegungen am Skelet, besonders Genu valgum bekommen; indessen treten diese Difformitäten nicht regelmäßig auf, es kann beim Zwergwuchs bleiben. Nach den anatomischen Untersuchungen ist die Nierenerkrankung teils als chronische interstitielle Nephritis, teils als eine Mißbildung mit Fibrose und Zystenbildung bezeichnet worden, in Györgys Fällen, die allerdings nur klinisch beobachtet wurden, handelt es sich um erworbene eitrige Entzündungen. Über den Zustand des Knochensystems sind die Angaben noch sehr unvollkommen, sie beziehen sich fast nur auf Röntgenbefunde; bei Györgys Patienten herrschte augenscheinlich die Osteoporose gegenüber den epiphysären Störungen stark vor. Entsprechend der Phosphatstauung bei chronischen Nierenerkrankungen hat sich, soweit darüber Angaben vorliegen, das Ca : P-Verhältnis im Blutserum der Kinder im Sinne starker Verminderung des Kalziums und starker Vermehrung des Phosphors gefunden. Ob hier eine rein renal bedingte Störung des Mineralstoffwechsels und davon abhängige Knochenkrankheit vorliegt und wieweit bei dieser Verknüpfung von Nieren- und Skeleterkrankung konstitutionelle Minderwertigkeiten eine Rolle spielen, läßt sich nach dem bisher vorliegenden Material noch nicht beurteilen.

II. Osteomalazie.

Die Osteomalazie spricht sich in dem Weichwerden des vorher harten Knochengerüstes aus und beruht auf dem Ersatz der festen Knochensubstanz durch weiches osteoides Gewebe. Meist setzt sie ein, nachdem das Wachstum abgeschlossen ist, nicht selten erst, nachdem das Skelet Jahrzehnte hindurch seine normale Festigkeit besessen hatte, zuweilen noch im hohen Alter, sogar im 8. Lebensjahrzehnt. Am Lebenden kann sich die Ostitis fibrosa ähnlich darstellen, wie Osteomalazie, auch die metastatische Karzinose des Skelets klinisch zuweilen damit verwechselt werden (z. B. Motschmann). Keiner der Namen, welche in neuerer Zeit vorgeschlagen worden sind, z. B. Axhausens „Osteodystrophia puerperalis resp. senilis", bietet einen Vorteil gegenüber dem alteingebürgerten der Osteomalazie, denn das Weichwerden, welches dieser zum Ausdruck bringt, ist auch im anatomischen Sinne das auffallendste und beständigste Merkmal im Gegensatz zur Ostitis fibrosa mit ihren schweren Veränderungen des Baues. Christeller faßt Rhachitis und Osteomalazie als „achalikotische Malazien" zusammen, wodurch der Kalkmangel als Grundlage der Erweichung gegenüber dem geweblichen Umbau bei der Ostitis fibrosa zur Geltung gebracht werden soll.

In der äußeren Erscheinung, d. h. durch die Formveränderungen des Skelets, besitzt die Osteomalazie weitgehende Ähnlichkeit mit der Rhachitis und so erklärt es sich, daß man bis zum Ende des 18. Jahrhunderts beide Krankheiten für gleich gehalten und seit GLISSON die Osteomalazie als die Rhachitis der Erwachsenen angesehen hat. Der bis heute noch berühmteste und als Beispiel des höchsten Grades von Osteomalazie angeführte Fall betrifft die von MORAND beschriebene und abgebildete Mm. Supiot, bei welcher die Unterextremitäten soweit nach oben gebogen waren, daß die Fußspitzen über dem Kopf einander fast berührten, und die Arme S-förmig geschlängelt waren; wie GUÉRIN erwähnte, ist auch dieser früher der Rhachitis zugerechnet worden. Die neueren Untersuchungen über die Ostitis fibrosa legen allerdings den Gedanken nahe, daß er auch nicht zur Osteomalazie, sondern zu letzterer Krankheit gehört. Als anatomischer Krankheitsbegriff wurde die Osteomalazie erst gegen die Mitte des 19. Jahrhunderts von SOLLY (1844) und DALRYMPLE (1846) aufgestellt.

Heute wird fast allgemein angenommen, daß, abgesehen von den Veränderungen am Wachstumsknorpel bei der Rhachitis, bezüglich des Verhaltens der eigentlichen Knochensubstanz beide Krankheiten einander wesensgleich sind und dem Ersatz des festen Knochengewebes durch Osteoid die gleichen Vorgänge zugrunde liegen. In dem Abschnitt über Rhachitis (S. 54 u. 82) wurde das Verhältnis beider Krankheiten zu einander schon ausführlich erörtert und erwähnt, daß Fälle, welche an der Grenze des Wachstumsalters auftreten, ebensowohl als Rhachitis tarda, wie als juvenile Osteomalazie beschrieben worden sind. VIRCHOW (1) hatte eine scharfe Trennung zwischen beiden Krankheiten aufgestellt. Aber seine Anschauungen über die histologischen Grundlagen der Osteomalazie waren irrige; er leitete sie nur von zwei eigenen frischen Fällen mit brüchigen, nicht biegsamen Knochen ab und kannte noch nicht die osteoiden Schichten auf den kalkhaltigen Knochenbälkchen und -Lamellen, welche wir heute als das mikroskopische Merkmal der Krankheit betrachten; vielmehr führte er die Widerstandsabnahme des Skelets auf eine „Degeneration" der Knochensubstanz mit Umwandlung in gallertiges Mark zurück, deren endliches Ergebnis eine Osteoporose wäre. Nach der Entdeckung der kalklosen Substanz als wesentlicher Bestandteil des osteomalazischen Skelets durch RINDFLEISCH (1864) und R. VOLKMANN (1865) wurde die Histogenese dieses Gewebes in den Mittelpunkt der Erörterung gestellt und in ihr der Schlüssel für die Pathogenese der ganzen Krankheit gesucht. So viel auch Untersuchungen über den Kalkstoffwechsel bei Osteomalazie angestellt worden sind und aus klinischen Beobachtungen eine Klärung der Frage angestrebt worden ist, ob die Eierstöcke und darüber hinaus die ganze Kette der innersekretorischen Organe Bedeutung für das Zustandekommen derselben besitzen, hat doch die Forschung immer wieder an das anatomische Bild der Krankheit angeknüpft, um festzustellen, ob ihr Ursprung in einer Erkrankung des Knochengewebes oder in einer Störung des Kalkstoffwechsels gelegen ist. Die stärkste Förderung hat die Frage durch die gründlichen Untersuchungen von POMMER, v. RECKLINGHAUSEN und RIBBERT erfahren.

a) Geographische Verbreitung. Geschlecht und Alter der Erkrankten.

Die Osteomalazie ist nicht gleichmäßig über die Länder verbreitet. Es wäre von großem Interesse, festzustellen, ob die vollkommene Verschiedenheit der Lebensbedingungen und Ernährungsweise bei Natur- und alten und jungen Kulturvölkern sich auch in dem Auftreten der Osteomalazie ausspricht. Aber darüber liegen gar keine verwertbaren Mitteilungen vor; auch über ihr Vorkommen bei Völkern, bei denen die Medizin wissenschaftlich betrieben wird, sind brauchbare Statistiken nur sehr spärlich vorhanden. Festgestellt ist, daß innerhalb Deutschlands und der angrenzenden Länder die Osteomalazie im Norden seltener, als im Süden vorkommt, in Kiel, Christiania, Edinburg, Dublin, Holland sind nur vereinzelte Fälle beobachtet worden.

Nach van der Scheer wurden in der Amsterdamer geburtshilflichen Klinik innerhalb 25 Jahren nur 3 Fälle beobachtet. Askanazy (2) hat 1903 festgestellt, daß in Königsberg trotz des Zusammenströmens von Kranken aus ganz Ostpreußen noch kein Fall echter Osteomalazie zur Sektion gekommen ist. Besonders bevorzugt sind dagegen die Ufer des Rheins und einiger Nebenflüsse (Basel, Elsaß, Niederrhein); v. Velits nennt auch das Orlanatal in Oberitalien und Kalabrien. Zuweilen sind auf einen kleinen Bezirk in einem sonst an Osteomalazie ganz armen Land gehäufte Fälle festgestellt worden. So fand v. Velits auf der Donauinsel Schütt im Komitat Preßburg und der nächsten Umgebung 8 Osteomalaziekranke zu einer Zeit, wo im ganzen übrigen Ungarn, soweit sich aus den Mitteilungen der geburtshilflichen Kliniken ergab, das Leiden nur äußerst selten vorgekommen war. Fehling hat in der Baseler Klinik in 3 Jahren 14 Kranke beobachtet und an ihnen die Beziehung der Eierstöcke zur Osteomalazie untersucht. Vielfach wird in der Literatur als ein besonderer Herd von Osteomalazie Grumbach in der Rheinprovinz genannt; offenbar beruht dies darauf, daß Winckel sen. in seiner ärztlichen Praxis dort innerhalb weniger Jahre mehrere Fälle ausfindig machte. Cramer (2) hat eine besondere Häufung der Osteomalazie in nächster Nähe von Bonn, am sog. Vorgebirge, gesehen und berichtet, daß in der gleichen Gegend auch unter den Tieren, Rindern und Ziegen, die Knochenerweichung in ganz ungewöhnlicher Weise endemisch auftritt.

Ein volles Bild von der Verbreitung der Krankheit geben diese Mitteilungen aber nicht; denn fast alle Angaben beziehen sich nur auf die puerperalen Fälle, dagegen nicht auf diejenigen, welche außerhalb der Schwangerschaft entstehen und deren Natur häufig verkannt wird, weil die begleitenden Schmerzen für rheumatische gehalten werden. H. Curschmann hat bei ausdrücklicher Nachforschung in Rostock innerhalb $1\frac{1}{2}$ Jahren 4 nichtpuerperale Osteomalazien gefunden (in Mainz in $9\frac{1}{2}$ Jahren mehr als 20, in Tübingen 7 oder 8). v. Recklinghausens pathologisch-anatomische Bearbeitung gründet sich auf das große und vielseitige Material Straßburgs, dasjenige Ribberts auf das Material in Bonn und in Zürich; Ribbert (1) berichtet, daß in Bonn bei weitaus den meisten Leichen über 50—60, ja schon bei solchen über 40 Jahre eine auffallende Weichheit des Knochensystems angetroffen wird.

Die „Hungerosteopathien“, welche in den ersten Jahren nach Beendigung des Weltkriegs beschrieben worden sind, gehören sicherlich zum größten Teil zur Spätrhachitis und Osteomalazie (s. dazu Simon); sie haben ebenfalls eine bestimmte geographische Verbreitung gezeigt, welche aber nicht mit derjenigen der gewöhnlichen Osteomalazie übereinstimmt; bevorzugte Orte waren Wien (Edelmann, Schlesinger) und Frankfurt a. M. (Simon), jedenfalls sind aus anderen Bezirken Fälle nicht in derselben endemieartigen Anhäufung beschrieben worden. Rhachitis besitzt eine weit größere Verbreitung, als Osteomalazie; aber in denjenigen Ländern und Provinzen, welche von letzterer bevorzugt werden, findet man auch die größte Erkrankungsziffer an Rhachitis und besonders schwere Fälle derselben. Nur bezüglich der Hungerosteopathie fallen die 2 Formen, die bei Adoleszenten als Spätrhachitis und die im fortgeschritteneren Alter als Osteomalazie vorkommende, räumlich nicht ganz zusammen, z. B. in Wien befiel sie vorwiegend ältere Menschen, in Göttingen (Fromme) und Breslau (Bittorf) fast nur Jugendliche.

Die Osteomalazie bevorzugt in entschiedener Weise das weibliche Geschlecht. Und zwar gilt dies für die verschiedenen Lebensalter. Selten sind Virgines im jugendlichen Alter erkrankt gefunden, häufiger Nulliparae im höheren Alter,

am häufigsten Frauen der mittleren Lebensjahre; aus den von MESLAY angeführten Altersstatistiken läßt sich schließen, daß auf das 26.—40. Lebensjahr
die meisten Erkrankungen fallen. Nach EISENHART, der das Alter beim Beginn
der ersten Erscheinungen in Betracht zog, beginnt die größte Disposition schon
mit dem 20. Lebensjahr.

Die Entwicklung der Krankheit steht in enger zeitlicher und ursächlicher
Beziehung zu den Vorgängen der Schwangerschaft und des Wochenbetts („puerperale Osteomalazie"). Die Bezeichnung „nicht puerperale Osteomalazie" wird verschieden gebraucht, teils nur auf solche Frauen angewendet,
welche überhaupt kein Wochenbett durchgemacht haben, teils auch auf solche,
bei denen die Erkrankung nicht unmittelbar mit einem solchen zusammen-
hing; FEHLING rechnet zu der puerperalen auch solche Fälle, in denen die Osteomalazie erst Jahre nach einer Entbindung auftrat. Die männliche Osteomalazie ist im Vergleich zur weiblichen gradezu selten. Indessen läßt die
besonders große Neigung der Frauen zur Erkrankung sich nicht allein aus der
Beziehung zur Gravidität erklären, sondern es handelt sich um eine Ge-
schlechtsdisposition überhaupt. Denn auch die nichtpuerperalen Fälle
übertreffen an Zahl bei weitem diejenigen der Männer und ferner ist die endemische Hungerosteomalazie in Wien vorwiegend bei älteren Frauen beobachtet
worden. Unter den bis zum Jahre 1861 von LITZMANN veröffentlichten 131
Fällen von Osteomalazie befanden sich 95 puerperale, 25 nichtpuerperale weibliche und 11 männliche; BLEULER sah unter 18 Fällen 3 bei Männern. Von
verschiedenen Beobachtern (FEHLING u. a.) wird der Einfluß der Menstruation
auf die bestehende Erkrankung in der Art angegeben, daß während dieser Zeit
die Schmerzen und die Beschwerden beim Gehen zunehmen.

Die ersten Erscheinungen der puerperalen Osteomalazie treten bald während
der Schwangerschaft, bald während des Wochenbetts ein; nach EISENHART stehen
sich beide Perioden darin gleich. Sie können im Laufe einer Schwangerschaft
resp. eines Puerperiums zu den höchsten Graden gelangen. Häufiger verschwinden sie nach Ende desselben wieder. Nach BREUS und KOLISKO setzt
„unfehlbar" der Prozeß mit jeder neuen Schwangerschaft wieder ein. Ausnahmen von dieser Regel scheinen selten zu sein; der anatomische Nachweis,
daß eine neue Schwangerschaft ohne Wiederkehr der Erscheinungen verlief,
ist meines Wissens nur in einem Falle von WINCKEL (2) erbracht worden,
in welchem während der 5. Gravidität das schwer deformierte Becken noch
weit und dehnbar war, 7 Jahre später, nachdem während der 7. Schwangerschaft der Tod eingetreten war, ganz fest, sogar härter, als ein normales gefunden
wurde. Selten beginnt die Osteomalazie schon in der ersten Gravidität resp.
ihrem Puerperium, meist bei Mehrgebärenden im mittleren Lebensalter; wiederholt sind besonders hohe Schwangerschaftsziffern bei Osteomalazischen mitgeteilt worden, MOTSCHMANN erwähnt eine Frau, bei welcher die Krankheit
nach der 14. Entbindung, HÖRNER eine solche, bei der sie nach der 18. einsetzte. Diese Tatsache läßt verschiedene Deutungen zu: Man kann ebensowohl
denken, daß die häufigen Schwangerschaften auf dem Wege über den Kalkstoffwechsel das mütterliche Skelet schädigen, als daß sie Ausdruck einer ungewöhnlich hohen Funktion der Eierstöcke sind, welche sich durch reflektorische
Beeinflussung der Zirkulation oder innersekretorisch (s. später) am Skelet
auswirkt. Daß die Brüchigkeit und Biegsamkeit des Skelets im höheren Alter
in einem allerdings beschränkten Bruchteil der Fälle nicht auf der gewöhnlichen Osteoporose, sondern auf echter „seniler Osteomalazie" beruht,
ist durch die mikroskopischen Untersuchungen von O. WEBER (1) und RIBBERT
(1) zuerst mit Sicherheit festgestellt worden; in den Beobachtungen beider
Forscher bestand das gewöhnliche histologische Bild mit den osteoiden Säumen

auf den kalkhaltigen Bälkchen und Lamellen. Die eine Patientin Webers war 78 Jahre alt. Auch diese senile Osteomalazie bevorzugt das weibliche Geschlecht, obwohl offenbar die meisten Fälle männlicher Osteomalazie dem höheren Alter angehören.

Auf die infantile Osteomalazie brauche ich nicht ausführlich einzugehen, weil sie schon im Abschnitt „Rhachitis" (S. 53, 82) besprochen worden ist. Sie ist eine Form der Rhachitis und charakterisiert durch die starke Erweichung der Diaphysen und platten Knochen und das Zurücktreten der Veränderungen an den Wachstumsknorpeln. So wird das klinische und anatomische Bild von den Biegungen und Frakturen der vorher festen Knochenteile beherrscht.

Als v. Recklinghausen und H. Rehn (1, 3) den Begriff der infantilen Osteomalazie im Jahre 1878 aufstellten, schien damit eine neue Krankheit des Kindesalters gegeben zu sein, welche trotz der äußerlichen Ähnlichkeit mit der Rhachitis sich doch durch die Art der Vorgänge im Skelet ganz von ihr unterschied. Denn damals galt noch der strenge Gegensatz zwischen Rhachitis und Osteomalazie in der Art, daß bei ersterer das kalklose Gewebe nur neu angebautes und unverkalkt gebliebenes, bei letzterer entkalktes altes wäre. Von diesem anatomischen Gesichtspunkt aus fand der Vorschlag großen Widerspruch [Kassowitz, Ziegler (2), Pommer u. a.]; daß klinisch die betreffenden Fälle etwas Besonderes waren und die Abtrennung von der gewöhnlichen Rhachitis gerechtfertigt sei, wurde aber wiederholt anerkannt und durch neue Beispiele belegt (Siegert, Hermann, Meslay, Sauerbruch u. a.). Als später die Zusammengehörigkeit zwischen Rhachitis und Osteomalazie, soweit die Vorgänge am Knochengewebe selbst in Betracht kommen, fast allgemein Annahme fand, verlor damit auch der Gegensatz zwischen infantiler Osteomalazie und Rhachitis an Schärfe. v. Recklinghausen hat in seiner hinterlassenen Monographie (S. 132 und 250) noch einmal ausdrücklich klargestellt, daß er jene zur Rhachitis zähle und keinen Unterschied zwischen Osteomalazie und Rhachitis bezüglich der Erweichungsvorgänge am Knochengewebe machen könne; bei der infantilen Osteomalazie sind diese regressiven Vorgänge gegenüber der gewöhnlichen Rhachitis besonders stark ausgebildet. Er legt dabei dem Verhalten der endochondralen Ossifikation keine wesentliche Bedeutung mehr bei.

Daß die Störungen des endochondralen Wachstums vollkommen fehlen können, läßt sich nach den ersten Fällen von v. Recklinghausen und Rehn annehmen. Häufig ist es gewiß nicht. Viel häufiger kommen Fälle zur Beobachtung, in denen sie im Leben neben der Erweichung der Knochensubstanz zwar nicht deutlich in die Erscheinung treten, bei der anatomischen Untersuchung aber nachweisbar sind; dieselben stellen also eine Spielart derjenigen Rhachitisform dar, welche ich (1) als malazische bezeichnet habe. Wie schon erwähnt, gehen Rhachitis tarda und juvenile Osteomalazie ohne scharfe Grenze ineinander über, weil gegen Ende des Wachstums die Beteiligung der Wachstumsknorpel an der Erkrankung immer geringer wird. Das Besondere der infantilen Osteomalazie liegt also darin, daß dies schon im frühen Kindesalter auftritt, wo für gewöhnlich die Fähigkeit der Epiphysenknorpel zur Erkrankung stark ausgeprägt ist.

Daß die beiden Anteile der gewöhnlichen Rhachitis, endochondrale und endostalperiostale Störungen nicht immer gleichen Schritt miteinander halten, sondern durch Gestaltung der ursächlichen Faktoren sogar getrennt voneinander hervorgerufen werden können, haben die Erfahrungen, welche ich mit Lobeck bei der experimentellen Rattenrhachitis gemacht habe, gezeigt. Dadurch wird das gleiche Verhalten in manchen Fällen der Erkrankung beim Menschen verständlich.

b) Die Ausbreitung der Osteomalazie im Skelet und das makroskopische Verhalten der Knochen.

Die Osteomalazie ist, wie die Rhachitis, eine Systemerkrankung des Skelets. Seit Pommers Untersuchungen ist bekannt, daß, wenn die Krankheit besteht, man in allen Teilen desselben, auch denjenigen, welche grobanatomisch nicht verändert erscheinen, mit dem Mikroskop die osteoiden Säume nachweisen kann. Aber zum wirklichen Weichwerden und zu Verkrümmungen führen dieselben nicht an allen Knochen gleichzeitig, denn dies hängt von dem ursprünglichen Bau und der mechanischen Belastung, welcher die einzelnen Teile unterworfen sind, ab. Naturgemäß verliert bei gleicher Menge der Osteoidsubstanz das spongiöse Gewebe früher seine Festigkeit, als die kompakte Rinde. Wenn man davon gesprochen hat, daß die Osteomalazie auf einzelne Abschnitte des Skelets beschränkt sein, oder von einem Knochen zum anderen wandern könne, so gilt dies nur in dem Sinne, daß die Erkrankung am Lebenden nicht gleichzeitig am ganzen Skelet sichtbare Grade erreicht.

Trotzdem bestehen Verschiedenheiten in der Ausbreitungsweise zwischen den Formen der Krankheit und zwischen den einzelnen Fällen. Seit langer Zeit gilt folgende Regel: Die puerperale Osteomalazie befällt am häufigsten und stärksten das Becken, darauf folgend die Wirbelsäule, den Brustkorb und die proximalen Abschnitte der Oberschenkel und Oberarme; an denselben werden die Köpfe nach abwärts gebogen, was sich der Beobachtung am lebenden Patienten häufig entzieht und erst durch die Sektion festgestellt wird; die übrigen Extremitätenteile und der Schädel sind oft verschont, nicht selten bleiben Schmerzen und Deformierung sogar auf das Becken beschränkt und die Heilung setzt ein. Bei der nichtpuerperalen Form tritt das Becken zurück, sie beginnt vielmehr an Wirbelsäule und Brustkorb und schreitet über die Extremitätenknochen und Schädelknochen fort; aber recht häufig trifft man bei allen Formen der Krankheit nach dem Tode die langen Diaphysen noch hart und gerade geblieben, wenn sie auch mikroskopisch die osteoiden Säume um die HAVERSschen Kanäle zeigen. Nicht selten gibt es auch andere Ausnahmen von der Regel: z. B. kann auch bei seniler männlicher Osteomalazie das Becken dieselbe schwere Zusammenfaltung zeigen, wie bei puerperaler. Ferner kann sich das Verhältnis von Rumpf und Extremitäten umkehren, so daß die ersten Schmerzen in Armen und Beinen auftreten und in älteren Fällen der erstere noch wenig verändert ist, während die Rinde der Oberschenkel schon papierdünn und eingeknickt ist, wofür O. WEBERs (1) Fall 2 ein Beispiel abgibt; oder es kann die Erweichung in den beiden Unterextremitäten sehr verschieden weit fortgeschritten sein, wie in SCHIFFMACHERs Beobachtung.

Der Fortschritt der Krankheit besteht nicht in räumlicher Ausdehnung auf weitere, vorher verschonte Skeletabschnitte, sondern in der Zunahme des kalklosen Gewebes in den von Anfang an erkrankten Teilen bis zu einem Grade, in dem immer mehr Knochen ihren Halt verlieren und so auch am Lebenden durch Verkrümmungen beteiligt erscheinen. Aus den genannten Verschiedenheiten läßt sich aber schließen, daß die osteoide Umwandlung des harten Gewebes nicht in allen Knochen mit gleicher Geschwindigkeit vor sich geht; weshalb dies der Fall ist, entzieht sich unserer Kenntnis.

Nach dem Zustand der Knochen hat man 2 Abschnitte zu unterscheiden, ein erster, in dem diese brüchig, und ein zweiter, in welchem sie biegsam werden. KILIAN nahm danach zwei verschiedene Formen an und bezeichnete sie als Osteomalacia fracturosa resp. Osteomalacia cerea. Diese Unterscheidung hat sich aber im weiteren Verlauf nicht aufrecht erhalten lassen, sondern das zweifache Verhalten hängt lediglich davon ab, ob die kalkhaltigen Teile, obwohl verdünnt, doch noch unter dem stuckartigen Überzug von Osteoid ein zusammenhängendes Gerüst bilden, oder letzteres schon durch kalklose Substanz unterbrochen ist; in jenem Falle halten sie die Form, bis sie brechen, in diesem können sie in wechselnde Formen gebogen werden. An einem und demselben Kranken bestehen oft beide Zustände nebeneinander, vor allem aber findet man bei der mikroskopischen Untersuchung überaus häufig Brüche und Knickungen an einzelnen Bälkchen und an Rindenteilen, während dem groben Aussehen nach die wachsweiche, biegsame Form vorzuliegen scheint. Die zunehmende Erweichung führt dazu, daß sich spongiöse Teile, z. B. Wirbelkörper und Sternum, wie ein Schwamm zusammendrücken und platte Knochen wie Pappe biegen und große Abschnitte des Skelets, sogar Röhrenknochen und Schädel mit dem Messer durchschneiden lassen.

In allen ausgesprochenen Fällen von Osteomalazie besteht neben der Erweichung eine Veränderung im Bau der Knochen, nämlich einerseits
eine Atrophie, andererseits eine Neubildung von Gewebe. Das Vorherrschende
und früher allein Beachtete ist die Atrophie. Natürlich hängt der Grad derselben von der Schwere und Dauer der Krankheit ab und ist, wie auch die

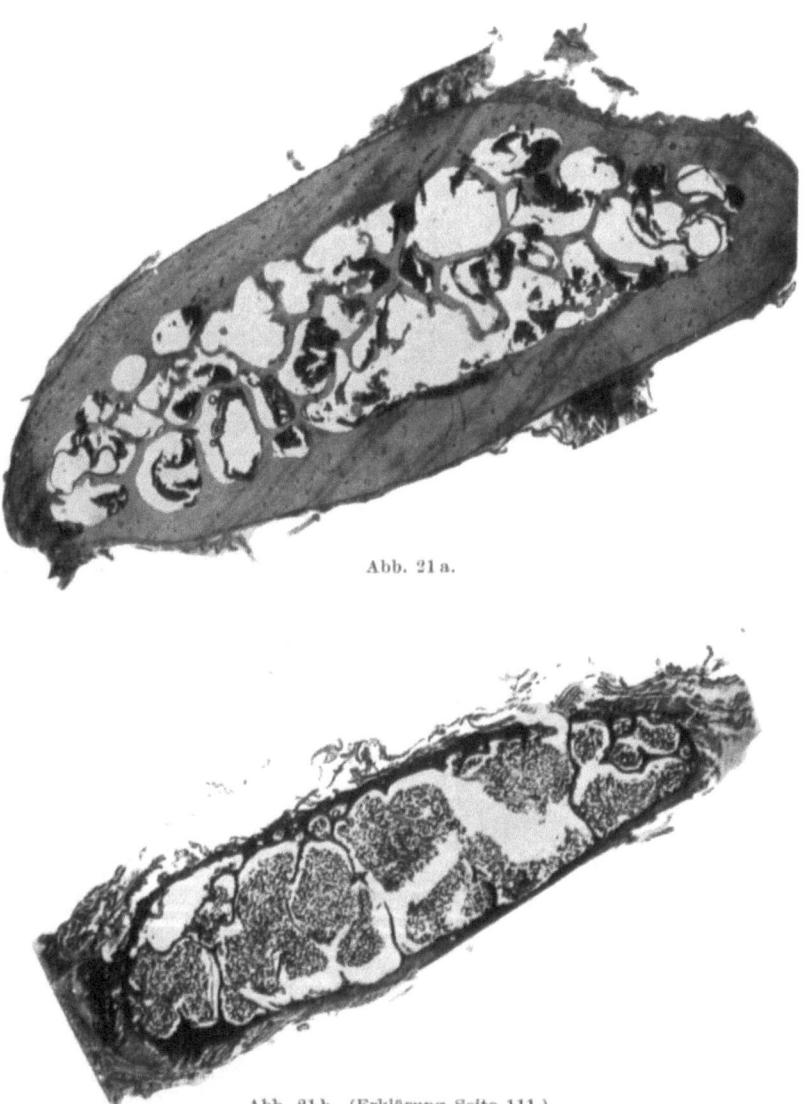

Abb. 21 a.

Abb. 21 b. (Erklärung Seite 111.)

Erweichung, häufig nur an den spongiösen Knochen deutlich, während die Diaphysen makroskopisch gar nicht verändert erscheinen. Bei der senilen Form
sind hohe Grade der Atrophie die Regel; ob sie von der Osteomalazie selbst
abhängt, d. h. durch sie hervorgerufen worden ist, oder die Osteomalazie im
senilatrophischen Skelet entstanden ist, läßt sich schwer entscheiden. Jedenfalls besitzt der Zustand, von der Erweichung abgesehen, die größte Ähnlichkeit mit dem gewöhnlichen Bild der Osteoporose alter Leute. Die Atrophie

der spongiösen Teile äußert sich darin, daß die Knochenbälkchen dünner werden und schließlich viele von ihnen ganz verschwinden; so wird die Spongiosa grobmaschiger und zuweilen entstehen größere mit Mark gefüllte Hohlräume. Die größte Ausdehnung dieser sogenannten Markzysten wird im Femur- und Humerushals, zuweilen in den Kopf hineinreichend, beobachtet [treffende Abbildungen davon gibt RIBBERT (2)]. Der Schwund der Knochenbälkchen ist kein planloser, sondern in vielen Fällen von Osteomalazie findet man sich wiederholende Bilder, welche mit denjenigen bei gewöhnlicher seniler Atrophie große Übereinstimmung zeigen. Am längsten erhalten sich die wertvollsten Trajektorien, während die mechanisch unwichtigeren verschwinden; also die

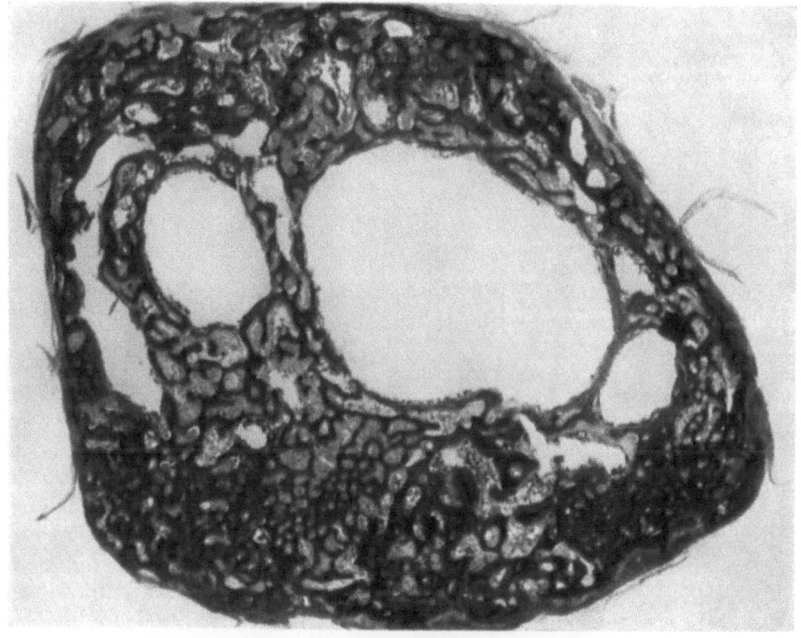

Abb. 21 c.

Abb. 21a, b, c. Rippendurchschnitte. a Normale Rippe, 26jähr. Mann. b Osteomalazische Rippe, porotische Form, 77jähr. Frau; 14. 1. 1924. c Osteomalazische Rippe, hyperplastische Form; 58jähr. Frau, 3. 12. 1921.

dem betreffenden Teil angepaßte funktionelle Struktur kommt durch die Atrophie deutlicher zum Ausdruck. Das schließliche Verschwinden auch statisch wertvoller Bälkchen wird auch bei der senilen Atrophie beobachtet, so kommen z. B. die Markzysten im Femurhals bei beiden Krankheiten an der gleichen Stelle vor. Wenn, wie es bei der senilen Form der Osteomalazie häufig der Fall ist, jede Knochenneubildung fehlt, ist es ohne mikroskopische Untersuchung nicht möglich, die einfache Atrophie von der Osteomalazie zu unterscheiden. Die Rippenquerschnitte lassen die Rarefizierung besonders gut erkennen. Die Rinde ist verdünnt und an Stelle der netzförmigen Spongiosa laufen nur wenige gerade Bälkchen von der äußeren zur inneren Kortikalis (Abb. 21 a, b, c). Es wird auch hier sehr deutlich, daß nicht alle Bälkchen der Spongiosa gleichmäßig abnehmen. An derartig im Innern atrophischen Rippen sinken die Wände leicht aufeinander und so erklärt sich ihre häufige Abplattung bei Osteomalazischen. Hohe Grade der Atrophie an malazischen Knochen führen dazu, daß besonders an Sternum und Rippen die Rinde auf längere Strecken ganz fehlt und die das blutbildende Mark enthaltenden Spongiosaräume breit gegen das Periost geöffnet sind.

An den Diaphysen der Röhrenknochen schreitet die Rarefizierung von innen nach außen fort. So ist die Rinde nicht in allen Schichten von gleichmäßigem Aussehen, sondern in den der Markhöhle angrenzenden Teilen porosiert, in den äußeren noch weiß und kompakt, dann verschwinden die ersteren vollständig und die Porosierung greift gegen das Periost hin weiter. Durch die Erweiterung der Haversschen Kanäle wird die kompakte Substanz in gefensterte Lamellen aufgeblättert, welche wie Röhren mit gegenseitigen Verbindungen nebeneinander stehen; bei fortschreitender Resorption werden daraus gitterförmig durchbrochene Plättchen (v. Recklinghausens „Araneosa" d. h. Spinnengewebe) und kleine Scherben oder Bälkchen isoliert, welche frei in dem verbreiterten Markzylinder liegen. Auch hier sind also die groben Verhältnisse denjenigen der Altersatrophie sehr ähnlich; deshalb können Fälle, wie derjenige von Mörs und Muck, in denen die Kombination von Osteomalazie des Rumpfes mit seniler Osteoporose der Extremitäten angenommen wurde, nicht für beweiskräftig gelten, da die histologische Untersuchung nicht ausgeführt wurde.

Als die höchsten Grade der osteomalazischen Erkrankung der Extremitäten gelten diejenigen, in welchen die langen Röhrenknochen ganz in weiche Schläuche umgewandelt sind, deren Wand nur aus Periost mit dünnen und vielfach unterbrochenen Lagen kalkloser Knochensubstanz besteht. So beschreibt es R. Volkmann nach Morands Bericht über die Frau Supiot. Ein von E. Kaufmann mitgeteilter Fall verhält sich dem Äußeren nach sehr ähnlich. Das Würzburger pathologische Institut besitzt ein getrocknetes vollständiges

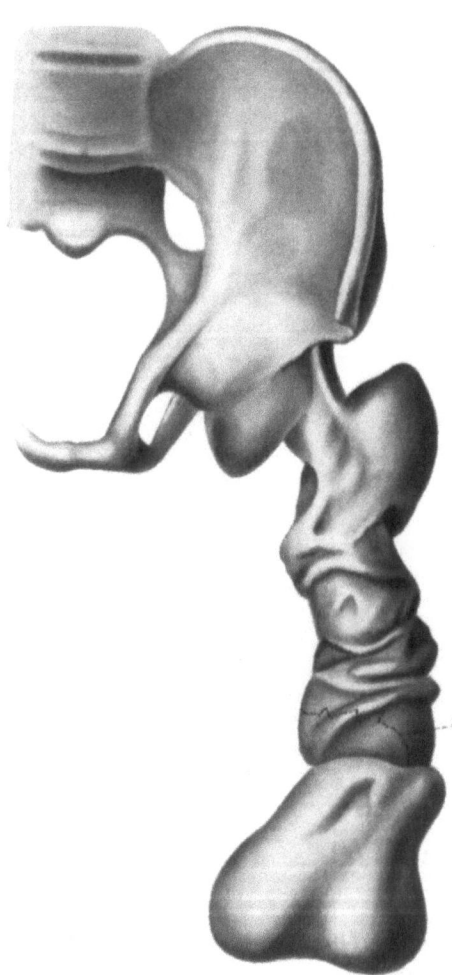

Abb. 22. Becken und Oberschenkel aus einem alten getrockneten Skelet der Sammlung des Pathologischen Instituts Würzburg mit der Bezeichnung „Osteomalazie, 25jähr. Frau". Am Becken ausgesprochene Schnabelform, Einrollung der Darmbeinschaufel, Abknickung des Kreuzbeins nach vorn. Femur verkürzt, seine Rinde zusammengefaltet. a Bruchlinie, ohne Zweifel erst am fertigen Präparat entstanden.

Skelet mit der Bezeichnung „Osteomalazie, Weib, 25 Jahr" (alte Sammlung Nr. 1862); dasselbe zeigt starke Kyphoskoliose, seitliche Abplattung des Brustkorbs mit zahlreichen unter Hinterlassung von spärlichem Kallus geheilten Rippenbrüchen, nach vorn gewölbtes Sternum, Schnabelform des Beckens und Einwärtsrollung der Darmbeinschaufeln. Die Diaphysen beider Oberschenkel sind stark verkürzt, wie zusammengestaucht und ihre dünne Rinde in zahlreiche Querfalten gelegt (Abb. 23); die proximalen Teile der beiden Tibiaschäfte verhalten sich ebenso, während ihre distalen Abschnitte ganz schlank geblieben sind, die Humeri sind unterhalb der Köpfe einfach bogenförmig gekrümmt. Bei der Durchleuchtung geben alle Knochen gleichmäßig äußerst geringe Schatten, auch die Diaphysen aller Röhrenknochen außerhalb der beschriebenen Verbiegungen. Man weiß jetzt, daß bei Ostitis fibrosa schlangenartige Windungen der langen Diaphysen vorkommen (s. unten). Andererseits ist es auffallend, daß Fälle mit schweren Deformierungen der Extremitätenknochen durch Osteomalazie nur in früheren Zeiten beschrieben worden sind, dagegen im ganzen neueren Schrifttum gar nicht mehr vorkommen. So bleibt es zweifelhaft, ob wirklich die echte Osteomalazie ohne Mitwirkung einer Ostitis fibrosa imstande ist, den extremen Schwund der Diaphysenrinde herbeizuführen. v. RECKLINGHAUSEN (1, Abb. 6) hat ein Skelet aus dem Straßburger pathologischen Museum, welches LOBSTEIN 1846 als „Squelette d'une femme rhachitique" bezeichnet hatte, der Ostitis fibrosa zugeteilt, weil reichliche und starke geschwulstförmige Auftreibungen an den Knochen der Arme und Beine vorhanden sind; auch E. KAUFMANNs Fall rechnet er zur Ostitis fibrosa und manche andere ältere und neuere Beobachtungen (LANGENDORFF und MOMMSEN u. a.), wobei er als ein diagnostisch besonders wichtiges Merkmal dieser Krankheit mit ihrem verstärkten Knochenabbau die starke Abscheidung von Kalkverbindungen im Harn und Bildung von Kalksteinen betrachtet. Für den genannten Fall der Würzburger Sammlung läßt sich eine sichere Entscheidung nicht mehr treffen.

Bei Behandlung abgetragener Stückchen der Diaphysenrinde des Würzburger Skelets mit Schwefelsäure entwickeln sich unter dem Mikroskop ziemlich viel Gasblasen und Gipskristalle, über die Struktur des Knochens aber läßt sich kein Urteil mehr gewinnen.

Ich halte es aber wegen der Difformitäten der Rumpf- und Beckenknochen und des Fehlens von gewächsartigen Auftreibungen und Frakturen für wahrscheinlich, daß er der echten Osteomalazie zugehört und ein Beispiel abgibt von den schwersten Wirkungen derselben auf die Rinde der langen Röhrenknochen.

Die bisher geschilderten Zustände lassen erkennen, daß bei der Osteomalazie die alte Knochensubstanz in großem Umfange zugrunde geht. Daneben aber finden sich in sehr vielen Fällen Bilder, welche auf einer gesteigerten Neubildung von Knochengewebe beruhen. Im auffallenden Gegensatz zur Rhachitis sind bei der Osteomalazie außer an solchen Stellen, wo Frakturen oder Infraktionen der Rinde erfolgt waren, selten periostale Auflagerungen vorhanden, welche makroskopisch in die Erscheinung treten. Im allgemeinen sind die Oberflächen der Knochen unverändert und ihr Anblick verrät durch nichts die Vorgänge, welche sich im Inneren abspielen.

Die einzigen Beobachtungen, in welchen dornartige Verdickungen bestanden, sind die zwei von v. RECKLINGHAUSEN (1, S. 17 u. 20) mitgeteilten: Die zahlreichen „jugendlichen Osteophyten", welche der Mazeration standgehalten hatten, lagen regelmäßig an den Ansatzstellen der Bänder, nämlich den Spinae ossis ilei, an den Rändern der Acetabula, den Darmbeinkämmen, den Tubera ischii, den Foramina ovalia; teilweise bildeten sie mehr kammartige Leisten in die Bandansätze hinein. Es ist aber bemerkenswert, daß die sonstigen Oberflächen derselben Knochen glatt waren, die Neubildung muß also nicht dem eigentlichen Periost, sondern dem Sehnengewebe zugeschrieben werden; an der Oberfläche der Brust- und Lendenwirbelkörper bestanden ähnliche, zartere Neubildungen, die wiederum der Faserung der Bänder folgten, in einem Fall auch am Schulterblatt.

Zu den selteneren Befunden bei Osteomalazie gehört eine Veränderung des Schädeldachs, nämlich eine Verdickung und ein innerer Umbau derart, daß der Knochen in ganzer Dicke rot und porös erscheint, ohne daß sich die Rinde deutlich abhebt. Schon die älteren Untersucher, SOLLY und DURHAM, haben diesen Zustand gekannt, auch bei Morands Fall der Frau Supiot ist er gefunden worden. Auch wenn man die physiologischen Schwankungen in der Dicke des Schädelsdachs, besonders des Stirnbeins berücksichtigt, kann man nicht zweifeln, daß mindestens die höheren, zum Teil sehr erheblichen Grade der genannten Veränderung der Osteomalazie zuzuschreiben, also wiederum ein

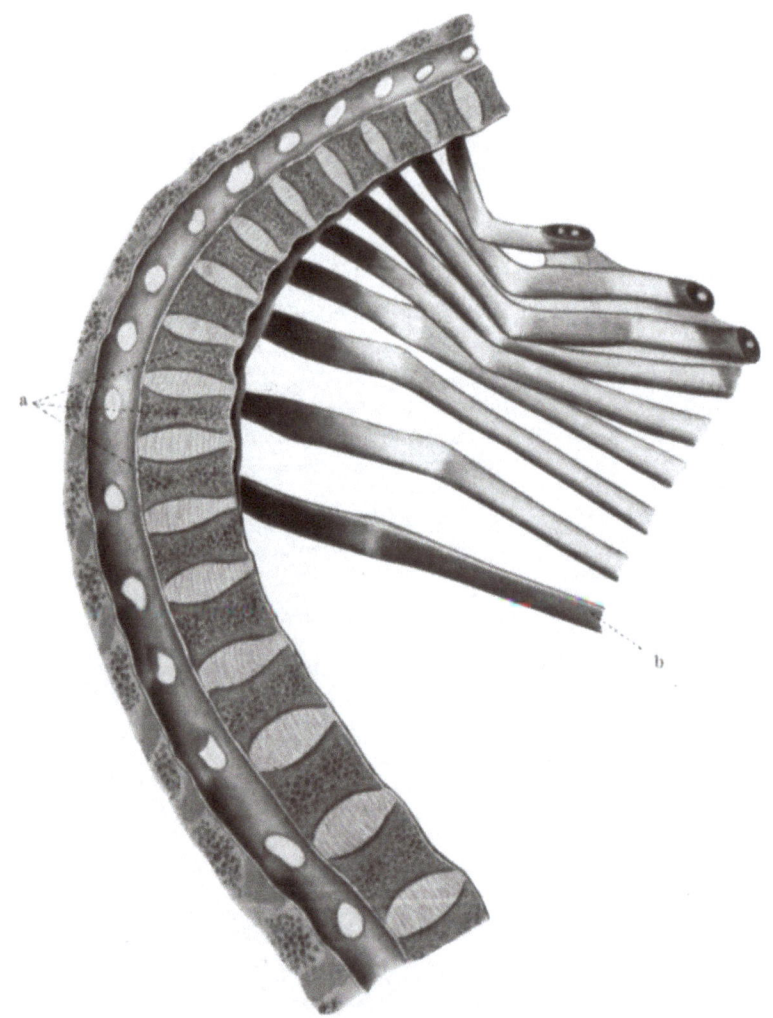

Abb. 23. Osteomalazie. Wirbelsäule mit Kyphose. 46jährige Frau, 3. 4. 1919. a Fischwirbelform. b 10. Rippe, an ihr und der 2.—9. geheilte Frakturen mit geringem Kallus; obere Rippen dachziegelartig übereinandergeschoben.

Zeichen vermehrter periostaler Apposition sind. Häufig ist allerdings diese Beteiligung des Schädels nicht; soweit ich es nach eigener Beobachtung beurteilen kann, bleibt dasselbe in der Mehrzahl der Fälle von Osteomalazie in seinem groben Aufbau überhaupt unverändert.

Es gibt Fälle von Osteomalazie, in denen die Rippen auf lange Strecken hin, statt der gewöhnlichen Abplattung, verdickt, fast drehrund geworden sind; auf dem Durchschnitt ist die Rinde verbreitert und die Spongiosastruktur durch Umbau vollständig verändert (Abb. 21 c); hier handelt es sich also um eine flächenhafte periostale Knochenneubildung. Soweit es sich erkennen läßt, liegen in solchen Fällen nicht ungewöhnliche mechanische Einflüsse zugrunde, jedenfalls ist die Verdickung nicht an bestimmte Gestaltveränderungen der Rippen resp. des ganzen Thorax gebunden; vielmehr scheint hier, wie bei der hyperplastischen Form der Rhachitis, eine individuelle gesteigerte Reizbarkeit des Periosts vorhanden zu sein.

Zu dem gewöhnlichen Bild der Osteo- malazie gehört dagegen in den verschieden- sten Knochen eine Verdichtung im In- nern durch verstärkte endostale Neubil- dung. Lange Zeit war dieselbe gar nicht er- kannt oder gewürdigt worden und man sah in der Osteomalazie einen bloßen Abbau der Knochen. Deshalb war es von grund- sätzlicher Bedeutung, als POMMER, V. RECK- LINGHAUSEN und später RIBBERT zeigten, daß in den meisten Fällen der Erkrankung an gewissen Stellen des Skelets solche ver- mehrte Anbildung von Knochengewebe nachweisbar ist. Damit wurde ein ganz neues Moment in die Auffassung der Osteomalazie hineingetragen. Offenbar waren solche Verdichtungen von früheren Untersuchern auf bloße Kompression der alten Struktur zurückgeführt worden, denn sie finden sich am auffälligsten an denjenigen Stellen, die die stärkste Belastung erfahren, also an den Wirbelkörpern, im Sternum und im Innern des Collum femoris und an den Rippen dort, wo die Biegungsspannung einwirkt. POMMER legte besonderen Wert darauf, mikroskopisch die Bilder verstärkter Appo- sition zu zeigen, um damit der alten Vor- stellung vom rein regressiven Charakter der Osteomalazie den Boden zu entziehen. v. RECKLINGHAUSEN zeigte, daß die betref- fenden Abschnitte ein besonderes makro- skopisches Gepräge besitzen, nämlich eine feinporige Beschaffenheit von weißlicher Farbe, welche sich daraus erklärt, daß die engen Markräume statt Zell- oder Fett- mark nur Bindegewebe enthalten. Schon

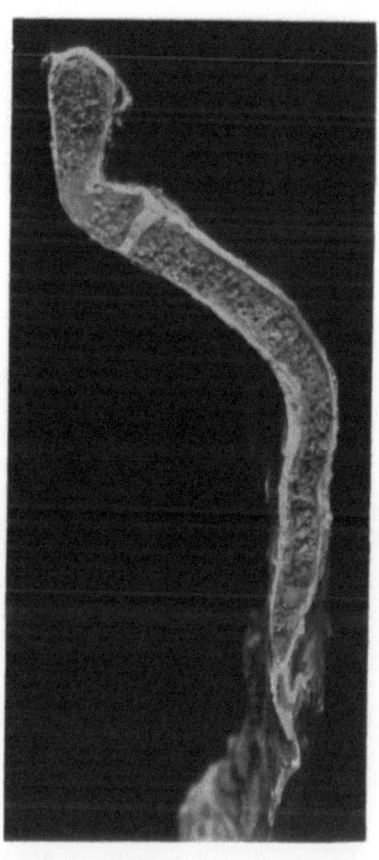

Abb. 24. Osteomalazisches Sternum mit S-förmiger Krümmung. 48jährige Frau, 10. 10. 1924. V Vorderfläche. An der Stelle der oberen Krümmung Infraktion der Vorderwand. An beiden Krümmungen Verdichtung der Spongiosa, im übrigen Teile Atrophie.

diese Struktur, noch mehr die mikroskopischen Verhältnisse lassen erkennen, daß nicht alte Bälkchen zusammengedrückt sind, sondern daß es sich um eine vermehrte Neubildung handelt, unter welcher der alte Bau oft ganz ver- schwunden ist. Es kommt hinzu, daß dieselbe Veränderung des inneren Baues auch in solchen Knochen gefunden wird, welche gar keine Verringerung ihres Volumens erfahren haben, sie ist also nicht von der Formveränderung abhängig.

An den Wirbelkörpern werden davon die den Bandscheiben benach- barten Schichten getroffen, verlieren dabei ihren spongiösen Bau und ihre rote Farbe und werden dicht und weiß. Es ist ein nicht seltenes Bild, daß in halber Höhe eine sehr grobmaschige rote Schicht quer durch die Wirbelkörper

verläuft, während die beiden Grenzschichten in der geschilderten Weise verdichtet sind (Abb. 23). Ebenso auffällig, wie in den Wirbelkörpern, ist das
Nebeneinanderliegen atrophischer und verdichteter Stellen im Sternum
(Abb. 24). Auch hier fallen die letzteren meist auf die Biegungen resp. Knickungen,
sind aber ebenfalls nicht an eine Kompression des Gewebes gebunden; denn
in Fällen, wo das Corpus sterni einen weiten gleichmäßigen Bogen bildet, ist
der Knochen in ganzer Dicke, also auch an der konvexen Seite verdichtet.
RIBBERT hat auch in einem Sternum, welches gar nicht von der normalen
Gestalt abwich, die ganze Diploe in kleinporiges Gewebe umgewandelt gefunden.
Weitere Lieblingsstellen sind die Rippen an den physiologischen und den
neu hinzugekommenen Krümmungen; hier ist häufig die Spongiosa von einer
Rindenschicht zur anderen durch das feinporöse Gewebe vermauert.

In den Röhrenknochen werden verdichtete Herde in unveränderter oder
atrophischer Spongiosa besonders im unteren Abschnitt des Femurhalses gefunden (v. RECKLINGHAUSEN), verbunden mit einer Abbiegung des Kopfes
nach unten; indessen ist dies weit seltener, als die Verdichtung der kurzen und
platten Knochen. Sie liegt im Gebiete der Knochenstrahlen, welche von der
Rinde am unteren Umfang des Femurhalses nach oben und innen zu dem
Scheitelpunkt des Kopfes lateral vom Ansatz des Lig. rotundum aufsteigen
und diese Stelle als eine unter starker Druckbeanspruchung stehende kennzeichnen; dieser charakteristische Bälkchenbau verschwindet bei der Verdichtung. Es kommen also im Femurhals sowohl starke Atrophie, welche zur Bildung
großer Markzysten führen kann, als diese Neubildung von Knochengewebe
vor; aber die Stellen dieser 2 entgegengesetzten Veränderungen decken sich
nicht, sondern jene liegt lateralwärts von dieser und betrifft den neben
den genannten starken Knochenstrahlen befindlichen Teil, in welchem die
Bälkchen die am wenigsten ausgeprägte funktionelle Struktur des ganzen
oberen Femurendes besitzen. Noch viel seltener kommt ein Einbau neuer
dichter und weicher Knochensubstanz in die Markhöhle großer Diaphysen vor,
sehr ähnlich derjenigen, welche bei Rhachitis als häufiger Befund beschrieben
worden ist.

Am ausgeprägtesten war derselbe in dem auch in anderer Beziehung ungewöhnlich
schweren Fall von jugendlicher Osteomalazie bei einer 25jährigen Patientin, welchen
v. RECKLINGHAUSEN (1, S. 20) untersucht und bei dem er auch die erwähnten Osteophyten
an der Knochenoberfläche gefunden hat.

Wenn man, wie RIBBERT es durchführte, die Strukturen genauer untersucht, findet man, daß Atrophie und Neubildung nicht immer nebeneinander
liegen, sondern ineinander greifen können. Dadurch wird ein vollkommener
Umbau der Spongiosa und zuweilen auch der Rinde erzielt und die alte Architektur gänzlich verwischt. An den Rippen kommt es vor, wie es die Abbildung 21 c
zeigt und wie es auch RIBBERT beschrieben hat, daß der Umfang stark zugenommen hat und der ganze Querschnitt nichts mehr von dem früheren Bau
erkennen läßt, sondern die verdickte Rinde nur aus feinporösem, geflechtartigen, vorwiegend kalklosen Knochen besteht und wenige ebenso gebaute
plumpe Pfeiler an Stelle der Spongiosabälkchen liegen, deren Markräume zum
Teil gegen die Norm erweitert, zum Teil verengt und vielmehr rund, als eckig
geworden sind. Ähnliche Verhältnisse kommen in den Wirbelkörpern vor,
ferner hat sie RIBBERT in den Beckenknochen geschildert und zuweilen ist die
Spongiosa des ganzen Femurkopfes in ein Netz grober Bälkchen mit rundlichen
Maschen von ganz wechselnder Größe umgewandelt. Die der Funktion angepaßte Architektur verschwindet damit vollkommen und macht einer ganz
indifferenten Anordnung Platz.

Solange die Osteomalazie florid ist, bleibt das neugebildete Gewebe in der
Hauptsache kalklos. Es besitzt sowohl im Aussehen als im mikroskopischen

Bau große Ähnlichkeit mit demjenigen, welches bei der Rhachitis vorkommt; ein Unterschied liegt nur darin, daß bei dieser die subperiostalen Auflagerungen nach Häufigkeit und Ausdehnung eine größere Rolle spielen und auch im Inneren der Röhrenknochen die Spongiosa der Metaphysen unter der „rhachitischen Zone" eine ausgesprochene Neigung zur Verdichtung zeigen, bei jener dagegen nicht. Es ist begreiflich, daß man die Entstehung der Knochenneubildung bei beiden Krankheiten auf die gleiche Ursache zurückzuführen sucht. Auch bei der Osteomalazie ist sie hauptsächlich an solchen Stellen lokalisiert, wo die mechanische Beanspruchung des Skelets auf Biegung und Druck besonders stark ist. Deshalb haben POMMER, v. RECKLINGHAUSEN, RIBBERT u. a. diesen mechanischen Einfluß der Biegungs- und Druckspannungen als bestimmend für den gesteigerten Knochenansatz angesehen. Dieselben werden zu ungewöhnlichen Reizen auf das Endost, nachdem durch die Erweichung des Gewebes der Widerstand herabgesetzt worden ist. Das Fehlen der genannten metaphysären Verdichtungen erklärt sich daraus, daß bei der Osteomalazie die Epiphysen nicht mehr gegen die Diaphysen verschieblich sind, wie bei der Rhachitis. Wahrscheinlich zu machen ist die Annahme nur im Hinblick auf die umschriebenen Verdichtungen in der Konkavität der Wirbelsäulenkrümmungen in der Mitte der Rippenbögen usw., wo sie im Gegensatz zu der Atrophie der angrenzenden Teile stehen. Wo Rarefizierung und Neubildung ineinander greifen, wie es oben erwähnt wurde, und eine grobmaschige und grobbalkige Spongiosa schaffen, ist es nicht leicht, die Bedeutung der vermehrten Neubildung als eine Art Reaktion auf die Einbuße an Festigkeit, welche aus der Erweichung und Atrophie herrührt, zu erkennen. Es ist also eine funktionelle Verstärkung, aber abgesehen von dem mangelnden Kalkgehalt und der daraus sich ergebenden Erfolglosigkeit unterscheidet sie sich von derjenigen, welche in stärker belasteten normalen Knochen vorkommt, sowohl durch den Bau als die Histogenese. In stärker belasteten Wirbelabschnitten bei Kyphoskoliose nichtosteomalazischer Menschen verdicken sich die vorhandenen Knochenbälkchen durch einfache Apposition, die der Lokalität angepaßte Struktur ist erhalten und nur verstärkt, bei der Osteomalazie dagegen kommt ein an allen Stellen gleicher indifferenter Bau ohne Bälkchenstruktur auf dem Wege fibröser Endostwucherung zustande.

Seiner Beschaffenheit und Entwicklung nach stimmt diese Knochenneubildung mit derjenigen bei der Ostitits fibrosa weitgehend überein. Bei dieser ist der Vorgang, soviel wir wissen, das Primäre und das eigentliche Wesen der Krankheit; bei der Osteomalazie dagegen gehört er wohl zum gewöhnlichen Bild, aber nicht zum Wesen der Krankheit.

1. Die Beziehung der Osteomalazie zur Ostitis fibrosa.

Osteomalazie und Ostitis fibrosa kommen einander in den klinischen Symptomen und in der äußeren Erscheinung sehr nahe und sind zu Lebzeiten oft schwer voneinander zu unterscheiden. Manche Fälle des älteren Schrifttums, welche als Osteomalazie beschrieben sind, müssen, wie schon erwähnt, ohne Zweifel der Ostitis fibrosa zugezählt werden. Nun sind aber auch, nachdem die Ostitis fibrosa als eigenes Krankheitsbild von v. RECKLINGHAUSEN aufgestellt worden ist, wiederholt Fälle als Osteomalazie mitgeteilt worden (SCHÖNENBERGER, HART u. a.), in welchen die erweichten und deformierten Knochen braune Knoten vom Bau der Riesenzellensarkome und Zysten aufwiesen, also diejenigen Veränderungen, welche die charakteristischen Merkmale der Ostitis fibrosa sind. Mit Rücksicht darauf muß, obwohl die Ostitis fibrosa in diesem Handbuch eine besondere Behandlung erfährt, hier ihre Beziehung zur Osteomalazie besprochen werden.

v. Recklinghausen (2) hat die Rhachitis und Osteomalazie mit der Ostitis fibrosa zu einer großen Gruppe, der Malazie zusammengefaßt, deren Gemeinsames darin liegt, daß das feste Knochengerüst durch kalkloses Gewebe ersetzt und dadurch weich wird. Rhachitis und Osteomalazie einerseits, Ostitis fibrosa andererseits hat er als Spielarten dieser Malazie bezeichnet. Vom Standpunkt der pathologischen Anatomie unterscheiden sie sich vollkommen dadurch, daß bei der Ostitis fibrosa die ebengenannten pigmentierten Sarkome und Zysten vorhanden und gewöhnlich in mehreren oder vielen Exemplaren über das Skelet verstreut sind und Anlaß zu auffallend zahlreichen Brüchen geben, so daß für das klinische Krankheitsbild der Eintritt von Spontanfrakturen an den langen Röhrenknochen geradezu charakteristisch ist. v. Recklinghausen hat gezeigt, daß diese Neubildungen und Zysten sich in fibrösem Gewebe entwickeln, welches aus dem Knochenmark hervorgegangen ist und die alte Knochensubstanz ersetzt, und sich an solchen Stellen des Skelets lokalisieren, welche den mechanischen Einflüssen des Drucks und Zugs am stärksten unterworfen sind; sie treten als Herde in den Röhrenknochen oder Rippen, seltener in anderen Knochen (Becken, Wirbeln, Kiefern usw.) auf. Das fibröse Gewebe bildet andererseits in sich neue, vorwiegend kalklos bleibende Knochenbälkchen. Wegen dieses vollständigen Umbaues des Knochengewebes durch das wuchernde Bindegewebe mit dem Erfolg der Erweichung hat v. Recklinghausen den Vorgang als „metaplastische Malazie" bezeichnet, aber die zugrunde liegende Bindegewebswucherung als eine entzündliche angesehen und deshalb der Krankheit den Namen Ostitis fibrosa gegeben. Ursprünglich (1, S. 52 ff) hatte er sie in histogenetischer Hinsicht mit der Osteomalazie noch in nahe Beziehung gebracht, weil er annahm, daß der Abbau der alten Knochensubstanz in derselben Weise, wie bei dieser, d. h. vornehmlich durch Halisterese und Abschmelzung vor sich ginge und die Markwucherung mit den weiteren Erscheinungen erst nachfolge; später (2) hat er eine scharfe Abgrenzung durchgeführt, als er sich überzeugte, daß schon von Anfang an die Zerstörung des Knochens bei beiden Krankheiten auf verschiedenem Wege erfolgt, bei der Osteomalazie durch die „Thrypsis", bei der Ostitis fibrosa durch die fibröse Markwucherung selbst mit ihrem ausgedehnten Osteoklastenapparat. Dieser Gegensatz in der Histogenese beider Krankheiten ist allgemein anerkannt worden und wenn man dieselbe allein ins Auge faßt (Christeller, Fujii u. a.), muß man zur Ablehnung jeder gegenseitigen Beziehung derselben gelangen.

Aber Berührungspunkte treten in anderer Weise in die Erscheinung und bedürfen der Klarstellung. Neben den herdförmigen verstreuten Tumoren und Zysten zeigt das Skelet bei Ostitis fibrosa nicht selten eine allgemeine Erweichung und als deren Folge Kartenherz- und Schnabelbecken, Kyphoskoliose, seitliche Abplattung des Brustkorbs, also Veränderungen, welche zum gewöhnlichen Bild der Osteomalazie gehören. Nicht alle Fälle dieser Art sind mikroskopisch so eingehend untersucht, daß sich entscheiden ließe, ob beides nebeneinander bestanden hat. Manche gut beobachtete Fälle aber (z. B. Askanazy (2), Gaugele, Molineus) lassen keine Zweifel, daß solche diffuse Erweichungen ebenfalls aus einer Ostitis fibrosa hervorgehen können; obwohl für das bloße Auge in Rippen und Sternum atrophische Spongiosa mit rotem Mark wie bei Osteomalazie vorzuliegen schien, fand Askanazy doch mikroskopisch die Knochenbälkchen überall in fibröses Gewebe eingehüllt; andere Beobachter berichten das gleiche. Bei der Ostitis fibrosa der verschiedenen Tierarten, bei welchen Christeller das ganze Skelet untersuchte, lag offenbar ebenfalls der Vorgang in ganz reiner Form ohne osteomalazische Begleiterscheinungen vor. Ebenso unzweifelhaft indessen sind in einer weiteren Gruppe von Fällen (v. Recklinghausen, Fall 7, Schönenberger, Davidsohn, Oskar

Meyer, Fall 2) in denjenigen Skeletteilen, die von dem fibrös-ostitischen Umbau nicht betroffen und zum Teil noch festgeblieben waren, die Zeichen florider Osteomalazie nachgewiesen worden in Form von Osteoidsäumen an den von Fettmark umgebenen Spongiosabälkchen und an den Haversschen Lamellensystemen. Verschiedene Forscher (Oskar Meyer, Molineus-Schmorl u. a.) haben sich deshalb gegen eine scharfe Trennung beider Krankheiten ausgesprochen. In einem anderen Fall v. Recklinghausens (2, S. 393) war der Erweichungsvorgang durch die fibröse Ostitis klinisch $2^1/_2$ Jahre alt, anatomisch fanden sich aber an den noch harten Skeletteilen Zeichen einer abgelaufenen früheren Osteomalazie in Form von Kartenherzbecken und Porosität und Brüchigkeit der Knochen. Lotsch stellt auf Grund seiner bis 1915 reichenden Gesamtstatistik der Fälle von generalisierter Ostitis fibrosa fest, daß das weibliche Geschlecht deutlich bevorzugt ist und daß auffallend viel Beobachtungen aus denjenigen Gegenden stammen, in denen die echte Osteomalazie besonders häufig vorkommt. Geringeren Wert möchte ich der Tatsache zumessen, daß einige Male (Bramann, Schönenberger, v. Recklinghausen, Oskar Meyer (Fall 1) und in dem hierher gehörigen Fall G. Engels mit „zystoider Entartung des Skelets") die Ostitis fibrosa im Anschluß an Geburten zur Entwicklung gekommen ist, denn so eng und überzeugend ist dieser Zusammenhang meines Erachtens nie gewesen, wie bei der echten puerperalen Osteomalazie.

Also die Ostitis fibrosa kann in einem Skelet mit florider oder abgelaufener Malazie vorkommen. Aber da dies nur für einen Teil der Fälle zutrifft, kann man in ihr nicht nur eine Steigerung der Vorgänge sehen, welche bei der Osteomalazie an den mechanisch besonders beanspruchten Stellen zur Verdichtung führen, obwohl, wie Molineus mitteilt, Schmorl auch bei dieser kleine, zuweilen schon makroskopisch sichtbare „tumorähnliche Bildungen" aus Spindel- und Riesenzellen mit reichlichem hämatogenem Pigment gesehen hat. Denn daran muß man ohne Zweifel festhalten, daß bei der Osteomalazie die die Ostitis fibrosa charakterisierenden Vorgänge erst in dem schon erweichten Skelet auftreten, bei der generalisierten Ostitis fibrosa die Krankheit selbst darstellen und die Erweichung erst hervorrufen. v. Recklinghausen hat den kombinierten Fällen die Deutung gegeben, daß die Osteomalazie den günstigen Boden für die Entwicklung der Ostitis fibrosa abgibt, daß aber zum Zustandekommen der letzteren noch ein neuer besonderer Reiz erforderlich ist, welcher nicht bloß mechanischer Natur ist. Notwendig ist aber eine derartige Veranlagung offenbar nicht, sondern der fibrös-ostitische Umbau kann in einem bis dahin normalen Skelet einsetzen. Das Umgekehrte, was Fujii für möglich hielt, daß die Osteomalazie nachträglich zur Ostitis fibrosa hinzukommt, ist ganz unbewiesen.

Nach Abschluß dieses Manuskriptes erschien eine kurze Mitteilung von Schmorl (2) über diese Frage, in welcher er auf Lang Bezug nimmt, nach dessen Meinung Ostitis fibrosa regelmäßig mit Osteomalazie oder Rhachitis vereinigt ist. Lang nimmt an, daß in dem osteomalazischen und rhachitischen Skelet die mechanischen funktionellen Einflüsse Stauung des Venenblutes und der Lymphe hervorrufen und zusammen mit den unmittelbaren Reizungen des Gewebes zu denjenigen Vorgängen führen, welche v. Recklinghausen als „Plegmasie" bezeichnet hat und welche die Ostitis fibrosa charakterisieren. Er erkennt die Ostitis fibrosa nicht als selbständige Krankheit an, sondern als eine in Abhängigkeit von Osteomalazie und Rhachitis auftretende Veränderung. Schmorl steht ebenfalls auf dem von mir soeben dargelegten Standpunkt, daß man in manchen Fällen von Ostitis fibrosa sichere Zeichen echter Osteomalazie findet, und hält die unter seiner Leitung bearbeiteten Fälle von Hart und Molineus in dieser Beziehung für unbedingt sicher.

2. Röntgenbild osteomalazischer Knochen.

Die Röntgendurchleuchtung hat für die Diagnose der Osteomalazie am lebenden Patienten geringe Bedeutung. Wichtig wird sie nur dann, wenn es

sich darum handelt, geringe Difformitäten festzustellen, welche sich sonst
der Beobachtung entziehen, oder wenn bei Schmerzen im Skelet und Frakturen
und Biegungen ohne die charakteristische Beckenveränderung die Unterscheidung gegenüber multiplen Herderkrankungen gestellt werden soll. Osteomalazische Knochen sind auf Grund ihrer Kalkarmut für die Röntgenstrahlen
leichter durchgängig, als normale Knochen und geben hellere Schatten (Abb. 25).
Der Aufbau aus Bälkchen kann vollständig fehlen.

Wenn die Knochen in ihrer natürlichen Lage in den Weichteilen durch-
leuchtet werden, sind auch ihre Umrisse nur angedeutet.

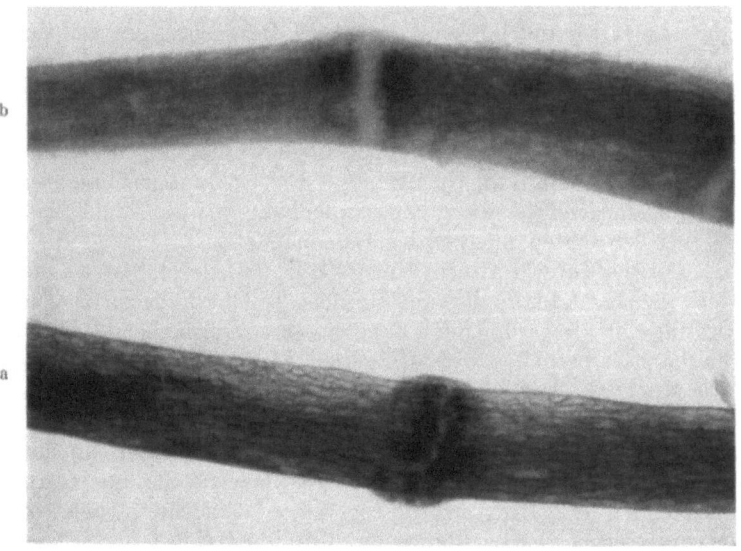

Abb. 25. Röntgenaufnahme einer normalen Rippe (a) und einer osteomalazischen Rippe (b). 46 jähr.
Frau, 3. 6. 1919; je mit einer geheilten Fraktur; auch an der osteomalazischen ein Kallus vorhanden,
aber ganz kalklos.

c) Mikroskopisches Verhalten.

Im normalen Skelet des Erwachsenen findet man an den Stellen jüngster
Apposition dünne kalklose Säume an der Oberfläche und in den Binnenräumen
nur spärlich und auf kurze Strecken. An Dicke überschreiten sie kaum einmal
den Durchmesser eines Knochenkörperchens.

Über das Vorkommen kalkfreier Zonen in den Haversschen Kanälen und Markräumen
der Rippen bei Männern und Frauen verschiedenen Alters hat Niekau systematische Untersuchungen angestellt. Er fand, daß dieselben in allen Lebensaltern häufig vorkommen,
bei Männern zu 55,5%, bei Frauen zu 47,6%; unter 5 Neugeborenen wurden sie nur bei
einem gefunden. Über die Flächenausdehnung sind keine bestimmten Angaben gemacht,
die Breite der Säume überschritt häufig 10 μ, erreichte gelegentlich 20, 22 und bei
dem Neugeborenen 34 μ. Eine feste Beziehung zu den Krankheiten, welche zum Tode
geführt hatten, konnte Niekau nicht erkennen. Ich mache ferner darauf aufmerksam,
daß, wenn Knochensubstanz unter pathologischen Bedingungen neugebildet wird, nicht
selten breite Säume oder sogar ganze Bälkchen kalklos bleiben. So findet es sich in der
Basis der epuliden Riesenzellensarkome, im Innern von Osteosarkomen an den aus dem
Geschwulstgewebe selbst hervorgehenden Knochenbälkchen, aber auch im entzündlichen
Osteophyt der Knochenoberfläche über zentralen Sequestern oder in der Markhöhle um die
letzteren. Es läßt sich schwer sagen, ob hier die mangelhafte Verkalkung in der Unvoll-
kommenheit des neugebildeten Gewebes seinen Grund hat, oder darin, daß die jungen
Bälkchen in einem vom normalen Mark ganz abweichenden und gewöhnlich viel dichteren

und blutgefäßärmeren Gewebe eingebettet sind und dadurch die Kalkzufuhr ungünstig beeinflußt wird.

Das Hauptmerkmal der Osteomalazie besteht darin, daß dieses kalklose Gewebe an Menge sehr vermehrt, das kalkhaltige verringert ist (Abb. 26 u. 27). Es handelt sich nicht so streng um einen Ersatz dieses durch jenes, daß beide zusammengenommen wieder das Volumen des alten Knochens ausmachen würden; vielmehr ist, wie schon bei der makroskopischen Schilderung erwähnt wurde, das osteomalazische Skelet im allgemeinen atrophisch, an gewissen, mechanisch stark beanspruchten Stellen dagegen durch ein Übermaß

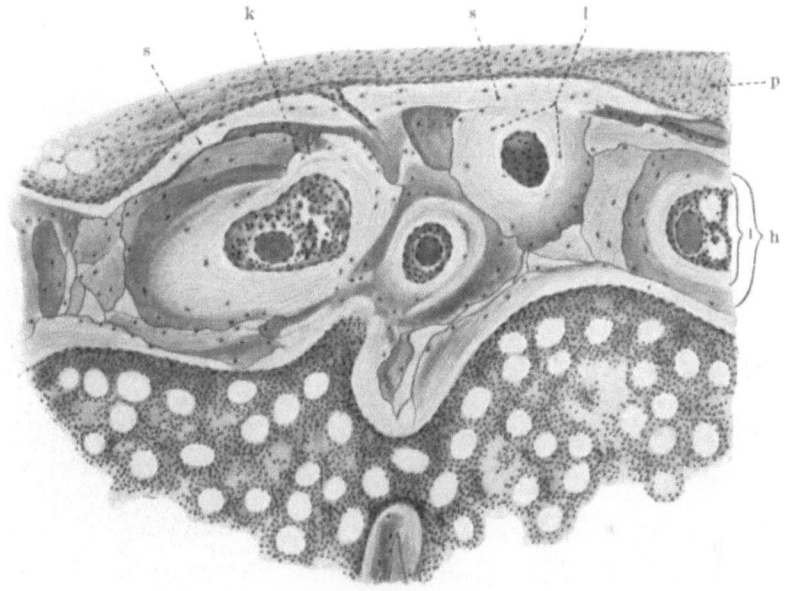

Abb. 26. Schnitt durch eine osteomalazische Rippe, 48jähr. Frau, 10. 10. 1924. Vergr. 100 : 1. p Periost. s subperiostaler Osteoidsaum. h HAVERSsches Lamellensystem der Rinde, die äußeren Lamellen kalkhaltig, die inneren (i) kalklos und äußerst kernarm, keine scharfe Grenze zwischen beiden Abschnitten. l ein anderes HAVERSsches Lamellensystem, fast ganz kalklos, nur an einem Teil des Umfangs einseitig kalkhaltig; der kalklose Abschnitt sehr kernarm. k Kittlinie zwischen einem osteoiden Lamellensystem und einem verkalkten. Im ganzen Schnitt kein einziger Osteoklast und tätiger Osteoblast.

kalkloser Neubildung verdichtet. Das Mengenverhältnis zwischen dem kalkhaltigen und dem kalklosen Bestandteil ist in den verschiedenen Fällen sehr ungleich und hängt von Lebensalter, Dauer und Schwere der Erkrankung ab, ist auch innerhalb eines und desselben Skelets nicht an allen Stellen dasselbe. Innerhalb eines Wirbelkörpers kann z. B. das Bälkchennetz fast ganz osteoid und der kalkhaltige Anteil desselben auf voneinander getrennte Inseln beschränkt sein, während andere Male ein zusammenhängendes festes Gerüst besteht, welches nur allenthalben einen osteoiden Überzug besitzt.

Es muß schon hier erwähnt werden, daß man in den kalkhaltigen Teilen nicht nur Reste des alten, vor der Erkrankung bestehenden Knochens zu sehen hat, sondern, daß auch das während derselben neugebildete Gewebe häufig eine Kalkablagerung erfährt, welche von der Tiefe nach der Oberfläche fortschreitet, also in ganz neugeschaffenen Bälkchen die axialen, in Auflagerungen die an den alten Knochen angrenzenden Teile einnimmt. So kommt es, daß man in schweren Fällen kein Urteil darüber gewinnen kann, wieviel des vorliegenden Gewebes noch aus der Zeit der Gesundheit stammt. In leichteren

Fällen von kurzer Dauer, besonders auch bei der senilen Osteomalazie, ist der Aufbau der meisten Knochen derselbe, wie im normalen Zustand, und das Krankhafte besteht allein darin, daß alle Binnenräume und die subperiostale Oberfläche mit Osteoid bekleidet sind, und letzteres besitzt denselben lamellären Bau, wie das verkalkte Gewebe; beide Bestandteile sind entweder durch eine Kittlinie scharf voneinander getrennt, oder der Übergang wird durch eine körnige Zone lockerer Verkalkung vermittelt. Etwas Atrophie des Gewebes ist gewöhnlich damit verbunden, das Mark gewöhnlich nicht anders, als es dem

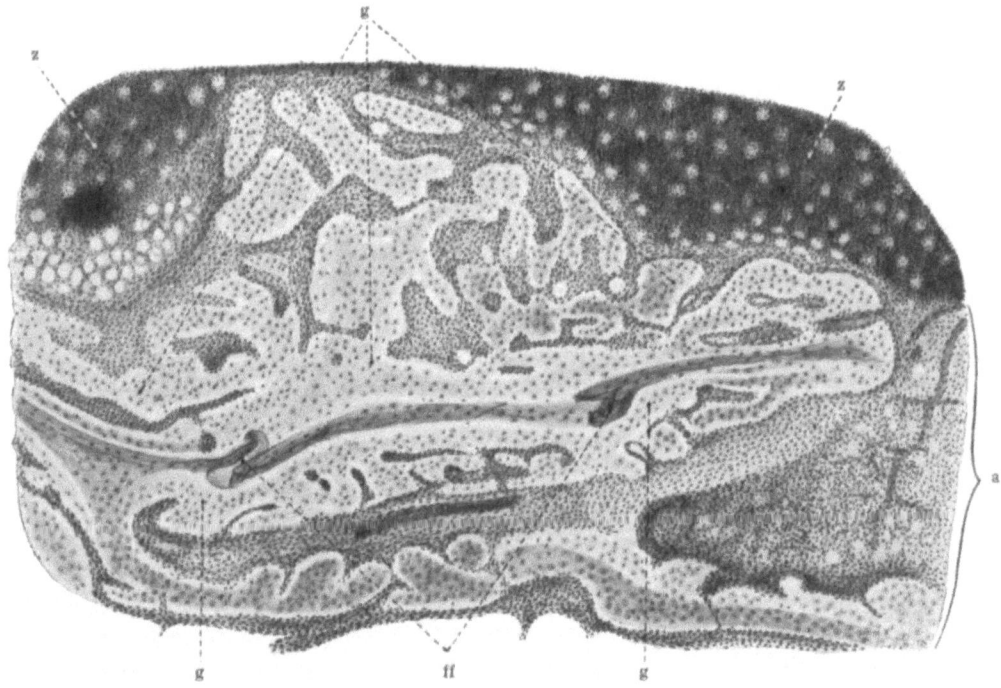

Abb. 27. Aus dem Corpus sterni bei seniler Osteomalazie; 69jähr. Frau, 1. 2. 1919. Vergr. 45 : 1. Ein Bezirk feinporösen, geflechtartigen Knochens mit fibrösem Knochenmark inmitten des Zellmarks in der atrophischen Spongiosa. Derselbe ist als Kallus zu beiden Seiten eines alten, kalkhaltigen Bälkchens gebildet, welches zwei Frakturen und zwischen denselben zwei feine Sprünge enthält. a neugebildeter feinporöser Bälkchenkomplex. zz altes Zellmark. ggg geflechtartiger Knochen. ff Frakturen an dem alten kalkhaltigen Bälkchen.

betreffenden Skeletteil unter normalen Verhältnissen zukommt, d. h. blutbildendes oder Fettmark.

Selten sind damit die Veränderungen erschöpft. Gewöhnlich findet sich in verschiedener Ausdehnung nichtlamelläre, geflechtartig gebaute Knochensubstanz mit unregelmäßig verteilten, oft großen Knochenkörperchen, welche auf kleinere oder größere Strecken das alte lamelläre Gewebe ersetzt; selten füllt sie nur vorgebildete Markräume aus. Sie bildet entweder massive Lager, die nur von Blutgefäßen mit bindegewebiger Wand durchfurcht werden, oder ein Netz plumper Bälkchen mit engen Maschen. Gewöhnlich ist das Mark in diesen und an der Oberfläche des ganzen geflechtartigen Bezirks fibrös und grenzt denselben scharf wie eine fremde Einlagerung gegen das anstoßende Zellmark ab (Abb. 27); die Verhältnisse besitzen große Ähnlichkeit mit den bei der Rhachitis geschilderten. Das Mark geht aus einer Wucherung des Endosts hervor und die Knochenbälkchen entstehen in ihm unter verschieden starker

Zellwucherung durch Metaplasie; sind sie noch jung, so sieht man oft an ihrer Oberfläche die Bündel der Bindegewebsfasern herausstrahlen, wie bei geflechtartigem Knochen jeder Art. Vorwiegend ist er kalklos, nur hier und da in den axialen Teilen der Bälkchen verkalkt, ein sicheres Zeichen für die oben genannte Tatsache, daß auch bei fortdauernder Krankheit eine gewisse geringe Kalkablagerung in dem neugebildeten Gewebe erfolgt.

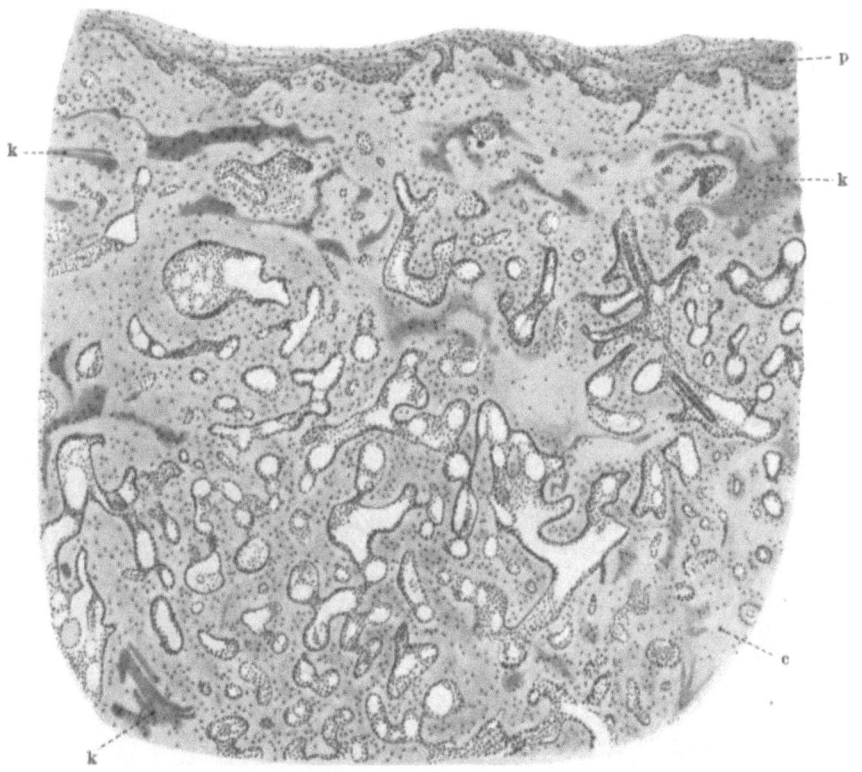

Abb. 28. Schnitt durch das osteomalazische Corpus sterni mit einer feinporigen gleichmäßigen Verdichtung der Spongiosa. Alte Struktur vollständig verschwunden und durch geflechtartigen, fast ganz kalklosen Knochen ersetzt. 46jähr. Frau, 3. 6. 1919. Vergr. 30 : 1. p Periost. kk Kalkeinlagerungen. c helle Stelle im Osteoid, frei von Kernen, durch blaßbläuliche (Hämatoxylin-) Färbung von dem sonstigen rötlich (Eosin) gefärbten Gewebe unterschieden, offenbar in regressiver Umwandlung begriffen.

Man kann häufig inmitten derartiger geflechtartiger Strukturen Spangen alten lamellären und verkalkten Knochengewebes treffen, welche eine deutliche Bruchlinie zeigen (Abb. 27); so erhebt sich der geflechtartige Aufbau entweder wie ein kleiner Kallus auf beiden Flächen des gebrochenen Spongiosabälkchens, oder auf einer Infraktion der Rinde, in letzterem Falle verbunden mit einer gleichen Neubildung auf der subperiostalen Oberfläche. Solche neuentstandenen Teile sind meist mit Osteoblasten und Osteoklasten besetzt, verfallen also dem Umbau und aus letzterem geht, wie bei der Frakturheilung normaler Knochen, lamelläres Knochengewebe hervor. In den makroskopischen Verdichtungen des osteomalazischen Skelets herrscht der geflechtartige, nichtlamelläre Knochen ganz vor und die alten Strukturen sind zuweilen in großer Ausdehnung vollkommen verschwunden. Dies gilt vor allem für die Wirbelkörper und die Biegungsstellen der Rippen und des Sternum (Abb. 28).

Die räumlichen Beziehungen dieser Überproduktion zu den Stellen besonders
starker mechanischer Einwirkungen hat, wie schon mehrfach erwähnt wurde,
dazu geführt, in gleicher Weise, wie bei Rhachitis, die letzteren als die Ursache
der Neubildung anzusprechen. Es soll aber damit nicht gesagt sein, daß die
Endostwucherung mit ihren Folgen, nämlich der Resorption des alten Knochens
und der Bildung geflechtartig gebauter Bälkchen stets auf ausgesprochenen
Verletzungen zustande kommt, also von Anfang an einen Zuwachs von, freilich
durch seinen Kalkmangel minderwertigen, Gewebe bedeutet. Vielmehr trifft man
zuweilen die ersten Anfänge des ganzen Vorganges in der Form, daß in einem
Knochenbälkchen von einer umschriebenen Stelle der Oberfläche aus eine tiefe

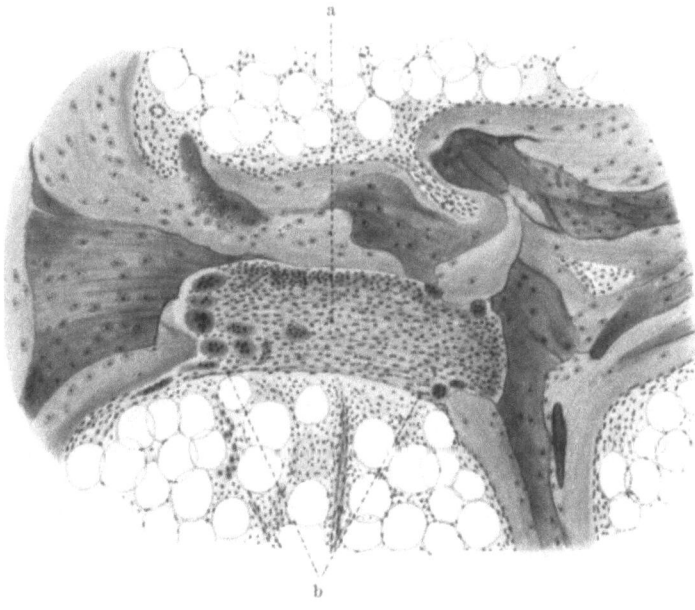

Abb. 29. Senile Osteomalazie, Femurkopf. 77 jähr. Frau, 14. 1. 1924. Vergr. 100 : 1. Tiefe Resorptionsbucht im teils kalklosen, teils verkalkten Knochenbalken, ausgefüllt mit Bindegewebe (a);
an ihrem Rand viel Howshipsche Lakunen und Riesenzellen. Scharfe Grenze dieser endostalen
Bindegewebswucherung (b) gegen den Markraum und sein Fettgewebe.

Resorptionsgrube eindringt, ausgefüllt von spindelzellenreichem Bindegewebe,
welches vom Endost ausgeht. Die Bucht führt durch die osteoide Schicht bis in
den kalkhaltigen Kern des Bälkchens und treibt in beide zuweilen zahlreiche
Howshipsche Lakunen, in denen Osteoklasten liegen (Abb. 29); andere Stellen
ihrer Innenfläche sind mit Osteoblasten besetzt. Die Bindegewebswucherung
kann sich im Innern des Bälkchens von der Einbruchsstelle weit ausbreiten,
so daß dasselbe schließlich ganz ausgehöhlt erscheint, während das Fettmark
der anstoßenden Markräume in keiner Weise verändert ist und auch das Endost
neben der Einbruchstelle seine ursprüngliche Zartheit bewahrt hat; das bis auf
seine Randteile bindegewebig umgewandelte Knochenbälkchen liegt dann wie
etwas ganz Fremdartiges in dem gewöhnlichen Knochenmark. Dadurch gewinnt
man durchaus den Eindruck, daß der Anstoß zu der Endostwucherung im Zustand des Knochenbälkchens selbst liegt und daß dasselbe, ohne sichtbare
Verletzungen aufzuweisen, durch die Biegungs- oder Druckspannungen geschädigt
und resorptionsfähig geworden ist. Die so entstandenen Bilder stimmen vollkommen mit den bei der Rhachitis schon geschilderten überein und haben

auch große Ähnlichkeit mit denjenigen, welche man bei Ostitis fibrosa antrifft, ferner mit denjenigen, welche ASKANAZY (1) bei progressiver Knochenatrophie beobachtet hat; bei dieser war die Neubildung von Knochensubstanz in der bindegewebigen Wucherung gering, bei der Osteomalazie dagegen, ebenso, wie bei der Rhachitis, entwickeln sich in derselben ganz gewöhnlich Züge geflechtartigen osteoiden Gewebes und so wird das alte solide Knochenbälkchen ersetzt durch ein netzförmiges System feinerer kalkloser Stränge und das Bild gleicht dem vorher beschriebenen. Der letztgeschilderte Vorgang unterscheidet sich von der gewöhnlichen lakunären Resorption dadurch, daß er nicht eine Annagung der Oberfläche, sondern eine Anbohrung und Aushöhlung von innen her darstellt und die Neubildung, welche dem Abbau folgt, nur zum Teil appositionell auf die neugebildete Resorptionsfläche geschieht, zum größeren Teil metaplastisch inmitten des Bindegewebes. Er ist durchaus herdförmig und lokal und stellt sicherlich nicht denjenigen Abbauprozeß dar, durch welchen ganz allgemein der alte harte Knochen bei der Osteomalazie verloren geht, sondern kommt erst zustande, wenn das Skelet einen gewissen Grad von Widerstandsunfähigkeit erreicht hat. Es ist, wie schon oben erwähnt wurde, auch mikroskopisch nicht festzustellen, ob die diffusen Neubildungen geflechtartigen Knochengewebes, in denen die ursprüngliche Architektur vollkommen verloren gegangen ist (Abb. 28), sich um richtige Brüche der alten Tela ossea entwickelt haben, oder ohne solche; da, wie früher angeführt wurde, die Verdichtungen der inneren Struktur auch an solchen Knochen vorkommen, welche gar keine Formveränderungen erfahren haben, ist anzunehmen, daß diese Knochenneubildung nicht einfach als Kallus, sondern als Versuch einer Verstärkung in funktioneller Beziehung angesehen werden muß. Wie bei der Rhachitis, ist unter scheinbar gleichen Verhältnissen das Maß dieser geflechtartigen Neubildung verschieden groß und es gibt auch bei der Osteomalazie porotische und hyperplastische Formen (Abb. 21 b u. c). In manchen Verdichtungen findet man nur lamellären Knochen in Form verbreiterter Bälkchen; ob diese rein appositionell, oder durch Umbau von geflechtartigem Knochen entstanden sind, läßt sich nicht immer sagen; beides kommt vor.

Für den geflechtartigen Knochen steht es außer Zweifel, daß er während der Krankheit neu gebildet und in der Hauptsache kalklos geblieben ist. Dagegen knüpft sich an die kalklosen Säume, welche alte kalkhaltige Teile umgeben, die vielumstrittene Frage, ob sie aus Entkalkung, oder kalkloser Neubildung hervorgegangen sind. Eine große Rolle spielt dabei die Art der Abgrenzung zwischen ihnen und der kalkhaltigen Unterlage, ohne daß aber daraus ein entscheidender Schluß gezogen werden kann. Vielfach ist die Grenze ganz scharf und besitzt die Form einer Kittlinie. Dies ist von RINDFLEISCH auf eine durch die Kittlinie aufgehaltene Entkalkung, von POMMER auf das Ausbleiben der Verkalkung in einer neuangelagerten Schicht bezogen worden; das mikroskopische Bild läßt beide Auffassungen zu. Andere Male löst sich die kompakte Verkalkung der Tiefe in einzelne Körner auf (POMMERs „körnig-krümlige" Zone,) die Grenze ist dadurch unscharf, was an sich ebenfalls eine Deutung nach beiden Richtungen erlaubt. Danach allein ist also eine Entscheidung nicht zu fällen.

Weiterhin sind die Zeichen einer im Gange befindlichen Resorption und Apposition zu berücksichtigen. Bezüglich des Vorkommens von Osteoklasten und Osteoblasten muß man zwischen dem geflechtartigen und dem lamellären Knochen unterscheiden; an jenem sind sie reichlich, an diesem sehr spärlich zu finden. Das geflechtartige Gewebe wird, auch ohne verkalkt zu sein, vielfach lakunär resorbiert und von perforierenden Kanälen durchsetzt. Aber das Vorkommen von Osteoklasten an diesen Stellen erlaubt keinen Schluß darauf, daß das erste Weichwerden des Knochens durch lakunäre Einschmelzung und nachfolgende kalklose Apposition zustande kommt. Denn der geflechtartige Knochen ist eben erst ein Produkt der entwickelten Krankheit. Die Erörterung der Histogenese muß sich mit der Entstehung der lamellären osteoiden Säume beschäftigen. An diesen und an den noch kalkhaltigen Teilen ist die Zahl der Osteoklasten gewöhnlich überraschend gering. In den Binnenräumen des Knochens ist der osteoide Überzug fast ununterbrochen; Stellen, an denen das kalkhaltige Gewebe mit einer Resorptionsfläche frei liegt, findet man, wenn es sich nicht um beginnende Fälle handelt, nur in äußerst geringer Ausdehnung.

Es kann kommen, daß an Schnitten einer osteomalazischen Diaphyse kein einziger Osteoklast vorhanden ist, wenn, wie gewöhnlich, der Umbau mit fibröser Markwucherung und Bildung geflechtartigen Knochengewebes fehlt. Also zur Entstehung der osteomalazischen Erweichung gehören die Osteoklasten nicht notwendig hinzu.

Ihre Zahl ist von denjenigen Forschern, welche sich mit der Histologie der Osteomalazie genauer befaßt haben, von dem Gesichtspunkt aus betrachtet worden, ob sie vermehrt ist und dadurch die Atrophie der osteomalazischen Knochen erklärt werden kann. Viele derselben geben ausdrücklich an, daß dies nicht der Fall ist. Wenn man dagegen nur diejenigen Stellen ins Auge faßt, an welchen noch alte Knochensubstanz vorhanden ist, deren Abbau im weiteren Verlauf der Krankheit erwartet werden muß, so findet man an ihnen sogar auffallend spärliche Riesenzellen und Resorptionsgruben. Auch Ribbert und v. Recklinghausen stellen diese Tatsache fest.

Die osteoiden Säume schützen geradezu die kalkhaltige Unterlage vor der Berührung mit Osteoklasten und zeigen auch selbst nur sehr beschränkte Resorptionslakunen an ihrer Oberfläche (Abb. 26). An der subperiostalen Oberfläche finden sich etwas häufiger osteoidfreie Strecken mit Howshipschen Lakunen und im allgemeinen ist hier die Dicke der kalklosen Säume geringer, als an den Binnenräumen. An diesen kann man, wenn man mit Pommer den lakunären Abbau als den wesentlichen Vorgang für das Verschwinden des festen Gerüsts annimmt, keine genügende Erklärung für das Fortschreiten der Erkrankung finden. Auch an den kalkhaltigen Teilen kommen echte perforierende Kanäle vor, in deren Umgebung die alten Lamellen ihren Kalk verlieren, wie es schon Pommer beschrieben hat. Aber auch dieser Vorgang kann nicht allein den Schwund des festen Gewebes erklären. Ähnlich steht es mit den Osteoblasten, sofern man darunter die hohen epithelähnlichen Zellen versteht und nicht die gewöhnlichen spindligen Zellen des Endostes; nur jene können als Zeichen einer im Gang befindlichen Apposition angesehen werden, diese sind an der Grenze von Mark und Knochensubstanz überall vorhanden und wandeln sich, wenn die Knochenneubildung einsetzt, in die funktionierende, epithelähnliche Form um. Solche tätige Osteoblasten finden sich an den Stellen gesteigerten Neubaus, also im Kallus und den sonstigen Verdichtungen mit fibrösem Mark gewöhnlich in großer Zahl; dagegen muß ich es nach meinen Erfahrungen als die Regel ansehen, daß die lamellären osteoiden Säume von einer dünnen fibrösen Endostschicht bedeckt sind, auf die das Fett- oder Zellmark folgt, und Osteoblasten fehlen (Abb. 26).

Echte perforierende Kanäle sind meiner Erfahrung nach in osteomalazischen Knochen seltener, als in rhachitischen.

Auch Pommer hat ihre Zahl nur zuweilen einigermaßen reichlich gefunden im Gegensatz zu Kassowitz, der sie regelmäßig als außerordentlich hoch bezeichnet.

Ihre Beschaffenheit gleicht derjenigen, wie sie bei der Rhachitis beschrieben worden ist, sie führen durch ganz kalkloses Gewebe oder durch kalkhaltige Teile; in diesem Falle sind häufig ihre Wandungen kalklos, und zwar teils in Form eigener, dem Kanal parallel gerichteter Lamellen, welche von dem

Verlauf der durchbrochenen Lamellen abweichen, teils in der Form, daß die letzteren in den auf den Kanal stoßenden Enden auf verschieden weite Entfernung osteoid geworden sind. Dieses Bild läßt, wie auch POMMER anerkennt, keine andere Deutung, als die einer Entkalkung zu.

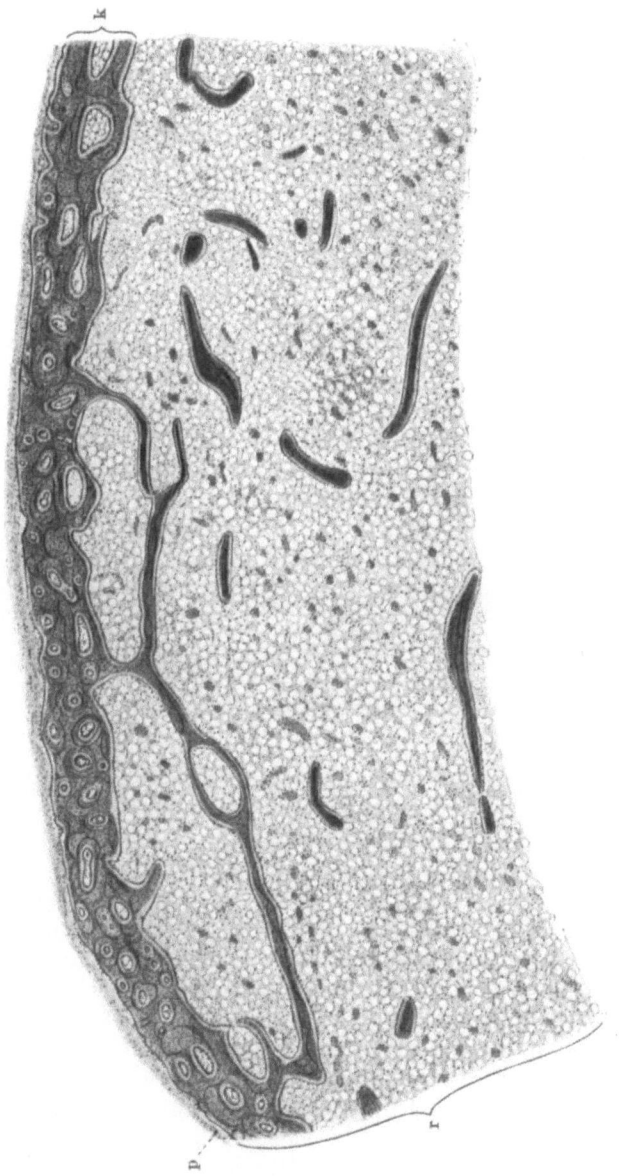

Abb. 30. Querschnitt durch die osteomalazische Femurdiaphyse mit starker exzentrischer Atrophie. 48jähr. Frau. 10. 10. 1924. Vergr. 15 : 1. r Dicke der alten Rinde, die inneren ³/₄ derselben hochgradig porosiert, mit Fettmark versehen, nur unter dem Periost (p) der kompakte Bau (k) erhalten. Alle Binnenräume mit osteoiden Säumen ausgekleidet, dieselben zum Teil mit Osteoblasten bedeckt, kein Osteoklast im Schnitt.

In der Rinde von Röhrenknochen ist der alte Bau gewöhnlich besser erhalten, als in den spongiösen Teilen. Es besteht eine exzentrische Atrophie, aber meist keine oder geringe geflechtartige Neubildung (Abb. 30). Die subperiostalen Lagen haben in einer, in den verschiedenen Fällen wechselnden Breite ihre kompakte Beschaffenheit bewahrt; die HAVERSschen Kanäle sind mit breiten, und zwar ziemlich gleich breiten osteoiden Ringen ausgekleidet, welche gegen die harte Unterlage entweder durch eine Kittlinie scharf abgegrenzt sind oder durch eine „körnig-krümlige" Übergangszone. Auch wenn ersteres der Fall ist, so findet sich doch zuweilen in den Buckeln der osteoiden Substanz, welche die Howshipschen Lakunen ausfüllen, eine wenig kompakte Verkalkung, welche sich gegen den übrigen osteoiden Ring allmählich verliert. Weiter nach der Markhöhle zu wird der Bau der Rinde zunehmend lockerer dadurch, daß die Haversschen Kanäle erweitert und miteinander zusammengeflossen sind; im Querschnitt erscheint die Rinde aufgelöst in netzförmig verbundene oder einzeln liegende Bälkchen, deren jedes an der Oberfläche seinen osteoiden Saum besitzt; zum Teil sind auch tatsächlich nur Bälkchen bei der Atrophie der Kompakta übrig geblieben, zum Teil sind die Bälkchen aber nur Durchschnitte von gefensterten Blättchen, wie sie oben beschrieben wurden. Von den innersten Schichten der Rinde ist zuweilen fast nichts mehr übrig geblieben. Die erweiterten Haversschen Kanäle werden ganz durch dasselbe Fett- oder Zellmark, welches die Markhöhle einnimmt, ausgefüllt.

Bezüglich der Resorptions- und Appositionsvorgänge gilt auch für diese Teile das oben Gesagte. Man sucht nicht selten vergeblich nach irgendeinem Osteoklasten oder Osteoblasten, gewöhnlich liegt auf der Innenfläche der Haversschen Räume eine dünne Schicht von Bindegewebe mit Spindelzellen, das gewöhnlich Endost.

Wenn man für die Bildung der osteoiden Säume an den Haversschen Kanälen lediglich lakunäre Resorption und nachfolgende kalklose Apposition verantwortlich macht, so muß man annehmen, daß ein Zustand allgemeiner und gleichmäßiger Osteoporose in den noch kompakten Teilen der Rinde vorausgegangen ist und die erweiterten Haversschen Kanäle durch die kalklosen Anlagerungen wieder eingeengt worden sind. Tatsächlich aber trifft man dieses Vorstadium niemals an. Es ist auch nicht zu verstehen, wie weiterhin die harte Rindensubstanz unter den einmal entstandenen osteoiden Säumen schwindet und die Haversschen Kanäle diejenige Erweiterung erfahren, welche die der Markhöhle zugewendeten schon erreicht haben. Zuweilen findet man das von Pommer beschriebene Bild, daß die verkalkte Knochensubstanz, welche zwischen den osteoiden Ringen liegt, von irgendeiner anderen Resorptionsfläche aus lakunär eingeschmolzen wird und so die kalklosen Ringe voneinander getrennt und aus ihrer Umgebung ausgeschält werden; indessen ist auch dies ein beschränktes Vorkommnis.

Da aus dem Verhältnis der kalklosen Substanz zur Nachbarschaft schwer zu erkennen ist, ob sie in progressiver oder regressiver Entwicklung begriffen ist, gewinnen die feineren Verhältnisse ihrer Zellen und ihrer Zwischensubstanz an Bedeutung.

Es ist eine alte Erfahrung, welche schon von C. O. Weber (1) und Klebs angeführt wird, daß, wenn die kalklosen Säume gegen die feste Unterlage durch eine scharfe Linie abgegrenzt sind, diese nicht selten ein Knochenkörperchen durchschneidet. Sie ist in beiderlei Sinne verwertbar und tatsächlich auch sowohl als Zeugnis für Entkalkung, wie für unvollständige Verkalkung benannt worden. Die Größe der Knochenkörperchen dagegen hat Anlaß zu vielfachen Erörterungen gegeben, seitdem Rindfleisch darauf aufmerksam gemacht hat, daß dieselben in den osteoiden Zonen häufig klein und zusammengefallen und ihre Ausläufer verschwunden sind. Dem steht die Beobachtung gegenüber, daß an anderen Stellen das Gegenteil stattfindet, nämlich recht große und stark zackige Knochenzellen vorliegen. Das fortschreitende Verständnis für die Neubildungsvorgänge bei der Osteomalazie hat einige Klarheit in diese Verschiedenheit gebracht. Die großen und gewöhnlich unregelmäßig verteilten, stellenweise recht dicht liegenden Knochenkörperchen gehören den sicher neugebildeten, aus fibrösem Mark hervorgegangenen, geflechtartig gebauten Teilen an, die kleinen vorwiegend dem lamellären Osteoid. Ich habe häufig den Eindruck gewonnen, daß an vielen Stellen ein deutlicher Unterschied in der Größe der Knochenkörperchen gegenüber denjenigen normaler Teile vorhanden ist (s. z. B. Abb. 26) und daß Pommers gegenteilige Angabe nicht zutrifft.

Daß lediglich die Schnittrichtung, wie Pommer gemeint hat, diese Bilder erklären soll, ist nicht einzusehen; auch hat v. Recklinghausen schon mit seiner Methode der Gasfüllung nachgewiesen, daß, auch wenn dieselbe im höchsten Grade eingetreten ist, Bruchstücke von Knochenkanälchen isoliert in dem kalklosen Gewebe vorkommen, welche gar keine Verbindung mit Knochenkörperchen besitzen; dies war auch der Fall an solchen Knochenblättchen, die im ganzen, unzerschnitten untersucht wurden.

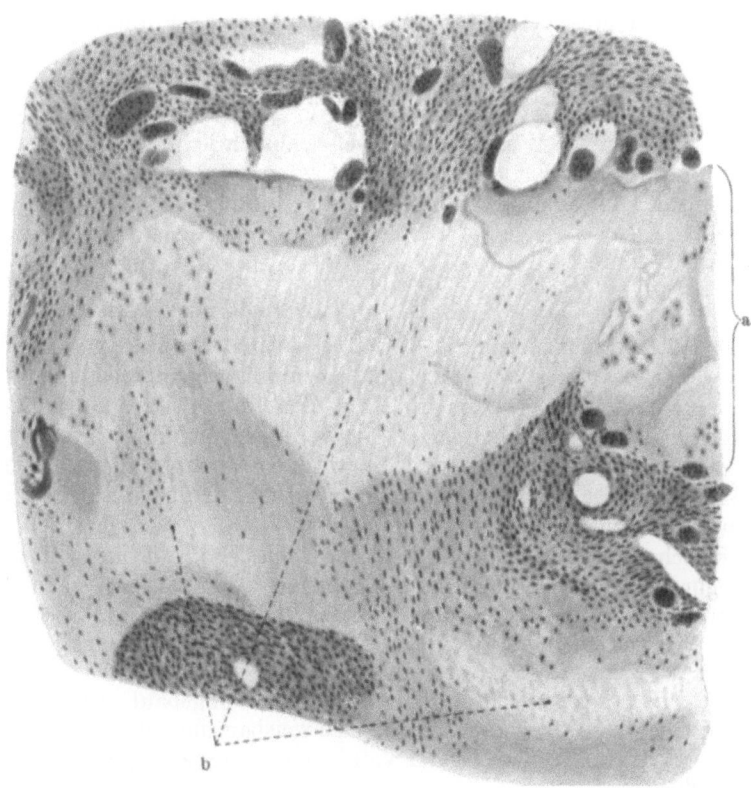

Abb. 31. Stelle aus dem Kallus einer Rippenfraktur bei Osteomalazie; minderwertiges Kallusgewebe. 43jährige Frau, 3. 6. 1919. Vergr. 100 : 1. a kalkloses Kallusgewebe. b Stellen desselben mit zerklüfteter, bläulich (statt rot) gefärbter Zwischensubstanz, Kerne auf große Strecken fehlend, die vorhandenen schlecht färbbar. Im fibrösen Mark massenhafte Riesenzellen, vielfach an leere Lücken grenzend.

Auch bezüglich der Zahl der Knochenzellen besteht häufig ein großer Unterschied zwischen dem lamellären kalklosen und dem alten festen Gewebe; man kann nicht sagen, daß ersterem nur der Kalk fehle, um normales Knochengewebe zu sein. Die Zahl ist oft sehr verringert; nicht selten enthält ein ganzes Ringsystem kalkloser Haversscher Lamellen im Schnitt nur 2 oder 3 Zellen (Abb. 26). Im Kapitel über Rhachitis wurde schon gesagt, daß die geringe Zahl der Knochenkörperchen allein nicht als Ausdruck regressiver Metamorphose angesehen werden soll und daß die Zellarmut mancher osteoider Lagen daran denken lassen muß, daß an neugebildetem Gewebe die Zwischensubstanz eine im normalen Knochen nicht bekannte Ausdehnung durch starke Quellung erfährt; das gleiche gilt für viele Stellen im osteomalazischen Knochen.

Von verschiedenen Fällen von Osteomalazie habe ich Knochenschnitte
in Sudan gefärbt und dabei mehrfach ganz ausgezeichnete und reichliche Verfettung der Knochenkörperchen gefunden, und zwar betraf dieselbe nur die
kalklosen Zonen und schnitt an der Grenze gegen die kalkhaltigen ab. Im
einzelnen Fall war sie entweder sehr ausgebreitet vorhanden, oder sie fehlte
ganz. Zu einer Entscheidung darüber, ob Fettspeicherung oder Degeneration
vorliegt, bin ich jedoch nicht gekommen. Dagegen habe ich in mehreren Fällen
manche Inseln von Knochensubstanz getroffen, die ganz frei von färbbaren
Zellen, dabei auffallend deutlich lamellär geschichtet waren und sich — nach
vorsichtiger Entkalkung — nur ganz schwach basophil färbten, also durchaus
den Eindruck regressiver Umwandlung darboten; auch Lückenbildung fand
sich in ihnen (Abb. 31).

Die Ausarbeitung der Thioninfärbung durch v. Recklinghausen hat diesen
Beobachtungen eine feste Grundlage gegeben. Im Kapitel über Rhachitis
(S. 49 ff.) sind die Methode und ihre Ergebnisse ausführlich wiedergegeben worden.
Alles dort darüber und über die Halisterese Gesagte gilt auch für die Osteomalazie.
Die Bilder der Onkose und Thrypsis findet v. Recklinghausen auch in osteo-
malazischen Knochen in großem Umfange.

d) Histogenese.

Während ursprünglich nur ein Abbau angenommen wurde, hat sich ergeben,
daß bei der Osteomalazie auch eine weitgehende Knochenneubildung an Stellen
mechanischer Einwirkungen stattfindet, welche durch die entstandene Nachgiebigkeit des Skelets bedingt ist. Gegenstand der Meinungsverschiedenheiten
ist bis zum heutigen Tage gewesen, in welchem Umfange diese beiden sicher
erkannten Vorgänge vorhanden sind, d. h. welche Strukturen dem einen oder
dem anderen zuzuschreiben sind. Es besteht kein Zweifel, daß der geflechtartige Knochen in fibrösem Mark an der Stelle von Frakturen, Infraktionen
und Biegungen neuentstanden ist; er bleibt meist kalklos, entwickelt sich zum
Teil innerhalb der alten Strukturen, indem er präformierte Markräume ausfüllt, ist aber mit mehr oder weniger ausgedehnter Zerstörung alten Gewebes
verbunden und ersetzt sogar dasselbe nicht selten vollkommen. Im weiteren
Verlauf wird er zu lamellärem Knochengewebe umgebaut, wovon auch bei
fortbestehender Krankheit die Zeichen nachweisbar sind; dann wird es schwer
oder unmöglich, ihn von dem von vornherein lamellär apponierten Knochen
zu unterscheiden.

Die Kernpunkte des Problems sind: 1. ob bei der Osteomalazie eine im normalen
Leben nicht vorkommende Form des Knochenabbaus mitspielt, 2. ob ein Übermaß
der Resorption und überhaupt eine Abweichung in dem Umfang des physiologischen Wechselspiels zwischen Resorption und Apposition stattfindet.

Pommer hat die durch ihre Einfachheit bestechende Anschauung begründet,
daß im Abbau bei der Osteomalazie überhaupt kein Unterschied gegenüber
der Norm vorliegt, vielmehr alles Pathologische in dem Akte des Anbaus gelegen
ist und zwar darin, daß das neuentstehende Gewebe kalklos bleibt. Dadurch
wird das Skelet allmählich seiner Festigkeit beraubt und an bestimmten
Stellen die Verdichtung durch übermäßige Neubildung auf dem Wege der
fibrösen Markumwandlung herbeigeführt. Das Wesentliche würde also in der
mangelhaften Verkalkung des neuen Knochens zu suchen sein. Nur für die
Umgebung perforierender Kanäle läßt Pommer Halisterese zu. Die seiner
Meinung nach beschränkte Ausdehnung dieses Vorkommens kann aber seine
grundsätzliche Bedeutung nicht abschwächen, denn die strenge Gesetzmäßigkeit
des physiologischen Geschehens ist damit unterbrochen.

Viele Einzelheiten des mikroskopischen Bildes lassen sich auf diese Weise vollkommen befriedigend erklären. Aber der unzweifelhafte Beweis ist nicht in allen Punkten zu erbringen, vor allem läßt die Bezugnahme auf Osteoblasten und Osteoklasten als Zeugen einer im Gange befindlichen Apposition oder Resorption Einwände zu, weil beide Zellarten nicht Dauerformen, sondern nur vorübergehende Funktionsstadien sind, die einander ablösen können, so daß eine vorher apponierte Lamelle durch neuentstehende Riesenzellen wieder angenagt oder eine lakunäre Resorptionsfläche durch Anlagerung seitens neuauftretender Osteoblasten gefüllt wird. Aus dem Vorhandensein oder Fehlen der beiden charakteristischen Zellformen im mikroskopischen Bild kann nur ein Schluß auf die augenblickliche Lage gezogen werden, aber nicht auf zurückliegende Vorgänge. Es ist in der vorherigen Beschreibung ausgeführt worden, daß sogar die beiden den Knochenumbau besorgenden Zellformen an solchen Stellen, an welchen derselbe offenbar im Fortschreiten begriffen ist, auffallend spärlich sein oder ganz fehlen können. Ob der kalklose lamelläre Knochen der Menge nach dem entspricht oder entsprechen kann, was während der Zeit der Erkrankung im normalen Skelet an kalkhaltigem Gewebe apponiert worden wäre, entzieht sich unserer Kenntnis. Von vornherein würde man sich gewiß den Umfang dieser Neubildung nicht so groß vorstellen. SCHMORL hat darauf hingewiesen, daß bei Rhachitis an den Stellen des stärksten Wachstums die größte Menge Osteoid vorhanden ist, so daß man daraus die kalklose Neubildung wahrscheinlich machen kann. Dieselbe Überlegung auf die Osteomalazie angewendet, führt zum entgegengesetzten Ergebnis: Die Araneosaplatten, also sicher in Rückbildung begriffene Teile, sind oft vollkommen kalklos und dies führt zu dem Schluß, daß ihr Osteoid aus regressiven Vorgängen entstanden ist.

Außerdem aber kommen bei der Osteomalazie Bilder vor, welche mit der Annahme eines durchaus neugebildeten, nur kalklos gebliebenen Knochens nicht in Einklang gebracht werden können, vor allem Zahl und Beschaffenheit der Knochenzellen, Färbbarkeit der Zwischensubstanz, Verteilung der kalklosen Bezirke im kalkhaltigen Gewebe, welche vielmehr zugunsten einer rückgängigen Metamorphose des Gewebes sprechen. Die lamellär gebaute kalklose Substanz bietet schon bei den gewöhnlichen Färbungen so viele Verschiedenheiten dar, daß ein Zweifel an ihrer einheitlichen Entstehung gerechtfertigt ist. Meines Erachtens ist durch die Strukturverhältnisse, welche v. RECKLINGHAUSEN mit der Thioninmethode aufgedeckt hat, die Entscheidung dafür gebracht, daß ein großer Teil des osteoiden Gewebes im Abbau begriffen ist. Was im Abschnitt „Rhachitis" darüber gesagt worden ist, gilt ebenso für die Osteomalazie und soll hier nicht wiederholt werden. Wenn man demnach eine progressive und eine regressive Art des kalklosen Gewebes im osteomalazischen Knochen zuläßt, soll damit nicht gesagt sein, daß derjenige Teil desselben, welcher die Zeichen der Auflösung an sich trägt, durchweg schon vor der Erkrankung vollgebildet und verkalkt war und daß sich die regressive Metamorphose mit Halisterese deckt. v. RECKLINGHAUSEN hat gezeigt, daß die „Thrypsis" sich auch an solchem Osteoid nachweisen läßt, welches erst während der Krankheit neugebildet worden ist und noch gar keine Kalksalze aufgenommen hatte. Für die darin ausgesprochene Minderwertigkeit und Hinfälligkeit des neugebildeten Gewebes habe ich Hinweise im Verhalten des geflechtartigen Osteoids im Kallus und in verdichteten Stellen gefunden, welche oben beschrieben und abgebildet worden sind. Auch ZIEGLER, E. KAUFMANN u. a. haben auf Grund eigener Untersuchungen die Überzeugung gewonnen, daß bei der Osteomalazie der alte Knochen unter Halisterese schwindet. Man kann unter Heranziehung von v. RECKLINGHAUSENs Befunden noch allgemeiner

sagen, daß im osteomalazischen Skelet das Knochengewebe in großem Umfang
Zeichen der Auflösung darbietet, sowohl das vor der Erkrankung gebildete,
als das während derselben neu entstandene; soweit das erstere in Betracht
kommt, erfolgt vor dem Abbau die Auflösung der Kalksalze. Dadurch tritt
die Bedeutung der Halisterese zurück, das Wichtigere ist der krankhafte Zustand des Knochengewebes selbst.

Pommer verhält sich in seinen letzten Arbeiten (2, 3, 4) ablehnend gegen das, was seit
dem Erscheinen seiner Monographie 1885 an neuen histologischen Beobachtungen und
physikalisch-chemischen Erfahrungen bekannt geworden ist, die von Barth-Marchand (1)
aufgedeckten Vorgänge bei dem Ersatz des transplantierten Knochens durch lebenden,
und die Abbauprozesse, welche v. Recklinghausen gefunden hat, die Untersuchungen
F. Hofmeisters über die Verkalkung und diejenigen von Rabl über die veränderlichen
Löslichkeitsbedingungen für das Kalzium. Er bezeichnet v. Recklinghausens Methodik
als „in mehrfacher Beziehung bedenklich"; dem muß ich auf Grund eines genauen Ein-
blicks in v. Recklinghausens Präparate widersprechen, dieselben sind völlig überzeugend. Pommer ist der Meinung, daß durch die Zellvorgänge bei der Resorption
und Neubildung die gefundenen pathologischen Veränderungen vollauf zu erklären seien.
Daß diese Erklärung manche Einzelheiten des mikroskopischen Bildes ungeklärt läßt,
in anderen Punkten annehmbar ist, aber eine andersartige Deutung nicht widerlegen kann,
wurde erwähnt. Eine jede Auslegung des histologischen Bildes gewinnt oder verliert an
Wahrscheinlichkeit, je nachdem sie sich mit den wichtigen Fortschritten unserer Kenntnisse
über das Verhalten der Ionen in Blut und Geweben, welche auch auf den Knochen Anwendung finden müssen, in Einklang bringen läßt oder nicht. Wenn wiederholt gesagt worden
ist, daß die Auflösung der Kalksalze aus der organischen Grundsubstanz ein unphysio-
logischer und deshalb unwahrscheinlicher Vorgang sei, muß darauf hingewiesen werden,
daß wir kein Urteil darüber besitzen, ob er im normalen Leben vorkommt, oder nicht,
und daß er nur in dieser Vollständigkeit, wie er bei Osteomalazie angenommen wird, nicht
nachweisbar ist. Das Unphysiologische wurde damit begründet, daß eine freie Säure im
Blut und Markgewebe, wie sie für die Entkalkung vorausgesetzt werden müsse, nicht wohl
angenommen werden könne. Aber die Dissoziationslehre hat die Möglichkeit des Vorganges
unserem Verständnis viel näher gerückt, weil eine Verschiebung der H-Ionenkonzentration
dafür ausreichen würde, wie sie im Leben tatsächlich häufig vorkommt. Es ist gar nichts
darüber bekannt, ob die Verkalkungsdichte des Gewebes im einmal gebildeten Knochen
dauernd die gleiche bleibt, und nicht vielmehr unter Schwankungen der H-Ionenkonzentration wechselt, ohne daß es zu einer vollständigen, mikroskopisch nachweisbaren Entkalkung kommen muß (M. B. Schmidt). Volle Beachtung verdienen in diesem Sinne die
neuen Untersuchungen von C. R. H. Rabl, welche sich mit der Veränderung der Kalk-
löslichkeit im Blute und in Gewebsflüssigkeiten durch Steigerung oder Herabsetzung der
H-Ionenkonzentration und ihrem Einfluß auf den Ca-Gehalt des Skelets beschäftigen.
Theoretisch ist die Möglichkeit oder sogar Notwendigkeit eines solchen Einflusses gegeben.
Wie der anatomische Erfolg einer Zunahme der H-Ionen am Knochen aussieht, ob derselbe
dabei wie bei Osteomalazie durch Entstehung ganz kalkfreier Zonen verändert wird, ist
noch nicht untersucht.

Die Zeichen des Untergangs, welche mit der v. Recklinghausenschen
Thioninmethode an der organischen Grundsubstanz festgestellt worden sind,
lassen sich auf andere Weise schwer erfassen und es bleibt ohne Anwendung
derselben am einzelnen Schnitt unklar, in welchem Umfange die lakunäre
Resorption mit kalklosem Ersatz resp. die Thrypsis beteiligt sind.

In der oben gegebenen Darstellung der Histologie habe ich darauf hingewiesen, daß
es verschiedenen Beobachtern aufgefallen ist, daß an Stellen offenbaren Fortschreitens
der Erweichung doch Osteoklasten ganz fehlen können und der zunehmende Schwund der
festen Substanz, welche überall von Osteoid bedeckt ist, sich schwer erklären läßt. Da die
Zwischensubstanz des letzteren gegenüber den Knochenzellen in einem Grade überwiegt,
wie es im normalen Gewebe nicht vorkommt, liegt der Gedanke nahe, daß hier noch ein
weiterer Vorgang vorhanden ist, welcher zur Resorption des harten Knochengewebes führt
in ähnlicher Weise, wie es nach Marchands (1) Untersuchungen bei der Aufsaugung des
überpflanzten Knochens durch das an seiner Oberfläche neuentstehende Knochengewebe
geschieht. Dieser Quellungszustand des neuen Gewebes würde ein weiterer Ausdruck
seiner pathologischen Beschaffenheit sein.

Die Porose osteomalazischer Knochen findet ihre Erklärung in zweifacher
Weise: Erstens darin, daß der Anbau in Pommers Sinne der Menge nach nicht

den vorhergegangenen lakunären Abbau ersetzt; die Verhältnisse liegen dabei ähnlich, wie bei der senilen Osteoporose, wo sich enger geschichtete Lamellen von geringerer Dicke finden, als bei Menschen mittleren Alters und Ausdruck verringerter Produktionskraft sind, zweitens darin, daß die Thrypsis, wie v. RECKLINGHAUSEN nachwies, die an die Markräume angrenzenden Lamellen zur Auflösung bringt.

e) Die osteomalazischen Difformitäten der einzelnen Knochen.

Die Verbiegungen des Skelets erklären sich aus der Wirkung des Drucks auf den erweichten Knochen, sowohl desjenigen, welcher beim Tragen der Körperlast wirksam ist, als desjenigen, welcher von außen durch Anpressen der Arme zustande kommt; Zug der Muskeln spielt nur eine beschränkte Rolle, aber der Inspirationszug der Lungen kommt an den Rippen zur Geltung.

Entsprechend der genannten Ausbreitung der Krankheit über das Skelet geben die Rumpfknochen den häufigsten Sitz der Verunstaltungen ab. Biegungen und Knickungen lassen sich nicht scharf voneinander trennen, sind, wie erwähnt, auch mikroskopisch oft miteinander verbunden. Die Formabweichungen des Brustbeins und der Rippen und des Brustkorbs als Ganzes hängen hauptsächlich von der Krümmung der Wirbelsäule ab. Deshalb soll diese zunächst besprochen werden. Als Trägerin der Rumpflast ist die Wirbelsäule nach Eintritt der Erweichung besonders häufig Verbiegungen ausgesetzt. Die ganzen Gestaltsveränderungen werden durch Kompression und Knickungen der Wirbelsäule hervorgebracht; es fehlen die Asymmetrien an den Bögen und Fortsätzen, die Torsion der einzelnen Wirbel und die Rotation der ganzen Säule, welche bei der gewöhnlichen postrhachitischen Kyphoskoliose durch das ungleichmäßige Wachstum der Wirbelsäule zustande kommen, vorausgesetzt, daß nicht die Osteomalazie in einem Skelet einsetzt, dessen Wirbelsäule schon eine stationäre Verkrümmung aus der Wachstumsperiode besitzt. Die vorhandene Form wird durch die Pressung umgeformt. Die vorherrschende Difformität ist die Kyphose der Brustwirbelsäule; sie stellt eine stärkere Ausbildung der physiologischen Krümmung des Dorsalabschnitts dar und der Gipfel derselben fällt gewöhnlich auf denjenigen Wirbel und seine nächsten Nachbarn, in welchem beim normalen Menschen der Schwerpunkt des Stamms und der Oberextremitäten liegt, den 9. Brustwirbel. Nicht immer besteht eine gleich starke kompensatorische zervikale Lordose, sondern der Kopf hängt auf das Sternum herab; die Lumbalwirbelsäule ist gewöhnlich lordotisch als Ausgleich für den Tiefstand des Promontoriums. Die Höhenunterschiede der einzelnen Wirbelkörper zwischen Vorn und Hinten, welche normalerweise an der Brustwirbelsäule vorhanden sind, werden stärker ausgeprägt bis zur ausgesprochenen Keilform. Häufig sind ihre einander zugekehrten Flächen zentral vertieft, schüsselförmig, die einzelnen Wirbel erhalten dadurch die bikonkave Fischwirbelform und die Bandscheiben die Gestalt die konvexer Linsen (Abb. 23). Die Erklärung für diese eigentümliche Veränderung ist wohl in folgendem zu suchen: Wie H. VIRCHOW nachgewiesen hat, besitzen die Epiphysen an den Grenzflächen der Wirbelkörper gegen die Bandscheiben Ringform, nehmen also nicht die ganze Fläche ein, sondern nur die Randpartie und die Bandscheiben sind infolgedessen, nachdem die Epiphyse mit dem Körper verschmolzen ist, am Rand niedriger, als in der Mitte; außerdem aber besteht bei der Entwicklung vom jugendlichen zum erwachsenen Alter die Neigung zur Vertiefung der Grenzflächen in der Mitte, welche auch nach der Verschmelzung der Epiphysen fortwirkt und von der Lendenwirbelsäule nach oben fortschreitet. Die starke Eindellung der Wirbelkörper und die bikonvexe Form der Bandscheiben bei der

Osteomalazie bedeutet also, daß die diese Vertiefung bewirkenden Kräfte an den weichen Wirbeln stärker zur Wirkung kommen. In vielen Fällen von Osteomalazie kommt zur Kyphose eine Skoliose. Auf der Seite der Konkavität werden die Wirbelkörper niedriger und ihre Rinde erfährt, wie Motschmann zeigte, dabei eine tiefe Einknickung nach innen. Genauere Untersuchungen über die Formveränderung liegen aber bisher nicht vor. Es scheint, daß die osteomalazische Skoliose der bis dahin gesunden Wirbelsäule auf Grund ihrer physiologischen seitlichen Krümmungen und durch deren Verstärkung eintreten kann. Motschmann wies nach, daß bei ihr das vordere Längsband ziemlich in der vorderen Mitte der Wirbel geblieben war, während es bei der postrhachitischen Skoliose auf die Seitenflächen verschoben wird. Andere Male ist die Ursache der Skoliose wohl darin zu suchen, daß die Wirbelsäule beim Eintritt der Osteomalazie schon eine alte seitliche Verbiegung aus der Wachstumszeit besaß, welche nun durch Zusammensinken der stärker belasteten Teile zunimmt.

Wenig bekannt ist die umschriebene Knickung der Wirbelsäule, der richtige osteomalazische Gibbus, ohne nennenswerte Krümmungen (Abb. 32). In dem abgebildeten Fall war die Abbiegung des kranialen Teils nach vorn und seitlich erfolgt und hatte durch diesen Umstand eine schwere Asymmetrie der Brustwand hervorgerufen.

v. Recklinghausen (1, Fall X.) beschreibt einen Ersatz der Zwischenbandscheiben bei Osteomalazie durch feinporige Knochensubstanz auf der Seite der Konkavität liegend und zur Synostose der Wirbel führend. Dieser Zustand erinnert an die Verknöcherung der Ileosakralsynchondrose des osteo-

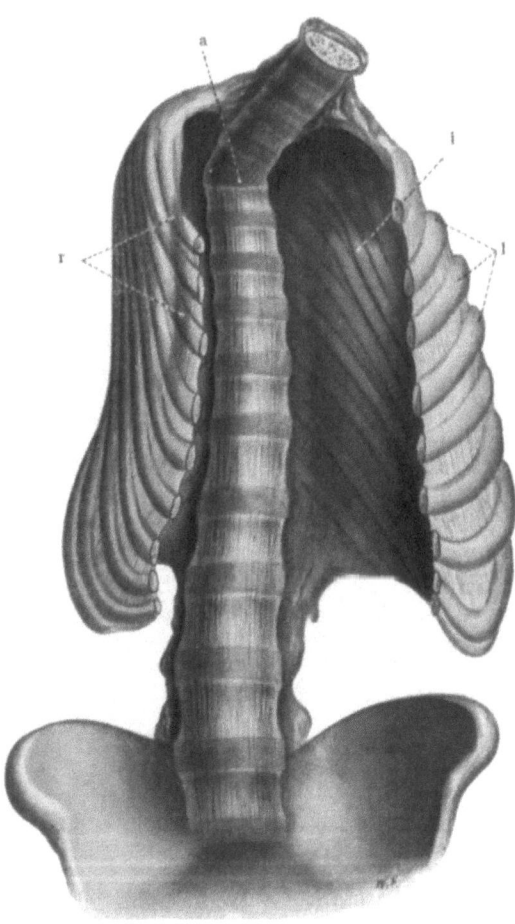

Abb. 32. Rumpfskelet bei Osteomalazie. 61jährige Frau, 22. 12. 1922. Krankheit seit einem Jahre bestehend, im Fortschreiten begriffen. Kyphose mit leichter Skoliose der oberen Brustwirbelsäule durch Infraktion (a). Zahlreiche, meist bewegliche Rippenbrüche links (l), Infraktionen mit Längsrinnenbildung rechts (r); Verlauf der oberen Rippen steil nach abwärts gerichtet, Interkostalräume verengt (i). Leichte Rechtsskoliose der Lendenwirbelsäule. Steile Aufrichtung der Darmbeinschaufeln und geringe Einrollung.

malazischen Beckens, welche Breus und Kolisko fanden; es ist aber fraglich, ob die Entwicklung die gleiche ist; Breus und Kolisko sahen diese Knochenbildung bei Heilung der Krankheit und führen sie auf Verknöcherung vorheriger fibröser Verwachsungen der Gelenkflächen zurück, während v. Recklinghausens Fall mit Wirbelsynostose florid war.

Der Thorax als Ganzes ist gewöhnlich von oben nach unten verkürzt, von rechts nach links verschmälert und abgeflacht, von vorn nach hinten vertieft, das Brustbein ist nach vorn geschoben. Der durch die Kyphose bedingten Krümmung der Hinterwand steht gegenüber eine nach hinten konkave Biegung des Corpus sterni. Der ganze seitliche Teil der Rippen verläuft gestreckt nach vorne, ist dem hinteren Rippenwinkel entsprechend gegen den den Wirbeln anliegenden Teil scharf abgebogen oder abgeknickt. Zwischen der vorderen und hinteren Axillarlinie besteht von der 2. bis 10. oder 11. Rippe oft jederseits eine längsverlaufende flache Mulde, in welcher die Oberarme hineinpassen. Die erwähnte Biegung des Sternum erklärt sich daraus, daß die am kyphotischen Teil der Wirbelsäule entspringenden Rippen mit ihren vorderen Enden konvergieren; dabei werden aber die knorpligen Abschnitte in Winkelstellung gebracht, sowohl in der Fläche, als nach der Kante; die Abknickung in der Fläche liefert bald einen nach vorn, bald einen nach hinten offenen Winkel. Nicht selten finden sich ungefähr der Mamillarlinie entsprechend Frakturen und Infraktionen der Rippen; einen weiteren Lieblingssitz für dieselben geben die genannten seitlichen Mulden ab. Die Interkostalräume werden dabei verengt. Zuweilen schieben sich sogar die Rippen dachziegelartig übereinander und ihre Flächen neigen sich regellos gegeneinander. Der Verlauf der Rippen wird oft so nach abwärts gerichtet, daß sie sich dem oberen Darmbeinrand nähern; in der Axillarlinie können sie denselben berühren, das vordere Ende der unteren Rippen legt sich sogar zuweilen in das Becken hinein bis hinter dem horizontalen Schambeinast.

Wenn man in der sagittalen Verlängerung des Thorax einen Ausgleich für die vertikale und frontale Verkleinerung sieht, so ist damit nichts über die mechanischen Kräfte ausgesagt, welche derselben zugrunde liegen. Die seitliche Abflachung wird auf den Inspirationszug zurückgeführt werden dürfen, die Einbuchtung der Seitenteile in Form einer längs verlaufenden Rinne, wie erwähnt, auf den Druck der angelegten Oberarme. Aber die Streckung der Rippen mit dem Hervorschieben des Sternums wird kaum allein aus den Atmungszug der Lungen erklärt werden können; sie hängt offenbar eng mit der Wirbelsäulenkrümmung zusammen und ist in ihrem Entstehungsmechanismus noch nicht vollkommen zu übersehen.

Die erwähnte Krümmung des Corpus sterni hat ihren Gipfelpunkt gewöhnlich am Ansatz der 4. und 5. Rippe (MOTSCHMANN). Sie wechselt zwischen einer sanften Biegung und einem vollständigen Zusammenklappen. Nicht selten besteht in der Gegend der Synchondrose zwischen Manubrium und Korpus eine nach vorn konkave Biegung, so daß der Knochen S-förmig wird; sie hat ihren Scheitelpunkt zwischen dem Ansatz der 2. und 3. Rippe oder, etwas seltener, im Manubrium selbst unter demjenigen der 1. Rippe. Oft, besonders im letztgenannten Fall, ist sie winklig (Abb. 24) und zeigt nicht selten eine gegen das Mark vorspringende Infraktion der vorderen Rinde. Diese obere Krümmung findet ihre Erklärung zum Teil wohl ebenfalls in der Kyphoskoliose der Wirbelsäule, infolge deren der Kopf nach vorn sinkt und das Kinn das Sternum berührt. MOTSCHMANN schreibt für das Zustandekommen der S-Form auch den Zug des Pectoralis minor einen Einfluß zu, der von der 2. bis 5. Rippe, also gerade im Bereich der Krümmungen entspringt und an dem Processus coracoideus ansetzt; er hat diesen Muskel in 3 Fällen hypertrophisch gefunden und erklärt dies damit, daß die Osteomalazischen bei der häufig vorhandenen Dyspnoe sich im Bett in sitzender Stellung auf die Ellenbogen stützen und den Schultergürtel nach oben drängen und so der Pektoralis als Hilfsmuskel bei der Atmung einen beständigen Zug an Rippen und Sternum ausübt. MOTSCHMANN fand einmal (Fall 1) bei rasch tödlich verlaufender Osteomalazie nur die obere Krümmung vorhanden, im übrigen das Sternum gestreckt. Wenn die ventral-konkave obere Krümmung tief, nämlich innerhalb des Korpus lokalisiert ist, so kann die kaudal davon liegende ventral-konvexe so gering bleiben, daß die erstere ganz vorherrscht und den Eindruck der Trichterbrust macht. Die Diploe ist gewöhnlich an beiden Krümmungen verdichtet und weiß, bei der Infraktion der Winkel durch periostale Osteoidbildung ausgefüllt oder nicht (Abb. 24); im scharfen Gegensatz zu den verdichteten Stellen, welche an Längenausdehnung wechseln, ist die Diploe an den übrigen Teilen porosiert und rot. Auch wenn die Krümmung ausgeblieben ist, kann die Spongiosa verdichtet sein, wie die schon erwähnte Beobachtung von Ribbert zeigt.

Bei gleichzeitiger Skoliose sind die beiden Hälften des Brustkorbs in ähnlicher Weise asymmetrisch, wie bei der gewöhnlichen postrhachitischen Kyphoskoliose, d. h. auf der Seite der Konvexität der freie Teil der Rippen gegen den mit der Wirbelsäule zusammenhängenden winklig abgeknickt und steil, gestreckt nach vorn verlaufend, auf der Seite der Konkavität in weitem Bogen ausladend; bei S-förmiger Krümmung im Bereich des Dorsalteils bildet ein Teil der Rippen einer und derselben Seite einen weit ausladenden, der andere einen engen Bogen. So sind auch die Verbindungsstellen mit den knorpligen Rippen nicht gleichartig: An der Seite der weiten Bögen besteht zuweilen eine Knickung mit nach hinten offenem, an der anderen mit nach vorn offenem Winkel; an steil nach abwärts geneigten Rippen steigt der knorplige Teil unter engem Winkel wieder steil empor zum Brustbein. Ganz ähnlich liegen die Verhältnisse in dem erwähnten Fall von osteomalazischem Gibbus durch umschriebene Knickung der oberen Dorsalwirbelsäule.

Das Schulterblatt wird in vielen Fällen von Osteomalazie sowohl durch Frakturen und Infraktionen, als durch Biegungen verändert gefunden. Als typische Verunstaltung darf die Verbiegung oder Knickung mit der Konkavität nach vorn angesehen werden [v. Recklinghausen (2)]; in den schweren Fällen ist der untere Winkel direkt gegen die Vorderfläche umgelegt. Steiner beschreibt einen Fall, in dem sich der ganze Knochen wie ein Tabaksblatt einrollen ließ, zugleich die Spina scapulae verkürzt und halskrausenartig gefaltet war. v. Recklinghausen legt, wie schon für die Deformierung des rhachitischen Schulterblattes, eine große Bedeutung dem Zug der wichtigen Muskeln bei, welche an demselben entspringen und an der dünnen Platte unterhalb der Spina, wenn sie erweicht ist, geringeren Widerstand finden, als an dem massiven oberen Teil.

Das Becken, ist derjenige Skeletteil, an welchem die Osteomalazie am häufigsten, nicht selten sogar allein deutliche Verunstaltungen hervorbringt. Mit Rücksicht darauf, daß man diese Disposition wiederholt aus einer räumlichen Beziehung des knöchernen Beckenrings zu den Eierstöcken hat erklären wollen, muß festgestellt werden, daß auch bei seniler und männlicher Osteomalazie das typische Schnabelbecken vorkommt, z. B. betrifft v. Recklinghausens (1) Fall 9 einen 74jähr. Mann. Das eingehendste Studium der Formen des osteomalazischen Beckens und ihrer Entstehung verdanken wir Breus und Kolisko, welche die älteren Darstellungen von Litzmann und Kilian in vielen Punkten erweitert und abgeändert haben. Die Formveränderung des osteomalazischen Beckens beruht, im Gegensatz zu der des rhachitischen lediglich auf den mechanischen Einwirkungen, welchen der weich gewordene Knochen unterworfen ist. Man könnte es als Faltbecken bezeichnen, denn das Wesentliche ist die Entspannung des querovalen Beckenringes und die faltenförmige Einbuchtung seiner Wand ins Beckeninnere an denjenigen Stellen, welche die Hauptlast zu tragen haben, d. h. im Bereich des Kreuzbeins, welches unter der Last des Rumpfes nach innen getrieben wird und die Nachbarteile nachzieht und im Bereich der Hüftpfannen unter dem Druck der Oberschenkel-köpfe. Und zwar liegen diesen Einfaltungen wie an anderen Knochen Biegungen, Knickungen und zuweilen vollkommene Brüche zugrunde; letztere sind, wie Breus und Kolisko sahen, gelegentlich mit starken Verlagerungen verbunden. Je nach dem Grade der Verschiebung der 3 genannten Stellen gewinnt der Beckenring eine dreieckige oder kartenherzförmige Gestalt (Abb. 33), in den höchsten Graden eine Y-förmige; diese ist auch vielfach als „hutförmig" bezeichnet worden, wegen der Ähnlichkeit mit den Dreispitzen, welche vor

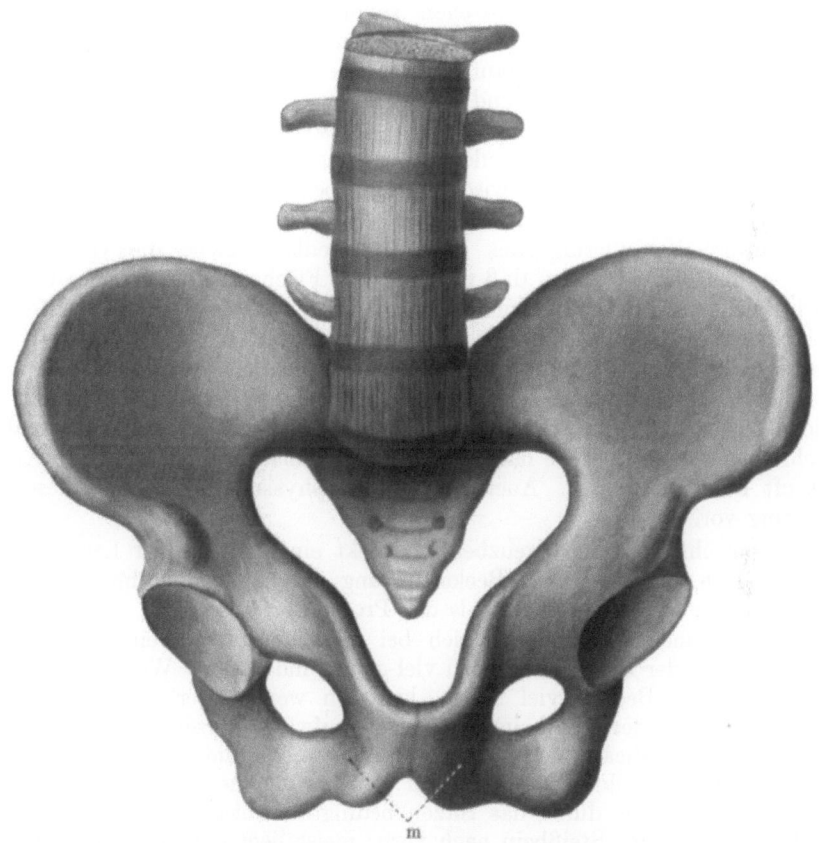

Abb. 33. Osteomalazisches Becken. Senile Osteomalazie, 70jähr. Frau, 23. 12. 1922. Kartenherz-form, schnabelartiges Hervortreten der Symphyse, annähernd paralleler Verlauf der beiden horizon-talen Schambeinäste; m Mulden durch Abbiegen der Sitzhöcker nach vorn entstanden. Kreuzbein nach vorn abgebogen. Promontorium etwas nach vorn getreten.

etwa 150 Jahren getragen wurden. Durch die gegenseitige Annäherung der beiden Pfannengegenden werden die beiderseitigen Schambeine, welche sonst flach ineinander übergehen, in einen nach hinten offenen, oft spitzen Winkel zueinander gestellt, in den höchsten Graden liegen ihre pelvinen Flächen parallel zueinander und können sogar in gegenseitige Berührung treten. Die Symphyse, welche sonst den vorderen Schlußstein des Ringes bildet, tritt dabei aus dem-selben schnabelartig vor („Schnabelbecken") und der Arcus pubis wird spitz-winklig und eng.

Das Vorspringen des Kreuzbeins nach unten und vorn beruht nach Breus und Kolisko zunächst auf dem Hervortreten des medialen, die Rumpflast zuerst aufnehmenden Teils vor seine Seitenabschnitte, welche durch die straffen Bandverbindungen mit den Darmbeinen vorläufig zurückgehalten werden, also auf einer Deformierung des Knochens, dann auf einer Vordrängung auch der Seitenteile desselben, wobei die hinteren Enden der erweichten Darmbeine nach vorn und abwärts gebogen resp. geknickt werden, und drittens auf dem Herabgleiten des Kreuzbeins gegen das Darmbein durch Lockerung der Ileosakralgelenke und gleichzeitige Drehung des Kreuzbeins um seine Querachse. Das genannte Abbiegen der hinteren Enden der Darmbeine wird durch den Zug des Lig. ileosacrale bewirkt und betrifft zunächst nur die hinter dem Ileosakralgelenk gelegenen Teile, so daß diese nicht mehr flügelartig von der Dorsalfläche des Kreuzbeins abstehen, sondern ihr mehr flach aufliegen; bei den höheren Graden, bei denen wohl der Zug des Lig. ileolumbale mitwirkt, greift es auf die Darmbeinschaufel selbst über, der Oberrand derselben wird nach vorn und unten gerollt und an Stelle der flachen Mulde der Darmbeinschaufel tritt eine trichterartige Grube oder sogar eine tiefe und lange quer verlaufende Rinne (Kilian „Sulcus iliacus"). Dabei lockert sich der obere Teil der Gelenkverbindung zwischen Kreuzbein und Darmbein und bildet am mazerierten Becken einen klaffenden Spalt. Breus und Kolisko beschreiben eine schwere Veränderung des Ileosakralgelenks, welche die Osteomalazie begleitet und darin besteht, daß dessen beide Flächen durch fasriges Gewebe, welche aus dem Mark in den Knorpel einwächst, unter Verschwinden des Gelenkspalts miteinander verschmelzen. Ob sie zu dem Abgleiten des Kreuzbeins wesentlich beiträgt, ist Breus und Kolisko zweifelhaft; dagegen steht sie in Beziehung zu der knöchernen Verwachsung von Sakrum und Darmbeinen, welche Winckel (2, S. 321) schon an einem Becken mit geheilter Osteomalazie beschrieben hat und welche nach Breus und Kolisko nach Ablauf der Krankheit oft beobachtet wird. Auch an der Symphysis pubis kommt diese Veränderung vor.

Die Verschiebung des Kreuzbeins bewirkt eine Lordose der Lendenwirbelsäule, welche nun über dem Beckeneingang überhängt und ihn verlegt und der Symphyse viel näher rückt, als das Promontorium selbst.

Diese Veränderungen stellen sich bei solchen Kranken ein, welche nach dem Auftreten der Erweichung noch viel gehen und stehen. Wenn die Kranken mit erweichtem Becken viel sitzen, kommen weitere Veränderungen hinzu: Der vordere Teil des Hüftbeins wird nach aufwärts verschoben und dadurch die Incisura ischiadica major erweitert und gestreckt; die Äste des Arcus pubis können dabei geknickt werden, so daß der Arkus Omegaform annimmt. Vor allem wichtig ist die durch das Sitzen bedingte Abbiegung des unteren Teils des Kreuzbeins samt Steißbein nach vorn; meist liegt der Scheitel im Bereich des 3. oder 4. Sakralwirbels. Die Spitze des Steißbeins ist dadurch oft gerade nach vorn gerichtet und nähert sich dem Promontorium. Bei Kranken, welche frühzeitig zum dauernden Liegen kommen, bleiben die bisher genannten Formveränderungen zuweilen gering, dagegen werden die Vorsprünge der hinteren Kreuzbeinfläche, also besonders der Dornfortsätze und des dorsalen Darmbeinabschnitts umgebogen und abgeplattet, bei Seitenlage können, wie beim Stehen, die Pfannengegenden nach innen gedrängt werden; häufig geschieht dies auf einer Seite stärker, als auf der anderen und infolgedessen ist auch der schnabelartige Vorsprung des horizontalen Schambeinteils mit der Symphyse unsymmetrisch. Durch die genannten Difformitäten werden in erster Linie alle queren und schrägen Durchmesser des Beckens verkürzt; der sagittale Durchmesser nimmt ab infolge des Hereinrückens des Kreuzbeins und seine Knickung; aber das schnabelförmige Vorspringen der Symphyse und die Neigung des Kreuzbeins gleichen dies zum Teil aus. Mehr als durch die Senkung des

Promontoriums, wird der Beckeneingang durch das lordotische Vorspringen der zwei untersten Lendenwirbel verlegt, welche auch näher, als ersteres, an die Symphyse herantreten. Die Conjugata vera ist infolge der Promontoriumsenkung aus der Beckeneingangsebene getreten.

Während im allgemeinen die osteomalazischen Knochen viel weniger periostale Auflagerungen erfahren, als die rhachitischen, treten doch am Becken dabei nicht selten stachlige Osteophyten am Tuber ischii entsprechend den Bandansätzen auf. BREUS und KOLISKO beschreiben auch eine Runzelung der Knochenoberfläche, welche mit einer geringen Volumenabnahme zusammenhängt.

Solange die Osteomalazie florid ist, lassen sich die Einfaltungen des Beckenringes bis zu einem gewissen Grad durch Dehnung ausgleichen. Schon lange sind solche Fälle bekannt gewesen, in denen an der Lebenden während der Geburt durch den Kopf des Kindes und die eingeführte Hand der verengte Ring erweitert werden konnte; auch am anatomischen Präparat ist dieser Zustand des „Gummi- oder Kautschukbeckens" festzustellen und KILIAN, SCHIECK u. a. haben gezeigt, daß die Dehnung auch ohne Frakturen möglich ist.

In WINCKELs Fall (1) ließ sich der vorher „kaum 10 Groschen große" Beckenausgang leicht so stark erweitern, daß die ganze Hand durchgeführt und der Kopf eines ausgetragenen, sehr kräftigen Kindes durchgezogen werden konnte. So ist es für den Geburtsvorgang bei osteomalazisch verunstalteten Becken günstiger, wenn die Krankheit florid und der Knochen weich, als wenn sie ausgeheilt und der Beckenring dadurch erstarrt ist.

Die ganzen geschilderten Formenverhältnisse können dadurch beeinflußt werden, daß vor der Osteomalazie die Beckenknochen unvollkommen gebildet waren. BREUS und KOLISKO bezeichnen solche Fälle als „osteomalazische Kombinationsbecken". Es kommen in Betracht hypoplastische und vor allem plattrhachitische Becken. In diesem Falle treten zu den von der Rhachitis abhängigen Wachstumsstörungen die osteomalazischen Biegungen hinzu. Das Ergebnis dieser zweizeitigen Erkrankung besitzt dann die größte Ähnlichkeit mit dem Zustand des „pseudoosteomalazischen Beckens", welches allein durch die Rhachitis, und zwar ihre malazische Form hervorgerufen wird (s. S. 68).

Röhrenknochen. Es wurde bereits erwähnt, daß die Beschreibung von Fällen mit schwersten Verunstaltungen, nämlich Schlängelungen und Faltungen der langen Diaphysen nur aus der Zeit vor dem Bekanntwerden der Ostitis fibrosa stammen und es deshalb zweifelhaft ist, ob diese Fälle wirklich zur echten Osteomalazie und nicht zur letztgenannten Krankheit gehört haben. v. RECKLINGHAUSEN hat die markantesten Beobachtungen dieser Art, vor allem MORANDs Fall Supiot, MESLAYs Fall 1 von juveniler Osteomalazie, sowie die Fälle von LANGENDORFF und MOMMSEN und von E. KAUFMANN der Ostitis fibrosa zugezählt; auch für das erwähnte „osteomalazische" Skelet des Würzburger pathologischen Instituts bleibt es unentschieden, ob man darin die wahre Osteomalazie sehen darf. Für die durch alle Bearbeitungen der Osteomalazie gehende Angabe, daß in den höchsten Graden der Krankheit die Röhrenknochen in weiche Schläuche umgewandelt werden, finde ich kaum einen Fall im ganzen Schrifttum als Beleg, außer dem von MORAND, dessen Zugehörigkeit eben ganz zweifelhaft geworden ist.

Der klassische Anblick der Osteomalazischen besteht in der Krümmung und Verkürzung des Rumpfes bei geraden Extremitäten. Ich habe unter der ganzen Zahl von zum Teil schweren Osteomalaziefällen, welche ich selbst beobachten konnte, nicht ein einziges Mal eine Verkrümmung der Diaphysen gesehen, trotz fortgeschrittener Osteoidbildung und Atrophie; und die Durchsicht möglichst vieler Einzelbeobachtungen des Schrifttums aus alter und neuer

Zeit ergibt mir das Resultat, daß, wo man annehmen darf, daß es sich um reine Osteomalazie handelte und nicht der Verdacht einer Ostitis fibrosa hinein-spielt, die Extremitäten fast stets in ihrer Form unverändert geblieben waren. Ribbert (2) hat Oberschenkel abgebildet, in denen ein beträchtlicher Schwund von Knochensubstanz stattgefunden hatte und trotzdem keine Deformierung ein-getreten war. Vielfach werden die Kranken infolge der Brustkorbveränderung und der Schmerzen beim Gehen und Stehen ganz bettlägerig, bevor noch die Veränderung in den Röhrenknochen die zur Verunstaltung nötige Stärke erreicht hat; ein gewisser Grad exzentrischer Atrophie ist Voraussetzung für das Bieg-samwerden; eine normal dicke Rinde wird durch Kalkarmut allein nie weich und biegbar. Simon stellt auch bei der Hungerosteomalazie der Nachkriegs-zeit das Fehlen von Verbiegungen an den Extremitäten fest. Fälle wie der-jenige von Meslay (Fall 2), in dem bei der 55jähr. Frau mit 10 Jahre lang bestehender, anatomisch sicher gestellter puerperaler Osteomalazie die Schäfte der Oberschenkel- und Oberarmknochen schwerste Verbiegungen und Tor-sionen zeigten, sind offenbar sehr selten. Die zahlenmäßigen Angaben älterer Untersucher darüber, wie häufig Biegungen und wie häufig Frakturen den Form-veränderungen bei Osteomalazie zugrunde liegen, sind nicht mehr verwertbar, weil sie sich auf Osteomalazie und Ostitis fibrosa beziehen und bei dieser die Neigung zu Brüchen schon in den frühen Stadien eine große ist. Soweit die Diaphysen der Röhrenknochen in Betracht kommen, scheinen die Frak-turen den einfachen Biegungen gegenüber vorzuherrschen. Auf das Vorkommen von Sprüngen in der Diaphysenrinde ohne Dislokation, deren Folge für die Form des Knochens lediglich in knoten- und wulstförmigen Kallusbildungen besteht und die den bei der Rhachitis erwähnten gleichstehen, macht v. Reck-linghausen (2, S. 272) aufmerksam.

Den Hauptanteil an den Mißgestaltungen der langen Röhrenknochen bei Osteomalazie haben die Teile zwischen Dia- und Epiphysen, die Metaphysen. Bei Patienten mit „juveniler Osteomalazie" in der ersten Hälfte des 3. Lebens-jahrzehnts, welche häufig eigentlich Spätrhachitis mit Veränderungen an den noch bestehenden epiphysären Knorpelscheiben ist, können dieselben an ver-schiedenen Röhrenknochen vorkommen; sie fallen dann der endochondralen Störung zur Last, sind also nicht malazische Difformitäten im strengen Sinne. Diese, lediglich durch Biegung des wieder weich gewordenen Knochens hervorgerufen, kommen besonders häufig am oberen Femurende in Form des Herabtreibens des Gelenkkopfs vor; der Hals steht alsdann ganz oder an-nähernd im rechten Winkel zum Schaft.

Wie schon erwähnt wurde, hat v. Recklinghausen (1, 2, 3) gefunden, daß an der Oberfläche osteomalazischer Knochen bisweilen „Exostosen" vorkommen. Dies gilt auch für Röhrenknochen. An ihnen werden die Ansatzstellen der stärkeren Muskeln, Sehnen und Bänder kräftiger ausgearbeitet und zuweilen in der Richtung ihres Zugs verkrümmt; v. Recklinghausen nennt sie „Zer-rungsexostosen". Meslay sagt, daß die Epiphysen der Röhrenknochen bei Osteomalazie verdickt sein können; aber der Fall, welchen er als Zeugen dafür anführt, war ohne Zweifel Ostitis fibrosa. Auf Charcot (s. Senator) geht die Angabe zurück, daß bei Osteomalazischen die Endphalangen der Finger ab-geplattet und nach auswärts gebogen seien. Charcot hält diese Veränderung für charakteristisch und erklärt sie aus dem Druck der bettlägerigen Kranken beim Aufstützen; es ist mir nicht bekannt, daß diese Difformität auch von anderen beobachtet worden ist. Meslay (Fall 1) fand Trommelschlägelfinger, indessen handelt es sich um den Fall, welcher offenbar nicht Osteomalazie, sondern Ostitis fibrosa war.

f) Die Frakturheilung bei Osteomalazie.

Über die Frakturheilung bei Osteomalazie liegen viele, einander widersprechende Angaben vor (Schrifttum von BAAKE zusammengestellt). Manche sprechen von langsamer und unvollkommener Heilung, andere von Pseudarthrosen, wieder andere von Bildung eines guten, nur kalklosen Kallus, R. VOLKMANN von Heilung ohne Schwierigkeit durch knöchernen Kallus. Indessen beziehen sich nicht alle auf eigene Erfahrungen. Auch CORNIL und RANVIER ziehen den Schluß, daß im allgemeinen sich die Knochenbrüche Osteomalazischer nicht konsolidieren und knöcherner Kallus nur in Fällen, in welchen die Krankheit in Heilung begriffen ist, entsteht, lediglich aus Angaben anderer. Die Verschiedenheit der Meinungen rührt daher, daß sie bald von klinischen, bald von anatomischen Erfahrungen ausgehen. Man muß Kallusbildung und Kallusverkalkung auseinander halten. Verkalkung erfolgt nie in nennenswertem Grade, solange die Krankheit florid ist, so daß eine wirkliche Konsolidierung des Bruches nicht zustande kommt, sondern am Lebenden eine gewisse Beweglichkeit der Bruchenden bestehen bleibt. Es handelt sich ja vorwiegend um Frakturen der Rippen, an denen es sich weniger leicht, als an Extremitätenknochen, bestimmen läßt, ob überhaupt keine oder eine weiche Verbindung stattgefunden hat. St. GILLES spricht von bindegewebiger Verwachsung der Bruchenden; ich habe aber den Eindruck, daß dieser Angabe keine anatomische Untersuchung zugrunde liegt.

Wenn man sich an das Anatomische hält, sieht man, daß eine kräftige Kallusbildung die Regel ist. Zwar findet man bei Sektionen an den Rippen nicht selten bewegliche Brüche ohne jede Kallusbildung; sie können aber nach dem Tode bei der Überführung der Leiche oder bei der Sektion entstanden sein, wovon mich die mikroskopische Untersuchung wiederholt überzeugte. Nur selten ist für bewegliche Frakturen großer Röhrenknochen, welche sich bei den Sektionen zeigten, festgestellt worden, daß sie schon längere Zeit bestanden hatten (z. B. MESLAY); aber auch hierbei vermißt man den Nachweis, daß die Regenerationsvorgänge ausgeblieben wären; der mangelhafte Heilerfolg kann sich aus der Schwierigkeit erklären, bei den verunstalteten Kranken eine richtige Schienung vorzunehmen.

Dem stehen aber zahlreiche Beobachtungen von anatomisch festgestellter Bildung eines der Menge nach durchaus kräftigen, nur in der Hauptsache kalklosen Frakturkallus gegenüber. Im mikroskopischen Verhalten unterscheidet sich derselbe im allgemeinen nicht von dem Kallus normaler Rippen gleichen Alters, und ist je nach der Dauer seines Bestehens aus Bindegewebe, osteoidem und Knorpelgewebe zusammengesetzt.

Nur eine Eigentümlichkeit habe ich wiederholt daran getroffen, welche mir vom Kallus normaler Knochen nicht bekannt ist, nämlich das Vorkommen heller Bezirke, welche kernarm und kernlos sind und deren Zwischensubstanz durch Hämatoxylin nur schwach bläulich gefärbt und in Auflösung begriffen ist (Abb. 30); das Bild erinnert an dasjenige, welches (s. Abb. 28) in verdichteten Stellen beschrieben und abgebildet worden ist. Es läßt sich nicht sagen, was für Gewebe es ist; ohne Zweifel handelt es sich nicht um im Kallus eingeschlossene Gewebstrümmer, sondern um etwas Neugebildetes, aber Hinfälliges.

Die Zusammenhangstrennungen bei Osteomalazie besitzen besonders an den Rippen häufig den Charakter der Infraktion mit winkliger Knickung und bei diesen ist in der Tat die Kallusbildung gering und vorwiegend in der Konkavität ausgebildet. Das der Osteomalazie Eigentümliche ist nur diese Form des Bruches, welche bei Gesunden selten vorkommt; die Art der Heilung mit geringem Kallus gehört zur Infraktion, gleichgültig, ob sie einen Osteomalazischen oder

Nichtosteomalazischen betrifft. Es muß hervorgehoben werden, daß an den
Rippen der Kallus gewöhnlich in seiner ganzen Dicke kompakt gebaut ist;
dadurch ist er, auch ohne verkalkt zu sein, fester als die übrige Rippe, welche
durch die Atrophie im Innern grobmaschig geworden ist. Offenbar dieser Gegensatz hat Gudden zu der Angabe geführt, daß ein schon vor dem Eintritt der
Osteomalazie bestehender Kallus von der Erweichung verschont bleibt; schon
Pommer hat mit Recht die Richtigkeit derselben in Zweifel gezogen.

g) Das Knochenmark bei Osteomalazie.

Bei der Untersuchung des Knochenmarks in osteomalazischen Knochen
hat es sich von jeher um die Frage gehandelt, ob man an ihm regelmäßig eine
Veränderung nachweisen kann, aus welcher sich das Kalkloswerden des Knochengewebes erklären läßt. Man findet das Mark bald rot, bald gelb oder gallertig;
deshalb hat man früher die Bezeichnung der Osteomalacia rubra und flava
aufgebracht. Es ist Gegenstand vielfältiger Erörterungen gewesen, ob diese
Verschiedenheit über diejenige hinausgeht, welche man überhaupt bei Erwachsenen im normalen Zustand und im Gefolge verschiedenartiger Krankheiten
antrifft. Im Anschluß an Virchow (1, S. 308) haben Aug. Förster, R. Volkmann und viele andere angenommen, daß der Zustand des Markes von dem
Stadium abhängig sei, in dem sich die Osteomalazie befindet, daß nämlich
zu den beginnenden und fortschreitenden Fällen ein rotes Mark gehört, zum
fortgeschrittenen und ruhenden Zustand ein Fett- oder Gallertmark. Die Röte
galt als Hyperämie des Fettgewebes, und war eine wesentliche Stütze der Theorie
von der entzündlichen Natur der Osteomalazie; war das rote Mark bei mikroskopischer Untersuchung zellreich, so wurde dies als Ausdruck der Entzündung
angesehen. Wie schon Rindfleisch und Pommer zeigten, besteht eine derartige Gesetzmäßigkeit nicht und für Pommer besaß diese Feststellung deshalb
besondere Bedeutung, weil er gegen den entzündlichen Charakter der Krankheit auftrat.

Etwas allen Fällen Gemeinsames findet sich am Mark nicht. Im allgemeinen
ist dasselbe bei seniler Osteomalazie gelb, bei derjenigen früherer Lebensjahre
in den spongiösen Knochen und dem proximalen Teil der Diaphysen rot. In
dieser Verschiedenheit spricht sich offenbar der Einfluß des Lebensalters aus
ganz unabhängig von der Art der Krankheit. Selbstverständlich hängt in jedem
einzelnen Falle von Osteomalazie das Knochenmark zugleich von den allgemeinen Verhältnissen des Patienten, dem Ernährungszustand, etwaigen Infektionen und Organerkrankungen ab, welche bei jedem Menschen Einfluß
auf seinen Zell- und Blutgehalt ausüben. Trotzdem kann man es nicht als
Zufall auffassen, daß zuweilen eine über das gewöhnliche Maß hinausgehende
tiefe Rötung des Knochenmarks bei Osteomalazischen gefunden wird, sowohl
bei der jugendlichen, als, was besonders Ribbert hervorhob, bei der senilen
Form; in dieser Beziehung liefert ein bemerkenswertes Beispiel die Beobachtung von O. Weber (1, S. 9) an einer 87jähr. Frau, bei welcher in dem einen
stark erweichten Femur das Mark dunkelbraunrot und hämorrhagisch, im anderen
ebenfalls weichen dagegen gelb war. Aber das Verhalten ist zu unbeständig, um
es in ursächlichen Zusammenhang mit dem Weichwerden der Knochen zu
bringen. Eher läßt sich eine Erklärung für die Hyperämie darin suchen, daß
infolge der Erweichung eine stärkere Übertragung der mechanischen Reize
der Belastung und Bewegung auf das Knochenmark stattfindet; v. Recklinghausen hat diesen Gedanken wiederholt ausgesprochen.

Es ist unrichtig, die Färbung des Knochenmarks nur vom Gesichtspunkt
des Blutgehalts zu betrachten. Sein Zellgehalt ist ebenfalls schon früher mit

Rücksicht darauf untersucht worden, ob er für die Erkrankung charakteristisch und für das Zustandekommen der Erweichung von Bedeutung ist. NAEGELI führt in neuerer Zeit bei der Erörterung über die pluriglanduläre Entstehung der Osteomalazie an, daß anfänglich das Knochenmark im Sinne der Hyperplasie und Hyperfunktion, später im Sinne der Hypofunktion verändert sei, er erkennt also eine gewisse Gesetzmäßigkeit im oben genannten Sinne an. Er führt auf diese durch innersekretorische Einflüsse hervorgerufene „Erkrankung" des Knochenmarks die Schmerzhaftigkeit des Skelets zurück, will auch die Erweichung und Atrophie der Tela ossea als etwas Sekundäres, durch das Andrängen des hyperplastischen Marks Hervorgerufenes erklären.

Auf die Bedeutung der fibrösen Umwandlung des Markes, welche an vielen Stellen des osteomalazischen Skelets vorkommt und aus einer Verdickung des bindegewebigen Endosts hervorgeht, soll hier nicht eingegangen werden. Denn es ist schon vorher erörtert worden, daß sie etwas durchaus Sekundäres darstellt und erst zustande kommt, nachdem der Knochen weich geworden ist; sie wird als eine Folge der mechanischen Einflüsse angesehen, welche im weichen Knochen die Bindegewebszüge unter stärkere Spannungen versetzen, als im harten. Sie unterscheidet sich in ihrer Entstehung, ihrem Bau und in ihren Folgen für den Bestand des Knochengewebes nicht von derjenigen fibrösen Markwucherung, welche im Gelenkende bei Arthritis deformans zustande kommt, wenn der Gelenkknorpel nicht mehr fähig ist, die Stöße aufzufangen und ihre Übertragung auf den Knochen zu verhüten, sie zerstört den alten Knochen, setzt durch Metaplasie feine Netze neuer Bälkchen an seine Stelle und das Besondere liegt nur darin, daß sie lange Zeit kalklos bleiben.

h) Das Verhalten der Gelenke.

Über eine Erkrankung der Extremitätengelenke bei der Osteomalazie liegen nur ganz spärliche Angaben vor. O. WEBER (1) hat bei zwei Kranken mit der senilen Form derselben (71 resp. 87 Jahre alt) chronische Entzündung von Gelenken beobachtet, welche er als „hämorrhagisch-gallertige Synovitis" bezeichnet und welche in einem der Fälle mit Knorpelulzerationen und Wucherungen verbunden war; für diesen nimmt er das Hinzutreten einer Arthritis deformans an, in der hämorrhagischen Synovitis sieht er vielleicht etwas für Osteomalazie Eigentümliches. Spätere Untersuchungen haben aber nichts Ähnliches ergeben, so daß man den Zustand doch wohl als eine von der Osteomalazie unabhängige Altersarthritis ansehen muß. Dagegen beschreiben BREUS und KOLISKO (S. 42) als regelmäßigen Befund bei geheilter Osteomalazie eine knöcherne Synostose der Intervertebralgelenke, welche aus einer bindegewebigen Verwachsung der Gelenkflächen des Processus articulares, ganz gleich derjenigen der Ileosakralgelenke, welche früher besprochen wurde, hervorgeht; an anderen Gelenken haben sie die Veränderung nicht gefunden.

Wie STEINER anführt, werden bei der „Lecksucht" der Tiere häufig entzündliche Gelenkschwellungen gefunden. Indessen ist, wie später ausgeführt werden wird, die Zugehörigkeit der Lecksucht zur Osteomalazie ungewiß.

i) Verlauf, Heilung.

Vor der Einführung der Kastration hatte man als Regel gefunden, daß die Osteomalazie etwa innerhalb eines Jahrzehntes abläuft. Selten geht sie über diesen Zeitraum hinaus; bei diesen protrahierten Fällen liegt der Beginn oft noch in der Zeit des Wachstums und bietet die Eigenschaften der Rhachitis tarda dar; nach Abschluß der Wachstumsperiode verschwinden die Knorpelveränderungen und die Krankheit verläuft als reine Osteomalazie weiter.

Die nicht puerperale Form pflegt ohne stärkere Schwankungen fortzuschreiten. Bei der puerperalen Form ist der Verlauf häufig ein periodischer und die Steigerungen werden durch neue Schwangerschaften herbeigeführt. Der Einfluß der letzteren macht sich nach Kilian und Litzmann oft in der Weise geltend, daß die schon bestehende Osteomalazie sich im Anfang der Schwangerschaft bessert und erst ihre zweite Hälfte, ganz besonders aber das Wochenbett neue Verschlimmerung bringt. Die nicht puerperale Form soll nach Angabe von Breus und Kolisko fast niemals ausheilen, für die puerperale errechnete Litzmann 16 Heilungen auf 85 Fälle, für die nicht puerperale 4 auf 46 Fälle.

Mit der Kastration hat Fehling eine Methode eingeführt, durch welche die Heilung in einer großen Zahl der Fälle erzielt wird. Die Erfahrung hatte gelehrt, daß bei Frauen, bei welchen wegen osteomalazischer Beckenverengerung der Kaiserschnitt nach Porro ausgeführt worden war, danach das Skelet rasch und dauerhaft seine alte Festigkeit wiedergewonnen hatte, die Krankheit also geheilt war. Daraufhin unternahm Fehling die bloße Entfernung der Eierstöcke mit dem gleichen Erfolg. Die umfassendste Statistik darüber ist wohl diejenige von Seitz, welche 328 Fälle betrifft (in 234 reine Kastration, in 94 zugleich Entfernung des Uterus); in 87% wurde durch die Kastration Heilung, in 9% Besserung erzielt, 4% blieben ungeheilt. In einem kleinen Teil der Fälle traten Rezidive auf, immer aber leicht und rasch heilbar. Allerdings müssen dabei die subjektiven und objektiven Erscheinungen der Krankheit auseinandergehalten werden. Z. B. wurde eine Frau mit puerperaler Osteomalazie, über welche Bucura (Fall 1) berichtet durch die Entfernung des graviden Uterus samt Adnexen von den sehr starken Schmerzen der Knochen rasch und dauerhaft geheilt, dagegen entwickelten sich erst nach der Operation schwere Verbiegungen derselben, welche noch 17 Jahre später im Zunehmen begriffen waren.

Bezüglich des Zustandes des Skelets nach Heilung der Osteomalazie weiß man, daß die Knochen durch Ablagerung von Kalksalzen ihre Härte wiedererlangt haben und klinische Beobachtungen an solchen Patientinnen, bei welchen die Heilung sich durch Entfernung der Eierstöcke unter den Augen des Arztes vollzog, haben ergeben, daß das Skelet wieder fest und gebrauchsfähig wird. Aber die anatomischen Untersuchungen solcher Knochen sind sehr spärlich. Als beginnende Heilung sind früher von Durham die verdichteten Stellen des Skelets angesehen worden. Später hat man deren andersartige Bedeutung kennen gelernt. Erwünscht wäre es, abgelaufene Fälle zu untersuchen, in denen die Krankheit während des floriden Zustandes schon ärztlich beobachtet und sicher diagnostiziert war, und gerade solche Fälle fehlen fast vollständig. Vielmehr gründen sich unsere Kenntnisse resp. Anschauungen vorwiegend auf solche Fälle, in denen man aus der Formveränderung der hartgewordenen Knochen schließen kann, daß früher eine Osteomalazie bestanden hat. Das osteomalazische Becken ist durch seine Gestaltsveränderung so charakteristisch, daß es nicht schwer fällt, es auch im festgewordenen Zustand als solches zu erkennen, und auf diesen Skeletteil beziehen sich fast alle Erfahrungen, welche wir überhaupt besitzen. Bei den Röhrenknochen fällt es weniger leicht, Fälle, über deren Verhalten zu Lebzeiten keine brauchbaren Angaben vorliegen, aus dem Knochenbefund nach dem Tode nachträglich als geheilte Osteomalazie festzustellen. v. Recklinghausen (2, 3) hat bei mehreren im höheren Alter Verstorbenen mit stationären Verkrümmungen der Knochen und bei älteren Skeleten der Sammlung gesucht, die Lebenszeit, in welcher die Biegungen eingesetzt hatten, festzustellen, und daraus Schlüsse gezogen, ob die frühere Krankheit osteomalazischen oder rhachitischen oder einen andersartigen Charakter gehabt hat.

Längere Zeit galt die schon oben kurz erwähnte Beobachtung von WINCKEL für maßgebend. Eine sicher schwere puerperale Osteomalazie heilte von selbst vollkommen, die Heilung wurde auch durch eine neue Schwangerschaft nicht beeinträchtigt. Einige Jahre später starb die Frau und WINCKEL konnte das Becken anatomisch untersuchen. Er schildert alle Beckenknochen als „massiver, fester und härter" und schwerer, als normal, und an den Darmbeinschaufeln längs der Muskelansatzstellen (Cristae und Lineae arcuatae) mit reichlichen Osteophyten besetzt. Die Deformierungen des floriden Zustandes waren unverändert geblieben. Ob diese Feststellung der Maßen- und Gewichtszunahme als allgemeingültig angesehen werden darf, ist zweifelhaft. BREUS und KOLISKO (S. 33, Abb. 9) stellen die Abbildung eines geheilten Osteomalaziebeckens im Durchschnitt neben diejenige eines normalen Beckens; an jenem ist die Spongiosa deutlich atrophisch, nur an den Stellen der Verbiegungen sind die Verdichtung bestehen geblieben. Dazu kommt als Ergebnis der Heilung die schon erwähnte Synostose der Ileosakralgelenke, welche BREUS und KOLISKO unter 10 geheilten Becken 5mal feststellten.

Die Fälle geheilter Osteomalazie, deren Skelete v. RECKLINGHAUSEN untersuchte, sind nach den vorhandenen Merkmalen als juvenile anzusehen im Sinne einer Rhachitis tarda. Auch in ihnen ist keineswegs Sklerosierung vorhanden, sondern im allgemeinen sogar eine Atrophie, die Verteilung der Spongiosa im Innern allerdings recht unregelmäßig.

Soweit dieses spärlich anatomische Material einen Schluß zuläßt, muß man sagen, daß bei der Heilung der Osteomalazie nicht nur die Veränderungen der äußeren Gestalt, sondern auch die Verschiebungen in der inneren Struktur, welche während des floriden Zustandes entstehen, erhalten bleiben, und die gewöhnliche Form der Osteomalazie, die porotische, hinterläßt auch nach der Heilung eine Porose. Es ist auffallend, daß in diesem Falle die funktionelle Anpassung des Skelets in der inneren Architektur ausbleibt.

RINDFLEISCH hielt es für möglich, daß die „zystische Entartung" der Knochen als Heilungszustand angesehen werden darf. Er denkt dabei an die in derbes Bindegewebe eingeschlossenen und mit wasserklarer Flüssigkeit gefüllten Hohlräume; die spätere Forschung hat diese als Ausdruck der Ostitis fibrosa kennen gelehrt.

k) „Physiologische Osteomalazie".

HANAU hat für solche Fälle, in welchen bei Schwangeren oder Wöchnerinnen osteoide Säume gefunden werden, ohne daß Formveränderungen oder subjektive Beschwerden darauf hingewiesen hatten, den Namen physiologische Osteomalazie eingeführt. Unter 57 Fällen von Gravidität und Puerperium waren 34 negativ, 23 positiv mit verschiedenen Abstufungen, nur 6 als hochgradig zu bezeichnen (HANAUs Schüler WILD). Ich habe (s. GROSSER) unter 7 untersuchten Fällen 5mal den Zustand gefunden, darunter befand sich eine Frau, bei der die Schwangerschaft nur bis zum 3. Monat gelangt war. In HANAU-WILDs Material betreffen die hochgradigsten Fälle auch solche aus dem 6., 7.—8. Schwangerschaftsmonat, andererseits die geringgradigen und negativen auch solche aus dem Ende der Schwangerschaft. Sitz der Veränderungen sind Becken, Lendenwirbel, Rippen, Sternum und Schädeldach; Röhrenknochen wurden nicht untersucht. Die Säume finden sich subperiostal, in den Markräumen und HAVERSschen Kanälen und auch als Auskleidung perforierender Kanäle und ihre Dicke und Ausdehnung steht in den „hochgradigen" Fällen hinter derjenigen der „leichten" Fälle bei echter Osteomalazie nicht zurück (WILD). HANAU legt Gewicht darauf, daß ihr Vorkommen und der Grad ihrer Ausbildung mit dem Vorhandensein und der Dicke eines unverkalkten puerperalen Osteophyts an der Innenfläche des Schädeldachs Hand in Hand geht; dabei stand die kalklose Auskleidung der Knochenkanäle, welche sich an dieser öffnen, mit der Auflagerung auf ihr in ununterbrochenem Zusammenhang. In den von mir und Grosser untersuchten Fällen war das Schädelosteophyt nicht regelmäßig vorhanden.

Hanau will selbst nicht entscheiden, ob es sich bei dieser „physiologischen Osteomalazie" noch um einen normalen Zustand handelt, schließt aber aus der engen Verbindung mit dem sicher neugebildeten und weichgebliebenen Osteophyt des Schädels, daß die osteoiden Säume als neugebildet und kalklos geblieben zu betrachten sind. Die hauptsächlichste Bedeutung maß er dem Umstande bei, daß er, wie auch sein Schüler Bertschinger, in diesem kalklos apponierten Gewebe reichliche Gitterfiguren nachweisen konnte; er schloß daraus, daß diese nicht als Zeichen der Kalkberaubung aufgefaßt werden können. v. Recklinghausen (2) hat in diesem Befund das sichere Zeichen dafür gesehen, daß auch bei dieser „physiologischen Osteomalazie" der neugebildete Knochen nicht nur unvollkommen ist bezüglich des mangelnden Kalkgehalts, sondern auch bezüglich des organischen Gewebes, welches in regressiver Veränderung begriffen ist, und daß deshalb eine Gleichstellung mit der echten Osteomalazie ihre Berechtigung hat. Die Zulässigkeit der Bezeichnung „physiologische Osteomalazie" wird aber damit ganz zweifelhaft. Vielmehr geht aus den ganzen Befunden nur hervor, daß bei der Schwangerschaft häufiger, als es klinisch und grobanatomisch bemerkbar ist, ein minderwertiger Knochen in den normalen Grenzen oder im Übermaß angebaut wird, der nicht verkalkt und zur Wiederauflösung geneigt ist. Dagegen läßt sich daraus nicht der Schluß ziehen, daß der echten Osteomalazie nur eine mangelhafte Kalkablagerung zugrunde liegt.

l) Osteomalazie bei Tieren.

Die zur Erweichung führenden Knochenkrankheiten der Tiere sind bis in die letzten Jahre hinein ganz allgemein als Rhachitis und Osteomalazie bezeichnet oder, wenn besondere Namen dafür in Gebrauch sind, wenigstens als solche aufgefaßt worden. Durch Christellers umfassende Untersuchungen hat sich gezeigt, daß ein großer Teil derselben der Ostitis fibrosa zuzurechnen ist, die bei den verschiedensten Tierarten vorkommt. Es läßt sich zur Zeit noch nicht übersehen, wieviel von echter Rhachitis und Osteomalazie noch übrig bleibt. Für die Rhachitis ist dies schon besprochen. Für die Osteomalazie in dem der menschlichen Osteomalazie entsprechenden Sinne läßt es sich noch weniger sagen. Heute darf die Diagnose nur gestellt werden auf Grund genauer mikroskopischer Untersuchung, denn das klinische Bild kann ebensowohl der Ostitis fibrosa, als der Osteomalazie entspringen. Gewisse Veränderungen, z. B. die Tumorbildung an den Kiefern, welche zum Schnüffelsymptom führt, geben mit ziemlicher Sicherheit den Hinweis auf Ostitis fibrosa, aber positive Erscheinungen, welche nur der Osteomalazie zugehören und nicht ebensowohl der Ostitis fibrosa, gibt es nicht. Schafe sollen nicht an Osteomalazie erkranken (Hörner), dagegen an Ziegen, Pferden, Schweinen und auch an Tauben die Krankheit vorkommen; indessen ist für keine dieser Tiergattungen durch Erfüllung der genannten diagnostischen Voraussetzungen der sichere Beweis erbracht. Die „Knochenweiche" der Rinder tritt nach Hennig bei Milchkühen 6—8 Wochen nach dem Kalben ein und heilt oder bessert sich dann bis nach dem nächsten Wurf. Erkrankt sind dabei Becken, Rippen, Schulterblatt, Unterarm, der Knochen wird leichter, der Aschegehalt nimmt ab, die leimgebende Substanz steigt, mikroskopisch fand Hennig breite Karminzonen.

Nach HÖRNER tritt die Erkrankung beim Rindvieh epidemisch besonders in trockenen Jahrgängen und nach Mißernten in solchen Gegenden, wo sie stationär ist, auf. Neben dem Einfluß der Trächtigkeit und der Laktation, welcher unverkennbar ist, legt HÖRNER, wie auch ROLOFF doch das Hauptgewicht auf die Nahrung. v. RECKLINGHAUSEN hat durch die mikroskopische Untersuchung von Knochen einer 8 jährigen Kuh Osteomalazie festgestellt; weitere Angaben über das histologische Verhalten der erweichten Knochen beim Rind sind aber nicht vorhanden; es darf also wohl das Vorkommen einer echten Osteomalazie bei demselben angenommen werden, über die Häufigkeit läßt sich aber kein Urteil fällen.

An Affen hat CHRISTELLER echte Osteomalazie bei den Krallenäffchen festgestellt, von denen fast alle in der Gefangenschaft gehaltenen Exemplare erkranken.

m) Chemische Zusammensetzung der Knochen und Stoffwechsel bei Osteomalazie.

Die Änderungen in der chemischen Zusammensetzung betreffen zunächst das Mengenverhältnis zwischen organischen und anorganischen Bestandteilen. Der Gehalt an Knochenerde ist beträchtlich herabgesetzt, nach G. WELLS von $56-60\%$ normal auf $20-40\%$. Genauere Bestimmungen hat M. LEVY am Femur in einem Fall mittlerer Schwere vorgenommen: In der Knochenrinde blieb der phosphorsaure Kalk um $29{,}134\%$, der kohlensaure Kalk um $3{,}196\%$ gegen die Norm zurück, in der Spongiosa war der Verlust noch größer entsprechend der Ausbreitung der Veränderung vom Mark nach dem Periost zu, wie es auch die anatomische Untersuchung lehrt. Aus der Untersuchung M. LEVYs ergibt sich ferner, daß das Verhältnis von Phosphorsäure und Kalzium das gleiche geblieben ist, wie im normalen Knochen, ebenso dasjenige von Phosphorsäure und Kohlensäure; es scheint also, daß, wenn eine Auflösung der Knochensalze geschieht, dieselben als Karbonat - Phosphat - Moleküle entfernt werden.

Alte Untersuchungen von HUPPERT haben neben der Abnahme des Kalziumgehalts in der Knochenasche auch eine Vermehrung des Magnesiums gegen die Norm ergeben. Nach CAPPEZZUOLI ist die Verringerung des Kalziums in der Knochenasche stärker, als diejenige des Magnesiums. Später hat Mc CRUDDEN (2) bei der chemischen Analyse von Knochen in einem Falle von menschlicher Osteomalazie im Adoleszentenalter eine starke Verminderung des CaO ($15{,}44\%$ gegen $28{,}85\%$ des normalen Vergleichsobjektes) und der P_2O_5 ($12{,}01\%$ gegen $19{,}55\%$), dagegen eine beträchtliche Zunahme des MgO ($0{,}75\%$ gegen $0{,}14\%$) und des S ($0{,}55\%$ gegen $0{,}14\%$) festgestellt.

Ganz ähnlich lagen die Verhältnisse in der Rippe eines osteomalazischen Affen [Mc CRUDDEN (2)]; da aber über die mikroskopische Untersuchung der Knochen bei diesem nichts mitgeteilt ist, bleibt die Ungewißheit bestehen, ob es sich dabei um echte Osteomalazie und nicht um Ostitis fibrosa gehandelt hat (s. Abschnitt über Osteomalazie bei Tieren).

Diese Tatsachen stimmen vollkommen zu dem, was GOLDTHWAIT, PAINTER, OSGOON und Mc CRUDDEN über vermehrte MgO- und S-Retention bei den Stoffwechseluntersuchungen in einem weiteren Falle von menschlicher Osteomalazie gefunden haben.

M. LEVY legt seiner genannten Beobachtung deshalb Bedeutung bei, weil sie seiner Meinung nach die Annahme einer Entkalkung durch eine Säure widerlegt; denn freie Säure im Kochen müßte die CO_2 eher austreiben, als die P_2O_5. Er wies diesen Vorgang auch tatsächlich am normalen Ochsenknochen, den er in möglichst verteiltem Zustand in verdünnte Milchsäure einlegte, nach. Es geht dabei weniger P_2O_5 in Lösung, als der gelösten CaO-Menge entspricht, ferner mehr Karbonat, als Phosphat. LIESEGANG hat aber gezeigt, daß ein

Knochenstück, welches ohne Verkleinerung in seiner natürlichen Form der Säurebehandlung unterworfen wird, sich anders verhält, als in M. Levys Versuch, und die in seinem Gewebe zurückbleibenden Salze das gleiche gegenseitige Verhältnis bewahren, wie im normalen Knochen. Eine Widerlegung der Säuretheorie überhaupt durch Levys Befunde ist also nicht anzuerkennen.

Eine große Rolle in der Geschichte der Osteomalazie, eben wegen der Frage der Kalkauflösung im lebenden Knochengewebe hat das Vorhandensein der Milchsäure gespielt. Carl Schmidts Nachweis derselben im Knochenmark gab den Anlaß zu vielen weiteren Untersuchungen. C. Schmidt fand sie im sauer reagierenden klaren Inhalt von Zysten im Knochen. Es muß nach unseren heutigen Kenntnissen fraglich erscheinen, ob der Fall wirklich Osteomalazie und nicht Ostitis fibrosa war; bei anderen Fällen (C. O. Weber, Mörs und Muck, Steiner u. a.) fällt dieser Zweifel weg. C. O. Weber ermittelte bei Mengenbestimmung im Knochenbrei recht hohe Milchsäurewerte. Aber, wie sich bald zeigte, ist ihr Vorkommen nicht beständig (Virchow, Huppert). Vor allem erfüllt die Methode der älteren Forscher nicht die Anforderungen, welche sich später als unerläßlich für den Nachweis des Vorhandenseins der Milchsäure im lebenden Körper ergeben haben. Ebenso sind die positiven Milchsäurebefunde im Harn Osteomalazischer durch zahlreiche negative aufgewogen worden. Auch die Verfütterung reichlicher Milchsäure auf einen Hund durch Heiss hatte keinen Einfluß auf das Skelet (s. Abschnitt über experimentelle Osteomalazie). So hat die neuere Forschung der Milchsäure für das Zustandekommen der Osteomalazie keine Bedeutung mehr zuerkannt. Die früheren Angaben über Abnahme der Alkalizität des Blutes bei der Osteomalazie, welche rein theoretisch betrachtet vielen Zweifeln begegnet sind, sind durch die negativen Ergebnisse mit den verbesserten Methoden späterer Jahre ebenfalls bedeutungslos geworden (Goldthwait, Painter, Osgoon, Mc Crudden). Über den Zustand der organischen Substanz des Knochengewebes nach Entziehung der Mineralsalze liegen fast gar keine Untersuchungen vor abgesehen von den oben angeführten, den Schwefelgehalt betreffenden Mc Cruddens. Ich finde nur bei M. Levy eine Angabe darüber, daß dieselbe in seinem Falle aus Leim bestand, der alle die bekannten Reaktionen gab, und nur geringe Spuren von Eiweiß vorhanden waren, welche wohl von den Gefäßen herzuleiten sind.

Die Stoffwechseluntersuchungen, welche bei Osteomalazischen vorgenommen worden sind, betreffen den CaO-, P-, MgO-, zum Teil auch den S- und N-Stoffwechsel. Auffallend verschieden sind sie in bezug auf die Ca-Bilanzen ausgefallen. Während manche eine geringe CaO-Retention ergaben (Neumann, Fall 2, Odermatt, Fall 6), boten andere das Bild eines großartigen CaO-Verlustes dar (Limbeck, Neumann, Hotz u. a.). Die Fälle mit negativer Bilanz betrafen zum Teil auch Frauen, deren Krankheit in Heilung begriffen war. Einige der eingehendsten Untersuchungen sollen hier angeführt werden:

Goldthwait, Painter, Osgoon, Mc Crudden: Mittelschwerer Fall, mehrere Jahre bestehend. Reichliche gemischte Kost.

I. 8 tägige Versuchsdauer; Werte in Gramm auf 1 Tag berechnet.

	CaO	MgO	P_2O_5	S	N
In Nahrung aufgenommen . . .	0,570 g	0,275 g	1,506 g	0,894 g	8,64 g
Ausgeschieden . . .	0,707 g (Darm 0,225) Niere 0,482)	0,252 g	1,546 g	0,335 g	7,88 g
Retiniert	—	0,023 g	—	0,559 g	0,76 g
Verloren	0,137 g	—	0,040 g	—	—

II. Derselbe Fall nach Kastration bei wesentlicher Besserung des Gesamtzustandes; 14 tägige Versuchsdauer.

	CaO	MgO	P_2O_5	S	N
In Nahrung aufgenommen . . .	0,715 g	—	—	0,753 g	9,0 g
Ausgeschieden . . .	0,514 g (Darm 0,130 Niere 0,385)	—	—	0,346 g	7,45 g
Retiniert	0,201 g	—	—	0,407 g	1,55 g
Verloren	—	—	—	—	—

ODERMATT, Fall 5. 64 jährige Frau; Krankheit seit 4 Jahren, ziemlich schwer, fortschreitend. Gesamtmenge in 30 Tagen:

	CaO	MgO	P_2O_5
In Nahrung aufgenommen	33,94 g	2,35 g	46,40 g
Ausgeschieden	81,05 g	1,88 g	40,87 g
Retiniert.	—	0,47 g	5,53 g
Verloren	47,11 g	—	—

ODERMATT, Fall 6. 35 jährige Frau; nicht puerperale, ziemlich schwere, aber unter Ovarialtabletten sich besssernde Osteomalazie. Gesamtmenge in 30 Tagen:

	CaO	MgO	P_2O_5
In Nahrung aufgenommen	45,555 g	2,157 g	33,090 g
Ausgeschieden	38,358 g	1,634 g	33,515 g
Retiniert.	7,197 g	0,523 g	—
Verloren	—	—	0,425 g

Die Fälle mit chemisch nachgewiesenem Kalkverlust sind insofern lehrreich, als sie zeigen, daß die Kalkarmut des Skelets nicht allein aus dem Kalklosbleiben des neuangelagerten Knochengewebes erklärt werden kann, sondern ein gesteigerter Kalkabbau vor sich geht, mag derselbe durch vermehrte lakunäre Resorption oder Halisterese zustande kommen. Gesunde trächtige und nicht trächtige Tiere schränken bei mangelhafter Kalkfütterung ihre Kalkabgabe wohl etwas ein, scheiden aber doch dauernd mehr aus, als sie aufnehmen (s. Abschnitt über experimentelle Osteomalazie). Bei den angeführten Osteomalaziekranken war die Kalkzufuhr mit der Nahrung dagegen eine ausreichende. Für diejenigen Fälle, in welchen Ca-Retention vorlag, ist damit zu rechnen, daß die Krankenhauspflege Einfluß darauf gehabt hat, denn Mitteilungen von SAUERBRUCH, HOTZ u. a. lassen erkennen, daß der Umschlag von der negativen zur positiven Bilanz außerordentlich schnell vor sich gehen kann; ferner ist nicht auszuschließen, daß der Kalk in gelöstem Zustand in die Weichteile aufgenommen wird, wie es ja auch bei der Rhachitis geschieht; um große Mengen könnte es sich dabei allerdings nicht handeln.

Die Phosphorbilanzen lassen keinen Schluß darauf zu, in welchem Maße an der Retention oder der vermehrten Ausscheidung die Phosphate der Knochen und der organisch gebundene Phosphor der Körpergewebe beteiligt ist. Die Mehrzahl derselben (7 von 10) war bei Osteomalazischen positiv, auch in schweren

Fällen (z. B. in Neumanns Fall 2 + 4,09 innerhalb 5 Tagen, dagegen in dem ebenfalls schweren Fall 3 — 11,54). Morawitz hebt hervor, daß zwischen den Ca- und P- (und auch Mg-) Bilanzen kein Parallelismus besteht und bei Ca-Verlust P-Retention vorhanden sein kann.

In dem angeführten Fall von Goldthwait und einigen ähnlichen [Neumann (1), Zuntz u. a.] trat nach der Kastration ein Umschlag der negativen zur positiven CaO-Bilanz ein. Gleiches geschah in Sauerbruchs Fall von juveniler Osteomalazie (8jähr. Knabe) unter dem Einfluß der Phosphor-behandlung.

In Hotz' Fall I stieg ebenfalls bei Phosphortherapie die Kalkretention, welche durch den Spitalaufenthalt, mit Besserung verbunden, schon eingetreten war, von täglich 0,0602 g auf 0,2070 g, nach Aussetzen der Behandlung aber gingen innerhalb 10 Tagen wieder täglich 0,52 g CaO verloren.

Ein sehr bemerkenswertes Ergebnis liegt in der oben wiedergegebenen Untersuchung von Goldthwait, Painter, Osgoon und Mc Crudden, welchen auch Abderhalden große Bedeutung beimißt. Dieselben erstreckten ihre Bestimmungen über die Menge des täglich Aufgenommenen und Ausgeschiedenen auch auf Magnesium, Schwefel und Stickstoff, und zwar vor und nach der Kastration. Sie fanden während der floriden Krankheit außer der negativen CaO- und P_2O_5-Bilanz eine ungewöhnlich hohe Retention von MgO, ganz besonders aber von S und auch von N und schließen daraus, daß neben der Kalk-beraubung des Skelets eine Magnesiumablagerung in demselben stattfindet und außerdem ein Ansatz neuen organischen, kalkarmen Gewebes, welches seiner chemischen Zusammensetzung nach pathologisch ist.

n) Experimentelle Osteomalazie.

Die Versuche, beim Tier künstlich Osteomalazie zu erzeugen, gehen zum Teil, ähnlich wie bei der Rhachitis, von der Frage aus, ob durch eine mangel-hafte Kalkzufuhr mit der Nahrung oder durch eine Auflösung der Knochensalze mittels sauren Futters ein Erfolg erzielt werden kann.

Man weiß aus den Untersuchungen von Forster und Fr. Müller, welche ohne Beziehung zum Osteomalazieproblem an Hunden vorgenommen wurden, daß bei kalkarmer Ernährung der Körper mehr CaO verliert, als er aufnimmt; die Mehrausscheidung wurde (von Forster) vom Skelet hergeleitet, aber nicht festgestellt, in welcher Form der Kalk in demselben abgebaut wird, ob er aus dem organischen Gewebe gelöst wird oder mit demselben verloren geht.

Forster berechnete folgendes: In dem 26tägigen Versuch wurden
  2,29 g CaO aufgenommen,
  15,50 g CaO ausgeschieden.
Nach der CaO-Bestimmung in Muskel- und Blutasche des Tieres war anzunehmen, daß diese um 1,13 g an CaO verarmt waren, der übrige Kalkverlust von 13,57 g muß auf die Knochen bezogen werden. Diesen 13,57 g CaO entsprechen im Knochen 16,06 g P_2O_5; verloren wurden im Versuch 17,3 g P_2O_5.

Fr. Müllers Analysen ergeben die für die Osteomalaziefrage wichtige Tatsache, daß die Mehrausscheidung von CaO bei Fleischnahrung mit zunehmender Kalkverarmung wohl, solange der Versuch fortgesetzt wurde, beträchtlich blieb, sich aber doch von Tag zu Tag verringerte: Bei täglicher Aufnahme von 0,088 g CaO betrug die tägliche Ausscheidung durch den Kot (die durch den Harn wurde nicht bestimmt) am 1. Tag 0,497, am 6. Tag 0,201 g. Ein CaO-Gleichgewicht wurde also nicht hergestellt; andererseits ist doch die Menge des ausgeschiedenen CaO nicht eine feststehende Größe. Ein fast vollkommenes CaO-Gleichgewicht konnte E. Heiss bei einem Hunde mit Fleisch- und Specknahrung herstellen auf täglich 0,0447 g CaO-Aufnahme und 0,0445 g Abgabe durch Kot und Harn.

H. Stilling und v. Mering und Dibbelt (1, 2) knüpfen mit ihren Ver-suchen an die puerperale Osteomalazie an und gehen von dem Gedanken aus, daß der für den Aufbau des fetalen Skelets und die Milchbildung erforderliche

Kalk den mütterlichen Knochen entzogen wird, wenn die Zufuhr durch die Nahrung ungenügend ist. Es sind insgesamt nur 3 Versuche durchgeführt, STILLING und v. MERING beschränkten sich auf die mikroskopische Untersuchung, DIBBELT nahm auch Mengenbestimmungen vor.

Die Nahrung, welche STILLING und v. MERING gaben, bestand aus ausgekochtem und ausgepreßtem Pferdefleisch, etwas Fett und destilliertem Wasser, sie war also auch abgesehen vom geringen Kalkgehalt nach Menge und Art ungenügend. DIBBELT suchte die Minderwertigkeit der Nahrung auf den CaO-Gehalt zu beschränken, sie war so beschaffen, daß sie dem CaO-Bedarf des Körpers unter gewöhnlichen Verhältnissen genügte, aber bei den gesteigerten Ansprüchen der Trächtigkeits- und Stillperiode nicht.

Sowohl durch die Versuche von STILLING-v. MERING, als die von DIBBELT ist sichergestellt, daß eine sehr kalkarme Nahrung beim trächtigen Tier das Skelet desselben schwer schädigt. DIBBELT zeigte, daß dabei dasjenige der Feten nicht betroffen wird, wenigstens nicht, was die Beschaffenheit des Gewebes angeht. An den Knochen des Muttertieres entstanden in STILLING-v. MERINGs Fall, ohne daß klinische Erscheinungen vorhanden waren, kräftige Resorption durch HOWSHIPsche Lakunen und perforierende Kanäle und breite osteoide Zonen und DIBBELT erklärt dieses Ergebnis für übereinstimmend mit demjenigen seiner eigenen Versuche. Die Gleichstellung mit der menschlichen Osteomalazie scheint mir aber ganz zweifelhaft zu sein. Das Wesentliche ist offenbar die Osteoporose und die kalklosen Säume brauchen nicht mehr zu sein, als diejenige Knochensubstanz, welche physiologisch in dem betreffenden Zeitabschnitt angelagert wurde, aber wegen der mangelnden Kalkzufuhr nicht fest werden konnte. Man wird dabei an die Untersuchungen von LUBARSCH über die Veränderungen der Knochen beim Hungern überhaupt erinnert; die Gleichstellung mit der menschlichen Osteomalazie ist dadurch allein nicht erwiesen, über das Vorhandensein der qualitativen Veränderungen des Knochengewebes, vor allem die Thrypsis, welche dieselbe charakterisieren, müßten neue Untersuchungen Aufschluß geben. Bezüglich des Kalkstoffwechsels aber hat DIBBELT in seinem Versuch Verhältnisse festgestellt, welche mit der Voraussetzung der Kalkverarmung des mütterlichen Skelets zugunsten des Fetus und der Milch gar nicht im Einklang stehen. Das Muttertier hat nämlich in der 205tägigen Versuchsperiode mit der Nahrung 3,794 g CaO aufgenommen und 20,895 g abgegeben. Von diesen 20,895 g aber sind nur 4,565 g auf die Skeletbildung der Jungen und schätzungsweise 3,570 g auf die Milchbildung verwendet worden, der Hauptteil in der Höhe von 16,554 g hat den Körper durch den Kot verlassen (der Harnkalk ist nicht festgestellt worden).

Dabei war der CaO-Gehalt der Milch, verglichen mit BUNGEs Normalzahl auf mehr als die Hälfte herabgesetzt.

Der Versuch, ob Säurefütterung auf das lebende Skelet kalklösend wirkt, ist mehrfach für Rhachitis und Osteomalazie gemeinsam gemacht, ein einigermaßen klarer Erfolg aber nicht erzielt worden. HEITZMANN hat geglaubt, durch subkutane Einspritzung und Verfütterung von Milchsäure bei Fleischfressern erst Rhachitis, später Osteomalazie hervorgerufen zu haben. Aber einerseits sind die Versuchsbedingungen nicht rein gewesen, denn die Nahrung wurde zugleich kalkarm gewählt, andererseits sind die Nachprüfungen durch ROLOFF und durch HEISS vollkommen erfolglos verlaufen, die genaue anatomische Untersuchung des Skelets in HEISS Falle nach der 251tägigen Säurefütterung hat durchaus normale Verhältnisse ergeben.

HEITZMANN gibt an, bei Fleischfressern schon in der zweiten Woche Rhachitis in Form von Schwellung an Epiphysen- und Rippenknorpeln erhalten zu haben, zu der in der 5. Woche Verkrümmung der Knochen kam. Bei längerer Fortführung der Versuche sollen diese Veränderungen zurückgegangen, dann aber im 4. und 5. Monat die Knochen weich und biegsam geworden sein und das Aussehen Osteomalazischer angenommen haben. Von Pflanzenfressern sind zwei Kaninchen ebenso behandelt worden ohne deutlichen Erfolg

an den Knochen, ein Eichhörnchen soll im Laufe von 13 Monaten ausgesprochen osteomalazisch geworden sein.

Heiss hat einem ausgewachsenen Hund große Mengen Milchsäure mit dem Futter
beigebracht und Bollinger am Ende des Versuchs die Knochen makroskopisch und mikroskopisch als normal erklärt. Die während der 251 Tage mit der Nahrung aufgenommene
CaO-Menge betrug 13,77 g, die im Harn und Kot ausgeschiedene 13,72 g. Von der ver-
fütterten Milchsäure war im Harn nichts nachzuweisen, sie war im Körper abgebaut worden.

Auf Grund der Tatsachen, welche man über das Schicksal der eingeführten
organischen Säuren im Organismus kennt, hält es Heiss nicht für denkbar,
daß durch sie eine saure Reaktion in Blut oder Geweben hervorgerufen wird.

Der Gedanke an eine infektiöse Natur der Osteomalazie ist schon
früher wiederholt, aber ohne tiefere Begründung geäußert worden. Petrone
hat in 2 Fällen einen nitrifizierenden Mikroorganismus gezüchtet, dem er die
Fähigkeit, den Knochen zu lösen, zuschrieb. Erst durch Morpurgo ist die
Frage systematisch experimentell an Ratten bearbeitet worden. Durch Über-
impfung eines, aus einer spontanen Stallepidemie von Knochenerweichung
gezüchteten Diplokokkus erzielte er bei einer hohen Prozentzahl der infizierten
weißen Ratten die gleiche Krankheit, an grauen Ratten, Mäusen, Kaninchen
und Meerschweinchen dagegen war die Impfung erfolglos. Anfangs hat Morpurgo die Knochenerkrankung als eine zwischen Osteomyelitis und Ostitis
fibrosa stehende, später als Osteomalazie bezeichnet; nach seinen histologischen
Untersuchungen ist letzteres durchaus anzuerkennen. Bei der Besprechung
der experimentellen Rhachitis wurde bereits auf diese Untersuchungen ausführlich eingegangen, weil Morpurgo bei wachsenden Tieren mit denselben
Kokken Rhachitis hervorgebracht hat. Bezüglich der Bewertung der Ergebnisse muß auf das dort Gesagte verwiesen werden. Daß es sich hier um eine
infektiöse Form der Osteomalazie handelt, läßt sich nicht bestreiten, andererseits werden sich diese Befunde Morpurgos nicht für die gewöhnliche menschliche Osteomalazie verallgemeinern lassen.

o) Das Verhalten der innersekretorischen Organe.

Eierstöcke. Die Erfolge der Kastration sind verschieden beurteilt worden.
Die Frage war die, ob ihnen der Wegfall des Ovarialeinflusses auf den Körper
zugrunde liegt oder die Sterilisation, d. h. das Ausbleiben weiterer Schwangerschaften. Breus und Kolisko vertreten die letztere Ansicht unter Hinweis
darauf, daß die puerperale Osteomalazie auch ohne Kastration ausheilt, wenn
keine neue Schwangerschaft erfolgt. Fehlings Annahme, daß die Ovarialfunktion
als solche das Bestimmende ist, hat durch zwei Arten von Beobachtungen
an Wahrscheinlichkeit gewonnen. Einerseits werden auch Nullipare durch die
Entfernung der Eierstöcke von der Osteomalazie geheilt oder gebessert (Bucura,
Fall 8, u. a.); andererseits sind Fälle bekannt geworden, in denen durch Kastration die Schwangerschaft nicht unterbrochen wurde und trotzdem die Osteomalazie heilte.

Bei der Patientin von Cramer (1) wurde die Entfernung der Eierstöcke in der 7. Schwanger-
schaftswoche vorgenommen, als eine schon im vorhergehenden Puerperium aufgetretene
Osteomalazie eine starke Steigerung erfahren hatte; nach weiteren 3 Wochen war die
Frau geheilt und trug das Kind aus.

Eine von Seitz (S. 427) angeführte Beobachtung von Pankow spricht auch zugunsten
der Ovarien: Einer osteomalazischen Frau wurden die herausgenommenen Eierstöcke sofort
wieder eingepflanzt;; die Osteomalazie besserte sich deutlich, begann aber nach 3 Monaten
von neuem und wurde erst durch die Entfernung der überpflanzten Ovarien endgültig
geheilt.

Über die Wirkungsweise der Eierstöcke auf den Kalkgehalt des Skelets sind
im Lauf der Jahre verschiedene Meinungen geäußert worden, welche hier nicht im
einzelnen wiedergegeben werden können. Fast allgemein wird sie schließlich

auf ihre innersekretorische Funktion bezogen, und zwar auf eine Steigerung oder eine qualitative Veränderung derselben. Ob sie aber auf den Stoffwechsel oder auf das Gewebe wirken, darüber fehlen alle Anhaltspunkte. Es muß auch hervorgehoben werden, daß die mikroskopischen Untersuchungen der Eierstöcke bei osteomalazischen Frauen keine anatomische Grundlage, welche als Ursache oder auch nur als Ausdruck dieser Funktionsstörung gelten könnte, zutage gefördert hat (Bucura u. a.), wenn auch Ogata eine Vermehrung der Follikelzahl bei Osteomalazie beschrieben hat. Das Augenmerk hat sich dabei auf diejenigen Gewebsteile gerichtet, welche vielfach als Träger der inneren Sekretion gelten, soweit dieselbe auf den Gesamtkörper wirkt, die sogenannte interstitielle Eierstocksdrüse. Von mehreren Seiten (Wallart, R. Stern u. a.) ist angegeben worden, daß dieselbe in den Ovarien osteomalazischer Frauen auch außerhalb der Schwangerschaft besonders stark entwickelt wäre. Indessen ist die Abgrenzung dieser interstitiellen Drüse beim Menschen recht unsicher und maßgebende Forscher lehnen ihr Dasein ganz ab. Die Hormonbildung liegt nach Zondeck und Aschheim in den Thekazellen der Follikel, und zwar sollen hier alle hormonale Funktionen, welche an eine einzige Substanz gebunden sind, ihren Ursprung haben. Die Menge dieses hormonbildenden Gewebes abzuschätzen, ist wohl sehr schwer.

Wenn man die Bedeutung der Eierstöcke, oder wie man mit Rücksicht auf die männliche Osteomalazie allgemeiner sagen sollte, der Keimdrüsen richtig beurteilen will, darf man nicht übersehen, daß die Krankheit auch bei Frauen jenseits des Klimakterium vorkommt und daß bei dem nahen Verhältnis der Rhachitis zur Osteomalazie bezüglich der Vorgänge am Knochengewebe und dem Übergang der Rhachitis tarda in die Osteomalazie für diese nicht eine Entstehungsweise angenommen werden kann, deren Anwendung auf die Rhachitis von vornherein ausgeschlossen ist. Als einzig maßgebenden Faktor wird man danach die Hyper- oder Dysfunktion der Ovarien nicht ansprechen dürfen.

Klinische Beobachter haben in den letzten Jahren immer mehr Symptome angeführt, welche auf die Mitbeteiligung anderer innersekretorischer Organe hinweisen und die Osteomalazie auf eine pluriglanduläre endokrine Erkrankung zurückgeführt (Curschmann, Naegeli, Biedl, Aschner u. a.). Allerdings sind an den betreffenden Drüsen anatomische Veränderungen nur in geringem Umfange nachweisbar.

Die größte Bedeutung unter den innersekretorischen Organen kommt der Schilddrüse zu. Hönnicke hat als erster die engen Beziehungen derselben zur Osteomalazie festgestellt, die sich darin äußern, daß die geographische Verbreitung von Struma und Osteomalazie die gleiche ist, daß eine ganze Reihe von klinischen Symptomen der letzteren nicht aus der Erkrankung des Skelets zu erklären, sondern thyreogenen Ursprungs sind, daß häufig Strumen bei Osteomalazischen bestehen und in einzelnen Fällen das volle klinische und anatomische Bild der Basedowschen Krankheit neben der Osteomalazie vorhanden ist. Der erste Sektionsfall der letztgenannten Art war der von v. Recklinghausen (1) (Fall 12) mitgeteilte (23jähr. Nullipara). Hönnicke selbst beobachtete einen bei einem 47jähr. Mann. Beide Male war der M. Basedowii klinisch die Haupterscheinung, die Osteomalazie aber ebenfalls vollentwickelt. Klinische Fälle gleicher Art sind in größerer Zahl bekannt und gewöhnlich als Komplikation der Basedowkrankheit durch Erweichung des Skelets dargestellt worden, und Revillard spricht von einer „zum Bilde des Thyreoidismus gehörigen Osteomalazie". Aber ebenso sind umgekehrt bei Osteomalaziekranken, auch in Fällen puerperalen Ursprungs, Basedowsymptome in mehr oder weniger großer Vollständigkeit festgestellt worden. H. Curschmann macht darauf aufmerksam, daß bei nichtpuerperaler Osteomalazie diese

Erscheinungen des Hyperthyreoidismus auch im höheren Lebensalter, im 6. und sogar 8. Lebensjahrzehnt vorkommen, wo der M. Basedow allein sehr selten beobachtet wird.

HÖNNICKE hält die Schilddrüsenerkrankung für den Ausgangspunkt der Osteomalazie und sieht die Bedeutung der Ovarien darin, daß dieselben physiologisch die Phosphorsäureausscheidung beeinflussen, wie die Schilddrüse, und so verschlimmernd auf den durch die Erkrankung der letzteren veranlaßten Phosphorsäureverlust wirken; nur dieser Teil würde durch die Kastration beeinflußt. In den Fällen von Osteomalazie mit Basedowsymptomen stellt CURSCHMANN alle Zeichen des Sympathikotonus fest, während nach ASCHNER sich der Einfluß der Eierstöcke mehr als vagotonisierender darstellt; auch im Blutbild macht sich dies geltend. NAEGELI fand in Fällen, welche er für ovariell bedingt ansieht, Eosinophilie, die vagotonisch ist, CURSCHMANN in denjenigen mit thyreogenen Erscheinungen die sympathikotonische Lymphozytose. Bei den Patienten mit dem thyreogen bedingten sympathikotonischen Symptomenkomplex der Osteomalazie fand CURSCHMANN keine Erfolge der Adrenalinbehandlung, mit welcher in den Fällen mit dem Bilde der Vagotonie ovariellen Ursprungs günstige Ergebnisse erzielt worden sein sollen.

In noch anderen Fällen erscheinen im klinischen Bild der Knochenerweichung nicht hyper-, sondern hypothyreotische Symptome, vor allem Myxödem.

Abgesehen davon, daß zuweilen bei puerperaler Knochenerweichung Tetanie vorkommt, ist dem Verhalten der Epithelkörperchen bei Osteomalazie mit Rücksicht auf ihre Beziehung zum Kalkstoffwechsel dieselbe Beachtung zu Teil geworden, wie bei Rhachitis. Es offenbart sich dabei derselbe Gegensatz, wie bei der letzteren. Nach der mangelhaften Kalkablagerung im Gewebe und der Tetanie müßte man auf eine Insuffizienz der Epithelkörperchen schließen, und doch hat die anatomische Untersuchung gewöhnlich eine Vergrößerung derselben aufgedeckt. ERDHEIM, von dem die ersten Untersuchungen darüber ausgehen, fand in 5 von 6 Fällen die Epithelkörperchen hyperplastisch, teils nur mikroskopisch in Form multipler junger Zellwucherungen, teils unter gleichzeitiger (1mal sehr starker) Größenzunahme eines oder mehrerer derselben, in einem Fall normale Verhältnisse. Im wesentlichen gleiche Ergebnisse hatten andere Untersucher [SCHMORL (1), STRADA, MARESCH, BAUER, STRAUCH u. a.]; die einzelnen Epithelkörperchen boten mehrmals direkt das Bild von Geschwülsten adenomatöser Natur. Die Deutung der Befunde, welche ERDHEIM gegeben hat und welche sich mit der auf die Rhachitis bezüglichen deckt, ist bisher allgemein angenommen worden. Man kann in der Hyperplasie von Epithelkörperchensubstanz nicht die Ursache der Osteomalazie erblicken, sondern die Vergrößerung ist eine Art Arbeitshypertrophie und Ausdruck einer gesteigerten Inanspruchnahme durch den Organismus.

Die vielfach erörterte Beziehung der Nebennieren zur Osteomalazie ist nicht anatomisch begründet, sondern knüpft lediglich an die Wirkung des Adrenalins auf den Krankheitsverlauf an. Irgendwie regelmäßige Veränderungen der Nebennieren bei den Sektionen Osteomalazischer sind nicht beobachtet worden. BOSSI (1) hat zuerst Adrenalineinspritzungen vorgenommen und dadurch die Beschwerden gebessert, auch viele andere Forscher (s. bei ASCHNER) haben günstige Erfolge gesehen.

CRISTOFOLETTI hat 1911 46 mit Adrenalin behandelte Fälle von Osteomalazie zusammengestellt, von denen nur 11 der puerperalen Form angehörten, mit 24% Heilung, 35% Besserung, 41% Nichtheilung; bei den Schwangerschaftsfällen war die Wirkung günstiger als bei den nichtpuerperalen, die Heilung erfolgte in 45%.

Eine spezifische Wirkung kann man darin kaum sehen; die Hauptbedeutung liegt wohl in der Besserung der subjektiven Beschwerden. Aber die Kastration ist der Adrenalinbehandlung weit überlegen. Auffallend ist, daß die gewöhnliche Wirkung der Adrenalineinspritzung auf Gesunde, die Glykosurie bei Osteomalazischen erst nach hohen Gaben und nur in geringem Maße eintritt. Man hat daraus auf eine Herabsetzung der Funktion des chromaffinen Systems bei Osteomalazie geschlossen, welche durch die Hyperfunktion der Eierstöcke hervorgerufen werden und wodurch der vagotonische Einfluß des Ovariums das Übergewicht bekommen soll (ASCHNER). Indessen bestehen auch in diesem Punkte noch viele Unklarheiten.

Noch weniger ist über die Hypophyse auszusagen. Auch an ihr hat man bei Osteomalaziesektionen bisher keine Veränderungen gefunden. BAB hat die Behandlung der Osteomalazie mit Hypophysenextrakt eingeführt auf Grund des Vergleichs derselben mit der Akromegalie. Beide Krankheiten stellen in mehrfacher Beziehung Gegensätze dar, nämlich in der Sexualfunktion — bei Akromegalie Amenorrhöe, bei Osteomalazie Hyperfunktion des Ovarium — in verschiedenen Stoffwechselvorgängen und besonders in den Erscheinungen des Knochenanbaus und -abbaus.

So schloß er, gegenüber der Hypophysenvergrößerung mit ihrer gesteigerten innersekretorischen Wirkung bei Akromegalie auf eine herabgesetzte Hypophysentätigkeit bei Osteomalazie. Durch die Einspritzung von Hypophysenextrakt in Form von Pituitrin erzielte er in mehreren — nicht in allen — Fällen dieser Krankheit wesentliche Besserung der subjektiven Beschwerden.

Ob tatsächlich die Hypophyse einen Anteil an der Entstehung der Osteomalazie hat, läßt sich aus diesen Erfahrungen allein noch nicht erkennen.

p) Die Pathogenese der Osteomalazie.

Über familiäre Disposition zur Erkrankung an Osteomalazie finden sich im Schrifttum gar keine verwertbare Angaben.

Dagegen weisen verschiedene Anzeichen darauf hin, daß konstitutionelle Eigenschaften des einzelnen Individuums von Bedeutung sein können. Zunächst die nicht seltene Verbindung mit innersekretorischen Störungen an mehreren Organen, außerdem aber Minderwertigkeiten des Skelets selbst. NAEGELI hat die Osteomalazie meist bei kleinen, schwächlich gebauten Menschen mit zartem Knochengerüst gesehen. BAUER glaubt eine solche Krankheitsbereitschaft des Skelets auch deshalb annehmen zu müssen, weil gegenüber der Häufigkeit endokriner Gleichgewichtsstörungen, aus denen er die Osteomalazie ableitet, diese doch selten ist. Schon im Abschnitt über Rhachitis tarda habe ich angeführt, daß manche jugendliche Individuen eine offenbar viele Jahre hindurch andauernde Neigung zur malazischen Erkrankung erkennen lassen, die trotz des Wechsels der äußeren Lebensbedingungen sich erhält und anfangs noch den Charakter der Rhachitis, gegen Ende der Wachstumsperiode oder nach Abschluß derselben denjenigen der Osteomalazie besitzt. Daß eine Osteomalazie im erwachsenen Alter besonders solche Menschen befällt, welche in der Kindheit eine Rhachitis durchgemacht hatten, und davon geheilt waren, davon habe ich keine überzeugenden Beispiele in meinem eigenen Material finden können. Von BREUS und KOLISKO wird angegeben, daß sie die osteomalazische Erweichung zuweilen an Becken mit alten rhachitischen Difformitäten nachweisen konnten, sie fassen dies aber selbst als zufälliges Zusammentreffen auf.

Die Entstehungsweise muß sich mit demjenigen Teil der ganzen anatomischen Veränderungen der Knochen, welchen man für den ursprünglichen hält, beschäftigen, der malazischen Atrophie; der verstärkte Anbau kalkloser Knochensubstanz wird nicht auf eine Wirkung der krankheitserregenden Schädlichkeit zurückgeführt, sondern als Folge davon angesehen, daß der Knochen seinen Widerstand verloren hat.

Wie für die Rhachitis, muß auch für die Osteomalazie die Frage nicht dabei stehen bleiben, ob Kalklosbleiben oder Kalkloswerden des Skelets zur Erweichung führt, sondern tiefer greifen und darauf ausgehen, ob eine Störung des Kalkstoffwechsels vorliegt, welche am Knochensystem als dem Hauptträger der festen Kalkablagerungen am augenfälligsten in die Erscheinung tritt, oder eine Erkrankung des Knochengewebes selbst, welche ihren deutlichsten Ausdruck in dem mangelhaften Kalkgehalt desselben findet. Daran knüpfen sich die weiteren Fragen, ob das eine oder andere von einer organischen oder funktionellen Erkrankung eines innersekretorischen Organs oder des Nervensystems hervorgerufen sein könnte.

Die Theorie der mangelhaften Kalkzufuhr zum Skelet stützt sich auf die puerperale Osteomalazie. Ihre einfachste Form, welche Winckel sen. aufgebracht hat, ist die, daß das Kalkbedürfnis des Fetus beim Aufbau seiner Knochen den Kalk verbraucht, welchen das Skelet der Mutter für seinen Bestand nötig hat, sei es, daß letzteres direkt eigene Salze abgibt, sei es, daß nicht genug übrig bleibt für das Festwerden der physiologischen Neubildung von Knochensubstanz, wie es Hanau als Grundlage der „physiologischen Osteomalazie" angenommen hat. Mit dieser ganzen Vorstellung steht aber nicht im Einklang das Vorkommen der Osteomalazie unabhängig von Schwangerschaft und Wochenbett und die Möglichkeit, sie durch Kastration ohne Unterbrechung der Schwangerschaft zu heilen; auch läßt sich die ungleichmäßige geographische Verbreitung der Krankheit nicht damit vereinen. Die experimentellen Untersuchungen von Stilling und v. Mering und von Dibbelt haben, wie erwähnt, ebenfalls nicht die erhoffte Stütze dafür gebracht.

Der Gedanke an eine abnorme Säurewirkung mit Auflösung der Kalksalze oder mit Behinderung ihrer Ausfällung wird durch das mikroskopische Bild osteomalazischer Knochen nahegelegt. Er hat viele Befürworter gefunden, aber Art und Entstehung und Wirkungsweise der Säure sind dabei verschieden beurteilt worden. Rindfleisch hat an die Kohlensäure des Blutes gedacht, welche auf Grund einer venösen Stauung vom Mark aus ihre Wirkung ausübt. Mehr noch ist eine ungewöhnliche Milchsäurebildung herangezogen worden. Pommer hat die Ursache der Osteomalazie ebenso wie der Rhachitis in einer Störung des Zentralnervensystems gesucht, welche sich in einer Veränderung des Stoffwechsels auswirken soll, und zwar in einer Hemmung der Weiterzersetzung der Milchsäure; dadurch würde die Blutalkaleszenz herabgesetzt und der Lösungszustand der Kalkverbindungen des Blutes erhalten und deren Ablagerung ins Knochengewebe verhindert. Der Knochen ist also nach Pommers Meinung passiv.

Wie oben angeführt wurde, hat die Milchsäuretheorie ihre Grundlagen und ihre Anhänger verloren. In anderer Form aber ist eine Säurewirkung als ursächlicher oder mitwirkender Faktor für die Osteomalazie durchaus anzuerkennen. Man hat wiederholt (z. B. Liesegang) auf die Blutazidose bei Diabetes mellitus hingewiesen, bei welcher nach den Untersuchungen von D. Gerhardt und Schlesinger der Körper viel Ca, P und Mg ausscheidet, deren Quelle offenbar im Skelet zu suchen ist. Im Urin erreichte die tägliche Ca-Abgabe 3 g; auch führt Magnus-Levy an, daß eine vermehrte Ca-Ausscheidung durch Harn und Kot beobachtet worden ist, wenn bei überreicher Fettzufuhr hohe Fettsäuren im Darm gebildet werden. Wie sich bei diabetischer Azidose das Skelet anatomisch verhält, ist allerdings noch nicht genauer festgestellt. Ich habe einige Male unter diesen Verhältnissen spongiöse Knochen mikroskopisch untersucht, ohne Osteoid zu finden, und nehme zunächst an, daß es sich um verstärkte lakunäre Resorption handelt; indessen bedarf dies weiterer Untersuchungen. LIESEGANG denkt daran, daß, wie bei diabetischer Azidose, so auch bei der Osteomalazie die Erhöhung der H-Ionenkonzentration in den Geweben zu suchen ist; dies ist mit der Annahme einer wirklichen Erkrankung des Knochengewebes als Grundlage derselben durchaus in Einklang zu bringen (s. oben bei „Histogenese").

In der Bewertung der negativen Ca-Bilanzen bei Osteomalaziekranken sind die betreffenden Untersucher darüber einig, daß das mehrausgeschiedene Kalzium nur aus dem Skelet stammen kann. Die Mengen sind zuweilen so groß, daß man sie nicht auf eine Abgabe aus den Weichteilen beziehen kann. Wichtig ist, daß bei der Heilung durch Kastration und dem dabei eintretenden Umschlag zur positiven Bilanz auch trotz Steigerung der Kalkzufuhr durch die Nahrung die absolute Menge des ausgeschiedenen CaO sich verringert. Man muß beachten, daß bei ausgewachsenen gesunden Tieren der Mineralstoffwechsel durch die Kastration nicht beeinflußt wird (G. v. BERGMANN); diese Tatsache zeigt, daß man in der Bilanzveränderung bei Osteomalazischen nicht die Ursache, sondern nur ein Symptom der Heilung sehen und nicht den Schluß ziehen darf, daß die Krankheit ihren Ursprung in der Stoffwechselstörung hat. Es werden auch diejenigen Forscher, welche sich mit dem chemischen Verhalten der Knochen und dem Stoffwechsel bei Osteomalazischen beschäftigt haben, fast allgemein (HEISS, ABDERHALDEN, ASCHNER u. a.) von ihrem Standpunkt aus dazu geführt, nicht im allgemeinen Stoffwechsel, sondern in einer Stoffwechselveränderung des Knochengewebes selbst die Ursache zu suchen. In demselben Sinne sprechen die Besonderheiten des Mg-, S- und N-Stoffwechsels bei Osteomalazischen, wie sie besonders durch MC CRUDDEN und seine Mitarbeiter festgestellt worden sind. Diese chemischen Erfahrungen sind für die Entscheidung der ganzen Frage wertvoll. Die bekannten histologischen Eigenschaften osteomalazischer Knochen lassen, wie die jahrzehntelangen Erörterungen zeigen, verschiedene Deutungen in der Beziehung zu, ob es sich um normales, nur von der Kalkablagerung ausgeschlossenes oder um ein Knochengewebe handelt, welches pathologisch und deshalb unfähig ist, den abgelagerten Kalk festzuhalten und neuen aufzunehmen. Erst durch die von v. RECKLINGHAUSEN aufgedeckten Strukturen ist der pathologische Zustand und der abnorme Abbau des Knochengewebes meines Erachtens sichergestellt. Das mikroskopische Verhalten des letzteren zeigt bei Rhachitis und Osteomalazie so weitgehende Übereinstimmungen, daß v. RECKLINGHAUSEN sie aus diesem Grunde als Formen eines und desselben Krankheitsvorganges, der Malazie ansieht. Die histologischen Veränderungen der Knochen bei der Osteomalazie lassen sich meines Erachtens befriedigend nur erklären durch die Annahme einer Ernährungsstörung im Knochengewebe, deren sichtbarer Ausdruck der mangelhafte Kalkgehalt ist.

Es ist klar, daß die Knochenveränderungen bei Osteomalazie von dem gewohnten Bilde der echten Entzündung sich unterscheiden. Wenn gleichwohl seit Jahrzehnten zahlreiche Forscher die Osteomalazie als Ostitis bezeichnet haben, so geschah es in dem Bestreben, den in seiner Erscheinungsweise richtig erkannten Vorgang trotz seiner Eigenart mit einem der geläufigen pathologischen Begriffe in Beziehung zu setzen. Die Zuzählung zur Entzündung ist von den verschiedenen Forschern in verschiedener Weise begründet worden. VIRCHOW dachte an „parenchymatöse Entzündung" mit Rücksicht auf die von ihm angenommenen degenerativen Vorgänge und auf die Schmerzhaftigkeit des Skelets. Die histologischen Grundlagen, auf welche er sich stützte, waren noch unvollkommen; er hielt die Osteomalazie für eine Osteoporose, bei der die feste

Knochensubstanz zu gallertigem Mark umgewandelt wird. Viele haben für den
entzündlichen Charakter die Hyperämie und den Zellreichtum des Knochenmarks geltend gemacht; letzteres geschah zu einer Zeit, wo die zellige Natur
des funktionierenden Marks und die häufige Wiederkehr dieses Zustandes im
Fettmark bei Allgemeininfektionen, Blutkrankheiten usw. noch ungenügend
bekannt war. Es gibt keine für die Osteomalazie charakteristische Beschaffenheit des Knochenmarks, wenn es auch häufig rot ist, findet sich doch auch in
fortschreitenden Fällen oft bloßes Fettmark; dadurch wird die ursächliche Bedeutung der vermehrten Blutzufuhr für die Erweichung ganz in Frage gestellt.
v. Recklinghausen führt die Ernährungsstörung des Knochengewebes auf
arterielle Kongestionen zurück, deren Grund er in Mangelhaftigkeit des lokalen
Gewebsapparats sieht, welche die Veranlagung zum gesteigerten Knochenumbau
in sich schließt. Sie werden besonders durch mechanische Einwirkungen hervorgerufen und kommen mit ihren Folgen für das Skelet deshalb an den Stellen
desselben zur Ausbildung, welche statisch - dynamisch stark beansprucht
werden. v. Recklinghausen begründet es zum Teil damit, daß abgesehen
von der häufigen Hyperämie andere Zeichen der Kreislaufsstörung in Form
von Blutungen und Pigmentierungen im Mark selten fehlen, vor allem aber
damit, daß in der Ausbreitung eine große Verwandtschaft zwischen der Osteomalazie und der Ostitis fibrosa und auch der metastatischen Karzinose besteht,
für welche beiden Erkrankungen die Abhängigkeit der Lokalisation von den
Kreislaufseinrichtungen ihm noch klarer zutage zu liegen scheinen.

Als Trophoneurose hat Fehling die Veränderung der Knochen bezeichnet,
welche nach seiner Meinung reflektorisch von den erkrankten Ovarien aus
hervorgerufen wird. Der gemeinsame Kern aller dieser verschieden formu-
lierten Ansichten ist der, daß im Gegensatz zu einer primären Störung des
Kalkstoffwechsels und rein passivem Verhalten des Knochengewebes dieses
selbst in seiner Ernährung gestört ist.

Eine Entscheidung über die Frage, ob die Ursache für die Kalkarmut des
Skelets in einer Störung des allgemeinen Kalkstoffwechsels oder des örtlichen
Gewebsstoffwechsels zu suchen ist, läßt sich auch nicht in der Mitwirkung
der innersekretorischen Organe am Zustandekommen der Osteomalazie
finden; denn beide können innersekretorischen Einflüssen unterworfen sein. Dagegen ist vom ätiologischen Standpunkt aus die nachgewiesene funktionelle
oder anatomische Veränderung des innersekretorischen Organapparats bei der
Osteomalazie von großer Bedeutung und rechtfertigt die Bezeichnung derselben
als pluriglanduläre Krankheit. Für das klinische Krankheitsbild ist diese
Erkenntnis insofern bedeutungsvoll, als nicht alle Erscheinungen auf den Zustand des Skelets zurückzuführen sind. Aber ungeklärt bleibt es zunächst noch,
wie sich diese pluriglanduläre Erkrankung zur Erweichung der Knochen verhält. Man wird kaum ein einzelnes Glied des Organkomplexes als verantwortlich
und seine Insuffizienz als die Ursache der alles beherrschenden Erscheinung
der Kalkverarmung der Knochen bezeichnen, sondern mit Biedl nur sagen
können, daß das Gleichgewicht seiner Wirkung gestört ist. Der Vergleich mit
einer anderen, häufig pluriglandulären Erkrankung, dem Morbus Addisonii,
ist nur in ganz beschränktem Maße möglich. Der Morbus Addisonii ist ein im
wesentlichen klinischer Symptomenkomplex auf Grund der meist anatomisch
nachweisbaren Veränderung eines innersekretorischen Organs, der Nebenniere.
Der ursächliche Zusammenhang ist nicht nur durch das überaus häufige Zusammenfallen der Krankheit mit der Tuberkulose oder Atrophie der Nebennieren
gesichert, sondern deren Einzelerscheinungen lassen sich auch als Folgen der
Insuffizienz der letzteren verstehen, weil sie mit ihren physiologischen Funktionen im Einklang stehen und in ähnlicher Weise durch ihre Exstirpation

hervorgerufen werden können. Was wir dagegen von den physiologischen Beziehungen der endokrinen Organe zum Skelet wissen, reicht nicht aus, um seine Erweichung als Ausdruck der Insuffizienz oder der Hyper- oder Dysfunktion eines derselben zu verstehen; auch die tierexperimentellen Erfahrungen versagen in dieser Beziehung vollkommen. Weder durch Exstirpation, noch durch Reizung eines innersekretorischen Organs läßt sich Osteomalazie hervorrufen. Die Einflüsse endokriner Drüsen auf das Knochensystem, welche wir als sichergestellt ansehen dürfen und welche auch experimentell erwiesen sind, bestehen in Verzögerung oder Beschleunigung des Längenwachstums, vielleicht auch in der Regelung des Gleichgewichts zwischen Apposition und Resorption und der Begünstigung der Frakturheilung. Aber eine Einwirkung auf die Beschaffenheit des Knochengewebes, deren Änderung bei der Osteomalazie das Wichtigste ist, ist, so sehr sie auch zu vermuten sein mag, bisher nicht erwiesen. Zu verstehen wäre am ehesten der Gedanke, daß die Epithelkörperchen eine wichtige ursächliche Rolle spielen und ihre Insuffizienz den Kalkmangel der Knochen veranlaßt, weil die bekannten Versuche von ERDHEIM u. a. die nahen Beziehungen zum allgemeinen Kalkstoffwechsel und zur Kalkablagerung in den Zähnen gezeigt haben. Aber, wie erwähnt, weist ihre Hypertrophie bei der Osteomalazie auf gesteigerte Leistung hin und nicht auf Insuffizienz und ERDHEIM selbst hat ihre ursächliche Bedeutung für die Knochenerweichung nicht angenommen und die bloße Kalkentziehung macht nicht das Wesen der Osteomalazie aus.

NAEGELI hat, wie oben angeführt wurde, die Entstehung der Kalkverarmung und der Atrophie des Knochengewebes von der hormonal bedingten Wucherung des Knochenmarks hergeleitet; da der Einfluß innersekretorischer Drüsen auf das Knochenmark, wie gerade durch NAEGELIs Arbeiten bekannt geworden ist, in vielen Richtungen in die Erscheinung tritt und als sichergestellt angesehen werden darf, würde damit das vermittelnde Glied zwischen endokrinen Organen und Knochenerweichung gegeben sein. Aber wie das anatomische Studium der osteomalazischen Knochen zeigt, lassen sich die ganzen verwickelten Vorgänge an der Tela ossea als Folge der Knochenmarksveränderung doch nicht sicher erklären.

Für die Beziehung der Erweichung des Knochens zu dem innersekretorischen Apparat bleibt die wichtigste Erfahrung immer noch das Verschwinden derselben nach der Herausnahme der Eierstöcke; in allen übrigen Punkten bestehen noch viel Unklarheiten. Namentlich kann man mit Rücksicht auf die enge Zusammengehörigkeit der Osteomalazie mit der Rhachitis nicht annehmen, daß eine verstärkte Eierstocksfunktion das allein Wirksame ist.

Schrifttum.

I. Rhachitis.

AEBY: Bericht der Naturforscherversammlung in Straßburg 1876. S. 126. — ANSCHÜTZ: Mitt. a. d. Grenzgeb. d. Med. u. Chirurg. Bd. 9, S. 361. 1902. — AXHAUSEN: VIRCHOWs Arch. f. pathol. Anat. u. Physiol. Bd. 194, S. 371. 1908. — BAGINSKY: VIRCHOWs Arch. f. pathol. Anat. u. Physiol. Bd. 87, S. 301. 1882. — BARTH: Beitr. z. pathol. Anat. u. z. allg. Pathol. Bd. 17, S. 98. 1895. — BASCH: Jahrb. f. Kinderheilk. Bd. 64, S. 285. 1906. — BERTSCHINGER: VIRCHOWs Arch. f. pathol. Anat. u. Physiol. Bd. 147, S. 341. 1897. — BEYLARD: Du rhachitis etc. Paris 1852 (zitiert nach MESLAY). — BING: Jahrb. f. Kinderheilk. Bd. 68, S. 649. 1908. — BIRCH-HIRSCHFELD: Lehrbuch der spez. pathol. Anatomie Bd. 2, S. 7. 4. Aufl. 1894. — BORST: Zentralbl. f. allg. Pathol. u. pathol. Anat. Sonderband zu Bd. 33, Festschrift, 1923. S. 306. — BREUS und KOLISKO: Die pathologischen Beckenformen. Bd. 1, S. 433. 1904. — BRUBACHER: Zeitschr. f. Biol. Bd. 27, S. 517. 1890. — CHICK, DALYELL, HUME, MACHAY, SMITH: Zeitschr. f. Kinderheilk. Bd. 34, S. 75. 1922. — CHRISTELLER: LUBARSCH-OSTERTAG, Ergebn. Jg. 20, Bd. 2, T. 1, S. 90. 1923. — COHNHEIM: Vorlesungen über Allgemeine Pathologie Bd. 1, S. 607. 1882. — COLLEY: Dtsch. Zeit-

schrift f. Chirurg. Bd. 36. 1893. — Cronheim und E. Müller: Jahrb. f. Kinderheilk. Bd. 57.
1903. — Davidsohn: Virchows Arch. f. pathol. Anat. u. Physiol. Bd. 171, S. 167. 1903. —
Denis und Talbot: Americ. journ. of dis. of childr. Bd. 21, S. 29. 1921. — Dibbelt (1):
Arbeiten aus dem pathol. Institut Tübingen. Bd. 6, S. 670. 1908. — Derselbe (2): Ver-
handl. d. dtsch. pathol. Ges. 1909. S. 33. — Derselbe (3): Arbeiten aus dem pathol. In-
stitut Tübingen. Bd. 7, S. 144. 1909. — Derselbe (4): Beitr. z. pathol. Anat. u. z. allg.
Pathol. Bd. 48, S. 147. 1910. — Derselbe (5): Beitr. z. pathol. Anat. u. z. allg. Pathol.
Bd. 50, S. 411. 1911. — Derselbe (6): Dtsch. med. Wochenschr. 1912. Nr. 7. — Derselbe (7):
Berl. Klin. Jg. 24, H. 289. 1912. — Derselbe (8): Dtsch. med. Wochenschr. 1913. Nr. 39.
Eisler: Münch. med. Wochenschr. 1919. Nr. 37. — Elsässer: Der weiche Hinterkopf.
Stuttgart 1843. — Erdheim (1): Frankf. Zeitschr. f. Pathol. Bd. 7, S. 175. 1911. — Der-
selbe (2): Denkschriften d. k. Akad. d. Wiss. Bd. 90. Wien 1914. — Feldmann: Beitr. z.
pathol. Anat. u. z. allg. Pathol. Bd. 19, S. 565. 1896. — Feyerabend: Vorkommen der
Rhachitis bei Neugeborenen. Diss. Königsberg 1890. — Findlay: Brit. med. journ. Vol. 2,
p. 13. 1908. — Fleischmann: Wien. med. Presse 1877. Nr. 13—16 (zitiert nach Rehn).
Förster: Handb. d. pathol. Anatomie Bd. 2, S. 718. 1854. — Freudenberg: Klin.
Wochenschr. 1922. Nr. 28, S. 1422. — Freudenberg und György (1): Biochem. Zeitschr.
Bd. 110, 1920; Bd. 116, S. 96. 1921; Bd. 118, S. 50. 1921; Bd. 121, S. 142. 1921; Bd. 124,
S. 299. 1921; Bd. 129, S. 134 und 138. 1922. — Dieselben (2): Erg. d. inn. Med. Bd. 24,
S. 17. 1923. — Friedleben (1): Die Physiologie der Thymusdrüse. Frankfurt 1858. —
Derselbe (2): Jahrb. d. Kinderheilk. Bd. 3, S. 61 und 147. 1860. — Fromme: Bruns'
Beitr. z. klin. Chirurg. Bd. 118, S. 493. 1920. — W. Gebhardt: Arch. f. Entwicklungs-
mech. d. Organismen. Bd. 32, S. 727. 1911. — Glisson, Franciscus: De rachitide sive
morbo puerili tractatus. Edit. 2, Lugdani Bat. 1671. — Götting: Virchows Arch. f.
pathol. Anat. u. Physiol. Bd. 197, S. 1. 1909. — Guérin: Mémoire sur les caractéres
généraux du rhachitisme. Paris 1839. Übersetzt von G. Weber, Nordhausen 1847 resp.
1862. — Guérsant: Gaz. des hôp. civ. et milit. 1846; ref. in Schmidts Jahrb. Bd. 50,
S. 337. — György (1): „Rhachitis" in Stepp und György: Avitaminosen. Berlin:
Julius Springer 1927, S. 191. — Derselbe (2): Jahrb. f. Kinderheilk. Bd. 120, S. 266.
1928. — Hagenbach-Burckhardt: Jahrb. f. Kinderheilk. N. F. Bd. 60, S. 471. 1904. —
Hanau (1): Fortschr. d. Med. 1892. Nr. 7, S. 81. — Derselbe (2): Korrespondenzbl.
f. Schweiz. Ärzte 1892. S. 5. — Derselbe (3): Verhandl. d. 11. internat. med. Kongr. in
Rom. Bd. 2, S. 148. 1894. — v. Hansemann (1): Berl. klin. Wochenschr. 1906. S. 249. —
Derselbe (2): Ebenda S. 629 und 670. — Derselbe (3): Virchows Arch. f. pathol. Anat.
u. Physiol. Bd. 172, S. 174. 1903. — Derselbe (4): Die Rhachitis des Schädels. Berlin 1901.
Hart: Berl. klin. Wochenschr. 1914. Nr. 28. — Hartwich: Virchows Arch. f. pathol.
Anat. u. Physiol. Bd. 236, S. 61. 1922. — Haubner (1): Jahresber. d. Ges. f. Natur- u.
Heilk. in Dresden 1876. S. 115. — Derselbe (2): Ebenda S. 125. — Hecker: Münch. med.
Wochenschr. 1907. Nr. 10, Vers.-Ber. — Henoch: Vorlesungen über Kinderheilk. 1893.
7. Aufl. — Hentschel und Zöllner: Zeitschr. f. Kinderheilk. Bd. 44, S. 146. 1927. —
Hermann, A.: Beitr. z. pathol. Anat. u. z. allg. Pathol. Bd. 2, S. 347. 1888. —
Hess, A. F., Mc Cann, Pappenheimer (1): Proc. of the soc. f. exp. biol. a. med. Vol. 18,
p. 266. 1912. — Dieselben (2): Journ. of biol. chem. Vol. 47, p. 395. 1921. — Hess, A. F.
und Unger (3): Proc. of the soc. f. exp. biol. a. med. Vol. 18, p. 298. 1921. — Hess, A. F.,
Unger, Pappenheimer (4): Ebenda Vol. 19, p. 8. 1921. — Hess, A. F. und Gutman (5):
Read befor the soc. f. exp. biol. a. med. Okt. 18. 1921. — Hess, A. F., Unger, Pappen-
heimer (6): Journ. of biol. chem. Vol. 50, p. 77. 1922. — Dieselben (7): Proc. of the Soc.
f. exp. biol. a. med. Vol. 19, p. 236. 1922. — Dieselben (8): Journ. of exp. med. Vol. 36,
p. 427. 1922. — Hess, A. F., Unger, Steiner (9): Ebenda Vol. 36, p. 477. 1922. — Hess,
A. F. (10): Cutte lecture, read at the Harvard med. School. Boston, Febr. 15. 1922. —
Hess, A. F. und Unger (11): Americ. journ. of dis. of childr. Vol. 22, p. 186. 1921. —
Hess, A. F. (12): Ebenda Vol. 28, p. 256. 1924. — Hess, A. F., Weinstock, Helman (13):
Journ. of biol. chem. Vol. 63, p. 297 u. 305. 1925 und Vol. 64, p. 182. 1925. — Hess, A. F.
(14): Journ. americ. med. assoc. Vol. 84, p. 1910. 1925. — Hess, A. F. und Weinstock
(15): Americ. journ. of dis. of childr. Vol. 32, p. 485. 1926. — Hess, A. F.: Siehe auch unter
Sherman und Windaus. — Heubner, O.: Lehrbuch d. Kinderkrankheiten. — Heyer:
Münch. med. Wochenschr. 1920. Nr. 4, S. 98. — Heymann: Zeitschr. f. Kinderheilk. Bd. 45,
S. 232. 1928. — Hirsch: Münch. med. Wochenschr. 1920. Nr. 38, S. 1087. — Hofmeister, F.: Ergebn. d. Physiol. Bd. 9, S. 429. 1910. — Hohlbaum: Beitr. z. pathol.
Anat. u. z. allg. Pathol. Bd. 53, S. 91. 1912. — Holz: Verhandl. d. Ges. f. Kinderheilk.
1906. S. 188. — Hönnicke: Berl. klin. Wochenschrift 1904. Vers.-Ber. — Howland
und Kramer (1): Americ. journ. of dis. of childr. Vol. 22, p. 105. 1921. — Die-
selben (2): Ebenda Bd. 22, S. 560. — Huldschinsky: Zeitschr. f. orthop. Chirurg. Bd. 39,
S. 426. 1920. — Humphry: Med. chirurg. transact. Vol. 45, p. 283. 1862. — Jobling,
Pappenheimer, Hess, A. F.: Proc. of the New York pathol. soc. Vol. 22, p. 1. 1922. —
Jores: Beitr. z. pathol. Anat. u. z. allg. Pathol. Bd. 66, S. 433. 1920. — Jost und Koch,

M.: Brüning und Schwalbe, Handb. d. allg. Pathol. d. Kindesalters. Bd. 1, H. 2, S. 555. 1914. — Kamps: Bruns' Beitr. z. klin. Chirurg. Bd. 14, S. 243. 1895. — Kassowitz (1): Med. Jahrb. Wien; 1. Abschnitt: Jg. 1879, 145 und Jg. 1880, 269; 2. Abschnitt: Jg. 1881, 315. — Derselbe (2): Zeitschr. f. klin. Med. Bd. 3, S. 36. 1884. — Derselbe (3): Allg. Wien. Zeitg. 1885. Nr. 18, S. 202. — Derselbe (4): Jahrb. f. Kinderheilk. Bd. 77, S. 277 und 369. 1913. — Kato: Virchows Arch. f. pathol. Anat. u. Physiol. Bd. 211, S. 438. 1913. — Kaufmann, Ed.: Lehrbuch d. spez. pathol. Anatomie 7. Aufl. 1922. S. 898. — Kilian: Das halisterische Becken. Bonn 1857. — Kitt: Lehrbuch d. pathol. Anatomie der Haustiere. Bd. 2, S. 331. 3. Aufl. 1905. — Klinke: Klin. Wochenschr. Jg. 7, S. 385. 1928. — Klose: Arch. f. Kinderheilk. Bd. 55, S. 1. 1911. — Klose und Vogt: Bruns' Beitr. z. klin. Chirurg. Bd. 69, S. 1. 1910. — Klotz (1): Münch. med. Wochenschr. 1912. S. 1145. — Derselbe (2): Berl. klin. Wochenschr. 1921. Nr. 19, S. 475. — Koch, J.: Zeitschr. f. Hyg. u. Infektionskrankh. Bd. 72, 1912. — Koch, M.: Zeitschr. f. Ethnol. Bd. 41, S. 703; zitiert von Christeller. — Kölliker (1): Mitt. d. Züricher naturforsch. Ges. 1847. H. 1, S. 168. — Derselbe (2): Gewebelehre. 4. Aufl. 1863. S. 94. — Derselbe (3): Verhandl. d. physikal.-med. Ges. in Würzburg N. F. Bd. 4. S. 34. 1873. — Korenchevsky (1): Journ. of pathol. a. bacteriol. Vol. 25, p. 365. 1922, — Derselbe (2): The aetiology and pathology of Rickets from an experim. point and view.-Med. Rearch. Council, London 1922. — Köster: Sitzungsber. d. niederrhein. Ges. f. Natur- u. Heilk. 1891. S. 34. — v. Langer, K. (1): Denkschriften d. k. Akad. d. Wiss. Bd. 36, S. 1. Wien 1876. — Derselbe (2): Ebenda Bd. 31, 1872. — Lehnerdt (1): Beitr. z. pathol. Anat. u. z. allg. Pathol. Bd. 46, S. 468. 1909. — Derselbe (2): Ebenda Bd. 47, S. 215. 1910. — Derselbe (3): Ergebn. d. inn. Med. und Kinderheilk. Jg. 6, S. 120. 1912. — Lentz: Osteochondritis syphilitica und Rhachitis congenita. Diss. Göttingen 1895. — Lexer: Untersuchungen über Knochenarterien mittels Röntgenaufnahmen injizierter Knochen. Berlin: August Hirschwald 1904. — Lichtwitz (1): Klinische Chemie. Berlin 1918. S. 311. — Derselbe (2): Abschnitt „Ernährung" in Lüdke-Schlayers Lehrbuch d. pathol. Physiologie S. 739; Leipzig: A. Barth 1922. — Litzmann: Die Formen des Beckens nebst einem Anhang über Osteomalazie. Berlin 1863. — Lobeck: Frankfurt. Zeitschr. f. Pathol. Bd. 30, S. 402. 1924. — Looser (1): Mitt. a. d. Grenzgeb. d. inn. Med. u. Chirurg. Bd. 18, S. 679. 1908. — Derselbe (2): Dtsch. Zeitschr. f. Chirurg. Bd. 152, S. 213. 1920. — Derselbe (3): Verhandl. d. dtsch. pathol. Ges. 1905. S. 242. — Lossen: Virchows Arch. f. pathol. Anat. u. Physiol. Bd. 55, S. 45. 1872. — Lubarsch (1): Verhandl. d. Naturforschervers. Nauheim 1920; Zentralbl. f. allg. Pathol. u. pathol. Anat. Bd. 31, S. 563. — Derselbe (2): v. Schjernings Handb. d. ärztl. Erfahrungen im Weltkriege Bd. 8, S. 66. 1921. — Derselbe (3): Beitr. z. pathol. Anat. u. z. allg. Pathol. Bd. 69, S. 242. 1921. — Marchand, F. (1): Verhandl. d. dtsch. pathol. Ges. 1909. S. 60. — Derselbe (2): Verhandl. d. dtsch. pathol. Ges. 1899. S. 368. — Matti: Ergebn. d. inn. Med. und Kinderheilk. Bd. 10, S. 1. 1913. — Mayow, John: Tractatus de rachitide. Lugd. Bat. 1671 und 1681. — Mc Collum, Simmonds, Shipley, Park (1): Journ. of biol. chem. Vol. 14, p. 333. 1921. — Shipley, Park, Mc Collum, Simmonds, Parsons (2): Ebenda p. 343. Shipley, Park, Powers, Mc Collum, Simmonds (3): Proc. of the soc. f. exp. biol. a. med. Vol. 19, p. 43. 1921. — Shipley, Park, Mc Collum, Simmonds (4): Johns Hopkins hosp. bull. Vol. 32, p. 363. 1921.) — Mc Collum, Simmonds, Shipley, Park (5): Proc. of the soc. f. exp. biol. a. med. Vol. 18, p. 275. 1921. — Shipley, Park, Mc Collum, Simmonds (6): Ebenda p. 277. — Dieselben (7): Americ. journ. of hyg. Vol. 1, p. 491. 1921. — Shipley, Park, Mc Collum, Simmonds (8): Ebenda p. 512. — Dieselben (9): Journ. of biol. chem. Vol. 47, p. 507. 1921. — Shipley, Mc Collum, Simmonds (10): Ebenda Vol. 49, p. 399. 1921. — Shipley, Park, Mc Collum, Simmonds (11): The dental Cosmos 1922. p. 3. — Dieselben (12): Journ. of biol. chem. Vol. 50, p. 5. 1922. — Shipley, Park, Mc Collum, Simmonds (13): Transact. of the Americ. ped. soc. 44. Sitzg. 1921. p. 3. — Powers, Park, Shipley, Mc Collum (14): Journ. of the Americ. med. assoc. Vol. 78, p. 15. 1922. — Dieselben (15): Johns Hopkins hosp. reports Vol. 33, p. 31. 1922. — Dieselben (16): Journ. of biol. chem. Vol. 51, p. 41. 1922. — Mc Collum, Simmonds, Kinney (17): Americ. journ. of hyg. Vol. 2, p. 97. 1922. — Shipley, Mc Collum, Simmonds, Park (18): Americ. journ, of dis. of childr. Vol. 33, p. 91. 1922. — Powers, Park, Shipley, Mc Collum, Simmonds (19): Johns Hopkins hosp. reports Vol. 33, p. 125. 1922. — Shipley, Park, Mc Collum, Simmonds, Kinney (20): Ebenda p. 216.) — Mc Collum, Simmonds, Becker, Shipley (21): Journ. of biol. chem. Vol. 53, p. 293. 1922. — Mc Collum, Simmonds, Shipley, Park (22): Johns Hopkins hosp. bull. Vol. 33, p. 296. 1922. — Medical Research Committee: Special report Serie 38. Report on the present state of Knowledge concerning accessory food factores (Vitamines). London 1919. Kap. 6. Rickets as e deficience disease. — Mellanby, E. (1): Journ· of physiol. proceed. Vol. 52. Nov. u. Dez. 1918. — Derselbe (2): Experim. Rickets. Med. Research Council; Special Report, Serie Nr. 61. London 1921. — Mellanby, M.: Lancet. 7. 12. 1918 u. 5. 3. 1919. — Meslay: Contribution à l'Étude de l'osteomalacie. Thèse, Paris 1896. — Meyer, Herm.: Müllers Arch. 1849. S. 359. — Mikulicz:

Langenbecks Arch. Bd. 23, S. 561. 1879. — Miwa und Stöltzner: Beitr. z. pathol.
Anat. u. z. allg. Pathol. Bd. 24, S. 578. 1898. — Monti: Sugli scheletri di alcuni scimmie
rachitiche. Milano 1910. — Morawitz und Nonnenbruch: Oppenheimers Handbuch.
Bd. 8, 2. Aufl., S. 315. 1924. — Morpurgo (1): Zentralbl. f. allg. Pathol. u. pathol.
Anat. Bd. 13, S. 113. 1902. — Derselbe (2): Verhandl. d. dtsch. pathol. Ges. 1907.
S. 282. — Müller, A.: Münch. med. Wochenschr. 1921. Nr. 44, S. 1409. — Müller,
Heinr.: Zeitschr. f. wiss. Zool. Bd. 9, S. 147. 1858. — Derselbe: Verhandl. d. physikal.-
med. Ges. in Würzburg Bd. 8, S. 150. — Nauwerck: Verhandl. d. dtsch. pathol. Ges.
1899. S. 260. — Öhme (1): Beitr. z. pathol. Anat. u. z. allg. Pathol. Bd. 44, S. 197.
1908. — Derselbe (2): Ebenda Bd. 49, S. 248. 1910. — Pappenheimer: Proc. of the
soc. f. exp. biol. a. med. Vol. 21, p. 504. 1924. — Pappenheimer s. unter Sherman. —
Pfaundler: Jahrb. f. Kinderheilk. Bd. 60, S. 123. 1904. — Pommer (1): Sitzungsber.
d. Wien. Akad. d. Wiss. Bd. 83, S. 1. 1881. — Derselbe (2): Untersuchungen über
Osteomalazie und Rhachitis. Leipzig: F. C. W. Vogel 1885. — Port, K.: Über das Wesen
der Skoliose. Beilageheft d. Zeitschr. f. orthop. Chirurg. Bd. 43. 1922. — v. Reckling-
hausen (1): Jahrb. f. Kinderheilk. Bd. 12. 1878. — Derselbe (2): Festschrift der
Assistenten für Virchow. 1891. — Derselbe (3): Verhandl. d. Naturforscherversamml.
Braunschweig, T. 2, S. 1. 1897. — Derselbe (4): Verhandl. d. dtsch. pathol. Ges. 1901.
S. 149 u. 157. — Derselbe (5): Untersuchungen über Rhachitis und Osteomalazie. Jena:
G. Fischer 1910. — Rehn: Gerhardts Handb. d. Kinderkrankh. Bd. 3, H. 1, S. 40. 1878.
Ribbert: Dtsch. med. Wochenschr. 1913. S. 8. — Rindfleisch (1): Schweiz. Zeitschr.
f. Heilk. Bd. 3, S. 310. 1864. — Derselbe (2): Lehrb. d. pathol. Gewebel. 6. Aufl. 1886.
Ritter, C.: Frankf. Zeitschr. f. Pathol. Bd. 24, S. 137. 1921. — Ritter v. Ritters-
hain: Die Pathologie und Therapie der Rhachitis. Berlin 1863, zitiert nach Breus und
Kolisko. — Rokitansky: Lehrb. d. pathol. Anat. Bd. 3, 3. Aufl., 1861. — Roloff (1):
Virchows Arch. f. pathol. Anat. u. Physiol. Bd. 37, S. 434. 1866. — Derselbe (2):
Virchows Arch. f. pathol. Anat. u. Physiol. Bd. 43, S. 367. 1868. — Rosenheim und
Webster: Biol. journ. Vol. 20, p. 537. 1926. — Rufz: Gaz. méd. de Paris 1834.
Nr. 5, p. 65. — Schlesinger (1): Wien. klin. Wochenschr. 1919. Nr. 10. — Derselbe (2):
Ebenda Nr. 9, S. 13. — Derselbe (3): Ebenda 1921. Nr. 18. — Schmidt, M. B. (1): Lu-
barsch-Ostertag, Ergebn., 4. Jg. S. 531. 1897. — Derselbe (2): Verhandl. d. dtsch. pathol.
Ges. 1909. S. 3. — Derselbe (3): Verhandl. d. dtsch. pathol. Ges. 1905. S. 233. — Der-
selbe (4): Korresp.-Bl. f. Schweiz. Ärzte 1910. Nr. 30. — Derselbe (5): Verhandl. d. dtsch.
pathol. Ges. 1910. S. 320. — Derselbe (6): Verhandl. d. dtsch. pathol. Ges. 1912. S. 21.
Derselbe (7): Arch. per le science med. Vol. 50, p. 367. 1927. — Schmidt, Werner:
Zeitschr. f. Biol. Bd. 87, S. 1. 1928. — Schmorl (1): Verhandl. d. dtsch. pathol. Ges.
1905. S. 248. — Derselbe (2): Dtsch. Arch. f. klin. Med. Bd. 85, S. 170. 1905. — Derselbe (3): Verhandl. d. dtsch. pathol. Ges. 1899. S. 258. — Derselbe (4): Verhandl. d.
dtsch. pathol. Ges. 1909. S. 40. — Derselbe (5): Ergebn. d. inn. Med. u. Kinderheilk. Bd. 4,
S. 258. 1910. — Derselbe (6): Münch. med. Wochenschr. 1920. Nr. 44, Ver.-Beil. 1277. —
Derselbe (7): Beitr. z. pathol. Anat. u. z. allg. Pathol. Bd. 30, S. 215. 1901. — Schödel
und Nauwerck: Untersuchungen über die Möller-Barlowsche Krankheit. Jena: G. Fischer
1900. — Schütz: Virchows Arch. f. pathol. Anat. u. Physiol. Bd. 46, S. 350. — Schwalbe,
G. (1): Sitzungsber. d. Jenaischen Ges. f. Med. u. Naturwiss. Jenaische Zeitschr. f. Naturwiss. Bd. 11, 1877. Sitzungsber. 6. Juli 1877. — Derselbe (2): Zeitschr. f. Anat. u. Ent-
wicklungsgesch. Bd. 1, S. 307. — Schwarz, F.: Wien. med. Jahrb. 1887. S. 495. — Seemann: Virchows Arch. f. pathol. Anat. u. Physiol. Bd. 77, S. 299. 1879. — Shaw: Med.
chirurg. transact. Vol. 17, p. 434, 1832. — Sherman und Pappenheimer (1): Proc. of the
soc. f. exp. biol. a. med. Vol. 18, p. 193. 1921. — Dieselben (2): Journ. of exp. med.
Vol. 34, p. 189. 1921. Pappenheimer, McCann, Zucker, Hess (3): Proc. of the soc. f. exp.
biol. a. med. Vol. 18, p. 267. 1921. Pappenheimer, McCann, Zucker (4): Journ. of exp.
med. Vol. 35, p. 421. 1922. Dieselben (5): Ebenda. p. 447. Pappenheimer (6): Ebenda
Vol. 36, p. 335. 1922. — Pappenheimer und Minor: Journ. of med. research Vol. 42,
p. 391. 1921. — Shipley, Kramer, Howland: Biol. journ. Vol. 20, p. 378. 1926. —
Siegert: Verhandl. d. Ges. f. Kinderheilk. Jg. 25, S. 229. 1898. — Simon [1]: Münch. med.
Wochenschr. 1919. Nr. 29, S. 799. — Derselbe (2): Veröff. a. d. Geb. d. Medizinalverwalt.
Bd. 14, H. 6. 1921. — Soloweitschick: Virchows Arch. f. pathol. Anat. u. Physiol.
Bd. 48, S. 55. 1869. — Soroux: Beitr. z. pathol. Anat. u. z. allg. Pathol. Bd. 71, S. 467.
1923. — Steenbock: Journ. of biol. chem. Vol. 62, p. 209. 1924/25. — Derselbe und
Black: Ebenda. Vol. 64, p. 263. 1925. — Stepp (1): Erg. inn. Med. u. Kinderheilk. Bd. 23,
S. 65. 1923. — Derselbe (2): Med. Klin. 1925. — Derselbe (3): Naturforscherversammlung.
Ref. in Naturwiss. 1926. — Stepp und György: Avitaminosen. Berlin: Jul. Springer 1927,
S. 46. — Stockfleth: Dtsch. Zeitschr. f. Tiermed. Bd. 4, S. 1. 1878. — Stöltzner (1):
Pflügers Arch. f. d. ges. Physiol. Bd. 122, S. 599. 1908. — Derselbe (2): Dtsch. med.
Wochenschr. 1899. Nr. 37. — Derselbe (3): Med. Klin. 1908. Nr. 18 ff. — Derselbe (4):
Jahrb. f. Kinderheilk. Bd. 51, S. 73 u. 199. 1900. — Derselbe (5): Ebenda Bd. 53, S. 516

und 672. 1901. — Derselbe (6): Münch. med. Wochenschr. 1921. Nr. 9, S. 272. — Strelzoff: Über die Histogenese der Knochen. Untersuchungen aus dem pathol. Institut zu Zürich, herausgegeben von Eberth 1873. H. 1. — Suppes: Frankf. Zeitschr. f. Pathol. Bd. 26, S. 268. 1922. — Teply: Wochenschr. f. Tierheilk. Bd. 40, S. 32. 1896. — Thoma, R. (1): Virchows Arch. f. pathol. Anat. u. Physiol. Bd. 219, S. 80. 1915 und Bd. 223, S. 104. 1916. — Derselbe (2): Tagung der südwestdeutschen Pathologen in Mannheim 1922. Zentralbl. f. allg. Pathol. u. pathol. Anat. Bd. 33, Nr. 1, S. 4. — Tschistowitsch: Virchows Arch. f. pathol. Anat. u. Physiol. Bd. 148, S. 140 u. 209. 1897. — Unruh: Wien. med. Blätter 1886. Nr. 31/33. — Versé: Beitr. z. pathol. Anat. u. z. allg. Pathol. Bd. 48, S. 311. 1910. — Virchow: Virchows Arch. f. pathol. Anat. u. Physiol. Bd. 5, S. 409. 1853. — Volkmann, R. (1): Die Krankheiten der Bewegungsorgane. Pitha-Billroths Dtsch. Chirurg. 1865. — Derselbe (2): Virchows Arch. f. pathol. Anat. u. Physiol. Bd. 24, S. 512. 1862. — Walcher: Münch. med. Wochenschr. 1911. S. 134. — Weber, C. O.: Enarratio consumptionis rachiticae etc. Bonn 1862. — Weinoldt: Beitr. z. pathol. Anat. u. z. allg. Pathol. Bd. 70, S. 311. 1922. (Löschke und Weinoldt: Ebenda Bd. 70, S. 406. 1922.) — Wieland (1): Jahrb. f. Kinderheilk. Bd. 70, S. 539. 1909. — Derselbe (2): Virchows Arch. f. pathol. Anat. u. Physiol. Bd. 197, S. 167. 1909. — Windaus und Hess, A. F.: Nachr. d. Ges. d. Wiss. zu Göttingen, math.-phys. Kl. 1926. — Ziegler, E.: Lehrbuch der speziellen pathologischen Anatomie Bd. 2, 6. Aufl., S. 233. 1906. — Zucker: Proc. of the soc. f. exp. biol. a. med. Vol. 19, p. 167 und Vol. 20, p. 136. 1922. — Zweifel: Ätiologie, Therapie und Prophylaxe der Rhachitis. Leipzig 1900.

II. Osteomalazie.

Abderhalden: Lehrbuch der physiologischen Chemie. 2. Aufl. 1909, 489. — Aschner: Die Blutdrüsenerkrankungen des Weibes. S. 135. Wiesbaden: J. F. Bergmann 1918. — Askanazy (1): Beiträge zur Knochenpathologie. Festschrift für Jaffé 1901. — Askanazy (2): Arb. path. Institut Tübingen 4, 1 (1903).

Baake: Heilung von Frakturen bei Osteomalazie. Inaug.-Diss. Göttingen 1892. — Bab: Münch. med. Wschr. 1911, Nr 34, 1814. — Bauer, Jul.: Die konstitutionelle Disposition zu inneren Krankheiten. 3. Aufl., 352. Berlin: Jul. Springer 1924. — Bauer, Th.: Frankf. Z. Path. 7, 231 (1911). — v. Bergmann, G.: Oppenheimers Handbuch der Biochemie 4 II, 194 (1910). — Bertschinger: Virchows Arch. 147, 341 (1897). — Biedl: Innere Sekretion. 3. Aufl. 1916. — Bittorf: Berl. klin. Wschr. 1919, 652. — Bleuler: Münch. med. Wschr. 1893, 277 u. 1895. — Bouley und Hanot: Arch. de Physiol. et Path. 2. Ser. 1, 634 (1874). — Bramann: Verh. dtsch. Ges. Chir. 16. Kongr., 1887, 31. — Bossi: Zbl. Gynäk. 1907, 69 u. 172. — Breus und Kolisko: Die pathologischen Beckenformen. 2. Leipzig - Wien: Deuticke 1910. — Breslau: Mschr. Geburtsk. 20, 355 (1862). — Bucura: Z. Heilk. 28, 199 (1907).

Cappezzuoli: Biochem. Z. 16, 355 (1909). — Chabrié: Les phenomènes chir. de l'ossification. Paris 1895. Zit. nach Hammarsten: Lehrbuch der phys. Chemie, 1907, 6. Aufl., 441. — Christeller: Ergeb. Path. 20 II, 90 (1923). — Collineau: L'Union méd. 1861, Nr 123. — Cornil et Ranvier: Manuel d'histologie pathol. 1869, 388. — Cramer (1): Münch. med. Wschr. 1909, 758. — Cramer (2): Münch. med. Wschr. 1911, 405. — Curschmann, H.: Dtsch. Arch. klin. Med. 93, 129 (1919).

Dalrymple: Dublin quat. J. 2 (1864). Zit. nach v. Recklinghausen (2). — Davidsohn: Charité-Ann. 28. — Dibbelt (1): Beitr. path. Anat. 48, 147 (1910). — Dibbelt (2): Arb. pathol. Inst. Tübingen 7, 559 (1911). — Durham: Guys Hosp. Rep. 10 (1864).

Edelmann: Wien. klin. Wschr. 1919, 82. — Eisenhart: Dtsch. Arch. klin. Med. 49, 156 (1892). — Engel, Gerh.: Über einen Fall von zystoider Entartung des gesamten Skeletes. Inaug.-Diss. Gießen 1864. — Erdheim (1): Sitzgsber. K. K. Akad. Wiss. Wien, Math.-naturwiss. Kl. 96 III, (1907). — Erdheim (2): Frankf. Z. Path. 7, 175 (1911).

Fehling: Arch. Gynäk. 39, 171 (1891). — Förster, Alf.: Würzburg. Abh. 22 (Festschrift), 111 (1925). — Förster, August: Handbuch der spez. pathol. Anatomie. Leipzig 1854, 659. — Forster, I.: Z. Biol. 12, 464 (1876). — Frey, H.: Mschr. Geburtsk. 20, 377 (1862). — Fujii: Dtsch. Z. Chir. 114, 25 (1912).

Gaugele: Arch. klin. Chir. 83, 953 (1907). — Gelpke: Die Osteomalazie im Ergoltale. Liesthal 1891. — Gerhardt, D. und Schlesinger: Arch. exper. Path. 42, 83 (1899). — Goldthwait, Painter, Osgood, McCrudden: Amer. J. Physiol. 14, 389 (1905). — Gudden: Arch. f. Psychiatr. 2, 682 (1870).

Hanau (1): Fortschr. Med. 10, 237 (1892). — Hanau (2): Internat. med. Kongr. in Rom, III. Sekt. allg. Path. u. path. Anat. 1894, 148. — Hanke: Jena. Z. Naturwiss. 55, 67 (1917). — Hart: Beitr. path. Anat. 36, 353 (1904). — Heiss, E.: Z. Biol. 12, 151 (1876). — Heitzmann: Sitzgsber. K. K. Akad. Wiss. Wien 1873, Nr 17. — Hennig, C.: Arch. Gynäk. 15, 494 (1873). — Hermann, A.: Beitr. path. Anat. 2, 347 (1888). — Hirschberg: Beitr. path.

Anat. **6**, 511 (1889). — Hofmeister, Franz: Asher-Spiro. Erg. Phyiol. **9**, 429 (1910). — Hönnicke: Slg Abh. Nervenkrkh., herausgeg. v. Hoche, **5**, H. 4/5 (1905). — Hörner: Über die Ursachen und das Vorkommen der Osteomalazie im Königr. Bayern. Inaug.-Diss. München 1886. — Hotz: Z. exper. Path. u. Ther. **3**, 605 (1906). — Huppert: Arch. Heilk. **8**, 345 (1867).

Kassowitz: Jb. Kinderheilk. **19**, 430 (1883). — Kaufmann, Ed.: Lehrbuch der spez. pathol. Anatomie, **1922**, 7. u. 8. Aufl. 833. — Kehrer: Dtsch. med. Wschr. **1889**, 998. — Klebs: Die allgem. Pathologie **2**, 338 (1889). — Kilian: Das halisteretische Becken. Bonn 1857. — Köhler, Alban: Knochenerkrankungen im Röntgenbilde. Wiesbaden: J. F. Bergmann 1901, 31.

Lang, F. J.: Virchows Arch. **257**, 594 (1925). — Langendorff und Mommsen: Virchows Arch. **69**, 452 (1877). — Levy, Moritz: Z. physiol. Chem. **19**, 239 (1894). — Liesegang, R. E.: Zbl. Gynäk. **39**, Nr 15 (1915). — Limbeck: Wien. med. Wschr. **1884**. — Litzmann: Die Formen des Beckens nebst einem Anhang über die Osteomalazie. Berlin: Reimer 1861. Lobeck: Frankf. Z. Path. **30**, 402 (1924). — Loll: Klin. Wschr. **2**, 594 (1923). — Lotsch: Arch. klin. Chir. **107**, 1 (1916).

Magnus-Levy: Verh. 26. Kongr. inn. Med. **1909**, 20. — Mac Crudden (1): Amer. J. Physiol. **17**, 32 (1906/07). — Mac Crudden (2): J. of biol. Chem. **7**, 199 (1909/10). — Meslay: Contribution à l'étude anatomo-chimique de l'ostéomalacie. Thèse de Paris **1896**. Marchand (1): Verh. dtsch. path. Ges. **1900**, 368. — Marchand (2): Verh. dtsch. path. Ges. **1909**, 60. — Maresch: Frankf. Z. Path. **19**, 159 (1916). — Meyer, Oskar: Frankf. Z. Path. **20**, 115 (1917). — Molineus: Arch. klin. Chir. **101**, 333 (1913). — Morand: Mém. roy. Acad. Sci. **22**, 541 (1753) (zit. nach Meslay). — Morawitz und Nonnenbruch: Oppenheimers Handbuch der Biochemie, 2. Aufl., **8**, 319 (1924). — Mörs und Muck: Arch. klin. Med. **5**, 485 (1869). — Motschmann: Arch. f. Orthop. **4**, 199 (1910). — Müller, Friedr.: Z. Biol. **20**, 327 (1884). — Morpurgo (1): Verh. dtsch. path. Ges. **1901**, 40. — Morpurgo (2): Beitr. path. Anat. **28**, 620 (1900).

Naegeli, O. (1): Münch. med. Wschr. **1917**, 1513. — Naegeli, O. (2): Münch. med. Wschr. **1918**, 585. — Neumann: Arch. Gynäk. **47** (1894). — Niekau: Arb. path. Inst. Tübingen **8**, 55 (1914). — v. Noorden: Handbuch der Pathologie des Stoffwechsels. 2. Aufl., **1**, 41 (1906). — Novak und Porges: Wien. klin. Wschr. **26**, 1791 (1913). — Novak und Porges (2): Zbl. Gynäk. **23** (393).

Odermatt: Stoffwechselversuche bei Osteomalazie. Inaug.-Diss. Zürich 1910.

Petrone: Riforma med. **1892**. (Zit. nach Baumgartens Jb. 8, 302). — Pommer (1): Untersuchungen über Osteomalazie und Rhachitis. Leipzig: F. C. W. Vogel 1885. — Pommer (2): Arch. mikrosk. Anat. u. Entw.mechan. **102**, 324 (1924). — Pommer (3): Arch. klin. Chir. **136**, 1 (1925). — Pommer (4): Z. Anat. **75**, 382 (1925). — Rabl, C. R. H. (1): Virchows Arch. **245**, 542 (1923). — Rabl, C. R. H. (2): Klin. Wschr. **2**, 1644 (1923). — Rabl, C. R. H. (3): Virchows Arch. **249**, 335 (1924). — v. Recklinghausen (1): Festschrift der Assistenten für Virchow. 1891. — v. Recklinghausen (2): Untersuchungen über Rhachitis und Osteomalazie. Jena: Gust. Fischer 1910. — v. Recklinghausen (3): Dtsch. med. Wschr. **1893**, Nr 13 und 34, Vereinsbericht. — v. Recklinghausen (4): Mschr. Geburtsk. **23**, 96 (1864). — v. Recklinghausen (5): Verh. Naturf. u. Ärztevers. Braunschweig **1897**. Abt. allg. Path. u. path. Anat. S. 4. — Rehn, H. (1): Jb. Kinderheilk. N. F., **12**, 100 (1878). Rehn, H. (2): Jb. Kinderheilk. **19**, 170 (1882). — Rehn, H. (3): Gerhardts Handbuch der Kinderkrankheiten. **3**, 1, 434. — Rehn, H. (4): Jb. Kinderheilk. **21** (1884). — Revillod: Korresp.bl. Schweiz. Ärzte **25**, 400 (1895). — Ribbert (1): Virchows Arch. **80**, 436 (1880). — Ribbert (2): Anatomische Untersuchungen über Osteomalazie. Bibliotheca med. C., H. 2 (1893). — Rindfleisch (1): Schweiz. Z. Heilk. **3**, 310 (1864). — Rindfleisch (2): Lehrbuch der path. Gewebelehre. **1886**, 6. Aufl. 729. — Roloff (1): Virchows Arch. **37**, 434 (1866). — Roloff (2): Virchows Arch. **47**, 305 (1869).

de Saint-Gilles: Pseudarthrose par Ostéomalazie. Thèse de Paris **1895**. — Sarvonat et Roubier: Progrès méd. **1911**, 635. — Sauerbruch: Beitrag zum Stoffwechsel des Kalks und der Phosphorsäure bei infantiler Osteomalazie. Inaug.-Diss. Leipzig 1902. — van der Scheer: Arch. f. Psychiatr. **50**, 845 (1913); **51**, 79 (1913). — Schieck: Mschr. Geburtsk. **27**, 178 (1866). — Schiffmacher: Münch. med. Wschr. **1904**, 555. — Schmidt, C.: Ann. Chem. u. Pharm. **61**, 329 (1847). — Schmidt, M. B.: Verh. dtsch. path. Ges. **1909**, 3. — Schmorl (1): Münch. med. Wschr. **1907**, 494 (Disk. Bem.). — Schmorl (2): Klin. Wschr. **5**, 496 (1926). — Schönenberger: Virchows Arch. **165**, 189 (1901). — Schuster, R.: Über einen ungewöhnlichen Fall von Osteomalazie. Inaug.-Diss. Gießen 1905. — Seitz: Verh. dtsch. Ges. Gynäkol. **15**, 213 (1913). — Senator: Ziemssens Handbuch der spez. Path. u. Ther. **13** I, 195 (1875). — Siegert: Verh. Ges. Kinderheilk. **15** (1899). — Simon (1): Münch. med. Wschr. **1919**, 799. — Simon (2): Veröff. Med.verw. **14**, H. 6 (1921). — Solly: Med. chir. Trans. **27**, 435 (1844). — Stefanelli e Levi: Riv. critica di Clin. med. Anno **9**, 1 (1908). — Steiner, Jacob: Über die pathol.-anatomischen Veränderungen bei Osteomalazie. Inaug.-Diss. Zürich 1869. — STERN, R.: Z. Geburtsh. **68**, 47 (1911). — STILLING, H. und v. MERING: Zbl. med. Wiss. **1889**, 803. — STRADA: Pathologica **1**, 423 (1909). — STRAUCH: Frankf. Z. Path. **28**, 319 (1922). — STRAUSCHEID: Dtsch. med. Wschr. **1893**, 1269.

VIRCHOW, RUD. (1): Virchows Arch. **4**, 307 (1852). — VIRCHOW, RUD. (2): Zellularpathologie. **1871**, 4. Aufl., 529. — VIRCHOW, RUD. (3): Virchows Arch. **5**, 491 (1853). — VIRCHOW, HANS: Verh. anat. Ges., 23. Vers. **1909**, 157. — v. VELITS (1): Z. Geburtsh. **23**, 321 (1892). — v. VELITS (2): Zbl. Gynäk. **1907**, 903. — VOLKMANN, R.: Pitha-Billroths Handbuch der Chirurgie **2** II (1865).

WALLART: Z. Geburtsh. **61**, 581 (1908). — WEBER, C. O. (1): Virchows Arch. **38**, 1 (1867). WEBER, C. O. (2): Ossium mutationes osteomalacia universale effectae. Inaug.-Diss. Bonn 1851. — WELLS, G.: Chemical Pathology. **1914**, 2. Aufl. 404. — WILD, C. R.: Anatomische Untersuchungen über das puerperale Osteophyt. Inaug.-Diss. Lausanne 1901. — WINCKEL (1): Mschr. Geburtsk. **23**, 81 (1864). — WINCKEL (2): Mschr. Geburtsk. **23**, 321 (1864).

ZIEGLER (1): Lehrbuch der spez. path. Anatomie. **1906**, 11. Aufl., 233. — ZIEGLER (2): Verh. Naturf.- u. Ärztevers. Braunschweig, Abt. f. allg. Path. u. path. Anatomie 1897, 7. — ZONDECK und ASCHHEIM: Klin. Wschr. **5**, 400 (1926). — ZUNTZ: Arch. Gynäk. **99**, 140 (1913). — ZWEIFEL: Zbl. Gynäk. **1890**, Nr 25.

2. Die Entwicklungsstörungen der Knochen.

Von

A. Dietrich - Tübingen.

Mit 27 Abbildungen.

I. Die Knorpelverknöcherungsstörung (Chondrodystrophie).

1. Geschichtliche Vorbemerkung.

Die Mißgestaltung des Körpers durch Kurzgliedrigkeit (Mikromelie) ist so eigenartig, daß sie schon sehr früh beobachtet worden sein muß. Wenn auch alten primitiven Bildwerken gegenüber Vorsicht geboten ist, wird doch der ägyptische Gott Bes als unverkennbarer, kurzgliedriger Zwerg angesehen (von PTAH wird es bestritten). Aus römischer Zeit trägt die Statue des Caracalla (AVIGNON) die Kennzeichen. Ein chondrodystrophisches Skelet wird aus der Merovinger Zeit beschrieben (METTENLEITNER). Viele Hofnarren des Mittelalters gehören sicher in diese Gruppe.

Als älteste medizinische Darstellung wird die Beschreibung und Abbildung SÖMMERINGs (1791) angesehen, der bereits von einer angeborenen Rachitis spricht. VIRCHOW (1855) bezeichnete das von einer Kretinin stammende kurzgliedrige Neugeborenenskelet mit stark eingezogener Nasenwurzel als angeborenen Kretinismus und fand die Verknöcherung des Schädelgrundknochens als Ursache der Kopfverunstaltung. Er unterschied auch bereits die Knochenveränderungen von der echten Rachitis. Später ist dieser Fall von BAYON durch Nachweis des Perioststreifens als Chrondrodystrophie sichergestellt worden. Eingehende histologische Untersuchungen von SÄNGER (1857) sowie von H. MÜLLER (1860) bei Menschen- und Kalbsfeten führten zu einer schärferen Trennung von einer fetalen Rachitis. LANGE (1861) gab eine eingehende Beschreibung der ganzen Körperstruktur.

Danach wurden in rascher Folge Arbeiten geliefert, in denen die Eigentümlichkeiten der Knochenveränderungen immer mehr erkannt und bessere Benennungen erstrebt wurden. So sprachen URTEL und HOESS von Chondritis fetalis, EBERTH fand den Perioststreifen, den allerdings schon URTEL erwähnte, und brach endgültig mit der Zurechnung zum Kretinismus, an der KLEBS noch festgehalten hatte. Die Bezeichnung Osteosclerosis congenita (KUNDRAT, PALTAUF), Mikromelia chondromalacica (MARCHAND-KIRCHBERG) zeigen weitere Versuche der Klärung an. Aber zwei Bezeichnungen haben erst endgültig die Benennung „fetale Rachitis" verdrängt; PARROT (1878) benannte die Veränderung Achondroplasie und KAUFMANN führte in seiner Monographie (1892) die Benennung Chondrodystrophie ein. Die erste

Bezeichnung hat in dem französischen, auch italienischen und englisch-ameri-
kanischen Schrifttum vorwiegende Geltung behalten, obwohl von einem Bil-
dungsmangel des Knorpels nicht gesprochen werden kann, während in den
deutschen Arbeiten mit Chondrodystrophie die Knorpelwachstumsstörung
in ihrem Wesen genauer getroffen wird. Deutsch wird es mit Knorpelver-
knöcherungsstörung am besten zu bezeichnen sein.

Die Arbeiten von KAUFMANN, sowie
SUMITA unter seiner Leitung, haben
die Eigentümlichkeiten der Skeletveränderung im wesentlichen festgelegt. Manche Einzelheiten, z. B. über
den Perioststreifen sind noch genauer
ausgearbeitet worden (M. B. SCHMIDT,
Verfasser u. a.), im ganzen ist seit den
zusammenfassenden   Bearbeitungen
von SIEGERT (1912) und FRANGEN-
HEIM (1913) nicht mehr viel dazu-
gekommen. Nur gewann mit der Einführung der Röntgenstrahlen die klinische Feststellung eine bessere Grundlage, und es wuchs eine Fülle von
Einzelbeschreibungen am Lebenden
an, sowohl von kindlichen wie erwachsenen Fällen. Die neuere Zeit
hat sich mehr mit den Fragen der
Entstehung, den Beziehungen zu inkretorischen Drüsen und mit der Erblichkeit beschäftigt.

2. Die Gestaltung des Körpers bei angeborener Chondro-dystrophie.

An den vielfach frühgeborenen,
aber oft voll ausgetragenen Kindern
fallen sofort die Kurzgliedrigkeit
(Mikromelie), das Mißverhältnis von
Rumpf und Gliedmassen, sowie meist
ein unverhältnismäßig großer Kopf,
der bis zum ausgesprochenen Wasser-
kopf gehen kann, in die Augen. Hierbei bemerken wir, daß die Benennung

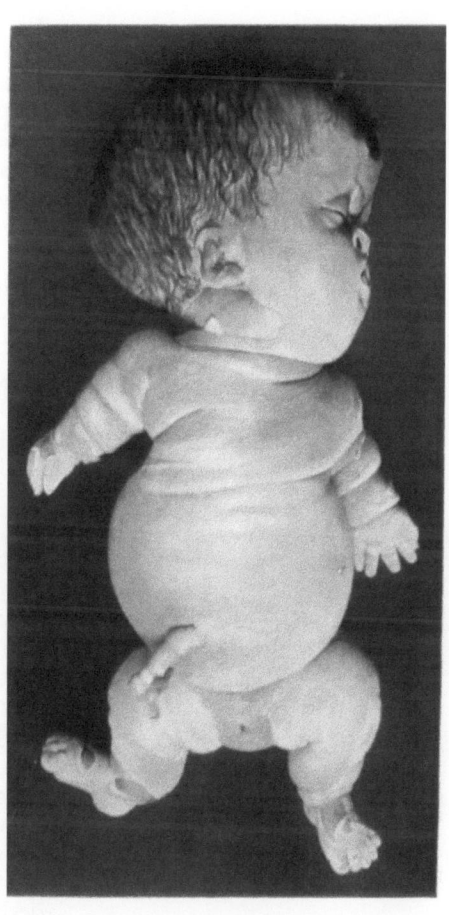

Abb. 1. Chondrodystrophia hyperplastica.
Neugeborenes Kind B.

Phokomelie auf die Fälle von Mangel der ganzen Extremitätenanlage, also
einer Organmißbildung beschränkt bleiben sollte.

Die Arme reichen kaum bis zum Nabel, die Beine sind entweder ganz stummelförmig oder für ihre Kürze viel zu umfangreich, oft auch nach innen gekrümmt.
An allen Gliedmaßen sind die Gelenkenden (Epiphysen) aufgetrieben, oft ist
eine Gliederung überhaupt nicht erkennbar. Die Haut ist über den mächtig
entwickelten Weichteilen in tiefe Furchen gelegt. Die kurzen Finger fallen
durch ihre Gleichmäßigkeit auf, die Mittelfinger sind oft gespreizt. Dies wird
als Dreizackhand (Main a trident, PIERRE MARIE) bezeichnet. Die Knochen
der Gliedmassen sind überall fest, oft sogar ungewöhnlich stark und hart
(s. Abb. 1).

Der Bauch tritt stark hervor und der Brustkorb ganz zurück. Zum Teil ist dies durch die Entwicklung der Weichteile aber auch durch Auftreibung der Eingeweide bedingt. Der Nabel erscheint mehr an die Symphyse gerückt, so daß der Mittelpunkt des Körpers in die Brustgegend zu liegen kommt.

Der kurze dicke Hals ist oft von vorn gar nicht zu erkennen; das Kinn liegt der Brust auf. Das Gesicht ist breit mit wulstigen Lippen, auch die Augenlider erscheinen dick. Hauptsächlich wird aber der Gesichtsausdruck von einer

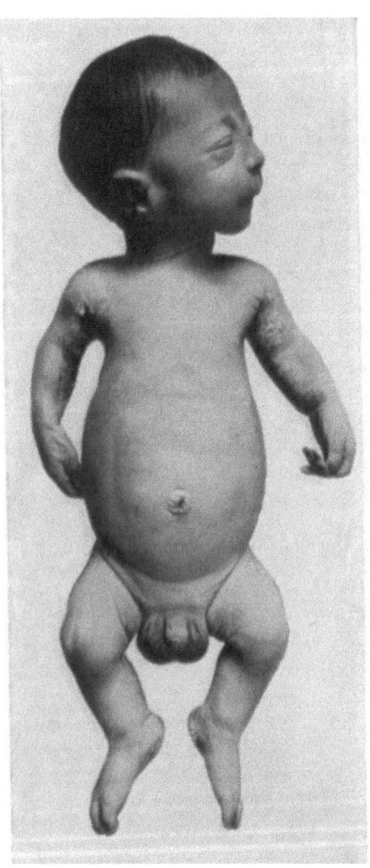

tiefen Einziehung der Nasenwurzel bestimmt. Allerdings kann manchmal die ganze Nase nur abgeplattet erscheinen. Der Kopfschädel setzt sich in einigen Fällen ohne erhebliche Vorwölbung an, meist aber verstärkt die stark vorspringende Stirn (Olympierstirn) die Einziehung der Nasenwurzel und führt zu dem Kretinenausdruck, den Virchow schon beobachtet hat. In einzelnen Fällen nimmt der Kopfumfang einen ganz gewaltigen Umfang (Hydrozephalus) an. Dabei sind die Schädelknochen fest, aber die Fontanellen und Nähte klaffen.

Eine ganz eigenartige Verunstaltung des Schädels hat R. Meyer in mehreren Fällen beschrieben. Hier erfolgte die Ausdehnung des Kopfschädels nach unten, so daß dadurch der Gesichtsschädel ganz verschoben wurde. Die Ohren lagen in der Höhe des Kinns und der ganze Kopf erschien durch eine horizontale Furche birnenförmig verunstaltet (s. unten).

Gegenüber dieser äußersten Mißgestaltung des Körpers kommen jedoch auch Fälle von Chondrodystrophie mit geringeren Veränderungen vor, vor allem im Bereiche des Kopfes. Es ist da nur die Kürze der Gliedmassen auffallend. So erscheint das eine von mir beobachtete Kind geradezu zierlich und schlank gebaut, mit geraden Gliedmassen und kleinem Kopf; die Nase ist nur wenig abgeplattet (Abb. 2).

Abb. 2. Chondrodystrophia hypoplastica ohne Verunstaltung. Neugeborenes Kind E.

3. Das Verhalten der Knochen.

Über das Verhalten des Skeletes gibt heute das Röntgenbild einen raschen Überblick. Die Diaphysen der Gliedmaßenknochen lassen einen dichten Schaft mit breiter Rinde erkennen, die Epiphysen sind im ganzen gerade und setzen sich scharf gegen die Diaphyse ab (Abb. 3). Knochenkerne fehlen in der Epiphyse, der Knorpel ist als weniger dichter Schatten erkennbar, entweder ohne besondere Auftreibung (Chondrodystrophia hypoplastica) oder mit erheblicher Massenzunahme (Chondrodystrophia hyperplastica). In den Handwurzeln sieht man beim Neugeborenen keine Knochenkerne, ebenso sind am Fuß nur manchmal Talus und Kalkaneus angelegt [Dietrich] (Abb. 4). An den

Fingergrundknochen (Metakarpi) und Zehengrundknochen (Metatarsi) ist die gute Ausbildung der Diaphyse und ihre scharfe gradlinige Abgrenzung besonders anschaulich zu erkennen.

In den Epiphysenknorpeln sind von CONRADI eigenartige wolkige Schatten beschrieben worden, die sich als Kalkablagerungen erwiesen, ähnlich in einem Fall von DIETRICH. Das scheinen aber ungewöhnliche Befunde zu sein. Wir werden darauf näher einzugehen haben (Abb. 5 und 6).

An den herauspräparierten Knochen ist das Mißverhältnis der harten, festen Diaphyse zur Epiphyse ein wechselndes. Vielfach ist Größe und Form

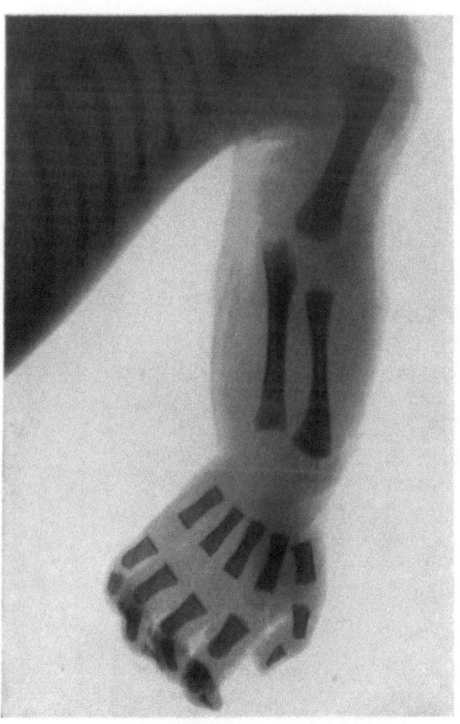

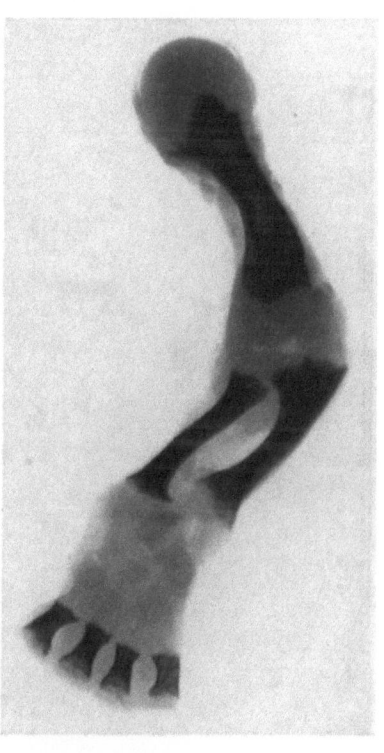

<table>
<tr><td align="center">Abb. 3. Chondrodystrophia hypoplastica.
Röntgenbild vom Arm. Kind E.</td><td align="center">Abb. 4. Röntgenbild des Armes von
Chondrodystrophia hyperplastica. Kind B.</td></tr>
</table>

der langen Röhrenknochen nur wenig verändert, z. B. Fall 1 von DIETRICH, gewöhnlich aber sind sie auf die Hälfte oder ein Drittel verkürzt, z. B. der Humerus von 8 cm beim Neugeborenen auf 4,9 bis 2,4 cm in den Fällen von KAUFMANN. Die Diaphyse ist in der Mitte gerade, aber auch verbogen, ihre Rinde beim Durchsägen hart und breit, die Markhöhle zum Teil ganz verschlossen. Gegen die Epiphyse wird aber der Schaft ausgeladen und enthält von breiter Rinde umschlossen spongiösen Knochen.

Der Übergang zur Epiphyse und die Gestaltung der Gelenkenden wird von dem Grad der Knorpelausbildung bestimmt. Verändert ist die Epiphysenform wohl immer, sie wechselt aber nach den von KAUFMANN aufgestellten Gruppen.

Die hypoplastische Form läßt außer erheblicher Verkürzung der langen Knochen keine wesentliche Verbildung der Epiphysen erkennen. Der Knorpel ist fest und nur durch reichlichere Gefäßzüge ausgezeichnet. An den Rippen

sind geringe Anschwellungen der Knorpelgrenzen (Rosenkranzbildung) vorhanden.

Das mikroskopische Bild des Knorpels bietet aber nicht den regelmäßigen
hyalinen Knorpel mit runden Knorpelzellen in gleichmäßigen Knorpelhöhlen.
Vielmehr sind schmale, spindlige Zellen mit langgestrecktem Kern regellos

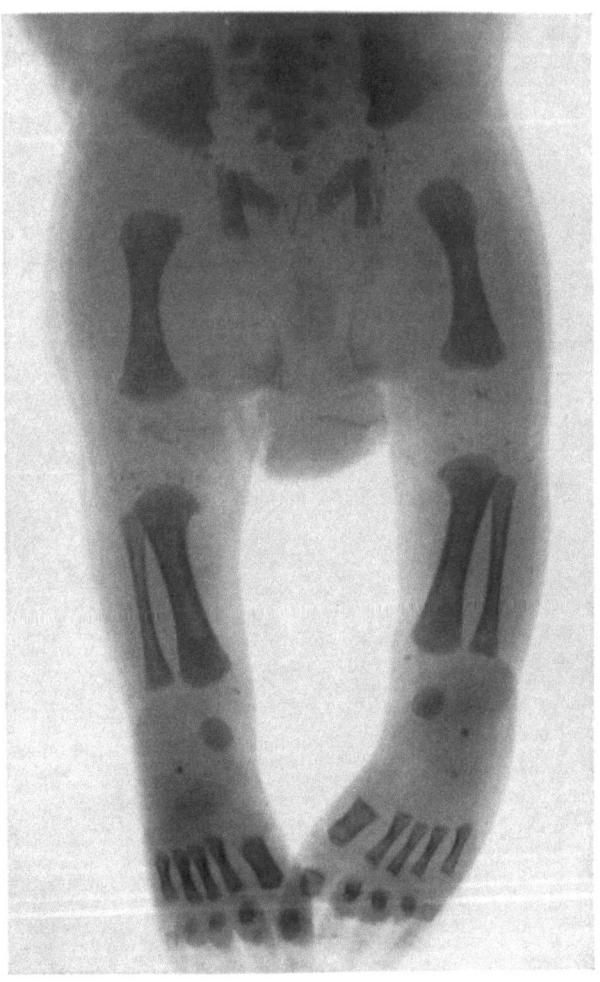

Abb. 5. Chondrodystrophia hyperplastica. Röntgenbild der Beine mit Verkalkungen in der
Epiphyse. Kind B.

der Grundsubstanz eingelagert. Bisweilen haben die Kerne knopfförmige
Verdickungen. Die wirre Anordnung weicht nur gegen das Perichondrium
und die Diaphyse einer parallelen Reihenlagerung, wobei die Zellen glatter
und gruppenweise gelagert erscheinen. Auch um die reichlichen Gefäßzüge
(Knorpelmarkkanäle) ist die Anordnung eine dichte. Die Schicht geordneter
Zellen gegen die Diaphyse ist schmal, sie ändert sich bald wieder, indem die
Zellen größer und runder werden, die Kerne dicker; manche Zellen erscheinen
fast blasig. Aber es bleibt bei dieser Andeutung einer Richtungszone, zur
Säulenbildung kommt es nicht, höchstens zu kleineren, durch reichliche

Grundsubstanz getrennten Gruppen. Immerhin läßt sich stellenweise in dieser Schicht eine Andeutung vorbereitender (präparatorischer) Verkalkung feststellen.

In den verkalkten oder unverkalkten Knorpel dringen die primären Markräume mit rundlichen Ausbuchtungen vor, in denen auch Riesenzellen (Osteoklasten) liegen können. So werden zackige Pfeiler gebildet, an die sich spärliche Osteoblasten anlegen und einen Knochensaum bilden. Aber es bleiben verkalkte und unverkalkte Knorpelinseln stehen und noch weit in die Diaphyse hinein erhalten. In derartigen Inseln hat schon KLEBS eine unmittelbare Knochenbildung aus Knorpel beschrieben, ausgezeichnet durch eine homogene Grundsubstanz; KAUFMANN kommt zu der gleichen Auffassung.

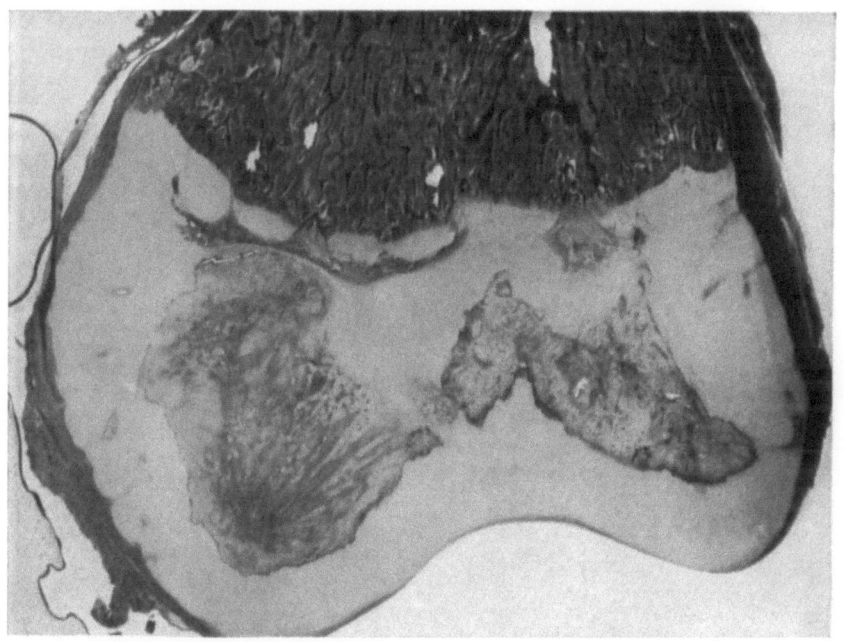

Abb. 6. Untere Femurepiphyse bei Chondrodystrophie. Kind B. Verkalkungen im Knorpel. Perioststreifen mit Verbindungen zur Diaphyse (s. Abb. 7, 10).

Dieses Verhalten des Knorpels ist an allen Knochen gleich, wenn auch in der Ausbildung wechselnd. Es findet sich nur mit gradweiser Verschiedenheit ebenso wie an den langen Knochen auch an den kleinen Knochen des Hand- und Fußskelets und an den Rippen. Säulenbildung und präparatorische Verkalkung ist mangelhaft oder nur angedeutet, an vielen Knochen fehlt jeder Anlauf. Die Bildung primärer Markräume beschränkt sich auf kleine Aussparungen und Nischen, die Anlagerung von Knochenbälkchen an den Knorpelspangen ist recht spärlich. Bei voller Ausbildung dieser Verhältnisse hat man den Eindruck einer völligen Ruhe an der Verknöcherungsgrenze.

Bei der malazischen Form (Micromelia chondromalacica, MARCHAND-KIRCHBERG) fehlt nach KAUFMANN jede Regelmäßigkeit in Form, Verteilung und Anordnung der Knorpelzellen der Epiphyse, die sich durch Gefäßreichtum auszeichnet. Die Zellen stehen nahe dem Perichondrium dichter und parallel geordnet, in der Mitte sind sie aber durch gequollene, weiche Grundsubstanz auseinander gedrängt. KIRCHBERG-MARCHAND sprechen von gallertiger

Umwandlung. Gegen die Knochengrenze werden die Knorpelzellen immer größer, bis sie blasig aufgetrieben erscheinen und die Grundsubstanz zwischen ihnen ein netzartiges Aussehen gewinnt. Andeutung von Zellsäulen ist gelegentlich vorhanden, auch Verkalkung der Grundsubstanz. Das Vordringen primärer Markräume in verkalkte und unverkalkte Knorpelteile ist in dem beschränkten Maße der vorangehenden Gruppe zu verfolgen.

Die Gruppe der Chondrodystrophia hyperplastica unterscheidet sich nur durch die mächtige Verdickung der Epiphysen, die unförmige Gestalt annehmen können. Am stärksten ist die Knorpelzunahme an den großen Extremitätenknochen. Am oberen Femurende können z. B. die Trochanteren den Kopf ganz überwuchern, am unteren Ende bilden die Kondylen breite

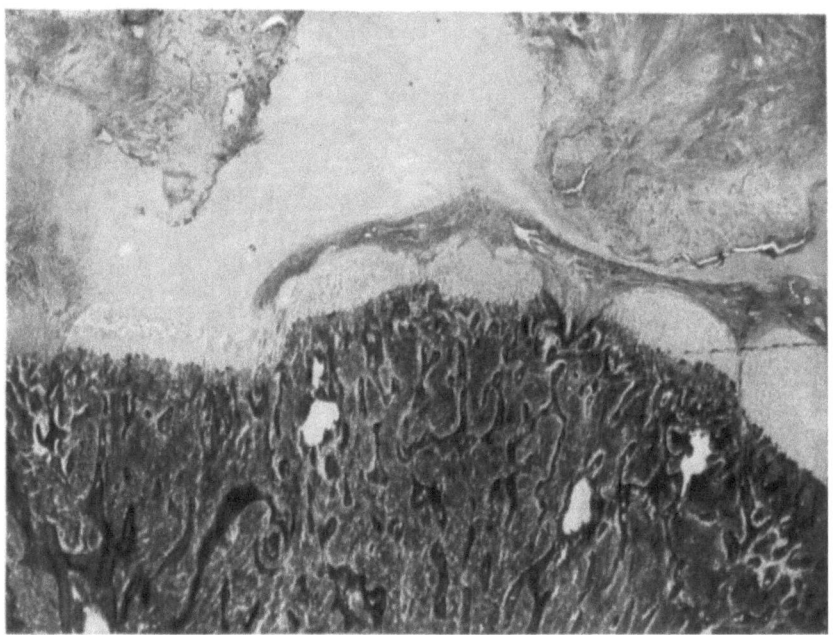

Abb. 7. Epiphysengrenze am unteren Femurende. Chondrodystrophia hyperplastica. Kind B. Fehlen der enchondralen Verknöcherung. Perioststreifen mit Knochenbildung an einem Markkanal.

nach hinten zurückgebogene Wülste. Am Oberarm bestehen ähnliche Veränderungen. Das Verhalten der Knorpel an der Verknöcherungsgrenze läßt Änderungen gegenüber den vorgenannten Gruppen nicht erkennen.

Eine scharfe Trennung der drei Formen läßt sich überhaupt nicht durchführen. Es gibt Übergänge mannigfacher Art, auch solche zu abortiven Bildern. Schon KAUFMANN erwähnt Fälle, bei denen die Verhältnisse der Knochen makroskopisch wenig verändert erschienen; sie waren lang und gerade, jedoch ergab die mikroskopische Untersuchung einen auffallend gefäßreichen Knorpel mit schwacher und unregelmäßiger Reihenbildung. Sie zeigen also eine schwächere Ausbildung der Veränderungen, die KAUFMANN mit einem späteren Einsetzen der Störung erklären möchte.

Eine besondere Eigentümlichkeit der Epiphysengrenze ist der Perioststreifen. Er ist schon von URTEL gesehen, auch von KLEBS und SALVETTI festgestellt worden, wurde aber von KAUFMANN erst genauer in seiner großen Verbreitung und Eigenart beschrieben. Er findet sich bei der hypoplastischen

Form ziemlich regelmäßig, seltener bei der hyperplastischen. Niemals ist die Ausbildung des Perioststreifens an allen Knochen eine gleiche, vielmehr äußerst wechselnd, von geringen Andeutungen bis zu breiter Bindegewebsplatte, die sich zwischen Epiphyse und Diaphyse einschiebt. Er kann in diesen Fällen schon makroskopisch auf einem Durchschnitt erkannt, meist jedoch erst mikroskopisch nachgewiesen werden.

Der Perioststreifen besteht aus Zügen faserreichen Bindegewebes um ein Gefäßbündel, die vom Periost oder vom Perichondrium ausgehen. Er zieht entweder noch in den Knorpel hinein, so daß der ruhende Knorpel von den Ansätzen einer Wucherungszone abgetrennt wird (Abb. 6 u. 7), und verliert sich dann, indem die Faserzüge in der Knorpelgrundsubstanz aufgehen. In anderen

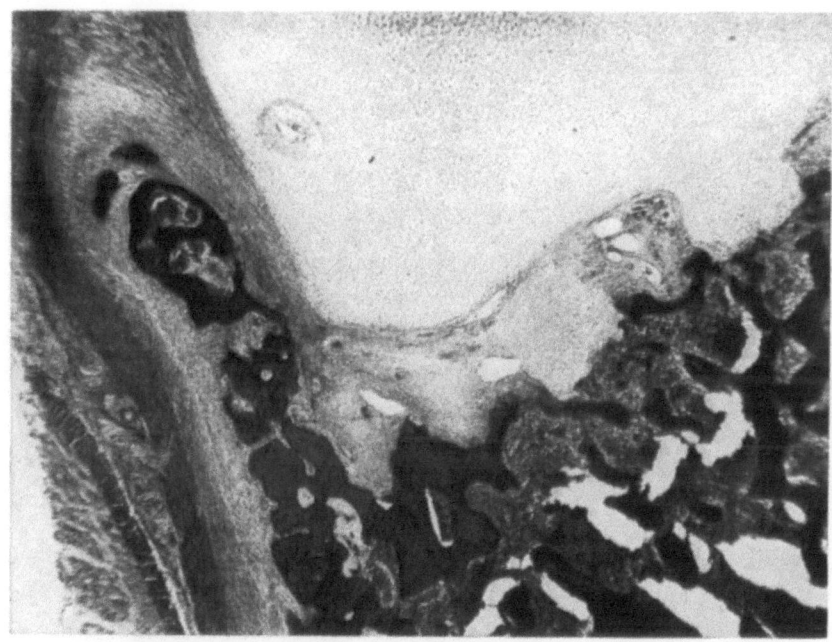

Abb. 8. Perioststreifen bei Chondrodystrophie, Humerus von Kind B. Verlauf entspricht einem Knorpelmarkkanal. Verknöcherung nach periostalem Typus gegen die Diaphyse.

Fällen schiebt sich der Streifen gerade an der Verknöcherungsgrenze ein (Abb. 8). Hierbei ist schon von vielen älteren Beobachtern (HERTEL, HOESS, EBERTH, BODE, KAUFMANN) eine Knochenbildung gegen die Diaphyse zu beschrieben worden, also gleichsam ein Umbiegen der periostalen Knochenbildung.

Der Perioststreifen ist vielfach als eine passive Einlagerung von periostalem Gewebe angesehen worden, als eine Einklemmung (EBERTH), Einstülpung (STORP) oder ein Überwallen durch das ungleiche enchondrale und periostale Wachstum. Man sprach auch von einem Vorbeipressen des Knochens am Knorpel (WIESEMANN, COLLMANN, NATHAN, DIETERLE), wie es besonders an den Rippen oft den Anschein hat. KAUFMANN nimmt eine Mittelstellung ein, indem zunächst durch das verschiedene Wachstum eine Einfaltung des Periosts, dann aber ein aktives Vordringen des gefäßreichen Gewebes stattfinden solle, wie es auch URTEL und HOESS schon darstellten. Aber M. B. SCHMIDT hat auf die Beziehungen des Perioststreifens zu den Knorpelmarkkanälen hingewiesen.

Diese aus Gefäßen mit etwas begleitendem Bindegewebe bestehenden Kanäle dringen vom Perichondrium aus strahlig in die Epiphysen, verzweigen sich in der gleichen Ebene und enden blind; sie liegen entsprechend der reifenförmigen Anordnung der perichondralen Arterien etagenförmig übereinander. Bei dem enchondralen Wachstum kommt ihnen eine große Bedeutung zu, indem die präparatorische Knorpelwucherung von Schicht zu Schicht fortschreitet, so daß regelmäßig an der Grenze von ruhendem und wucherndem Knorpel eine

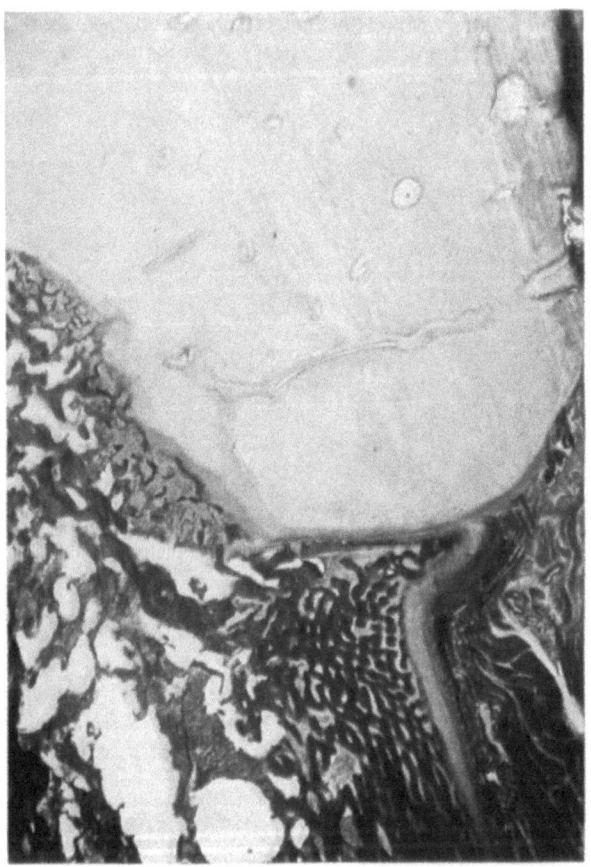

Abb. 9. Obere Femurepiphyse. Chondrodystrophie. Kind B. Perioststreifen mit periostaler
Verknöcherung. Parallel dazu ein Knorpelmarkkanal.

solche Lage von Knorpelmarkkanälen zu treffen ist. Von hier wachsen Gefäß-züge senkrecht gegen die Markräume und treten mit den Markgefäßen in Ver-bindung. Ausbreitung der Knorpelmarkkanäle und Wachstum des Knorpels hängen nach M. B. Schmidt eng zusammen. Demnach spielen die Knorpel-markkanäle bei Wachstumsstörungen eine Rolle, z. B. bei Rachitis. Die Chon-drodystrophie ist nach M. B. Schmidt dadurch ausgezeichnet, daß die Knorpel-markkanäle in den verkleinerten Epiphysen ungewöhnlich stark in den Vorder-grund treten und stärkere Entwicklung der Bindegewebsmasse zeigen. Der Perioststreifen wird von einem solchen verbreiterten Knorpelmarkkanal ge-bildet, der entweder an der Grenze der verkümmerten Knorpelwucherungs-zone oder zwischen Knorpel und Knochenmark liegt. Er bildet also keine trennende Platte (Periostlamelle), wie früher vielfach angenommen wurde, sondern nur einen breiten Bindegewebsstrang, der sich lange erhält.

Die Beziehung des Perioststreifens zu den Knorpelmarkkanälen ist von DIETRICH an 2 Fällen eingehend verfolgt worden. Am Humerus einer zur hyperplastischen Form gehörenden Chondrodystrophie dringt ein breiter Bindegewebszug zwischen der Rinde, die umgebogen erscheint, und dem Epiphysenknorpel ein und verbreitert sich dann längs der Knorpelgrenze, so daß aber noch Knorpel mit kaum angedeuteter Säulenbildung von dem ruhenden Knorpel abgetrennt wird (Abb. 8). Der Zug läßt sich durch viele Schnitte verfolgen, bildet also eine verhältnismäßig breite Bindegewebsmasse, er verliert sich

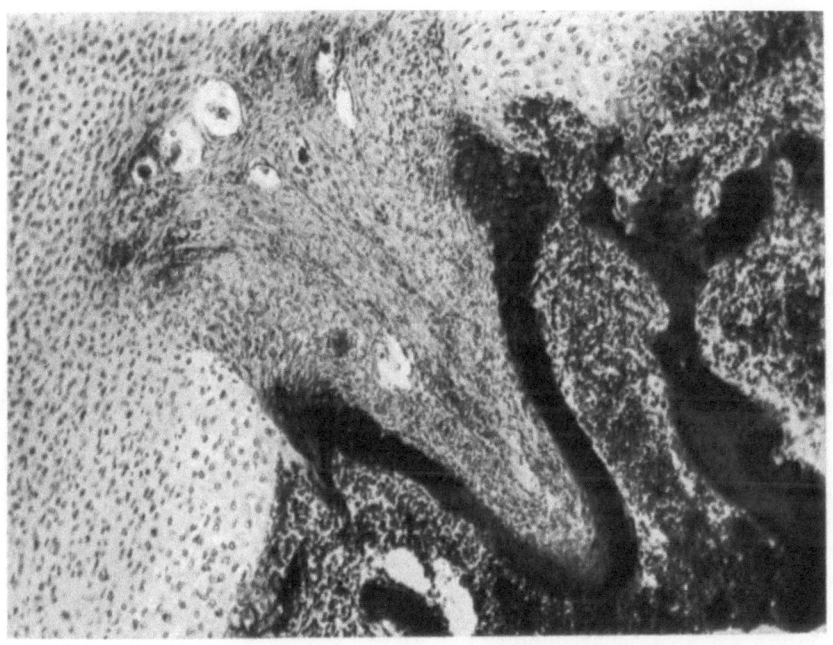

Abb. 10. Ausläufer des Perioststreifens (Knorpelmarkkanal) mit Bildung einer Knochenspange. Untere Femurepiphyse. Starke Vergrößerung aus der Mitte von Abb. 7.

gegen die Mitte der Epiphyse. In dem Streifen verlaufen Gefäße, die gegen das Mark umbiegen. Wo diese, begleitet von Bindegewebe, das Mark erreichen, tritt eine Knochenbildung ein, indem die Bindegewebsfasern zu einem osteoiden Gewebe zusammensintern, Kalk aufnehmen und eine geflechtartige Knochensubstanz aufbauen. An anderen Stellen läßt sich aber auch ein Osteoblastensaum erkennen und eine Anlagerung von Knochensubstanz nach Art der periostalen Verknöcherung. An der oberen Femurepiphyse zieht ebenfalls ein derartiger Streifen nahe der Epiphysengrenze bis gegen die Mitte des Knorpels (Abb. 9); ihm genau parallel verlaufen aber höher im Knorpel, Gefäße mit lockerem Bindegewebe, die durch senkrechte Gefäße mit dem Perioststreifen in Verbindung treten. Hier ist also die Beziehung der Knorpelmarkkanäle zu dem Grenzstreifen besonders anschaulich gezeigt. Wo die aufgelockerten Ausläufer des Perioststreifens oder senkrechte Gefäße die Markräume erreichen, sieht man wiederum die Bildung von Knocheninseln und Spangen nach dem beschriebenen Typus (Abb. 10).

Das gleiche Bild wiederholt sich in wechselnder Weise an allen untersuchten Knochen der beiden Fälle. Besonders war an den Rippen, wie schon vorweggenommen werden soll, die etagenförmige Anordnung der Knorpelmarkkanäle und das unmittelbare Hervorgehen des Perioststreifens aus diesen zu erkennen. Auch ließ sich Knochenbildung schon inmitten eines perforierenden Knorpelmarkkanales nachweisen. Derartige Knochenbildung um Knorpelmarkkanäle inmitten des Rippenknorpels hat schon Collmann beschrieben.

Diese knochenbildende Fähigkeit des Bindegewebes der Knorpelmarkkanäle erinnert an eine Eigenschaft, die es bei manchen Tieren im Epiphysenknorpel besitzt (Lubosch). Die Bedeutung des Perioststreifens erscheint zugleich aber in einem anderen Lichte. Zunächst dürfte die Frage seiner Entstehung gelöst sein. Sodann aber bedeutet der Perioststreifen nicht, wie Kaufmann u. a. glaubten, eine vollständige Unterbrechung des Längenwachstums durch Zwischenlagerung einer Bindegewebsplatte, wie sie etwa bei einer traumatischen Epiphysenlösung zwischen Diaphyse und Epiphyse entsteht (Frangenheim). Vielmehr kann gerade vom Perioststreifen bzw. von perforierenden Knorpelmarkkanälen eine Ersatzbildung von Knochengewebe ausgehen.

In der Ausbildung des Perioststreifens kommt somit, wie schon M. B. Schmidt andeutete, die Trägheit der Knorpelwucherung zum Ausdruck, da die sonst rasch im Mark aufgehenden Knorpelmarkkanäle ungewöhnlich bestehen bleiben, auch die zwischen den Etagen verlaufende Säulenbildung ausfällt. Daher sind die Perioststreifen bei der hypoplastischen Chondrodystrophie regelmäßig und stärker ausgebildet (Kaufmann), aber auch bei der hyperplastischen, wie in dem Falle Dietrichs gut zu beobachten. Andererseits wird durch den Perioststreifen ein verändertes Längenwachstum bedingt, das nicht gleichmäßig ausfallen kann und zum Teil die Verschiebungen der Epiphyse und Verbiegungen des Knochens verursacht. Kahlstorf, der die Befunde Dietrichs am Perioststreifen bestätigt, hält allerdings die Knochenneubildung an ihnen nicht für so wesentlich, daß dadurch ein ungleichmäßiges Längenwachstum und eine Verkrümmung der Knochen zustande kommen könnte. Auch nach R. Meyer ist die Verkrümmung der Knochen nicht allein mit dem Perioststreifen erklärlich, sondern es könnten noch andere Verhältnisse, z. B. die Wirkung des Muskelzuges unmittelbar an der Diaphyse angreifen. Zuzustimmen ist R. Meyer darin, daß gerade durch das ungleichmäßige Wachstum am Perioststreifen der periostale Diaphysenknochen an der Epiphyse vorbeigeschoben wird und so eine Einfaltung des Periosts, entsprechend der alten Vorstellung, hinzutritt.

In Verbindung mit den Knorpelmarkkanälen stehen noch eigenartige Veränderungen im Knorpel, die Conradi und ähnlich auch Dietrich beschreiben. Conradi sah Verkalkungsherde in den kurzen Knochen des Mittelfußes und der Hand, sowie in einigen Epiphysen, die schon im Röntgenbild erkennbar waren. Teilweise lagen die Kalkablagerungen neben einem typischen Knochenkern, z. B. im Kalkaneus. In den Epiphysen (Femur) finden sich Kalkkörner inmitten eines lockeren gefäßreichen Bindegewebsbezirkes, umgeben von Fremdkörperriesenzellen, am Rande sind größere Kalkplatten und Spangen metaplastischen Knochens gebildet. In dem Falle von Dietrich sind ungewöhnlich breite Bindegewebseinlagerungen in der Epiphyse (Humerus, Femur) Sitz der Verkalkungen. Sie stehen mit Knorpelmarkkanälen im Zusammenhang und sind als ungewöhnliche Ausbildung dieser anzusehen. Vielleicht ist die Fähigkeit zur Knorpelbildung hier soweit verloren gegangen, daß um die Knorpelmarkkanäle nur ein indifferentes Bindegewebe zur Ausbildung kam. Dafür spricht auch der faserige Zustand des am Perichondrium liegenden Knorpels. Aber auch ein sekundärer bindegewebiger Ersatz nekrotischer Knorpelteile ist nicht abzuweisen. Am Rande dieser Herde ist außer Verkalkung auch metaplastische Knochenbildung festgestellt.

Die Rippen lassen die Störung der enchondralen Verknöcherung schon in einer Verschiebung der Verknöcherungsgrenze bis zur Achsellinie erkennen;

vielfach besteht eine rosenkranzähnliche Verdickung der Knorpelgrenzen, die z. B. in dem einen Fall von DIETRICH gering sein kann, in anderen Fällen aber zu einem scharfen Vorsprung an der inneren Brustkorbseite führt. Man kann schon makroskopisch, vor allem bei einem Schnitt in der Längsachse, ein Vorbeischieben des Knochens am Knorpel erkennen, wie schon COLLMANN bemerkte, oder ein becherförmiges Umgreifen des Knorpels, wie es KAUFMANN abbildet. Der Zusammenhang der Verschiebung mit der Ausbildung der Perioststreifens und der an ihm fortschreitenden periostalen Knochenbildung ist im mikroskopischen Präparat anschaulich zu zeigen. Knorpel und Knochen können vollständig getrennt sein, und zwar sind Einstülpung von Periost bzw. Perichondrium daran ebenso wie verbreiterte und bindegewebsreiche Knorpelmarkkanäle

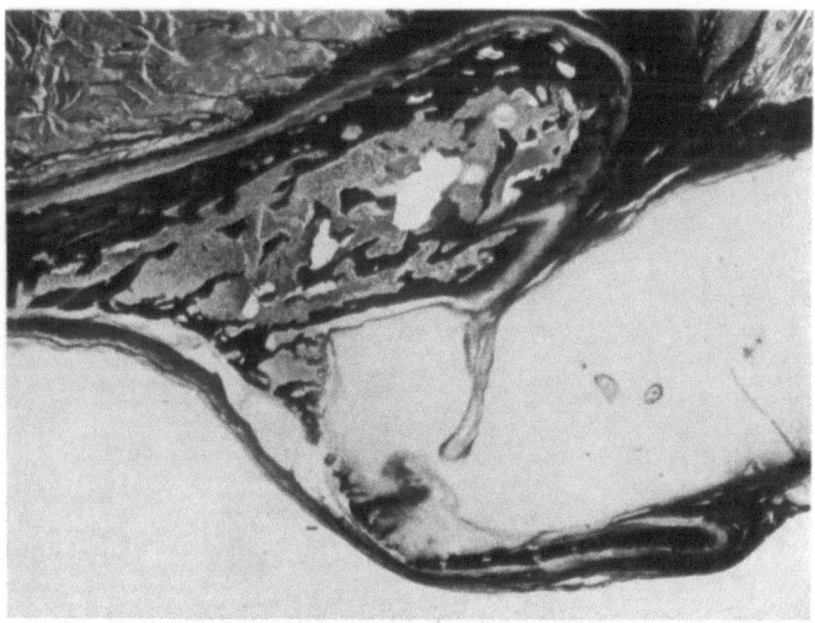

Abb. 11. Rippe bei Chondrodystrophie. Vorbeischieben der Diaphyse am Knorpel infolge periostalen Wachstums am Perioststreifen. Fortsetzung dieses in einen Knorpelmarkkanal.

beteiligt. Die Abbildung (11) läßt den Zusammenhang des eingestülpten Periosts mit einem anschließenden Knorpelmarkkanal gut erkennen, ebenso eine von diesem ausgehende Knochenbildung dort, wo der durchgehende Kanal noch den spaltförmig übriggebliebenen Markraum erreicht.

Wenn auch die Vorgänge an der Knorpelverknöcherungszone bei allen diesen Knochen weitaus im Vordergrund stehen, ist doch auch die periostale Verknöcherung nicht völlig unverändert. Man kann eine Verbreiterung und Verdichtung des Periosts feststellen. Sodann entspricht die Festigkeit und Dicke der Rindenschicht, die in den langen Knochen bis zum Schwund der Markhöhle führen kann, einer verstärkten Knochenanbildung. Die Knochenbälkchen stehen dicht, die HAVERSschen Kanäle verlaufen regellos. Die Knochenstruktur ist in noch höherem Grade geflechtartig und gleicht den Knochen der Erwachsenen (LEBEDEW). So zeigt sich, wie schon VIRCHOW erkannte, daß nicht nur der Knorpel, sondern die gesamte Stützsubstanz in Mitleidenschaft gezogen ist.

Die Veränderungen der Wirbelsäule haben früh Beachtung gefunden. In vielen Fällen, allerdings nicht immer, wie im ersten Fall Dietrichs, sind schon beim Neugeborenen erhebliche Verbiegungen der Wirbelsäule zu beobachten. Kaufmann beschreibt Verkrümmung der unteren Brustwirbel, auch der Lendenwirbel, gleichzeitig Lordose der Lendenwirbel bis zum Kreuzbein. Jansen hat seine Theorie vom Amniondruck besonders auf die häufige dorsolumbale Kyphose begründet. Donath findet eine bogenförmige (arkuäre) Kyphose häufig, die aber auch bis zum spitzwinkligen Gibbus gehen kann. Auf der Höhe der Kyphose konnte Wheeldon bei 6 Fällen keilförmige Wirbel nachweisen. Die weitere Ausbildung und Bedeutung der Wirbelsäulenverkrümmung bei dem erwachsenen Chondrodystrophiker wird noch später zu

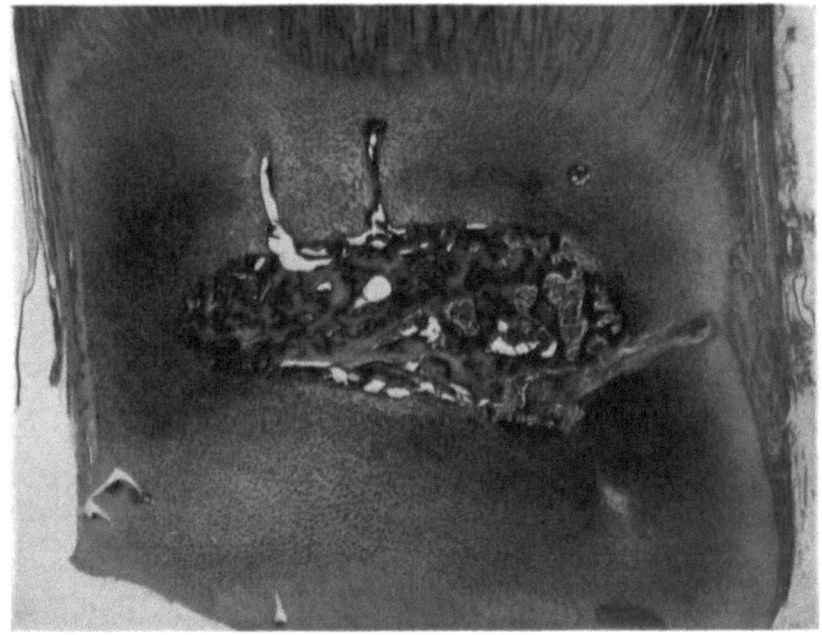

Abb. 12. Wirbelkörper bei Chondrodystrophie. Kind B. Knochenbildung an den
Knorpelmarkkanälen.

behandeln sein. Statische Bedingungen können beim Neugeborenen noch keine Rolle spielen; erst beim Aufrichten des Körpers dürfte die schon kyphotische Wirbelsäule der Belastung nicht gewachsen sein und vollends zum Gibbus einknicken. Die Ursache der Kyphose der Neugeborenen kann aber in der geringen Wachstumsfähigkeit der Wirbelknochen erblickt werden, wodurch sich die Wirbelsäule nicht aus dem Einrollungszustand der frühen Embryonalzeit aufzurichten vermag (Donath und Vogl).

Die Wirbelkörper sind größtenteils beim Neugeborenen noch knorpelig, lassen aber, wie schon Kaufmann beschreibt, einen kleinen zackigen Knochenkern mit gefäßreichem Mark erkennen, das mit den Knorpelgefäßen in Verbindung steht. In den Bandscheiben stellte Kaufmann erhebliche Chordareste fest, in einem Fall sogar einen zusammenhängenden Chordastreifen durch mehrere Halswirbel hindurch, in denen je zwei Knochenkerne gebildet waren. Während Kaufmann aber die Knorpelwucherungszone an den Knochenkernen breiter als am Femur sah, auch Knochenbälkchen mit reichlichen

Osteoblasten erwähnt, ist in anderen Fällen offenbar die enchondrale Knochenbildung ebenso verkümmert, wie an den übrigen Knochen. CONRADI vermißt überhaupt eine Reihenstellung der Knorpelzellen oder auch nur eine Gruppierung zu kurzen Kolonnen; Knorpelinseln sind bei ihm weit in den Markraum verlagert. Die Knochenbälkchen sind dick und plump, schließen mäßig viel verkalkte Knorpelgrundsubstanz, auch unverkalkte Knorpelzellen ein. Einen reichlichen Osteoblastenbelag stellt auch CONRADI fest. Vom Wirbelkanal zieht sich ein breiter gefäßhaltiger Bindegewebstreifen bis zum Knochenkern. Innerhalb dieses und besonders an seinem Rand liegen Schollen und Bälkchen metaplastischen Knochens, auch finden sich im Bereich der Knocheninseln Kalkschollen und Körner wie in der Epiphyse der Röhrenknochen.

Die Knorpelmarkkanäle nehmen also hier die gleiche Rolle ein, wie der Perioststreifen in den größeren Epiphysen. Darauf hat besonders DIETRICH hingewiesen. In seinem Fall fehlt um den kleinen Knochenkern des Brustwirbelkörpers jede enchondrale Vorbereitung und Knochenanlagerung, vielmehr setzen die Knochenbälkchen ohne engeren Zusammenhang an den Knorpel an. Aber dort, wo gefäßführende Gewebsbündel durch den Knorpel bis zum Kern vordringen, ziehen Knochenbälkchen in das Innere oder lagern sich an den Gefäßstreifen an, wie wir es am Perioststreifen gesehen haben (Abb. 12).

Außer den Veränderungen der Wirbelkörper wird der Verengerung des Wirbelkanals große Bedeutung beigemessen. BREUS und KOLISKO beschrieben zuerst eine Verschmelzung (Synostose) der Knochenkerne der Wirbelkörper mit denen der Bögen und dadurch eine Einengung des Kanals. SUMITA bestätigte diese Befunde. Nach DIETERLE ist aber nicht immer eine Synostose nötig, sondern es genügt schon die Unterentwicklung (Hypoplasie) der Knorpel der Wirbelbögen, um eine Verengerung zu erzeugen. Die Einschnürung des Rückenmarks ist vielleicht die Todesursache vieler Neugeborener. So beschreibt LAMPE im Halsteil eine so hochgradige Verengerung, daß oberes Halsmark und verlängertes Mark zusammengedrückt und atrophisch waren, auch ALBRECHT und RANZI sahen Kompressionsmyelitis. Verengerungen des Foramen occipitale magnum (COLLMANN) fallen schon den Veränderungen der Schädelbasis zur Last.

Das Becken der neugeborenen Chondrodystrophiker weist ebenfalls Veränderungen auf, die sich im späteren Alter noch in eigentümlicher Weise ausbilden. Die Beckenform ist auch hier die Folge des abnormen Wachstums der einzelnen, aus enchondraler Verknöcherung hervorgehenden Beckenteile (SUMITA). Wieweit Muskelzug (KAUFMANN) noch mitwirkt, scheint nicht sicher. Bei Chondrodystrophia hyperplastica kann durch die gewucherten knorpligen Teile das Becken unförmig und asymmetrisch umgestaltet sein (KAUFMANN), bei anderen Fällen ist die Form nicht so grotesk. Häufig ist schon bei Neugeborenen eine Synostose zwischen Becken und Kreuzbein. Im allgemeinen findet man 2 Formen des verengten Beckens (BREUS und KOLISKO). Am häufigsten ist das hochgradig abgeplattete Becken. Die Darmbeinschaufeln sind dick, plump, klein, aber abgeplattet; das Kreuzbein steht tief mit vorspringendem Promontorium, die Schambeinwinkel sind stumpf, die Konjugata vera und transversa verhalten sich wie 1:2. Die zweite Beckenform erscheint als kleines, dreieckiges Becken, von andern auch als viereckiges bezeichnet, mit plumpen Darmbeinschaufeln, im ganzen gleichmäßig verengt. Die beiden Konjugaten verhalten sich 1,1:1,25 (ENGLISCH, KIRCHBERG, WIESEMANN, KAUFMANN). Die Gelenkpfannen des Femur sind bald klein, fast fehlend, in anderen Fällen von einem starken Wulst umgeben.

Die geringsten Veränderungen unter den Rumpfknochen bietet das Schlüsselbein. Es kann als Knochen rein bindegewebigen Ursprungs eine unveränderte

Länge und erhöhte Festigkeit haben, dadurch den Humerus an Größe übertreffen. Aber es kommen auch Fälle mit mangelhafter Ausbildung vor, namentlich mit Änderungen der Knochenstruktur, wie wir sie am periostalen Knochen
beschrieben haben (LEBEDEW). Das Schulterblatt wechselt ebenfalls in seinem
Verhalten. Es wird meistens nicht genau beschrieben. KAUFMANN fand es
plump und dick, am äußeren Rand einen schmalen Knochensaum, die Spina
scapulae verknöchert, den Winkel knorpelig, ebenso Akromion, während im
Processus coracoideus ein kleiner Knochenkern lag. Das Verhalten wird sicherlich sehr wechseln.

Am eingehendsten ist nächst den Extremitätenknochen das Verhalten
des Schädels untersucht worden.

Nachdem VIRCHOW die Einziehung der Nasenwurzel und den Kretinenausdruck seines später als Chondrodystrophie erkannten Falles (BAYON) auf die
frühzeitige Verknöcherung des sogenannten Grundbeines, des Os tribasilare,
bezogen hatte, mußte sich die Aufmerksamkeit auf diesen Befund richten.
Nach VIRCHOW ist die Synchondrosis intersphenoidale schon bei der Geburt
zum Teil verknöchert, aber nicht ganz geschlossen, die Synchondrosis sphenooccipitalis bleibt aber bis zum 18.—20. Lebensjahr erhalten. HIS, KLEBS, KIRCH-
BERG-MARCHAND haben die frühzeitige Verknöcherung (prämature Synostose)
des Tribasilare von VIRCHOW als wesentliches Kennzeichen der Chondrodystrophie übernommen. Doch zeigte sich, daß sie nicht immer vorhanden
ist. Schon H. MÜLLER fand bei seinen Kalbsfeten die Knorpelfugen erhalten,
auch an einem von VIRCHOW selbst beschriebenen Schädel. Von KAUFMANN
sind dann die Verhältnisse in einer heute noch gültigen Weise geklärt worden.
Er unterscheidet 2 Gruppen.

1. Synostose des Tribasilare bedingt eine Verkürzung der Schädelbasis.
Das Tribasilare kann auf 2,2 cm gegen 3,7 des normalen Neugeborenen (VIRCHOW)
verkürzt sein. Die Folge ist eine Steilstellung des Grundbeines und Verkleinerung des Sattelwinkels bis zu 114° gegen 155° normal. VIRCHOW hat dies als
Kyphose des Schädelgrundes bezeichnet (s. a. JANSEN). Aber KAUFMANN
weist darauf hin, daß auch hierbei die vor dem Tribasilare gelegenen Teile verkürzt sind, z. B. das Siebbein und die Entfernung von Nasenwurzel bis zum
Oberkieferboden, so daß sie an der Einziehung der Nasenwurzel ebenfalls beteiligt sind. Eine durch die Verkürzung des Gesichtsschädels bedingte Verengerung der Choanen kann schon klinisch frühzeitig erkannt werden (JANSEN).
Vielleicht hängt mit dieser Entwicklungshemmung auch das häufige Vorkommen
von Gaumenspalte zusammen.

2. Die Fugen des Tribasilare sind knorpelig und unregelmäßig. Hierbei
hängt die Gesichtsbildung lediglich von dem Verhalten der Knochen vor dem
Schädelgrund ab. Die Nasenwurzel kann eingezogen sein, aber auch die Nase
nur abgeplattet erscheinen mit vorspringender Oberlippe, oder jede Einziehung
ausbleiben. Dies ist bei der Chondrodystrophia hyperplastica der Fall, wenn
die Nasenscheidewand vergrößert ist.

Die 3 Formen der Chondrodystrophie sind überhaupt nach KAUFMANN
am Schädelgrund gut ausgeprägt. Bei der Chondrodystrophia hyperplastica
springen die Knorpel vor, der Türkensattel kann stark eingeengt sein. Bei
der hypoplastischen Form ist die Synostose am häufigsten. Der Knorpel zeigt
sonst ein ungeordnetes Wachstum, spindelige Zellen mit homogener, glasiger
Grundsubstanz. Bei der malazischen Form fehlt jede Regelmäßigkeit und große
blasige Knorpelzellen schieben sich gegen die Verkalkungszone. CONRADI
beschreibt auch in den erhaltenen Knorpelfugen des Schädelgrundes Kalk-
konkremente und metaplastische Knochenbildung. Tritt zur Synostose des
Tribasilare noch eine frühzeitige Verknöcherung des Hinterhauptbeins hinzu,

so kommt es zur Verengerung des Foramen magnum (KAUFMANN), die zur Zusammenpressung des verlängerten Markes führen kann (COLLMANN).

Von der Verkürzung des Schädelgrundes ist die breite Ausladung des Schädeldaches abhängig (Olympierstirn), durch die die Einziehung der Nasenwurzel verstärkt wird. Bei bestehendem Hydrozephalus wird die Kopfform noch unförmiger. LAMPE beschreibt gleichzeitig eine frühe Synostose der sagittalen Naht und eine dadurch bedingte Kahnform des Schädels (Skaphozephalie).

Bei den erwähnten grotesken Schädelformen, die R. MEYER in zwei Fällen beobachtete, ist das Os tribasilare mit geringer Knorpelentwicklung, aber ohne vollständige Synostose verkürzt, der ganze mittlere Abschnitt der Schädelbasis hebt sich kronenartig hervor, so daß die hintere Schädelgrube einen Trichter zum Foramen magnum bildet. Dagegen sind die mittleren Schädelgruben, sowie die hintere oberhalb der Felsenbeine stark ausgebuchtet; Seitenwandbeine, Stirnbeine, Schläfenschuppe und der obere Teil der Hinterhauptsschuppe sind stark verdünnt und gedehnt. Dadurch ist ein Zerrbild der Schädelhöhle entstanden. Ähnliche Aushöhlung der Schädelgruben beschreibt GRUBER. WEINOLD hält für derartige schwere Umgestaltungen eine Synostose der Pfeil- und Kranznaht für wesentlich. Dadurch wird ein Auseinanderweichen der Schädelknochen unmöglich und der Druck des Hydrozephalus veranlaßt die Ausbuchtung durch Abbau und Anlagerung von Knochen.

Die Knochen des Schädeldaches sind bei chondrodystrophischen Kindern, von derartigen Folgeerscheinungen abgesehen, regelmäßig und gut ausgebildet, sie erscheinen, ähnlich wie die Schlüsselbeine und periostal gebildeten Knochen, sogar verhältnismäßig fest und dicht gebaut. Eine vorzeitige Verknöcherung der Nähte, wie oben erwähnt, gehört wohl nicht zum eigentlichen Wesen der Chondrodystrophie, sondern ist als Nebenerscheinung anzusehen.

Der Zahnbildung ist in den älteren Beschreibungen wenig Beachtung geschenkt worden. SIEGERT erwähnt, daß die Zahnung bei den überlebenden Kindern normal, oft sehr früh, aber regelmäßig eintrete. Die von mir untersuchten Zahnanlagen beim Neugeborenen ließen einen regelmäßigen Aufbau der Zähne erkennen, vor allem eine gute Ausbildung des Dentins. Hier bildet die Chondrodystrophie, wie auch im übrigen Skelet einen Gegensatz zur Osteogenesis imperfecta. Am Gehörorgan ist nach MAYER die aus enchondralem Knochen gebildete Labyrinthkapsel betroffen. Die Knochenbildung ist unregelmäßig und der gebildete Knochen dicht. Die Labyrinthhohlräume sind nicht verengt (s. dieses Handbuch Bd. XII, S. 676).

4. Das Verhalten der inneren Organe und sonstige Körperveränderungen.

Gegenüber den Veränderungen des Skelets wird in allen Beschreibungen dem Verhalten der äußeren Weichteile wenig Bedeutung beigemessen. Die meist faltige, zu weite Haut, die sich an den Gelenken in tiefe Querfalten legt, wurde bereits erwähnt. Sie kann wie bemerkt, auch fehlen (s. Abb. 2). Wo sie vorhanden ist, erklärt sie sich leicht dadurch, daß die Haut nicht an der Herabsetzung des Knochenwachstums teilgenommen, sondern sich im Verhältnis zum Rumpf weiter entwickelt hat. Aber man findet auch Zunahme des Unterhautfettgewebes und leichtes Ödem, jedoch keine Anzeichen von Myxödem (SUMITA). SYMMERS und WALLACE haben allerdings in einigen, auch sonst von der typischen Chondrodystrophie abweichenden Fällen eine Verdickung der Lippen und Nasenflügel, Vergrößerung der Zunge (Makroglossie) und Hypertrophie der Vulva beschrieben, also dem Myxödem ähnliche Veränderungen. Doch sprechen sie selbst von einer kretinischen Abart der Chondrodystrophie. Aber auffallend ist vielfach die starke Ausbildung der Muskulatur (ABELS), die von BAUER sogar als übermäßig bezeichnet wird. Auch hierbei ist zu prüfen, ob nicht die Muskelentwicklung nur im Mißverhältnis zu der Knochenkürze steht. Bei meinen Fällen ist dies jedenfalls ausreichend. BAUER hebt eine Straffheit aller Bänder, Gelenkkapseln und Faszien hervor, während andere wieder von Bänderschlaffheit sprechen. Auch ist nach Bauer die Pigmentbildung gesteigert. Alles deutet nach ihm auf eine übermäßige Entwicklung der mesenchymalen Gewebe hin.

Doch ist von einer gleichen Vermehrung der mesenchymalen Gewebsformen in den inneren Organen des Körpers nichts zu bemerken. Herz, Lungen, Gefäße, Leber, Milz, Nieren sind in ihrer Größe und Ausbildung auch in ihrem mikroskopischen Bau unverändert. Die Veränderungen des Gehirns, die hauptsächlich in einem Hydrocephalus internus, auch externus bestehen, sind wohl durch den abweichenden Bau des Schädelgrundes und die dadurch bedingte Änderung im Liquorabfluß hervorgerufen. Jansen schreibt dem Hydrozephalus eine selbständige Rolle zu, indem er ihn durch Einrollung infolge amniotischen Druckes entstehen läßt. Aber er ist keineswegs so regelmäßig vorhanden, daß er als ein Hauptzeugnis für die Amniontheorie gelten kann. Zu beachten ist übrigens, daß bei der ungewöhnlichen Kopfform leicht Schädigungen bei der Geburt entstehen können und sich daraus auch Veränderungen, Narben, Porenzephalie und Hydrozephalus bei Kindern, die länger leben bleiben, entwickeln kann. Im Schrifttum ist diese Möglichkeit noch nicht vermerkt.

Unter allen inneren Organen wandte sich die Aufmerksamkeit der Untersuchung in erster Linie den inkretorischen Drüsen zu. Vor allem wurde auf die Schilddrüse geachtet, seit Virchow die Veränderung zum Kretinismus gestellt hatte. Schilddrüsenvergrößerungen (Struma) werden häufig beschrieben (Stöltzner, Moro, Hertoghe u. a.). Collmann beschreibt eine recht große Schilddrüse, deren Follikelzellen Kernverklumpungen darbieten; doch konnte er dasselbe bei normalen Neugeborenen sehen. Moro fand im Gegensatz dazu Schilddrüsen ohne Kolloid, die Bläschen nicht entfaltet, also eine angeborene Dysplasie, auch La Fétra Unterentwicklung mit interstitieller Entzündung. Sumita hatte jedoch schon überzeugend dargelegt, daß Schilddrüsenabweichungen bei chondrodystrophischen Feten nicht häufiger sind als bei anderen Kindern. Meist sind die Schilddrüsen nach Größe und Bau normal, häufig vergrößert, selten atrophisch. Auch in den eigenen Fällen waren nur die Bilder des fetalen Organes mit den geringfügigen Schwankungen festzustellen. Auffallend war dagegen die Kleinheit der Epithelkörperchen (Gland. parathyreoid.), die auch gefäßarm schienen; in einem Fall ließen sich nur 2 nachweisen. Auch bei der erwachsenen chondrodystrophischen Zwergin (Marum) waren die Epithelkörperchen eher klein als groß, aber weitere Schlüsse können aus den vereinzelten Beobachtungen nicht gezogen werden.

Der Thymus ist schon von Kaufmann mehrfach erwähnt worden, mit erheblichen Größenschwankungen (2,5—4,2 cm); in einem Falle war ein Lappen besonders dick und zeigte Höhlenbildung. Moro beschreibt starke Vermehrung der Trabekel. Dietrich stellte einen verhältnismäßig großen Thymus mit 4 g Gewicht bei dem kleinen chondrodystrophischen Neugeborenen fest. Im mikroskopischen Bild fiel der Mangel an eosinophilen Zellen auf. Die Rinde war etwas breiter, das Mark enthielt spärliche und kleine Hassalsche Körper. Das Fehlen von eosinophilen Zellen, die nach Schridde in der letzten Fetalzeit schon sehr reichlich sind, läßt vielleicht auf Mangel an Sekreten schließen. Meyer und Karlstorf bestätigen das fast vollständige Fehlen der eosinophilen Zellen, auch die Verminderung der Hassalschen Körperchen auf etwa die Hälfte gegenüber normalen Neugeborenen.

Eine Verkleinerung der Hypophyse wird oft vermerkt, doch hängt dies wohl leicht mit der Verkürzung des Os tribasilare und der Einengung des Türkensattels zusammen. Raffaele spricht gradezu von einer Einpressung des Organs. Nur Biedl denkt an eine primäre Kleinheit, die aber auch

BERLINER für nicht entschieden ansieht. Mit der Hypophysenstörung wird von JANSEN die schon beim Neugeborenen starke Fettentwicklung in Zusammenhang gebracht.

Ob beim chondrodystrophischen Neugeborenen bereits eine stärkere Entwicklung der Geschlechtsdrüsen vorliegt, ist sehr umstritten. ABELS erwähnt große Hoden, ebenso ungewöhnlich große Eierstöcke und Gebärmutter. Dem Geschlecht nach waren unter den Fällen von MEYER 7 männlich und 3 weiblich. Aber sonst wird von einer auffallenden Beteiligung eines Geschlechtes und besonderer Entwicklung der Geschlechtsorgane nichts angegeben.

Eine Eigentümlichkeit ist das verhältnismäßige häufige Vorkommen von anderweitigen Entwicklungsstörungen. KAUFMANN erwähnt Hasenscharte, Gaumenspalte, Polydaktylie an Händen und Füßen, Uterus bicornis, Zystennieren und Pankreaszysten, auch Mangel der Nieren. Ferner sah er offenen Ductus Botalli, teilweisen Situs inversus, Fehlen der Lungenlappung, Hydrometra mit Hydrokolpos, Sakraltumor. Mehrfingerigkeit mit rudimentärer Nierenbildung und Zysten sind im Fall von KLEIN vereint, CARSTENS gibt Polydaktylie mit angeborenem Herzfehler an. MEYER und KARLSTORF beobachteten dreimal Gaumenspalten, einmal Fehlen des Gaumens, einmal überzählige Fingerstummel. Außerdem sind Klumpfuß, angeborene Hüftluxation, Leistenbrüche zu nennen, auch Spaltbildungen und Defekte der Extremitätenknochen (FRANGENHEIM). Irgendeine Beziehung zu der Knochenwachstumsstörung lassen diese Mißbildungen nicht erkennen, außer vielleicht die Hasenscharte und Gaumenspalte zu der Verkürzung des Gesichtsschädels (s. oben). Nach JANSEN sind besonders amniogene Mißbildungen zu beobachten; hierzu rechnet er Hasenscharte, Mikrognatie und Agnatie, die sich in einem Fall mit Mikrotie, Syndaktylie und Oligodaktylie vereint fand. Aber die amniotische Entstehung dieser Bildungen wird durchaus nicht allgemein geteilt, vielmehr die primäre Keimesvariation heut mehr als früher in den Vordergrund gestellt. Amniotische Druckwirkungen beschreibt JANSEN besonders bei 2 Zwillingsfeten, die er für beginnende Chondrodystrophie ansehen möchte. Abgesehen von Eindruck der Gliedmaßen, ist Abplattung des Schädels bei einem Fetus bemerkenswert.

Das Vorkommen multipler Ekchondrosen und Chondrome, das DWYER mit Chondrodystrophie in Verbindung bringt, ließe sich aus der Häufigkeit versprengter Knorpelinseln erklären. Aber eine auffallende Häufung beim chondrodystrophischen Zwerg ist nicht bekannt.

5. Chondrodystrophie bei Erwachsenen, (chondrodystrophische Zwerge).

Der größte Teil der chondrodystrophischen Kinder kommt tot zur Welt oder stirbt bald nach der Geburt. Daher sind die anatomischen Verhältnisse am Neugeborenen zuerst genau untersucht worden. Nach KASSOWITZ bildet die spätere Fetalperiode eine Gefahr für das Leben. Wenn sie überwunden ist, steht der weiteren Entwicklung des Kindes nichts im Wege.

Zuerst hat CHARPENTIER (1876) überlebende Chondrodystrophiker beschrieben, sodann PARROT (1878) ein 7½jähriges kurzgliederiges Kind und dafür den Namen Achondroplasie gewählt; PORRAK (1890) untersuchte einen Erwachsenen. Seither haben sich die Beschreibungen von Jahr zu Jahr gehäuft. Wir kennen die Chondrodystrophie von früher Kindheit bis ins hohe Greisenalter. Zu den ältesten Fällen gehören die von PARKER (80jähriger Mann), MARFAN (75jährige Frau), MAAS (71jährige Frau). Eine Statistik über die Häufigkeit gibt es nicht, aber wir können sagen, daß die Chondrodystrophie

wohl die häufigste Form des Zwergwuchses darstellt. Wir ordnen sie als kurzgliedrige (chondrodystrophische) Zwerge unter die Hauptgruppe der
Zwerge mit gestörtem Körperverhältnis (der unproportionierten Zwerge). Nach
den Abbildungen und Beschreibungen bilden sie den größten Teil der in Schau-
stellungen auftretenden Zwerge. Man kann die auffallende Körperform auf den
ersten Blick erkennen und so sind mir in Köln allein schon eine ganze Anzahl

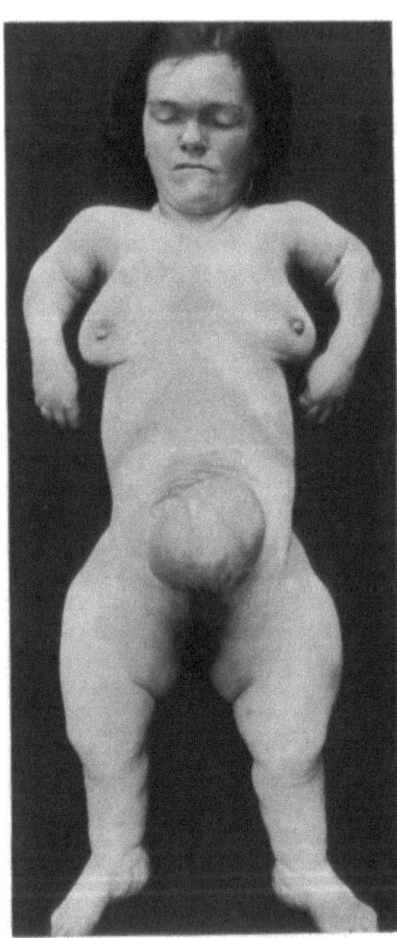

derartiger Zwerge bekannt. Bemerkenswert ist die meist gute Entwicklung der
geistigen Fähigkeiten, auch ist die ge-
schlechtliche Funktion nicht vermindert;
Bauer nimmt sogar gesteigerte Ge-
schlechtslust an. Vorstellungen in medizinischen Gesellschaften und klinische
Beschreibungen sind im Schrifttum sehr
zahlreich, sehr spärlich sind dagegen genaue anatomische Untersuchungen.

Maas bildet das Skelet einer 71jähr.
Zwergin ab, die 115 cm groß war und
gibt eine genaue Beschreibung der Maßverhältnisse. Marum hat an einer 33jähr.
Zwergin das Knochenverhalten auch
histologisch untersucht. An mehreren
Skeleten ist das chondrodystrophische
Becken von Breus und Kolisko bearbeitet, die Verhältnisse der Wirbelsäule
haben Donat und Vogl eingehend studiert.

Die Größe der chondrodystrophischen
Zwerge schwankt zwischen 89 cm (Bertoletti) und 130 cm; sicherlich gibt es noch
unausgebildete Formen mit geringerer
Größenverminderung. Die unproportio-
nierte Gestalt ist zum Teil ganz grotesk,
Arme und Beine stummelförmig bei fast
mittelgroßem Rumpf und gewaltigem
Kopf. Derartige Zwerge fallen sitzend
kaum auf, sinken aber beim Aufstehen
förmlich in den Boden. Die Chondrodystrophiker haben die Beine eines 6jähr.
Kindes unter dem Körper des Erwachsenen (Siegert). Die allzu große Weite der
Haut und Mächtigkeit der Weichteile be-

Abb. 13. Chondrodystrophische Zwergin.
Fall Marum. 33 Jahre alt, 108 cm.

steht vielfach noch, verliert sich aber offenbar auch oder war von Anfang an gering.
Die Kurzgliederigkeit (Mikromelie) ist nicht in allen Fällen gleichmäßig,
sie kann z. B. an den Beinen stärker als an den Armen ausgeprägt sein. Meist
sind die proximalen Teile stärker als die distalen verkürzt, z. B. der Humerus
stärker als der Radius. Ein sehr wichtiges Kennzeichen geben die Hände ab,
an denen die kurzen Finger (Brachydaktylie) entweder in einer Reihe stehen
(viereckige Hand), oder durch Spreizstellung der Mittelfinger einen Dreizack
bilden (main en trident, Pierre Marie). Außerordentlich häufig führen Verkrümmungen der Glieder, vor allem der Beine die chondrodystrophischen Zwerge
zum Arzt. Das Röntgenbild gibt dann Aufschluß über die Art der Knochenveränderungen; es läßt die verdickten, oft auch kaum stärkeren Epiphysen

und den kräftigen, aber verkürzten Knochenschaft erkennen. Dem Verhalten
der Epiphysen nach gehören die überlebenden Fälle der hypoplastischen und
hyperplastischen Form KAUFMANNs an, soweit sich das äußerlich feststellen
läßt. Offenbar verwischen sich aber die Unterschiede. Die malazische Fom
ist nach KAUFMANN und SIEGERT mit längerem Leben unvereinbar. Besonders
an den Fingerknochen tritt die Verkürzung hervor und die Auftreibung der
Metaphysenenden, aber auch wie in dem Fall MARUM eine mächtige Auftreibung
der Epiphysen mit lockerem Gefüge des Knochens (Abb. 15). Die Epiphysenfuge
verknöchert nicht früher und nicht später, als im durchschnittlichen Abschluß-
alter des Wachstums (SUMITA). KASSO-
WITZ gibt verfrühte Verknöcherung an,
nach FRANGENHEIM und JOACHIMSTHAL
treten Knochenkerne verspätet auf und
ist die Verknöcherung verlangsamt, wie

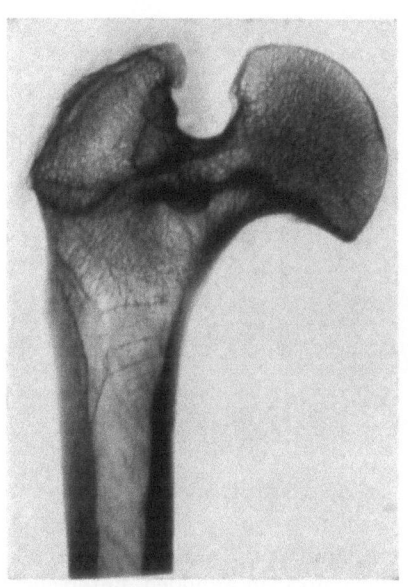

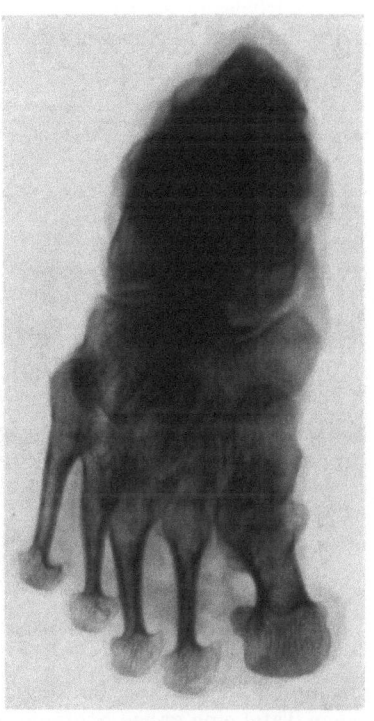

Abb. 14. Femur der chondrodystrophischen
Zwergin. Röntgenaufnahme.

Abb. 15. Röntgenbild des Fußskelets.
Chondrodystrophische Zwergin.

es auch PIERRE MARIE bei zwei Zwergen sah. SIEGERT erwähnt bei einer
13jähr. Zwergin Verknöcherung aller Epiphysenfugen. Die Verbiegungen sind
entweder durch Änderungen der Wachstumsrichtung in der Epiphysenlinie,
aber auch durch statische Verbiegungen der Diaphyse zu erklären. Dazu
kommt an den Beinen noch die Verbiegung des Schenkelhalses (Coxa vara),
die schon beim Neugeborenen vorhanden ist. Sie kann so hochgradig sein,
daß das Gehen kaum möglich ist. Bemerkenswert ist die mächtige Ausbildung
der unteren Femurkondylen, vor allem des inneren; auch hierbei kommt eine
Abbiegung des Unterschenkels zustande. Von FRANGENHEIM wird als ein regelmäßiges Kennzeichen die Hochstellung des Fibulaköpfchens bis ans Kniegelenk
angegeben, die auch in dem Fall von MARUM besteht. Eine Behinderung der
Gelenkstreckung, die auch am Ellenbogen fast regelmäßig besteht, kann durch
derartige Verbindungen allein zustande kommen. Als Verwicklung ist dagegen
eine Arthritis deformans anzusehen, entweder statisch oder durch veränderte

Blutumlauf bedingt, wie Frangenheim schon bei einem 17jähr. Zwerg feststellte.

Am Rumpf sind Formveränderungen der Wirbelsäule regelmäßig. Am längsten bekannt ist die Einknickung (Einsattelung, Ensellure) der unteren Lendenwirbelsäule, die schon Porrak beschrieb. Sie ist aber keine Lordose der Lumbalwirbel, wie meist angegeben wird (Siegert, Frangenheim u. a.), sondern nach Pierre Marie durch vermehrte Knickung zwischen Lendenwirbel und Kreuzbein entstanden. Dieser Winkel wird aber wohl durch die Ausbildung der Beckenknochen (Sumita) bedingt, nicht durch die Verengung des Sakralkanals (Breus und Kolisko). Das Kreuzbein kann dadurch, wie noch beim Becken zu erwähnen ist, in eine horizontal zurückgebogene Stellung kommen.

Die Wirbelsäule selbst kann flach sein, oder auch Krümmungen verschiedenen Grades darbieten, keineswegs ist, wie Jansen für seine Theorie annimmt, die

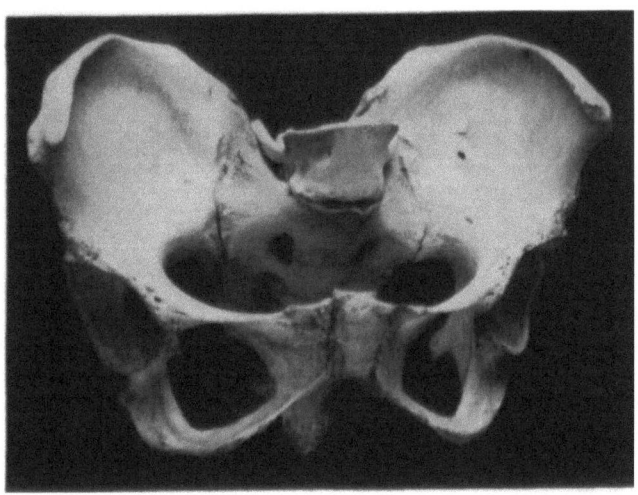

Abb. 16. Chondrodystrophisches Becken. Fall Marum.

dorsolumbale Kyphose die Regel. Donath und Vogl, die in einer schematischen Tafel eine ganze Stufenleiter der Rückenformen abbilden, unterscheiden bei kindlichen und ausgewachsenen chondrodystrophischen Zwergen 6 Gruppen: 1. mit flachem Rücken in 17 Fällen, 2. Andeutung von Kyphose in 9, 3. leichte dorsolumbale Kyphose in 10, 4. höhergradige arkuäre Kyphose in 6, 5. hochgradige arkuäre Kyphose in 1, 6. hochgradige winklige (anguläre) Kyphose (Gibbus) in 7 Fällen. In allen genauer untersuchten Fällen ließen sich keilförmige Verunstaltungen einiger Wirbelkörper von leichter Zuschärfung bis zu den höchsten Graden feststellen. Wie schon oben erwähnt, kommt die Kyphose, die schon durch die fetale Beschaffenheit der Wirbel vorbereitet ist, beim Aufrichten des Kindes durch die Belastung des Körpers erst zur Ausbildung.

Das chondrodystrophische Becken des Erwachsenen verdankt Breus und Kolisko seine genaue Beschreibung. Sie unterscheiden zwei Formen, die wir schon beim Neugeborenen angedeutet fanden:

a) hochgradige Abplattung (Nierenform) des Beckeneingangs mit hochstehendem, stark vorspringendem Promontorium. Das Kreuzbein ist fast horizontal gestellt mit starker Neigung gegen die Horizontal- und Terminalebene, der nicht eine im gleichen Maß gesteigerte Neigung der Seitenbeckenknochen entspricht. Die Conjugata vera beträgt 7—4 cm. Alle Knochen zeichnen sich durch Kleinheit und Zierlichkeit aus, nur der Rand der Beckenschaufel ist breit und plump.

b) Allgemein verengtes, mitunter dreiwinkliges Becken, bei dem die Abplattung nur gering ist. Der Beckenausgang ist verhältnismäßig erweitert, die Knochen sind dünn und klein. Bei dieser Beckenform fehlt nach Breus und Kolisko die Wirbel- und Schädelstenose.

Das Becken des Skeletes von Maas, sowie von Marum (Abb. 16) gehören zu den platten chondrodystrophischen Becken. Die Hauptmaße verhielten sich wie folgt:

Conjugata vera	Maas 3,0 cm	Marum 4,0 cm	Normalmaß 11—12 cm
Entfernung der Spina iliaca anterior	—	,, 19,0 ,,	,, 28—30 ,,
Querdurchmesser des Beckeneingangs	,, 13,5 ,,	,, 11,0 ,,	,, 13—14 ,,
Beckenausgang, sagittaler Durchmesser	,, 9,6 ,,	,, 6,5 ,,	,, 14 ,,
Abstand der Sitzhöcker . . .	,, 11,7 ,,	,, 11,0 ,,	,, 11 ,,

Die Form des Brustkorbes ist eine sehr wechselnde, von dem Vorhandensein der Kyphose, andererseits von der Beteiligung der Rippen an der Wachstumshemmung abhängig. Vielfach werden die Rippen als breit, dick und unförmlich bezeichnet. Das Brustbein ist entweder vorgetrieben, oder auch Trichterbrust wird angegeben.

Der Kopf ist wiederum in seinem Mißverhältnis zu Rumpf und Gliedmaßen das markanteste Merkmal des chondrodystrophischen Zwerges. Das Verhältnis von Kopfumfang zur Körperlänge, das schon bei dem Neugeborenen $90—120\%$ (Siegert) erreichen kann, gibt auch beim Erwachsenen ein anschauliches Bild, statt $30—36\%$ beträgt es im Fall 4 von Frangenheim 48, im Fall Maas 48,8, Marum 48,7. Wenn die Stirnhöcker sehr stark vorspringen, gleicht der Kopf einer umgekehrten Birne (Poire renversé, Leriche). Dazu trägt die Einziehung der Nasenwurzel noch weiter bei, die den Gesichtern der chondrodystrophischen Zwerge eine große Ähnlichkeit verleiht. Vielfach ist ein Vorspringen der Kiefer (Prognatismus) deutlich, das aber durch stärkere Entwicklung der Weichteile, wie im Fall Marum, ausgeglichen sein kann.

Die Proportionen des chondrodystrophischen Körpers mögen an den Maßen der Fälle von Maas und Marum nochmals veranschaulicht werden.

Körperteil	Fall Maas	Fall Marum	Prozent-verhältnis	Mittelmaß nach Hoffmann	Prozent-verhältnis
Körperlänge	115,0 cm	108,0 cm	—	156,5 cm	—
Kopfhöhe	16,0 ,,	18,0 ,,	16,6	17,4 ,,	13,3
Kopfumfang	58,5 ,,	—	—	—	—
Kopfdurchmesser . .	—	17,5 ,,	—	—	—
Schädelbreite (Stirn) .	—	12,0 ,,	—	—	—
Kopf-Rumpf (Sitzgröße)	69,5 ,,	64,0 ,,	59,2	93,7 ,,	52,5
Rumpflänge	40,0 ,,	42,0 ,,	38,8	58,2 ,,	35,0
Armlänge	39 (37,5) cm	36,0 ,,	33,3	69,2 ,,	45,0
Beinlänge	44 (49,5) ,,	43,0 ,,	39,7	98,4 ,,	47,5

Über das Verhalten einzelner Skeletteile ist noch folgendes anzuführen:

Der Oberarmknochen im Fall von Maas ließ bei einer Länge von 15 cm (Mittelmaß 30 cm) einen flachen Kopf auf fast fehlendem Hals erkennen. Tuberculum majus und minus waren stark ausgeprägt. Der Schaft war eigenartig, fast spiralig gedreht mit geringer Knickung, die Muskelansätze ungewöhnlich stark. Auch die unteren Gelenkflächen waren mißgestaltet. Beide Ulnae sind gerade, 14,5 cm (23 normal), Radius 14, links 12½. Das Verhältnis von Radius zu Humerus, das normal $82—88\%$ beträgt, war links 83, rechts 93%, in anderen Fällen kann es $100—140\%$ sein (Porak und Durante). Die Handwurzelknochen waren gut ausgebildet, die Metakarpi verkürzt. Der Femur ist im Fall von MAAS durch einen verhältnismäßig kleinen Kopf ausgezeichnet, der Hals ist kurz, der Winkel zwischen Schaft und Hals nahezu ein rechter. Auffallend hoch reichen die Trochanteren, auch treten sie stark hervor. Der Schaft ist gerade, mit gut ausgebildeten Muskelansätzen, die untere Epiphyse ist stark zurückgebogen, der innere Kondylus stärker. Im Verhältnis dazu ist der Femur des Skelets von MARUM sehr stark verunstaltet durch die mächtigen Trochanteren, die den Kopf überragen; der Hals ist kurz, der Winkel zum Schaft ein stumpfer. Der Schaft selbst erscheint kurz, plump, leicht nach vorn gekrümmt (Abb. 17). Die unteren Kondylen sind zurückgebogen, besonders springt wiederum der innere vor.

An der Tibia (MARUM) sind die Metaphysen breit ausladend im Vergleich zu dem kurzen geraden Schaft. Die Tuberositas tibiae springt wenig vor. Die Fibula reicht bis ans Gelenk heran, sie ist leicht gebogen und gedreht. Bei MAAS ist ebenfalls die Fibula gebogen, die Tibia gerade. Das Verhalten von Tibia zu Femur, normal 84—90%, beträgt 86 bzw. 85%, kann aber in anderen Fällen auf 105—120 ansteigen (MAAS).

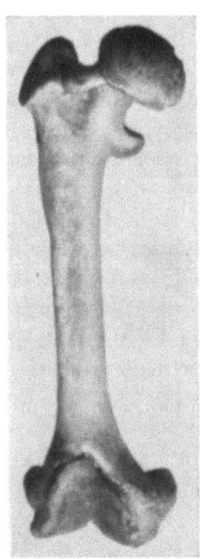

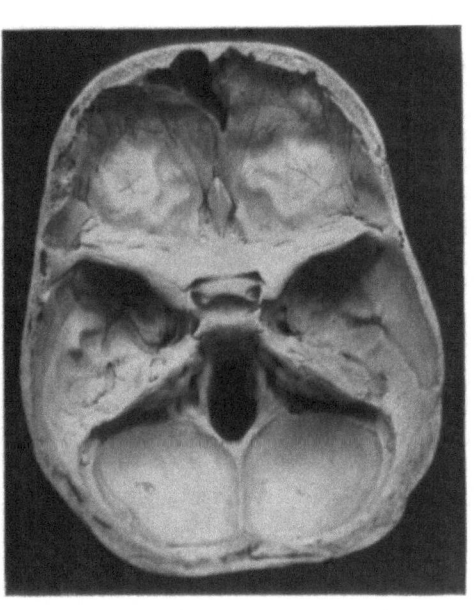

Abb. 17. Femur der chondrodystrophischen Zwergin. Fall MARUM.

Abb. 18. Schädelgrund der chondrodystrophischen Zwergin. Fall MARUM.

Die Verkürzung der Fußwurzelknochen und der Metatarsi ist bei MAAS gering. Im Fall MARUM sind die Metatarsi ausgezeichnet durch kuglig aufgetriebene Gelenkköpfe mit einem lockeren spongiösen Knochenbau.

Vom mazerierten Schädel möchte ich nur auf die starke Verkürzung der Schädelbasis hinweisen, die aus der Abbildung ersichtlich ist. Der Sattelwinkel beträgt 73° (Abb. 18).

Das mikroskopische Verhalten chondrodystrophischer Knochen Erwachsener untersuchte FRANGENHEIM an zwei bei einer Osteotomie wegen Verkrümmung herausgenommenen Stückchen der Tibiaepiphyse. Er konnte in einem Fall einen Perioststreifen nachweisen, sonst die für die Chondrodystrophie sicheren Merkmale. Geeignet ist aber vor allem beim Erwachsenen die Knorpelgrenze der Rippen, um noch lange die Wachstumseigentümlichkeiten erkennen zu lassen.

Im Fall von MARUM sprang die Knorpelzone mit einer spitzen Zacke in den Knochen ein, bzw. der Knorpel wurde von der periostalen Knochenbildung becherförmig umfaßt. Man konnte bereits makroskopisch einen weißen, vom Perichondrium ausgehenden Streifen erkennen. Im Knorpel fiel eine weißliche Streifung der hellgelblichen bis bräunlichen Grundsubstanz auf.

Mikroskopisch ist die Grundsubstanz des hyalinen Knorpels faserig und färbt sich dunkel; die Knorpelzellen sind unregelmäßig geordnet und wechselnd groß, in den faserigen Zügen fehlen sie auch ganz. Knorpelmarkkanäle mit reichlichen Gefäßen liegen deutlich stockwerkförmig übereinander. Entsprechend den erwähnten weißlichen Streifen läuft ein breiter, gefäßreicher Bindegewebszug vom Perichondrium zwischen Knorpel und Knochen und verliert sich gegen die Mitte. Durch diesen Perioststreifen ist die Berührung von Knorpel und Knochen aufgehoben, aber gegen das Mark zu nehmen die Bindegewebsfasern eine hyaline Beschaffenheit an, werden zu osteoidem Gewebe und durch Einlagerung von Kalksalzen noch knochenartiger. An den vom Perioststreifen freien Teilen ist eine schwache Neigung des Knorpels zu ungeordneter Säulenbildung erkennbar. Präparatorische Verkalkung reicht weit in den Knorpel hinein und ebenso dringen auch die Markräume tief vor, ohne daß Knochenanlagerung an den zackigen, verkalkten Knorpelspangen vorhanden ist. In der Spongiosa finden sich noch weiche verkalkte Knorpelinseln. Der periostale Knochen ist breit, die Spongiosabälkchen aber sind dünn und weitmaschig angeordnet.

In dem ebenfalls genauer untersuchten Metatarsus ist die Epiphysenfuge geschlossen. Der distale Gelenkkopf ist von einem sehr lockeren Maschenwerk von Knochenbälkchen eingenommen, darin liegen vereinzelte Knorpelinseln. Der Gelenkknorpel zeigt parallel geordnete, leicht abgeplattete Zellen und geht in eine gewellte Schicht verkalkten Knorpels über, in der unregelmäßige Längsreihenbildung erkennbar ist.

An den inneren Organen ist bei chondrodystrophischen Erwachsenen, soweit darauf geachtet wurde, keine wesentliche Veränderung beobachtet. In einem Fall vermerkte RÖSSLE eine Unterentwicklung der Lungenschlagader, bei einer anderen, 63jähr. Frau, fiel das Fehlen seniler Atrophie der Geschlechtsorgane auf. Im Fall von MAAS war bei der 71jähr. der myomatöse Uterus atrophisch. Das Verhalten der inkretorischen Organe gibt RÖSSLE als normal an; bei einer 33jähr. Frau wogen die Nebennieren 17 g trotz einer Hypoplasie des Nebennierenmarkes. MARUM konnte eine Unterentwicklung der Epithelkörper feststellen, es waren nur 3 aufzufinden. Mikroskopisch war jedoch keine wesentliche Abweichung des Baues zu bemerken. Auch an den Hypophysen sind histologische Befunde nicht erhoben.

6. Unvollständige Formen der Chondrodystrophie und Komplikationen.

Wir haben erwähnt, daß die Veränderungen nicht immer an allen Teilen des Skeletes gleichmäßig auftreten. Obere und untere Gliedmaßen können verschiedene Grade der Beteiligung darbieten, auch bestehen oft Unterschiede zwischen rechts und links. NATHANSON hat unter SIEGERT eine halbseitige Chondrodystrophie beschrieben. In diesem Fall besteht ein erheblicher Unterschied zwischen den rechten mikromelen Gliedmaßen und den linken normal großen Gliedmaßen. Auf dem Röntgenbild sind die Veränderungen der Epiphysen auf der rechten, stark zurückgebliebenen Seite ausgeprägt, auf der anderen fehlen sie. Es liegen aber keine histologischen Untersuchungen vor und die Möglichkeit nur gradweiser Unterschiede ist nicht abzuweisen. Bei dem Fall von CONRADI besteht jedenfalls, wie ich mich selbst überzeugte, nichts anderes als eine solche verschieden starke Ausbildung der Wachstumstörung bei im ganzen gleichartiger Knorpelveränderung beider Körperhälften. Ob die Abbildung von halbseitiger Verkürzung, die J. BAUER in seinem Buche bringt, zur Chondrodystrophie gehört, ist aus der Beschreibung nicht ersichtlich.

Geringere Grade der Wachstumstörung, die nur Andeutungen der Verkürzung der Gliedmaßen und der sonstigen Kennzeichen darbieten, sind als Abortivformen vielfach beschrieben, jedoch anatomisch meines Wissens noch nicht untersucht. RAVENNA spricht von Chondrohypoplasie. Auch BAUER erwähnt solche Fälle, z. B. einen Mann von 141 cm Körpergröße bei verhältnismäßig kleinen Gliedmaßen und großem Kopf. Er spricht von chondrohypoplastischer Konstitution. Ob die Wachstumstörung in derartigen Fällen geringeren Grades zu späterer Zeit als in den ersten Fetalstadien einsetzen kann, ist schon von Kaufmann erörtert worden, der einige Neugeborene mit weniger ausgeprägten Veränderungen beschreibt (s. oben). Lindberg schließt allerdings nur aus klinischer Beobachtung auf einen Beginn nach der Geburt; mit 27 Jahren waren die Epiphysenfugen noch nicht geschlossen. Im Fall von Schorr gehen die Anfangserscheinungen auf das 5. Lebensjahr zurück, in gleicher Weise bei drei Schwestern und einem 16jähr. Knaben. Die Veränderungen bestehen in Verdickungen der Epiphysen, mangelhafter Verknöcherung und Osteoporose. Die Epiphysenknorpel waren verbreitert, zeigten unregelmäßige Zellanordnung, unordentliche Vermehrung und verwirrte Säulenbildung. Die Verkalkung war unregelmäßig, fehlte stellenweise; an viele Knochenbalken lagerten sich Osteoidsäume an. Nach dieser Beschreibung scheint die Zugehörigkeit zur Chondrodystrophie sehr zweifelhaft und eine Spätrachitis näher zu liegen. In einer anderen ungewöhnlichen Beobachtung von Denks waren bei einem 3jähr. Knaben die Beine hornartig eingerollt, es lagen zahlreiche Knochenbrüche vor und die Rinde war mangelhaft ausgebildet. Es wurde hier eine rachitische Osteoporose bei Chondrodystrophie angenommen. Auch sonst findet sich in den klinischen Beschreibungen mehrmals die Möglichkeit der Aufpfropfung einer Rachitis auf Chondrodystrophie erörtert.

Budde möchte zwei Fälle von vorzeitiger Verknöcherung der Epiphysenfugen, einmal am Knie, das andere Mal an den Knien und Ellenbogen bei einem 12- und 14jährigen Mädchen als abortive Chondrodystrophie auffassen. Aber die Kinder hatten Rachitis durchgemacht; sie boten in ihrem sonstigen Körperverhalten keine Ähnlichkeit mit Chondrodystrophie. Auch hier ist eine Folge von Rachitis wahrscheinlicher. Ebenso ist die Zugehörigkeit von anderen Fällen partieller Mikromelie, wie sie Bauer anführt, sehr fraglich.

Bei einem erwachsenen chondrodystrophischen Zwerg von 124 cm Größe hat Silferskiöld auf der Röntgenplatte einen Erweichungsherd in der Femurdiaphyse beobachtet, ebenso der Patellarspitze, der Aponeurose des Kalkaneus und des Navikulare. Da diese Veränderungen der Schlatterschen, Köhlerschen, Haglundschen und Kienböckschen Erkrankung der Chirurgen entsprechen, nimmt er eine Verwandtschaft dieser Erkrankungen mit chondrodystrophischen Störungen an. Bei 4 anderen Fällen beschreibt er enchondromartige Bildungen, sowie Veränderungen an Schulter und Hüftgelenk, die der Calvé-Leggschen und Perthesschen Erkrankung nahestehen. Eine derartige Beobachtung wird auch von Weil auf Grund klinischer Befunde angeführt.

7. Chondrodystrophie bei Tieren.

Auf das Vorkommen der Chondrodystrophie beim Kalb hat zuerst H. Müller in seiner vergleichenden Studie über die Beziehungen von fetaler Rachitis und Kretinismus aufmerksam gemacht. Er beschreibt bei seinen Kalbskretinen nicht bloß Wachstummangel, sondern ein abnormes undiszipliniertes Wachstum. Besonders wies er auf die Bedeutung des Wachstumsstillstands des Gesichtsschädels für die Entstehung der Naseneinziehung bei menschlicher Chondrodystrophie hin. Auch Eberth setzt die Veränderung des Kalbes der menschlichen Knorpelwachstumsstörung gleich (s. a. Leblanc). Die behafteten Tiere, die als Mopskalb (bulldog-calf), auch Mondkalb bezeichnet werden, sind nicht lebensfähig. Sie werden angeblich bei bestimmten Rinderrassen, z. B. dem Dexterrind (Crew) häufiger beobachtet. Crew sieht die Ursache in einer Unterentwicklung der Hypophyse in frühen Entwicklungsstadien; die Schilddrüse sei anfangs normal, erfahre aber später Unterentwicklung und Rückbildung, auch in den Nebennieren beständen bindegewebige Wucherungen. Andererseits wird aber auch eine Variation angenommen und gewisse Rassen als unausgebildete Formen damit in Verbindung gebracht, z. B. Dackel, Mops, Ankonaschaf, Meerschweinchen, Yorkshireschwein (Lewin und

JENKINSON). Eine chondrodystrophische Rassenveranlagung schreibt ADAMETZ dem Tux-Zillerthaler Rind zu. Chondrodystrophie beim Hund beschreibt REYNAULT, beim Schwein HUTCHINSON.

Neuerdings hat LANDAUER zusammen mit DUNN die Chondrodystrophie bei Hühner - embryonen festgestellt, und zwar unter verschiedenen Rassen. Die Kücken waren sämtlich in der letzten Brütezeit abgestorben. Sie sind ausgezeichnet durch Verkürzung der hinteren Gliedmaßen und eine abnorme Schädelbildung. Unter Berücksichtigung des verschiedenen Baues der Epiphysen sind die feineren Veränderungen der menschlichen Chondrodystrophie gleich. Der Epiphysenknorpel ist weicher, oft pilzförmig verbreitert; er ist reich an breiten Knorpelmarkkanälen. Die Zone der Knorpelwucherung fehlt oder läßt Säulenbildung vermissen. Vielfach ist ein Perioststreifen eingeschaltet, an dem Knochenanbildung besteht, wie beim Menschen. Die Verbiegungen der Diaphyse werden aber nicht nur durch das ungleiche Wachstum infolge dieses Streifens, sondern durch die vorherige Weichheit des Knorpels erklärt. Der Knickung entspricht eine verstärkte periostale Knochenanbildung. Diese Befunde LANDAUERs sind besonders für die Auffassung vom Wesen der Chondrodystrophie bemerkenswert, da durch das Vorkommen beim Huhn die Amniontheorie endgültig widerlegt wird.

8. Wesen und Ursache der Chondrodystrophie.

Nach den vorangehenden Ausführungen ist das Wesen der Chondrodystrophie als eine Störung der Skeletausbildung gekennzeichnet, die sich hauptsächlich in einer Hemmung des enchondralen Knochenwachstums kundgibt. Aber auch die periostale Knochenbildung ist meist im Sinne einer Knochenverdichtung (Sklerose), seltener einer Verminderung (Osteoporose) verändert. RÖSSLE bezeichnet die Chondrodystrophie als eine reine Wachstumsstörung, da keine Hemmung der Reifeentwicklung, sowohl im Auftreten der Knochenkerne als im Abschluß des Wachstums stattfindet. Doch darf man wohl richtiger von Entwicklungsstörung der knorpeligen Skeletanlage sprechen, da nicht nur das Wachstum gehemmt, sondern auch der Bau des Knorpels selbst, einschließlich seines Perichondriums und seiner Ernährungsbahnen (Knorpelmarkkanäle) erheblich verändert ist, wozu noch die Beteiligung des Periosts und Änderung des Knochenbaues hinzutreten.

Nachdem die Unterschiede der Knochenveränderungen gegenüber der Rachitis festgelegt waren, kam KAUFMANN bereits zu der Auffassung, daß ein in der Anlage begründeter Entwicklungsfehler (Vitium primae formationis) der Chondrodystrophie zugrunde liege. Allerdings ist der Fehler nicht in einer Organlage, wie bei anderen Mißbildungen, z. B. der in gewisser Hinsicht äußerlich ähnlichen Phokomelie, sondern in minderwertiger Anlage eines Gewebssystems zu suchen. Wenn FRANGENHEIM von Hemmungsbildung spricht, so stellt er damit das Ausbleiben der Knorpelvorbereitung und die Herabsetzung der enchondralen Verknöcherung in den Vordergrund. BAUER spricht unter Hinweis auf die gleichzeitige Beteiligung von Periost und Perichondrium, einschließlich der Knorpelmarkkanäle und einer von ihm angenommenen Beteiligung der Haut und Muskeln von einer allgemein minderwertigen Konstitution des Bindegewebes. Ebenso nimmt HERSCHAN eine sich besonders am Knochensystem zeigende Mesenchymschädigung an im Sinne einer vererbbaren Minderwertigkeit. ASCHOFF spricht von einer Teilsystemmißbildung des Mesenchyms.

In der Tat ist die Kenntnis vom familiären und erblichen Vorkommen der Chondrodystrophie durch zahlreiche Mitteilungen vermehrt worden. Die meisten Fälle treten dem Schrifttum nach, auch in den eigenen Beobachtungen vereinzelt auf. Nachforschungen in den Familien sind vergeblich. Die Störung ist aber schon bei 2 Schwestern von gesunden Eltern, auch bei 2 Brüdern (FAIRBANKS) beobachtet, nach ROMBERG bei Zwillingskindern, während KLEIN von 2 Zwillingen einen behaftet, den anderen frei fand. Bei SCHEMENSKY sind 2 Zwillingsschwestern und 1 Schwester behaftet. CHIARI, erwähnt 2 chondrodystrophische Kinder von demselben Vater; die Mütter waren Schwestern der Großvater der Kinder war kurzbeinig. Auch Jaroschy beschreibt, daß ein Vater von 2 Frauen 3 chondrodystrophische Kinder (2 Töchter, 1 Sohn) hatte, daneben 2 normale Kinder. Glässner erwähnt Vererbung über 4 Generationen nur in der männlichen Linie. Boekh hat die Veränderung über 6 Generationen verfolgen können. Porter kennt einen 80jährigen Mann, wohl den ältesten chondrodystrophischen Zwerg, dessen 2 Söhne über 50 Jahre ebenfalls den gleichen Zwergwuchs haben, desgleichen der Großvater und dessen 2 Brüder. Hier liegt also eine dominante Häufung vor. Aber auch chondrodystrophische Mütter mit chondrodystrophischen Kindern sind verschiedentlich bekannt (z. B. Swoboda, Clarke), Guggisberg bildet eine Schweizer Zwergenfamilie ab, in der der chondrodystrophische Vater die Eigenschaft auf 2 Töchter übertrug, deren eine in ein chondrodystrophisches Kind zur Welt brachte. Das amerikanische Schrifttum ist besonders reich an Einzelbeobachtungen, so stellten Rieschbieth und Barrington 75 Stammbäume von Chondrodystrophie zusammen (s. b. Rössle). Apert und Lannois verfügen über 12 Beobachtungen familiärer Chondrodystrophie.

Somit ist an der Vererbungsmöglichkeit der Chondrodystrophie nicht zu zweifeln, nur ist zuzugeben, daß die Vererbungsart noch nicht völlig geklärt ist. Das sporadische Auftreten in ganz freien Familien läßt sich dann aber nur als sprungweise Keimabweichung, als Mutation erklären.

Poncet und Leriche haben an ein Rassenmerkmal gedacht, an den Rest einer ausgestorbenen Zwergenrasse (s. a. Vermeau); doch zeigen Zwergvölker keine Andeutung von einer vergleichbaren systemartigen Wachstumshemmung. Die Chondrodystrophie ist auch keine Eigentümlichkeit bestimmter Völker und Rassen. Sie kommt in der europäischen Bevölkerung aller Länder vor, ist bei Chinesen (Moir), Negern und Hindus beobachtet (Rischbieth), ebenso bei Melanesiern (Pösch) und einer Mulattin (Schorr), sofern letztere allerdings hierher gehört. Auf das geschichtliche Vorkommen ist schon in der Einleitung hingewiesen.

Der Auffassung einer primären Eigenschaft aus Mutation oder Erbanlage, steht immer noch die Annahme gegenüber, daß die Chondrodystrophie durch Schädigung während der fetalen Entwicklung erzeugt wird. Die Annahme Wiesermanns, daß Druck der fettreichen Haut auf den Knorpel hemmend wirke, wird wohl nirgends mehr geteilt. Rindfleisch sah jedoch in einer Druckwirkung des Uterus bei verminderter Amnionflüssigkeit die Ursache der Störung, ebenso dachte Klebs, und später Tendeloo an mechanische Wachstumshemmung. Jedoch hielt bereits Sumita den Nachweis von Fruchtwassermangel und Eihautanomalien nicht für erbracht.

Aber Murk Jansen versuchte die amniogene Entstehung in eingehender Begründung wieder zur Geltung zu bringen. Ein zu enges Amnion mit Hydramnion verhindert in der 3.—8. Fetalwoche die Aufrollung des Fetus und hemmt durch die Ischämie infolge des Druckes die Bildung des Knorpels. Die besondere Beteiligung des Schädels (Kyphose der Schädelbasis, Abknickung der Medulla und Hydrozephalus), der Wirbelsäule (Kyphose) sowie der Gliedmassen erklärt er in ihrer Regelmäßigkeit und doch wieder gradweisen Verschiedenheit mit den wechselnd starken Druckeinflüssen. Die häufigen gleichzeitigen anderen Mißbildungen faßt er ebenfalls als amniogene auf. Duken und Wheeldon haben sich Jansen angeschlossen. Donath und Vogl, die sich besonders mit den Verkrümmungen der Wirbelsäule beschäftigten, kommen aber zu einer Ablehnung. Es sind noch die gleichen Gründe gegen Jansen anzuführen, wie sie schon von Sumita vorgebracht wurden. Selbst bei den durch Kaiserschnitt entbundenen chondrodystrophischen Kindern ist nichts von Amnionstörungen bekannt. Die mit Chondrodystrophie vergesellschafteten Mißbildungen sind keineswegs sicher amniogen, endlich ist das von Jansen angeführte familiäre Alternieren von amniogenen Mißbildungen und Chondrodystrophie meist nicht zu erweisen. Die Art der Erblichkeit spricht auch nicht dafür, daß erst eine vererbbare Amnionstörung das Zwischenglied bildet. Den letzten Stoß erleidet aber die Theorie Jansens durch das Vorkommen der Chondrodystrophie beim Hühnchen, von dem wir berichteten.

Sehr alt ist die Annahme einer Autointoxikation infolge inkretorischer Störung (Pierre Marie), die auch bestehen blieb, nachdem der Zusammenhang mit Kretinismus und mit Schilddrüsenstörungen überhaupt abgelehnt werden mußte (Dieterle, Sumita).

Moro hielt an einer ursächlichen Thyreodysplasie fest und noch Finkbeiner vermengt kretinische und chondrodystrophische Störungen. Daß die anatomischen Schilddrüsenbefunde hierfür keine Schlüsse geben können, ist bereits gezeigt worden. Die Hypophyse wurde von BIEDL und RAFFAELE herangezogen, die Keimdrüsen im Sinne eines Hypergenitalismus von PONCET und LERICHE, LANZE und BERTOLETTI. Endlich hat man aber an ein mangelhaftes Zusammenarbeiten zahlreicher inkretorischer Drüsen gedacht (pluriglanduläre Insuffizienz). Wenn DIETRICH sich bemüht hat, durch genaue Untersuchung der in Betracht kommenden inkretorischen Organe dafür eine Grundlage zu gewinnen, so sind die von ihm und MARUM erhobenen Befunde keineswegs ausreichend, vor allem kann der Mangel eosinophiler Zellen in dem Thymus eine Folge, nicht Vorbedingung sein. Auch alle sonstigen beschriebenen Befunde an inkretorischen Organen haben kein einwandfreies Ergebnis gebracht. Nach RÖSSLE muß die Chondrodystrophie zudem schon in so früher Fetalzeit angelegt sein, daß der Einfluß inkretorischer Organe auf die Körperbildung noch nicht in Frage kommt.

Somit drücken ohne positive Unterlagen Bezeichnungen wie: hormonale Insuffizienz, Autointoxikation, Störungen des inneren Chemismus schließlich nichts anderes aus, als eine veränderte innere Anlage des Körpers und bedeuten dasselbe wie Keimesvariation. Für die Frage der Ursache der Chondrodystrophie ist aber der Vergleich mit der Osteogenesis imperfecta, die in ihrem Verhalten eine gewisse Gegensätzlichkeit erkennen läßt, von großer Bedeutung, worauf besonders DIETRICH hingewiesen hat.

II. Angeborene Mangelhaftigkeit der Knochenanbildung (Osteogenesis imperfecta).

Aus dem Sammelbegriff der fetalen Rachitis wurde noch früher als die Chondrodystrophie eine andere Skeletveränderung herausgeschält, die sich am Neugeborenen vielfach, aber nicht immer, in einer ähnlichen Körperbeschaffenheit, der Kurzgliederigkeit (Mikromelie), kundgibt, doch ohne die kretinenhafte Gesichtsbildung. Auch sonst läßt der ganze Körper, vor allem die Gliedmaßen, schon äußerlich eine gegenteilige Beschaffenheit erkennen, indem die Knochen nicht fest, sondern brüchig oder weich sind. VROLIK (1849), der die Einzelheiten des Skelets eingehend beschrieb und abbildete, prägte den Namen Osteogenesis imperfecta, der heut noch allgemeine Verbreitung besitzt. Die Benennung nach dem hervorstechenden äußeren Merkmal der Knochenbrüchigkeit, Fragilitas ossium oder Osteopsathyrosis (KLEBS, HOCHSINGER u. a.), ist nur mit dem Zusatz angeboren (congenit.) geeignet andere Formen auszuschließen. Die Bezeichnung Osteoporosis cong. (KUNDRAT) gibt das mikroskopische Verhalten recht gut wieder, hat sich aber nicht erhalten, ebensowenig auch der Name Malacia myeloplastica (VON RECKLINGHAUSEN). Andere Benennungen wie Ostitis parenchymatosa chronica (SCHMIDT und WAGNER), Osteomalacia congenit. (JÜRGENS), Dystrophia periostalis oder periostale Dysplasie (PORAK und DURANTE) sind nie allgemein gebräuchlich geworden.

Die Veränderungen lassen sich schon in der Beschreibung eines Fetus von AMAND (1716) erkennen, sodann brachten BORDENAVE (1763), HENCKEL (1772) einschlägige Beobachtungen. Nächst VROLIK verdanken wir die eingehendere Kenntnis, besonders des histologischen Verhaltens der Knochen STILLING (1889). Die späteren Mitteilungen von Einzelbeobachtungen, sowie zusammenfassende Bearbeitungen sind nicht entfernt so zahlreich, wie bei der Chondrodystrophie. Die Befunde der einzelnen Fälle gleichen sich auch viel mehr und bieten an den verschiedenen Knochen weniger abweichende Eigentümlichkeiten. Erst seitdem die Beziehungen der Osteogenesis imperfecta des Fetus und des Neugeborenen mit ähnlichen Knochenveränderungen des späteren Alters (Osteogenesis imperfecta tarda oder Osteopsathyrosis tarda) in Verbindung gebracht wurden und die Zusammengehörigkeit der Gruppen zur

Erörterung kam, nahm das Schrifttum rascher zu. Vor allem trat die Erb-
lichkeitsfrage in den Vordergrund und führte zur Sammlung klinischer Beobachtungen.

1. Die mangelhafte Knochenanbildung beim Fetus und Neugeborenen (Osteogenesis fetalis).

a) Das allgemeine Körperverhalten.

Zur Beobachtung kommen Frühgeburten im 7.—8. Monat, auch schon
jüngere (z. B. der Fall von Amand) oder ausgetragene Kinder, die meist tot

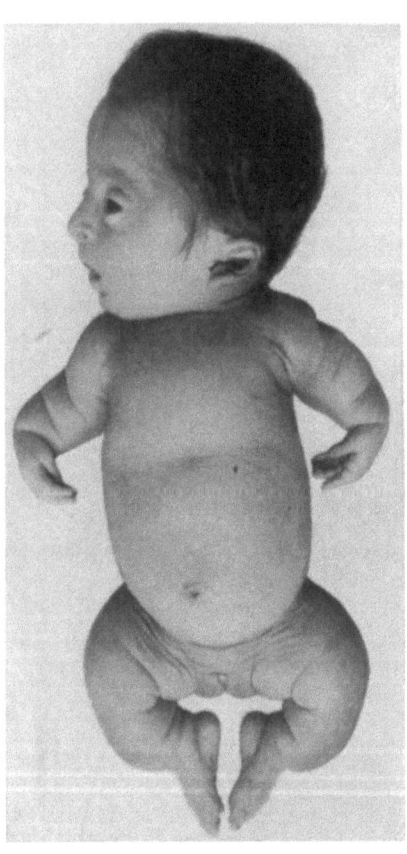

geboren werden oder nach kurzer Zeit
sterben. Oft ist die Körperlänge geringer
als dem Alter entspricht, vor allem erscheinen die Gliedmaßen kürzer. Aber
zum Unterschied von der Chondrodystrophie beruht die Verkürzung nicht
so sehr auf mangelhafter Länge als auf
Verkrümmung und Verschiebung der
Knochen. Die Gliedmaßen sind plump,
doch an sich nicht verbildet. Sie sind
abnorm beweglich, entweder ganz biegsam (Sandifort) oder mit Knirschen und
Knacken (Krepitation) in jede Stellung
zu bringen. Gewöhnlich sind die Beine
so an den Rumpf gezogen, daß die Fuß-
sohlen aneinander liegen.

Die Weichteile können stark entwickelt sein, nicht so mächtig wie bei
Chondrodystrophie. Aber das Unterhaut-
fettgewebe ist oft reichlich und bildet
manchmal steife Falten. Die Haut ist
im ganzen zart. Auch am Rumpf lassen
die Weichteile Einkerbungen und Polster
erkennen; der Rumpf ist im ganzen
plump (Nicklas). Der Bauch ist aufgetrieben, der Brustkorb erscheint manchmal eingedrückt. An den Rippen sind
Verdickungen zu fühlen.

Der Hals ist kurz, der Kopf gewöhnlich nicht ausgedehnt, nur in einzelnen
Fällen wird er als hydropisch beschrieben.
Abb. 19. Osteogenesis imperfecta. Kind K.   Das Gesicht ist regelmäßig, manchmal
zart, mit spitzer Nase wie später bei
den überlebenden Fällen zu erwähnen ist. Die Augen treten leicht vor. Reichliche Haarbildung ist eine immer wieder betonte Eigentümlichkeit. Das hervorstechendste Merkmal aber ist die Weichheit der Schädelkapsel. Sie bildet oft
einen schlaffen Sack, der beim Hinlegen des Kindes gleichsam auseinanderfließt.
In einigen Fällen ist er wie ein schlaffer Gummiball (Hildebrandt) oder
häutiger Sack (Stilling), durch den man die Hirnwindungen (Fuchs) oder
auch die Grenze von Großhirn und Kleinhirn (Dietrich) durchfühlen kann.
In anderen Fällen ist das Schädeldach als pergamentartig (Dietrich) angegeben, auch gefeldert durch Knochenplättchen (Nicklas) oder wie ein Sack,
der mit zerbrochenen Eierschalen angefüllt ist. Aber es können auch Teile

des Schädels, z. B. die Stirnbeine (DIETRICH) oder der größte Teil festere, knöcherne Beschaffenheit haben (BIDDER, SIEGENBECK), allerdings mit breiten, klaffenden Nähten und Fontanellen.

Tritt so schon die mangelhafte Festigkeit der knöchernen Teile in einem außerordentlich wechselnden Grade hervor, so kommt es bei näherer Untersuchung des Skelets vollends zum Ausdruck. Man kann oft kaum die Röhrenknochen der Gliedmaßen herauspräparieren. Sie bilden einen Schlauch mit Knochensplittern, der sich nicht von den Weichteilen ablösen läßt, andere Knochen sind fester. Überall erkennt man aber nunmehr die zahlreichen Brüche,

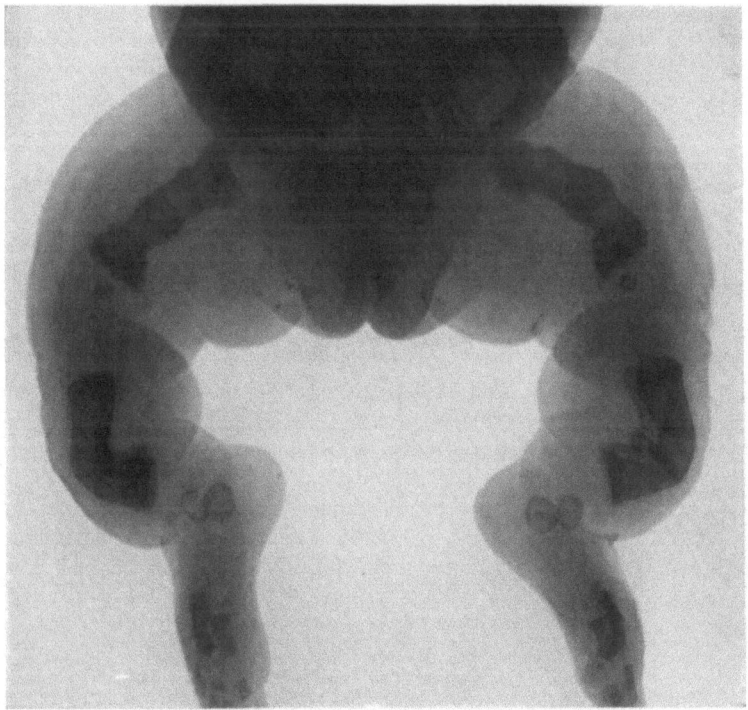

Abb. 20. Röntgenbild von Osteogenesis imperfecta. Kind K. Zahlreiche Frakturen, dünne Rinde der Knochen.

und zwar frische mit freier Beweglichkeit und alte mit ringförmigen Kallusmassen. Ein großer Teil der Brüche ist sicher postmortal, man sieht keine Blutungen, auch mikroskopisch keinerlei Gewebsreaktion, andere sind innerhalb der Geburt entstanden und noch ganz frisch. Diesen gegenüber ist aber der Unterschied von älteren durch Kallus vereinigten Brüchen auffallend. Sicher sind also diese Knochenbrüche schon längere Zeit vor der Geburt im Uterus entstanden.

Sie sind an allen Skeletteilen festzustellen, den Gliedmaßen, vor allem an den Rippen, Schlüsselbein und Schulterblatt, dem Unterkiefer, Schädeldach und Schädelbasis. Mikroskopisch werden sie auch an den Wirbelbögen und anderen Knochenteilen erkannt. Die Röntgenuntersuchung erlaubt eine leichte Übersicht über die Lage und Verteilung der Brüche; sie zeigt vor allem die Abhängigkeit der Verkrümmung der Gliedmaßen von den Bruchstellen. An den Rippen allein sind mehr als 50 Frakturen gezählt (NICKLAS), am ganzen Körper werden 80 (BONNAIRE und DURANTE), ja 113 (CHAUSSIER)

Bruchstellen angegeben. Das Skelet von Vrolick läßt die vielen Frakturen gut erkennen. Die Röntgenplatte gibt im übrigen einen sehr geringen Knochenschatten. Die Rinde der groben Röhrenknochen scheint oft zu fehlen, die Markhöhle sehr weit. Dabei sind die Epiphysenlinien scharf und gerade. Knochenkerne der Epiphysen sind an den großen Knochen erkennbar, größer oder kleiner; an Hand oder Fußwurzelknochen werden sie bei Neugeborenen vermißt.

b) Das Verhalten einzelner Knochenteile.

Die großen Röhrenknochen sind sämtlich annähernd gleich von den Veränderungen befallen mit Ausnahme der wechselnden Zahl alter und frischer

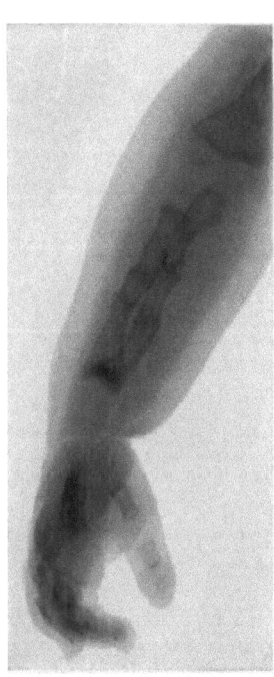

Abb. 21. Osteogenesis imperfecta. Röntgenbild von Kind W. Arm.   Mehrfache Frakturen, zarte Rinde der Knochen.

Brüche. Sie erscheinen meist verdickt, so hat bei Mac Glanahan der Femur 14 mm Durchmesser gegen 7 mm normal. Die Knochen lassen sich leicht mit dem Messer durchschneiden und dabei die schlauchartige Beschaffenheit, oft mit harmonikaartiger Faltung noch deutlich erkennen. Die Rindenschicht (Kortikalis) ist in den äußersten Fällen nur ein häutiger, aus strafferem Gewebe gebildeter Schlauch, der kleine Knochenkrümel und rotbraune, weiche Markmasse enthält (Michel, Bidder, H. Müller), oder sie wird von einer dünnen Knochenschicht gebildet, die aber leicht splittert. Meist ist die Rinde von zahlreichen, kleinen Plättchen eingenommen, die schräg oder senkrecht zum Periost stehen. An der Epiphysengrenze ist die Rinde meist mangelhaft wie in der Diaphysenmitte, so daß hier gewöhnlich Bruchlinien verlaufen, auch Epiphysenlösungen vorkommen (Stilling u. a.). In einem meiner Fälle war die untere Humerusepiphyse in die Diaphyse eingestülpt. Das Periost ist verdickt; verschiedentlich werden Blutungen und Schwielenbildungen beschrieben. In dem dunkelroten, weichen Mark sind spärlich Knochenbälkchen fühlbar; nur an den Bruchstellen ist das Mark fester, aber auch gallertig mit Blutungsresten. Vielfach sind Zysten im Mark angegeben. Von einigen Beobachtern werden kleine weiße Knorpelinseln schon bei makroskopischer Betrachtung erwähnt (Hildebrandt). Auf dem Epiphysendurchschnitt ist außer der wechselnden Größe des Knochenkernes und der scharfen Abgrenzung gegen die Diaphyse zunächst nichts zu bemerken.

Die Beschreibung des mikroskopischen Verhaltens wechselt außerordentlich. Abgesehen von der Verschiedenheit der einzelnen Fälle, auf die wir schon hingewiesen haben, ist aber auch auf die wechselnde Ausbildung der Veränderungen an den einzelnen Knochen des gleichen Falles hinzuweisen. So sind in meinen Beobachtungen die Störungen der Knochenbildung am Femur und Humerus, vor allem aber an den kleineren Knochen verschieden stark. Das gilt z. B. für die periostale Knochenbildung, für den Osteoblastensaum der Bälkchen und für die Anbildung an den Knorpelspangen. Vor allem aber müßte noch mehr die Häufigkeit und die Lage der Knochenbrüche berücksichtigt werden. Daher sind alle Schrifttumangaben, die nur auf Grund einzelner Knochenpräparate die Beschaffenheit des ganzen Knochensystems beurteilen und allgemeine Schlüsse auf die krankhaften Veränderungen ziehen, mit Einschränkung zu verwerten.

Am Humerus meiner eigenen Beobachtungen (Abb. 22) war der Knorpel regelmäßig ausgebildet. Die Zellen des ruhenden Knorpels sind klein und kurzspindlig, in einer homogenen Grundsubstanz eingelagert. Sie ordnen sich in regelmäßigen Reihen und bilden breite Säume mit großen Knorpelzellen. Die Knorpelmarkkanäle und axialen Verbindungsgefäße zum Knochenmark sind von wenig Bindegewebe begleitet. Die Knorpelverkalkung tritt in gleichmäßiger Linie auf, zugleich mit dem Eindringen breiter, primärer Markräume, welche die Knorpelhöhlen aufschließen. Wir haben also das Bild regelmäßiger Knorpelvorbereitung.

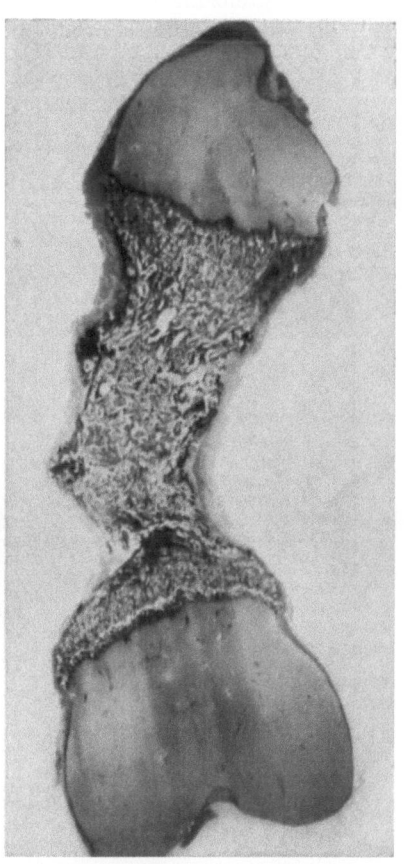

Aber an die schmalen Richtungsbälkchen legen sich keine Osteoblasten an, erst in einiger Entfernung tritt in einzelnen Bälkchen Knochensubstanz auf. Im ganzen nehmen die verkalkten Knorpelreste rasch ab und verschwinden im zellreichen Mark, das in dieser Zone reich an Osteoblasten ist, ohne daß man sie an den schwindenden Bälkchen liegen sieht. Die unregelmäßig verstreuten kleinen Knochenbälkchen und Knorpelreste verbinden sich nicht zu einer maschigen Spongiosa.

Ebensowenig ist eine zusammenhängende Rinde zu erkennen. Das Periost ist im ganzen breit, in der äußeren Schicht reich an parallel geordneten Fasern, in der inneren Kambiumschicht mit wenigen Osteoblasten. Knochenplättchen liegen stellenweise in der Längsrichtung, meist aber senkrecht zur Oberfläche. In dem zweiten Fall dagegen, dessen ganze Knochenausbildung, auch am Schädel eine bessere war, ist eine zwar sehr dünne, aber doch ziemlich zusammenhängende periostale Lamelle vorhanden. Von ihr dringen zarte Knochenspangen, ohne HAVERSsche Kanäle eine Strecke gegen die Mitte vor. Aber in der Hauptmasse ist das Mark der Diaphyse frei von Knochenbälkchen.

Das ändert sich an den Stellen älterer Brüche. Nicht nur unmittelbar am Kallus ist das Periost erheblich verdickt und zellreich, sondern noch eine Strecke weiter am Knochenschaft, besonders besteht die innere Kambiumschicht aus mehrfachen Zellagen. Entsprechend ist die Kortikalis dicker und werden reichlichere Knochenbälkchen im Mark gefunden. Die äußerlich vorspringenden Kallusmassen zeigen unter dem Periost Knorpel, der aus der Kambiumschicht hervorgegangen ist und sich über ein Stadium krümeliger Verkalkung in Knochen umbildet (Abb. 23). Es entstehen dadurch dicke plumpe Balken mit großen Knochenkörpern und unregelmäßig gefügter Knochensubstanz. Verknöcherung nach enchondralem Typus war in

Abb. 22. Humerus bei Osteogenesis imperfecta. Kind W. Rinde fast fehlend, spärliche Spongiosa, mehrfache frische und ältere Brüche.

unseren Fällen am Kallusknochen nicht zu sehen. Durch die Dicke des Schaftes ziehen an der Bruchstelle Knochenbalken quer hindurch, die durch ihre kräftige Bildung stark gegen die kümmerlichen Spongiosabälkchen abstechen. Osteoblastensäume rahmen diese Bälkchen ein. Das Mark ist in dem Bereich ein gefäßreiches Fasermark. In der Mitte sind stellenweise hyaline Reste der ursprünglichen Blutung und straffes Bindegewebe eingelagert; an letzterem ist Übergang in osteoides Gewebe und Knochen zu sehen. In dem Femur des zweiten Falles ist im Bereich der Fraktur das Mark zellärmer, vielfach faserig und gallertig aufgequollen.

Diese Befunde stimmen mit den Beschreibungen des Schrifttums über das Verhalten der größeren Knochen im ganzen überein und sie enthalten die meisten dabei beobachteten Einzelheiten. BAUER hebt die Veränderungen

des Knorpels mehr hervor; die Knorpelzellen seien spindlig, ohne eine Kapselbildung, auch seien die Chondroblasten am verbreiterten Perichondrium, ebenso
wie die Fibroblasten verändert. Davon ließ sich bei uns nichts bemerken. Die
Wucherungszone wird zum Teil als regelmäßig angegeben, wie bei uns (Stilling,
Scheib, Buday), zum Teil wird die Reihenbildung als geringer bezeichnet
(Frangenheim), während Hildebrandt und Michel die Zone des hypertrophischen Knorpels etwas breiter als gewöhnlich angeben. Die primäre Verkalkung
wird von Lindemann vermißt, sie ist sonst überall als gut bezeichnet. Die
scharfe Begrenzung der Epiphysenlinie, teils gerade, teils bogenförmig, auch
winklig oder gewellt, stimmt überein, ebenso die regelmäßige Aufschließung

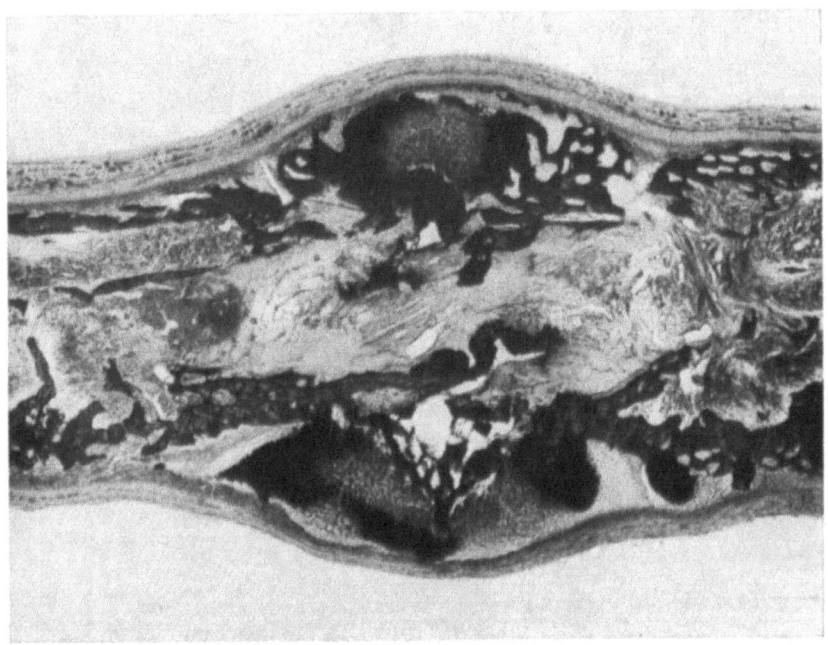

Abb. 23. Kallus an einer Rippenfraktur bei Osteogenesis imperfecta.
Reichlich Knorpelbildung.

der Knorpelhöhlen durch die primären Markräume. Große Unterschiede sind
aber in der Anlagerung von Osteoblasten und Knochensäumen an den Richtungsbälkchen zu erkennen. Michel spricht von vollständigem Fehlen einer Verknöcherung, andere sehen in einiger Entfernung Knochensäume ohne Osteoblasten, wieder andere mit reichlichem Osteoblastenbelag. Nach unseren Erfahrungen können derartige Unterschiede schon an verschiedenen Knochen
vorkommen, auch am gleichen in verschiedener Entfernung von Frakturstellen.
Im Fall von Hildebrandt ließen sich Knorpelreste tief in die Diaphyse verfolgen, sogar makroskopisch erkennen; auch inmitten der Spongiosabälkchen
war noch Knorpel. Immer ist die wirre, bald quere, bald schräge, aber nie längs
gerichtete Lage der Bälkchen betont. Ungewöhnlich ist der Befund im Fall
von Eiken. Hier geht aus den Richtungsbälkchen nach Schwund der Grundsubstanz ein kalkarmes, chondroides Gewebe hervor. Tiefer in der Diaphyse
bilden osteoblastenähnliche Zellen um sie eine fibrilläre Schicht. Der Fall
hat auch sonst noch Besonderheiten.

Die Resorption durch Osteoklasten scheint manchmal erheblich (BAM-BERGER und HULDSCHINSKY), an anderen Stellen des gleichen Falles fehlt sie, wie in anderen Fällen überhaupt (SCHEIB u. a.). Meist scheinen sie gegen die Epiphyse reichlicher als inmitten der Diaphyse vorzukommen. So wird ein Einschmelzen der Knorpelreste, sowie der Spongiosabälkchen gegen die Diaphyse auch ohne zellige Resorption angenommen (BAMBERGER u. HULD-SCHINSKY), durch Verflüssigung (LOOSER) oder glatte Resorption (BUSCH). RECKLINGHAUSEN stellt auch diesen Vorgang zur Halisterese. Alle Beschreibungen stimmen darin überein, daß alle Knochenteile kalkhaltig sind. Von osteoiden Säumen an den Spongiosabälkchen spricht nur SCHEIB. Ob nekrotische Bälkchen oder krümlige Trümmer, die von Fremdkörperriesenzellen

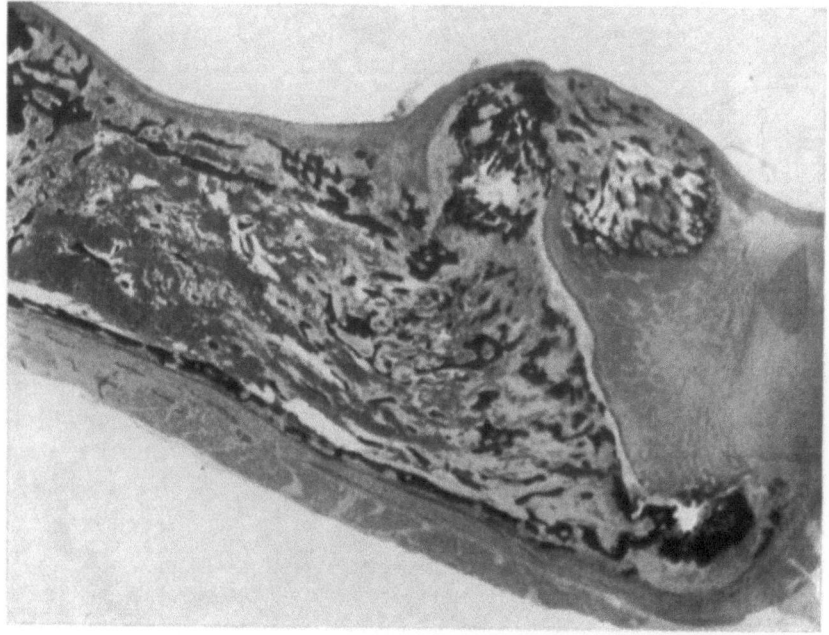

Abb. 24. Epiphysenlösung an einer Rippe bei Osteogenesis imperfecta. Becherförmiges Umgreifen des Knorpels durch Kallus. Enchondrale Verknöcherung an diesem.

umgeben sind (HILDEBRANDT), mit Brüchen zusammenhängen, ist nicht ersichtlich, aber wohl wahrscheinlich. Die periostale Knochenbildung ist bei FONTANELLI nur durch Kalkablagerung im Periost ersetzt, sonst wechselt sie wie beschrieben. Immer ist die geringe Rindenbildung gegen die Epiphyse, ihre Zunahme gegen die Diaphyse betont.

Das Knochenmark wird überwiegend als lymphoides, gefäßreiches Mark beschrieben (HARBITZ, MICHEL), von STILLING als normal vaskularisiert bezeichnet, nur BUDAY spricht von einem blutarmen Mark. RECKLINGHAUSEN stellt das Mark in den Mittelpunkt des ganzen Vorganges, indem sich Markhyperplasie und Unvollkommenheit der Osteoblasten gegenseitig beeinflussen. Wenn in einzelnen Beschreibungen ein Überwiegen der Fasern, auch ausgedehntes gallertiges Mark und Fettmark hervorgehoben werden, so ist nicht klar zu erkennen, wie weit Knochenbrüche an der Umwandlung des Marks beteiligt waren. Derartige sekundäre Einflüsse auf die Markbildung und ein entsprechender Vergleich des Verhaltens in den verschiedenen Knochen sind nicht immer genügend berücksichtigt. Auch nach unseren Erfahrungen ist zellreiches lymphoides Mark vorherrschend.

Auch im Verhalten des Kallus an den Frakturstellen stimmen die Beschreibungen gut überein, abgesehen von naturgemäß ebenfalls erheblich wechselnden Einzelbildern. Immer wieder wird die überwiegende Beteiligung des periostalen Kallus gegenüber dem myelogenen betont (Scheib u. a.), aber auch bei völlig spongiosafreiem Markraum wird letzterer nie ganz vermißt. Die Kambiumschicht des Periosts ist an der konvexen Seite der Bruchstelle erheblicher verdickt, als an der konkaven. Hier auf der Höhe des Knickungswinkels ist auch die lebhafteste Bildung von hyalinem Knorpel zu finden. Hierbei ist die Erfahrung zu beachten, daß bei Frakturen normaler Knochen die Verschiebung der Bruchebenen für das Auftreten von Knorpel im Kallus von

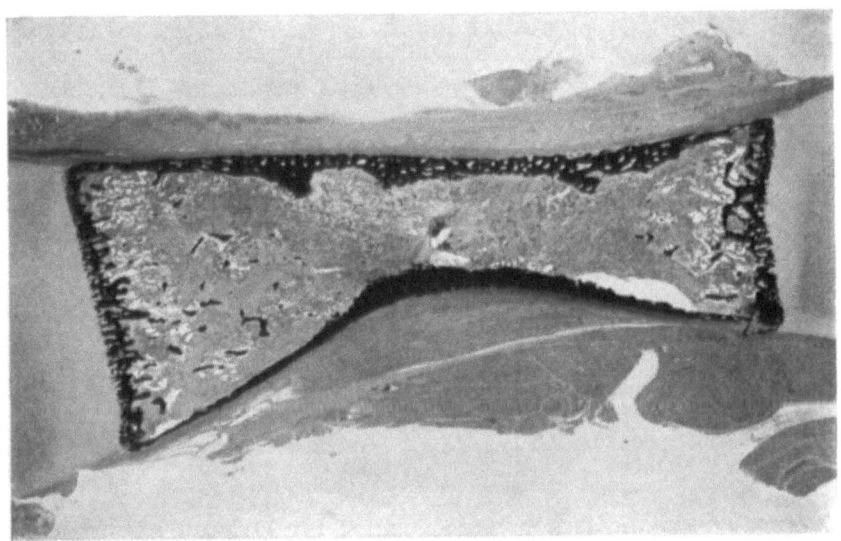

Abb. 25. Metatarsus bei Osteogenesis imperfecta. Kind W. Gute enchondrale Verknöcherung, zarte Rinde, rasches Verschwinden der Spongiosabälkchen.

Bedeutung ist und dieser um so größer wird, je ungünstiger die Verhältnisse an der Bruchstelle sind. Bei den haltlosen Knochen der Osteogenesis imperfecta sind offenbar die Reize für die Knorpelbildung auch ohne besondere Verschiebung sehr stark. Die unmittelbare Umwandlung des Knorpels in Knochensubstanz erscheint als der überwiegende Vorgang (Scheib) und an den großen, ausläuferlosen Knochenkörperchen noch zu erkennen, aber auch ein enchondraler Verknöcherungstyp wird beschrieben. Im ganzen herrscht an der Bruchstelle ein buntes Durcheinander von Anbau und Abbau (Nicklas). Wie von der Fraktur aber auch der Reiz zur Knochenbildung sich noch auf die weitere Umgebung überträgt und gleichsam die schlummernde Tätigkeit aufrüttelt, ist oben hervorgehoben. Osteoide Säume am myelogenen Kallus erwähnt Scheib, auch von Recklinghausen. Abgesehen von eingelagerten Blutungsresten und hyalinen Massen, wie in unseren Fällen, kommen zerstreute nekrotische Herde vor, die von Fremdkörperriesenzellen eingerahmt sein können (Hildebrandt), auch Zysten, die nach Resorption zurückbleiben. Mac Clanahan beschreibt an einer fetalen Bruchstelle bei einem schon 3 Monate alten Kind eine Pseudarthrose.

Eine Besonderheit ist das Vorkommen einer Bindegewebseinschaltung an der Epiphysenlinie, die dem Perioststreifen bei Chondrodystrophie ähnlich ist, wie LINDEMANN
und MICHEL beschreiben. Sie bringen die Bildung mit den perichondralen Verknöcherungs-
wülsten RANVIERS an der Knorpelgrenze in Zusammenhang, die übermäßig entwickelt
sind und sich bei mangelndem Knochenansatz tiefer eingraben. Aber der Beschreibung
nach halte ich es für möglich, daß eine Epiphysenlösung bestand und ein reichlicher, fibröser
Kallus sich zwischen Knorpel und Knochen legte. Epiphysenlösung kann auch zu einem
Überwallen des Kallus am Knorpelrand und nach knöcherner Umwandlung zu einem
becherartigen Umfassen der Epiphyse führen, wie ich es allerdings nicht an großen Knochen,
sondern an einer Rippe sah. Hierbei kann gegen den Kallusknochen eine enchondrale
Verknöcherung mit Bildung einer Richtungszone des Epiphysenknorpels zustande kommen
(Abb. 24).

Das makroskopische Verhalten der Epiphysenkerne ist bereits erwähnt.
Sie wechseln auch auf mikroskopischen Durchschnitten als klein (BAMBERGER

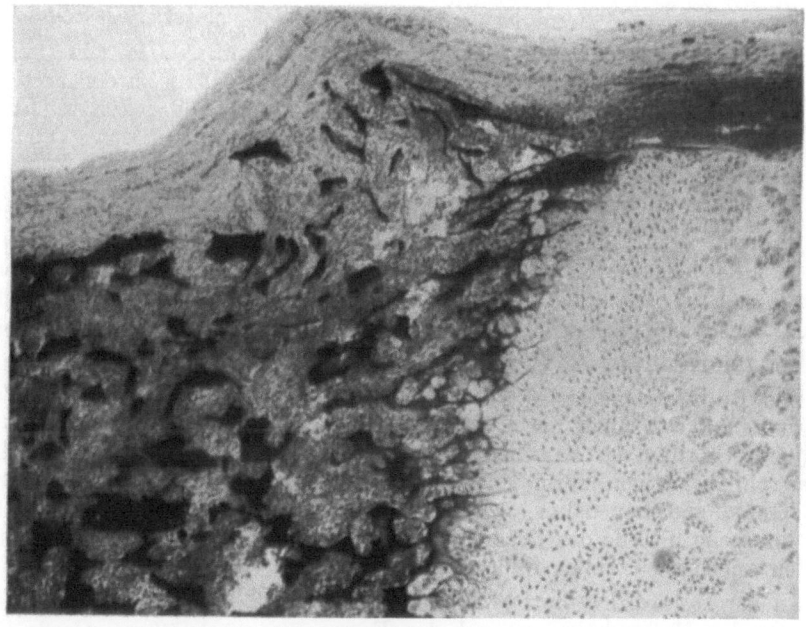

Abb. 26. Osteogenesis imperfecta, Verknöcherungszone an der Rippe. Infraktion bei fast
fehlender Rinde.

u. HULDSCHINSKY) oder groß (KARDAMATIS, RECKLINGHAUSEN). Stets überwiegt
das rote Knochenmark und die Bildung der Knochenbälkchen ist auf einen
schmalen Rand beschränkt.

Von den kleineren Knochen der Gliedmaßen fehlen meist Beschreibungen. In unseren Fällen lassen aber die Metakarpi die Eigentümlichkeiten sehr
anschaulich erkennen, da keine Brüche störend dazwischen treten (Abb. 25).
Bei regelmäßiger und kräftiger Knorpelverkalkung ist der Knochenansatz an
der Epiphyse noch stärker vermindert. Nur spurenweise finden sich losgelöste
verkalkte Knorpelspangen und Knochenbälkchen. Osteoklasten liegen reichlich
im dichten roten Mark. Erst in einiger Entfernung treten weitere kleine Knochen-
zacken hinzu. Die periostale Knochenbildung ist dagegen eine ziemlich vollständige, wenn auch die Rinde sehr dünn ist, aber gegen die Diaphysenmitte
zunimmt. Der zweite Fall, der überall bessere Knochenbildung darbietet, hat
auch am Metakarpus eine dickere Rinde und läßt an einer Infraktion reichlichen Kallus mit hyalinem Knorpel und direkter Verknöcherung sehen. In

gleicher Weise sind die Grundphalangen der Finger und kleinere Fußknochen beteiligt.

Unter den Rumpfknochen wurden die Rippen wohl am regelmäßigsten untersucht. Der Bau des Knorpels, sowie die Ausbildung der Wucherungs-zone ist wie an den großen Knochen unverändert; die Verknöcherungsgrenze bildet in unseren Fällen eine leicht gebogene Linie. Die Auflösung des Knorpels erfolgt bis auf zarte zackige Bälkchen, aber stellenweise bleiben auch krümlig verkalkte Knorpelinseln stehen. Knochenansatz ist nur spärlich, erst in einiger Entfernung treten im zellreichen roten Mark zarte, spitze Knochenbälkchen auf. Von dem breiten, durch reichliche Osteoblastenschicht ausgezeichneten Periost werden nur schmale, senkrecht zur Längsachse gelagerte Knochenbalken ge-bildet. In unserem zweiten Fall ist auch hier die Rinde zusammenhängend, aber sehr dünn (Abb. 26). Das Verhalten der zahlreichen Brüche ist das gleiche wie an den Röhrenknochen.

Im Brustbein wird meist ein Knochenkern vermißt. Das rein periostal gebildete Schlüsselbein ist besonders brüchig, im Gegensatz zu der Festigkeit bei Chondrodystrophie, und meist von alten Frakturen durchsetzt. Ebenso ist das Schulterblatt mangelhaft gebildet, teilweise noch knorpelig und von Bruchlinien nicht verschont. Die Wirbelkörper sind größtenteils knorpelig, sie enthalten aber große Knochenkerne mit dichtem roten Mark und spärliche Verknöcherung am Rand. Knorpelinseln können im Mark stehen bleiben (Bamberger u. Huldschinsky). Die Höhe der Wirbel kann dadurch vermindert werden, daß diese widerstandslosen Markhöhlen zusammengedrückt werden (von Recklinghausen). In den Wirbelbögen kommen Brüche der Knochen-kerne vor, von denen schollige Reste mit knorpeliger Kallusbildung zurück-bleiben (Michel).

Das Becken wird meist als regelmäßig geschildert (Stilling, Paltauf, Dieterle u. a.), auch als schlank bezeichnet (Michel). Doch kommt bei stärkerer Störung der Knochenanbildung ein seitliches Zusammendrücken zu einer schnabelartigen Form vor, wie bei Osteomalazie (Hecker). Sandifort und Gräfe sprechen daher auch schon von einem pseudomalazischen Becken. Die knorpeligen Teile des Beckens sind verhältnismäßig umfangreich erhalten, in den knöchernen Teilen finden sich Frakturen.

An der Schädelbasis ist im Gegensatz zur Chondrodystrophie die Aus-bildung der Maßverhältnisse und der Form eine regelmäßige. Große Teile sind noch knorplig und die Knochenkerne noch klein. Im Fall von Fuchs war nur an der Felsenbeinpyramide, am Foramen magnum und am Tribasilare Knochen gebildet. Immer aber sind die Knorpelfugen des Tribasilare breit erhalten. Harbitz konnte unter 19 Fällen keinmal eine Synostose finden. Bei Langenbach besteht nur eine Asymmetrie der Schädelbasis bei fester knorp-liger Beschaffenheit der Synchondrosen. Der Gesichtsschädel mit Ausnahme der Kiefer ist überwiegend knorplig.

Der verhältnismäßig gleichartigen Beschaffenheit der Basis steht das äußerst wechselnde Verhalten des Schädeldachs gegenüber, das wir schon in groben Zügen schilderten. Im straffen Bindegewebe werden entweder keine Knochen-anlagen gefunden oder ganz zarte Lamellen, die makroskopisch wie Eisnadeln an einer Fensterscheibe aussehen. In anderen Fällen entsprechen den Ver-knöcherungspunkten zarte, mosaikartig zusammengesetzte Knochenbälkchen, die bei Berührung wie verbranntes Papier zerfallen (Dieterle). Aber es können einzelne oder mehrere Deckknochen als größere Platten ausgebildet sein. Das mikroskopische Präparat läßt in unseren Fällen unregelmäßige Knochen-spangen mit reichem Osteoblastenansatz erkennen, zwischen den Bälkchen ein weitmaschiges fibröses Mark. Von der Innenseite erfolgt Resorption durch reichliche Osteoklasten.

Befunde am Gehörorgan beim Neugeborenen sind wegen der zu erwähnenden häufigen Taubheit der Spätfälle bemerkenswert. Die Veränderungen bestehen nach FISCHER in einer Verkleinerung der Labyrinthkapsel, spärlicher Verknöcherung und erheblicher Markbildung. Die Schnecke ist wie auch NAGER feststellte, flach und zusammengedrückt, die Spindel kurz. Die Hörknöchelchen und bei FISCHER der Trommelfellring, sowie die Auskleidung der Paukenhöhle zeigen ebenfalls mangelhafte Knochenausbildung (vgl. dieses Handbuch Bd. XII, S. 694).

Durch BAUER ist die Aufmerksamkeit auf die Beteiligung der Zahnanlagen an dem Prozeß der Osteogenesis imperfecta gelenkt worden. Er fand die Pulpa abnorm zellreich, die Osteoblasten lassen eine regelmäßige epithelartige Anordnung vermissen und bilden keine TOMESschen Fasern. Dementsprechend fehlt auch ein regelmäßiges Dentin, vielmehr sind nur krümelige, schollige Anlagen davon vorhanden. Im Gegensatz dazu sind die Schmelzzellen, die Schmelzpulpa und die Epithelscheide völlig normal. Es besteht also ein Mangel der mesodermalen Zahnbildung bei völliger Ausbildung der ektodermalen Anteile.

NAITO bestätigt diese Befunde BAUERs, BIEBL findet aber in der Dentinbildung eine wechselnde Unregelmäßigkeit. An der Spitze und in den äußeren Schichten findet sich in seinen Fällen eine gleichmäßige und gute Verkalkung, auch radiäre Dentinkanälchen. Dieser Streifen guten Dentins verliert sich von der Spitze gegen die Basis der Zahnanlage, wo die ersten Anfänge der Dentinbildung bestehen. Nach innen grenzt aber an das regelmäßige Dentin eine Gewebsschicht von schollig-krümeligem Bau mit zahlreichen Zellkernen und Kerntrümmern. Diese Schicht ist durch einen welligen, dunklen Saum gegen die Pulpa abgegrenzt. Eine Odontoblastenreihe fehlt im Bereich dieser Veränderung; sie tritt erst gegen die Zahnbasis hin auf, wo sie sich an das gut gebildete Dentin anlagert, auch TOMESsche Fasern bildet. Die Pulpa ist zellreich mit reichen Lymphozyten und Plasmazellen. Die jüngeren Zahnanlagen ließen geringere Veränderungen erkennen. BIEBL lehnt aus seinem Befund die Auffassung BAUERs von einer primären Minderwertigkeit der Odontoblasten ab; er hält eine Schädigung der Odontoblasten für die Ursache. Zu dieser Auffassung einer periodisch wechselnden Schädlichkeit kommt auch HAUBACH und er erklärt damit die verschiedene Schichtenbildung. Jedenfalls sind die Zahnveränderungen nicht bei allen Fällen von Osteogenesis imperfecta gleich. HAUBACH fand sie nur bei einem seiner Fälle, KRATZEISEN vermißt sie. In unseren Beobachtungen ließen sich wesentliche Veränderungen der Dentinbildung ebenfalls nicht feststellen.

c) Das Verhalten der Weichteile und inneren Organe.

Die Mangelhaftigkeit mesodermaler Gewebsbildung soll sich nach BAUER nicht nur auf die Knochen und knochenartigen Gebilde (Zähne) erstrecken, sondern auf alle Stützgewebe. Nur kommt sie bei den Geweben, die sich stammes- und keimesgeschichtlich zuletzt entwickeln, am stärksten zum Ausdruck. Er findet Abweichung der Faserbildung, aber auch der Größe und Form der Fibroblasten vom lockeren Gewebe der Subkutis an bis zum straffen Periost. Die Bindegewebsfasern neigen zur Verkürzung und krausem Verlauf. Diese mangelhafte Faserbildung bedingt auch die dünnen durchsichtigen Skleren, die bei den Fällen späteren Alters die Erscheinung der blauen Skleren hervorrufen. Ferner deutet BAUER eine Eosinophilie des Blutes als abweichende Endothelfunktion.

Wenn auch diese Befunde sehr subjektiv erhoben zu sein scheinen, so ist das Vorkommen von Atherosklerose der Aorta schon beim Fetus beachtenswert, auch eine Hyperplasie der Elastika an kleinen Arterien, das Bauer erwähnt. Johansson beschreibt ein mit Osteogenesis imperfecta behaftetes Kind, das nach 3 Monaten an Hirnblutung starb. Die Arterien der Gliedmaßen waren so stark sklerotisch, daß man sie auf Röntgenbildern sah. Wir haben an unseren Fällen uns weder von einer auffallenden Beschaffenheit des Hautbindegewebes, noch von derartigen Gefäßveränderungen überzeugen können und müssen deren unbedingte Zugehörigkeit zum Bilde der Osteogenesis imperfecta noch für zweifelhaft halten (s. a. Rössle). Rössle erwähnt in einem seiner Fälle eine ausgedehnte Myositis.

Mißbildungen, die bei Chondrodystrophie so häufig sind, spielen als Begleiterscheinungen der Osteogenesis imperfecta keine Rolle. Es werden Leistenbrüche, auch Klumpfuß angegeben. Bei dem Befund von Hydrozephalus und von Blutungsresten an der Innenfläche der Schädelkapsel, die als Pachymeningitis haemorrhagica erscheinen, ist die Begünstigung von Geburtsverletzungen zu berücksichtigen. Haben die Kinder einige Wochen gelebt, können diese Veränderungen darauf bezogen werden, z. B. im Fall von Esser-Dillenburger (4 Wochen nach Geburt).

Die inneren Organe (Herz, Lungen, Nieren usw.) sind im allgemeinen der Größe des Kindes entsprechend ausgebildet. Irgendeine Veränderung an ihrem Stützgerüst ist nirgends beschrieben. Wiederum ist aber die Aufmerksamkeit den inkretorischen Drüsen zugewandt worden. Von den meisten Beobachtern werden die bekannten Organe der inneren Sekretion als normal bezeichnet (Stilling, Harbitz, Hildebrandt, Michel u. a.), oder es ist sogar eine gewisse vorgeschrittene Reife angegeben (Nicklas, Bauer). Dietrich kommt bei seiner Gegenüberstellung mit Chondrodystrophie auch zu dem Schluß, daß vor allem die mit den Schlundtaschen zusammenhängenden Organe eine gute Entwicklung darbieten, im Gegensatz zu gewissen Mängeln bei Chondrodystrophie.

Im einzelnen wird die Schilddrüse oft vergrößert gefunden (Bauer, Getzowa, Fontanelli, Nicklas). Im mikroskopischen Verhalten entspricht sie dem kindlichen Zustand (Sumita u. a.). Harbitz fand kein Jod, doch kommt das auch sonst bei Neugeborenen vor. Bolten sah auf Schilddrüsentabletten eine Besserung der Knochenbrüchigkeit; aber damit ist nichts bewiesen. Die Epithelkörperchen fand Dietrich vollzählig, groß, blutreich, auch Ritter und Rössle bezeichnen sie als groß. Die Zellen zeichneten sich durch helles Protoplasma und dichten Kern aus; bei Ritter herrschte dagegen der dunkle Zelltypus vor. Postbranchiale Thymusknötchen waren in einem Fall doppelseitig, im anderen einseitig ausgebildet, auch fanden sich Zysten aus Resten der postbranchialen Körper.

Der Thymus war bei Dietrich verhältnismäßig groß, mit annähernd gleichem Anteil von Rinde und Mark und reichlichen Hassalschen Körperchen. Im Stroma und um die Gefäße fanden sich reichlich eosinophile Zellen, wiederum im Gegensatz zur Chondrodystrophie. In anderen Beschreibungen wird ein reichlicher Markgehalt des Thymus hervorgehoben (Fahr); reichliche Hassalsche Körperchen erwähnt Keene. Als klein wird der Thymus nur von Fontanelli bezeichnet mit „Atrophie des epithelialen Anteils und Sklerose des Gerüsts, zugleich mit lymphoider Degeneration". Aber der Befund ist nicht ganz klar.

In der Hypophyse sah Fahr ungewöhnlich viel Pigment und eine sonst bei Neugeborenen kaum vorkommende Reife. Auch die Nebennieren lassen nach ihm eine Ausbildung erkennen, die sonst erst im ersten Lebensjahr erreicht wird.

Eine vorgeschrittene Ausbildung fand Nicklas an den Eierstöcken, ebenso beschreibt Fahr ausgereifte Follikel. Doch kommen diese auch gelegentlich bei anderen Neugeborenen vor.

Irgendeine hervorstechende Eigentümlichkeit der inkretorischen Organe ist somit ebensowenig festzustellen, wie bei der Chondrodystrophie. Die Veränderungen bewegen sich in der bei Neugeborenen vorkommenden Variationsbreite, oder können, wie die stärkere Ausreifung der Nebennieren mit der gesamten Konstitution, z. B. dem gesteigerten Haarwuchs, in begleitender, aber nicht in führender Stellung sein.

d) Das Schicksal der Kinder mit fetaler Osteogenesis imperfecta.

In allen älteren Zusammenfassungen wird angegeben, daß Neugeborene mit Osteogenesis imperfecta, falls sie lebend zur Welt kamen, meist nach Stunden oder Tagen sterben (FRANGENHEIM). Doch gibt es eine ganze Zahl über-lebender Fälle von Wochen und Monaten. Auch jahrelange Beobachtungen sind mehr und mehr geworden. So lebten die Fälle von ESSER-DILLENBURG 4 Wochen, von S. MÜLLER 5 Wochen, von GRIFFITH und SCHEIB 2 Monate, von RECKLINGHAUSEN 22 Monate und noch viele andere Fälle bis zu 1 und 2 Jahren. Die von HECKER beschriebene Osteogenesis imperfecta war 2 Jahre alt, von HOCHSINGER 3 Jahre, WIELAND $3^1/_2$ Jahre, KRAMER 6 Jahre bei sicher fetaler Entstehung. LESNÉ hat ein Kind von 12 Jahren beschrieben, das schon von Geburt an Frakturen hatte; die Schädelknochen wurden erst nach 3 Monaten fest. In vielen Fällen ist bei Beobachtungen der Knochenbrüchigkeit im späteren Kindesalter (nach mehr als einem Jahr) nicht mit Sicherheit festzustellen, ob die ersten Erscheinungen schon bei der Geburt bestanden, oder erst später aufgetreten sind. Eine Trennung der kindlichen Fälle in die fetale und in die späte Form ist demnach lediglich nach dem Alter des betreffenden Kindes nicht durchzuführen. Zu der fetalen Form gehören sicher solche Fälle, die mit Knochenbrüchen zur Welt kommen, aber am Leben bleiben, zur Spätform müssen dagegen solche gerechnet werden, bei denen die Erscheinungen unmittel-bar nach der Geburt noch nicht erkennbar waren, sich aber in der Kindheit entwickelten.

2. Die Spätform der mangelhaften Knochenanbildung (Osteogenesis imperfecta tarda oder Osteopsathyrosis idiopathica).

Beobachtungen ungewöhnlicher Knochenbrüchigkeit bei älteren Personen sind wohl zuerst von ECKERMANN beschrieben, der zugleich auch ein familiäres Vorkommen feststellte. LOBSTEIN (1825) stellte das besondere Krankheitsbild auf, das er Osteopsathyrosis nannte, RUST unterschied die Erkrankung von der Osteomalazie. VIRCHOW nannte die Osteopsathyrosis eine zehrende Krank-heit, deren Wesen die Resorption des Knochens ist. M. B. SCHMIDT sprach sich bereits 1891 für eine Übereinstimmung mit der Osteogenesis imperfecta aus, eine Auffassung, die besonders von LOOSER übernommen wurde und die jetzt im allgemeinen als durchgedrungen gelten kann. Jedoch wird von manchen noch immer mit der Anerkennung zurückgehalten, das kommt wohl von der Schwierigkeit der Abgrenzung von Knochenveränderungen, die ähnliche Er-scheinungen liefern. Diese Abgrenzung mit aller Schärfe durchzuführen wird die nächste Aufgabe sein.

Die Spätform zeichnet sich dadurch aus, daß erst nach der Geburt eine Brüchigkeit und mangelhafte Knochenanbildung hervortritt. Oft wird die Erkrankung schon unmittelbar nach der Geburt bemerkt, vielfach im ersten Lebensjahr, aber auch erst später. Die Neigung zur Knochenbrüchigkeit hält bis nach Abschluß des Wachstums an, um dann still zu stehen, oft aber bleibt sie bis ins spätere Alter.

In dem einen Fall von FLEMMING hatte der 24jährige Mann die erste Fraktur mit 18 Lebensmonaten, von da ab 24 Knochenbrüche. Bei dem Kinde von SINGER trat die erste Fraktur mit $2^1/_2$ Jahren ein. Von den Kindern eines 68jährigen Mannes, der selbst zahlreiche Brüche bis zu seinem 20. Lebensjahr erlitten hatte, bot eines bereits bei der Geburt Knochenbrüche, ein anderes vom 1. Lebensjahr ab. Besonders anschaulich ist aber für die enge Beziehung der Früh- und Spätformen die Beobachtung von ZURHELLE. Er bildet eine Mutter von 29 Jahren ab, die das klinische Bild der Spätform von Knochen-brüchigkeit zeigt mit einem Neugeborenen, das mit fetaler Osteogenesis imperfecta behaftet ist. Eine Zusammenstellung von BAMBERGER und HULDSCHINSKY zeigt den wechselnden

Beginn der Erkrankung in den einzelnen Lebensjahren auf Grund der bis dahin gesammelten allerdings nur klinisch festgestellten 105 Fälle von Spätformen:

1. Lebensjahr   . . . 16 Fälle
2.—4.   „   . . . . 9 „
5.   „   . . . . 2 „
8.—9.   „   . . . . 2 „
12.—21. „   . . . . 7 „
„Kindheit". . . . . . 15 „
über 21 Jahre . . . . 3 „

RECKLINGHAUSEN hat 3 Forderungen aufgestellt, die erfüllt werden müßten, um den Zusammenhang einer Knochenbrüchigkeit mit der fetalen Osteogenesis imperfecta bejahen zu können:

1. Die Brüche am Skelet müssen wiederholt aufgetreten sein,

2. ihr Auftreten muß in das früheste Lebensalter, der Beginn der Erkrankung schon in das intrauterine Leben fallen,

3. es müssen solche Strukturveränderungen am Knochen vorliegen, welche die Spontaneität des Bruches der Knochensubstanz verständlich machen.

Von diesen Forderungen wird die zweite von den Spätfällen des Schrifttums am wenigsten erfüllt. Wir werden auch solche anerkennen müssen, bei denen die Entstehung der Erkrankung in früher Kindheit wahrscheinlich ist (KNAGGS). Alle übrigen Fälle werden kritisch zu betrachten sein. Wir kommen daher mit einer fetalen Form und einer Spätform der Osteogenesis imperfecta aus; die weitere Einteilung in eine Form der späteren Kindheit, des Jünglings- und Greisenalters (KNAGGS) ist überflüssig. Wenn die Knochenbrüche erst nach Abschluß des Wachstums zum ersten Male auftreten, ist die Zugehörigkeit zur Osteogenesis imperfecta zweifelhaft. BAUER stellt die Spätform als Osteogenesis imperfecta des wachsenden Kindes der fetalen Form als der Osteogenesis imperfecta des werdenden Kindes gegenüber.

Wichtig ist für den Vergleich, daß die äußere Körperform, der ganze Habitus der angeborenen und der späten Fälle weitgehende Ähnlichkeiten darbietet. Vor allem aber wurde die Erkenntnis der Übereinstimmung dadurch gefördert, daß die Aufmerksamkeit auf die Vererbung gelenkt wurde und hierbei einige Begleiterscheinungen erkannt wurden, die dem Untersucher einen Fingerzeig geben. Das ist das regelmäßige Vorkommen der blauen Skleren und der Schwerhörigkeit.

Es ist beachtenswert, daß PREISWERK (1905) trotz genauer Beschreibung der Augen nichts von der eigenartigen Färbung des Augapfels erwähnt. Diese Eigentümlichkeit wurde zuerst von EDDOWES (1910) beschrieben. Die blauen Skleren lassen sich schon in früher Kindheit oder später erkennen, ebenso die Schwerhörigkeit. BIDDER beschreibt einen 13jährigen Knaben, bei dem mit 8 Jahren Schwerhörigkeit, mit 10 Jahren blaue Skleren auftraten. Nicht immer sind blaue Skleren mit Knochenbrüchigkeit verbunden, aber ihr Zusammentreffen in der gleichen Familie mit Fällen von mangelhafter Knochenbildung ist typisch. Als Beispiel seien die Beobachtungen von BROWN angeführt. In einer Familie traten in 4 Geschlechterfolgen unter 55 Personen 21 Fälle von blauen Skleren auf, nur 1 Fall von diesen war frei von Knochenbrüchen, 7 waren mehr oder weniger taub. Eine andere Familie zeigte in 3 Generationen unter 8 Personen 7mal blaue Skleren und 4mal Knochenbrüchigkeit. BROWNIG verfolgte die Eigentümlichkeit durch 4 Geschlechterfolgen, auch FREYTAG sah in 4 Generationen Knochenbrüchigkeit und blaue Skleren vereint.

Im allgemeinen ist die Knochenbrüchigkeit nach GRIFFITH in 15% der Fälle vererbbar, entweder in mehreren Generationen hintereinander, oder mit Überspringen (HEISTER, BLATTES). Außer ECKMANN, der zuerst die Erkrankung in 3 Generationen einer schwedischen Familie beschrieb, seien kurz angeführt O. SCHMIDT, HARTMANN, MATSUOKA, REBBELING, DE CORTES, KLOSE. Zahlreich sind vor allem die Angaben des englischen und amerikanischen Schrifttums. HASS beobachtete in einem Stammbaum außer Knochenbrüchigkeit, Taubheit und blauen Skleren noch eine Häufung von Herzfehlern. Das Zusammentreffen der Knochenbrüchigkeit mit Herzfehlern und minderwertigem Gefäßsystem erwähnt auch FRANK.

Die körperliche Beschaffenheit bei der Spätform der Osteogenesis imperfecta wird als eine zarte beschrieben, oft von Kindheit an. Das tritt besonders am Gesicht hervor, an dem das Kinn spitz, die Nase schmal, der Gesichtsschädel im ganzen klein erscheint. Die Augen sind vielfach leicht vorstehend. Dadurch kommt ein gewisser typischer Gesichtsausdruck zustande. Der Kopf ist im ganzen nicht erheblich vergrößert, bietet aber eine Verkürzung des Längsdurchmessers und Verbreiterung im Schläfendurchmesser (KNAGGS). Die kräftige Behaarung ist nach BAUER nächst den blauen Skleren ein wichtiges Stigma. Die geistigen Fähigkeiten sind nicht herabgesetzt. An Haut, Fettgewebe und Muskeln sind meist keine Veränderungen erwähnt. In manchen Fällen wird eine faltenreiche weite Haut angegeben (KNAGGS). Die Gliedmaßen sind durch Brüche verunstaltet, oft so, daß ein Gebrauch der Arme oder Beine unmöglich ist. BAMBERGER und HULDSCHINSKY unterscheiden dabei 3 Formen: 1. solche, bei denen lediglich häufige Knochenbrüche eintreten, ohne daß die Knochen selbst verbogen sind; 2. solche, bei denen die Verbiegungen der Knochen im Vordergrund stehen, 3. solche, bei denen sich zu Verbiegung und Brüchigkeit eine Versteifung von Gelenken hinzugesellt.

Die Zahl der Knochenbrüche wechselt von einzelnen über viele Jahre verstreuten und zahlreichen, die rasch hintereinander auftreten und zu den schweren Formen der Verkrüppelung führen. NATHAN beschreibt einen 17jähr. Mann mit 35, SCHULZ mit 30 Brüchen, BLANCHARD einen 27jähr., der 100 Knochenbrüche erlitten hat.

Die Knochenbrüche treten ohne gröbere äußere Veranlassung ein, selbst in Bettruhe oder beim Aufrichten. Es besteht keine Schmerzhaftigkeit, auch erfolgt keine erhebliche Schwellung oder Erguß. Besonders ist die rasche Heilung auffallend, wenn sie auch mit leichter Verschiebung eintritt. Die Frage, ob die Verkürzung der Gliedmaßen nur durch die Bruchstellen bewirkt wird, beantwortet RÖSSLE dahin, daß auch ein allgemeines Zurückbleiben des Längenwachstums anzuerkennen ist. Im Gegensatz zu der guten spontanen Bruchheilung steht nach DE CORTES und DOERING die schlechte Heilung bei chirurgischen Eingriffen.

Die gesamte Entwicklung des Körpers entspricht dem Alter, ist sogar oft vorgeschritten. Ungewöhnlich ist das Vorkommen von Pubertas praecox bei einem 9jähr. Mädchen (MEISSNER), sowie männliche Behaarung und Schnurrbart, zugleich mit Struma bei einem 17jähr. Mädchen.

Das Röntgenbild ergibt normale Epiphysenfugen. Die Rinde erscheint schmal, die Spongiosa weitmaschig. Die Gelenkflächen werden manchmal als leicht verunstaltet bezeichnet (KIENBÖCK), auch Ankylosen sind beschrieben (BRUCK, ANSCHÜTZ), sofern diesen Fällen keine Sonderstellung zukommt. Im ganzen ist der Röntgenbefund nicht geeignet bei zweifelhaften Fällen eine sichere Entscheidung der Zugehörigkeit zu ermöglichen (Abb. 27).

Genaue Untersuchungen der Knochen von typischer Spätform der Osteogenesis imperfecta sind sehr spärlich und grade dadurch sind noch die vielen Widersprüche und Unklarheiten in der Abgrenzung zu erklären. Osteotomien und Amputationen der verunstalteten Gliedmaßen brachten das erste Material zur histologischen Bearbeitung. F. SCHULTZE gab bei einem 13jähr. Mädchen und DOERING in einem anderen Fall eine unvollkommene Beschreibung. Erst LOOSERs Untersuchung am amputierten Unterschenkel eines 17jähr. Mannes brachte wesentliche Aufklärung. Bei diesem bestanden seit dem 2. Lebensjahr 50 Knochenbrüche, auch ein Bruder litt an Knochenbrüchigkeit.

Die Rinde der untersuchten Tibia war nur $^1/_5$ mm dick und brüchig, ließ zahlreiche Frakturen und Infraktionen, einzelne mit Kallus erkennen. Die Knochenbalken der Rinde zeigten gut ausgebildete Osteoblasten und feine osteoide Säume, außerdem eine normale lakunäre Resorption. Breite osteoide Säume waren nirgends vorhanden. Die erhaltenen Epiphysenscheiben bilden eine gewellte Linie, als wären sie zu groß, auch sind sie stellenweise gebrochen und namentlich an der oberen Tibiaepiphyse gegen das Mark umgebogen. Knorpelwucherung und Verkalkungszone ist nicht verbreitert und regelmäßig, die Verkalkung

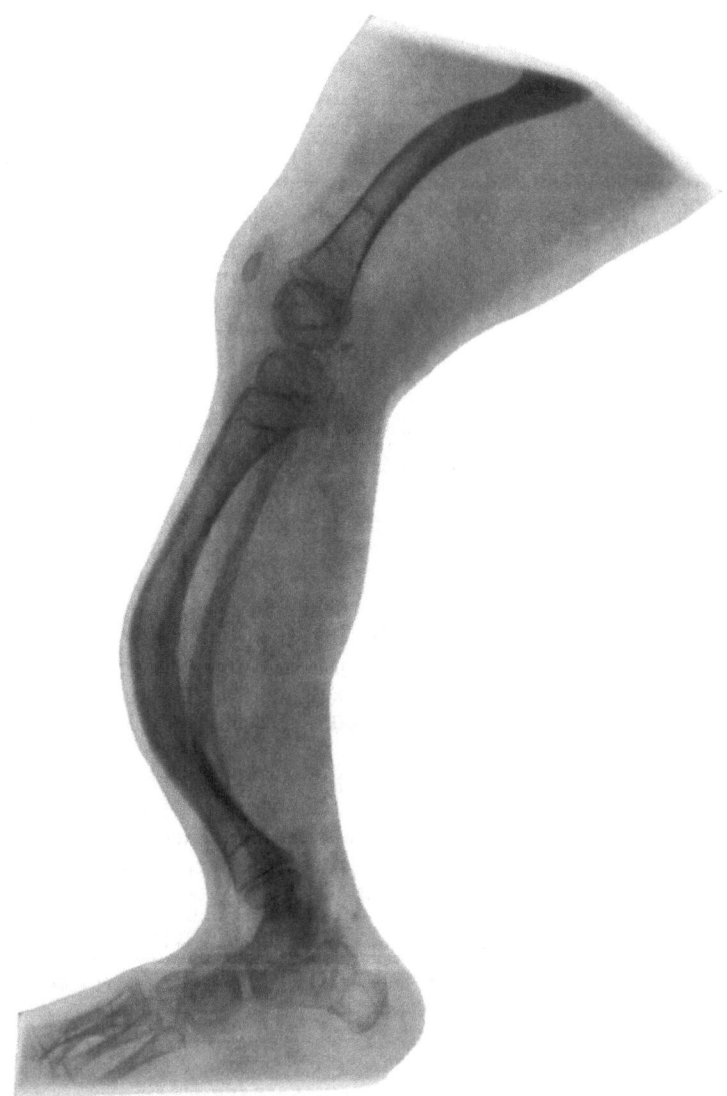

Abb. 27. Spätform der Osteogenesis imperfecta. Röntgenbild des Beines. 6jähriger Knabe.
Orthopäd. Klinik Köln.

eine gute. Die Knochenbälkchen sind an der Epiphyse zunächst äußerst schmal und spärlich, Osteoblasten sind aber regelmäßig angelagert, Osteoklasten im Mark zahlreich, aber nur an knochenfreien Knorpelpfeilern. Die Knochenbälkchen sind durch plumpe, große Knochenkörperchen ausgezeichnet, von denen 2—3 zusammenfließen. Bis in die Diaphyse bleiben die Bälkchen stehen, ohne Verbindung untereinander. Die Knochensubstanz ist von körnigkrümeliger Beschaffenheit infolge ungleichmäßiger Kalkanlagerung. Die Körnung ist noch stärker und gröber an geflechtartigem Knochen, der zu einem Kallus gehört und zu einem Osteophyten an der Konkavität der Tibiakrümmung. Das Mark ist größtenteils

Fettmark mit wenig lymphoiden Zellen, nur an der stärksten Tibiakrümmung findet sich gallertiges Mark. Frische Blutungen lagen nahe dem Epiphysenknorpel.

Die Kennzeichen der Knochenveränderung bestehen somit in einem Zurückbleiben der Knochenbildung durch Periost und Knochenmark bei normaler Resorption durch Osteoklasten. Die Verschiebungen des Knorpels sind nur sekundär durch das verschiedene Wachstumzeitmaß der beiden Gewebsformen zu erklären. Der Beschreibung LOOSERs schließt sich die Darstellung von KNAGGS an, der von der Übereinstimmung der kindlichen und späteren Form überzeugt ist. Dagegen stellt AXHAUSEN den Befund eines anderen Falles in Gegensatz zu der Beschreibung LOOSERs. Er betrifft einen 16jähr. Mann mit Brüchigkeit und Weichheit des Unterschenkels, bei dem sich breite osteoide Säume fanden. Aber gerade dadurch scheint die Zugehörigkeit zur jugendlichen Osteomalazie wahrscheinlicher. Die Abtrennung dieser Knochenveränderung wird überhaupt auch klinisch große Schwierigkeiten bieten, sofern sie mit Knochenbrüchen und nicht nur Verbiegungen einhergeht, und sofern nicht die familiäre Zugehörigkeit einen Hinweis gibt. Ebensowenig sind noch andere Beobachtungen, die als idiopathische Osteopsathyrosis beschrieben werden, mit dem Befund von LOOSER zu vergleichen.

So betrifft die Mitteilung HAGENBACHs eine 45jährige Frau mit Hasenscharte und Wolfsrachen, die in ihrer Jugend (6 Jahren) nur einmal einen Beinbruch gehabt hat. Damals wurde Rachitis angenommen. Jetzt fand sich ein hochgradiger Schwund der Spongiosa, besonders am Oberschenkel und eine Verminderung der Kortikalis. An den Gelenkknorpeln besteht eine bindegewebige Umwandlung. Im ganzen liegt eine gesteigerte Resorption, keine Änderung der Apposition vor. Der Befund gehört zu der progressiven Knochenatrophie ASKANAZYs. Bemerkenswert ist der Zusammenhang mit einem Hypophysengewächs. Dadurch wird die Veränderung der von DIETRICH beschriebenen hochgradigen Knochenatrophie bei Akromegalie nahe gestellt.

HART hat als idiopathische Osteopsathyrosis den Befund bei einem 12jährigen Knaben beschrieben, der seit seinem 6. Jahre Schnaps trank. Die Wirbelsäule war vollständig zusammengesunken, die Rippen zeigten 30 Brüche. An den Röhrenknochen war die Atrophie geringer. Im histologischen Präparat sind den Knochenbälkchen Osteoblasten kümmerlich angelagert, osteoide Säume sind nirgends erheblich zu sehen, Osteoklasten fehlen. Die Epiphysenknorpel lassen wenig Wucherung erkennen. Das Bild entspricht, wie HART selbst zugibt, einer Osteoporose mit POMMER, d. h. mangelhafter Apposition bei fortgeschrittener Resorption. RÖSSLE glaubt, daß wohl eine azidotische Osteoporose vorliege. Ebenso ist der Fall von HÄSSNER, den HART selbst anzweifelt, abzulehnen, da er zur floriden Spätrachitis gehört. Ein Fall von ENDERLE ist schon von M. B. SCHMIDT und LOOSER als senile Osteomalazie erkannt und ausgeschlossen worden.

Somit sind unsere genauen morphologischen Kenntnisse der Spätform der Osteogenesis imperfecta sehr lückenhaft. Ein Fortschritt wird erst durch umfassende Untersuchung des Knochensystems an kritisch ausgewählten Fällen möglich sein, die den Forderungen RECKLINGHAUSENs ebenso entsprechen, wie der Fall von LOOSER. Bei der Auswahl werden die familiären Beziehungen zu Frühformen besonders zu beachten sein. Alle Fälle die mit rachitischen oder osteomalazischen Erscheinungen verbunden sind, müssen ausgeschaltet werden, ebenso alle Osteoporosen aus inneren oder äußeren Einflüssen, wie bei Tabes, Karzinom, Geisteskrankheit, Alters- und Inaktivitätsatrophie u. a. mehr.

Wenn wir zugeben müssen, daß bei diesen spärlichen Unterlagen die Einheit der Spätform von Osteogenesis imperfecta und der fetalen Form noch keineswegs sicher bewiesen ist (BAMBERGER u. HULDSCHINSKY, HART), so kann andererseits das Vorkommen einer der fetalen Osteogenesis imperfecta gleichen Erkrankung, die sich von der Kindheit bis nach Abschluß des Wachstumsalters hinzieht und offenbar mit wechselnden Schüben verläuft, auch nicht bezweifelt werden. Da wir schon bei der fetalen Form verschiedene Grade der Knochenausbildung feststellten, besonders am Schädeldach, vom vollständigen Fehlen bis zu einer nur unvollkommenen Festigkeit, und dies mit einer verschiedenen Zeit des Einsetzens der Veränderungen verstehen konnten, so werden die Spätformen als Fälle zu deuten sein, bei denen die Störungen im Knochenanbau wohl in der Anlage vorhanden, aber erst im postuterinen Leben zur vollen Entfaltung gekommen sind.

3. Wesen und Ursache der Osteogenesis imperfecta.

Nach dieser Darstellung der angeborenen und späteren Form der Osteogenesis imperfecta ist die mangelhafte Knochenbildung bei gleicher, vielfach auch bei gesteigerter Resorption, aber ohne Mangel der Verkalkung, als das wesentliche Kennzeichen anzusehen. Die enchondrale Verknöcherung ist trotz regelrechter Knorpelvorbereitung unvollkommen bei fehlendem oder verspätetem Ansatz an die Richtungsbälkchen; die periostale Knochenbildung ist trotz abnormer Breite des Periosts und besonders breiter Kambiumschicht gehemmt. Nach Fuchs lassen sich hierbei zwei Gruppen bilden: In der ersten ist die enchondrale Knochenbildung für das Längenwachstum ausreichend, die periostale gering; so wird Knochenbrüchigkeit ohne Verkürzung der Gliedmaßen bestehen. In der zweiten Gruppe ist die enchondrale Knochenbildung ebenso wie die periostale herabgesetzt; es werden die langen Knochen kurz und plump bleiben und es entsteht das Bild der Mikromelie.

Der Mangel der Osteoblasten beherrscht die Erscheinungen. Bauer spricht von Dysfunktion der Osteoblasten. Die Störung kann erst mit dem Zeitpunkt der Knochenbildung beginnen, also später als die Chondrodystrophie, und sie muß sich an jedem Skeletteil entsprechend dem verschiedenen Auftreten der Verknöcherung zu verschiedenen Zeiten geltend machen. Aber aus den vorangehenden Beschreibungen ist ersichtlich, daß die Störung nicht nur im ersten Beginn der Verknöcherung einsetzt, sondern offenbar auch später auftritt. Die Knochenanbildung ist dann nicht ganz aufgehoben, sondern nur in mehr oder weniger schwerem Grade vermindert. Dadurch erklärt sich schon die verschiedene Schwere der Veränderungen bei der fetalen Osteogenesis imperfecta, vollends aber das Auftreten der Knochenbrüchigkeit im postuterinen Leben bei der Spätform.

Also liegt kein vollständiges Fehlen des knochenbildenden Gewebes, sondern nur eine Minderwertigkeit vor. In dieser Eigentümlichkeit liegt der Gegensatz zur Chondrodystrophie, die wir als Minderwertigkeit der Knorpelwucherungsfähigkeit erkannten. Aber wie bei der Chondrodystrophie nicht nur der Knorpel betroffen, sondern das gesamte knochenbildende Gewebe mitbeteiligt war, ist auch bei der Osteogenesis imperfecta die Ausbildung des Knorpels keine vollkommene, wie an den spindligen Knorpelzellen, nach Bauer auch an mangelhafter Kapselbildung zu erkennen ist. Bauer sieht die mangelhafte Knochenanbildung nur als Teilerscheinung einer Minderwertigkeit des gesamten Mesenchyms an, die auch das faserige Bindegewebe, wenn auch in geringerem Grade betrifft. Sie besteht in mangelnder Fähigkeit der Grundsubstanzbildung. Am stärksten muß sie in den höchsten Differenzierungsprodukten des Stützgewebes zur Geltung kommen, sowohl nach der stammes- wie keimesgeschichtlichen Entwicklungsreihe, das sind die Knochen und die Zähne. Für die bei der Spätform typische Beteiligung der Skleren wird auf die nahen Beziehungen dieser zum Knochensystem hingewiesen; denn bei den niederen Vertebraten besteht der Skleralring aus Knochenplättchen. Unter Berücksichtigung der Erblichkeitsverhältnisse kommt daher Bauer zu dem Schluß, daß der Osteogenesis imperfecta eine Keimanlage zugrunde liegt, entweder eine Mutation bei den sporadisch auftretenden Fällen, ein übertragender Erbfaktor bei familiärem Vorkommen.

Ob wir schon so weit gehen können, diesen Erbfaktor genauer zu bestimmen als einen Faktor, der die Grundsubstanz bestimmt und der sich gradweise von den verschieden schweren Formen bis zu den blauen Skleren, sowie zeitlich von dem fetalen bis zu dem späteren geltend macht, möchte ich noch dahingestellt sein lassen. Alle diese Erörterungen haben doch nur hypothetischen Wert (vgl. RÖSSLE). Die Auffassung der Osteogenesis imperfecta als einer primären Minderwertigkeit des Osteoblastensystems ist auch schon vorher vertreten worden, so von KAUFMANN, DIETERLE, SUMITA. Wenn im älteren Schrifttum von Mißbildung gesprochen wird, kann dies wie bei der Chondrodystrophie nur auf die Mangelhaftigkeit eines Gewebssystemes bzw. seiner Anlage bezogen werden. Von einer Mißbildung des Stützgewebssystems sprechen auch BAUER und ASCHOFF.

Dieser Auffassung steht die Annahme einer Schädlichkeit gegenüber, die erst sekundär die Knochenbildungszellen beeinträchtigt. BIEBL weist auf das an den Zähnen erkennbare periodische Wechseln der Erscheinungen hin, auch NICKLAS auf eintretende Besserung, die mit einer primären Anlage nicht vereinbar sei. Solche Schädlichkeiten werden in Stoffwechselstörungen gesucht (LINDEMANN, NICKLAS) oder in fetalen Schädigungen (GREIL) ohne nähere Bezeichnung. Daß Störungen des Kalkstoffwechsels in Betracht kommen, ist übereinstimmend abgelehnt, wenn auch STÖLTZNER bei experimentellem Kalkmangel ähnliche Veränderungen der Versuchstiere gesehen haben wollte. BAMBERGER und HULDSCHINSKY u. a. haben eine Störung der Kalkbilanz befallener Kinder nicht gefunden. Dagegen spricht ja auch das Fehlen von erheblicher Osteoidablagerung. Nur die Art der Kalkablagerung in der unvollkommenen Knochengrundsubstanz ist stellenweise verändert.

Damit kommen wir zu der Annahme von Störungen des inneren Stoffwechsels und der Beziehungen zu inkretorischen Drüsen, die das Knochenwachstum beeinflussen. Positive morphologische Befunde für die Rolle bestimmter inkretorischer Organe konnten wir oben nicht beibringen. Die vergleichende Betrachtung mit dem Verhalten dieser Organe bei Chondrodystrophie hat zwar eine bessere Ausbildung als bei jener Störung dargelegt, doch sichere Schlüsse auch nicht ermöglicht. Wenn aber keines der für die Knochenbildung in Frage kommenden inkretorischen Organe verändert ist, bleibt auch die Heranziehung einer pluriglandulären Insuffizienz nichts anderes als eine Vorstellung ohne Grundlage.

Über einige zweifelhafte Formen von Entwicklungsstörungen der Knochen
siehe Anhang Seite 610 dieses Bandes.

Schrifttum[1].
Chondrodystrophie.
ABELS: Pathogenese der Mikromalie. Z. Kinderheilk. 5 (1913). — ADAMETZ, L.: Untersuchungen über die brachyzephalen Alpenrinder. Arb. Lehrkanzel f. Tierzucht. Wien 1923. — AEQUADEMI: L'achondroplasie. Riv. critica Chir. med. 1902. — ALBRECHT und RANZI: Kompressionsmyelitis bei Chondrodystrophie. Wien. klin. Wschr. 1926, Nr 43. — ANDERS: Über chondrodystrophischen Zwergwuchs. Zbl. Gynäk. 1920, Nr 16; Schweiz. med. Wschr. 1920, 276. — APERT (1): Un cas d'achondroplasie. Bull. Soc. Méd. Paris 1895. — APERT (2): Quelques remarques sur l'achondroplasie. Nouv. iconogr. Salpetr. 1901. — APERT et LEMAN: Etude du squelette d'une achondroplasie morte a 28 ans. 5, 617. — ASCHOFF, L.: Systemmißbildungen am Mesenchym. Arch. Entw.mechan. 112 (1927). — ASHBY: A rare case of so called foetal (or congenital) rickets. Lancet 17. Aug. 1901. — AXHAUSEN: Chondrodystrophie. Berl. klin. Wschr. 1911, 133.

BAGINSKI (1): Zur Kenntnis der kongenitalen Makroglossie und die Beziehungen zwischen Makroglossie, Kretinismus und kongenitaler Rachitis. Festschr. f. E. HENOCH. Berlin 1890. — BAGINSKI (2): Fetale Rachitis. Berl. med. Ges. 1899. — BALDWIN: Observation

---

[1] Unter freundlichst gewährter Mitbenützung der Literatursammlung von Prof. FRANGENHEIM-Köln.

d'une femme achondroplasique de 24 ans. Med. news 1890. — BALME and REID: Note on achondroplasia. Ref. Zbl. Chir. 1905, 537. — BANKART: Case of achondroplasie. Lancet 5, Ap. 13. — BARLOW (1): A case of so called foetal rickets cretinism? Trans. Path. Soc. London 32 (1881). — BARLOW (2): Limb bones, skull and brain of a case of so called foetal rickets. Ebenda 35, 459—464 (1884). — BASSET: Über Chondrodystrophia foetalis. Mschr. Geburtsh. 33, H. 5. — BAUER, F. (1): Chondrodystrophia foetalis. Klin. Wschr. 1928, 45. — BAUER, F. (2): Erbkonstitutionelle Systemerkrankungen und Mesenchym. Klin. Wschr. 1923, Nr 14. — BAUER, H. K.: Konstitutions- und Individualpathologie des Stützgewebes. Die Biol. d. Person. Herausgeg. v. BRUGSCH und LEWY 1927. — BAUER, J.: Konstitutionelle Disposition zu inneren Krankheiten. Berlin: Jul. Springer 1923. — BAUMANN, H.: Sectio suprapubica wegen chondrodystrophischen Zwergwuchsbeckens. Dtsch. med. Wschr. 1926, Nr. 18, 743. — BAUMEL, J. und J. MARQUART (1): Entspricht die Achondroplasie einer partiellen hypophys. Insuffizienz? Nouv. iconogr. Salpetr. 26, Nr 3 (1913). — BAUMEL, J. et J. MARQUART (2): Un cas d'achondroplasie. Rev. de Chir. 33, 142. — BAYON: Über angeblich verfrühte Synostose bei Kretinen und die hypothetischen Beziehungen der Chondrodystrophia foetalis zur Athyreosis. Beitr. path. Anat. 36 (1904). BENEKE: Chondrodystrophia foetalis. Sitzgsber. Ges. zur Förderg ges. Naturwiss. Marburg 1908, Nr 2. — BERGER: Über Knochenwachstumsstörungen. Fortschr. Röntgenstr. 11. v. BERGMANN: Ein ganz kleiner Zwerg. Münch. med. Wschr. 1907, Nr 49. — BERGRATH: Über Chondrodystrophia foetalis. Inaug.-Diss. Bonn 1906. — BERLINER, M. (1): Über Zwergwuchs. Klin. Wschr. 2, Nr 3 (1923). — BERLINER, M. (2): Kümmerformen. Die Biologie d. Person, herausgeg. v. BRUGSCH und LEWY 2, Liefg 6 (1927). — BERTOLOTTI (1): Familiärer Zwergwuchs infolge chondraler Aplasie. Presse méd. 21 (1913). — BERTOLOTTI (2): Beiträge zum Studium der Achondroplasie. Presse méd. 21, Nr 53 (1913). — BIRNBAUM: Klinik der Mißbildungen und kongenitalen Erkrankungen des Fetus. Berlin 1909. — BIRRENBACH: Über Mikromelie bei kongenitaler Syphilis. Inaug.-Diss. Greifswald 1901. — BISKAMP: Ein Fall von fetaler Rachitis. Inaug.-Diss. Marburg 1874. — BLAU: Über sog. fetale Rachitis. Inaug.-Diss. Berlin 1889. — BODE: Über sog. fetale Rachitis. Virchows Arch. 93 (1883). — BOEKH: Über Zwergbecken. Arch. Gynäk. 43 (1893). — BORNTRÄGER: Über fetale Rachitis. Inaug.-Diss. Marburg 1877. — BOSSE: Über Coxa vara adnata chondrodystrophic. Arch. klin. Chir. 81. — BOSSI: Sopra un achondroplasia vivante. Zbl. Chir. 1902, 371. — BOUCHECOURT: Radiographies de 5 Foetus achondroplasiques. Soc. obstetr. Paris 1904. — BREUS und KOLISKO: Die pathologischen Beckenformen. 1900. — BROCA et DEBAT-PRUSAN: Un cas d'achondroplasie. Presse méd. 1907, 24. — BRÜNING: Chondrodystrophia foetalis. Med. Klin. 1913, 1100; Münch. med. Wschr. 1913, 1746. — BUCK: L'achondroplasie. Belgique méd. 1900. — BUDDE, M. (1): Über vorzeitige Wachstumsfugenverknöcherungen und ihre Beziehungen zur Chondrodystrophie. Frankf. Z. Path. 28 (1922). — BUDDE, M. (2): Zur Frage der abortiven Form der Chondrodystrophia foetalis. Z. Chir. 177, H. 5/6 (1923). — BUSCH: Ein Fall von Rachitis congenita. Neue Z. Geburtsk. 4, Berlin (1836).

CAMPELL, H. E.: Hereditary deforming chondrodysplasia. J. Bone Surg. 7, Nr 4 (1925). CANTLIC: On a case of achondroplasia. The Policlinic London 6, 3 (1902). — CARSTENS, J. H. G.: 2 Fälle von Chondrodystrophia bei Säuglingen. Nederl. Mschr. Geneesk. N. F. 10, Nr 8. — CARTON: Du rachitisme intrauterin. Thèse de Paris 1893. — CASANBON: Röntgenuntersuchung einer Achondroplasie. Ztorg. Chir. 20, 432. — CAVAZZANI: Zur Pathogenese der Achondroplasie. Pediatr. prat. 1907, 3. — CESTAN: A propos d'un cas d'achondroplasie. Nouv. iconogr. Salpetr. 1901. — CESTAN et INFROIT (1): Un cas d'achondroplasie. J. Méd. de LUCAS CHAMPIONNIERE 1901. Zit. bei PORAK te DURANT. — CESTAN et INFROIT (2): Etudes radiogr. d'un cas d'achondroplasie. Soc. Neurol. 1901. — CHAMPETIER DE RIBES et DANIEL: Un cas d'achondroplasie. Soc. anat. 1902. — CHARM, DEGUS et TINOT: Un cas d'achondroplasie. Nouvr. iconogr. Salpetr. Annee 20 (1907). — CHARPENTIER: Femme achondroplasique de 32 ans. Arch. Toxicolog. 1876, 45; Traité d'accouchements 2, 344 -345 (1876). — CHARRIN et LE PLAY: Réalité du rachitisme intrauterin. Acad. des Sci. 1905. — CHAVIGNY: Achondroplasie fruste. Soc. méd. Hop. Lyon 1903. — CHIARI, H. (1): Über familiäre Chondrodystrophia foetalis. Münch. med. Wschr. 1913, Nr 5, 248. — CHIARI, H. (2): Zur Lehre von der fetalen Rachitis. Dtsch. med. Wschr. 1912, 2246. — CLARKE, E. A. D. und E. C. KÖNIG: Bericht über einen Fall einer achondroplastischen Mutter mit Niederkunft mit einem achondroplastischen Kind. Bull. Buffalo gen. Hosp. 1 (1923). — COLLEVILLE: Un cas d'achondroplasie chez l'adulte. Union méd. du N.-E. 1900. — COLLMANN: Beitrag zur Kenntnis der Chondrodystrophia foetalis. Virchows Arch. 166. — COMBY: Nouveau cas d'achondroplasie. Arch. Méd. Enf. 10 (1907). — CONRADI: Vorzeitiges Auftreten von Knochen und eigenartigen Verkalkungskernen bei Chondrodystrophia hypoplast. Jb. Kinderheilk. 80 (1913). — COOKE: Chondrodystrophia foetalis. Amer. J. Obstetr. 50 (1904). — CRAMER: 2 Fälle von Mikromelie. Arch. f. Orthop. 8, H. 3 (1913). — CREW, F. A. E. (1): The bull-dog calf (Mopskalb). Proc. roy. Soc. Med. 17, Nr 11 (1924). — CREW, F. A. E. (2): Die Bedeutung eines am Rind beobachteten achondroplassieähnlichen

Zustandes. Proc. roy. Soc. Lond. s. B, **95**, Nr B, 667 (1923). — CRONE, E. v.: Über Chondrodystrophia foetalis. Inaug.-Diss. München 1913. — CROOKE: Chondrodystrophia foetalis. Amer. J. Obstetr. **1904**. — CURTIS et SALMON: Un nouveau cas de Phokomelie avec étude histologique du systéme osseaux. C. r. Soc. Biol. **1906**, 1. Okt.

DANDY, W. E.: Hydrocephalus in Chondrodystr. Bull. Hopkins Hosp. **32**, Nr 359 (1921). — DANIEL: Achondroplasie chez le foetus. Ann. de Gynécol. **1903**. — DENCKS: Über eine ungewöhnliche Form der Chondrodystrophia foet. Z. Chir **118**, 302 (1912). — DEVAY: Un cas d'achondroplasie. J. Méd. Lyon **1903**. — DIDE et LIGORGUE: Nouveau cas d'achondroplasie. Nouv. iconogr. Salpètr. **1904**. — DIETRICH, A. (1): Vergleichende Untersuchungen über Chondrodystrophie und Osteogenesis imperfecta. Festschr. d. Akad. f. prakt. Med. Köln 1915. — DIETRICH, A. (2): Der Perioststr. bei Chondrodystrophie. Verh. dtsch. path. Ges. **18** (1921). — DIETERLE, TH.: Athyreosis. Untersuchungen über Thyreoaplasie, Chondrodystrophie und Osteogenesis imperfecta. Virchows Arch. **184** (1906). — DIXON: The skeleton in achondroplasia. Brit. med. J. **1909**, Sept. — DONATH, CH.: Zwergwuchs mit hochgradiger Lumbalskoliose. Klin. Wschr. **1923**, 1782. — DONATH, J. und A. VOGEL (1): Untersuchungen über den chondrodystrophischen Zwergwuchs. II. Mitt. Über die Beziehungen zwischen Wirbelsäule und Rückenmark. Z. Neur. **111** (1927). — DONATH, J. und A. VOGEL (2): Untersuchungen über chondrodystrophischen Zwergwuchs. Das Verhalten der Wirbelsäule bei chondrodystrophischem Zwergwuchs. Wien. Arch. inn. Med. **10** (1925). — DONATH, J. und A. VOGEL (3): Untersuchungen über chondrodystrophischem Zwergwuchs. Sitzgsber. Klin. Wschr. **1925**, Nr 20, 998. — DUKEN, J. (1): Über Chondrodystrophie. Z. Kinderheilk. **26** (1920). — DUKEN, J. (2): Zur Frage der mechanischen Entstehung von Chondrodystrophie. Verh. dtsch. Ges. Kinderheilk. Jena 1921. Mschr. Kinderheilk. **22**, H. 2 (1921). — DUMINIL: Description du squelette d'un foetus rachitique. Gaz. Hôp. **1857**. — DURANTE (1): Deux cas d'achondroplasie avec examen histologique. Soc. anat. 1900. — DURANTE (2): Contributions à l'étude de l'achondroplasie. Rev. Méd. Suisse Rom. **1902**. — DURANTE (3): Les dystrophies osseuses congenitales. Achondroplasie et rachitisme. Acad. Méd. **1905**, Mai. — DURANTE (4): Les micromelies congénitales (dysplasie periostale). Gaz. Hôp. **1905**, Nr 70; Acad. Méd. **1905**, Juin. — DWYER, HUGH. B.: Chondrodysplasie, multiple knorpelige Exostosen. Amer. J. Dis. Childr. **19** (1920).

EBERTH: Die fetale Rachitis und ihre Beziehungen zu dem Kretinismus. Leipzig 1878. ECKSTEIN: Chondrodystrophia foetalis. Münch. med. Wschr. **13** (1909). — EGMOND: Beitrag zur Kasuistik der sog. fetalen Rachitis. Inaug.-Diss. Zürich 1897. — EHRLICH: Untersuchungen über die kongenitalen Defekte und Hemmungsbildungen der Extremitäten. Virchows Arch. **100**. — EICHHOLZ: Achondroplasie. Dtsch. med. Wschr. **1910**, 1103; Brit. med. J. 21. Mai **1910**. — ENGELMANN: Ein Beitrag zur Pathologie und Therapie des chondrodystrophischen Zwergbeckens. Arch. Gynäk. **86**. — ENGLISCH: Ein Fall von Rachitis foet. Österr. Jb. Pädriatik **2**, 5 (1874). — ESCHER: Zur Frage von der angeborenen Rachitis. Jb. Kinderheilk. **56**. — ESCHERICH: Demonstration eines Falles von Chondrodystrophia foet. Sitzgsber. Verngg. Ärzte Steiermark **1901**.

FAIRBANK: Some general diseases of the Skeleton. Brit. J. Surg. **15**, Nr 57 (1927). — FAIRBANKS, A. W.: 2 chondrodystrophische Zwerge (Brüder). Boston med. J. **170**, Nr 22 (1914). — FALK: Über angeborene Wirbelsäulenverkrümmung. Stud. Path. Entw. **2**, H. 2 (1914). — FEDE: Zur Frage der angeborenen Rachitis. Rev. Mens. Mal. Enf. **19**, Mars (1901). — FEDE et FINIZO: Recherches microscopique et nouvelles observations sur le rachitisme foetal. Rev. mens. des maladies d. l'enf. **19**, Mars 1901. — FEHLING: Fetale Rachitis. Arch. Gynäk. **7** (1875). — FELDMANN: Über Wachstumsanomalien. VI. Sog. fetale Rachitis. Beitr. path. Anat. **19**; Inaug.-Diss. Freiburg 1896. — FERRO: Rachitis congenita. Ges. d. Ärzte Wien, März 1885. — LA FETRA, B. E.: Ein früher Fall von Chondrodystrophie mit Radiogramm und Autopsie. Amer. J. Dis. Childr. **5** (1913). — FEYERABEND: Über das Vorkommen der Rachitis bei Neugeborenen. Inaug.-Diss. Königsberg 1890. — FILIPPI: Sul rachitismo foetale. Imparziale **12**, Firenze 1872. — FINKBEINER: Kretinismus und endemische Ossifikationsstörungen. Med. Klin. **1922**, Nr 18. FISCHER: Über einen Fall von Rachitis congenita. Arch. Gynäk. **7**, 187 (1875). — FLEMMING: On achondroplasia. Bristol med. Surg. J. **1899**. — FOCHIER: Squelette d'achondroplasie. Soc. Chir. Lyon **1901**. — FÖRSTER: Achondroplasique atteint de debilité mentale. Soc. Neur. **1903**. — FRANGENHEIM (1): Die Krankheiten des Knochensystems im Kindesalter. Neue dtsch. Chir. **10** (1913); Erg. Chir. **4** (1913). — FRANGENHEIM (2): Chondrodystrophische Zwerge. Fortschr. Röntgenstr. **17**. — FRANGENHEIM (3): Über chondrodystrophische Zwerge. Verh. dtsch. Ges. Orthop. **1911**. — v. FRANQUÉ: Über sog. fetale Rachitis. Sitzgsber. phys. Ges. Würzburg **5/6** (1893). — FREUND: Chondrodystr. foet. Dtsch. med. Wschr. **1926**, 1704. — FRIEDENHEIM: Über eine Geburt bei fetal rachitischem Zwergbecken. Inaug.-Diss. Straßburg 1894. — FUCHS: Ein Beitrag zur Kasuistik der Mikromelie. Arch. Kinderheilk. **42** (1905).

GACHE: Sur un cas d'achondroplasie. Argentina med. **1903**. — GAILLARD et SERY: Micromelie. Soc. méd. hôp. **1904**. — GARROD: A case of achondroplasia. Clin. Soc. Trans.

31, 294 (1898). — v. Geldern-Egmond, Gräfin Fr.: Beitrag zur Kasuistik der sog. fetalen Rachitis. Inaug.-Diss. Zürich 1897. — Glässner: Chondrodystrophie. Wien. klin. Wschr. **1909**, Nr 10. — Graefe: Zwei fetal-rachitische Becken. Arch. Gynäk. 8, 501. — Grawitz: Ein Fetus mit kretinistischen Wachstumsstörungen des Schädels und der Skeletknochen. Virchows Arch. **100** (1885). — Grotthoff: Über einen Fall von sog. fetaler Rachitis. (Chondrodystrophia foetalis). Inaug.-Diss. Berlin 1895. — Gruber, B. G.: Kraniopathologische Vorweisungen. Verh. dtsch. path. Ges. **20** (1925). — Guerin: Recherches sur la difformités congenitales chez le foetus et l'enf. Paris 1880. — Guggisberg, H. (1): Vegetations- und Wachstumsstörungen. Halban: Biologie u. Pathol. d. Weibes. **3** (1924) Berlin-Wien. — Guggisberg, H. (2): Condrodystrophie. Klin. Wschr. **1926**, 432. — Guiniot: Rachitisme developpé et gueri avant la naissance. Soc. Chir. 1883. Rev. mens. Mal. Enf. **1884**. — Gurlt: De ossium mutationibus rachitid. effectis. Inaug.-Diss. Berlin 1848.

Hart, D. Berry: Über den Druck in utero auf den Fetus mit besonderer Beziehung auf die Achrondoplasie. Edinburgh med. J. **10**, Nr 6 (1913). — Hecker: Klin. Geburtsk. **2** (1864) (zit. bei Schmidt). — Hecktoen, Et.: Sur un nain achondroplasique, avec rapport sur l'imperfection de l'osteogenese et sur la chondrodystrophie foet. Amer. J. med. Sci. **1903**. — Hergott: Un cas d'achondroplasie. Soc. d'obstetr. de Gyn. et Ped. 1900. — Herschan, O.: Chondrodystrophia foetalis. Z. Geburtsh. 88, Nr 2 (1925). — Hink: Exquisite Rachitis congenita, Craniotabes und rachitische Mißbildungen der oberen und unteren Extremitäten. Z. K. K. Ges. Ärzte in Wien N. F. **1860**. — Hirigoyen: Operation cesarienne pour achondroplasie. J. Méd. Bordeaux **1907**, Nr 24. — Hochsinger: Chondrodystrophia foetalis (Achondroplasie, Mikromelie). Wien. klin. Wschr. **1908**, Nr 47. — Hoess: Über fetale Rachitis. Inaug.-Diss. Marburg 1876. — v. Holweis: Über Mikromelie. Med. Klin. **1913**, 1347. — Horand: Observations d'achondroplasie et de dyschondroplasie. Rev. Chir. **1904**, Nr 4. — Hutchinson: Achondroplasie in a twin. Ref. Z. orthop. Chir. **26**.

Jaboulay: Un cas d'achondroplasie. Prov. Méd. **1902**. — Jansen, Murk: Das Wesen und das Werden der Achondroplasie. Z. f. orthop. Chir. **32** (1913). J. of Anat. a. Physiol. **47** (1913.) — Jaroschy, M.: Zur Kenntnis des klinischen Bildes von Chondrodystr. foet. Beitr. klin. Chir. **83** (1913). — Joachimsthal: Über Zwergwuchs und verwandte Wachstumsstörungen. Dtsch. med. Wschr. **1899**. — Johannessen: Chondrodystrophia foetalis hyperplastica. Beitr. path. Anat. **23** (1898). — John: Über fetale Rachitis. Inaug.-Diss. Berlin 1898. — Joseph: Chondrodystrophia foetalis und Achondroplasie. Zbl. Chir. **1905**, 982.

Kahlstorf, A.: Beitrag zur Ätiologie und Anatomie der Chondrodystrophie. Virchows Arch. **265** (1927). — Kassowitz, M. (1): Infantiles Mxyödem, Mongolismus, Mikromelie. Wien 1902. — Kassowitz, M. (2): Rachitis congenita. K. K. Ges. d. Ärzte Wien 1885. — Katholicky: Chondrodystrophischer Zwerg. Wien. klin. Wschr. Nr 1009. — Kaufmann, E. (1): Die Chondrodystrophia hyperplastica. Beitr. path. Anat. **13** (1893). — Kaufmann, E. (2): Untersuchungen über die sog. fetale Rachitis (Chondrodystr. foet.). Berlin 1892. — Kaul: Eine besondere Form der Phokomelie, verbunden mit Hasenscharte und Wolfsrachen. Inaug.-Diss. Würzburg 1899. — Kedernath: Foetal chondrodystrophia as a cause of brow presentation and dystocia. Ref. Z. orthop. Chir. 24, 556. — Keyser: Achondroplasia ist occurence in man and in animals. Lancet **1906**, 9. June. — Kiewe, Dan.: Angebor. Wachstumsstörungen. Dtsch. med. Wschr. **1924**, 824. — Kirschberg: Über einen Fall von sog. fetaler Rachitis mit doppelseitiger Hüftgelenksluxation. Inaug.-Diss. Marburg 1888. — Kirchberg, A. und F. Marchand: Über die sog. fetale Rachitis (Mikromelie chondromal.) Beitr. path. Anat. **5** (1889). — Klebs: Beobachtungen und Versuche über Kretinismus. Arch. f. exper. Path. **2**; Handbuch d. allg. Pathol. **2** (1872). — Klein, A. (1): Neuere Arbeit über die sog. fetale Rachitis. Zbl. Path. **12** (1901). — Klein, A. (2): Casus rachitidis congen. Inaug.-Diss. Straßburg 1762 (zit. b. Bode). — Klinger: Über einen Fall von Chondrodystrophie und seine Beziehungen zur sog. fetalen Rachitis. Inaug.-Diss. Freiburg 1897. — Knaggs, R. B.: Achondroplasia. Brit. J. Surg. **15**, Nr 57, 10 (1927). — Knoop (1): Mikromelie. Allg. med. Z.-Ztg. **17** (1909). — Knoop (2): Chondrodystrophia foetalis. Naturforschervers. Köln 1908. — de Bruye Kops: En geval van foetale Rachitis. Nederl. Tijdschr. v. Geneesk. **1**, 356 (1895). — Korsakoff: Rachit. artificiel et Rachit. congenit. Med. Obozr. Nizn. Povolz (russ.) **1892**. — Krüger: Die Phokomelie und ihre Übergänge. Berlin 1906.

Lacadre: Etude sur le rachitisme congénital. Thèse de Paris **1856**. — Lafont-Marron: Du rachitisme intrauterin. Thèse de Paris **1856**. — Lagarde: Rachitisme intrauterin. Thèse de Paris **1856**. — Lampe: Über zwei Fälle von sog. fetaler Rachitis. Inaug.-Diss. Marburg 1895. — Landauer und Dunn: Chondrodystrophia bei Hühnerembryonen. Proc. Soc. exper. Biol. a. Med. **1926**, Nr 23, 562. — Landauer, W.: Untersuchungen über Chondrodystrophie. I. Allgem. Erscheinungen und Skelet chondrodystrophischer Hühnerembryonen. Arch. Entw.mechan. **110** (1927). — Langenbach: Ein Fall von Chondrodystrophia foet. mit Asymmetrie des Schädels. Virchows Arch. **189**. — Langer: Synostose der Sphenoidal- und Okzipitalfugen bei einem Neugeborenen. Z. Ges. Ärzte Wien, zit. bei BREUS und KOLISKO, 17 (1861). — LANNOIS (1): Deux cas de nanisme achondro-plasique chez le frère et la soeur. Lyon méd. 1902; Soc. d'anthrop. de Lyon 1902. — LANNOIS (2): Squelette d'achondroplasique. Soc. de Méd. de Lyon 1902. — LAURO: Della rachitide nella vita endouterina. Ann. di Ostetr. 9 (1887); Zbl. Gynäk. 22 (1888.) — LEBEDEW, D. D.: Zur Frage der Knochenveränderungen bei Chondrodystrophie. Acta paediatr. 3, H. 3/4 (1924); Dtsch. med. Wschr. 1924, 1067. — LEBLANC (1): Achondroplasie chez le veau. Soc. Veterinair. Lyon 1902. — LEBLANC (2): Sur l'achondroplasie chez les animaux dome-stiques. Lyon méd. 1902. — LEDERER: Ein Fall von Rachitis congenita. Wien. med. Wschr. 1860. — LEGNEUX: Un foetus achondroplasique. Soc. de d'Obstetr. Paris 1904. LEGRY (1): Achondroplasie. Cornil et Ranviers Manuel d'Histologie path. 3. Edit. 1901, 799. — LEGRY (2): Trois cas d'achondroplasie. Soc. anat. et Presse méd. 1900. — LEGRY et REGNAULT: Achondroplasie. Soc. Biol. 1902. — LENTZ: Osteochondritis syphi-litica und Rachitis congenita. Inaug.-Diss. Göttingen 1895. — LEPAGE: Mère et enfant achondroplasique. Soc. d'Obstetr. de Gyn. et de Paed. 1904. — LERICHE (1): Achondro-plasie familiale et héréditaire. Lyon méd. 1903. — LERICHE (2): Nanisme simple et essentiel. Gaz. Hôp. 1904. — LERICHE (3): De l'achondroplasie chez l'adulte. Gaz. Hôp. 1904. — LESBRE et FERGEOT: Veau achondroplasique. Soc. d'Anthropol. Lyon 1903. — LEVI: Sur un nouveau cas d'achondroplasie chez l'adulte. Presse méd. 1909, Nr 57. — LEVI et BOUCHACOURT: Radiographies de foetus achondroplas. Rev. d'Hyg. et Méd. infant. 1904. — LEWIN, PH. und E. B. JENKINSON. Chondrogenesis imperfecta. Ref. Zbl. Kinderheilk. 18 (1925). — LINDBERG, W.: Chondrodystrophia und Pseudochondro-dystrophia. Fol. neuropath. eston. 1, H. 1 (1923). Ref. Zbl. Kinderheilk. 16, 382 (1924). — LOEFFLER: Chondrodystrophischer Zwergwuchs. Klin. Wschr. 1924, 1185 (Disk.). — LOEWENSTEIN: Ein Fall von Chondrodystrophia foetalis. Z. Neur. 98 (1925). — LUGEOL: De l'achondroplasie. Soc. méd. et Chir. Bordeaux 1892; J. Méd. Bordeaux 1892. — LUNN: Achondroplasie. Brit. med. J. 1907, 2. Febr.

MAAS, H. (1): Beitrag zur Kenntnis des Zwergwuchses. Z. Neur. 57 (1920). — MAAS, H. (2): Zur Physiologie des Wachstumsknorpels. Arch. klin. Chir. 146, 787 (1927). — MACEWEN: A case of achondroplasia. Brit. med. J. 1907, 7. Dez. — MAKINGS: A case of intrauterine rickets. St. Thomas Hosp. Rep. 23. — MANGOLDT: Un cas de malformation rachitique congenita. Arch. de Gynéc. 56. — MANNSFELD: Beschreibung eines Skelets mit angeborener Rachitis. Graefe u. v. Walters J. d. Chir. 19, Berlin 1883. — MANOUVRIER: Sur la pre-tendue origine atavique de l'achondroplasie. Echo méd. du Nord 1904. — MARCHAND: Über die Synostose der Schädelbasis bei sog. fetaler Rachitis. Naturforscherverslg Straß-burg 1885, 422. — MARKELOW: Ein atypischer Fall von Achondroplasie. Zbl. Chir. 1909, 1396. Russki Wratsch Nr 24. — MARFAN: Le rachitisme congenital. Semaine méd. 1906, Nr 41. — MARIE, P.: L'achondroplasie dans l'adolescence et l'age adulte. Presse méd. 1900. MARUM, G.: Über eine erwachsene chondrodystrophische Zwergin. Frankf. Z. Path. 24, Erg. (1921). — MATSUOKA: Beitrag zur Lehre von den fetalen Knochenerkrankungen. Z. Chir. 72 (1904). — MAUCLAIRE: Un cas de nanisme dyschondroplas. d'Ollier. Ref. Zbl. Chir. 1927, 1140. — MAYGRIER: Foetus achondroplasique. Soc. d'obstetr. et Arch. Méd. Enf. 1898. — MECKEL: Fetale Rachitis. Anat.-physiol. Beobachtungen. Halle 1822. (Zit. bei v. FRANQUE). — MEIGE: Les Nains et les bossus de l'art. Iconogr. Salpetr. 1896 et 1901. — MENDOLA: Sopra un caso di achondroplasia. Zbl. Chir. 1925, 1847. — MERLINI: Contribut. allo studio dell' achondroplasie. Zbl. Chir. 19, 302. — MERY et LABBE: Un cas d'achondro-plasie. Soc. méd. Hôp. 1902. — MERY: Un cas d'achondroplasie. J. Méd. de LUCAS CHAM-PIONNIERE 1902. (Zit. bei PORAK und DURANTE.) — METTENLEITNER: Über einen chondro-dystrophischen, vermutlich aus der Merowingerzeit stammenden Zwerg. Z. Konstit.lehre 8, 220 (1922). — MEYER, R.: Hydroceph. chondrodystroph. mit Bemerkungen über den Perioststr. bei Chondrodystrophie. Virchows Arch. 253 (1924). — MILIO: Di un caso d'achondroplasie. Pediatria 30 (1922). — MILNE: Two cases of achondroplasia. Ref. Z. orthop. Chir. 26. — MOIR: Achondroplasia occuring in a chinaman. Brit. med. J. August 1909. — MORI: Contributio à l'anatomie du rachitisme intrauterin. Riv. Ostetr. 2 (1901). — MORO (1): Fetale Chondrodytrophie bei 2 Geschwistern unter dem typischen Bilde der Phokomelie. Münch. med. Wschr. 1927, Nr 12, 519. — MORO (2): Fetale Chondrodystrophie und Thyreodysplasie. Jb. Kinderheilk. 66 (1907). — MORSE: A case of Chondrodystrophia foet. Arch. of Pediatr. 1902. — MÜLLER, H.: Über die sog. fetale Rachitis als eigen-tümliche Abweichung des Skeletbildes und ihre Beziehungen zu dem Kretinismus bei Tieren sowie die Bildung von Varietäten. Würzburg. med. Z. 1 (1850).

NATHANSON, J.: Fall von halbseitigem chondrodystrophischem Zwergwuchs. Inaug.-Diss. Marburg 1913; Z. Röntg. 14 (1913). — NATHAN: Chondrodystrophia foet. Amer. J. med. Sci. April 1904. — NAU: Le rachitisme congenital. Seance annuelle de la Soc. obstetr. de France 1905. — NEUMANN: Über fetale Rachitis und ihre Beziehung zum Kretinismus. Inaug.-Diss. Halle 1881.

OTTO: Seltene Beobachtungen. Breslau 1816, Nr 1.

Paal: Über sog. fetale Rachitis. Inaug.-Diss. Würzburg 1893. — Pachon, C. et Ath. Schnuda: Weiterer Beitrag zum Studium der Chondrodystrophie. Nouv. iconogr. Salpetr. 26, Nr 3 (1913). — Papillon et Lemaire: Trois enfants atteints d'achondroplasie. Presse méd. 1907, Nr 104. — Parhon, Shunda et Zalplachta: Sur deux cas d'achondroplasie. Nouv. iconogr. Salpétr. 1908, Nr 18; 1913, Nr 3. — Parrot (1): La syphilis heredit. et le rachitis, publ. par Troisier 1886, 280 (La malformation achondroplasique). — Parrot (2): L'achondroplasie et les lésions osseuses de la syphilis hereditaire et du rachitisme. Arch. de Physiol. 1876. — Parrot (3): Les malformations achondroplasiques et le dieu Path. Soc. d'anthropol. 1878. — Parvin: Observation d'homme achondroplasie adulte. Internat. med. Magazin 1892. — Paul, H.: Über sog. fetale Rachitis. Inaug.-Diss. Würzburg 1893. — Pauly et Teissier: Un cas d'achondroplasie chez l'adulte. Province méd. 1900. — Pauly: Main en trident. Soc. Méd. Lyon 1903. — Pelnar: Achondroplasie chez un homme de 55 ans, Autopsie. Čas. lék. česk. 1903. — Peloquin: Achondroplasie chez l'homme et les animaux. Thèse de Lyon 1902/03. — Pernet: The antiquity of achondroplasia. Brit. J. Dis. Childr. April 1904. — Poncet: Nanisme ancestral en achondroplasie ethnique. Acad. de Méd. 1903. — Poncet, Leblanc et Dor: Discussion au sujet de l'achondroplasie chez les animaux. Prov. méd. 1903. — Poncet et Leriche (1): Achondroplasie. Lyon méd. 1903. — Poncet et Leriche (2): Les nains d'aujourd'hui et les nains d'autrefois. Nanisme ancestral. Achondroplasie ethnique. Rev. de Chir. 1903. — Popovici et Gheorghe: : Multiple kongenitale Kontrakturen und Ankylosen mit Achondroplasie. Clujul med. (rum.) 2 (1921). — Porak (1): De l'achondroplasie. Mémoire extrait des Nouvelles. Nouv. Arch. d'Obstetr. 1889—1890; Bull. Soc. Obstetr. Paris 1890, 254—252. Clermont 1890. — Porak (2): De quelques lesions osseuses congénitales. Bull. Soc. Méd. Prat Paris 1888. — Porak et Durante (1): Sur un cas d'ostogénese anomale. Bull. Soc. Obstetr. Paris 1894, 177—191. — Porak et Durante (2): Deux cas d'achondroplasie avec examen histologique des os et du systéme nerveux. Soc. anat. 1900. Ann. Gynéc. d'Obstetr. 1900. — Porak et Durante (3): Les micromelies congénitales, Achondroplasie vraie et dystrophie périostale. Nouv. iconogr. Salpétr. 1905, Nr 5. Ref. Z. Path. 1907, 234. — Porak et Durante (4): Les dystrophies osseuses congénitales. Rapport pour la séance annuelle de la Soc. Obstétr. de France 1905. — Porter (1): Achondroplasie: note on 3 cases. Brit. med. J. 1907, 12. — Porter (2): Achondroplasie. Lancet 1909. — Pösch, R.: Zwergvölker und Zwergwuchs. Mitt. K. K. geograph. Ges. 1912, Nr 5/6. — Pugh: Achondroplasie in a girl. Lancet 198, 658 (1920). — Puyhaubert, A.: Untersuchungen über die Ossifikation der Extremitätenknochen beim Menschen. J. de l'Anat. 49 (1913).

Raffaele, Fr. de: Die Achondroplasie beim Fetus. Chir. Org. Movim. 5, H. 5 (1921). — Railton: Remarks on a case of congenital rickets. Brit. med. J. 1894. — Rankin, Mackay, Lunn, Cranje: Achondroplasie. Brit. med. J. 1907, 11. — Rankin and Mackay: Achondroplasia. Lancet 1906, 1321; Brit. med. J. 1906, 30. Juni. — Ravenna, Fr.: Achondroplasie und Chondrohypoplasie. Nouv. iconogr. Salpétr. 26, Nr 3 (1913). — Raymond et Claude: Sur une forme de dyschondroplasie avec arthropathies et micromelies (Pseudoachondroplasie rhumismale). Presse méd. 1908, Nr 15. — Regnault (1): Micromelie segmentaire symetrique. Foetus atteint de dysplasie periostale. Bull. Soc. Anat. Paris 1909, Nr 7/8. — Regnault (2): Plusieurs cas de dysplasie periostale montrant un divers degres d'intensite de cette maladie. Bull. Soc. Anatom Paris 1909, Nr 7/8. Ref. Z. orthop. Chir. 24, 555. — Regnault (3): Achondroplasia chez la chien. Soc. anat. 1901, 386. — Regnault (4): L'achondroplasie. Arch. gén. Méd. 1902. — Regnault (5): Nôtes sur l'achondroplasie (partielle, généralisee, foetale, adulte, squelettes du musée Dupuytren). Soc. anat. 1901. — Regnault (6): Morphologie de l'os wormien interparietal chez de foetus achondroplasie. Soc. anat. 1903. — Reyher, P. (1): Über bemerkenswerte Ossifikationsbefunde an den Händen bei fetaler Chondrodystrophia. Fortschr. Röntgenstr. 20, H. 4 (1913). — Reyher (2): Zwei Fälle von Chondrodystrophie. Berl. klin. Wschr. 1907, 1423. Charité-Ann. 31 (1907). — Reyher (3): Zur Kenntnis der Chondrodystrophia foetalis. Mschr. Kinderheilk. 6, Nr 12 (1908). — Rindfleisch: Dysplasia foetalis universalis. Festschrift d. physik.-med. Ges. Würzburg 1899. — Rischbieth, H.: Achondroplasie. Treasury of human inhertitance. 7/8. London 1912. — Romanoff: Chondrodystrophia foet. Inaug.-Diss. München 1910. — Romberg: De rachitis congenita. Inaug.-Diss. Berlin 1817. — Rössle: Wachstum und Altern. Wiesbaden-München: J. F. Bergmann 1923. — Rossigsky: Die Parrot-Mariesche Krankheit (Achondroplasie). Z. klin. Med. 102, H. 6 (1926). — Roth: Über einen Fall von Chondrodystrophia foet. Inaug.-Diss. Erlangen 1894. — Rössle, R.: Wachstum und Altern. München 1823. — Rumpe: Über fetale Rachitis. Inaug.-Diss. Marburg 1882.

Salvetti: Über die sog. fetale Rachitis. Beitr. path. Anat. 16. — Sänger: Rachitis congenita. Inaug.-Diss. Leyden 1857. — Sartorius: Rachitis congenitae observat. Inaug.-Diss. Lipsiae 1826. — Schanthauer: Ein Fall von fetaler Rachitis. Pest. med. chir. Presse 1892. — Scharlau: Über die sog. kongenitale Rachitis. Verh. Ges. Geburtsh. Berlin 1867. Mschr. Geburtsh. 30, 401 (1867). — Schemensky: Zur Frage der Chondrodystrophia foetalis. Diskuss. Jena 1913; Z. Röntg. 1912, Nr 3, 10. — Schenk: Achondroplasie

beim Menschen. Inaug.-Diss. St. Petersburg 1910. — SCHILDOWSKY: Über sog. fetale
Rachitis. Inaug.-Diss. Berlin 1895. — SCHIRMER: Achondroplasia (Sammelreferat).
Zbl. Grenzgeb. 10 (1907). — SCHMIDT: Angeborene Knochenbrüchigkeit bei einem neu-
geborenen Kinde. Mschr. Geburtsh. 14 (1859). — SCHMIDT (2): Zwei Fälle von Chondro-
dystrophie. Münch. med. Wschr. 1907, Nr 22. — SCHMIDT (3): Osteopsathyrosis und
Chondrodystrophie. Münch. med. Wschr. 1907, Nr 22. — SCHMIDT, M. B. (1): Allgemeine
Pathologie und pathologische Anatomie der Knochen. Erg. Path. 4 (1899). — SCHMIDT,
M. B. (2): Die Bedeutung der Knorpelmarkkanäle für die Systemerkrankungen des wachsenden Skelets. Korresp.bl. Schweiz. Ärzte 1910, Nr 30. — SCHMIDT, M. B. (3): Die all-
gemeinen Entwicklungshemmungen der Knochen. Chondrodystrophia foetalis. Erg. Path.
4, 599 (1897). — SCHNEIDER: Ein Fall von Phokomelie. Inaug.-Diss. Berlin 1892. —
SCHOLZ, L.: Über fetale Rachitis. Z. Geburtsh. 24, 90 (1892). — SCHÖNBROD: Über einen Fall
von Phokomelie. Inaug.-Diss. Berlin 1892. — SCHORR: Chondrodystrophia adolesc. s. tarda.
Mitt. Grenzgeb. Med. u. Chir. 25, H. 1 (1913). — SCHRUMPF: Über das klinische Bild der
Achondroplasie. Berl. klin. Wschr. 1908, Nr 48. — SCHÜLLER: Mikromelie (Achondroplasie).
Wien. med. Wschr. 1907, Nr 18. — SCHÜTZ: Rachitis foetalis. Inaug.-Diss. Berlin 1842. —
SCHULZ: Über Rachitis congenita. Inaug.-Diss. Gießen 1848. — SCHWARZ: Zur Frage der
Rachitis der Neugeborenen. Wien. med. Jb. 1887. — SCHWARZWÄLLER: Über sog. fetale
Rachitis. Z. Geburtsh. 24 (1892). — SCHWEGEL: Die Entwicklungsgeschichte der Knochen
des Stammes und der Extremitäten mit Rücksicht auf Chirurgie, Geburtskunde und gericht-
liche Medizin. Sitzsber. K. K. Akad. Wiss. Wien, Math.-naturwiss. Kl. 1858. — SCHWEN-
DENER: Untersuchungen über Chondrodystrophia foetalis. Inaug.-Diss. Basel 1899. —
SEVESTRE: Sur un cas d'achondroplasie. Bull. l'Acad. méd. 1905, Nr 23. — SIEGERT, E.:
Der chondrodystrophische Zwergwuchs. Erg. inn. Med. 8 (1912). — SILFERSKIÖLD, N.: (1)
Eine „forme fruste" der Chondrodystrophia. Acta radiol. (Stockh.) 4 (1925); 5, Nr 25 (1926).
SILFERSKIÖLD, N. (2): Sur la question de l'achondroplasie atypique. Acta radiol. (Stockh.)
5, Nr 225 (1927). — SHATLOCK: Some cases of osseous lesion in the foetus. Contribution
to discussion on rickets. Path. Soc. trans. 32, 369 (1881). — SILBERSTEIN: Ein Beitrag zur
Lehre von den fetalen Knochenerkrankungen. Arch. Chir. 70 (1903). — SIMMONDS: Unter-
suchungen von Mißbildungen mit Hilfe des Röntgenverfahrens. (Zwei Fälle von sog. fetaler
Rachitis.) Fortschr. Röntgenstr. 4 (1901). — SMITH, M.: Über Rachitis fetalis. Jb.
Kinderheilk. N. F. 15 (1880); Zbl. Gynäk. 1880; Inaug.-Diss. Zürich 1880. — SÖMMERING:
Abbildungen und Beschreibungen einiger Mißgeburten. Tab. 11. Mainz 1791. — SONNTAG:
De rachitide congenita. Inaug.-Diss. Heidelberg 1844. — SPIELER: Chondrodystrophie
mit dorsolumbaler Kyphose. Klin. Wschr. 1927, 1637. — SPILMANN: Fetus achondroplasie.
Soc. méd. Nancy 1895. — STEINMETZ: Fetale Rachitis. Graefes J. Chir. Berlin 1833. —
STETTNER, E.: Über die Beziehungen der Ossifikation des Handskelets zu Alter und Längen-
wachstum. Arch. Kinderheilk. 68/69 (1921). — STOELTZNER (1): Fetales Myxödem und
Chondrodystrophia foetalis hyperpl. Jb. Kinderheilk. N. F. 50 (1899). — STOELTZNER (2):
Fetale Rachitis. Berl. med. Ges. 1899. — STORP: Untersuchungen über fetale Rachitis.
Inaug.-Diss. Königsberg 1887. — STRASSMANN: Phokomelie. Z. Geburtsh. 1900. — SWO-
BODA, N. (1): Ein Fall von chondrodystrophischem Zwergwuchs. Wien. klin. Wschr. 1903,
Nr 33; Wien. med. Wschr. 1903. — SWOBODA, N. (2): Chondrodystrophisches Kind einer
chondrodystrophischen Zwergin. Sitzg päd. Sekt. Ges. inn. Med. u. Kinderheilk. Wien
26. 6. 1913. Ref. Zbl. Kinderheilk. 6, 591 (1913). — SUMITA, M. (1): Beiträge zur Lehre von der
Chondrodystrophia foetalis und Osteogenesis imperfecta. Z. Chir. 107 (1910). — SUMITA,
M. (2): Über die angebliche Bedeutung von Schilddrüsenveränderungen bei Chondro-
dystrophia foetalis und Osteogenesis imperfecta. Jb. Kinderheilk. 73, H. 1 (1911). —
SYMMERS:, DOUGL. and G. H. WALLACE: Beobachtungen über die pathol.-anatomischen
Veränderungen der Schilddrüse bei der kret. Abart der Chondrodystrophia. Arch. int. Med.
12, Nr 1 (1913).

THOMSON: Note on 3 living cases of achondroplasia (Chondrodystrophia foetalis, or so
called foetal rickets.) Edinburgh med. J. 38. — TREUB: Radiographie d'une femme enceinte
achondroplasique. Soc. Obstetr. Paris 1904. — TSCHISTOWITSCH: Zur Frage von der angeborenen Rachitis. Virchows Arch. 148 (1897). — TURNER: Achondroplasie. Zbl. Chir.
1899, 1333.

URTEL: Rachitis congenita. Inaug.-Diss. Halle 1873.

VALENTA: Rachitis congenita. Wien. med. Wschr. 1862. — VARGAS: Die Achondroplasie. Mschr. Kinderheilk. 1 (1902). — VARIOT: Un cas d'achondroplasie anormale
sans dystrophie cranienne chez une jeune fille de 13 ans. Soc. méd. Hôp. et Tribune
méd. 1903. — VERMEAU: Les pygmees et les nains achondroplasiques. Soc. Obstétr.
de France 1905. — VIANA, O.: Achondroplastischer Fetus. Folia gynaec. (Genova) 14,
H. 3 (1921). — VILAIRE-LABECHE: Etudes clin. de l'achondroplasie. Thèse de Paris 1902.
VILLINGER: Chondrodystrophia foetalis. Münch. med. Wschr. 1913, 559. — VIRCHOW (1):
Untersuchungen über die Entwicklung des Schädelgrundes. Ges. Abh. 1856, 975. — VIRCHOW
(2): Fetale Rachitis. Kretinismus und Zwergwuchs. Virchows Arch. 93 (1883). — VIRCHOW

(3): Über die Phokomelie und das Bärenweib. Verh. Berl. anthropol. Ges. **1888**. Sitzg v. 15. Januar. — VIRCHOW (4): Rachitis foetalis, Phokomelie und Chondrodystrophia. Virchows Arch. **166** (1901). — VOISON: Trouble de l'ossification dans le myxoedem et l'achondroplasie. Gaz. Hôp. **1907**, Nr 12.

WAGNER, G. A : Über familiäre Chondrodystrophie. Arch. Gynäk. **100**, H. 1 (1913); Münch. med. Wschr. **1913**, 1124. — WATERSTON: Wachstumsstörungen bei Achondroplasie. (Diskussion.) Brit. med. J. **1909**, 673. — WEHEFRITZ, E.: Chondrodystrophie und Schwangerschaft. Zbl. Gynäk. **1923**, Nr 13. — WEIL: Über das Vorkommen der CALVÊ-LEGG-PERTHESschen Krankheit und das Pes adduct bei der fetalen Chondrodystrophia. Zbl. Chir. **1921**, Nr 15. — WEINOLDT, DIETRICH: Ein Hydrocephalus chondrodystrophic. Beitr. path. Anat. **75** (1926). — WEINZIERL: Ein Beitrag zur Kasuistik der Chondrodystrophia foetalis. Arch. Kinderheilk. **51** (1909). — WHITE, J. R.: Zwei seltene Knochenerkrankungen. Erbliche deformierende Chondrodysplasie und föt. Chondrodystrophie. Brit. J. Surg. **12**, Nr 45 (1924). — WHEELDON, TH. F.: A study of achondroplasia. Amer. J. Dis. Childr. **19** (1920). — WIELAND, E. (1): Spezielle Pathologie des Bewegungsapparates. Handbuch d. Pathol. d. Kindesalters, herausgeg. v. BRÜNING-SCHWALBE 1913. — WIELAND, E. (2): Chondrodystrophia hypoplastica. Schweiz. med. Wschr. **50**, Nr 35 (1920). — WIENEKE: Chondrodystrophie als Ursache der Phokomelie. Inaug.-Diss. München 1907. — WIESERMANN: Über Chondrodystrophia foetalis. Arch. Entw.mechan. **24**, H. 50. Inaug.-Diss. Marburg 1908. — WINKLER: Ein Fall von fetaler Rachitis mit Mikromelie. Arch. Gynäk. **2** (1871). ZONDECK: Über Wachstumsstörungen (Chondrodystrophie und Osteopsathyrose.) Zbl. Gynäk. **19**, 771 (1923).

Osteogenesis imperfecta.

ABELS: Weitere Daten über die angeborene Ossifikationsschwäche. Dtsch. Ges. Kinderheilkunde. Münch. med. Wschr. **1927**, Nr 50, 2162. — ANSCHÜTZ: Über einige seltene Formen der Knochenatrophie und der Osteomalazie. Mitt. Grenzgeb. Med. u. Chir. **9**, 361 (1902). — ARNOTT: Gaz. méd. Juin **1883**. — AXHAUSEN (1): Osteogenesis imperfecta oder frühe Osteomalazie als Grundlage der idiopathischen Osteopsathyrosis. Dtsch. Z. Chir. **92**, H. 1/3 (1908). — AXHAUSEN (2): Zur Frage der Osteomalazie im Kindesalter. Gedenkschrift für v. LEUTHOLD **2** (1906).

BALLANTYNES: Osteogenesis imperfecta. Manual of anatomy, pathol. and hygiene of the foetus. Edinburgh 1902 (zit. bei VARGAS). — BAMBERG, K. und K. HULDSCHINSKY (1): Über angeborene Knochenbrüchigkeit. Jh. Kinderheilk. **78**, Erg.-II. (1913). — BAMBERG, K. und K. HULDSCHINSKY (2): Osteopsathyrosis congenita und tarda. Münch. med. Wschr. **1911**, 1486. — BAUER, H. K. (1): Osteogenesis imperfecta. Dtsch. Z. Chir. **154**, H. 3/4 (1920). BAUER, H. K. (2): Über Indentität und Wesen der sog. Osteopsathyr. idiopathica und Osteogenesis imperfecta. Dtsch. Z. Chir. **160**, H. 5/6 (1920). — BAUER, H. K. (3): Erbkonstitutionelle Systemerkrankungen. Klin. Wschr. **1923**, Nr 14. — BAUER, H. K. (4): Konstitutions- und Individualpathologie des Stützgewebes. Die Biologie d. Person, herausg. von BRUGSCH und LEWY **3** (1927). — BAUER, H. K. (5): Konstitutionelle Disposition zu inneren Krankheiten. 2. Aufl. 1923. — BAUMEN, H.: Osteogenesis imperfecta. Arch. Gynäk. **115**, 385 (1922). — BEYLARD: Du rachitisme, de la fragilité des os, de l'osteomalacie. Thèse Paris **1852**. — BIDDER: Eine Osteogenesis imperfecta. Mschr. Geburtsh. **28** (1866). — BIEBL, M.: Beitrag zur Frage der Osteogenesis imperfecta durch Untersuchungen am Zahnsystem. Virchows Arch. **255** (1925). — BIER, F.: Ein Fall von Arachnodaktylie. Arch. Kinderheilk. **83** (1928). — BIGLER, M.: Über das gleichzeitige Vorkommen von Osteopsathyr. und blauer Verfärbung der Skleren bei Otosklerose. Z. Hals- usw. Heilk. **5** (1923). — BLANCHARD: A case of fragilitas ossium. Chicago med. J. **1876**. — BLINCKE, A.: Über das gemeinsame Vorkommen von Knochenbrüchigkeit mit blauen Skleren und Schwerhörigkeit. Z. orthop. Chir. **45** (1924). — BOISSARD et DEVE: Enfant atteint de dysplasie périostale. Presse méd. **1908**, Nr 104. — BOLTON, G. C.: Die Ursache der Fragilit. ossium. Nederl. Tijdschr. Geneesk. **67**, Nr 19 (1923). — BORDENAVE: Descriptions d'un fetus mal conforme etc. Mém. Pres. mathem. et de phys. (zit. bei SCHARLAU). Mschr. Geburtsh. **30**, 401. — BORMAIRE et DURANTE: Dem. eines Skelets mit periostaler Dysplasie und eines Skelets mit Achondroplasie. Bull. Soc. Anat. Paris **15**, 41 (1913). — BROCA: Osteomalacie infantile. Genu valgum. Osteopsathyrosis. Rev. mens. Mal. l'Enf. **1904**. — BROCA et HERBINET: De l'osteopsathyrosis ou fragilité osseuse dite essentielle. Rev. Chir. **1905**. — BRONSON, E.: Edinburgh med. J. **1917**. Ref. Zbl. Kinderheilk. **10**, 502 (1921). — BRORA, A., R. FRANCAIS et U. BISE: Periostale Dysplasie und multipl. intrauterine Frakturen. Rev. d'Orthop. **24**, Nr 4 (1913). — BROWNING, A. J.: Knochenbrüchigkeit verbunden mit blauen Skleren in 4 Generationen. Brit. med. J. **1822**, 677. — BRUCK: Über eine seltene Form von Erkrankung der Knochen und Gelenke. Dtsch. med. Wschr. **1897**, Nr 10. — BUDAY: Beitrag zur Lehre von der Osteogenesis imperfecta. Sitzgsber. K. K. Akad. Wien, Math.-naturwiss. Kl **104**, H. 1—5 (1895). — BURY: A case of osteomalacie in a child. Brit. med. J. **1884**.

CHAUSSIER: Sur les fractures et les luxations obersvées chez le fetus etc. (Zit. nach FELDMANN: Über Wachstumsanomalien der Knochen. Beitr. path. Anat. 19. — CLANAHAN, MR., H. M. and W. W. WILLARD: Osteogenesis imperfecta. Amer. J. Dis. Childr. 19, Nr 3 (1920). — CORSON: The Clinic. Cincinnati 4, 157 (1873.) — CORTES: l'Osteopsatirosi di LOBSTEIN. Zbl. Chir. 1910; Z. orthop. Chir. 29 (1911). — CRAMER: Zwei Fälle von Mikromelie. Arch. f. Orthop. 8.

DEBOVE (1): De l'ostéoporose progressive. Méd. moderne 1898, Nr 33, 257. — DEBOVE (2): L'osteoporose progressive. Bull. Acad. Méd. 3 s., 38 (1897) Paris. — DELITALA: Sopra un caso di displasia ossea. Ref. Z. orthop. Chir. 28. — DEPAUL: Sur une maladie speciale du systeme osseux. Arch. de Tocol. 4, 641 (1877). — DIETERLE: Die Athyreosis unter besonderer Berücksichtigung der dabei auftretenden Skeletveränderungen, sowie der differentialdiagnostisch vornehmlich in Betracht kommenden Störungen des Knochenwachstums. Virchows Arch. 184. — DIETRICH, A.: Vergleichende Untersuchungen über Chondrodystrophie und Osteogenesis imperfecta. Festschr. Akad. prakt. Med. Köln 1915. — DILLENBERGER: Über Osteogenesis imperfecta. Inaug.-Diss. 1908. — DOERING: Beitrag zur Lehre von der idiopathischen Osteopsathyrosis. Dtsch. Z. Chir. 77. — DUN: Case of multiple fractures in an infant. Lancet 1905.

EDDOWES: Brit. med. J. 2, 222 (1910). — EIKEN, TH.: Über Osteogenesis imperfecta und ihre Beziehungen zur Osteomalazie. Beitr. path. Anat. 65 (1919) — EKMANN: Diss. med. descriptionen et casus aliquod osteomalacia esistens. Upsaliae 1788. — ENDERLEN: Zur Kenntnis der Osteopsathyrosis. Virchows Arch. 131 (1893). — ESSER: Osteogenesis imperfecta. Münch. med. Wochenschr. 1904, Nr 23. — EWALD, P.: Über Osteopsath. idiopathica. Z. orthop. Chir. 33, H. 3/4 (1913).

FAHR, TH.: Über Osteogenesis imperfecta. Virchows Arch. 126 (1927). — FISCHER, J.: Die histologischen Veränderungen der Osteogenesis imperfecta mit besonderer Berücksichtigung der Gehörorgane. Z. Ohrenheilk. 81, 85 (1921). — FOWLER: Note of a case of osteogenesis imperfecta (idiopathic osteopsathyrosis). Edinburgh med. J. 1906. — FRANCK, E. S.: Lipodystroph. progress. und Osteopsath. infant. Z. Kinderheilk. 36 (1923). — FREYTAG, G. TH.: Über blaue Sklera und Knochenbrüchigkeit. Klin. Mbl. Augenheilk. 66 (1921). — FRONTALI, G.: Angeborene Knochenbrüchigkeit und Thymus. Riv. Clin. pediatr. 18, H. 5 (1920). — FUCHS, F.: Beitrag zur Lehre von der Osteogenesis imperfecta. Virchows Arch. 207 (1912).

GANGLOFF, W.: Idiopath. Osteopsathyrosis und Geisteskrankh. Z. Neurol. 104 (1927). — v. GELDERN-EGMONT: Beitrag zur Kasuistik der sog. fetalen Rachitis. Inaug.-Diss. Zürich 1897. — GETZOWA: Demonstr. pathol. Präparate (Osteogenesis imperfecta). Korresp.bl. Schweiz. Ärzte 43 (1913). — GEVAREL: Un cas de fragilité des Os. J. de Chir.; Ann. Soc. belge Chir. 1901, Nr 10. — GIBSON, H. J. C.: Osteogenesis imperfecta in 2 Generationen. Edinburgh med. J. 30 (1922). — GIORGI, ETTORE: Osteopsathyrosis und endokrine Drüsen. Clin. pediatr. 3, 117 (1921). — GLOYE: Ein Fall von multipler Knochenbrüchigkeit. Inaug.-Diss. Kiel 1904. — GOEDECKE: De Osteopsathyrosi. Halle 1865. — GREENISH: A case of hereditary tendency of fragilitas ossium. Brit. med. J. 1, 966 (1880). — GREIL, A.: Entstehung angeborener Knochenbrüchigkeit. Mschr. Geburtsh. 64 (1923). — GRIFFITH: Idiopathic osteopsathyrosis (fragilitas ossium) in infancy and childhood. Amer. J. med. Sci. 113 (Literat.) — GURLT: Über Knochenbrüchigkeit und über Frakturen durch Muskelaktion. Dtsch. Klin. 1869.

HAGENBACH, E.: Osteogenesis imperfecta tarda und Hypophysentumor. Frankf. Z. 6 (1911). — HARBITZ, FR.: Über Osteogenesis imperfecta. Beitr. path. Anat. 30 (1901). — HART, C.: Über die natürlichen Grundlagen der Osteopsathyr. idiopathica. Beitr. path. Anat. 59 (1914). — HARTMANN (1): Beitrag zur Osteologie der Neugeborenen. III. Osteogenesis imperfecta. Inaug.-Diss. Tübingen 1869. — HARTMANN (2): Zur Frage der Osteopsathyrosis idiopathica. Dtsch. Z. Chir. 111 (1911). — HASS, J.: Zur Kenntnis der Osteopsathyrosis idiopathica. Med. Klin. 1919, Nr 45, 1112. — HAUBACH, K.: Über das Vorkommen und die Ausbildung der Zähne bei Osteogenesis imperfecta. Inaug.-Diss. Marburg 1922. — HAWARD: A case of fragilitas ossium. Clin. Soc. of London 1902, 38. (Jahresber. 1902). — HÄSSNER, H.: Beiträge zur Lehre fetaler Knochenkrankheiten. Stud. Path. Entw. 1, H. 1 (1913). — HECKER: Osteogenesis imperfecta. Klin. Geburtsk. v. HECKER u. RUHE 2 (1864) Leipzig. — HENCKEL: Neue medizinische und chirurgische Anmerkungen. Berlin 1772. — HILDEBRANDT: Über Osteogenesis imperfecta. Virchows Arch. 158 (1899). — HIRSZFELDOWA, H. und W. STERLING: Konstitutionelle Mesenchymosen. Pedjatr. polska 4 (1924). Ref. Zbl. Kinderheilk. 17 (1925). — HOCHSINGER: Über Osteopsathyrosis fetalis. Wien. med. Wschr. 1909, Nr 14. — HOCHSINGER (2): Über Osteopsathyrosis foetalis. Verh. Ges. Kinderheilk. 25 (1908). — VAN DER HOEWE, DE KLIJN: Blaue Sklera, Knochenbrüchigkeit, Schwerhörigkeit. Arch. Ophthalmol. 95 (1918). — HOFFA, TH.: Beitrag zur Osteogenesis imperfecta. Jb. Kinderheilk. 101, 101 (1923). — HOHLFELDT: Über Osteogenesis imperfecta. Münch. med. Wschr. 1905, Nr 7. — HUNTER, D.: A case of osteogenesis imperf. Lancet 212, 9 (1927).

JOACHIMSTHAL (1): Über Osteogenesis imperfecta. Ref. Berl. klin. Wschr. **1902**, Nr 46, 1079. — JOACHIMSTHAL (2): Die angeborenen Verbildungen der unteren Extremitäten. Fortschr. Röntgenstr. Erg.-Bd 8 (1902). — JOHANSSON, SVEN: Ein Fall von Osteogenesis imperfecta mit verbreiteter Gefäßverkalkung. Acta radiol. (Stockh.) **1**, H. 1 (1921). — KAPSAMENER, G.: Zur Frage der knorpeligen Kallusbildung. Virchows Arch. **152** (1898). — KARDAMATIS, C.: Anatomische Befunde der Osteogenesis imperfecta. Virchows Arch. **212** (1913). — KIENBÖCK (1): Ein Fall von Fragilitas ossium universalis. Fortschr. Röntgenstrahlen **15**, 23. — KIENBÖCK (2): Über einen Fall von Osteopsathyrosis idiopathica beim Kinde. Münch. med. Wschr. **1911**, Nr 21, 1164. — KLAFTEN, E.: Über Osteogenesis imperf. Z. Geburtsh. **93** (1928). — KLOSE, FR.: Zur Kenntnis der Osteopsath. idiopathica. Mschr. Kinderheilk. **12**, Nr 7 (1913). — KNAGGS, R. B.: Osteogenesis imperfecta. Brit. J. Surg. **11**, Nr 44 (1924). — KORTWEG, R.: Osteogenesis imperfecta. Nederl. Mschr. Geneesk. **9**, Nr 5 (1920). — KÖHLER: Über multiple Frakturen. Dtsch. Z. Chir. **28**. — KRATZEISEN, E.: Beitrag zur Frage der Osteogenesis imperfecta. Virchows Arch. **247** (1924). — KUNE, MARY F. B.: Ein Fall von Osteogenesis imperfecta. Lancet **230**, Nr 13 (1922). — KUSNEZOFF, J.: Über Osteogenesis imperfecta. Frankf. Z. Path. **16** (1915).

LANGE: Idiopathische Osteopsathyrosis. Münch. med. Wschr. **1900**, Nr 2, 25. — LANGMEAD: A case of osteogenesis imperfecta. Brit. med. J. **1907**, Nr 9. — LARAT, VOISIN et TIXIER: Alteration de la contractilité musculaire au cours de l'ostéopsathyrosis. Gaz. Hôp. **1909**, 724; Med. Klin. **1909**, 1283. — LESNE, ED. et LANGLE: Osteopsathyr. Arch. Méd. Enf. **23**, Nr 11 (1920). — LINCK: Ein Fall von zahlreichen intrauterinen Knochenbrüchen. Arch. Gynäk. **30**. — LINDEMANN, P.: Über Osteogenesis imperf. Inaug.-Diss. Berlin 1903. — LOBSTEIN: Osteopsathyrose. Lehrbuch der path. Anat. **2**, 179 (1834). (Deutsche Bearbeitung von NEUROHR.) — LOOSER (1): Zur Kenntnis der Osteogenesis imperfecta congenita und tarda. Grenzgeb. Mitt. Med. u. Chir. **15** (1905). — LOOSER (2): Über Osteogenesis imperfecta tarda. Verh. dtsch. path. Ges. **1905**. — LOVETT and NICHOLS: Osteogenesis imperfecta. Brit. med. J. **1906**, Okt. 13. — LÖWY, M.: Osteogenesis imperfecta mit subperiostalen Hämatomen. Mitt. Ges. inn. Med. Wien **19**, Nr 4 (1920).

MAIER: Die röntgenologischen Grundlagen der idiopathischen Osteopsathyrosis. Z. orthop. Chir. **27**. — MALLARDI, M.: Ein Fall von Osteopsathyrosis. Pediatria **30**, Nr 2, 192. — MATSUOKA: Ein Beitrag zur Lehre von der idiopathischen Osteopsathyrose. Dtsch. Z. Chir. **98**. — MECKEL: Anatomisch-physiologische Beobachtungen. Halle 1822. — MEISSNER, R.: Über Beziehungen von Osteopsathyrosis idiopathica und endokrinem System. Med. Klin. **18**, Nr 44 (1922). — MENSEL: Osteopsathyrosis. Inaug.-Diss. Würzburg 1840. — METTAUER: In Gibson Inst. and Pract. of Surg. **1850**, 235. — MEYER, H.: Zur Differentialdiagnose von Rachitis und Osteopsathyrose. Mschr. Kinderheilk. **44**, 530 (1927). — MICHEL, F.: Osteogenesis imperfecta. Virchows Arch. **173** (1903). — MIURA: Beitrag zur Kenntnis der Osteopsathyrosis idiopathica. Jb. Kinderheilk. **23**, H. 5. — MOREAU: Contribution à l'étude de la fragilité constitutionelle des os. (Ostéopsathyrosis de LOBSTEIN.) Thèse de Paris **1894**. — MÜLLER, S.: Periostale Aplasie mit Osteopsathyrosis unter dem Bilde der sog. fetalen Rachitis. Inaug.Diss. München 1893. — MYERS, B.: 2 Fälle von Osteogenesis imperfecta. Proc. roy. Soc. Med. **16**, Nr 9 (1923).

NAGER: Otosklerose und Osteopsathyrosis congenita. Schweiz. med. Wschr. **1927**, Nr 27, 655. — NAITO, SABURO: Klinische und histologische Untersuchungen des Zahngewebes bei Osteogenesis imperfecta. Mitt. med. Fak. d. Univ. Kyushu **9**, H. 1 (1924). Ref. Zbl. Kinderheilk. **18**, 822 (1925). — NAVARRO, J. C. und J. SANCHEZ: Ein Fall von Osteogenesis psathyr. Argentin. Ges. Kinderheilk. **11**, 8 (1921). — NATHAN: Osteogenesis imperfecta (so called fragilitas ossium). Amer. J. med. Sci. **1905**. — NATHAN (2): Chondrodystrophia foetalis. Amer. J. med. Sci. April **1904**. — NAU: Le rachitisme congénital. Séance annuelle de la Soc. obstétr. de France 1905. — NEUMANN: Über fetale Rhachitis und ihre Beziehung zum Kretinismus. Inaug.-Diss. Halle 1881. — NICKLAS, FR.: Osteogenesis imperfecta. Beitr. path. Anat. **61** (1916).

OTTO (1): Seltene Beobachtungen. Breslau 1816, Nr 1. — OTTO (2): Monstrorum sexcentorum descriptio anatomica.

PAGGI: Case di fragilita delle ossa. Sperimentale Firenze 1879. — PALTAUF: Über den Zwergwuchs in anatomischer und gerichtsärztlicher Beziehung. Wien 1891. — PEISER: Osteopsathyrosis im Kindesalter. Berl. klin. Wschr. **1907**, 1466. — PETERS, A.: Mbl. Augenheilk. **51**, 594 (1913). — PFEFFER, G.: Beitrag zur Lehre von der Osteogenesis imperfecta tarda. Z. Nervenheilk. **83** (1924). — PLISSON, L.: Fall multipler Spontanfraktur besonderer Art, LOBSTEINsche Krankheit. Clinique (Paris) **8** (1913). — POIRIER: Contribution a l'étude de l'ostéopsathyrose idiopathique (Maladie de LOBSTEIN). Thèse de Paris **1907**. — PORAK et DURANTE: Les Micromelies congénitales. (Achondroplasie vraie et dystrophie périostale.) Nouv. iconogr. Salpétr. **1905**, 18. année, Nr 5. — PREISWERK: Beitrag zur Kenntnis der Osteogenesis imperfecta. Jb. Kinderheilk. **76** (1912). — PRITCHARD: Hereditary predisposition to fractures. Lancet **2**, 394 (1883).

RAILTON: Remarks on a case of congenital rickets. Brit. med. J. **1894**. — RAU, H.: Osteopsathyrosis idiopathica. Z. Kinderheilk. **40** (1925). — REBBELING: Über idiopathische Osteopsathyrosis. Inaug.-Diss. Leipzig 1909. — v. RECKLINGHAUSEN: Untersuchungen über Rachitis und Osteomalazie. 1910. — REYHER: Die röntgenologische Diagnostik in der Kinderheilkunde. Erg. inn. Med. **2** (1908). — RITTER, C.: Über Epithelkörperchenbefunde bei Rachitis und anderen Knochenerkrankungen. Frankf. Z. Path. **24** (1920). — ROMINGER: Arachnodaktylie bei $6^1/_2$jähr. Mädchen. Münch. med. Wschr. **1927**, Nr 12. — RÖSSLE, R.: Wachstum und Altern. Wiesbaden-München: J. F. Bergmann 1923. — RUTTIN: Ohrbefund bei Osteopsathyrosis. Mschr. Ohrenheilk. **53** (1919).

SANDIFORT: Museum anat. Bat. 4, Tab. 46. — SARTORIUS: Rachitidis congenitae observationes. Inaug-Diss. Leipzig 1826. — SCHEIB: Über Osteogenesis imperfecta. Beitr. klin. Chir. **26**, 93 (1907). — SCHMIDT, A.: Demonstration von Röntgenbildern eines achtjährigen Knaben mit Osteopsathyrosis. Münch. med. Wschr. **1899**, 748. Nr. 22. — SCHMIDT, M. B.: Pathologie der Knochen. Erg. Path. 4 (1899). — SCHMIDT, O.: Ein Beitrag zur Kenntnis der sog. Osteopsathyrosis congenita. Inaug.-Diss. Leipzig 1901. — SCHMIDT: Abnorme Knochenbrüchigkeit bei einem Neugeborenen. Mschr. Geburtsh. 14. — SCHOLZ: Über fetale Rachitis. Inaug.-Diss. Göttingen 1892. — SCHUCHARDT: Die Krankheiten der Knochen und Gelenke. Dtsch. Chir. Liefg 28 (1899). — SCHULTZE, F.: Beitrag zur idiopathischen Osteopsathyrosis. Arch. klin. Chir. **47**, 327. — SCHÜTZE: Symbolae ad ossium rerum recens natorum morbus. Inaug.-Diss. Berolini 1842 (Fall 3). — SCHWARZ, FR.: Beitrag zur idiopathischen Osteopsathyrosis. Med. Klin. **21**, Nr 49 (1925). — SCHWARZ, H. und MURRAY, H. BASS: Osteogen. imperf. Fall mittels Untersuchungen des Stoffwechsels. Amer. J. Dis. Childr. **5** (1913). — SEGAWA: Über die Kombination angeborener und erworbener Skeleterkrankungen. Z. Kinderheilk. **1915**. — SIEGENBECK VAN HEUKELOM und RAMBERG: Osteogenesis imperfecta. Tijdschr. Nederl. Geneesk. **1911**, Nr 10. — SIEVERS, F.: Über Osteogenesis imperfecta. Diss. Gießen 1921. — SILBERSTEIN: Ein Beitrag zur Lehre von den fetalen Knochenerkrankungen. Arch. klin. Chir. **70**. — SIMMONS (1): Osteogenesis imperfecta und idiopathische Knochenbrüchigkeit. Publ. of Massachusetts Emp. Hopo. Boston **2**, Nr 1 (1908). — SIMMONS (2): Osteogenesis imperfecta and idiopathic fragilitas ossium. Ann. Surg. Aug. **1907**. — SINCLAIR: A case of multiple enlargements of the bone with spontaneous fractures. Brit. med. J. Dez 1895. — SINGER, S:. Beitrag zur Frage der Kombination abnormer Knochenbrüchigkeit und blauer Skleren. Z. klin. Med. **17**, 43 (1923). — STEPHENSON: Blue scleroties. Ophthlamoscope **1915**, 278. — STILLING: Osteogenesis imperfecta. Virchows Arch. **115** (1889). — STOLZ: Osteopsathyrosis bei einem Vegetarier. Dtsch. med. Wschr. **10**, 2175. — STON: Osteogenesis imperfecta. Korresp.bl. Schweiz. Ärzte **21** (1909). — STUWART, HULL: Knochenbrüchigkeit verbunden mit blauen Skleren. Brit. med. J. **1922**, Nr 3220. — SUMITA: Beitrag zur Lehre von der Chondrodystrophia foetalis (KAUFMANN) und Osteogenesis imperfecta (VROLIK) mit besonderer Berücksichtigung der anatomischen und klinischen Differentialdiagnose. Dtsch. Z. Chir. **107**. — SUTHERLAND: Osteogenesis imperfecta (syphilitica). Brit. med. J. March 30.

TAKKENBERG: Über idiopathische Osteopsathyrosis. Ref. Jb. von WALDEYER und POSNER **1908**, 436. — THOMSON, J. W.: Osteogenesis imperfecta. Lancet **212**, 103 (1927).

VILCOQ: Fractures intrauterines. Thèse de Paris **1888**. — VROLIK: Tabul. ad illustrandam homin. embryogenesim. Amsterdam 1849, Tab. 91.

WALTER, W.: Osteopsathyrosis. Münch. med. Wschr. **1928**, Nr 2. — WIELAND: Handbuch der Pathologie des Kindesalters. Herausgeg. v. BRÜNING und SCHWALBE.

ZESAS, D. G.: Beitrag zur Pathologie der idiopathischen Osteopsathyrose. Z. Chir. **123**, H. 3/4 (1913). — ZURHELLE, E.: Osteogenesis imperfecta bei Mutter und Kind. Z. Geburtsh. **1913**, H. 2/3, 74.

3. Infantiler Skorbut (Möller-Barlowsche Krankheit).

Von

Eugen Fraenkel †-Hamburg[1].

Mit 6 Abbildungen.

Unter Barlowscher, in Deutschland als Möller-Barlowscher, neuerdings weil das eigentliche Wesen des Leidens bekundend, als Skorbut der Kinder bezeichneter Krankheit, versteht man ein das Kindes-, besonders das Säuglingsalter betreffendes, schweres Allgemeinleiden, bei dem es in typischen Fällen klinisch zu hochgradiger Blässe, zu Haut- und Schleimhautblutungen, zu Anschwellungen im Bereich der Röhrenknochen, namentlich der unteren Gliedmaßen kommt, und das anatomisch durch ganz eigenartige, meist mit bloßem Auge erkennbare, sich an der Knorpelknochengrenze der Rippen und der Röhrenknochen abspielende Veränderungen so gekennzeichnet ist, daß dadurch die Diagnose am Leichenstisch im allgemeinen mühelos gestellt werden kann.

Die Erkrankung soll schon GLISSON bekannt gewesen sein, aber erst der deutsche Arzt MÖLLER in Königsberg beschrieb in den 50er Jahren des vorigen Jahrhunderts ein als akute Rachitis bezeichnetes Krankheitsbild mit allen jenen Erscheinungen, die wir heute als für das uns beschäftigende Leiden kennzeichnend ansehen. Seitdem sind in der Auffassung des Leidens verschiedene Wandlungen eingetreten. So schilderten INGERSLEV und JALLAND mit den MÖLLERschen übereinstimmende Fälle, die sie aber als kindlichen Skorbut auffaßten. Andere, namentlich englische Forscher, glaubten, daß eine Vereinigung von Skorbut und Rachitis vorläge, eine Anschauung, die um die Jahrhundertwende namentlich von SCHÖDEL und NAUWERCK vertreten wurde. Vorher war es indes besonders der Engländer BARLOW, der in 2, im Jahre 1882 und 1891 erschienenen Arbeiten auf Grund scharfsinniger, klinischer Beobachtungen mit Nachdruck für die rein skorbutische Natur der Erkrankung eintrat, und der Rachitis nur die Rolle eines begünstigenden Umstands beilegte. Die Klarstellung der pathologischen Anatomie des Leidens ist, wenngleich auch BARLOW über 3 Sektionsbefunde verfügte, doch im wesentlichen ein Werk deutscher Forscher (SCHÖDEL und NAUWERCK, JACOBSTHAL, SCHMORL, NAEGELI, E. FRAENKEL).

Ehe ich auf eine Besprechung der bei der Autopsie am Skelet feststellbaren, als pathognomonisch für die Krankheit anzusehenden Verhältnisse eingehe, sei der übrigen nicht spezifischen, höchstens für das Bestehen einer Möller-Barlowschen Krankheit verdächtigen Leichenbefunde Erwähnung getan.

---

[1] Auch von diesem Abschnitte hat EUG. FRAENKEL noch selbst die erste Korrektur besorgt. Einige Ergänzungen wurden von FR. WOHLWILL-Hamburg hinzugefügt.

Es fällt bei der äußeren Besichtigung meist eine ganz außerordentliche Blässe der Haut auf. Bisweilen findet man auch kleinere und größere Blutaustritte in der Haut und im Unterhautgewebe meist in deutlicher Beziehung zu den Hautanhangsgebilden (ASCHOFF und KOCH). Endlich gelingt es bei sorgfältigem Suchen, namentlich am Zahnfleisch, aber nur bei Kindern, deren Kiefer bereits sichtbare Zähne tragen, kleinere oder größere Blutungsherde nachzuweisen. Derartige Blutaustritte trifft man auch an der Schleimhaut innerer Organe, vor allem im Verdauungsschlauch, bisweilen schon auf der Schleimhaut der Zunge; aber auch in tieferen Abschnitten, so im Ileum, ohne daß sie dort jemals größere Ausdehnung erlangen. Der Befund, der mit Geschwürsbildung verbunden sein kann (A. F. HESS) ist aber insofern wichtig, als er die in manchen Fällen von Möller-Barlowscher Krankheit klinisch zu beobachtenden blutigen Beimengungen zum Stuhl mühelos erklärt. Auch in der Schleimhaut der Harnwege begegnet man derartigen Blutungen, vom Nierenbecken an abwärts. Endlich lassen sie sich auch im Nierengewebe, bald schon mit bloßem Auge, bald erst mit Hilfe des Mikroskops, nachweisen. Hier können sie entweder nur auf die Rinde oder auf das Mark beschränkt sein, und das Mikroskop belehrt uns darüber, daß man es tatsächlich mit, ganz unabhängig von irgendwelchen entzündlichen Veränderungen entstandenen, einfachen Blutaustritten in die Harnkanälchen zu tun hat. Ich habe wenigstens in meinem eigenen Sektionsmaterial niemals auf eine hämorrhagische Nephritis hinweisende Befunde erheben können. Die in Rede stehenden Veränderungen sind für das, bei einer Anzahl von an Möller-Barlowscher Krankheit leidenden Kindern zu beobachtende, Symptom der Hämaturie verantwortlich zu machen. (Diese kann, wie hier als für den Arzt wichtig erwähnt sei, neben der bereits betonten Blässe solcher Kinder, die einzige Erscheinung der Erkrankung sein und verdient deshalb allergrößte Aufmerksamkeit. Denn bei genügender Würdigung derselben und Einleitung entsprechender Behandlung gelingt es, solche Kinder meist rasch zu heilen.)

Die anderen Organe der Bauchhöhle, insbesondere Leber und Milz, bieten nichts, was auch nur den Argwohn auf eine bestehende Möller-Barlowsche Krankheit wecken könnte. — Ebensowenig sind an den Organen der Brusthöhle irgendwie als kennzeichnend aufzufassende Veränderungen nachzuweisen. An den serösen Überzügen von Herz und Lungen findet man, wie an den bereits genannten Schleimhäuten, bisweilen, aber keineswegs regelmäßig, kleine Blutungen. Am Herzen wird ziemlich häufig eine Hypertrophie, bisweilen auch eine Erweiterung der rechten Kammer beobachtet, die nicht auf einer Einengung des Brustkorbes beruhen kann. Nach ERDHEIMs Erklärungsversuch könnte die infolge der Schmerzhaftigkeit erfolgende Einschränkung der Einatmung als Ursache beschuldigt werden: dadurch würde ein wichtiges Hilfsmittel des kleinen Kreislaufes, nämlich die inspiratorische Ansaugung des Blutes aus der rechten Kammer, geschwächt werden.

Von den Organen mit innerer Sekretion hat man vor allem die Epithelkörperchen etwas eingehender untersucht; jedoch sind die Befunde — starke Hyperämie, Überwiegen der hellen Zellen (HARTWICH, NOODT) — in keiner Weise für das vorliegende Leiden bezeichnend. An den Nebennieren wurde allerdings nur beim experimentellen Skorbut, eine Fettarmut der Zona fasciculata und ein vollkommener Schwund der doppeltbrechenden Substanz festgestellt (IVABUCHI).

Bisweilen wurde eine Pachymeningitis haemorrhagica interna festgestellt (GYÖRGY u. a.), sonst fehlen auch am Zentralnervensystem und an den peripherischen Nerven jegliche Abweichungen von der Norm. Selbst bei mikroskopischer Untersuchung kann man sich von dem Verschontbleiben dieser

Organe überzeugen. — Die Körpermuskulatur bietet einen, der allgemeinen Blässe der Kinder entsprechenden, blaßroten Farbton. In der Umgebung der erkrankten Röhrenknochen, besonders in solchen Fällen, bei denen es zu stärkeren subperiostalen Blutungen gekommen ist, zeigen sie bisweilen eine mehr zitronengelbe Farbe und eine etwas glasige Beschaffenheit. Ausnahmsweise kommt es, namentlich bei ungewöhnlich großen subperiostalen Hämatomen, zu einer Durchtränkung der Muskelbäuche mit Blut. Immer aber hat man es nur mit, sei es durch den Druck der erwähnten Hämatome, sei es

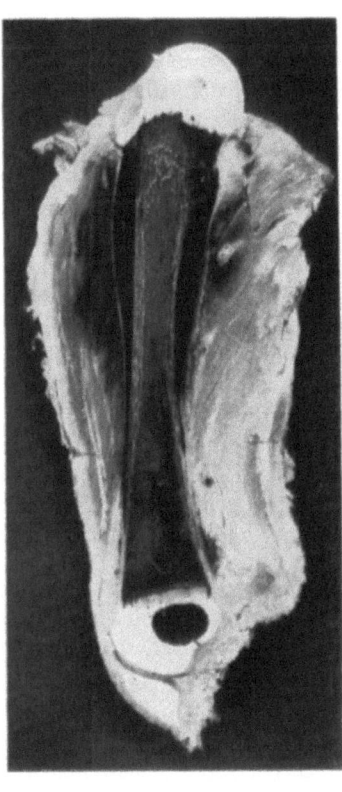

durch das unmittelbare Eindringen von Blut in die Muskulatur bewirkten Folgezuständen, niemals mit einer selbständigen Muskelerkrankung zu tun.

Die bei weitem wichtigsten und, wie bereits hervorgehoben, als spezifisch-pathognomonisch für die Möller-Barlowsche Krankheit anzusehenden Veränderungen weist das Knochensystem auf. Sie sind am bequemsten an den, nach Eröffnung der Brusthöhle, der unmittelbaren Besichtigung so gut zugängigen Rippen zu erkennen. Man sieht hier, so gut wie ausnahmslos, einen an der pleuralen Seite, im Bereich der Knorpelknochengrenze lokalisierten, sich gegen die knöcherne Rippe verschmächtigenden Bluterguß, der bisweilen eine Ausdehnung von 3—4 cm erreichen kann, ganz unabhängig von etwaigen Verschiebungen zwischen knorpeliger und knöcherner Rippe auftritt und, wie die Blutungen an der Haut und den äußeren wie inneren Schleimhäuten, als Ausdruck der die Krankheit begleitenden hämorrhagischen Diathese anzusehen ist. Durch stärkere Blutaustritte an den Rippen kann es zu spindeliger oder kugeliger Auftreibung an der Knorpelknochengrenze und den dieser unmittelbar benachbarten Teilen des Knochens

Abb. 1. Oberschenkel. Infantiler Skorbut, Oberschenkel mit großem subperiostalem Hämatom und hämorrhagischer Infiltration der umgebenden Muskulatur.

kommen. Da meist eine größere Anzahl aufeinander folgender Rippen diese Veränderungen aufweist, kann das Bild des sogenannten Rosenkranzes entstehen. So kann, da sich diese Verdickungen auch am Krankenbett feststellen lassen, unter Umständen die Diagnose (durch Verwechslung mit Rachitis) und, was verhängnisvoller ist, auch die Behandlung in falsche Bahnen gelenkt werden.

Auch an den Knochen der Gliedmaßen, vor allem den Oberschenkeln und Schienbeinen, seltener an den Wadenbeinen, finden sich derartige subperiostale Blutungen, während sie an den oberen Extremitäten kaum je angetroffen werden. Den mächtigsten Blutergüssen begegnet man an den Oberschenkeln (Abb. 1). Hier erreichen sie zuweilen einen, der Dicke des Knochens gleichkommenden, ja ihn übertreffenden Durchmesser. Derartige gewaltige Blutergüsse legen meist den Verdacht auf eine Zusammenhangstrennung in den der Epiphysenfuge benachbarten Schaftabschnitten nahe, ohne indes als Ausdruck für die Schwere der bestehenden Knochenerkrankung angesehen werden zu dürfen.

Man trifft solche Blutungen auch mitten im Mark der Markhöhle, an Stellen, wo von einer Unterbrechung des Zusammenhangs des Knochens nicht im entferntesten die Rede ist. Diese Zusammenhangstrennungen sitzen niemals an der Grenze von Epi- und Diaphyse, sondern im Bezirk der jüngsten Knochenbälkchen, also im Bereich des Schafts, und zwar in der als Trümmerfeld (FRAENKEL) bezeichneten Zone. Meist liegen einfache Fissuren an dieser Stelle vor, andere Male handelt es sich um Infraktionen der hier stark verdünnten Rinde, noch andere Male endlich um ausgesprochene Brüche, meist ohne nennenswerte Verschiebung der Bruchenden. Dazu kommt es nicht, weil gemeinhin das Periost nicht einreißt, und so eine Verschiebung der Bruchstücke verhindert wird. Das Periost nimmt an der Erkrankung meist gar nicht teil. Zuweilen entwickelt sich ein wenig kräftiges Osteophyt, und zwar unabhängig von einem etwa gesetzten subperiostalen Bluterguß. Diese Veränderungen sind aber nicht regelmäßig vorhanden und gehören somit nicht zum Bilde der Erkrankung. Auch die eigentliche Diaphyse braucht nicht wesentlich ergriffen zu sein. Indes kann es wegen des Darniederliegens der Osteoblastentätigkeit, worauf namentlich SCHMORL und seine Schülerin INGIER hinwiesen, zu mangelhafter Knochenanbildung an den Spongiosabälkchen, wie an der Kompakta, und damit zu einer unter Umständen hochgradigen Atrophie des Schafts kommen. Indes ist diese kaum je so stark, daß Schaftbrüche entstehen. In solchen Fällen können, außer den Röhrenknochen, auch kurze Knochen, wie die Wirbel, eine starke Verdünnung ihrer Spongiosa aufweisen.

Die Gelenke sind, selbst in schweren Fällen, fast ausnahmslos unbeteiligt. Ich habe nur ein einziges Mal bei einem nahezu 7 jährigen Knaben, bei dem es zu ausgedehnten Fissuren, Infraktionen und Frakturen an sämtlichen Röhrenknochen der unteren Extremitäten gekommen war, in einem Knie- und Hüftgelenk ganz geringe Mengen flüssigen Bluts angetroffen. REYHER glaubt, einmal in einem Ellbogengelenk einen Bluterguß, freilich nur röntgenologisch festgestellt zu haben. Im allgemeinen darf es aber als Regel gelten, daß die Gelenke bei der Möller-Barlowschen Krankheit verschont bleiben.

Nach HART soll hinsichtlich des Auftretens der subperiostalen Blutungen an den verschiedenen Skeletabschnitten eine gewisse Gesetzmäßigkeit bestehen, die er in der, den betreffenden Knochen innewohnenden Wachstumsenergie erblickt. Die von ihm aufgestellte Reihenfolge (Rippen, unteres Femurende, oberes Humerus-, proximales Femur- und Tibiaende, distales Ende der Unterarme und Unterschenkel), entspricht indes nicht meinen am Sektionstisch gemachten Erfahrungen. Nur bezüglich der Rippen und des unteren Femurendes stimme ich HART bei, dann aber folgt, nach meinen an Menschen gemachten Beobachtungen, nicht das proximale Humerus- und Femurende, sondern proximaler und distaler Teil der Unterschenkelknochen. Auch eine Bevorzugung einzelner Rippen (es sollen die 6 unteren am frühesten und am stärksten erkrankt sein), konnte ich, im Gegensatz zu HART, nicht feststellen. HART hat sich in seinen Angaben hauptsächlich auf seine, an Affen experimentell erzeugten Befunde gestützt, während ich meine Erfahrungen ausschließlich bei Sektionen an Möller-Barlowscher Krankheit verstorbener und bei röntgenologischer Untersuchung von diesem Leiden befallener Kinder gesammelt habe. Aus dieser Verschiedenheit des Beobachtungsmaterials dürften sich auch diejenigen der von HART und mir gewonnenen Feststellungen ergeben.

Auf dem Sägedurchschnitt bieten Rippen und Röhrenknochen bei Möller-Barlowscher Krankheit ein, je nach dem Krankheitsabschnitt etwas wechselndes Bild. Die Knorpelknochengrenze ist nicht scharf, die Knorpelwucherungszone unregelmäßig, indem breitere und schmalere Teile miteinander abwechseln.

Gewöhnlich überschreitet aber, auch an den breitesten Stellen, in reinen, das heißt nicht durch Rachitis verwickelten Fällen, die Wucherungszone den normalen Durchmesser nicht. Die Verkalkungszone ist meist beträchtlich verbreitert, zackig und entsendet nach dem Knorpel, wie der angrenzenden Spongiosa hin, verschieden lange, zungenförmige Fortsätze. In diesem ganzen Bereich erscheint der Knochen in einer, meist wenige Millimeter breiten, Zone schmutzig gelbrot, trocken, brüchig. Es folgt dann gewöhnlich eine etwa gleich-breite, bälkchenarme, mit graurötlichen oder gelbgrauen, bis rostbraunen Flecken durchsetzten Zone. Die Kompakta nimmt gegen die Epiphyse zu auffallend an Dicke ab, wird papierdünn, oder hört in einiger Entfernung von ihr entweder ganz auf, oder ist bisweilen mehrfach in ihrem Zusammenhang unterbrochen. Bisweilen wird die Metaphyse so verschmächtigt, daß die Epiphyse gleichsam

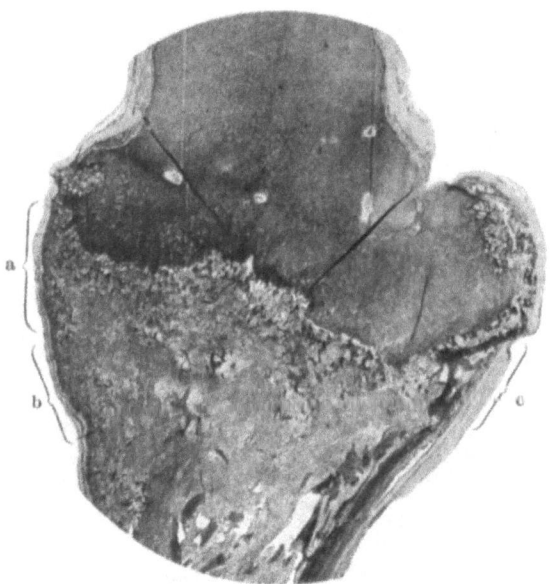

Abb. 2. Morbus Barlow. a Trümmerfeldzone. b Gerüstmark fast ohne Knochenbälkchen. c Infraktion der Kortikalis.

nicht mehr auf sie paßt (Erdheim). Unter solchen Umständen löst sich das Periost natürlich leicht ab, was die Entstehung von subperiostalen Blutergüssen erleichtert. Von diesen war bereits vorher ausführlicher die Rede; sie kommen auf dem Sägedurchschnitt sehr gut zum Vorschein. Ebenso sind etwaige Zu-sammenhangstrennungen, wie man sie, sowohl an den Rippen, als an den Röhren-knochen, am häufigsten in Form von schmäleren oder breiteren, mit frischem und älterem Blut ausgefüllten Spalten antrifft, deutlich sichtbar. Schon an den, von solchen Unterbrechungen des Zusammenhangs freien Knochen zeigt es sich, daß die Verbindung zwischen Knorpel und Knochen eine recht lockere ist. Es gelingt schon an dem undurchsägten, und erst recht am durch-sägten, Knochen eine gewisse Verschiebbarkeit des Knorpels gegenüber dem Knochen festzustellen, Beweis genug dafür, daß sich im ganzen Bereich der Knorpelknochengrenze und den ihr benachbarten Abschnitten des Knochens schwere Veränderungen abgespielt haben.

Über deren Art gibt erst die mikroskopische Untersuchung Aufschluß. Es zeigt sich nämlich, daß, wie insbesondere Schödel und Nauwerk dargetan

haben, das Wesen der Knochenerkrankung auf einer Knochenmarks-
erkrankung an der Grenze zwischen Epi- und Diaphyse beruht (Abb. 2).
Diese besteht in einer Umwandlung des sonst hier zellreichen, lymphoiden
Marks in ein, aus einer gleichmäßigen Grundsubstanz, sowie spindel- und
sternförmigen Zellen zusammengesetztes, gefäßarmes, von frischen und älteren
Blutungen durchsetztes, als Stütz- oder Gerüstmark (SCHÖDEL-NAUWERCK)
bezeichnetes Gewebe. In diesem Bereich werden die als Osteoblasten bekannten
Zellen schwer geschädigt, und so erklärt sich, zumal der Knochenabbau in
normaler Weise fortbesteht, wenn nicht sogar gesteigert ist, die mangelhafte
Anbildung von Knochengewebe, vor allem an den der Epiphyse benachbarten,

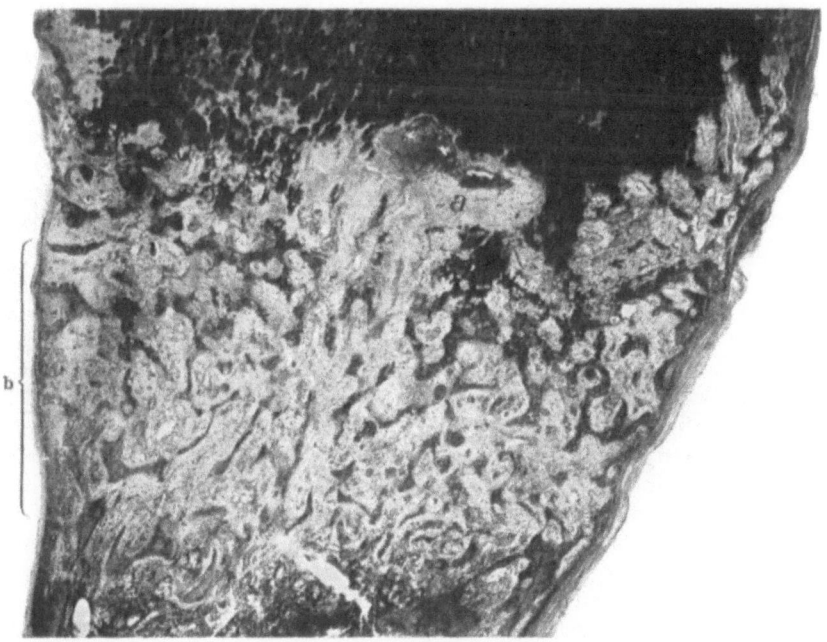

Abb. 3. Rippe. a Unterbrochene Knorpelwucherungszone. b Gerüstmark mit dünnsten
unregelmäßig angeordneten Knochenbälkchen.

jüngsten Knochenbälkchen. Diese erscheinen auffallend dünn und sind darum
auch weniger fest. Auch die Rinde wird, unter dem Einfluß der auf die
Rindenabschnitte des Knochens übergreifenden Markerkrankung, in dem der
Epiphyse angrenzenden Abschnitt erheblich, nicht selten, wie erwähnt, bis
zur völligen Unterbrechung verdünnt, und so ist die Widerstandsfähigkeit
des Knochens in diesem Bezirk aufs äußerste herabgesetzt. Gesteigert
wird dieser Zustand noch dadurch, daß in diesem ganzen Bereich Kalkbälkchen
und Kalkgitter erhalten bleiben, weil das erkrankte Knochenmark seiner zerstörenden Fähigkeit der vorläufigen Verkalkungszone gegenüber verlustig gegangen ist.

Als Gesamtergebnis haben wir demnach einen mit dünnster, bisweilen unterbrochener Kompakta ausgestatteten, durch seinen geringen
Gehalt an, noch dazu schmächtigen Spongiosabälkchen ausgezeichneten,
nicht nur sehr wenig widerstandsfähigen, sondern, wegen der Erhaltung
zahlreicher Kalkbälkchen auch abnorm brüchigen Knochen vor uns,

der sich auch leichten, selbst physiologischen Verletzungen gegenüber, wie sie
der Muskelzug darstellt, als haltlos erweist (Abb. 3). In dieser sogenannten
Trümmerfeldzone kommt es zum Zusammenbruch des Knochens;
hier sitzen die als Fissuren, Infraktionen oder als Frakturen, an den Rippen
als Einkeilung des Knorpels in die knöcherne Rippe, oder als
Verschiebung dieser in jene in Erscheinung tretenden, bisweilen mit
Zurücksinken des Brustbeins einhergehenden Zusammenhangstrennungen,
von denen bereits die Rede war.

Die geschilderten geweblichen Veränderungen lassen sich (in den tödlich
verlaufenden Fällen), nur dem Grade und der Ausdehnung nach wechselnd,
in jedem einzelnen Fall von Möller-Barlowscher Krankheit an den
Röhrenknochen, vor allem aber an den Rippen, mühelos feststellen. Nicht
so an den platten Knochen. Diese erkranken, wenigstens so weit die menschliche Pathologie lehrt — auch hier scheinen gegenüber der experimentell erzeugten
Möller-Barlowschen Krankheit erhebliche Unterschiede obzuwalten — ungleich
seltener. Wenn man von den als Hauptvertretern der platten Knochen
geltenden Schädelknochen, auf die gleich noch näher einzugehen sein wird,
absieht und die, dann als platte Knochen vor allem in Betracht kommenden,
Darmbeinschaufeln und Schulterblätter berücksichtigt, so kann man nur
sagen, daß Veränderungen an diesen im Sinne der an den Rippen und Röhrenknochen auftretenden, etwas durchaus Ungewöhnliches sind. Ich habe freilich
nicht in allen, von mir sezierten Fällen von Möller-Barlowscher Krankheit
gerade das Schulterblatt untersucht, regelmäßig aber das Becken und habe,
ebensowenig wie an diesem, in jenen Fällen, in denen die Skapula freigelegt
wurde, hier mit bloßem Auge die für Möller-Barlowschen Krankheit kennzeichnenden Befunde erheben können. In allerletzter Zeit hatte ich Gelegenheit
bei einem, ein 6monatiges Kind betreffenden Fall (Sekt. 13891/1914), in dem
es an den Rippen zu schweren, makroskopisch wahrnehmbaren, für Möller-
Barlowschen Krankheit typischen Veränderungen und zu einem flachen Bluterguß an der Augenhöhlenfläche des Orbitaldachs beiderseits gekommen war,
das Schulterblatt mikroskopisch zu untersuchen. Dabei konnte ich feststellen,
daß hier der eigentümliche Knochenmarkbefund vollkommen fehlte, und
daß auch an den jüngsten Spongiosabälkchen tadellose Osteoblastensäume vorhanden waren, daß demgemäß Störungen der Knochenanbildung ausgeblieben
waren. Und dieser Befund zeigte sich in einem Fall, bei dem ein anderer
platter Knochen, nämlich das Stirnbein, schon mit bloßem Auge wahrnehmbare Veränderungen aufwies.

Dieser Knochen, ist nach meinen Erfahrungen derjenige unter den platten
Knochen, der bei der Möller-Barlowschen Krankheit am häufigsten
in Mitleidenschaft gezogen wird. Unter 34 eigenen, anatomisch und histologisch untersuchten Fällen habe ich das Stirnbein 4mal, und zwar nur in seinem
Orbitalteil (Abb. 4), erkrankt befunden. Die dabei festzustellenden Veränderungen decken sich vollkommen mit jenen, wie wir sie an Rippen und
Röhrenknochen als regelmäßig vorhanden kennen gelernt haben. Auch hier
Ersatz des lymphoiden Marks durch Gerüstmark, damit Hand in Hand gehend
äußerste Verdünnung der den Knochen zusammensetzenden Spongiosabälkchen
und Verdünnung, resp. vollständiger Schwund der das Augenhöhlendach begrenzenden, kompakten Schicht, so daß die Spongiosaräume für das bloße
Auge als feinste Löcherchen sichtbar sind. Diese Unterbrechung der kompakten
Knochenlage kann sowohl nach der orbitalen, wie nach der kranialen Seite
hin stattfinden, so daß die Spongiosaräume entweder an das Periost oder an
die Dura mater angrenzen. Dieser Befund erklärt ungezwungen die Entstehung
von Blutaustritten zwischen Augenhöhlendach und Periost, die bei einiger

Mächtigkeit zu Vortreten des Augapfels und zu dem, in solchen Fällen klinisch wahrnehmbaren Exophthalmos Anlaß geben. Handelt es sich (wie in dem letzten von mir obduzierten Fall) nur um einen flachen Bluterguß, dann fehlt natürlich auch der Exophthalmos. Es wäre also verkehrt, anzunehmen, daß nur bei Bestehen dieses Anzeichens auf eine Erkrankung des Augenhöhlendachs zu rechnen ist. Nur wenn man es sich zum Grundsatz macht, in jedem einzelnen Fall von tödlich verlaufener Möller-Barlowscher Krankheit auch die Augenhöhle zu untersuchen, kann man zu einer Vorstellung über die Häufigkeit der diesen Knochen betreffenden Veränderungen kommen.

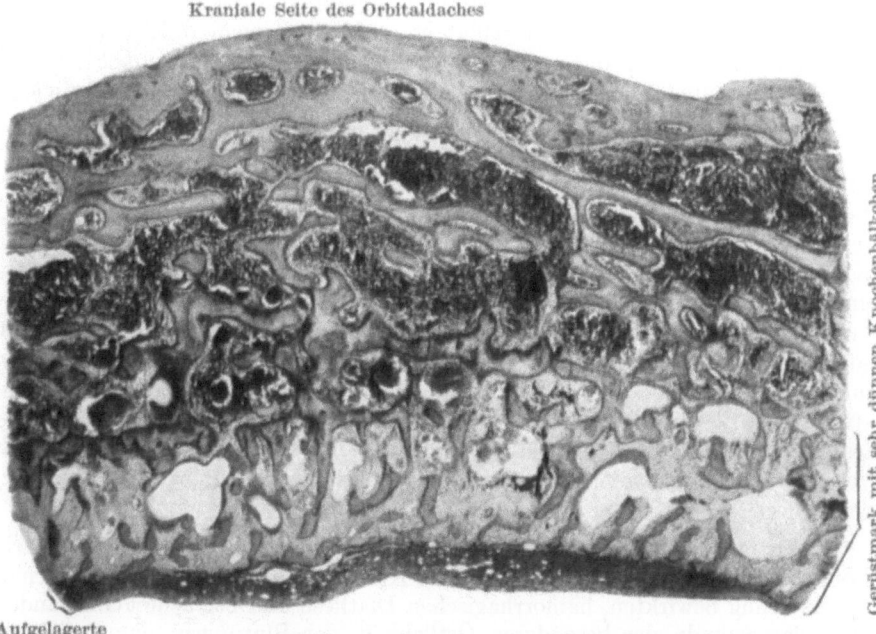

Kraniale Seite des Orbitaldaches

Gerüstmark mit sehr dünnen Knochenbälkchen

Aufgelagerte Blutschicht

Abb. 4. Die kompakte Begrenzung der Orbitalfläche fehlt.

Makroskopisch erscheint das, sonst, wie bekannt, durch seine vitrea glatte, harte Augenhöhlendach wie wurmstichig, was, wie erwähnt, auf die Bloßlegung der Spongiosaräume zurückzuführen ist. Ob es, auch unabhängig von der beschriebenen Erkrankung des Augenhöhlendachs, zur Bildung von Blutergüssen, mit Vordrängung des Aufgapfels, kommt, vermag ich nicht anzugeben. Bisher ist es jedenfalls nicht bewiesen. Für die Entstehung der Blutungen an der in Rede stehenden Stelle macht HART die durch Hustenanfälle und Schreien der Kinder verursachten Kongestionszustände im Schädelraum verantwortlich. Das ist sicher möglich, aber ich glaube auf Grund klinischer Beobachtungen, daß sie, auch bei Fehlen dieser Einflüsse, auftreten können, und daß die einfachen Bewegungen des Kopfs und der Augen, also gewissermaßen physiologische Einwirkungen, ausreichen, subperiostale Blutungen am Augenhöhlendach, und damit den Exophthalmos, auszulösen. — Ob auch andere Schädelknochen in gleicher Weise wie der Orbitalteil des Stirnbeins erkranken, muß zweifelhaft erscheinen. Wenigstens liegen im Schrifttum Mitteilungen darüber nicht vor.

Über das Verhalten der Gesichtsknochen bei der Möller-Barlowschen Krankheit sind unsere Kenntnisse ungenügend. Kosmetische Rücksichten machen eine anatomische Untersuchung dieser Skeletteile so gut wie immer unmöglich. Es sei aber erwähnt, daß bisweilen, um den Ober- wie Unterkiefer herum, schon äußerlich wahrnehmbare Blutergüsse zu beobachten sind. Ob dabei Veränderungen an den unterliegenden Knochen zustande kommen, ist bisher nicht festgestellt.

Was nun die der geschilderten Erkrankung der Röhren- wie platten Knochen zugrunde liegende Erkrankung des Knochenmarks anlangt, so ist dieselbe niemals gleichmäßig verbreitet. Man findet auch in den allerschwersten Fällen von Möller-Barlowscher Krankheit das Knochenmark über größere Strecken unverändert. Es liegt also niemals eine Systemerkrankung des Knochenmarks vor, sondern ein, meist auf die epidiaphysären Bezirke beschränkter Vorgang. Damit hängt es auch zusammen, daß gemeinhin die Skeleterkrankung auf diesen Abschnitt beschränkt ist. Indes habe ich oben bereits darauf hingewiesen, daß es in einem Teil der Fälle, und zwar auch bei unverändertem Knochenmark, an den Röhrenknochen in ihrer ganzen Länge zu einer starken Verdünnung der Kortikalis und an den kurzen Knochen, wie den Wirbeln, desgleichen an den Knochenkernen, zu einer bemerkenswerten Verarmung an Spongiosa kommen kann. Aber dieser Befund ist keineswegs regelmäßig und gehört nicht zum typischen Bild der Möller-Barlowschen Krankheit. Diesem anatomischen Verhalten dürfte auch die, von Bahrat und Edelstein erhärtete, Tatsache entsprechen, daß sich die Knochen barlowkranker Kinder durch außerordentliche Armut an Trockensubstanz, ganz besonders an Aschebestandteilen, auszeichnen. Bei der im Tierversuch erzeugten, mit der bei Menschen von selbst auftretenden, in wesentlichen Punkten übereinstimmenden, Krankheit, scheint diese allgemeine Knochenatrophie viel häufiger festgestellt zu werden, obwohl auch hierbei die spezifischen Knochenmarkveränderungen im wesentlichen auf die Knorpelknochengrenze beschränkt zu sein pflegen.

Einen von dem hier vorgetragenen, abweichenden Standpunkt vertritt Looser. Er erblickt das Wesentliche der Krankheit in einer, durch eine Ernährungsstörung bewirkten, hämorrhagischen Diathese und betrachtet alles andere als Folgezustände der besonderen Örtlichkeit der Blutungen, namentlich die eigenartige Umwandlung des Knochenmarks in ein mehr faseriges, gefäß- und kernarmes Gewebe. Auch die Atrophie der Spongiosa und Kortikalis soll sich an die subperiostalen und Markblutungen anschließen. Diese von Looser mit großem Geschick verteidigte Ansicht wird indes von den Forschern, die durch eigene Beobachtung größere Erfahrungen über die Möller-Barlowsche Krankheit besitzen, nicht als richtig erkannt und ist insbesondere von Schmorl und Verfasser widerlegt worden.

Als wichtigste gegen die Loosersche Anschauung sprechende Tatsache ist anzuführen, daß man die für die Möller-Barlowsche Krankheit charakteristischen Knochenveränderungen in völliger Reinheit ohne die geringsten Zeichen frischerer oder älterer Blutungen antreffen kann, und daß wir andererseits hämorrhagische Zustände in Knochenmark kennen, ohne daß es dabei jemals zu einer Umwandlung in Gerüstmark kommt. Damit ist bewiesen, daß die Blutung ins Knochenmark für die Entstehung des Gerüstmarks nicht notwendig ist. Die Blutungen im Knochenmark sind, wie erwähnt, nur ein Symptom der Möller-Barlowschen Krankheit, dem die Bedeutung des ihm von Looser zugesprochenen, die übrigen Knochenveränderungen auslösenden Vorganges nicht zukommt. Eine solche Auffassung wird auch von Aschoff und Koch nicht anerkannt, die im übrigen doch der hämorrhagischen Diathese eine beherrschende Stellung im Krankheitsbild des Skorbuts einräumen.

Nach ihnen steht im Mittelpunkt eine mangelhafte Bildung oder eine Veränderung der Kittsubstanzen, die an den Gefäßen zu einer krankhaften Durchlässigkeit führt, am Knochen sich als allgemeine Osteoporose kenntlich macht.

Eine außerordentlich wichtige Frage, welche die Gemüter seit der Entdeckung des Leidens bis in die neueste Zeit hinein beschäftigt hat, ist die nach dem Zusammenhang desselben mit der Rachitis. Eine sichere Entscheidung darüber ist nur auf anatomischem Wege möglich. Denn leichtere Grade rachitischer Veränderungen entziehen sich nicht nur der klinischen Wahrnehmung vollständig, sondern sind auch anatomisch oft erst unter Zuhilfenahme des Mikroskops zu erkennen. Andererseits können durch das Auftreten der besprochenen Auftreibungen an der Knorpelknochengrenze der Rippen bei der Möller-Barlowschen Krankheit rhachitische Veränderungen vorgetäuscht werden. Deshalb ist jenen Angaben, die, lediglich auf klinische Untersuchungen gestützt, den Zusammenhang des Leidens mit Rachitis bald einräumen, bald in Abrede stellen, mit größter Vorsicht zu begegnen. Wir verfügen aber jetzt über ein genügend großes anatomisches Material, um zu der beregten Frage in bestimmter Weise Stellung nehmen zu können. Ich bin dabei in der angenehmen Lage, mich auf ausgedehnte eigene Untersuchungen stützen zu dürfen und führe hier an, daß ich in den seit dem Jahre 1908 bis August 1914 von mir anatomisch-histologisch nachgeprüften 13 Fällen nicht ein einziges Mal rachitische Veränderungen, auch nicht mit Hilfe des Mikroskops habe feststellen können. Sie alle boten vielmehr das unverfälschte, ausschließlich der Möller-Barlowschen Krankheit zukommende histologische Bild dar. Nimmt man dazu auch die von andern Forschern in dieser Beziehung vorliegenden Angaben (SCHMORL, BUTZKE, HART, INGIER), so kann es keinem Zweifel unterliegen, daß die Rachitis nicht den Boden für die Entstehung der Möller-Barlowschen Krankheit abzugeben braucht. Bei einem Teil der Fälle lassen sich freilich als rachitisch zu deutende Befunde, meist übrigens, wenigstens nach meinem eigenen Sektionsmaterial, leichterer Art erheben. Aber die Mehrzahl der Fälle bietet auch solche nicht. Deshalb sind wir berechtigt, die Ansicht zu vertreten, daß die Möller-Barlowsche Krankheit als eine klinisch, anatomisch und vor allem ursächlich von der Rachitis zu trennende selbständige Erkrankung aufzufassen ist. Diese Meinung darf jetzt als die herrschende, von Klinikern und Anatomen geteilte, hingestellt werden. Auf eine Erörterung der für die histologische Diagnose der Rachitis maßgebenden Befunde braucht hier nicht eingegangen zu werden. Ich verweise in dieser Beziehung auf das der Rachitis in diesem Handbuch gewidmete Kapitel. Als feststehend dürfen wir ansehen, daß die Möller-Barlowsche Krankheit sich histologisch von der Rachitis unterscheidet, daß sie sich zuweilen mit ihr vergesellschaftet, indem ein bereits rachitisch erkranktes Kind nachträglich von Möller-Barlowscher Krankheit befallen werden kann, daß also die Rachitis bis zu einem gewissen Grade als ein den Ausbruch der Möller-Barlowschen Krankheit begünstigendes Leiden gelten darf. Ich glaube indes, daß von manchen Forschern die Rolle der Rachitis in dieser Beziehung überschätzt wird.

Eine andere, erst im Laufe der letzten Jahre, durch Beobachtungen am Krankenbett und Sektionstisch, sowie unter Zuhilfenahme des Tierversuches einwandfrei entschiedene Frage ist die nach der Stellung der Möller-Barlowschen Krankheit im Krankheitssystem. Die ausgezeichneten geschichtlichen Studien von LOOSER, die vortrefflichen Tierversuche von FRÖHLICH und HOLST, sowie von INGIER und namentlich von HART und LESSING, sowie endlich die anatomisch-histologischen Untersuchungen des Verfassers an 2 älteren (6 und 7jährigen) Kindern haben den Beweis für die Richtigkeit der von Barlow seit jeher vertretenen Anschauung gebracht, daß die Möller-Barlowsche Krankheit in ursächlicher, symptomatologischer und pathologisch-anatomischer Beziehung vollkommen wesensgleich ist mit dem echten Skorbut. Looser war auf Grund geschichtlich-medizinischer Studien zu dieser Überzeugung gelangt und ich konnte durch anatomische Untersuchung des Skelets eines über 6- und eines über 7jährigen Knaben zeigen, daß die bei diesen beiden Jugendlichen am Skelet nachweisbaren Veränderungen in jeder Beziehung mit den uns von den Knochen an Möller-Barlowscher Krankheit leidender Kinder des Säuglingsalters her bekannten, bis in alle Einzelheiten übereinstimmen. Bei dem einen der beiden Fälle bestand zudem eine schwere ulzerös-hämorrhagische Zahnfleischentzündung, wie sie bei dem Krankheitsbild der eigentlichen Möller-Barlowschen Krankheit meist fehlt, während sie bei dem Skorbut der Erwachsenen nicht eben selten angetroffen wird. Aber das ist eben kein durchgreifend wesentlicher, sondern nur ein nebensächlicher Unterschied des Grades, der seine Erklärung in dem verschiedenen Verhalten der Kiefer findet, die bei den den Hauptanteil zu der Erkrankung an Möller-Barlowscher Krankheit stellenden Altersklassen zahnlos, bei den von Skorbut ergriffenen erwachsenen Personen mit, häufig genug schlecht gepflegten und hohlen, Zähnen versehen sind.

Als eine weitere, zugunsten der Wesensgleichheit der Möller-Barlowschen Krankheit mit dem Skorbut der Erwachsenen sprechende, anatomische Tatsache ist die Anwesenheit von Blutungen im Knochenmark der Erwachsenen, genau wie bei den an Möller-Barlowscher Krankheit verstorbenen Kindern, anzuführen, und endlich sei auf den, in den ersten der beiden Fälle erhobenen Befund von Blut in 2 Gelenken hingewiesen. Wenngleich es sich hierbei um eine seltene Ausnahme handelt, das die als Gesetz aufzustellende Regel, daß im allgemeinen die Gelenke bei der Möller-Barlowschen Krankheit frei von Blutergüssen sind, nicht umstößt, so ist doch durch das, wenn auch nur ausnahmsweise festgestellte Vorkommen solcher in den Gelenken ein im Sinne der Übereinstimmung von Möller-Barlowscher Krankheit und echtem Skorbut zu verwertender Anhaltspunkt gegeben. Denn bei diesem sind Blutungen in die Gelenke, wie ich aus eigener Anschauung bestätigen und durch Sammlungspräparate belegen kann, teils frei in die Gelenkhöhlen, teils in die Synovial-Membran nichts Ungewöhnliches.

Zu den bislang erwähnten, aus der menschlichen Pathologie stammenden und darum, wie ich meine, besonders bedeutungsvollen, Tatsachenmaterial treten ergänzend die Ergebnisse des Tierversuchs.

Überzeugenden Wert besitzen in dieser Beziehung die von Holst und Frölich, sowie von A. Ingier an jungen Meerschweinchen, von Hart und Lessing an Affen angestellten Versuche. Es ist den genannten Forschern gelungen, durch einseitige Verfütterung verschiedener Sorten von Getreidekorn, Graupen oder Brot, bzw. von aufgekochter, kondensierter Milch, gekochtem Reis und gekochter Semmel, bei diesen Tieren eine makroskopisch und mikroskopisch sich in allen wesentlichen Punkten mit der beim Menschen von selbst auftretenden Möller-Barlowschen Krankheit deckende Erkrankung zu erzeugen. Ganz besonderer Wert kommt den Versuchen von Hart zu, der nicht nur an jugendlichen, sondern auch an einem völlig ausgewachsenen, Affen (Cercopithec. fuligin.) mit verknöcherten Knorpelfugen, einen klinisch und namentlich anatomisch, sich einmal mit den als spezifisch für den Skorbut der Erwachsenen und andererseits auch mit den an jugendlichen Tieren auftretenden Veränderungen übereinstimmendes Krankheitsbild hervorgerufen hat. Wenn wir aber die an dem erwachsenen Affen erhobenen Befunde als skorbutische auffassen, müssen auch die an den jüngeren Tieren festgestellten gleichen Veränderungen als solche angesehen werden. Diese aber stimmten wiederum mit den bei barlowkranken Kindern festgestellten Erscheinungen überein. Die insbesondere durch BARLOW, auf Grund scharfsinniger klinischer Beobachtungen, späterhin durch LOOSER nach eingehenden geschichtlichen Studien vertretene, durch meine eigenen, an 2 größeren, an Möller-Barlowschen Krankheit verstorbenen Knaben angestellten anatomisch-histologischen Untersuchungen wesentlich gestützte Lehre von der Skorbut-natur der Barlowschen Krankheit darf durch die, am Versuchstier gesammelten Erfahrungen als endgültig bewiesen angesehen werden. Wir können also ohne Einschränkung den Satz aufstellen, daß die Möller-Barlowsche Krank-heit eine Skorbuterkrankung des Kindesalters ist. Wird diese Lehre als richtig anerkannt, dann muß man auch die weitere Folgerung ziehen und zugeben, daß, wie für den Skorbut der Erwachsenen, auch für die mit ihm wesensgleiche Barlowsche Krankheit der Ernährungsart die bei weitem ausschlaggebendste Rolle zukommt.

Auf diesen Zusammenhang hingewiesen zu haben ist das unbestrittene Verdienst BARLOWs. Heutigentags herrscht auch kein Zweifel darüber, daß eine, während längerer Zeit fortgesetzte, fehlerhafte, einseitige und unzweckmäßige Ernährung, mag sie nun in der Darreichung überhitzter und dadurch in ihrer chemischen Zusammensetzung veränderter Kuhmilch, oder in der Verabfolgung von Milchersatzmitteln, welcher Art immer, bestehen, bei Kindern des Säuglingsalters und bei noch im Wachstum be-griffenen Menschen zum Ausbruch der Möller-Barlowschen Krank-heit führen kann; freilich nicht bei allen. Es gehört vielmehr zur Ent-stehung der Erkrankung unter allen Umständen eine gewisse Veranlagung der Kinder. Sie macht sich sogar im Tierversuch geltend. Es erkranken nämlich keineswegs alle Tiere, auch wenn sie unter möglichst gleichen Versuchsbedingungen gehalten werden, und sie erkranken nicht sämtlich zur selben Zeit und in gleicher Schwere.

Die wichtigste Stütze für die Richtigkeit der Barlowschen, jetzt durch den Tierversuch in so glänzender Weise gestützten Lehre lieferte schon die klinische Erfahrung, daß eine Änderung dieser unzweckmäßigen Ernährungs-weise selbst bei weit heruntergekommenen Kindern einen raschen Nachlaß der Krankheitserscheinungen bewirkte. Die Verabfolgung von Pflanzen-kost und die Ausschaltung der überhitzten Milch und aller Milchersatzmittel und Milchbreie aus dem Küchenzettel brachten schnelle Genesung.

Und diese am Krankenbett festgestellten Tatsachen haben ihre Bestätigung auch im Tierversuch gefunden. Auch hier führt bei den in der geschilderten Weise ernährten, skorbutisch (barlowkrank) gemachten Tieren, eine Beigabe von frischen Karotten, Salat oder anderen frischen Gemüsen Stillstand der Krankheitserscheinungen, ja Heilung herbei, selbst wenn die krankheitserzeugende Futterdarreichung nicht unterbrochen, erst recht aber, wenn diese durch Grün-futter völlig ersetzt wird.

Ich würde unvollständig sein, wenn ich nicht erwähnte, daß in äußerst seltenen Fällen, eine an sich als skorbutwidrig zu bezeichnende Ernährung unter Umständen das Auftreten schwerer skorbutartiger Erscheinungen nicht zu hindern vermag, wenn anderweitige Störungen vorliegen, die dem Körper nicht eine entsprechende Ausnutzung dieser ihrer Art nach ausreichenden Nahrungsmittel gestatten. Eine solche Beobachtung habe ich bei einem über 7 jährigen an Lungen- und Darmtuberkulose leidenden Knaben gemacht, bei dem sich während seines $1\frac{1}{2}$ jährigen Krankenhausaufenthalts skorbutische Erscheinungen einstellten und trotz fortgesetzter, guter und ausreichender Ernährung bis zum Tode des Kranken nicht zurückbildeten. Indes, das sind ganz ungewöhnliche Vorkommnisse, welche die sonst über die Ursache des Skorbuts der Kinder vorgetragenen Anschauungen nicht umstoßen.

Eine in dieser Hinsicht sehr lehrreiche Beobachtung hat Freise mitgeteilt. Er führte bei einem, durch Ernährung mit Schweizer Milch und Hafermehl skorbutisch gewordenen Kind, trotz fortgesetzter Darreichung dieser fehlerhaften Nahrung, Heilung herbei nach Verabfolgung geringer Mengen eines kalten Alkoholauszugs aus Futterrüben. Wie beim Skorbut der Erwachsenen sind es auch bei barlowkranken (skorbutischen) Kindern frische Gemüse und Fruchtsäfte, denen diese günstige Beeinflussung des Leidens zukommt[1].

Daß übrigens auch ungekochte Milch unter Umständen die Rolle eines Skorbut erzeugenden Nahrungsmittels spielen kann, habe ich selbst, fast mit der Schärfe eines Experiments, zu beobachten Gelegenheit gehabt. Im Jahre 1909 gelangte eine ungewöhnlich große Zahl von Kindern (6) zur Sektion, bei denen durch die Untersuchung des Skelets Möller-Barlowsche Krankheit festgestellt werden konnte. Die Erhebung der Vorgeschichte belehrte mich darüber, daß alle diese Kinder mit sogenannter Perhydrasemilch ernährt worden waren. Dieser, durch Zusatz von Perhydrol keimfrei erhaltenen, rohen Milch wird das Wasserstoffsuperoxyd durch Hinzufügen von Hepin, einem aus Kalbsleber bereiteten fermentativen Stoff, entzogen. Die Milch hat dann vollkommen den Geschmack frischer, roher Milch. Trotzdem müssen durch die geschilderte Behandlung Veränderungen in der Milch vor sich gegangen sein, die sie, obwohl nicht gekocht, zur Ernährung der Kinder untauglich machen und Skorbut erzeugende Eigenschaften in ihr auftreten lassen. Mit der Ausschaltung der Perhydrasemilch aus der Ernährung für die Säuglinge schwanden auch die gehäuften Erkrankungen an Möller-Barlowscher Krankheit auf der Säuglingsabteilung, so daß ich in den Jahren 1910/11 überhaupt keinen Fall anatomisch zu sehen Gelegenheit hatte, 1912 nur einen, 1913 zwei, 1914 einen.

Wir wissen übrigens, daß sogar bei mit Muttermilch ernährten Kindern Erscheinungen von Möller-Barlowscher Krankheit auftreten können. Vor allem nach der in Amerika angestellten Sammelforschung ist dieses Vorkommnis nicht zu bezweifeln. Es ist nicht angängig, in allen solchen Fällen an Beobachtungsfehler oder unrichtige Diagnosen zu denken. Die Zahl der Fälle ist freilich nicht groß, aber es scheint eben bisweilen die Zusammensetzung der Brustmilch für einzelne Kinder unzweckmäßig und für ihre Ernährung ungeeignet, so daß bei fortgesetzter Darreichung und bei entsprechend veranlagten Kindern Skorbut entsteht.

Trotz der Einschränkungen, zu denen die zuletzt besprochenen Beobachtungen Anlaß geben könnten, darf man auf Grund der heute bekannten Tatsachen wohl nicht mehr daran zweifeln, daß die Möller-Barlowsche Krankheit zu den Avitaminosen zu zählen ist und daß es der wasserlösliche „Faktor C" ist, dessen längeres Fehlen oder unzureichendes Vorhandensein in der Säuglings- oder Kindernahrung die wichtigste und unerläßliche Bedingung für die Entstehung der Krankheit darstellt[2]. Die große Empfindlichkeit dieses Vitamins gegenüber — vor allem längerer — Erwärmung, aber auch einfacher Lagerung, wobei es, offenbar unter Oxydation, zerstört wird, macht die skorbuterzeugende Eigenschaft einer ganz überwiegend oder ausschließlich aus gekochter, unter Umständen aber auch pasteurisierter Milch bestehenden Kost leicht verständlich.

---

[1] Solche, kurz als „antiskorbutisch" zu bezeichnende Stoffe finden sich vor allem in der Milch und frischen Butter, ferner in Zitronen- und Apfelsinensaft, sowie im Lebertran. Über ihre chemische Zusammensetzung wissen wir bisher nichts.

[2] E. Fraenkel hatte sich in seinem Manuskript, dessen Abfassung über 8 Jahre zurückliegt, in dieser Beziehung vorsichtiger geäußert.

Je nach der Art der Fütterung und anscheinend noch anderer Umstände ist der Vitamingehalt vor allem der Kuhmilch recht verschieden, wodurch ein Teil der Unstimmigkeiten auf diesem Gebiet ungezwungene Erklärung finden kann. Dazu kommt aber des weiteren noch, daß — abgesehen von in der Konstitution gelegenen Besonderheiten — noch anderweitige äußere Einwirkungen, indem sie z. B. den Vitaminverbrauch der kleinen Patienten ändern, Ausbruch und Verlauf der Krankheit mitbestimmen.

In dieser Beziehung hat man in letzter Zeit der Infektion wieder eine größere Rolle für die Entstehung skorbutischer Erkrankungen zugeschrieben, nicht zwar in dem Sinne, daß diese als solche durch Übertragung von Keimen bedingt wären, wohl aber in dem, daß durch die zu Skorbut führenden Schädlichkeiten der Organismus gegenüber Ansteckungen viel empfindlicher und widerstandsunfähiger wird und auf dieselben in teils viel unzulänglicherer, teils abartiger Weise antwortet. („Skorbutische Dysergie", ABELS.) Diese Besonderheiten der Reaktion kommen nach ABELS zum Ausdruck in entzündlichen Wucherungen mit Bildung überschüssigen ungesunden Gewebes, bei höheren Graden in der Neigung zu geschwürigem Zerfall und vor allem in dem Auftreten von Blutungen.

Nach dieser Anschauung würde durch die unzulängliche Ernährung, vor allem beim Kind, nur die Erkrankung des Knochenmarkes und des Knochens und die wohl zum Teil auf dieser beruhende Dysergie bewirkt werden. Die stürmischeren Erscheinungen jedoch, die das klinische Bild des Möller-Barlow kennzeichnen, vor allem die Blutungen, wären Folge der Infektion. Als Beleg für diese Auffassung gelten die vielfach die klinischen Erscheinungen einleitenden Infektionskrankheiten und das in der ersten Zeit öfters zu beobachtende Fieber, endlich auch die Tatsache, daß z. B. die Zahnfleischblutungen sich nur dort einstellen, wo vorher eine Zahnfleischentzündung war.

Auch durch den Tierversuch wurde diese Ansicht zu stützen versucht. Man fand dabei einerseits, daß bei Meerschweinchen, die eine Zeitlang Skorbut erzeugende Nahrung erhalten hatten, bei Einverleibung von Keimen stürmischere und vor allem hämorrhagische Entzündungen auftraten, wo normale überhaupt kaum reagierten (ABELS); und auch von selbst erkrankten solche Tiere viel leichter an Pneumokokken- und Pasteurellen-Infektionen (SCHMIDT-WEYLAND und KÖLTSCH). Andererseits sah man bei sonst erscheinungslos verlaufenden Infektionen mit Trypanosomen die durch entsprechende Ernährung bedingten skorbutischen Erscheinungen viel früher auftreten und einen schwereren Verlauf nehmen als bei nicht infizierten Tieren (NASSAU und SCHERZER). Vielleicht beruhen diese Erscheinungen auf einer Steigerung des Vitamin-C-Bedarfs bei Infektionskrankheiten. GRINEFF und UTEWSKAJA fanden beim experimentellen Skorbut eine Änderung der Bakterienbesiedlung von Magen und Darm: nämlich mehr Arten zugunsten solcher, die Fäulnis und Hämolyse bedingen, auf Kosten von Gärung erzeugenden.

Trotzdem darf man die Bedeutung dieser Einflüsse natürlich nicht übertreiben, und umgekehrt darf das Auftreten von Hautblutungen im Verlaufe einer Infektionskrankheit beim Kind nicht ohne weiteres als Ausdruck einer verborgenen skorbutischen Erkrankung aufgefaßt werden (KLEINSCHMIDT). Aber je mehr die skorbutische Dysergie ausgeprägt ist, desto eher führt, wie L. F. MEYER am Beispiel der Kuhpockenimpfung zeigt, eine Infektion zu offenkundigem Skorbut. Zweifellos spielt ein Circulus vitiosus der sich gegenseitig begünstigenden Ernährungs- und Infektionsschäden oft eine wichtige Rolle (GYÖRGY).

Wie über die Ursache der Erkrankung hat uns der Tierversuch auch hinsichtlich der Ausgänge des Leidens wertvolle Aufschlüsse erteilt. Der

pathologische Anatom kommt kaum je in die Lage tatsächliche Feststellungen
in dieser Beziehung zu machen. Denn entweder sterben die Kinder, und dann
pflegt sich der Krankheitsvorgang meist im Blütestadium zu befinden, über das
wir dementsprechend auch genügend unterrichtet sind, oder sie genesen, und
dann ist die Rückbildung so weit erfolgt, daß Schlüsse über den Heilungsvorgang
nicht gezogen werden können. Es gehört zu den allergrößten Seltenheiten,
daß ein mit Möller-Barlowscher Krankheit behaftetes Kind, bei dem die Heilung bereits eingeleitet ist, an einer anderweitigen Krankheit stirbt und so anatomische Einblicke in die zur Wiederherstellung führenden Vorgänge gewährt [1].

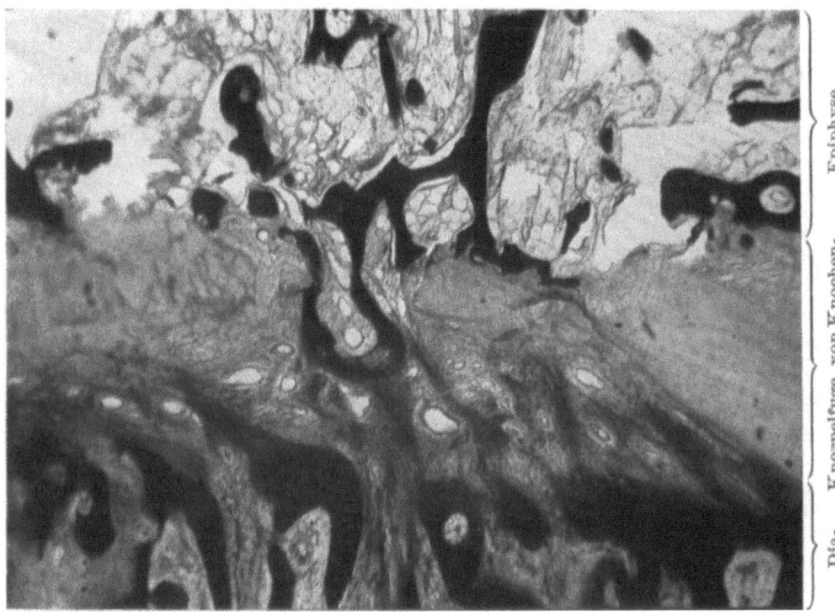

Abb. 5. Möller-Barlow in Heilung.

Anders im Tierversuch. Dieses gestattet nicht nur, die Erkrankung nach
Belieben zu erzeugen, sondern durch Änderung der Ernährung der Tiere
auch jeden Augenblick zu unterbrechen, also ein Fortschreiten zu verhüten
und Untersuchungen über die Heilung anzustellen. In dieser Weise ist A. Ingier
verfahren und hat eins der Versuchstiere, ein Meerschweinchen, das 7 Tage

---

[1] Über einschlägige Beobachtungen am Menschen berichtet Ingier. Ich (Wohlwill)
hatte Gelegenheit, ein 9 Monate altes Kind zu einem noch späteren Zeitpunkt zu sezieren
(Tod $2^1/_2$ Monate nach Einsetzen der Behandlung, an Bronchopneumonie nach Masern).
Die Veränderungen an der von einem in Organisation begriffenen, subperiostalen Bluterguß eingescheideten unteren Oberschenkelhälfte ergaben besonders an der Knorpelfuge
ein sehr buntes Bild (s. Abb. 5 und 6): diese ist aufs Unregelmäßigste von Gefäßen, Knorpelmark und sogar von neugebildeten Knochenbälkchen durchzogen, so daß der Epiphysenkern mit den Bälkchen der Diaphyse in Verbindung getreten ist. In dieser finden sich die
Zeichen lebhaftesten Knochenanbaues, dem nur ein ganz geringfügiger Abbau gegenübersteht. In die neugebildeten Knochenbälkchen findet man verkalkte Knorpelinseln eingefügt.
In einem spitzen Winkel zur Epiphysenfuge zieht ein als innerer Kallus aufzufassender
Streifen kompakten Knochens mitten durch die Spongiosabälkchen hindurch. Am auffallendsten ist, daß in der Epiphyse und der unteren Diaphysenhälfte sich neben zellreichem
Fasermark ausschließlich reines Fettmark befindet, wohl ein Zeichen für eine lange fort-
bestehende Erschöpfung des Knochenmarkes.

nach eingeleiteter skorbutwidriger Nahrung, wieder normal herumlaufen konnte, getötet. Dabei stellte sie fest, daß erst nach vollständiger Beseitigung des Trümmerfelds in dem unmittelbar unterhalb des Knorpels liegenden Teil des Marks Verhältnisse geschaffen werden, durch welche sowohl die Neubildung der feineren, zur normalen Einschmelzung des Knorpels nötigen Kapillaren in genügender Menge stattfinden, wie auch die endochondrale Verknöcherung zur Norm zurückkehren kann. „Erst viel später erhält das Mark seinen normalen lymphoiden Charakter.‟ Außerdem konnte INGIER zeigen, daß diesem Umbau

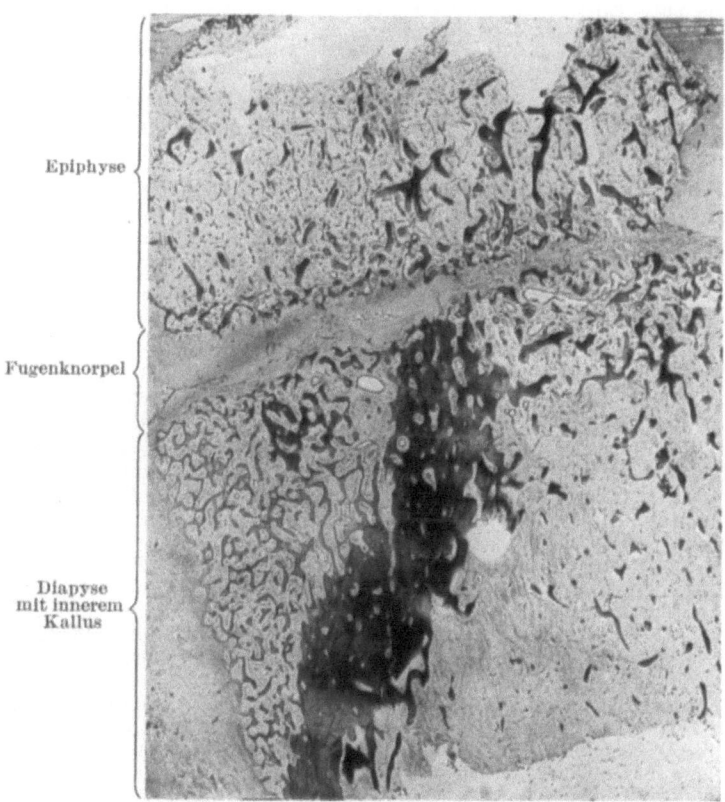

Epiphyse

Fugenknorpel

Diapyse
mit innerem
Kallus

Abb. 6. Möller-Barlow in Heilung.

an der Knorpelknochengrenze, „eine reichliche Kallusbildung im Mark und Periost, sowie das Wiederauftreten der normalen Apposition am alten Knochengewebe vorangeht‟.

Auch Rückfälle der Erkrankung konnte man im Tierversuch beobachten. Gibt man Meerschweinchen nach klinisch und röntgenologisch festgestellter vollständiger Heilung einer erstmaligen skorbutischen Erkrankung aufs Neue skorbuterzeugende Kost, so treten die krankhaften Erscheinungen zwar nach etwas längerem Zeitraum ein als das erste Mal, sind dann aber besonders schwerer Art: die Trümmerfeldzone ist besonders breit; größere mit Eosin rot gefärbte Schollen liegen in der Nähe der Knorpelknochengrenze, sie enthalten ausnahmsweise Knorpelinseln (FUJIHIRA).

Aus der menschlichen Pathologie kennen wir immerhin verschiedene Befunde, die beweisen, daß es bisweilen zu dauernden Veränderungen am Skelet von

Kindern kommen kann, die an Möller-Barlowscher Krankheit gelitten haben. So hat Schmorl Coxa vara im Anschluß an Möller-Barlowscher Krankheit entstehen sehen, und ich habe als einen bei diesem Leiden sicher ungewöhnlichen, weder von mir selbst ein zweites Mal, noch von anderen Forschern überhaupt beobachteten Ausgang, eine Knochenzyste am Übergang des oberen Schaftendes des linken Oberschenkels in den Schenkelhals gefunden, die bis an die Gelenkfläche des Schenkelkopfs heranreichte. In der bei weitem größten Zahl aller Fälle von Möller-Barlowscher Krankheit tritt vollständige Heilung ein, und wir sind heutigentags in der Lage, durch in geeigneten Zwischenräumen vorgenommene Röntgenuntersuchungen diese bequem nachzuprüfen. Bis zum Eintritt dieses Ereignisses können aber, namentlich in den mit stärkeren subperiostalen Blutungen einhergehenden Fällen, nicht nur Wochen, sondern Monate verstreichen, ohne daß dabei nennenswerte Beeinträchtigungen in der Gebrauchsfähigkeit der Glieder zu bestehen brauchen. Die röntgenologischen Befunde sind außerordentlich kennzeichnend und bilden ein sehr wertvolles Mittel für die klinische Begründung der Diagnose Möller-Barlowscher Krankheit. Auf die in dieser Beziehung maßgebenden Gesichtspunkte einzugehen liegt indes nicht im Rahmen der Darstellung eines Handbuchs der speziellen pathologischen Anatomie.

Schrifttum.

Abels: Über die Rolle der Infektion beim Skorbut der Kinder und Säuglinge. Med. Klinik 1919. Nr. 43. — Derselbe: Die Dysergie als pathogenetischer Faktor beim Skorbut. Ergebn. d. inn. Mersel. Bd. 26, S. 733. — Derselbe: Über das Verhalten des skorbutischen Organismus gegen Infektionen. Wien. klin. Wochenschr. 1920. S. 899. — Aschoff und Koch: Skorbut. Veröff. a. d. Geb. d. Kriegs- u. Konstitutions-Pathologie. Jena 1919. — Bahrdt u. Edelstein: Organanalyse bei Barlowscher Krankheit. Zeitschrift f. Kinderheilk. Bd. 9, H. 6. — Barlow: On cases described as „acute Rachitis" which are probably a Combination of scurvy and rickets, the scurvy being an essential and the rickets a variable element. Med. chir. transactions 1883. Bd. 66, S. 159. — Derselbe: Der infantile Skorbut und seine Beziehungen zur Rachitis; übersetzt von Elkind. Zentralbl. f. inn. Med. 1891, Bd. 16, Nr. 21/22. — Derselbe: The Bradsham lecture on infantile scurvy and its relation to rickets. The Brit. med. Journ. 1894; 1029. Derselbe: Scorbut infantile; in Gaucher: Traité de maladies de l'enfance 1897, Bd. 2, S. 173. — Bartenstein, L.: Beiträge zur Frage des künstlichen Möller-Barlow; Ref. Jahrb. f. Kinderheilk. 1908, Bd. 61, S. 6. — Butzke: Zur pathologischen Anatomie der Möller-Barlowschen Krankheit. Diss., Leipzig 1904. — Erdheim: Über das Barlowherz. Wien. klin. Wochenschr. 1918. S. 1293. — Fraenkel, Eugen: Untersuchungen über die Möller-Barlowsche Krankheit. Fortschr. a. d. Geb. der Röntgenstrahlen. Bd. 7 u. 10. — Derselbe: Über die Möller-Barlowsche Krankheit (infantiler Skorbut). Münch. med. Wochenschr. 1906. Nr. 45/46. — Derselbe: Die Möller-Barlowsche Krankheit. Archiv und Atlas der normalen und pathologischen Anatomie in typischen Röntgenbildern. Ergänzungsband 18. — Derselbe: Über den gegenwärtigen Stand der Lehre vom Skorbut der Kinder (Möller-Barlowsche Krankheit). Hamburg. med. Überseehefte Bd. 1, Nr. 12 u. 14. Freise: Zur Pathogenese der Barlowschen Krankheit. Verhandl. d. med. Gesellsch. in Leizpig; vgl. Münch. med. Wochenschr. 1914, S. 335. — Frölich u. Holst: Experimentelle Untersuchungen über den infantilen Skorbut. Zeitschr. f. Hygiene usw. Bd. 72, H. 1. — Derselbe: Experimental studies relating to ship-beri-beri and scurvy. Journ. of Hygiene Bd. 7, Nr. 5, 1907. — Fujihira: Über experimentelle Barlowrezidive bei Meerschweinchen. Zeitschr. f. d. ges. exp. Med. Bd. 36, S. 45. — Derselbe: Die Knochenveränderungen bei rezidivierender experimenteller Möller-Barlowscher Krankheit. Zeitschr. f. d. ges. exp. Med. Bd. 45, S. 106. — Grineff und Utewskaja: Zur Pathogenese des Skorbuts. Zeitschr. f. d. ges. exp. Med. Bd. 46, S. 633. — György: Das Skorbut im Säuglings- und Kindesalter in: Stepp und György, Avitaminosen und verwandte Krankheitszustände. Berlin: Julius Springer 1927. — Hart, K.: Über die experimentelle Erzeugung der Möller-Barlowschen Krankheit und ihre endgültige Identifizierung mit dem klassischen Skorbut. Virchows Arch. f. pathol. Anat. u. Physiol. 1912, Bd. 208, S. 367. — Derselbe: Der Skorbut der kleinen Kinder (Möller-Barlowsche Krankheit nach experimentellen Untersuchungen). Jahrb. f. Kinderheilk. 1912, Bd. 76. — Derselbe u. Lessing, O.: Der Skorbut der kleinen Kinder. Monographie bei Enke, Stuttgart 1913. — Hartwich: Beiträge zur

Rolle der Epithelkörperchen in der Pathologie. Virchows Arch. f. pathol. Anat. u. Physiol. Bd. 236, S. 61. — HESS, A. F.: Zit. nach GYÖRGY. — INGIER, ALEXANDRA: Beiträge zur Kenntnis der Barlowschen Krankheit. Frankf. Zeitschr. f. Pathol. Bd. 14, H. 1. — IWABUCHI: Über Nebennierenveränderungen beim experimentellen Skorbut usw. Beitr. z. pathol. Anat. u. z. allg. Pathol. Bd. 70, S. 440. — JACOBSTHAL: Zur Pathologie der Knochenerkrankungen bei Barlowscher Krankheit. Zieglers Beitr. z. pathol. Anat. usw. Bd. 18, 1900. — JALLAND: Scurvy in a child ten months old. Med. times u. gazette. 8. 3. 1873. — KLEINSCHMIDT: Latenter Skorbut oder infektiöse Purpura. Virchows Arch. f. pathol. Anat. u. Physiol. Bd. 246. — LOOSER: Über die Knochenveränderung beim Skorbut und bei der Barlowschen Krankheit. Jahrb. f. Kinderheilk. Bd. 62, S. 743. — LUST u. KLOCMANN: Stoffwechseluntersuchung bei Barlowscher Krankheit. Jahrb. f. Kinderheilk. Bd. 75, S. 663. — MEYER, L. F.: Die skorbutische Diathese. Monatsschr. f. Kinderheilk., Orig. Bd. 25, S. 452. — MÖLLER: Akute Rachitis. Königsberger med. Jahrb. 1859, Bd. 1, S. 377. — DERSELBE: 2 Fälle von akuter Rachitis. Ebenda, Bd. 3, S. 135, 1862. — NÄGELI: Beiträge zur Pathologie und zum Wesen der Barlowschen Krankheit. Zentralbl. f. allg. Pathol. 1897, H. 17. — DERSELBE: Ein Fall von Barlowscher Krankheit mit letalem Ausgang. Korrespondenzbl. f. Schweiz. Ärzte. 1897. 1. Okt. — NASSAU und SCHERZER: Skorbut und Infekt beim Meerschweinchen. Klin. Wochenschr. 1924. S. 314. — NAUWERCK: Über die Möller-Barlowsche Krankheit. Verhandl. d. deutsch. pathol. Gesellsch. in München. 2. Tagung. S. 263. — NOODT: Zur normalen und pathologischen Anatomie der Epithelkörperchen. Virchows Arch. f. pathol. Anat. u. Physiol. Bd. 238, S. 262. — ORD, W.: Subdural hemorrhage in scurvy; cf. Brit. med. Journ. 1894, S. 1420. REHN: Über kindlichen Skorbut. Verhandl. d. internat. med. Kongr. in Kopenhagen. Bd. 2. 1884. — DERSELBE, Über kindlichen Skorbut. Med. Klinik. 1906, Nr. 28. — REYHER: Die röntgenologische Diagnostik im Kindesalter. Ergeb. d. inn. Med. u. Kinderheilk. Bd. 2, 1908. — DERSELBE: Über das Röntgenverfahren in der Kinderheilkunde. 1912. — Sammelforschung der amerikan. pädiatr. Gesellschaft über infantilen Skorbut. Ref. im Arch. f. Kinderheilk. Bd. 26, H. 3/4, 1899. — SCHMIDT-WEYLAND und KÖLTSCH: Experimentelle Untersuchungen über den Einfluß des Skorbuts auf die Disposition zu Infekten usw. Zeitschr. f. Hyg. u. Infektionskrankh. Bd. 108, S. 199. — SCHMORL: Über Störungen des Knochenwachstums bei Barlowscher Krankheit. Verhandl. d. deutsch. pathol. Gesellschaft. 2. Tagung. München 1899. — DERSELBE: Über die Pathogenese der bei Möller-Barlowschen Krankheit auftretenden Knochenveränderungen. Jahrb. f. Kinderheilk. Bd. 65, S. 50. — DERSELBE: Zur pathologischen Anatomie der Barlowschen Krankheit. Zieglers Beitr. z. pathol. Anat. usw. Bd. 30, S. 215. — DERSELBE: Zur pathologischen Anatomie der Knochenveränderung bei Möller-Barlowscher Krankheit. Festschrift zur Feier des 50jährigen Bestehens des Krankenhauses zu Dresden-Friedrichstadt. 1899. — SCHOEDEL u. NAUWERCK: Untersuchungen über die Möller-Barlowsche Krankheit. Monographie Jena 1900. — VON STARCK in Pfaundler u. Schloßmann, Handbuch der Kinderheilkunde, Barlowsche Krankheit. 1910.

4. Angeborene Knochensyphilis.

Von

Ludwig Pick-Berlin[1].

Mit 39 Abbildungen.

A. Einleitung.

Die pathologische Anatomie der angeborenen Knochensyphilis beginnt 1870 mit der Entdeckung der Osteochondritis durch WEGNER. Bis dahin waren für sie von intrauterinen Erkrankungen ausschließlich die den Beobachtern auffälligen Epiphysenlösungen in einer kleinen Zahl von Fällen bekannt (VALLEIX, RANVIER, LEWIN, OEDMANSSON u. a.), von postfetalen nur solche, wie sie als Kennzeichen erworbener Lues (als Tophi, Karies, Sklerosen) geläufig waren.

WEGNERs in allem Wesentlichen noch heute gültige Befunde an Feten und Neugeborenen wurden 1872 durch gleichartige Ergebnisse PARROTS bestätigt und insofern ergänzt, als PARROT seine Untersuchungen auch auf von Geburt syphilitische Säuglinge und ferner über die von WEGNER wesentlich berücksichtigten Röhrenknochen und Rippen hinaus allgemein auf die kurzen und platten Knochen ausdehnte, zugleich die bedeutende Rolle der Periostitis erkannte, die von WEGNER nicht hinreichend gewürdigt war. Von PARROTs weiteren Arbeiten (1872—1886) nimmt auch die Klinik der Osteochondritis ihren Ausgang; er ist der Entdecker des Zusammenhanges der nach ihm benannten „Pseudoparalyse" mit der Epiphysenlösung.

Die auf diesen Grundlagen entstandenen sehr zahlreichen Arbeiten über die angeborene Knochensyphilis aus den folgenden Jahrzehnten sind wiederholt in Übersichten und Bearbeitungen der angeborenen Syphilis oder Knochensyphilis zusammengestellt und zum Teil kritisch besprochen worden; so von M. B. SCHMIDT (1902), TAYLOR (1907), HERXHEIMER (1908) in seinem Sammelreferat über die pathologische Anatomie der kongenitalen Syphilis, von HOCHSINGER (1910) in seiner Darstellung der „hereditären" Syphilis, von OLUF THOMSEN (1912), WIELAND (1913), FRANGENHEIM (1913), L. PICK (1922) und zuletzt in einer nach allen Richtungen erschöpfenden Zusammenfassung von P. SCHNEIDER (1923).

In die Entwicklung der Lehre fallen zwei besondere Einschnitte: die Entdeckung der Spirochäte (1905) und die systematische Verbindung des Röntgenverfahrens mit der pathologisch-anatomischen Knochenuntersuchung. Die Verbreitung und Auswirkung des Spirochäteneinbruchs in den Geweben bei der angeborenen Knochensyphilis ist nach mancherlei Vorläufern systematisch

---

[1] Mit Benutzung einiger Angaben und Abbildungen (vgl. Abb. 1, 2, 11, 19, 20, 21, 32) eines nachgelassenen Manuskripts von EUGEN FRÄNKEL.

durch P. SCHNEIDER (1921) erforscht. Der Röntgenologie als Ergänzung der pathologisch-anatomischen Methodik für die Knochenuntersuchung und im besonderen auch für die angeborene Knochensyphilis hat EUGEN FRÄNKEL den Weg gebahnt. Sein 1911 erschienener Atlas der pathologischen Anatomie der kongenitalen Knochensyphilis im Röntgenbild nebst seinen bald folgenden ergänzenden röntgenologisch-pathologisch-anatomischen Arbeiten über die angeborene Syphilis platter Knochen (1912/1913) und über Epiphysenlösungen und Heilung der Osteochondritis syphilitica (1915/1916) zeigen die hohe Bedeutung des folgerichtig durchgeführten kritischen Vergleichs der pathologisch-anatomischen makro- und mikroskopischen Befunde mit dem Skiagramm und stellen die nach HOCHSINGERs Vorgang (1900/1902) von Kinderärzten und Röntgenologen (HOLZKNECHT und KIENBÖCK, REYHER, ALBAN KÖHLER, REINACH, besonders A. BÉLA usw.) bei der angeborenen Knochensyphilis erhobenen Befunde auf die exakteste Grundlage.

P. SCHNEIDERs Chronologie (1923) der anatomischen, radiologischen und bakteriologischen Untersuchungen der angeborenen frühsyphilitischen Knochenerkrankungen, auf die besonders verwiesen sei, führt die für die Entwicklung der Lehre wesentlichen Untersucher auf. Unter ihnen müssen hier HOCHSINGER mit seiner für die pathologische Anatomie der kongenitalen Knochensyphilis höchst bedeutungsvollen klassischen Monographie über die Knochenerkrankungen und Bewegungsstörungen bei der „hereditären" Syphilis (1904), THOMSEN mit seinen Studien über die pathologische Anatomie der angeborenen Syphilis (1912) und P. SCHNEIDER selbst mit den vorher erwähnten Spirochätenuntersuchungen (1921) besonders genannt werden.

Wer das Röntgenverfahren bei den Sektionen der angeboren-syphilitischen Feten, Neugeborenen und Säuglinge grundsätzlich zu Hilfe nimmt, erkennt bald seine hervorragende Bedeutung. Unstreitig ist es der bloßen makroskopischen Betrachtung überlegen. Leichtere Veränderungen des Kalkgehalts oder der Spongiosastruktur, die auf dem Sägeschnitt unsichtbar bleiben, werden, wie die Osteochondritis kleinster Röhrenknochen oder der Knochenkerne oder geringe Grade subperiostalen Osteophyts, durch den „Summationseffekt" der verschiedenen Ebenen in oft überraschender Form und Ausdehnung aufgedeckt. Skeletteile, die der anatomischen Zergliederung gemeinhin unzugänglich sind, wie die Hände oder Füße, gelangen in schonendster Art zur Darstellung. Vor allem vermag die Röntgenaufnahme mit einem Schlage auf einer einzigen Platte über das Verhalten des ganzen Skelets, zumal der gesamten Röhrenknochen, in einfachster und übersichtlichster Art zu unterrichten, Ausbreitung und Art der Systematisierungen klarzustellen, den Vergleich verschiedener Krankheitsgrade zu ermöglichen und dabei zugleich das Vorhandensein von Epiphysenlösungen, Brüchen oder dgl. vor jedem künstlichen mechanischen äußeren Eingriff sicherzustellen. Gegenüber der zweifellos umständlicheren direkten Betrachtung der aus den Weichteilen gelösten und durchsägten Knochen ist die Röntgenaufnahme des Gesamtskelets die schnellste und bequemste Methode der pathologisch-anatomischen Diagnose der angeborenen Knochensyphilis überhaupt, und sie sollte darum in jedem auf angeborene Lues auch nur verdächtigen Falle der Sektion voraufgeschickt werden. Die Untersuchung der Organe auf Spirochäten ist zeitraubender, meist wohl auch der Spirochätennachweis im Geschabepräparat der Venenwand des peripherischen Nabelschnurrandes (EDM. HOFMANN, PHILIPP u. a.), und die WaR. bei syphilitischen Totgeburten und Säuglingen läßt oft im Stich.

Die Bedeutung der Methode für die Klinik, besonders der röntgenologischen Serienkontrolle für die Feststellung der weiteren Ausbreitung oder den Rückgang der syphilitischen Veränderungen sei hier nur gestreift. Hervorzuheben ist,

daß die pathologisch-anatomischen Vorstellungen bestimmter Heilungsvorgänge —
der Epiphysenlösungen, der Osteochondritis überhaupt, der Periostitis —
vorwiegend oder doch zu einem nicht geringen Teil aus klinischen Röntgenbildern abgeleitet sind; für bestimmte anatomische Prozesse, wie die Spätperiostitis oder besondere Lokalisationen der diaphysären Osteomyelitis haben
die klinischen Röntgenbilder erst der anatomischen Untersuchung die Richtung
gewiesen. Die klinisch-röntgenologischen differentialdiagnostischen Schwierigkeiten gegen Rachitis und infantilen Skorbut, die im zweiten Säuglingsviertel-
jahr beginnen, hat bereits Eugen Fränkel eingehend erörtert. Den jetzigen
Stand dieser Fragen behandelt die lehrreiche Arbeit H. Wimbergers (1925).

Freilich vermag, wie besonders von L. Pick betont wurde, das Röntgenverfahren die mikroskopische Untersuchung nicht zu ersetzen. Geringe
mikroskopisch sichere Grade der Osteochondritis bleiben unter der Schwelle
der röntgenologischen Darstellung, und natürlich entziehen sich ihr auch alle
selbst schwereren und ausgedehnteren Veränderungen der Gewebe an Knorpel
und Knochen, sobald sie nicht mit Kalkeinlagerung oder Kalkresorption verbunden sind; so z. B. die nicht verknöchernde Periostitis oder die ersten Stadien
einer diffusen Osteomyelitis, die noch nicht mit Änderung des Knochen-
bestandes einhergehen.

Die Einteilung der Abhandlung der angeborenen Knochensyphilis in die
Knochenveränderungen bei der angeborenen Frühsyphilis und bei der verzögerten
Art ist die gegebene. Den beiden in allen Darstellungen schulgemäß wiederkehrenden Formen der Osteochondritis und der generalisierten ossifizierenden
Periostitis bei der kongenitalen Frühsyphilis fügt L. Pick als eine dritte charakteristische und diagnostisch bedeutsame die fibröse rarefizierende Osteomyelitis
der großen Röhrenknochen hinzu. Zu den bisher genannten Knochenveränderungen bei der angeborenen verzögerten Lues tritt die von L. Pick auch für
die Spätlues erwiesene Osteochondritis syphilitica tarda (gummosa). Endlich
gilt ein besonderes Kapitel der Ausbreitung der Spirochäten in den Knochengeweben bei der Osteochondritis und Periostitis, wie sie durch die grundlegenden
Untersuchungen P. Schneiders nunmehr geklärt erscheint.

B. Die pathologische Anatomie der angeborenen Knochensyphilis.

I. Die angeborene Frühsyphilis der Knochen.

1. Die Osteochondritis.

Die mit diesem allgemein als zutreffend anerkannten Namen von ihrem
Entdecker bezeichnete Osteochondritis ist, wenn auch nicht, wie Wegner,
Parrot, Waldeyer-Köbner oder Hochsinger angeben, eine völlig beständige,
aber doch so gut wie regelmäßige Erkrankung bei angeboren-syphilitischen
Feten und Neugeborenen und, falls nicht makroskopisch oder röntgenologisch,
durch mikroskopische Untersuchung sicherzustellen. Bei Totgeburten, namentlich mazerierten Früchten, ist sie nicht selten trotz beträchtlicher Spirochätose
auch der anderen Organe der einzige sicher auf Syphilis weisende und darum
diagnostisch überaus wertvolle pathologisch-anatomische Befund.

Sie ist gegen das Ende des 5. Fetalmonats — nach Thomsens eingehenden
und kritischen Untersuchungen nie vor dieser Zeit — entwickelt und, was

schon WEGNER aus seinen anatomischen Befunden an den langen Röhrenknochen und Rippen schloß und später durch die Röntgenbilder im großen belegt wurde, bei Feten und Neugeborenen stets systematisiert und symmetrisch entwickelt. Die einander entsprechenden Knochen sind dabei fast regelmäßig in annähernd gleicher Stärke ergriffen, während verschiedene Knochen des nämlichen Skelets die verschiedenen Stärkegrade der Erkrankung aufweisen können.

a) Die Osteochondritis der langen Röhrenknochen einschließlich der Epiphysenlösung.

α) Makroskopisches Verhalten.

Der Prozeß, der sich an der Knorpelknochengrenze der langen Röhrenknochen abspielt, ist so bezeichnend, daß er mit vollkommener Sicherheit die Diagnose auf angeborene Syphilis am Knochenlängsschnitt zu stellen gestattet, meist schon für das bloße Auge. Freilich bietet die Durchsägung der Knochen

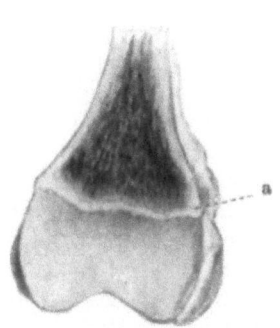

Abb. 1. (EUGEN FRÄNKEL.) Osteochondritis syphilitica. WEGNERS Stadium I (II). Verbreiterung der provisorischen Verkalkungszone a.

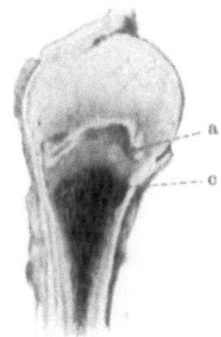

Abb. 2. (EUGEN FRÄNKEL.) Osteochondritis syphilitica. WEGNERS Stadium III. An die verbreiterte Verkalkungszone a schließt sich zur Diaphyse c hin ein graues Granulationsgewebe.

syphilitischer Neugeborener, besonders der von mazerierten Früchten stammenden, gewisse Schwierigkeiten. Der Zusammenhang zwischen Epi- und Diaphyse wird sehr leicht gelöst und damit die sichere Beurteilung des Prozesses, der an dieser Stelle vorliegt, unmöglich gemacht. Eine zuverlässige, auch an den Knochen mazerierter Früchte bequem durchführbare Methode wird von EUGEN FRÄNKEL empfohlen. Man läßt die aus den Weichteilen vorsichtig gelösten oder mit ihnen in Verbindung gebliebenen Knochen nach vorheriger Härtung in Formol oder einem sonstigen Formolkonservierungsgemisch in einer Kältemischung gefrieren und durchschneidet das hart gefrorene Objekt mit der elektrisch getriebenen Bandsäge. Auf diese Weise ist eine glatte Schaufläche gewonnen, die eine mühelose Begutachtung der am Knochen, insbesondere an der Knorpelknochengrenze bestehenden Veränderungen zuläßt.

Die von WEGNER entworfene klassische Schilderung der Einzelbefunde kann noch jetzt als maßgebend angesehen werden. Er unterscheidet drei Erkrankungsstadien, die an den Epiphysen in den einzelnen Fällen, nicht selten auch, wie schon angedeutet, zugleich an den verschiedenen Knochen ein und desselben Skelets allmähliche Übergänge aufweisen. Es können so alle drei Stadien an den verschiedenen Epiphysen bei dem nämlichen Individuum getroffen werden.

Das erste Stadium ist charakterisiert durch eine Verbreiterung der normalerweise nur als zarte weißliche Linie kenntlichen provisorischen Verkalkungszone (Abb. 1), die, gegen die Diaphyse meist scharf begrenzt, gegen den Epiphysenknorpel einen mehr zackigen Verlauf erkennen läßt. Die bläulich schimmernde oder blutig durchtränkte Knorpelwucherungszone kann dabei entweder normal oder verbreitert, die angrenzende Spongiosa stark hyperämisch erscheinen.

Im zweiten Stadium verbreitert sich die Verkalkungszone erheblicher, erscheint namentlich gegen den Knorpel stärker unregelmäßig umrissen, mörtelartig krümelig, erhält einen vorstechenden gelben Farbenton und vergesellschaftet sich mit einer stärkeren Quellung der Knorpelwucherungszone. Freilich tritt die Quellung nicht regelmäßig ein; bisweilen ist der Durchmesser der Knorpelwucherungszone geringer als in der Norm.

Neuere Forscher (M. B. Schmidt, Thomsen u. a.) setzen sich — nicht ohne Berechtigung — dafür ein, die beiden Wegnerschen Stadien in eines zusammenzuziehen, da bei beiden ein gleichartiger, nur dem Grade nach verschiedener Prozeß vorliegt und die Abgrenzung mit ziemlicher Willkür geschieht.

Das dritte Stadium ist gekennzeichnet durch eine graugelbe, graugrünliche oder rein graue Granulationsschicht von weicher, gelegentlich fast flüssiger Beschaffenheit, die sich nach Wegner zwischen die Verkalkungszone und den Knochen einschiebt (Abb. 2). Zuweilen erscheint sie durch blutige Durchtränkung mehr oder minder rot. Sie erstreckt sich mit unregelmäßig gestalteten, breiteren und schmäleren Fortsätzen in die Verkalkungszone, selbst bis in den Knorpel hinein und lockert den Zusammenhang von Knochen- und Verkalkungsschicht besonders dann hochgradig, wenn sie sich nicht auf Teile des Knochenquerschnitts beschränkt, sondern diesen in ganzer Breite durchsetzt. Den Höhepunkt des Vorganges bildet die „Epiphysenlösung". Die lokale namentlich bei Säuglingen zu treffende Entwicklung des Granulationsgewebes kann auf den axialen Abschnitt beschränkt sein. Häufiger ist der Periostepiphysenwinkel, medial, lateral, vorn oder hinten oder zugleich an zwei Gegenseiten betroffen. [Betr. einer weiteren makroskopischen Erscheinungsform des dritten Stadiums (L. Pick) vgl. unten Abb. 8a und b.]

β) Mikroskopisches Verhalten.

Das Wesen der Veränderung liegt in der durch die Syphilisspirochäte oder genauer durch ihre giftigen Stoffwechselprodukte bedingten Schädigung des osteogenen Gewebes, die sich in entzündlicher Reaktion und im besonderen in der Beeinträchtigung und Aufhebung der Osteoblastentätigkeit auswirkt. Dadurch wird das zwischen Knorpelwucherung, provisorischer Verkalkung und endochondraler Knochenbildung physiologisch bestehende Gleichgewicht gestört. Der Säulenknorpel gerät in bedeutende, stärkere und ausgebreitetere, mehr oder minder unregelmäßige Wucherung. Plötzlicher Beginn der starken Vermehrung kann sich am Rippenknorpel zuweilen durch eine äußere ringförmige Einschnürung andeuten (Tschistowitsch). Die Zellsäulen erhöhen sich, nicht unähnlich der Wucherungszone rachitischer Knorpel, und der zwar festgehaltene, aber infolge der Osteoblastenruhe oder des Osteoblastenmangels im Sinne Wegners unverbraucht bleibende „Mineralkomplex" bedingt die mächtige Verbreiterung der zarten physiologischen Verkalkungslinie. Dabei entspricht die makroskopische homogene gelbe Schicht, wie M. B. Schmidt ausführt, nicht sowohl einer Verbreiterung der provisorischen Verkalkungszone als vielmehr einer Verbreiterung auch der Zone der in diese unregelmäßig vordringenden primären Markräume, in welcher die Knorpelzellen geschwunden und durch Blutgefäße mit Markgewebe ersetzt sind, die trennenden Wände aber ausschließlich von einem Netz verkalkter Knorpelpfeiler ohne Knochenbelag — durch ein Kalkgitter — gebildet werden (Abb. 3). Da die Richtungsknorpelzone verbreitert ist und die mit ihrer Ausbildung sonst in gleichem Schritt verbundene subepiphysäre Markraumbildung und die Bildung der ersten Knochentapeten in den primären Markräumen in ihrer zeitlichen Entwicklung voneinander gelöst

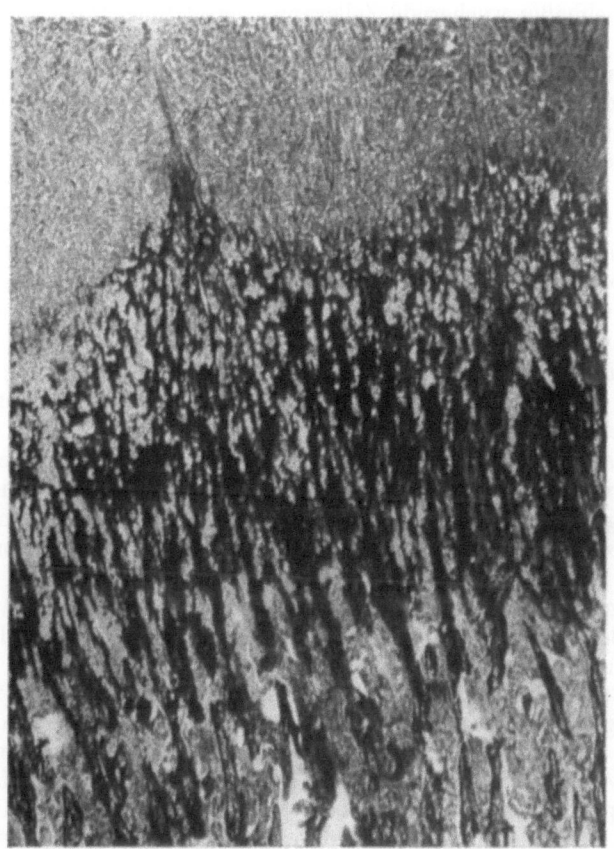

Abb. 3. Osteochondritis syphilitica vom unteren Femur. Gefrierschnitt an unentkalktem Material nach Härtung in 10% Formalin. Hämalaun-Eosin. Kalkgitterzone. (Material L. Pick.) Mikrophotogramm. Leitz, Ok. 1, Obj. 1, TL = 155, BL = 40 cm.

sind, ist nach dem treffenden Vergleich P. Schneiders die ganze Verknöcherungszone ausgezogen wie der Tubus eines Mikroskops.

Die Kalkablagerung schickt nicht selten zungenförmige Ausläufer bis in den ruhenden Knorpel hinein, namentlich in der Umgebung größerer Knorpelgefäße; die besondere Dichtigkeit der Verkalkung erhellt daraus, daß die Grundsubstanz auffallend wenig von Körnchen durchsetzt ist, vielmehr weitgehend gleichmäßig-glasig durchtränkt erscheint (M. B. Schmidt). Die subchondralen Spongiosabälkchen sind an Zahl und Dicke überaus dürftig und enthalten als Ausdruck der mangelhaften und verspäteten Knochenbildung zentral noch weithin diaphysenwärts Reste verkalkter Knorpelgrundsubstanz. Es liegt auf der Hand, daß diese kümmerliche Spongiosa sowohl wie die breite

Kalkgitterzone, die, wie Eugen Fränkel besonders betont, nicht am Übergang von Epi- und Diaphyse, sondern bereits im Bereich der letzteren gelegen ist, an Stelle der normalen festgefügten Architektonik nur ein sehr „brüchiges Mauerwerk" abgibt. Und gleichzeitig erweisen diese Befunde, wie wenig sich der Begriff der Osteochondritis durch den der „Epiphysitis" ersetzen oder durch den der „Osteochondritis epiphysaria" (Lang-Ullmann) einengen läßt.

Öfters besteht in der Säulenknorpelzone eine auffallende Verbreiterung der Längssepten zwischen den Knorpelzellen (Lentz), oder die Säulenzone ist durch mehr unregelmäßig wuchernde Zellgruppen ersetzt oder, bei stärkerer Schädigung durch reichliche Spirochäten (P. Schneider), unterentwickelt, verkümmert. Auch intrachondrale Spaltbildungen mit Knorpelnekrosen werden genannt [Haab, Veraguth, Braunschweig (als Ausdruck „syphilitischer Chondritis" zugleich mit entzündlicher Zellwucherung), Hochsinger]. Knorpelauffaserungen wurden als intravital entstanden — nach Stilling wären sie Mazerationswirkungen — bestritten, kommen aber mit Knorpelzellnekrosen bei der vorher genannten Hypoplasie der Wucherungsschicht anscheinend doch gelegentlich vor. Dagegen haben weder P. Schneider noch L. Pick die reinen Nekrosen der breiten „spongioiden Schicht", wie sie Jadassohn nennt, oder die durch Spirochätenwirkung ausgelösten Nekrosen im Knorpel, die Löhe schildert, feststellen können.

Eine zuerst von Lentz im Grenzgebiet des Säulen- und hypertrophischen Knorpels beschriebene, auch von Tschistowitsch, Wieland und Löhe gesehene Querlinie, durch Zellabplattung und Auffaserung („lineäre Querriefung") der Grundsubstanz charakterisiert, wäre nach Wieland teilweise als Folge der Kompression der Wucherungsschicht durch Einspringen eines periostalen Verkalkungsstreifens von der Verknöcherungsgrube her zu erklären (vgl. Abb. 30 bei Wieland). Er dringt quer in die Knorpelwucherungszone vor und schnürt einen Teil des wuchernden vom ruhenden Knorpel ab.

Wichtiger als diese weder beständigen noch deutungssicheren Veränderungen sind die Befunde an der gelenknäheren Epiphyse, an ihrem Perichondrium und an den Langerschen Knorpelkanälen.

M. B. Schmidt hat das Verdienst, die Bedeutung der letzteren für die geweblichen Vorgänge der syphilitischen Osteochondritis in das rechte Licht gesetzt zu haben. Knorpelmarkkanäle sind die Gänge, die von der Oberfläche her in den Epiphysen- und Rippenknorpel eindringen und durch Blutgefäße (Arterien, Venen, Kapillaren) und Bindegewebe gefüllt sind. Die Gefäße endigen, zum Teil verzweigt, blind und ohne gegenseitige Verbindungen im Knorpel und treten in diesen in Etagen ein, von perichondralen Blutgefäßen her, die den Knorpel wie Reifen umfassen. Stets liegt eine der Gefäßetagen an der epiphysenwärts gerichteten Grenze der Knorpelwucherungszone, und von hier gelangen durch die ganze Wucherungszone senkrecht absteigende Zweige in die am weitesten epiphysenwärts vorgeschobenen primären Markräume. Mit deren Gefäßsystem sind allerdings nur vereinzelte Kapillaren in Verbindung; wie schon Kassowitz hervorhob, sind die epiphysären und die subepiphysären Gefäßgebiete völlig selbständig. Das Perichondrium und der Inhalt der Knorpel(mark)-kanäle bilden demgemäß ein eigenes zusammenhängendes perichondrales System, und der reichliche Spirochäteneinbruch in dieses System bedingt seine reaktive Beteiligung an der Osteochondritis schon in ihrem ersten Stadium. Im Perichondrium und Knorpelmark besteht lebhafte Blutüberfüllung, die P. Schneider geradezu als Vorbedingung der übermäßigen Knorpelwucherung und Verkalkung anspricht; bei stärkerer Reaktion Zellvermehrung, in den absteigenden Knorpelkanälen zur Bildung von Granulationsgewebe gesteigert, mit Bildung geflechtartigen Knochens im Innern oder an der Wand der

Räume; oder es erfolgt Erweiterung der Kanäle mit Einschmelzung, Auflichtung und chemischer Umwandlung der sich wie Osteoid färbenden angrenzenden Knorpelsubstanz.

Noch bedeutender ist die Rolle dieses perichondralen Systems bei der Bildung des Granulationsgewebes im „Spätstadium" der Osteochondritis. Ursache, Ort, Herkunft und besonders die Deutung des Granulationsgewebes sind vielfach erörtert worden. Nach WEGNER wäre es Ausdruck einer an sich unspezifischen reaktiven Entzündung, die durch das Absterben des übermäßig verkalkten und unzureichend mit Blut versorgten Knorpels ausgelöst würde. Diese Knorpelnekrosen sind aber (vgl. oben) höchst zweifelhaft; die Knorpelvaskularisation, wie schon WALDEYER-KÖBNER erwiesen, ist im Gegenteil eine reichliche. Und überdies ist jetzt sicher, daß das ursächliche Moment für die produktive Entzündung nicht in irgendwelchen geweblichen Veränderungen liegt. Vielmehr ist das subepiphysäre („subchondrale" oder „chondrale") Granulationslager nichts als die örtliche Reaktion auf die hier oft in größten Mengen nachzuweisenden Spirochäten. Mit seinem Auftreten gehen die spezifischen Knochenmarkbestandteile im allgemeinen zugrunde, nur einzelne mehr herdförmige Ansammlungen verschiedenen Umfanges können sich gelegentlich erhalten. Dabei ist die eigene Zusammensetzung der Granulationsschicht einigermaßen wechselnd, sicherlich wohl abhängig von der Stärke des Vorganges und von seinem zeitlichen Bestehen. Es finden sich Stern- und Spindelzellen, oft in zirkumvaskulärer Häufung, lymphoide Zellen und mehr zurücktretend polymorphkernige Leukozyten, sehr zahlreiche, von endangitischen Veränderungen freie Gefäße, die ein „queres Lager" unter der Epiphyse bilden; daneben regressive Metamorphosen in Form von Verfettungen und Nekrosen, diese zuweilen in miliaren Herdchen, wenn auch nie von makroskopischer Ausdehnung. Andere miliare Herdchen sind mehr oder weniger rein leukozytär oder geradezu abszeßähnlich oder aber granulomatös; sie alle können wiederum zentral zerfallen. Sie entsprechen den „miliaren Syphilomen" oder „miliaren Gummen". Für einen Teil der zentralen Nekrosen läßt sich die Entstehung aus dichten Anhäufungen untergehender Spirochäten erweisen. Sie werden in ähnlichen Formen auch bei schweren angeboren-syphilitischen Veränderungen anderer Organe getroffen. Fibrinöse Exsudation ist wohl meist, Eiterung stets sekundäre Komplikation.

Ist das Gewebe zunächst mehr oder weniger locker, schleimgewebsähnlich, so ergeben zeitlich vorgerücktere Stadien eine zunehmende Zahl von Spindelzellen und Fibrillen. Wenn zahlreiche Forscher dieses subchondral-osteomyelitische Gewebe als „spezifisch" oder „spezifisch-syphilitisch" gekennzeichnet haben, so ist das allein in ursächlicher Hinsicht zutreffend. Als echt „gummös" oder „spezifisch gummös", wie es z. B. WALDEYER-KÖBNER, M. B. SCHMIDT, neuerdings WIMBERGER charakterisieren, kann es indessen nicht gelten, so wenig wie etwa die vorher genannten Herdchen „miliaren Gummen" entsprechen. Das Fehlen echter Koagulationsnekrosen, jeglicher endangitischer Veränderungen auf der einen, der Reichtum an Spirochäten oder ihrer Zerfallsreste auf der anderen Seite sind Eigenschaften, die, wie HOCHSINGER, THOMSEN oder JADASSOHN mit Recht ausführen, bei diesen frühsyphilitischen, oft von den Gefäßwänden ausgehenden granulierenden Entzündungen — den diffusen sowohl wie den mehr umschriebenen, herdförmigen — eine scharfe Grenze gegen die Gummen der späteren Periode ziehen lassen.

Regelmäßig schließt die Granulationsschicht auch Knochenbälkchen ein, freilich in nur geringerer Zahl, bei meist plumper Ausbildung und sehr unregelmäßiger Anordnung. Das aus dem Diaphysenmark entwickelte Granulationsgewebe sollte die bereits gebildete subepiphysäre Spongiosa zerstören bis zur völligen Lösung der Epiphyse; die Knochenbälkchen wären Spongiosareste.

Diese alte Anschauung WEGNERs kehrt auch bei neueren Autoren (vgl. z. B. WIMBERGER) immer noch wieder. M. B. SCHMIDT hat schon vor längerem (1905) das Unzutreffende der Deutung erwiesen. Der der Bildung der Granulationsschicht und der ihr als Höhepunkt verbundenen Epiphysenlösung zugrunde liegende Vorgang ist, wie vorher geschildert, nicht eine Erkrankung des

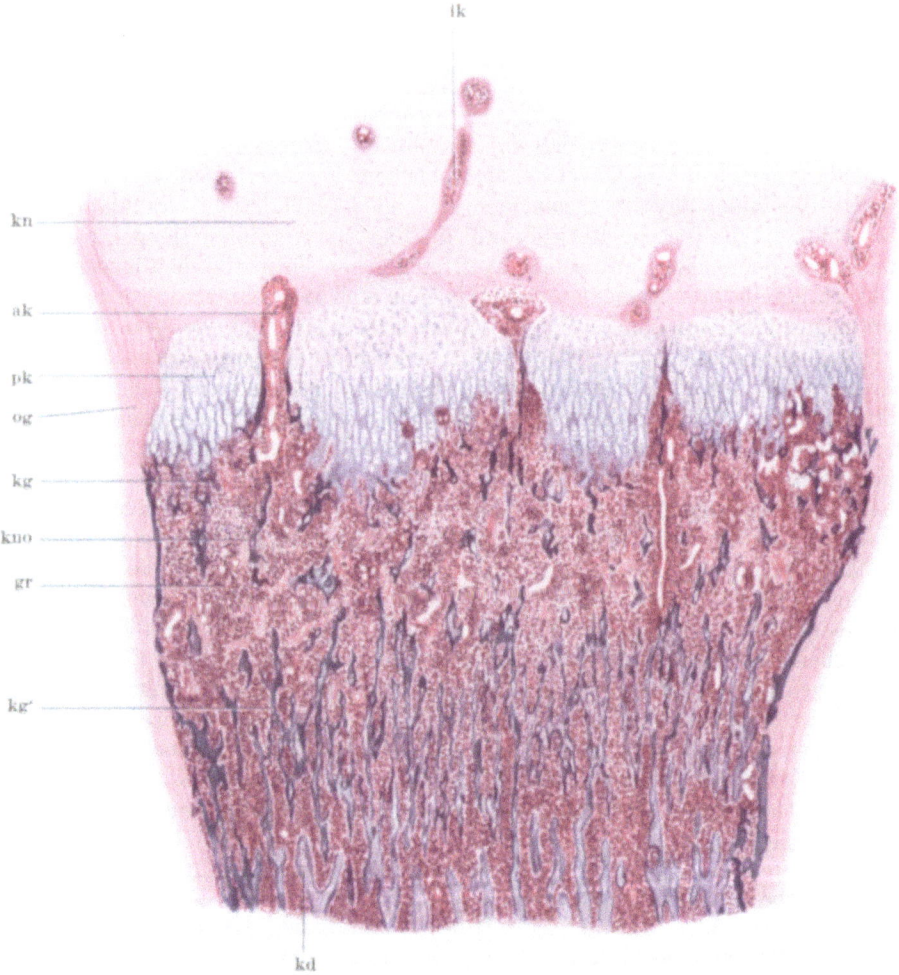

Abb. 4. 52 cm. ♀ Neugeborene. Sektion 1101/1927. Krankenhaus im Friedrichshain (L. PICK). Distale Tibia. Osteochondritis syphilitica. „Spätstadium". 10⁰/₀ Formalin; 5⁰/₀ Salpetersäure, Celloidin, Hämal.-Eosin. ik Entzündlich infiltriertes Gewebe der Knorpelmarkkanäle. kn Ruhender Knorpel. ak Entzündlich infiltriertes Gewebe in den absteigenden Ästen der Knorpelmarkkanäle. Wandbelag aus metaplastisch gebildetem Knochen. pk Wuchernder Knorpel mit Säulenzone. og Ossifikationsgrube. kg und kg′ Kalkgitterreste. kno Metaplastisch gebildete Knochenbälkchen in der breiten Granulationsschicht gr. kd Gerichtete junge Knochenbälkchen der Diaphyse. Leitz, Ok. 1, Obj. 1, TL = 170.

diaphysären Knochenmarkes, sondern des perichondralen Bindegewebsgefäßsystems (vgl. Abb. 4). Unter dem Einfluß starker syphilitischer Infektion gerät es in entzündliche Wucherung besonders in den der Diaphyse nächstgelegenen Knorpelmarkkanälen und nimmt den Charakter des Granulationsgewebes an (ak). Die durch das wuchernde Gewebe ausgiebig verbreiterten Knorpelmarkkanäle verschmelzen mit benachbarten. So entstehen große

Lücken im Knorpel, die beim Vorrücken der Markraumbildung in die Zone der primären Markräume aufgenommen werden. Diesem gewucherten Bindegewebe kommt ebenso wie den eingeschlossenen Knorpelresten die Neigung zu metaplastischer Knochenbildung zu. Darauf also ist es zurückzuführen, daß an der Wand der Knorpelmarkkanäle und in dieser Bindegewebsschicht unregelmäßig angeordnete, mangelhaft gebaute, die Eigentümlichkeiten von geflechtartigen Knochen darbietende Knochenbälkchen (kno) angetroffen werden. Sie sind nicht Rarifikationsreste alten Knochens, sondern minderwertige Neubildungen

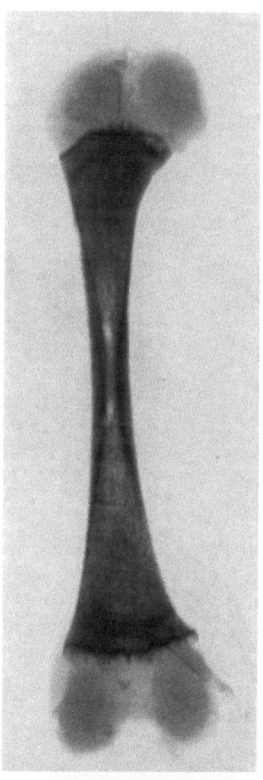 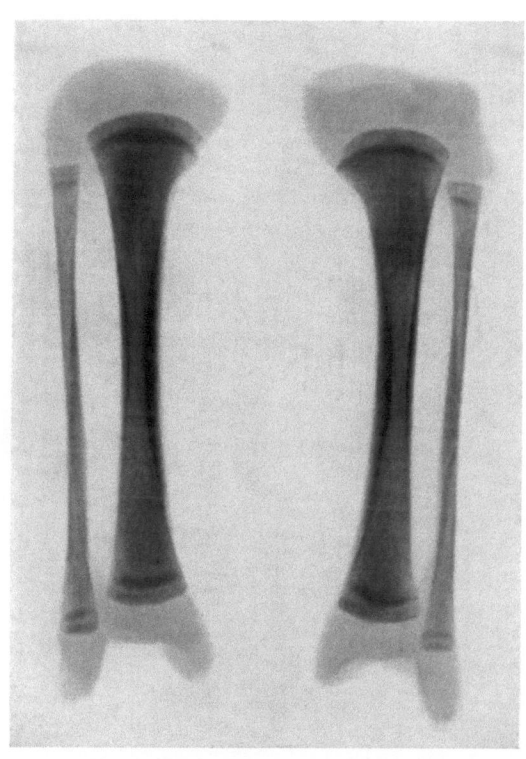

Abb. 5. 50,5 cm langer Neonatus. Sektion 66/1928. Krankenhaus im Friedrichshain (L. Pick). Herauspräpariertes linkes Femur. Röntgenogramm. Breiter einfacher Kalkschatten, zur Epiphyse hin ausgefranst. Osteochondritis syphilitica.

Abb. 6. 52 cm langer Neonatus. Sektion 1170/1927. Krankenhaus im Friedrichshain (L. Pick). Herauspräparierte Unterschenkelknochen. Röntgenogramm. Doppelschatten an den Epidiaphysengrenzen. Osteochondritis syphilitica.

des pathologischen Granulationslagers, und die durch Resorptionsgruben und Osteoklasten gekennzeichneten Resorptionsvorgänge an ihnen haben mit dem Abbau „alter" Spongiosa nichts zu tun.

Ob, wie das Granulationsgewebe, auch die Knorpelreste metaplastisch Knochen bilden, also tatsächlich Trabekel beiderlei Herkunft vorhanden sind, mag zweifelhaft sein. Auch möchte Thomsen dem entzündlich veränderten periostalen und perichondralen Gewebe eine weit größere Bedeutung für die Bildung der Granulationsschicht zuerkennen, als dem chondralen. Eugen Fränkel, P. Schneider und L. Pick halten demgegenüber den zum mindesten wesentlichen Anteil des Gewebes der Knorpelmarkkanäle bei der Entstehung des Granulationslagers im Sinne M. B. Schmidts für gesichert.

Jedenfalls wird durch diese in die Zone der ersten Markräume eingeschaltete Granulationsschicht der Zusammenhang des Knochens vollkommen unterbrochen. Oder mit anderen Worten: das subepiphysäre Granulationslager wird nach dieser Beweisführung M. B. SCHMIDTs durch zwei der Kalkgitterzone entsprechende stark kalkhaltige Lager (Abb. 4, kg u. kg′) eingesäumt.

Hier setzt nun die Bedeutung der Röntgenuntersuchung ein, die das Zutreffende der M. B. SCHMIDTschen Anschauung schlagend erweist (EUGEN

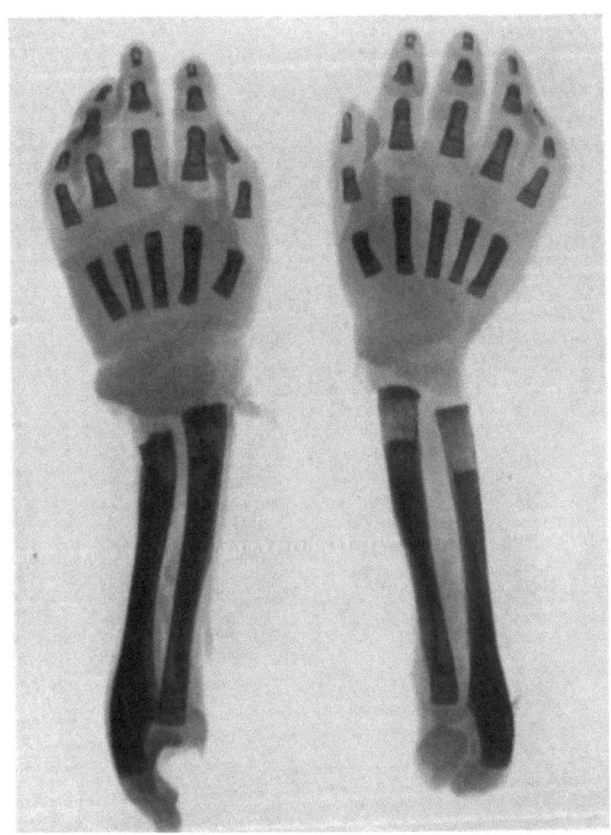

Abb. 7. Fetus ♂, 7 Monate alt. Sektion 705/1915. Krankenhaus im Friedrichshain (L. PICK). Herauspräparierte Vorderarmknochen und Hände. Röntgenogramm. Osteochondritis syphilitica. Helle Zone zwischen den Doppelschatten am distalen Ende sehr weit in die Diaphyse von Radius und Ulna einschneidend. An Metakarpen- und Phalangenenden vielfach dreifacher Kontur, an Metacarpus II—V an beiden Enden, an Metacarpus I und an den Grundphalangen am basalen Ende. [An Ulna und Radius (links im Bilde) verknöchernde Periostitis eben erkennbar.]

FRÄNKEL, L. PICK). Das Röntgenbild der Röhrenknochen dieser Osteochondritisstadien zeigt an Stelle des strukturlosen dichten, breiten einfachen Schattens der ersten Stadien (Abb. 5) jetzt eine helle mehr oder weniger kalkfreie Querschicht, eingesäumt von zwei satten dunklen Bandschatten. Diese Bilder (Abb. 6) sind bei schwerer kongenitaler Knochenlues an den Schaftenden der Diaphysen außerordentlich häufig, und sie lehren zugleich, wie überraschend tief dabei die osteochondritische Veränderung gelegentlich in die Diaphyse einschneiden kann (Abb. 7). Ja, es läßt sich, wie L. PICK erwiesen hat, auch am makroskopischen Knochenlängsschnitt der Nachweis für die intermediäre Lage der

Granulationsschicht innerhalb der Verkalkungszone erbringen. Die mehr oder minder breiten gelben Bänder fassen die graurötliche, bei starker Hyperämie oder blutiger Durchtränkung zuweilen dunkelrote Schicht in einem ordensbandartigen Bilde zwischen sich (Abb. 8).

Freilich nimmt das Granulationslager nicht stets genau die Mittellage der Kalkschicht ein. Es kann, worauf auch die Röntgenbilder weisen, bald mehr, bald weniger zur Epi- oder Diaphyse hin verschoben sein, also etwa nicht in die Kalkgitterzone, sondern in die kompakte provisorische Verkalkungszone oder zwischen diese und den wuchernden Knorpel eingelagert sein (vgl. Abb. 16 bei P. Schneider) oder bei vorschreitender Dauer des Vorganges, der seine stärkste Ausbildung gewöhnlich in den allerersten Säuglingsmonaten findet,

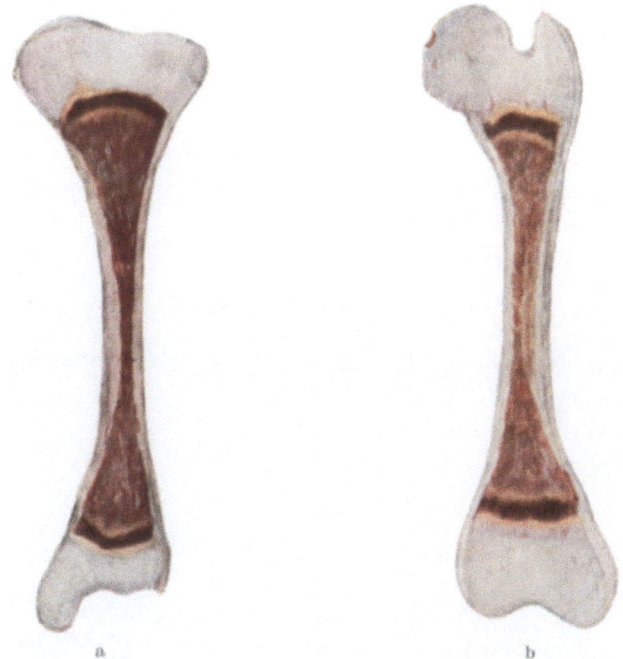

Abb. 8a und b. Neonatus, 52 cm. Sektion 1170/1927. Krankenhaus im Friedrichshain (L. Pick) und Fetus ♀, 44 cm. Sektion 1346/1927. Krankenhaus im Friedrichshain (L. Pick). In beiden Fällen Osteochondritis syphilitica. Beide Knochendurchschnitte (Tibia bzw. Femur) zeigen an den Epidiaphysengrenzen die blutig imbibierte Granulationslage von je zwei gelben Verkalkungszonen eingesäumt.

ganz unregelmäßig den Säulenknorpel selbst auf weiten Strecken zerstören, die Knorpelwucherung „stillegen", mit einzelnen Ausläufern sogar bis in den ruhenden Knorpel eindringen und sich zwischen diesen oder Reste des wuchernden Knorpels und Reste der Kalkgitterschicht einschieben (Abb. 9 gr). Abbildung 10 zeigt in schematischer Darstellung die wechselnde Lage der Granulationsschicht und erläutert zugleich, warum die wiederholt erörterte Frage, ob die osteochondritische Granulationslage in der Epiphyse oder an der Epidiaphysengrenze oder aber innerhalb des Schaftbeginns (Eugen Fränkel) entsteht, sich nicht einheitlich beantworten läßt. Immerhin dürfte die Granulationsschicht wohl meist in der Zone der ersten Markräume gebettet sein.

Nach den Röntgenbildern, die gelegentlich (Eugen Fränkel, L. Pick) die hellen Querbänder verdoppelt mit drei dunklen Schattensäumen zeigen (vgl.

dazu Abb. 7; ferner auch Abb. 14 und 16), kann die Bildung der Granulationsschicht sich offenbar in Schüben wiederholen. Entsprechende histologische
Befunde liegen zwar bisher nicht vor, doch würde der Ausgang für den Nach-
schub der zweiten Schicht in der nächsthöheren Lage von Knorpelmarkkanälen
zu suchen sein, die, sobald sie von der epiphysenwärts vorschreitenden Verkalkung erreicht werden, durch den Blutgefäßbindegewebsinhalt ihrer absteigenden Äste ein neues Granulationslager formen.

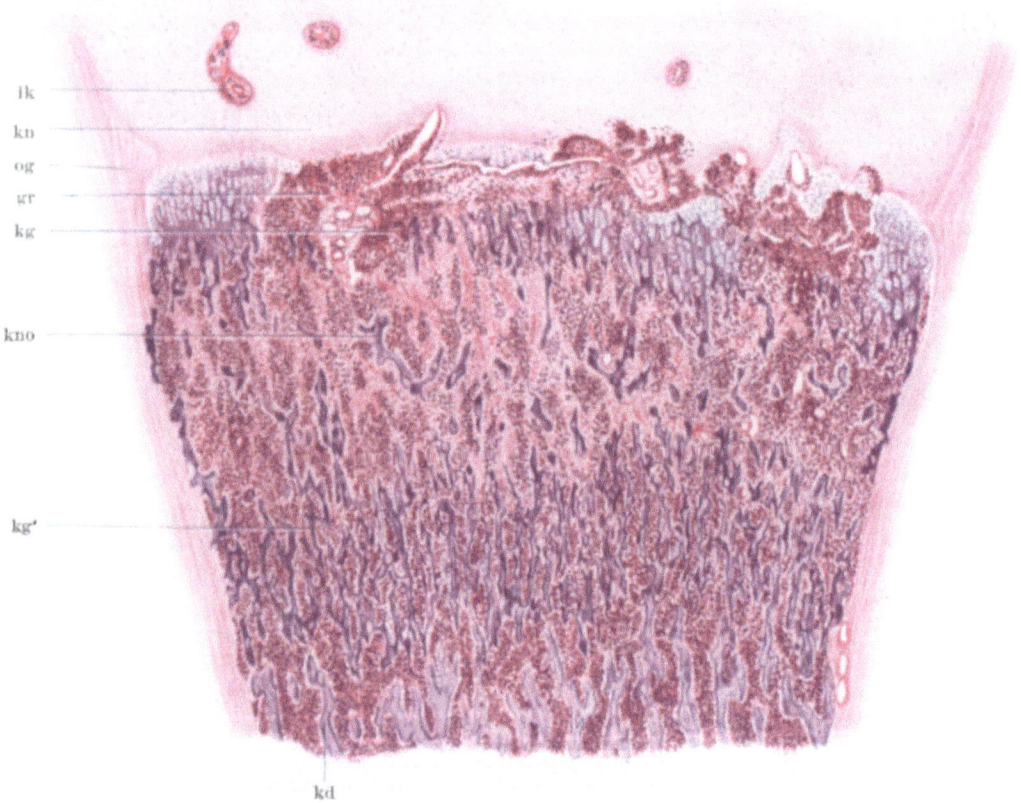

Abb. 9. 52 cm. ♀ Neugeborene. Sektion 1109/1927. Krankenhaus im Friedrichshain (L. PICK).
Proximale Tibia. Osteochondritis syphilitica. „Spätstadium". 10% Formalin, 5% Salpetersäure,
Celloidin, Hämal.-Eosin. ik Entzündlich infiltriertes Gewebe der Knorpelmarkkanäle. kn Ruhender Knorpel. og Ossifikationsgrube. gr Granulationsgewebe, nach Stillegung der Knorpelwucherung
zwischen ruhendem Knorpel und Resten der Knorpelsäulen oder Kalkgitterzone stellenweise in den
ruhenden Knorpel vordringend. kno Metaplastisch gebildete Knochenbälkchen in der breiten Granulationsschicht. kg und kg′ Kalkgitterreste. kd Gerichtete junge Knochenbälkchen der Diaphyse.
Leitz, Ok. 1, Obj. 1, TL = 170.

Auch die älteren Feststellungen doppelter oder dreifacher (vgl. BRAUN-
SCHWEIG, ROSINSKI, HOCHSINGER, BÉLA, LÖHE) Verkalkungszonen im Knorpel
und doppelter Verknöcherungszone werden durch die nunmehr gewonnene exakte
Kenntnis des Granulationsstadiums der Osteochondritis (vgl. auch neuerdings
SHIPLEY und seine Mitarbeiter) geklärt. Ist die Kalkschicht gespalten und
entsteht beim Abklingen der Spirochätose auch an dem epiphysenwärts gelegenen Kalklager eine neue osteogene Zone (M. B. SCHMIDT), so erscheinen

notwendig sowohl Kalkzone wie Verknöcherungsschicht in der Zweizahl. Sehr charakteristisch ist übrigens im mikroskopischen Bild, daß die diaphysenwärts von der eigentlichen osteogenen Zone aus entstehenden Spongiosabälkchen regelmäßig, der Längsachse des Knochens nach, gerichtet sind, die meta-

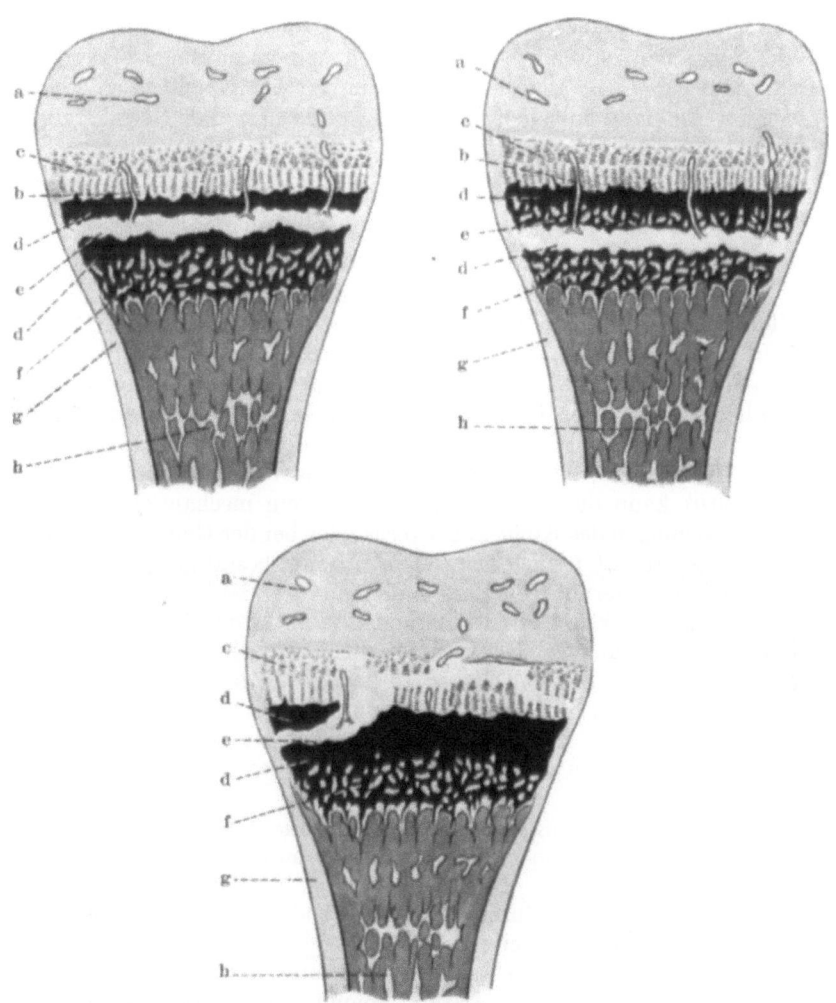

Abb. 10. Die wechselnde Lage der Granulationsschicht im intensivsten Stadium der Osteochondritis syphilitica (Ebene der Epiphysenlösung) schematisch. a Knorpelmarkkanäle; b absteigende Äste; c Knorpelwucherungs- und Säulenknorpelzone; d (schwarzhomogen) provisorische Verkalkungszone; e Ebene der Granulationsschicht; f Kalkgitterzone; g Corticalis; h Spongiosa. (Schema nach L. PICK).

plastisch gebildeten Knochenbälkchen der epiphysenwärts gelegenen Granulationsschicht dagegen in gegensätzlicher Unregelmäßigkeit hervorstechen (vgl. Abb. 4 und Abb. 9 kno und kd). M. B. SCHMIDT fand sie, wie die Blutgefäße dieser Lage, sogar mehr der Verknöcherungsgrenze parallel.

Schließlich ist, wie schon für das makroskopische Verhalten hervorgehoben, auch die Querausdehnung des Granulationsgewebes nicht ohne Wechsel. Statt der dickeren oder flacheren Lage, in der es der Regel nach diaphragmaartig die Kalkschicht durchsetzt, treten besonders bei Säuglingen, entsprechend der mit dem vorschreitenden Alter offenbaren Neigung zu umschriebener Gewebsreaktion, mehr begrenzte Lokalisationen auf. Ausschließlich axiale Entwicklung wird in erster Linie an den Rippen getroffen, häufiger sind die „Keilherde" im Periostepiphysenwinkel. Andere Male ist das Granulationslager unter Schwinden der diaphysären kalkigknorpligen Abgrenzung weit in die Diaphyse hinein fortgesetzt, die osteochondritische Osteomyelitis mit einer diaphysären verbunden (vgl. u. sub Epiphysenlösung und diaphysäre Osteomyelitis).

Wird selbst bei schweren subepiphysären und epiphysären Veränderungen die Gelenkknorpelschicht anatomisch stets unversehrt gefunden, so steht diese Tatsache im Einklang mit der klinischen Erfahrung, daß Gelenkergüsse bei angeborener Frühsyphilis mit seltensten Ausnahmen (Herxheimer, S. 531) vermißt werden.

γ) Die Epiphysenlösung.

Auch hier besteht eine Anzahl lebhaft erörterter Fragen. Daß die Epiphysenlösung (das Décollement Ranviers) Ausgang und „Höhepunkt" des granulationsbildenden letzten Stadiums der Osteochondritis darstellt, wie schon Wegner annahm, wird von niemand bestritten. Zweifelhaft ist, ob die Lösung allein an das granulierende Stadium gebunden ist oder ob sie auch ohne Vorhandensein einer Granulationsschicht in der Kalkgitterzone erfolgen kann. Jener Standpunkt wird mit Entschiedenheit z. B. von Thomsen vertreten, dieser z. B. von M. B. Schmidt oder von Hochsinger. Nach M. B. Schmidt kann die Kalkgitterzone unter rein mechanischer Einwirkung — durch Bewegungen des Kindes im Uterus oder bei der Geburt — einbrechen; Hochsinger greift auf freilich keineswegs allseitig bestätigte prädisponierende Nekrose- und Auffaserungsvorgänge innerhalb der Säulenzone des Knorpels zurück (vgl. oben β). Eugen Fränkel und P. Schneider wollen die Einbruche des Kalkgitters im Sinne M. B. Schmidts nicht unbedingt ausschließen. Doch hält P. Schneider Epiphysenlösungen in den ersten beiden Stadien Wegners überwiegend für Kunstprodukte, und Eugen Fränkel hat eine intravital entstandene Fissur oder Fraktur dieser Art selbst nie gesehen. Eine Klärung auf Grund einwandfreien anatomischen Materials erscheint jedenfalls bisher nicht erzielt.

Für die Epiphysenlösung in der Granulationsschicht gilt die Vorstellung, daß sie nicht eigentlich rein traumatisch, als „subepiphysäre Schaftfraktur" (Parrot, Cornil - Ranvier, Braunschweig u. a.) entsteht, sondern, wie zuerst Hochsinger betonte, durch die granulierende Wucherung die Zusammenhangstrennung langsam vorbereitet wird. Dann genügt eine leichte mechanische Einwirkung, wie Muskelzug oder passive Bewegung, um die endgültige Infraktion oder Fraktur auszulösen. Darum kommt die syphilitische Epiphysenlösung stets nur an den langen Röhrenknochen vor, nicht aber an den kurzen oder an den von der Osteochondritis nicht minder häufig als die großen Röhrenknochen betroffenen Rippen (Hochsinger). Was an diesen von „Epiphysenlösungen" seitens älterer Forscher (Lewin, Oedmansson) berichtet ist, hält, wie Hochsinger zeigt, der Kritik nicht stand.

Da das Periost erhalten bleibt, pflegt die Dislokation meist keine hochgradige zu sein; auch der Bluterguß ist nicht nennenswert, die Kallusbildung kaum beträchtlich. Zuweilen ist die „Lösung" überhaupt nur eine unvollständige.

Freilich bedeutet nun die Kontinuitätstrennung in der größten Mehrzahl der Fälle keineswegs eine „Epiphysen"-Lösung im strengen Sinn. Denn da das Granulationslager überwiegend in die Kalkgitterschicht eingeschlossen ist und das Kalkgitter topisch der Zone der ersten Knochenbälkchen entspricht, liegt die Trennungszone, wie natürlich auch die Stelle der von M. B. Schmidt zugelassenen Einbrüche der Kalkgitterzone, bereits im Anfang des Schaftes, also in der Metaphyse. Das beweisen wiederum unwiderleglich die Röntgenbilder, die überhaupt das einfachste, schonendste und dabei zuverlässigste Hilfsmittel bedeuten, um klinisch oder an der Leiche die Epiphysenlösung sichtbar zu machen. Sie ergeben, zugleich noch exakter natürlich die histologisch-anatomische Prüfung, daß dabei die Trennungsebene keineswegs immer rein quer zur Diaphysenachse gelegen ist. Da der Höhepunkt der Häufigkeit der Epiphysenlösung mit dem Höhepunkt in der Entwicklung der granulationsbildenden Osteochondritis, d. h. mit den ersten Säuglingsmonaten zusammenfällt und mit der Dauer der osteochondritischen Granulationsbildung zugleich die vorher beschriebenen und abgebildeten Unregelmäßigkeiten der Ausbreitung — Zerstörung der Knorpelwucherungsschicht, selbst Eindringen in den ruhenden Knorpel (Abb. 9 u. 10) — eher zu treffen sind, so ist es nicht verwunderlich, daß nicht selten die metaphysäre Trennungslinie mehr schräg bis an oder in den Knorpel (vgl. auch Stilling) oder ganz unregelmäßig verläuft. Und entsprechend dem Wechsel der Lage der Granulationsschicht, die innerlich der Kalkzone bald mehr der Epiphyse oder Diaphyse genähert ist (Abb. 10), wechselt selbst bei rein querer Lösung die Ebene in bestimmten Grenzen. Dem entspricht die Angabe M. B. Schmidts, daß die Trennung nicht nur innerhalb der Granulationsschicht, sondern auch so geschehen kann, daß sich diese Lage von den darunter liegenden jüngsten Markräumen, die die Diaphyse abschließen, einfach abhebt.

Neben allen diesen wechselnden Formen gibt es aber noch eine andere, die einer Epiphysenlösung im eigentlichen Sinn entspricht. Wird bei stärkeren Graden der osteochondritischen Spirochäteninfektion die Knorpelwucherung unter völliger Atrophie der Säulenzone stillgelegt, so kann, wie schon gesagt, im Knorpel gegen das Kalkgitter hin zugleich eine Zellnekrose und Auffaserung der Knorpelsubstanz eintreten und in dieser Schicht eine Lösung erfolgen, die nun die rein knorpelige Epiphyse vom Schaft trennt: also in der Tat eine Epiphysenlösung durch Absterben und Zerfaserung des Knorpels, wenn auch nicht im Sinne der von Haab, Veraguth oder Braunschweig angenommenen syphilitischen „Chondritis" (vgl. oben).

Auch kann, wie besonders M. B. Schmidt und P. Schneider erwiesen, wenn das granulierende Gewebe in der gewöhnlichen Art die Lösung innerhalb der Metaphyse vollzogen hat, durch Fortschreiten der Erweiterung und des Zusammenflusses der Knorpelkanäle, vielleicht auch durch auflösende Tätigkeit der Granulationsschicht selbst, schließlich die ganze Knorpelwucherungszone aufgezehrt und die freie, rein knorplige Epiphyse durch Ausbreitung der Knorpelkanäle noch weiter gegen das Gelenk hin aufgeteilt werden. Durch das metaphysäre Granulationslager ist sie von der knöchern abgeschlossenen Diaphyse getrennt, oder aber jenes ist unmittelbar weiter in die Diaphyse hinein fortgesetzt. So entsteht auch hier, wenn schon sekundär, das vollendete Bild echter Epiphysenlösung [vgl. bei M. B. Schmidt (1905) Abb. 2 oder bei P. Schneider Abb. 17]. Es wird unter solchen Umständen doppelt schwer sein, die für die Mehrzahl der Fälle fraglos unzutreffende Bezeichnung der „Epiphysen"-Lösung durch eine passende und treffende zu ersetzen.

Das histologische Bild des frischen, nicht selten nur partiellen, nicht durchgreifenden und dann meist subperiostal gelegenen Lösungsspaltes zeigt in der Spaltlichtung exsudiertes Fibrin oder Leukozyten in geringerer Zahl, auch als Zeugen der Fraktur Trümmer des Kalkgitters oder geflechtartig gebaute Knochentrabekel, am Rand beschränkte Nekrose und Leukozyteninfiltration. Natürlich hat die Feststellung vitaler Reaktion bei der Epiphysenlösung allgemeine Bedeutung, um Kunstprodukte auszuschließen.

Die reaktiven Veränderungen an Perichondrium und Periost werden unter den Heilungsvorgängen (s. unten) abgehandelt werden.

Von Perichondrium und Periost aus kann die syphilitische Entzündung nicht bloß bei der Epiphysenlösung, sondern bei jeder schwereren Osteochondritis auf die umgebende Muskulatur fortgesetzt werden. Besondere Beachtung hat HOCHSINGER diesen Befunden zuteil werden lassen. Sämtliche Sehneninsertionen und Muskelbäuche, die die Epidiaphyse umgeben, können zu einer entzündlichen „gleichmäßig versulzten Masse" zusammengebacken sein. Das mikroskopische Bild zeigt in dichtzellig durchsetztem Perimysium scheibenförmig zerfallende Muskelfasern mit untergehendem Sarkolemm [HOCHSINGER (1927) Abb. 25]. Die nach PARROTs bekannter Entdeckung mit der Epiphysenlösung (gewöhnlich an den distalen Oberarm- und proximalen Vorderarmknochen) verbundene schlaffe Lähmung (Pseudoparalyse) ist zwar ossal bedingt, aber weit mehr durch die fortgeleitete Muskelentzündung veranlaßt. THOMSEN und P. SCHNEIDER haben sich dieser HOCHSINGERschen Anschauung angeschlossen. HOCHSINGER weist neuerdings (1927) auch auf die vielfach übersehene Tatsache, daß bei syphilitischer Knochenauftreibung und Epiphysenlösung an den unteren Extremitäten fast immer Kontraktur, an den oberen immer schlaffe Lähmung besteht.

Bezüglich der Häufigkeit der Epiphysenlösung hat der auf diesem Gebiet besonders erfahrene HOCHSINGER (1904) unter 98 Fällen angeborener Syphilis dieses Ereignis 12mal beobachtet, darunter 4mal als Rückstände, in Gestalt winkliger Einknickung der Epiphysengrenze. In allen diesen Fällen lag extrauterin aufgetretene Epiphysenlösung bei 8 Tage bis 8 Wochen alten Säuglingen vor. Das erste Lebensvierteljahr steht mit 75% der Gesamtfälle an der Spitze, entsprechend dem in diese Zeit fallenden Höhepunkt der granulationsbildenden Osteochondritis. EUGEN FRÄNKEL hat bei einer wesentlich kleineren Zahl untersuchter syphilitischer Feten und Kinder Epiphysenlösung 8mal beobachtet; 4mal bei in utero abgestorbenen Früchten, 4mal bei lebenden Kindern. Diese Verschiedenheit der Befunde ist vermutlich darauf zurückzuführen, daß HOCHSINGER sich für die Diagnose der Epiphysenlösung lediglich auf die als mehr subjektiv zu bezeichnende Palpation und den Nachweis der abnormen Beweglichkeit gestützt hat, während sich FRÄNKEL ausschließlich des völlig objektiv entscheidenden Röntgenverfahrens bediente.

Für die Lokalisation der Epiphysenlösung gibt HOCHSINGER das distale Humerusende 6mal als betroffen an — die Epiphysenlösung an dieser Stelle bedingt zugleich die regelmäßige Kubitaldrüsenschwellung syphilitischer Säuglinge —, während er einer Verschieblichkeit der Epi- gegen die Diaphyse an den unteren Extremitäten überhaupt nicht begegnet ist. Wesentlich anders sind EUGEN FRÄNKELs Befunde. Eine Lösung der Epiphyse am distalen Humerusende wurde von ihm nur einmal getroffen. Soll sich nach HOCHSINGER die osteochondritische Veränderung an den oberen Extremitäten am allerhäufigsten und stärksten an der distalen Epiphyse des Humerus entwickeln, so widerspricht diese Angabe sowohl den anatomischen Befunden WEGNERs, wie den anatomisch-röntgenologischen Ergebnissen EUGEN FRÄNKELs. Und ferner hat FRÄNKEL, abgesehen von den an zwei unreifen Früchten gesehenen Epiphysenlösungen an beiden Unterschenkelknochen, solche auch einmal bei einem 7 Wochen alten Kind an den proximalen Enden beider Oberschenkelknochen erwiesen. Danach kann also an dem Vorkommen von Epiphysenlösungen an den unteren Gliedmaßen auch bei mehrere Wochen alten

lebenden kongenital-syphilitischen Kindern nicht gezweifelt werden. Andererseits ist ebensowenig in Abrede zu stellen, daß an den oberen Extremitäten
Epiphysenlösungen häufiger auftreten, eine Tatsache, für deren Erklärung
die von HOCHSINGER gegebene Beweisführung, daß die exponierte Lage und die
häufigeren Bewegungen und Erschütterungen der oberen Extremitäten einem
Fortschreiten des osteochondritischen Vorganges Vorschub leisten, als zutreffend
anerkannt werden kann.

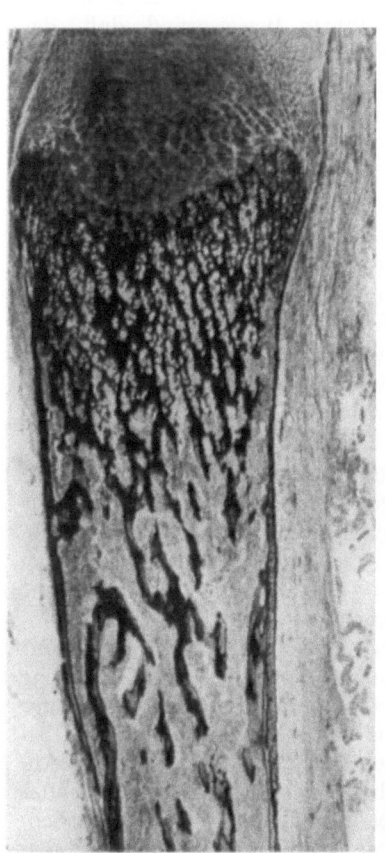 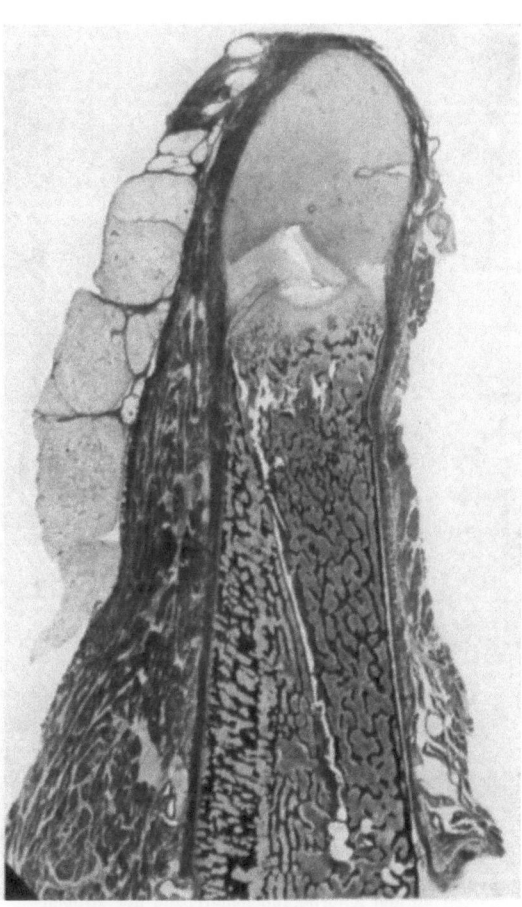

Abb. 11. (EUGEN FRAENKEL). Osteochondritis syphilitica am Schulterblatt.
Mikrophotogramm.

Abb. 12. 52 cm lange Neonata. Sektion 1109/1927.
Krankenhaus im Friedrichshain (L. PICK).   Beckenkamm. Härtung in 10 % Formalin.   Salpetersäureentkalkung. Zelloidin, Hämalaun-Eosin. Mikrophoto-
gramm. Leitz, Mikrosummar 64 mm, BL⁻ = 45 cm. Breites Granulationslager. Osteochondritis
syphilitica. Periostitis ossificans der Beckenschaufel.

P. SCHNEIDER sah in 5 Fällen bei Säuglingen Epiphysenlösungen wiederholt
an mehreren Knochen, die das gleiche Gelenk begrenzten. HOCHSINGER beschrieb eine syphilitische Frucht, die mit schlotternd gelösten Epiphysen aller
langen Röhrenknochen zur Welt gebracht wurde.

Bei dieser Gelegenheit muß auch der von HOCHSINGER eingehend erörterten
Frage nach dem Unterschied zwischen den bei lebenden und den bei intrauterin
abgestorbenen Früchten gefundenen Epiphysenlösungen gedacht werden. HOCH-
SINGER ist der Ansicht, daß die Epiphysenlösungen bei angeboren-syphilitischen

Feten sehr häufig künstliche Bildungen darstellen, da gewöhnlich schon die
Prüfung auf die Festigkeit der Diaphysenverbindung genügt, um Zusammenhangstrennungen an ihnen zu bewerkstelligen. Dieser Einwand ist natürlich
hinfällig, wenn man sich zum Nachweis der Epiphysenlösung des schonenden
Röntgenverfahrens bedient und jegliche Handgriffe an den Extremitäten
zur Prüfung der Festigkeit oder zur Feststellung abnormer Beweglichkeit

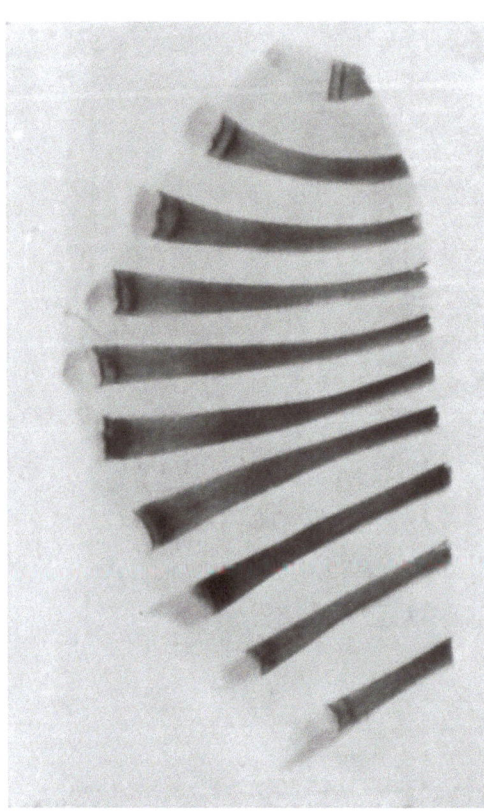

unterläßt. Findet man dann
Epiphysenlösungen, so scheiden
Kunstprodukte aus. Aber auch
der zweite von HOCHSINGER angeführte Beweisgrund, daß „das
Fehlen von Reaktionserschei-
nungen bei den Kontinuitäts-
trennungen, welche Totgeburten
aufweisen, zur Regel gehört",
läßt sich mühelos widerlegen, sofern es gerade bei der Röntgenuntersuchung gelingt, auf die unmittelbare Umgebung solcher Epiphysenlösungen beschränkte, als
Kallus aufzufassende Knochenneubildung, an der offenkundig
das Periost teilnimmt, nachzuweisen.

Es sind also, wie das Röntgenverfahren sicherstellt, die bei totgeborenen, mit Osteochondritis
syphilitica behafteten Früchten
vorhandenen Epiphysenlösungen
von genanntem Verhalten nicht
künstlich erzeugt, sondern in utero
von selbst entstanden. Es scheint
von Bedeutung, diese Tatsache
hervorzuheben, weil auch der
pathologische Anatom zumal bei
lebenden ausgetragenen Kindern,
die während der Geburt oder
bald nach der Geburt abstarben,
vor die Frage gestellt werden
kann, ob den hier erörterten Veränderungen gleichende Sektions-

Abb. 13. 52 cm langer Neonatus. Sektion 1170/1927.
Krankenhaus im Friedrichshain (L. PICK). Herauspräparierte Thoraxwand. Röntgenogramm. Doppelschatten an den Knorpelknochengrenzen der Rippen-
Osteochondritis syphilitica.

befunde an den Knochen Folge äußerer Gewalteinwirkungen sind, die auf das
Kind eingewirkt haben.

b) Die Osteochondritis der kleinen Röhrenknochen, der platten und der kurzen Knochen.

Außer den langen Röhrenknochen waren von WEGNER eingehender nur
die Rippen berücksichtigt worden. Sie erkranken an ihrer Knochenknorpel-
grenze außerordentlich früh und nicht minder regelmäßig als die Röhrenknochen. Für das gesamte übrige Skelet sind (vgl. Einleitung) die Untersuchungen und Befunde PARROTS von grundlegender Bedeutung. Er erwies,
daß die von WEGNER gefundene „Systematisierung" der Osteochondritis eine

„Generalisation" bedeutet. Sie betrifft ganz allgemein alle Stellen endochondraler Verknöcherung und auch hier oft in Form der dem bloßen Auge deutlichen gelben Zone: die Epiphysengrenzen der Metakarpen, Metatarsen und Phalangen nicht minder wie Skapula und Becken, die ebenso häufig als

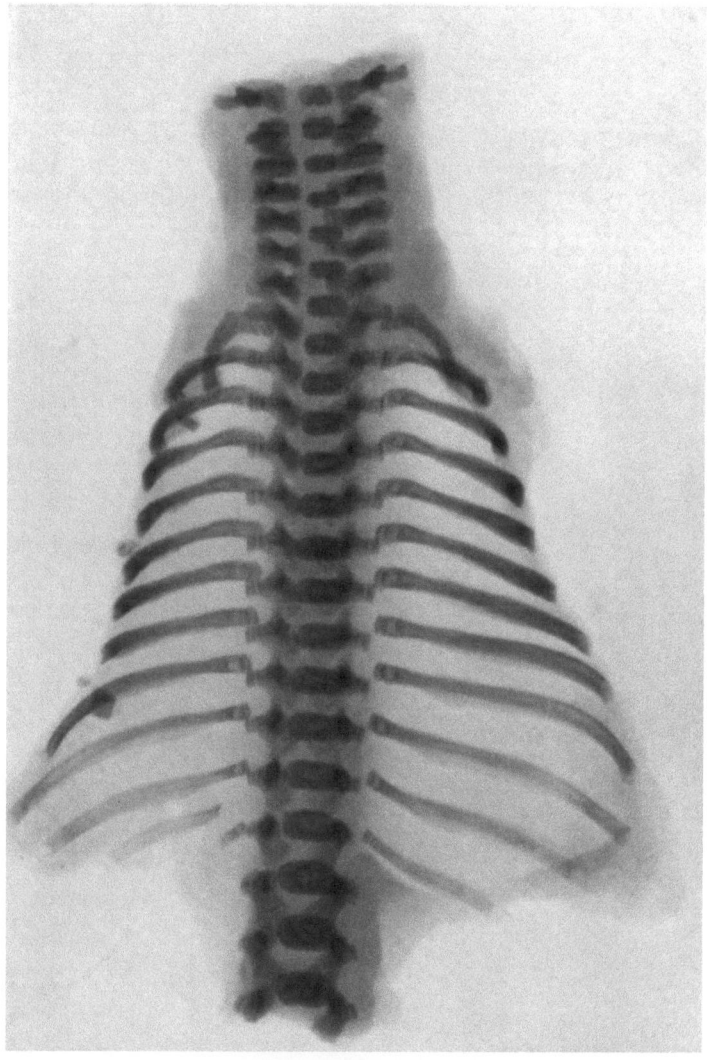

Abb. 14. Fetus ♂, 7 Monate alt. Sektion 705/1915. Krankenhaus im Friedrichshain (L. PICK). Herauspräparierter Thorax und Wirbelsäule. Röntgenogramm. Doppelte und dreifache Schatten an Wirbelenden der Rippen, an Wirbelfortsätzen und Ossifikationsenden der Wirbelbögen. Osteochondritis syphilitica.

Röhrenknochen und Rippen befallen sind, die Verknöcherungskerne des Sternums, der Wirbel, des Os sacrum, der kurzen Knochen des Hand- und Fußskelets, der Epiphysen an den großen Röhrenknochen, der Schädelbasis, des Schlüsselbeins, selbst der Gehörknöchelchen. Die Grenze der Knochenkerne gegen den ruhenden Knorpel entspricht histologisch genau den Befunden

17*

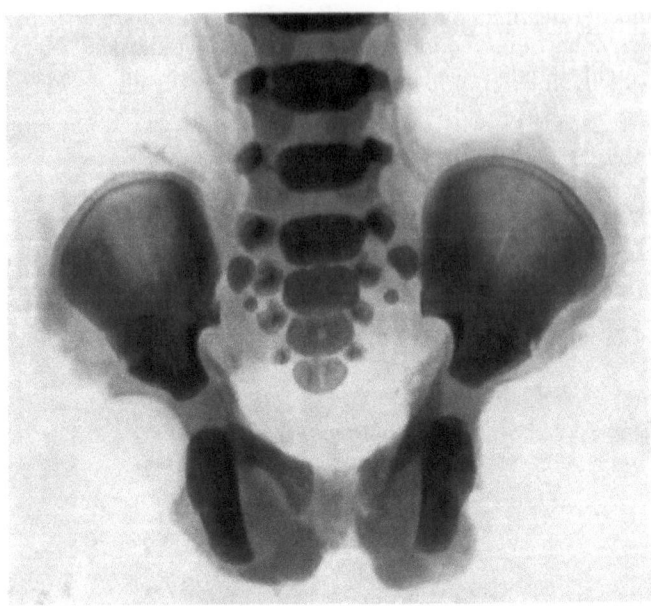

Abb. 15. 52 cm langer Neonatus. Sektion 1170/1927. Krankenhaus im Friedrichshain (L. Pick).
Herauspräpariertes Becken. Röntgenogramm. Doppelschatten an den Beckenknochen. Osteochondritis syphilitica.

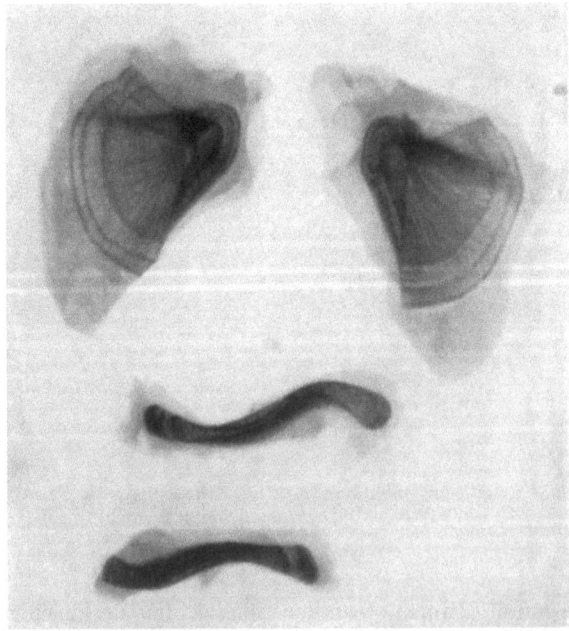

Abb. 16. Fetus ♂, 7 Monate alt. Sektion 705/1915. Krankenhaus im Friedrichshain (L. Pick).
Scapula mit drei (und mehr) sehr deutlichen Schattenlinien. Doppelter Schatten am sternalen Ende
der Klavikula sehr deutlich. Röntgenogramm. Osteochondritis syphilitica.

an den Epidiaphysenlinien der Röhrenknochen, bietet die Osteochondritis in den nämlichen Stadien (Abb. 11 u. 12) und zeigt gelegentlich (z. B. an der Beckenschaufel) Zusammenhangstrennungen durch eine Granulationsschicht, die völlig die Art der Epiphysenlösung wiederholt. Die der Lage und Richtung der epiphysären Knorpelmarkkanäle entsprechenden Blutgefäße wachsen hier vom Perichondrium der Knorpeloberfläche bis zur erkrankten osteogenen Zone des Knochenkerns vor. Auch hier findet die Röntgenuntersuchung ein besonders lohnendes Gebiet, sofern sie die oft makroskopisch undeutlichen, zweifelhaften oder überhaupt nicht sichtbaren Veränderungen und ihre allgemeine Verbreitung in eindeutigen Bildern enthüllt. L. PICK vermochte durch systematische Röntgenuntersuchungen die von PARROT in mühseliger anatomischer Präparation gewonnenen Ergebnisse unschwer zu bestätigen (vgl. Abbildg. 13—16), im besonderen auch die von PARROT behauptete, von EUGEN FRÄNKEL bezweifelte Beteiligung des Schlüsselbeins zu beweisen (Abb. 16).

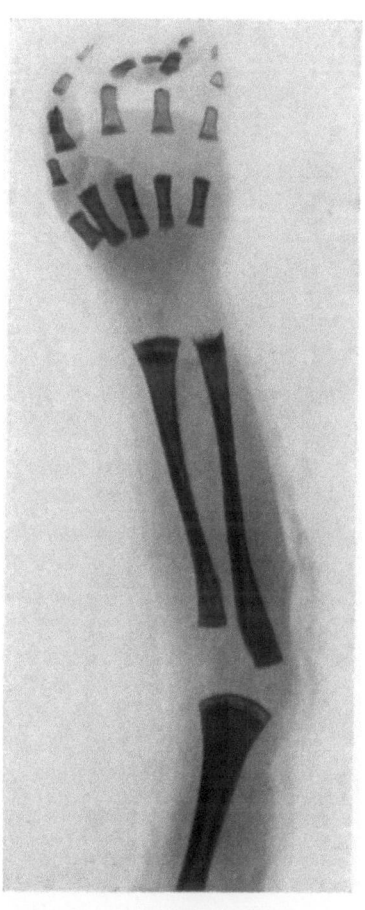

Wiederum sind die stärkeren Grade der Erkrankung durch die parallelen Doppelschatten charakterisiert (vgl. EUGEN FRÄNKEL, BÉLA, L. PICK). Es gibt nach L. PICKs Feststellungen auch hier gelegentlich z. B. an den Rändern der Skapula oder an den Phalangen der Finger und Zehen die verdoppelte helle Querzone von drei Schattensäumen eingefaßt oder selbst (an der Skapula) eine förmliche Vielheit dieser Zonen und Schatten (Abb. 16, 7, 14). Übrigens ist am Metakarpus I, Metatarsus I und an den Phalangen im Röntgenbild die Osteochondritis stets nur am basalen Ende, an den übrigen Metakarpen und Metatarsen dagegen an beiden ausgesprochen (vgl. Abb. 7).

Praktisch bedeutsam ist, daß, wie an den großen Röhrenknochen, die typischen und klaren Röntgenbilder aller dieser weiteren Lokalisationen der Osteochondritis, zumal an Beckenkamm und vertebralem Skapularand, auch klinisch zu erhalten und klinisch-diagnostisch verwertbar sind. Das zeigen die

Abb. 17. 35 cm langer Fetus. Sektion 684/1914. Krankenhaus im Friedrichshain (L. PICK). R. obere Extremität in situ. Röntgenogramm. Osteochondritis syphilitica. Doppelschatten an den Epidiaphysengrenzen.

Abb. 17 u. 18 der in situ erhaltenen Aufnahmen. Auffallenderweise werden auch in den neuesten klinischen und klinisch-röntgenologischen Darstellungen [HOCHSINGER, JADASSOHN, WIMBERGER, THOMSEN (1928) usw.], diese so häufigen diagnostisch eindeutigen Doppelschatten nicht genannt oder wenigstens nicht gebührend gewürdigt.

An Darmbein und Schulterblatt pflegt die Osteochondritis sich fast ausnahmslos mit einer verknöchernden Periostitis zu vergesellschaften, die sich allerdings dem röntgenologischen Nachweis entzieht (vgl. unten).

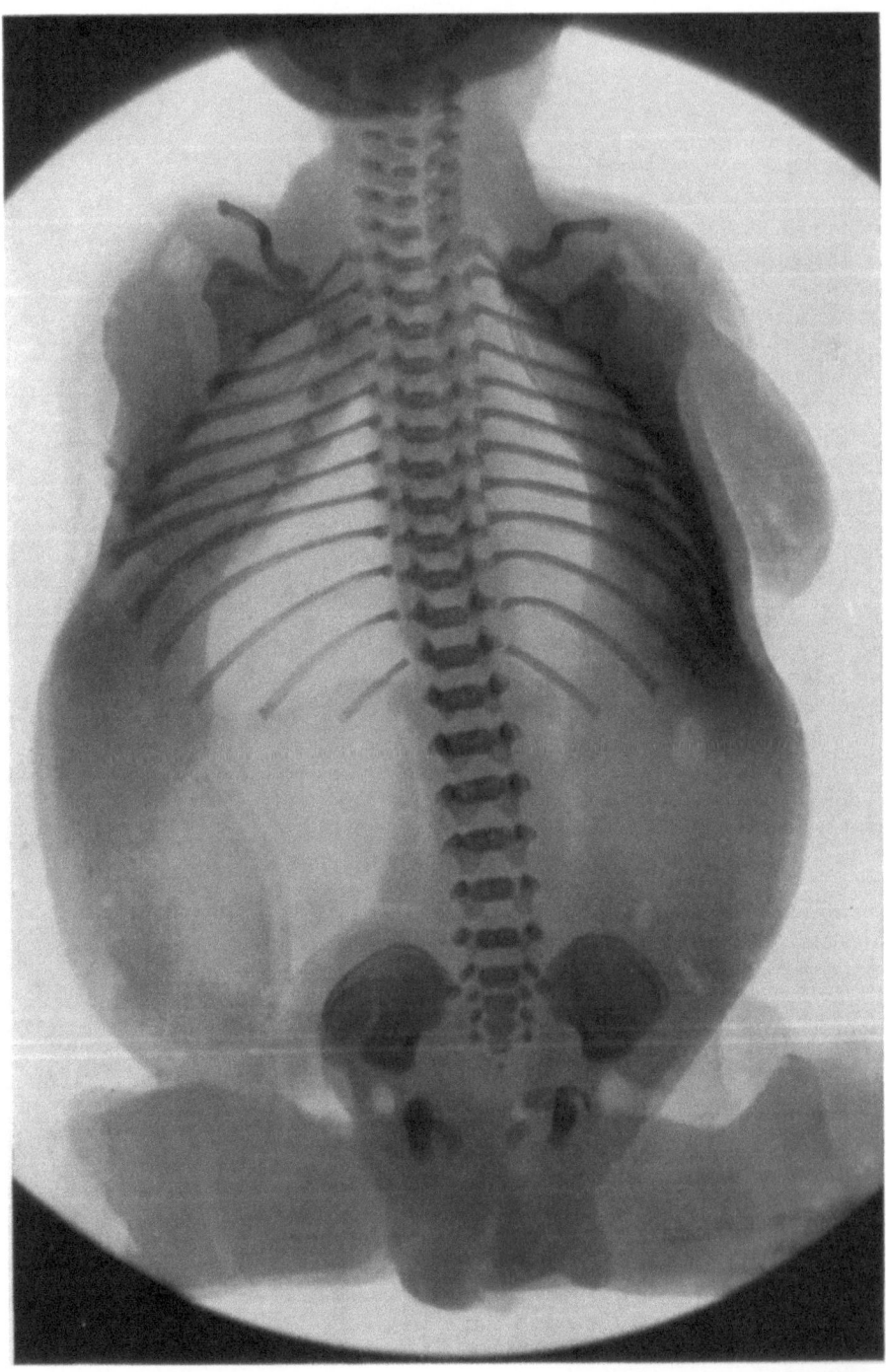

Abb. 18. 35 cm langer Fetus. Sektion 884/1914. Krankenhaus im Friedrichshain (L. Pick). Röntgenogramm. Aufnahme in situ. Osteochondritis syphilitica. Doppelter Schatten am Darmbeinkamm
und vertebralen Rand des Schulterblatts.

c) Die „Häufigkeitsskala" der Osteochondritis im Skeletsystem und die zeitliche Entwicklung der Osteochondritis. „Aktive" und „passive" Osteochondritis.

Die Häufigkeit des Befallenseins der einzelnen Knochen steht, wie bei anderen Erkrankungen der Wachstumsperiode — der Rachitis, dem kindlichen Skorbut — offensichtlich in unmittelbarer Abhängigkeit von der Wachstumskraft oder dem Wachstumszeitmaß des betroffenen Abschnitts; die gleiche Beziehung besteht auch für den Stärkegrad der Erkrankung. Darum sind die am schnellsten wachsenden Abschnitte einmal auch die am häufigsten und intensivsten betroffenen, und zweitens bei schwächeren Graden der Infektion die allein betroffenen. Die langsam wachsenden Ossifikationen bleiben hier verschont. Béla hat als bestimmenden Faktor an die Stelle der wechselnden Wachstumsenergie die mehr oder minder vorgeschrittene Entwicklung des Knochens, das „Entwicklungsalter" setzen wollen, P. Schneider dagegen mit Recht eingewendet, daß das, was am schnellsten wächst, sich auch früher entwickelt, Wachstum und Entwicklung also unlösbar verbunden seien. Es werden, wie Wegner sagt, diejenigen Knochen am stärksten ergriffen, deren Wachstum im Verhältnis zu ihrer Länge am größten ist und von den beiden Epiphysen desselben Knochens diejenige, die am meisten zur Längenzunahme beiträgt. So erklärt sich ohne weiteres die Vorliebe der Osteochondritis und ihrer besonderen Stärkegrade für die wenigstens mikroskopisch kaum je verschonten Epidiaphysenzonen der langen Röhrenknochen, für die untere Femurepidiaphyse im Verhältnis zur oberen, für die schnell wachsende Knorpelknochengrenze am Sternalende der Rippen und für die Knorpelknochengrenze der Knochenkerne in Darmbein und Schulterblatt. Eine Osteochondritis der Rippen ohne eine Mitbeteiligung des übrigen Skelets gibt es nicht — ihr Erkrankungsgrad ist geradezu ein Maßstab für den Grad der Erkrankung an den übrigen Skeletabschnitten —, und Schulterblatt und Darmbein erkranken in allen Fällen von Osteochondritis der Röhrenknochen zugleich schon in den ersten Stadien. Andererseits werden z. B. die kurzen Knochen der Hände erst bei stärkerem Ergriffensein der Vorderarmknochen befallen gefunden.

So wird ferner begreiflich, daß je frühzeitiger die intrauterine Infektion geschieht, desto allgemeiner die Ausbreitung des osteochondritischen Stadiums sich darstellt, und sie erfolgt in diesem Altersstadium nicht nur allgemein, sondern auch symmetrisch, weil das rapide Knochenwachstum der Frühperiode merkliche Zeitmaßunterschiede an entsprechenden Skeletteilen kaum aufkommen läßt.

Es ist nur logisch, wenn Béla bei der augenfällig unregelmäßigeren und mehr asymmetrischen Lokalisation der Osteochondritis beim Säugling als Begründung auf die „asymmetrische physiologische Weiterentwicklung" der Knochen zurückgreift, obschon hier wohl sicher im Sinne P. Schneiders auch äußere Einflüsse, wie etwa die stärkere traumatische Exposition der oberen Extremitäten (vgl. oben bei Epiphysenlösung) oder vielleicht auch solche individueller Art auf die Ausbildung und den Grad der Entzündung miteinwirken. Jedenfalls verdient die Altersperiode eine besondere Berücksichtigung, wenn man darangeht, wie es seit Wegner von verschiedensten Seiten sowohl der Kliniker wie der pathologischen Anatomen (Wegner, Parrot, Heubner, M. B. Schmidt, Thomsen, Hochsinger, Thönes u. a.) geschehen ist, Häufigkeitsskalen der Osteochondritis, die also zugleich Stärkeskalen bedeuten, für die großen Röhrenknochen aufzustellen. Am sichersten werden die Erhebungen bei Feten und Totgeburten sein, zumal dann, wenn sie nach Eugen Fränkels Vorgang mit der kombinierten röntgenologisch-anatomischen Methode vorgenommen werden. Zur Zeit bestehen zwischen den Angaben der Kliniker, die mit Taylor beginnen, der Röntgenologen (Wimberger) und der pathologischen Anatomen über die Stufenfolge noch reichliche, nicht überbrückbare Unterschiede. Heubner z. B. äußert sich summarisch dahin, daß an den großen Röhrenknochen der oberen Extremitäten die oberen, an denen der unteren Extremitäten die unteren Epidiaphysen bevorzugt seien, während unter den neueren Untersuchern Thönes die distalen Vorderarmepidiaphysen, Jadassohn besonders die das Ellenbogen- und Handgelenk begrenzenden, Hochsinger und Reyher namentlich die distalen Humerusepidiaphysen als Lieblingsstellen bezeichnen.

Wegner selbst fand folgende Häufigkeitsskala: es sind betroffen in erster Linie das untere Gelenkende des Oberschenkels, dann die unteren Epiphysen der Unterschenkel- und Vorderarmknochen und die oberen Epiphysen des Femur und der Fibula, etwas geringer die des Humerus, sehr viel geringer die oberen Epiphysen des Radius und der Ulna und endlich, konstant am geringsten, die untere Epiphyse des Humerus. Eugen Fränkels Ergebnisse stimmen durchaus zu diesen Angaben. Seine röntgenologisch-anatomischen Feststellungen ergaben bei weitem am häufigsten das Ergriffensein des proximalen und distalen Schaftendes des Femur, in zweiter Linie der entsprechenden Abschnitte der Unterschenkelknochen. Es folgen dann die distalen Enden der Vorderarmknochen und weiterhin ein gleichzeitiges Befallensein der proximalen und distalen Enden dieser Knochen. Etwa ebenso häufig beobachtete er eine gleichzeitige Lokalisation am proximalen oder an diesem und dem distalen Ende des Humerus. Ein isoliertes Ergriffensein der proximalen Abschnitte der Vorderarm- und Unterschenkelknochen hat Eugen Fränkel nie, ein solches des distalen Humerusendes nur ein einziges Mal gesehen. Hier scheinen insbesondere zur Klärung der widersprechenden klinischen Ergebnisse weitere Untersuchungen unter Berücksichtigung der oben erwähnten Gesichtspunkte am Platz.

Unrichtige Angaben der älteren Zeit über die Häufigkeit des Befallenseins einzelner Knochen sind durch die neuere röntgenologisch-anatomische Forschung bereits berichtigt. Setzte Parrot z. B. die Erkrankung des Schlüsselbeins in eine Linie mit der der Rippen, so gehören die Rippen zu den am allerhäufigsten, das Schlüsselbein, gegenüber seiner verhältnismäßig häufigen Erkrankung bei erworbener Syphilis, zu den sicherlich selten beteiligten Knochen (vgl. auch u. sub 4 Parrot betr. der Beteiligung des Schädels).

Für die zeitliche Entstehung der Osteochondritis dürfte die eingehend begründete Feststellung Thomsens, daß Osteochondritis, wie die ersten syphilitischen Organveränderungen überhaupt, nie vor Ende des fünften Fetalmonats zu beobachten ist (vgl. oben), unbestritten bleiben. Diese Tatsache ist für die praktische Untersuchung von Abortfrüchten zwecks Feststellung einer Osteochondritis von Bedeutung.

Daß eine Osteochondritis noch extrauterin entsteht, also nicht notwendig ein Aufflackern oder einen Rückfall fetaler Erkrankung bedeutet, wird sowohl für die angeborene wie für die ganz frühzeitig erworbene Lues bestritten. Thomsen betont als Gegengrund die an sich nicht zu leugnende Tatsache, daß die mit auf die Welt gebrachte Osteochondritis im extrauterinen Leben eine offenbare spontane Heilungsneigung bekundet (vgl. z. B. auch Orth, Wimberger, Jadassohn, Hotz); bei einer intrauterinen, erst kurz vor der Geburt übertragenen Lues fehlen bei der allgemeinen Verbreitung des Virus den Spirochäten die Bedingungen der Ansiedlung. Danach wäre eine Osteochondritis für angeborene Lues pathognomonisch, und sie bliebe es auch dann, wenn man nicht mit Heubner, M. B. Schmidt, Thomsen, Wimberger, Hochsinger, Jadassohn in der extrauterin früh auftretenden Osteochondritis ausnahmslos ein Hineinragen der fetalen Erkrankung in das Säuglingsalter sähe, sondern

mit P. SCHNEIDER den erst postfetalen Ausbruch zuläßt, obschon die Er-
krankungsaussichten extrauterin sehr gering sind; eine maßgebende Rolle
spiele dabei die postuterine Verlangsamung des Knochenwachstums. Allerdings möchte P. SCHNEIDER auch nicht ausschließen, daß auch noch bei post-
fetaler sehr frühzeitiger syphilitischer Infektion des Säuglings doch einmal
osteochondritische Veränderungen zustande kommen könnten.

Ob im späteren Säuglings- und zumal im Kindesalter echte Osteochondritis
als Neuerkrankung bei angeborener Infektion tatsächlich vorkommt, wird
noch zu besprechen sein.

Hier bleibt die Bedeutung zu würdigen, die einer tatsächlich erst im Säuglingsalter entstehenden Osteochondritis als Maßstab für die von P. SCHNEIDER
und von EKEHORN vertretene Auffassung dieser Erkrankung zukäme.

SCHNEIDER, ebenso EKEHORN, kennzeichnet das erste und zweite Stadium
WEGNERs, dessen Wesen allein in der durch die Spirochäte bedingten Schädigung und Verringerung der Osteoblastentätigkeit gegeben sei, als „passive"
(bezw. „degenerative") Osteochondritis, das dritte Stadium, die granulations-
bildende Osteochondritis, als „aktive". Die „passive" Osteochondritis ist
die für Totgeburten und Neugeborene, insbesondere die Frühgeburten typische
Form, die „aktive" die wesentlich jungen Säuglingen eigene. Die „passive"
Form ist ausschließlich auf die endochondral wachsenden Knochen beschränkt,
die aktive oder produktive, granulierende dagegen nur ein Sonderfall der
diffus proliferierenden frühsyphilitischen Entzündung des mesenchymalen Gewebes überhaupt, wie sie auch den Bindegewebsknochen (Stirn- und Scheitelbein, Gesichtsknochen usw.) und anderen Organen (Leber, Lunge, Pankreas
usw.), in denen die mesenchymale Wucherung auf Kosten des Parenchyms
erfolgt, zukommt. Ob die Bezeichnung der „retardiven", „nur" kalkgitterbildenden Form als „passive" eine besonders glückliche ist, sei dahingestellt.
Auch die „passive" Osteochondritis entspricht einer aktiven, lokal-entzünd-
lichen Reaktion des knochenbildenden Gewebes, und P. SCHNEIDER spricht
gelegentlich selbst von der „passiv-reaktiven" Form, die ja auch oft genug
bei Totgeburten mit allgemeiner Spirochätose, aber sonst fehlender histologischer Reaktion der Organe die einzige aktive Gewebsveränderung darstellt. Jedenfalls aber liegen in der Tat zwei verschiedene gewebliche Reaktions-
formen oder -typen gegen die Spirochäteninfektion vor, und zwar kommt
bei der produktiven granulierenden die aktive Gegenwirkung des reaktions-
kräftiger gewordenen Gewebes zum sichtlichen Ausdruck entsprechend der
„Gewebsumstimmung", wie sie sich im Organismus bei Neugeborenen und
Säuglingen vollzieht. Auch im Körper des Fetus kann die sonst „passive"
Osteochondritis in die aktive Form bei stärkerem Reiz durch massige Infektion
übergehen. Damit entsteht die Frage: hat die aktive Form stets das Vorausgehen der nur kalkgitterbildenden zur Voraussetzung? Oder kann die produktive proliferierende Form in der Tat von vornherein selbständig zur Ausbildung
kommen.

Geschieht die grundsätzlich auf dem Plazentarweg bewirkte Infektion
des Fetus in der letzten Schwangerschaftszeit oder erst kurz vor der Geburt —
nach JADASSOHN erfolgt sie auch während der Geburt — und entwickelt sich
nach extrauteriner Inkubation tatsächlich nunmehr erst eine postfetale Osteochondritis, so wäre hier die Gelegenheit zur Probe auf das Exempel gegeben.
Es bliebe zu untersuchen, ob nicht diese entsprechend der veränderten Boden-
beschaffenheit nun von vornherein den aktiven Typus der Osteochondritis
darbietet, der passive unter solchen Bedingungen also niemals auftritt. Sofern
die Röntgenuntersuchung (in Verbindung mit der WaR.) die Feststellung der

Knochengesundheit bei der Geburt zuläßt, liegt es sehr wohl im Rahmen des Möglichen, hier zu bestimmteren Befunden und Schlüssen zu gelangen.

(Über evtl. echt gummöse Reaktion des Knochenmarks bei Feten und Säuglingen vgl. u. sub 4).

d) Die Heilung der Osteochondritis und der Epiphysenlösung.

Wie oben erwähnt, bestehen an der symptomlosen Spontanheilung der Osteochondritis keine Zweifel; das gilt selbst für die Epiphysenlösungen. Schneller und in schwersten Fällen nicht nur an der Zeit, sondern auch an der Umbaufähigkeit des Skelets gemessen, oft „zauberhaft", vollzieht sich die durch das Röntgenbild leicht zu verfolgende Ausheilung unter antisyphili- tischer Behandlung, wie sie rein klinisch für die syphilitische Osteochondritis, auch für die Epiphysenlösungen, schon TAYLOR festgestellt hatte. Der anato- mische Ausgleich ist auch für die Fälle der Epiphysenlösung gemeinhin ein voll- kommener. Das restlose Schwinden der Difformität im Röntgenbild und das ganz ungehinderte Längenwachstum der vorher befallenen Knochen beweisen es. Nur selten bleibt der Knochen im Gefolge der Osteochondritis kurz, öfter ist das Wachstum eher gesteigert. (Vgl. auch u. sub II, 2.)

Über die Heilung der Osteochondritis und der Epiphysenlösung im Röntgen- bild hat EUGEN FRÄNKEL berichtet. Die bisher so gut wie ganz fehlenden histo- logischen Einzelheiten über den Heilungsvorgang bei der Osteochondritis ver- danken wir P. SCHNEIDER.

Bei dem ersten „passiven", Kalkgitter bildenden Stadium der Osteo- chondritis erlangen mit dem Rückgang der Spirochätose die Osteoblasten ihre knochenbildende Fähigkeit zurück, überkleiden die Räume der Kalkgitter allmählich mit Knochentapete, und indem „der auseinandergezogene Tubus der endochondralen Ossifikationsvorgänge gleichsam allmählich wieder ein- geschoben" wird, gelangen Knorpeleröffnung und Knorpelanbildung wieder ins Gleichgewicht und das Kalkgitter verschwindet. Bestehen gelegentlich diffe- rential-diagnostische Zweifel etwa gegenüber beginnenden Erkrankungen oder gewissen rein physiologischen Varianten, so werden diese durch den Nach- weis von Resten der rückgängigen Spirochäteninfektion — spärlicher und zerfallender Formen, osteozytärer Spirochäteneinschlüsse (vgl. III) — be- hoben.

Die Heilung der granulierenden, „aktiven" Osteochondritisform wird mit der Umwandlung des dichten entzündlichen Zellmarks in ein lockeres spindelzell- und faserreiches Bindegewebe eingeleitet, in das, offenbar nach Erfüllung der diaphysenwärts gerichteten Restschicht der Kalkgitterzone, Knochenmarks- zellen und Osteoblasten einwuchern. Die Kalkgitterreste, soweit sie nicht schon durch das nunmehr einwachsende Mark die physiologische Umwandlung in Knochen durchmachen, werden osteoklastisch ganz resorbiert, ebenso die unregelmäßigen Knochenbälkchen der Granulationszone, während gleichzeitig zunächst wiederum noch minderwertiger geflechtartiger Knochen in dieser Lage nach Art einer verdichtenden Osteomyelitis sich ausbildet. Wenn an der sich nunmehr einrichtenden Epidiaphysenlinie das physiologische Wachstum wieder einsetzt, so können noch im Stadium der „Auflichtung" befindliche subchondrale, diffuse oder umschriebene, nicht medullisierte osteochondritische Herde weiter diaphysenwärts verschoben und von der Epidiaphysenlinie durch eine Zone regenerierten Zellmarks getrennt werden. Sie erscheinen auf den Schnitten narbig-fibrös, unter Umständen fast knochenfrei, als quer durch- greifende Bandzonen oder umschrieben als rundlichknotige Herde oder besonders als narbige „Keilherde" unterhalb der Periostepiphysengegend. Die Spirochäten sind auch hier wieder nur noch in Resten oder als osteozytäre Einschlüsse nachzuweisen oder fehlen ganz.

Kommt es, wie in einer Beobachtung P. SCHNEIDERs bei einem zweimonatigen männlichen Säugling mit ausgedehnter vernarbender Osteochondritis („subepiphysärer Osteomyelitis") zu einem Einbruch der dürftigen Knochenbälkchen unter der Epiphyse, so kann das Knochentrümmerfeld bei gleichzeitiger fibrinöser Exsudation und Blutung in seinem Bereich ein an Morbus Barlow erinnerndes Bild bieten. Das Fehlen periostaler Blutungen und der positive Spirochätenbefund bewahren vor einer Fehldiagnose, die im bloßen Röntgenbild freilich kaum zu vermeiden wäre.

Für die Heilung der Epiphysenlösung sind zwei Vorgänge von Bedeutung: die vom Schaft ausgehende reparativ-kallöse Periostwucherung (KASSOWITZ, STILLING), die äußerlich eine solide Verbindung zu der abgelösten Epiphyse hin bewirkt, und die Wiederherstellung der endochondralen Verknöcherung. In jener Richtung ist von Belang, daß ganz gewöhnlich (M. B. SCHMIDT) oder sogar regelmäßig (THOMSEN) die granulierende Form der Osteochondritis mit einer ihrem Bereich entsprechenden verknöchernden Periostitis verbunden ist; sie ist bereits entwickelt, wenn die Zusammenhangstrennung noch in Vorbereitung ist (HOCHSINGER). Ihr knorpelbildender Charakter deutet auf ihre reparatorisch-kallöse Art. Sie ist subepiphysär am stärksten, kann hier den Schaft an Dicke übertreffen, nimmt diaphysenwärts ab und liefert typische geflechtartige Knochenbälkchen, die mehr unregelmäßig oder senkrecht zum Schaft stehen. Durch ihren geringen, oft fehlenden Spirochätengehalt beweist sie, daß sie nicht Viruswirkung ist (P. SCHNEIDER). Wird unter Aufzehrung der alten Rinde die Epiphyse gelöst, so hängt zunächst die subchondrale Granulationsschicht mit der periostalen frei zusammen, bis dann die epiphysenwärts gerichtete periostale Kallusbildung die Epiphyse erreicht und den Zwischenraum überbrückt. Ohne Zweifel wird die klinisch fühlbare, öfters „spindelförmige" oder pilzförmige Auftreibung der Epidiaphysengegend bei schwerer Osteochondritis oder gelöster Epiphyse in erster Linie durch die Periostwucherung bedingt.

Weniger gut gekannt sind zunächst noch die zur Wiederherstellung der normalen Verknöcherung führenden Vorgänge. Nach P. SCHNEIDER setzt mit dem Abklingen der Entzündung in den Knorpelkanälen eine neue Wucherung und Verkalkung am Knorpel ein, während vom Knochen aus das vernarbende Granulationsgewebe „medullisiert" wird, Gefäßsprossen und Osteoblasten in den Knorpel einwachsen.

Daß die Epiphysenlösungen unter zweckmäßiger Behandlung zu voller Verheilung gelangen, ist schon gesagt. Bei lange unerkannt bleibenden Fällen kann es freilich nach Zerstörung des Periostmantels im Lösungsgebiet zu stärkerer Dislokation — winkliger Knickung oder dgl. — und bei Spontanheilung zu bleibender Verunstaltung kommen. Ein Beispiel dafür ist die ERLACHERsche Gabelhand angeboren-syphilitischer Kinder, als Folge epidiaphysärer Verschiebung an den distalen Vorderarmknochen (HOCHSINGER).

Die von EUGEN FRÄNKEL gefundene Tatsache, daß gleichzeitig mit dem Rückgang der osteochondritischen Erscheinungen vorher entweder überhaupt nicht nachweisbare oder nur andeutungsweise vorhandene periostitische Veränderungen an den erkrankten Röhrenknochen einsetzen, die auch nach völliger Abheilung der Osteochondritis noch nach Monaten röntgenologisch zu erkennen sind, führt unmittelbar zum folgendem Kapitel.

2. Die Periostitis.

Während für die syphilitische Osteochondritis und ihre Stadien die bis heute anerkannte Form und Einteilung bereits durch Wegner und Parrot ein für allemal festgelegt wurde, hat sich die Kenntnis der syphilitischen Periostitis weit zögernder entwickelt. Zwar hatten periostitische Veränderungen als solche an Knochen syphilitischer Neugeborener bereits bei Wegner, Parrot, dann auch bei Waldeyer-Köbner und Parker Beachtung gefunden. Aber zu einer systematischen Trennung der Einzelgruppen ist es nach mancherlei Verwechslungen und Verwirrungen im Schrifttum erst neuerdings, nicht zum geringsten auf Grund der röntgenologisch-anatomischen Untersuchungen Eugen Fränkels gekommen. Kann das Röntgenbild über Sitz und Ausdehnung der Periostitis auch nur für die verknöchernden Formen Aufklärung geben, so hat sich die Unterstützung der pathologisch-anatomischen Untersuchung durch das Röntgenverfahren doch hier wiederum besonders bewährt (vgl. auch bei Péhu).

P. Schneider führt als Einzelgruppen auf:

a) Die epiphysäre Periostitis bei Epiphysenlösung — Periostitis callosa;

b) die spezifische Früherkrankung — Periostitis recens syphilitica congenita;

c) die Spätperiostitis des Schaftes bei der Rückbildung der syphilitischen Knochenentzündung — Periostitis secundaria reparativa.

a) Die kallöse (reparative) Periostitis.

Die kallöse (reparative knorpelbildende) Periostitis wurde bereits bei der Heilung der Epiphysenlösung besprochen. Da sie in ihrem Wesen, das auch den geringen oder fehlenden Spirochätenbefund einbegreift, ohne Zweifel von den gewöhnlichen Kallusbildungen nicht abweicht, bedeutet sie eigentlich keine besondere „Periostitis"-Form. Auch ist sie keine durchweg epiphysäre Bildung, sondern tritt als ossifizierende Periostitis, wiederum bei geringem Spirochätengehalt, überall da kompensatorisch ein, wo infolge osteomyelitischer Rarefikationen in Meta- oder Diaphyse die Rindenkompakta zum Schwund gebracht wird (vgl. z. B. Abb. 18 bei P. Schneider). In gleicher Linie liegt die oben zitierte Feststellung, daß sie schon die „in Vorbereitung" bestehende Epiphysenlösung begleitet.

b) Die spezifische (generalisierte ossifizierende) Frühperiostitis.

Sie wird in systematisierter und symmetrischer Lokalisation getroffen, wie die Osteochondritis, ist aber von dieser unabhängig und betrifft ebenso die Diaphysen der langen Röhrenknochen, wie die platten Knochen (Darmbein, Schulterblatt), wo sie bereits Parrot als etwas Gewöhnliches kannte. Sie ist eine durchaus selbständige Krankheit, die man schon an mazerierten oder nicht mazerierten Früchten zuweilen in voller Entwicklung antreffen kann, die aber der Regel nach bei überlebenden Kindern im Laufe der ersten Wochen und Monate nach der Geburt noch zunimmt. An den Röhrenknochen kann sie in seltenen Fällen mit einer Osteochondritis vereinigt sein, häufiger erscheint die Verbindung mit den diaphysären Erkrankungen (vgl. sub 3). Nahezu ausnahmslos ist sie bei der Osteochondritis von Darmbein und Schulterblatt zu finden, unbeschadet ihres selbständigen Vorkommens auch an diesen Knochen. Die periostitische Auflagerung, die an dem allgemein stärker befallenen Darmbein mit bloßem Auge sichtbar sein kann, braucht in den Kombinationsfällen in ihrem Ausbildungsgrad der Schwere der Osteochondritis nicht zu entsprechen; es können also schwere osteochondritische Veränderungen von geringgradigen periostitischen Veränderungen begleitet sein und umgekehrt. Das periostale Osteophyt besetzt am Darmbein wie an der Skapula die Innen- oder die Außenfläche oder beide. Namentlich gegen die Ränder des Knochens hin pflegt es sich zu verlieren. Mikroskopisch liefert es sehr charakteristische Bilder (vgl. Abb. 12), ist aber dem röntgenologischen Nachweis nicht zugängig.

Anders an den großen Röhrenknochen. Hier entstehen, wie v. RECKLINGHAUSEN und E. KAUFMANN zeigten, sehr beträchtliche Verdickungen durch flächenhafte elfenbeinharte Knochenlagen, die den Schaft schalen- oder mantelartig oder auch nur einseitig umgeben. Oft sind sie mehrfach (nicht selten drei- bis vierfach) geschichtet und sowohl gegeneinander, als gegen die alte, in normaler Dicke erhaltene oder in verschiedenem Grade atrophische Rinde durch spaltförmige spongiöse Räume getrennt, die rotes Mark enthalten. Diese sind der Ausdruck einer „beschleunigten" Markraumbildung (CORNIL - PARROTs

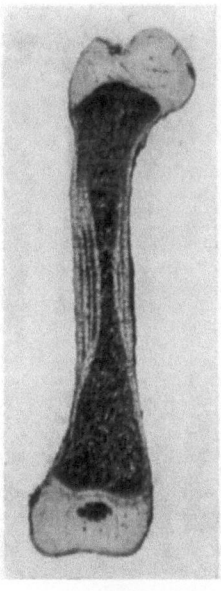

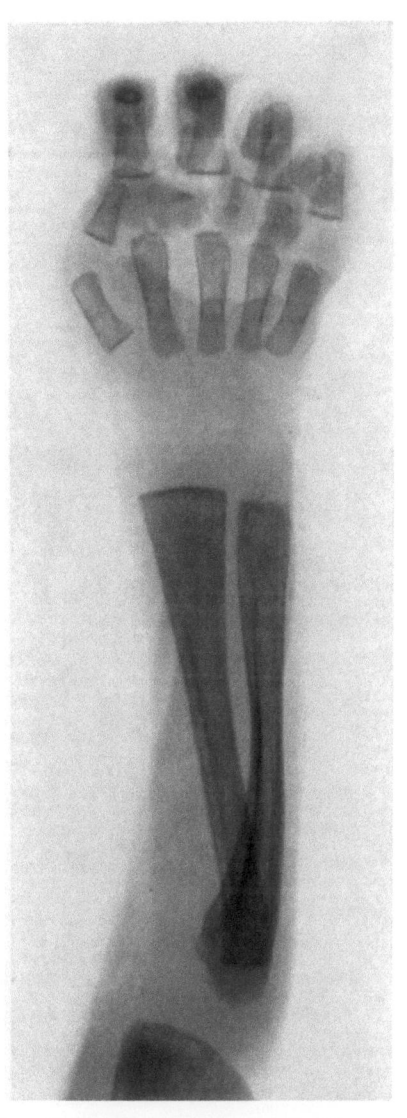

Abb. 19. (EUGEN FRÄNKEL.) Durchsägtes Femur mit Periostitis ossificans syphilitica. Mehrfache Schichtung des Knochenmantels und Medullisation.

Abb. 20. (EUGEN FRÄNKEL.) Periostitis ossificans syphilitica der Vorderarmknochen bei $^1/_2$ jährigem ♂ Säugling im Röntgenbild. Mächtige Knochenmantelbildung.

Medullisation, die zu einer Zeit erfolgt, in der die fertige Kompakta selbst von jungem Knochenmark noch nicht durchdrungen ist); der alte Knochen ist durch die neugebildeten Lagen „eingesargt" oder eingeschachtelt (v. RECKLINGHAUSEN). (Vgl. Abb. 19.) Der Hauptsitz der Erkrankung ist die eigentliche Diaphyse, in deren Mitte in genauem Gegensatz zu der epiphysären kallösen

Periostwucherung der neugebildete Knochen die größte Dicke darbietet, um epiphysenwärts allmählich an Masse abzunehmen. Die die reine generalisierte ossifizierende Periostitis syphilitica aufweisenden Kinder sind anscheinend wider-

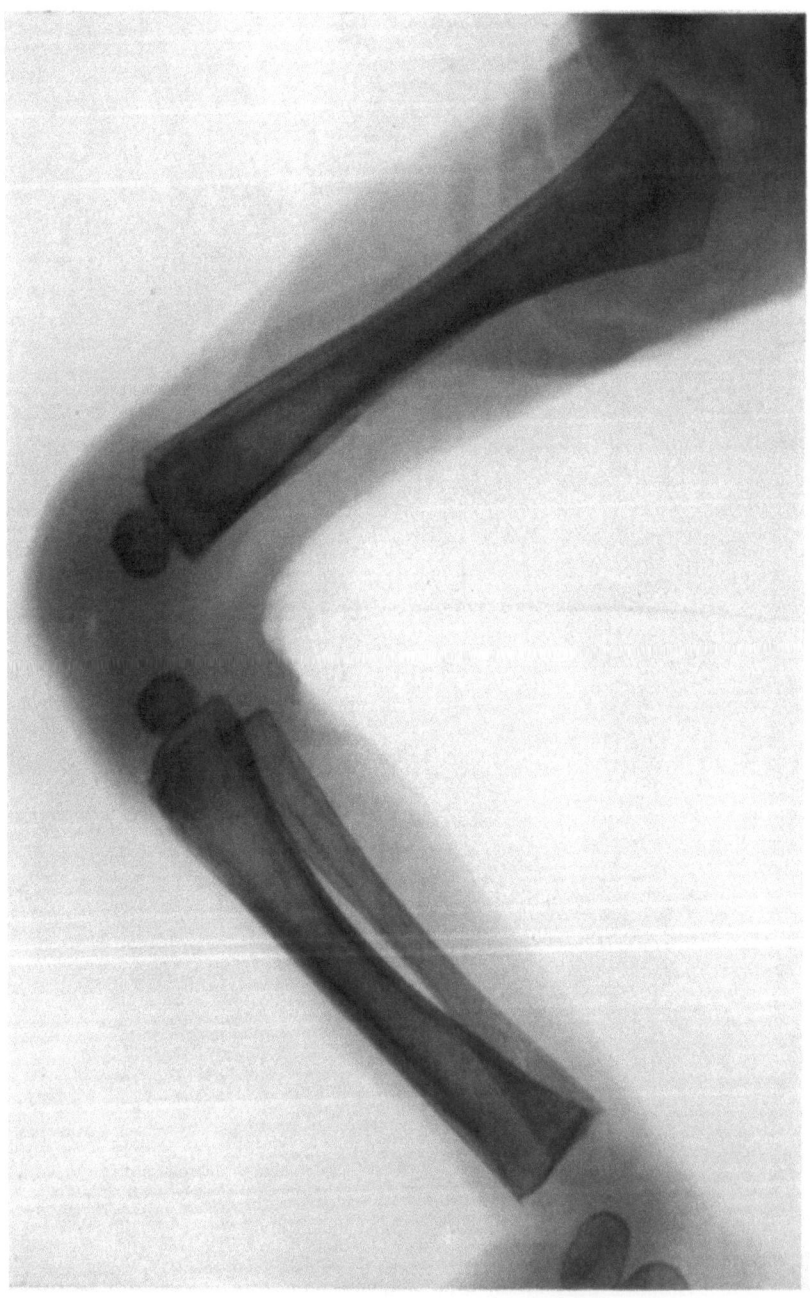

Abb. 21. (Eugen Fränkel.) Periostitis ossificans syphilitica der Knochen der unteren Extremität bei ¹/₂ jährigem ♂ Säugling im Röntgenbild. Sargbildung. Schichtung des Knochenmantels an Femur und Tibia deutlich.

standsfähiger als die von Osteochondritis befallenen Neugeborenen; sie erreichen, selbst unbehandelt, ein etwas höheres Lebensalter. Die Knochen erscheinen sonst vollkommen unversehrt, die Kombination mit Osteochondritis ist, wie hervorgehoben, Ausnahme. Selbst bei vorgeschrittenen Stadien osteochondritischer Erkrankungen und selbst bei sekundären Infektionen des Schaftendes fehlt der Regel nach die periostale Knochenbildung vollkommen oder ist nur angedeutet.

In Periostitisfällen dieser Gruppe leistet für die Feststellung der Lokalisationen an den großen Diaphysen natürlich die Röntgenuntersuchung schon vor der Sektion die besten Dienste. Sie liefert einen sofortigen vortrefflichen Überblick über die Ausbreitung und Grad der Erkrankung (Abb. 20 u. 21), und man erkennt an wohlgelungenen Röntgenbildern meist besser als am durchsägten Knochen die Zahl der durch Marksubstanz getrennten, übereinander gelagerten, neugebildeten periostalen Knochenschichten. HOCHSINGER vergleicht die Lage des Schaftes im Knochenmantel mit der „einer Zigarrenspitze im Etui". WIMBERGER nennt für das Röntgenbild als charakteristisch den gleichmäßigen Oberflächenkontur der Periostschale im Gegensatz zu dem wellenförmigen oder sonstwie ungleichen der syphilitischen periostitischen Auflagerung späterer Altersperioden.

Zur Aufstellung einer Häufigkeitsskala dürfte das bisher gesammelte Material vielleicht noch nicht ausreichen. EUGEN FRÄNKEL sah im Gegensatz zu älteren pathologisch-anatomischen Angaben M. B. SCHMIDTs und neueren röntgenologischen WIMBERGERs den Schaft von Femur, Humerus und Tibia in annähernd gleicher

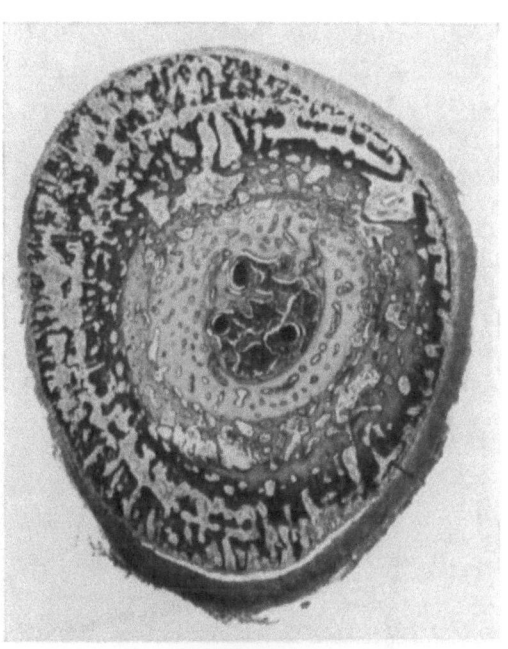

Abb. 22. Fetus ♂, 7 Monate alt. Sektion 705/1915. Krankenhaus im Friedrichshain (L. PICK). Querschnitt des Radiusschaftes bei generalisierter ossifizierender, mit Osteochondritis verbundener (vgl. Abb. 7, 14, 16) Frühperiostitis. Härtung in 10% Formalin, Trichloressigsäureentkalkung, Zelloidin, Hämalaun - Eosin, Mikrophotogramm. Leitz, Mikrosummar 35 mm, BL = 30 cm. Ausgesprochener Schalenknochen. Im Zusammenhang mit der Rinde breite umgebaute periostitische Knochenlage; ihr ist nach außen eine stärker gefärbte Lage mit ringförmig streichenden Hauptbalken angeschlossen; in der äußersten (dritten) ausgeprägte Radiärstellung der Hauptbälkchen mit zierlicher Gitterbildung und stellenweise sehr deutlicher kreisförmiger Abschlußlage.

Häufigkeit und Stärke erkrankt, die Vorderarmknochen etwas seltener und meist auch schwächer an dem Prozeß beteiligt, noch seltener die Fibula. Auf alle Fälle besitzt die generalisierte ossifizierende Periostitis an den Schäften der Röhrenknochen einen anderen Lieblingssitz als die Osteochondritis und beweist damit wiederum ihre Selbtändigkeit. Nach EUGEN FRÄNKEL sind in Fällen dieser Art auch die Rippen stets beteiligt. Auch hier sind die subperiostalen fast elfenbeinharten Knochenbeinmäntel gebildet, die sich freilich für die röntgenologische Darstellung nicht in gleich günstiger Weise eignen.

Histologisch entspricht die Knochenbildung wesentlich dem geflechtartigen Typus; zuweilen wird auch Knorpel gebildet, gelegentlich so reichlich, daß auch hier von knorpelbildender Periostitis gesprochen wird. Die meist verkalkten Osteophyten ziehen in leichteren Graden ihre Ausbildung parallel zur Knochen-

achse, in stärkeren stehen sie zu ihr oder bei platten Knochen zu deren Oberfläche (vgl. Abb 12) senkrecht und bilden ein äußerst zierliches Gitterwerk. Mit
fortschreitendem Umbau verschwindet die auf dem Querschnitt der Diaphyse
oder auf dem Durchschnitt des platten Knochens sehr charakteristische strahlige
Stellung der osteophytären Bälkchen. Hat der von innen nach außen vor-
schreitende Umbau die Peripherie der periostitischen Anbildung noch nicht erreicht oder erfolgt während des Umbaus ein neuer periostitischer Schub, entstehen
sehr augenfällige Bilder: auf den zur alten Rinde konzentrisch geordneten periostalen Schalen findet sich die äußerste Lage des Osteophyts wiederum strahlig, an der Oberfläche vielfach mit einer zarten, ringförmig streichenden Abschlußschicht. Der Vorgang des Umbaus zu typischem Lamellenknochen, Medullisation des zunächst faserigen Markes und Abbau sind naturgemäß vom Alter der Erkrankung abhängig, bisher freilich systematisch noch wenig untersucht.

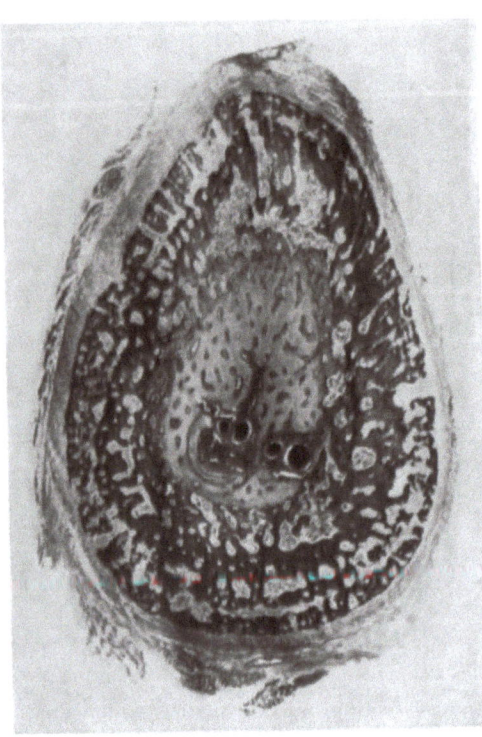

Abb. 23. Fetus ♂. 7 Monate alt. Sektion 705/1915.
Krankenhaus im Friedrichshain (L. PICK). Vom gleichen
Fall wie Abb. 22; gleiche Technik. Vgl. Text der Ab-
bildg. 22. Querschnitt der Ulna. Besonders im unteren
Abschnitt des Bildes sind drei periostitische, von der
alten Kortikalis und untereinander gesonderte
Schalen- oder Mantellagen deutlich.

Wie die Röntgenprüfung der diaphysären Veränderungen zeigt, können sich die periostitischen Knochenmäntel unter antisyphilitischer Behandlung vollkommen zurückbilden, doch bleiben (EUGEN FRÄNKEL, HOTZ, WIMBERGER) allgemein periostitische Prozesse fast regelmäßig viel länger röntgenologisch sichtbar als die osteochondritischen. Seltener werden die entzündlichen periostalen Bildungen erhalten und führen in Verbindung mit hyperplasierender Ostitis und Osteomyelitis durch Epiphysenreizung zu besonderer Wachstumsstörung (s. unten Säbelklingentibia).

Bemerkenswert ist die Spirochätenverteilung an den erkrankten Röhrenknochen bei der Frühperiostitis (P. SCHNEIDER; vgl. auch sub III). Die Kambiumschicht des Periostes ist in ihrer ganzen Ausdehnung über die Diaphyse und
besonders in die Verknöcherungsbucht des Perichondrium hinein ein Wahlort für
die Spirochäten, und die Spirochätose der Knochenhäute kann gegenüber einer
gleichzeitigen Osteochondritis ganz im Vordergrund stehen. So ist es verständlich,
„daß es Einzelfälle von Periostitis ohne wesentliche Osteochondritis geben kann".
Daß diese oft genug überhaupt fehlt, hat EUGEN FRÄNKEL an seinem Material
erwiesen.

c) Die sekundäre reparative Spätperiostitis.

Die Natur der seit längerem bekannten verbreiteten ossifizierenden Periostitis, die bei syphilitischen Säuglingen und Kindern mit zunehmendem Alter

an Häufigkeit steigt, haben die röntgenologisch-klinischen Serienkontrollen
EUGEN FRÄNKELs geklärt. Sie setzt ein, wenn unter der antisyphilitischen Behandlung die Osteochondritis verschwindet und nimmt zu, je mehr jene zurückgeht. HOTZ hat die tatsächlichen Feststellungen EUGEN FRÄNKELs bestätigt.
Diese Periostitis ist eine Auswirkung nicht des Syphiliserregers, sondern des
Heilungsvorgangs im weitesten Sinne des Wortes. An den reparativen Bestre-
bungen, welche nach Vernichtung der Krankheitserreger durch die antisyphili-
tische Behandlung sich rasch einstellen, beteiligt sich eben auch das Periost mit
der Bildung kompakter, oft geschichteter Knochenauflagerungen, die allmählich
mit der Rinde verschmelzen. Auf dem Röntgenbild und am anatomischen
Präparat dürfte diese die abheilende Osteochondritis syphilitica begleitende
Periosterkrankung, die EUGEN FRÄNKEL als sekundäre Spätperiostitis bezeichnet,
von einer primären Periostitis syphilitica congenita nicht zu unterscheiden
sein. Ein richtiges Urteil über einen derartigen Befund wäre also ohne Kenntnis
der klinischen Vorgeschichte solcher Fälle nicht abzugeben.

Es liegt auf der Hand, daß diese sekundäre Spätperiostitis durchaus anders
zu bewerten ist als die primäre Periostitis angeboren Syphilitischer. Für das
Zutreffende der FRÄNKELschen Deutung spricht, wie P. SCHNEIDER feststellt, der
völlig negative, auch von Degenerationsresten freie Spirochätenbefund der ganzen
periostitischen Anlagerung. SCHNEIDER verweist zugleich auf die Analogie dieser
die Heilung begleitenden Überproduktion festen Knochens mit der kondensieren-
den Osteomyelitis bei der Ausheilung der osteochondritischen Granulationszone.

Auch die Spätperiostitis zeigt, zum mindestens histologisch, die mehrfache
Schichtenbildung, dabei wiederum oft zugleich höhere Organisationsformen,
sofern unter Medullisation des faserigen Markes der interlamellären Spalten
der geflechtartige Knochen der periostitischen Anlagerung durch lamellären
ersetzt wird. Der Ersatz erfolgt, wie bei der Frühperiostitis, zentrifugal, also
zunächst an den inneren Schichten (P. SCHNEIDER; s. dort auch Abb. 25). So
ergeben sich auf mikroskopischen Knochenquerschnitten häufig die nämlichen
Bilder des peripherischen radiären Osteophytgitters.

Fortschreitende knöcherne Verschmelzung der ganzen Schalenmasse schafft
eine einheitliche dichte hyperostotische Kompakta. Der „Einsargung" folgt die
Sklerose. Sie ist nicht zu verwechseln mit der soliden elfenbeinartigen Beschaffenheit der langen Diaphysen, wie sie BOUCHUT (1873) bei syphilitischen Neugeborenen wiederholt bemerkte. Sie bedeutet neben einer Verdichtung bestehenden Knochens wohl mehr eine mangelhafte Ausbildung der Markhöhle, die
keineswegs der Syphilis eigentümlich ist (M. B. SCHMIDT).

Schließlich soll nicht unerwähnt bleiben, daß wie bei der Epiphysenlösung
und den schwereren Graden der Osteochondritis auch bei jeder Periostitis die
Entzündung in Form zelliger Infiltration mehr oder weniger weit auf die angrenzenden Sehnen und Muskeln sich ausdehnen kann. Umgekehrt gehört es
nach P. SCHNEIDER zur Regel, daß das Perichondrium der Schicht des ruhenden
Knorpels und die Gelenkhäute, sofern nicht Verwicklungen vorliegen, an der
Entzündung sich nicht beteiligen.

3. Die diaphysäre Osteomyelitis.

Im Verhältnis zu dem reichen Schrifttum über die Osteochondritis und die
Periostitis bei der angeborenen Lues sind die Mitteilungen über die Erkrankungen
des Diaphysenmarkes bei weitem spärlicher. Und doch gibt es an den Diaphysen der großen Röhrenknochen der Säuglinge nicht einmal allzu selten
osteomyelitische Veränderungen von so besonderer Eigenart, daß sie wenigstens
für diese Altersphase in ihrer diagnostischen Bedeutung der Osteochondritis und

der Periostitis, zumal der syphilitischen Frühperiostitis durchaus zur Seite
rücken. Sie sind weder den pathologischen Anatomen noch den Röntgenologen
und röntgenologisch arbeitenden Klinikern unbekannt, entbehren aber bisher
der gründlichen anatomisch-röntgenologischen Verbindung, wie sie für die
Osteochondritis und die Periostitis bereits besteht.

Unter den pathologischen Anatomen hat P. Schneider mit Bezugnahme
auf eine ältere Arbeit Lienhardts auch die diaphysäre Osteomyelitis wiederholt genannt. Das subchondrale Granulationsgewebe kann sich (vgl. auch o.)
tief in den Schaft hinein ununterbrochen fortsetzen und als diaphysäre Osteomyelitis Rinde und Spongiosa ausgedehnt verdünnen, oder es können osteomyelitische Veränderungen rarefizierenden Charakters ohne Verbindung zum Epiphysenknorpel selbständig in der subchondralen Zone oder epiphysenferner
in der Diaphyse auftreten, bei verschiedenem Umfang teils mehr diffus, teils
in knotiger Art. Für die epiphysennahen rundlichen, mehr oder minder zur
Schaftachse hin lokalisierten oder häufiger keilartigen Formen, die mit der
Keilgrundfläche an das Periost der Diaphyse grenzen, wird an ursprünglich
rein osteochondritische, umschriebene, bindegewebig vernarbende Herde gedacht,
die aus dem subepiphysären Gebiet oder dem Periostepiphysenwinkel mit fortschreitendem Knochenwachstum schaftwärts vorgerückt wurden. Insbesondere
für die umschriebene Bildung wird wiederholt allgemein das Gebundensein an
das Säuglingsalter betont.

Für die Röntgenologen hat Wimberger das Verdienst, unter den angeboren-
syphilitischen Knochenerkrankungen neben der Osteochondritis und der Periostitis die syphilitischen Markveränderungen der langen Röhrenknochen besonders
hervorgehoben zu haben. Er nennt die durch mehrfache umschriebene osteomyelitische Verdünnungen bedingte „scheckige" Beschaffenheit des Schaftes im
Röntgenbild; bevorzugt sind von den Resorptionsaufhellungen die Diaphysen
von Radius und Ulna, oft in ihrem ganzen Verlauf, namentlich aber das proximale Ulnadrittel. An den unteren Gliedmaßen beschreibt Wimberger eine
charakteristische „bisher nicht gewürdigte" eigenartige, meist völlig symmetrische Lokalisation rarefizierender „gummöser" Infiltration an der Innenseite des proximalen Tibiaviertels, die bis gegen die Schaftmitte einschneiden
kann und nur in sagittaler Projektion darstellbar ist. Die auffallende Lokalisation an dieser Stelle wäre nach Wimberger vielleicht durch die syntopische
Beziehung zum Pes anserinus zu erklären, dessen Muskelinsertionen durch
besondere funktionelle Beanspruchung des Knochengebietes einen Zusammenhang mit der „gummösen" Zerstörung besitzen könnten. Diese Erklärung ist
kaum zutreffend. Wenigstens habe ich an meinen eigenen röntgenologisch-
anatomisch geprüften Fällen die gleichen Veränderungen in großartigster symmetrischer Ausbildung auch an der oberen Humerusmetadiaphyse gesehen;
überdies beschrieb auch schon Lienhardt an der Tibia eines vierwöchigen
angeboren-syphilitischen Säuglings (S. 58) zwei den Wimbergerschen anatomisch ähnliche Herde auf dem sagittalen Längsschnitt der Tibia an der Vorder-
und Hinterseite.

Endlich hat von Klinikern Péhu (Lyon) mit seinen Mitarbeitern in einigen
seiner zahlreichen dem Studium der Klinik und Anatomie der angeborenen
Knochensyphilis gewidmeten Arbeiten gleichzeitig mit Wimberger (1925)
genaue Angaben über die fraglichen diaphysären Veränderungen gemacht
und sie im Röntgenbild zur Anschauung gebracht. Er stellt bei seiner anatomisch-
klinischen Einteilung der angeborenen Syphilis der Röhrenknochen neben die
Osteochondritis und die ossifizierende Periostitis die „gummöse" und die osteo-
klastische oder destruktive Form. Die destruktive Form ist keine anatomische
Einheit. Sie entspricht einer Gruppe, die verschiedene Arten von Verände-

rungen umfaßt: Knochen von besonderer Brüchigkeit, Knochen von besonderer Biegsamkeit und endlich die hier interessierenden Veränderungen. Das Röntgenogramm ergibt bei diesen an der Kante eines oder mehrerer Knochen, am distalen oder proximalen Ende, bei gleichzeitig vorhandener oder fehlender Osteochondritis oder Periostitis mehr oder minder tiefe Substanzverluste, die $^1/_2$ bis 1 cm weit in den Knochen einschneiden und scharfe Ränder, wie mit dem Locheisen geschlagen, aufweisen. PÉHU deutet die Veränderung als

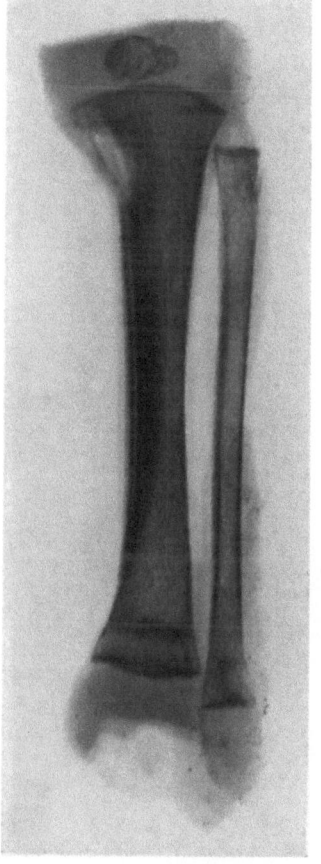

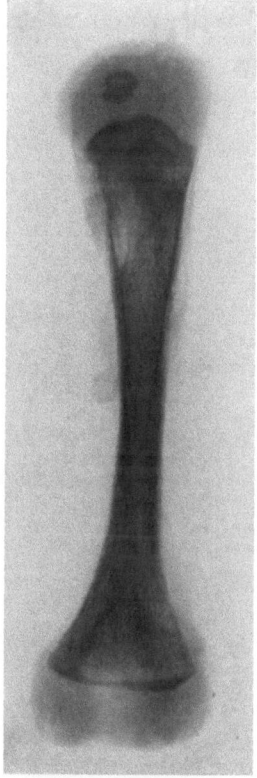

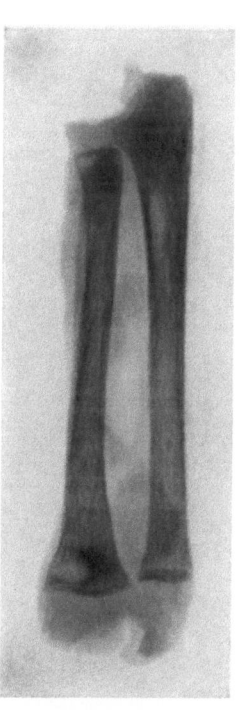

Abb. 24. 3½ mon. ♂ Säugling. Zerstörung der medialen Metadiaphyse der rechten Tibia durch fibröse rarefizierende Osteomyelitis. Geschichtete knöcherne Periostschale der Diaphyse medial sichtbar. Röntgenogramm des herauspräparierten Knochens. Weiteres s. Text. (Material L. PICK.)

Abb. 25. 3½ mon. ♂ Säugling. Zerstörung der proximalen Metadiaphyse des rechten Humerus durch fibröse rarefizierende Osteomyelitis. Röntgenogramm des herauspräparierten Knochens. Weiteres s. Text. (Material L. PICK.)

Abb. 26. 3½ mon. ♂ Säugling. Länglicher Rarefikationsherd in der proximalen Hälfte der Diaphyse der rechten Ulna und rundlicher in der distalen Metaphyse des rechten Radius, durch fibröse rarefizierende Osteomyelitis. Ossifizierende Periostitis an der Radiusdiaphyse. Röntgenogramm der herauspräparierten Knochen. Weiteres s. Text. (Material L. PICK.)

eine „lokalisierte Osteoporose". Bei geeigneter antisyphilitischer Behandlung erfolgt völliger anatomischer Ausgleich, unter Umständen nach röntgenologisch zunächst erweisbarer osteomyelitischer Hyperostose oder Sklerose.

Anatomische Untersuchungen der von ihm am proximalen Radius und an der proximalen Tibia dargestellten Defekte fehlen bei PÉHU ganz. WIMBERGER macht die kurze Angabe, daß auf dem Tibiadurchschnitt dem Defekt ein gelbliches gelatinöses Gewebe entspricht, an dessen Rand die Knochenbälkchen sehr schwach und brüchig sind. LIENHARDT nennt graue, gelbe, graugelbe, graurötliche oder auch grauweiße, nicht selten hyperämisch umsäumte Infiltrationsgebiete der Spongiosa, in deren homogenerem Gefüge die Spongiosabälkchen nur undeutlich wahrgenommen werden, sofern sie nicht teilweise oder völlig zum Schwund gebracht sind. Das Infiltrat ist unscharf begrenzt, sieht speckig aus, ist andere Male nach dem Untergang der Bälkchen weich, so daß eine Nadel mühelos eindringt, als Ausnahme ,,puriform''.

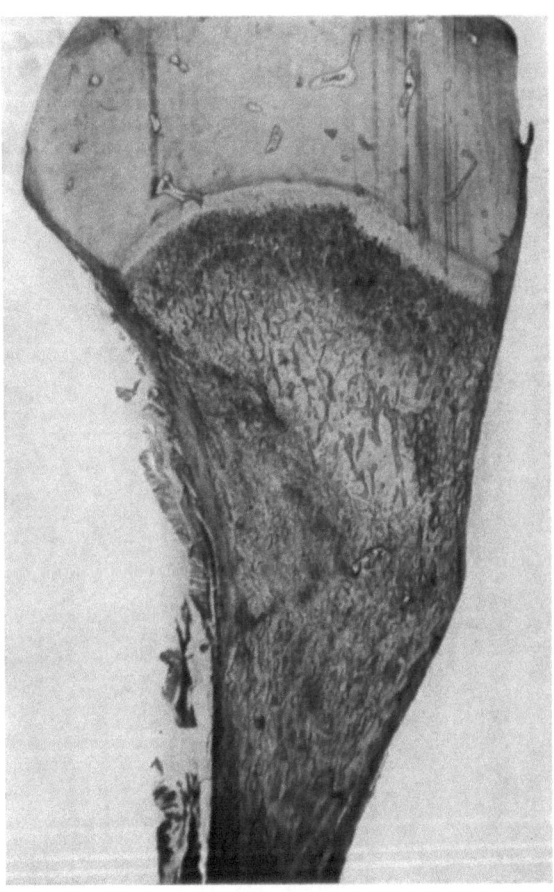

Abb. 27. 3¹/₂ mon. ♂ Säugling. Schnitt von proximaler Epidiaphyse des rechten Humerus. Mikrophotogramm. Leitz, Mikrosummar 80 mm, BL = 40 cm. 10⁰/₀ Formalin, Salpetersäureentkalkung, Zelloidin, Hämalaun-Eosin. (Material L. PICK.) Erklärung s. Text. (Leichte künstliche Infraktion der Diaphyse.)

Tatsächlich sind die Veränderungen auf den schon an sich graugelblich und rötlichfleckigen Diaphysen des Sektionsmaterials, wie ich an meinen Beobachtungen zeigte, abgesehen von der meist gleichzeitigen knöchernen Periostitis, keineswegs besonders auffallend, selbst die großen Defekte oft mehr mit der Sonde zu tasten als zu sehen. Daher mag die geringe Berücksichtigung, die sie bisher seitens der pathologischen Anatomen fanden, sich wohl erklären. Die kleineren Defekte, etwa in Radius und Ulna, sind für die grobe anatomische Untersuchung überhaupt nicht wahrnehmbar; erst die Summationswirkung bei der Röntgenaufnahme deckt sie auf. Umgekehrt ergibt das Mikroskop weit über das röntgenologisch Sichtbare hinausgehende oder im Röntgenbild über-haupt nicht einmal angedeutete Veränderungen, namentlich wenn die Osteo-myelitis, mag sie selbst fast über eine ganze Diaphyse verbreitet sein, zunächst den Bestand des Knochens nicht antastet (L. Pick).

Die überaus charakteristische Art der Röntgenbilder wird an den neben-stehenden Abbildungen (Abb. 24, 25, 26) aus meinem Material deutlich. Die periostitische Schale im Defektgebiet der Tibia ist gleichfalls der Zerstörung anheimgefallen, sie endigt scharf, völlig unvermittelt, wie abgenagt — ein sprechender Beweis zugunsten einer begleitenden Frühperiostitis gegenüber einer

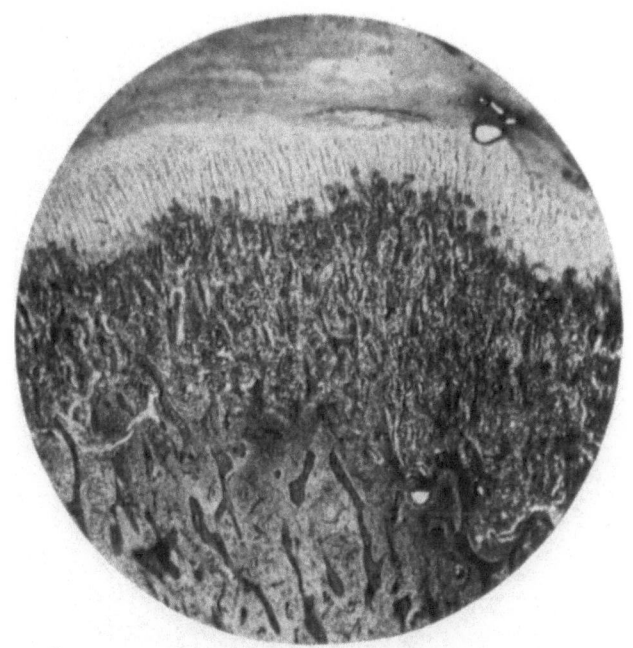

Abb. 28. 3½ mon. ♂ Säugling. Epidiaphysengrenze vom proximalen rechten Humerus (s. Abb. 27). Leichte syphilitische Osteochondritis. Mikrophotogramm. Leitz, Ok. 1, Obj. 1, TL = 140 cm, BL = 25 cm. 10 % Formalin, Salpetersäureentkalkung, Zelloidin, Hämalaun-Eosin. (Material L. Pick.)

reparativen Form. Mikroskopisch ergab sich an manchen Knochen des näm-lichen Falles zugleich eine leichte, aber ausgesprochene Osteochondritis (vgl. Abb. 27), wie sie in verschiedenen Gradabstufungen auch Lienhardt für seine Fälle vermerkt.

Die metadiaphysären symmetrischen Defekte können nach meinen anato-misch-röntgenologischen und röntgenologisch-klinischen Erfahrungen an allen großen Röhrenknochen getroffen werden, sowohl an der oberen wie unteren Metadiaphyse, soweit bisher bekannt, regelmäßig medial. Schneiden sie tief ein, so können Infraktionen und Frakturen erfolgen, wohl dann auch mit dem Symptom der Pseudoparalyse.

Lienhardt sah nach seinen Niederschriften in den Infiltrationsgebieten dieser „chronischen Osteomyelitis" ausschließlich dicht gelagerte lymphoide Zellen. Ich konnte diese Befunde nicht bestätigen. Vielmehr stellt sich nach meinem Material (Abb. 28, 29) der den umfänglicheren wie den kleineren diaphysären Herden zugrunde liegende Vorgang durchweg und gleichmäßig als eine gegen das normale Mark mikroskopisch nicht selten scharf abgesetzte spindelzellreiche rarefizierende Osteomyelitis dar, in deren Gebiet zuweilen „miliare Syphilome" eingesprengt sind (Abb. 30). Die nekrotisch scheinenden Zentren dieser kleinen Syphilome lassen an Nester zerfallender und verklumpender Spirochäten denken[1], um so mehr, als ich in dem fibrös-zelligen Gewebe der Osteomyelitis Spirochäten in den größten Mengen erweisen konnte (Abb. 31a u. b). Durch diesen Befund sind die osteomyelitischen Herde, wie die Osteochondritis und die ossifizierende generalisierte Periostitis, als lokal-entzündliche Reaktionen auf die Spirochäteninfektion gesichert.

Neben stellenweise reichlichem osteoklastischen Abbau entsteht ein Teil der Knochenbälkchen metaplastisch aus dem wuchernden osteomyelitischen

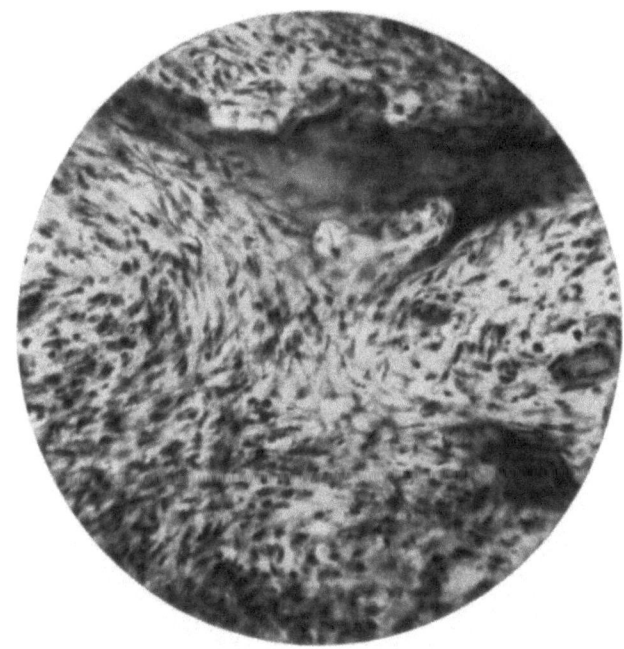

Abb. 29. 3¹/₂ mon. ♂ Säugling. Schnitt vom proximalen rechten Humerus. Fibröse Osteomyelitis. Durchflechtung von Spindelzellen. Metaplastische Knochenbildung im osteomyelitischen Gewebe. Mikrophotogramm. Leitz, Ok. 3, Obj. 5, TL = 150, BL = 23 cm. Salpetersäureentkalkung, Zelloidin, Hämalaun-Eosin. (Material L. Pick.)

Grundgewebe. Letzteres ist in manchen Markgebieten von größter Ausdehnung, völlig diffus. Die gleichzeitig anzutreffende Schaftperiostitis ist schon genannt, Die metadiaphysären Defekte sind durch eine dicke faserige Periostlage entzündlicher Bildung gedeckt. Sie kommt natürlich im Röntgenbild nicht zur Anschauung. Andere Male ist, wie bereits Lienhardt fand, das Periost nebst seinen Blutgefäßen ganz unversehrt.

Finden sich die charakteristischen Schaftveränderungen röntgenologisch-anatomisch oder klinisch-röntgenologisch in den ersten Monaten des Säuglings-jahres, so kommt auch ohne begleitende ossifizierende Schaftperiostitis oder Osteochondritis allein die Deutung als Lues in Betracht. Für die späteren Monate, in denen als Ursache etwa Rachitis, kindlicher Skorbut, Tuberkulose, vielleicht Osteomyelitis schlechthin oder Sarkom in Erwägung zu ziehen wäre,

---

[1] Geeignetes Material, den Befund in den kleinen zufällig gefundenen Herdchen nach dieser Richtung zu vervollständigen, stand mir nicht mehr zu Gebot.

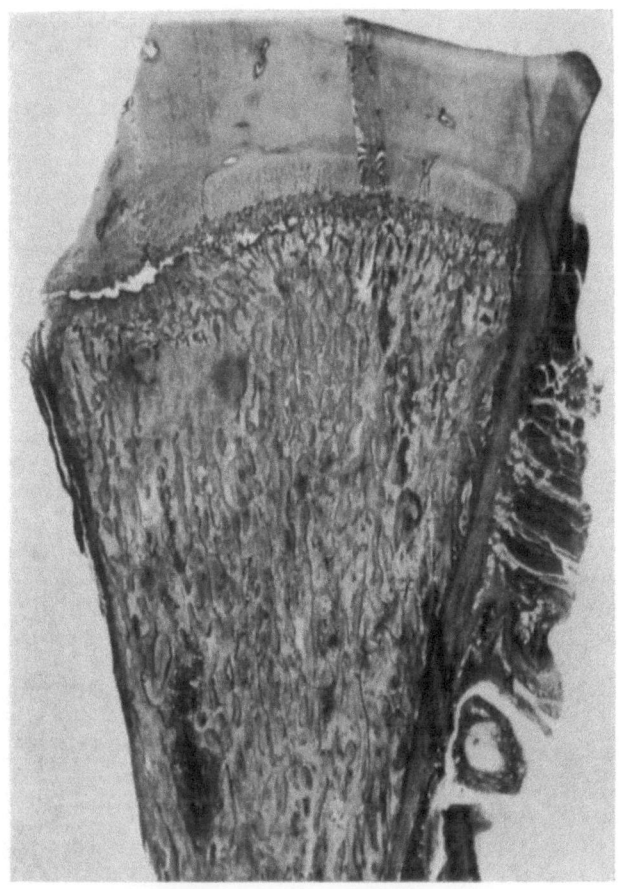

Abb. 30. 3½ mon. ♂ Säugling. Schnitt von distaler Epidiaphyse des rechten Radius. Im fibrös-osteomyelitischen Herd zwei verkäsende „miliare Syphilome". Mikrophotogramm. Leitz, Mikro-summar 64 mm, BL =ǀ57 mm. 10 % Formalin. Salpetersäureentkalkung. Zelloidin, Hämalaun-Eosin.
(Material L. PICK.)

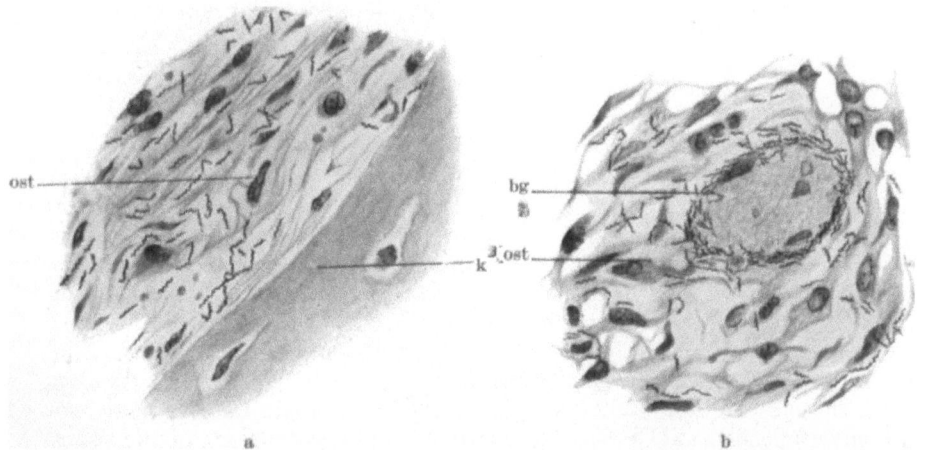

Abb. 31 a und b. Osteomyelitis fibrosa rareficans bei angeborener Syphilis. Proximale Humerusmeta-diaphyse. 3½ mon. männl. Säugling. Material L. PICK. 10% Formalin, Salpetersäureentkalkung, Paraffin, Spirochätendarstellung nach BERTARELLI. ost Fibrös-zelliges Gewebe der Osteomyelitis. bg Wand eines kleinen Blutgefäßes mit dichten Spirochätengeflechten. k Knochenbälkchen.
Leitz. Ok. 3. Öl-Immension ½a. TL = 155.

würde, abgesehen von dem Vorhandensein sonstiger Lueszeichen, der positiven WaR. usw., die Symmetrie und Eigenart der Defekte alle konkurrierenden Erwägungen zugunsten der Lues ausschalten und am anatomischen Objekt selbst der positive Spirochätennachweis diese Diagnose besiegeln. Für die Säuglingssyphilis dürfte darum in der diaphysären fibrösen rarefizierenden Osteomyelitis der geschilderten Art klinisch und pathologisch-anatomisch ein wichtiges und eindeutiges diagnostisches Merkmal gegeben sein.

Eine anatomisch-histologisch gleichfalls hierhergehörige Erkrankung ist die diffuse rarefizierende Ostitis und Osteomyelitis der kurzen Röhrenknochen (Metakarpen, Metatarsen, Phalangen) der Säuglinge, die in der Hauptsache von HOCHSINGER untersucht und geklärt worden ist. Sie tritt klinisch wesentlich als Phalangitis, weit häufiger an den Fingern (Daktylitis) wie an den Zehen auf und zeigt hier, am häufigsten am Zeigefinger, besonders die Grundphalange beteiligt, die auch zuerst ergriffen wird. Die Phalangitis pflegt multipel, aber bemerkenswerterweise nicht symmetrisch aufzutreten. Die Weichteile und Gelenke bleiben unversehrt. Das Röntgenbild läßt bei scharfem dünnen Rindenschatten eine vollständige Aufhellung („Blähung") der Diaphyse erkennen, im späteren reparativen Stadium Hyperostose (Sklerose) mit reparativer Periostitis. Eingehendere pathologisch-anatomische Untersuchungen dürften nur in sehr beschränktem Umfange vorliegen. HOCHSINGERs Abbildung 15 (S. 168) zeigt bei einer syphilitischen Phalangitis des Zeigefingers eine gleichzeitige Osteochondritis mit sehr breiter Kalkgitterzone.

4. Sonstige Erkrankungen der Knochen bei angeborener Frühsyphilis.

Neben den bisher abgehandelten Erkrankungen der Knochen bei angeborener Frühsyphilis treten sowohl andere Formen der Erkrankung wie der Lokalisation an anderen Skeletteilen durchaus in den Hintergrund.

In ersterer Hinsicht ist bemerkenswert, daß in sehr seltenen Fällen echte Gummen, namentlich bei Säuglingen, auch in der Markhöhle der Röhrenknochen berichtet sind. Sie heben sich als gelbliche, ziemlich scharf umschriebene, gegen das rote Mark gut abgesetzte erbsen- bis kirschkerngroße Knoten für das bloße Auge ab und sollen sich in nichts von gummösen Produkten der erworbenen Syphilis unterscheiden. PÉHU hat in einigen seiner Arbeiten aus der Literatur eine Anzahl von Fällen, die zum Teil freilich rein röntgenologisch beobachtet sind, zusammengestellt.

Es ist neuerdings verschiedentlich allgemein betont worden (vgl. z. B. HERXHEIMER, P. SCHNEIDER, LUBARSCH), daß bei der angeborenen (viszeralen) Syphilis auch bei Neugeborenen und jungen Säuglingen echte Gummen vorkommen. Die Reaktionsform der Gewebe des Fetus oder Säuglings wäre also hier ausnahmsweise bereits der der späteren Jahre angeglichen. Für die im Mark der Röhrenknochen (z. B. bei ORTH, KAUFMANN, HERXHEIMER) genannten Fälle bliebe in dessen zunächst doch noch der Spirochätengehalt, das Vorkommen endangitischer Veränderungen oder echter Verkäsung zu untersuchen, um osteomyelitische Herde der vorher beschriebenen, histologisch unspezifisch granulierenden Form auszuschließen. Soweit ich sehe, liegen Beobachtungen, die aller Kritik in dieser Richtung standhalten, bisher nicht vor (vgl. auch bei P. SCHNEIDER 1928). Umschriebene mikroskopische „Nekrosen" im Granulationsgewebe (vgl. z. B. bei ORTH), wie ich sie selbst in den „miliaren Syphilomen" der fibrösen Osteomyelitis sah, könnten zerfallenden, mit Gewebsresten verfilzten Spirochätenhaufen entsprechen.

Bei der vereinzelten Lokalisation an anderen Knochen spielt die Hauptrolle die „aktive", produktiv-granulierende Entzündung, und hier ist in erster Reihe der Schädel, an diesem das Schädeldach, besonders das Stirn- und Scheitelbein zu nennen. Auch die Gesichtsknochen, zumal Nase und Gaumen, und der Unterkiefer können betroffen werden. PARROTs Angabe, daß der Schädel bei der angeborenen Syphilis gleich häufig erkranke, wie Darmbein und Schulterblatt, ist sicherlich unzutreffend. Vor allem aber kann die Art des Krankheitsvorganges an den Schädelknochen mit dem dort sich abspielenden nicht ohne weiteres in Parallele gebracht werden. Darmbein und Schulterblatt zeigen die diffuse subchondrale typische Osteochondritis, die umschriebenen Herde der Schädelkaries der Säuglinge dagegen gleichen histologisch denen der angeborenen Schädelspätsyphilis, die wiederum von der einfachen Caries sicca bei erworbener Lues sich nicht unterscheidet. M. B. SCHMIDT nennt zahlreiche bis etwa linsengroße gelbe Knötchen, die über die Außenfläche des Knochens, nach WEGNERs

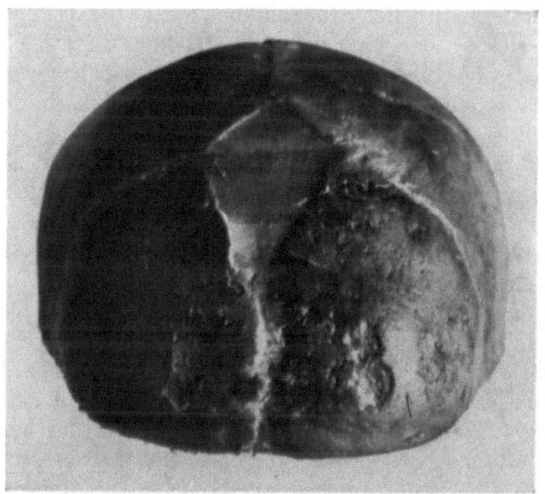

Abb. 32. (EUGEN FRÄNKEL). Multiple tiefe Usuren des Stirnbeins durch periostale Syphilome bei 6 monatigem Säugling mit Lues congenita.

Erfahrung besonders der Scheitelbeine verstreut sind. Die Knochensubstanz kann völlig usuriert werden und die Usurstelle von einem Knochenwall umgeben sein (vgl. auch HOCHSINGER). Immerhin ist eine ausgesprochene „Wurmstichigkeit" gegenüber der Caries sicca bei der erworbenen Lues hier die Ausnahme. Die eingehende Schilderung einer sehr ausgedehnten rarefizierenden Ostitis und Osteomyelitis am Schädeldach bei einem neunwöchigen männlichen Säugling verdanken wir POMMER. Verkäsung fehlt. Der Vorgang ist verwickelt durch eine mit Eiter verbundene Sequesterbildung im linken Stirnbein. Er nimmt seinen Ausgang im epikraniellen Kambium, von wo er durch Mark und Glastafel bis zur Dura sich fortsetzt. Hier und in den Nähten kann die Erkrankung auch selbständig beginnen. Dabei wird aber weder die Faserschicht des Perikraniums noch die Dura überschritten. Gegen die sichere Deutung der Veränderung als einer „gummösen" sind die vorher genannten Einwendungen zu machen.

Auch größere periostale Syphilome kommen, besonders an der Schädelinnenfläche, schon bei Neugeborenen vor. Ich gebe aus EUGEN FRÄNKELs Material die Abbildung des Schädeldachs eines sechsmonatigen Säuglings, bei dem das Stirnbein eine große Zahl von tiefen, den Stellen periostaler Syphilome entsprechenden flachmuldenförmigen Substanzverlusten aufweist (Abb. 32). Ein entsprechendes sehr charakteristisches Röntgenbild (eines Sektionspräparates) findet sich bei Wimberger (Abb. 47) von einem viermonatigen Mädchen; hier bestanden u. a. gleichzeitig die typischen symmetrischen Defekte der Tibia-metadiaphyse.

Als weitere Äußerung der angeborenen Frühsyphilis am Schädel sind umschriebene osteophytäre Auflagerungen oder diffuse sklerotische Verdickungen des Schädeldachs zu nennen. Die umschriebene periostale Hyperostose bedingt eine schon in den ersten Lebensmonaten auftretende abnorme Vorwölbung der Tubera parietalia und frontalia bei auffallender Härte des Knochens und der Nahtränder (Hochsinger).

Es bleiben der Hydrocephalus congenitus und das Caput natiforme Parrots.

Der Hydrocephalus congenitus zählt hierher nur soweit, als die entzündlichen Veränderungen der weichen Hirnhäute und der Gefäßplexus, die die starke Flüssigkeitsanhäufung bedingen, durch die Fortleitung einer spezifischen diffusen inneren Periostitis der Schädelknochen auf die Gehirnhäute veranlaßt sind, wie es „vielfach" der Fall sein soll (Hochsinger).

Das als rachitische Bildung bekannte „Caput natiforme", bei dem infolge der bedeutenden osteophytären Verdickung und Wulstung der Stirn- und Scheitelbeinprotuberanzen Pfeilnaht und Stirnnaht zwischen diesen „versenkt", der Interglutäalfurche ähnlich verlaufen, ist nur dann „mit Sicherheit auf angeborene Lues zurückzuführen (und für diese pathognomonisch), wenn es bereits in den ersten Lebensmonaten entwickelt und mit einer abnormen Härte der Kopfknochen bei großem Kopf und relativ kleiner Fontanelle verbunden ist" (Hochsinger).

Parrot, der zuerst diese Schädelanomalie bei älteren Kindern fand und ihr den Namen gab, hielt entsprechend seinen Anschauungen von dem Übergang der angeborenen Lues in Rachitis (vgl. u. sub 5) das wulstige Osteophyt längs der Nähte für syphilitisch. Nach der jetzigen Kenntnis ist das Caput natiforme („Vierhügelform" des Schädels) bei der angeborenen Frühsyphilis Doppelwirkung des durch die Lues an den Wachstumszentren der Schuppenknochen überhaupt gesteigerten Knochenansatzes und der stärkeren Absonderung von Kammerflüssigkeit. Diese bedingt auch, daß der Schädelumfang des angeboren-syphilitischen Kindes überhaupt während des ganzen ersten Lebensjahres größer ist als beim normalen.

Auch für andere Schädelverunstaltungen, die bei angeborener Syphilis schon früh hervortreten, spielen Hydrozephalus und periostale Hyperostose eine besondere Rolle. Bei abnorm hoch und breit angelegtem Stirnbein mit besonders stark gewölbten Höckern entsteht durch schnelle Hyperostose und Eburneation der hydrozephalisch aufgeblähte Schädel mit der „olympischen Stirn". Stirnfontanelle und Nähte veröden schnell. Starke Verdickung der Stirn- und Scheitelhöcker ohne besondere Vortreibung der einzelnen Knochen bedingt ein Corpus quadratum (vgl. bei Jadassohn). Sofern diese Schädelanomalie in gleicher Art auch der Rachitis eigen ist, kommen für die Differentialdiagnose wohl entsprechende Gesichtspunkte wie für das Caput natiforme in Betracht. Die ursächliche Verbindung anderer Schädelanomalien — des Mikrozephalus, Turmschädels u. a. — mit der angeborenen Frühsyphilis scheint weniger durchsichtig.

Am Nasengerüst und am Gaumen werden durchbrechende Knochenerkrankungen als seltene Vorkommnisse genannt. Die starke Einziehung der Nasenwurzel eines syphilitischen Neugeborenen hat Schmincke auf die frontookzipitale Verkürzung der Schädelbasis infolge Osteochondritis des Os tribasilare zurückgeführt. Hochsinger sah die Ursache der angeborenen Plattnase in einer Entwicklungsstörung der Nasenscheidewand.

STÖHR beschreibt — allerdings rein klinisch — einen Gibbus im Bereich des 7. bis 9. Brustwirbels durch syphilitische Spondylitis bei einem siebenwöchigen Säugling mit zahlreichen syphilitischen Auftreibungen anderer Knochen.

Endlich käme eine allgemeine („diffuse") mangelhafte Form der Knochenbildung, eine „hypoplastische Form der Knochensyphilis" (P. SCHNEIDER) als Grundlage von Spontanfrakturen, selbst mit schon intrauteriner Kallusbildung, in Betracht.

5. Angeborene Frühsyphilis der Knochen und Rachitis.

Die umfangreichen Erörterungen über den Zusammenhang der beiden Erkrankungen der Säuglings- und frühen Kinderjahre gehen auf PARROT zurück. Seine vielfach mißverstandene Anschauung war die, daß die durch die angeborene Syphilis bedingten endochondralen und periostalen Knochenerkrankungen, die er unter Ablehnung ihrer entzündlichen Natur und der Bezeichnung „Osteochondritis" als syphilitische „Dystrophie" zusammenfaßt, in allmählicher Modifikation nach der positiven und negativen Seite zu rachitischen werden, daß also der rachitische Zustand sich pathologisch-anatomisch aus dem syphilitischen herausentwickelt. Die Rachitis ist zwar letzte Äußerung der „hereditären" Syphilis („eine nicht mehr infektiöse Transformation"), aber nicht Syphilis selbst. Die PARROTsche Lehre darf auf Grund eingehender Nachprüfungen, die die pathologisch-anatomische Wesensverschiedenheit der beiden Krankheiten zu besonderem Ausdruck brachten (CAZIN-ISCOVESCO, MEYER, HEUBNER), allgemein, auch in Frankreich, als abgetan gelten, zumal das Vorkommen der fetalen und angeborenen Rachitis, das mit den Erörterungen der PARROTschen Auffassung vielfach verknüpft wurde, völlige Widerlegung erfuhr; fetale und angeborene Syphilis wurden als Chondrodystrophie, Osteogenesis imperfecta, physiologische Wachstumsvarianten oder aber als syphilitische Osteochondritis erkannt (vgl. P. SCHNEIDER). Gleichwohl hat der Gedanke der engen Wechselbeziehungen beider Erkrankungen Wurzel gefaßt und eine nicht geringe Anhängerschaft gefunden. Eine gleichfalls nicht geringe Zahl von Untersuchern hat widersprochen.

Unter den positiven Vertretern der Lehre von der engen Verbindung der Rachitis und der angeborenen Lues hat jüngst noch HOCHSINGER mit einer größeren Zahl von Gründen die Art des Zusammenhanges aufzuklären und zu belegen gesucht. Er verweist u. a. auf die „unanfechtbare", „fundamentale" Tatsache, daß kein angeboren-syphilitischer Säugling der Rachitis entgeht. Die Rachitis setzt bei diesen Kindern zeitiger ein, läuft aber rascher ab (KASSOWITZ), und angeboren-syphilitische Kinder werden nur ganz ausnahmsweise schwer rachitisch. Der hyperämische Reizzustand des knochenbildenden Gewebes bei der angeborenen Lues bereitet der Schädlichkeit der Rachitis den Boden günstig vor. Andererseits wird das Vorschreiten schwerer rachitischer Erweichung durch die bald hervortretende hyperostisierende Wirkung der Lues ausgeglichen. Eben darum werden auch floride Rachitis nach dem ersten Lebensjahr, schwerste Rachitisgrade und Rachitis tarda bei angeboren-syphilitischen Kindern so gut wie nicht beobachtet. Dagegen sind Schädel- und Brustkorbskoliosen mit starker Eburneation schon nach dem ersten Lebensjahr bei kongenital-syphilitischen Kindern zu finden, die sonst nur viel älteren Kindern mit abgelaufener Rachitis eigen sind.

Beide Erkrankungen erstrecken sich über das Gesamtskelet der Säuglinge, beide bewirken an den Epiphysengrenzen der Röhrenknochen und am Schädel auffällige Veränderungen und gleichen sich namentlich an der Rippenepidiaphyse mikroskopisch stark in dem anfänglichen blutüberfüllten Reizzustand. Öfters sah HOCHSINGER rachitische und echte syphilitische Veränderungen am Knochensystem gleichzeitig.

Wir können davon absehen, diese Beweisführung im einzelnen zu prüfen. Gegen das klinische Vorkommen von bloßen Verbindungen beider Erkrankungen besteht natürlich kein Einwand. Der Frage des Zusammenhanges steht die pathologische Anatomie wenigstens in dem Sinne abweisend gegenüber, als sich tatsächliche überzeugende anatomische Grundlagen für diesen bisher nicht haben finden lassen. Auch Hochsingers Beobachtungen der Gleichzeitigkeit beider Erkrankungen am Knochensystem sind offenbar lediglich klinische. Eugen Fränkel ist auf Grund seiner an einem riesigen Sektionsmaterial gesammelten Erfahrungen zu dem Schluß gelangt, daß der anatomische Nachweis einer Gleichzeitigkeit der beiden Erkrankungen bisher nicht erbracht ist und daß ebenso auch keinerlei einwandfreie Tatsachen röntgenologischer Natur vorliegen, die eine solche Auffassung rechtfertigen. Das nämliche gilt, wie vorher angedeutet, für den Übergang zweifellos syphilitischer Veränderungen in zweifellos rachitische.

II. Die angeborene Spätsyphilis der Knochen.

1. Allgemeines. Anatomische und zeitliche Trennung der tardiven von der frühen kongenitalen Syphilis. Die Knochenerkrankungen der kongenitalen Spätsyphilis als Lokalrezidive der Frühsyphilis.

Es ist oft betont worden und muß auch hier für die angeborene Knochensyphilis unterstrichen werden, daß eine scharfe Trennung der frühen und späten angeborenen Syphilis — der Syphilis congenita praecox und tarda — nach ihren pathologisch-anatomischen Produkten nicht durchführbar ist. Die Abgrenzung kann immer nur eine rein zeitliche, also rein äußerliche sein. Selbst wenn man die angeborene Frühsyphilis der Knochen durch so spezifische pathologisch-anatomische Typen wie die Osteochondritis und die generalisierte diaphysäre Periostitis, die Spätlues durch die ausgesprochen gummösen Erkrankungen charakterisiert, gibt es Ausnahmen. v. Recklinghausen fand eine über die Diaphysen aller Röhrenknochen verbreitete generalisierte Periostitis bei einem 10jähr. Mädchen (vgl. unten sub 3). Und eine über das Skelet ausgedehnte, systematisierte und symmetrisch lokalisierte unzweifelhafte Osteochondritis bei einem 11½jähr. Mädchen hat kürzlich L. Pick beschrieben. Umgekehrt wird, wie schon gesagt, das Vorkommen echter Gummen für die angeborene Frühsyphilis hervorgehoben. Gewiß sind solcherlei in das Gegenteil hinüberreichende Befunde vereinzelt. Aber auch von diesen besonderen Seltenheiten abgesehen, treffen sich die anatomischen Produkte der kongenitalen Früh- und Spätsyphilis auf dem großen Gebiet der einfachen produktiv-granulierenden Entzündungen, nach Sitz sowohl wie nach histologischem Aufbau. Die syphilitische Caries (syphilitische Periostitis, Ostitis und Osteomyelitis) z. B. am Schädel wird in gleicher makro- und mikroskopischer Form wie im früheren oder späteren Kindesalter auch ebenso des öfteren beim Säugling höchstens mit Gradunterschieden getroffen. Auch wenn man P. Schneider gewiß zugeben kann, daß die Unterschiede der geweblichen Reaktion auf die Spirochäteninfektion für die intrauterine Zeit und für das Säuglingsalter in der Form diffuser Veränderungen auf der einen, mehr umschriebener auf der anderen Seite in den Organen und zumal in den Knochen sich ausprägen, so sind doch, nachdem einmal der umschriebene, herdförmige Charakter der Gewebsreaktion gegen die Spirochäte entwickelt ist, für die folgenden Jahre Verschiedenheiten in der besonderen histologischen Art der umschriebenen Gewebsbildung überhaupt nicht mehr gegeben, sofern diese eben nicht in einem Teil der Fälle die ausgesprochen gummöse Form annimmt. Betrachtet man z. B. die charakteristische eigenartige symmetrische

rarefizierende Osteomyelitis an den medialen Epidiaphysen der langen Röhrenknochen bei der angeborenen Frühsyphilis der Säuglinge, so ist diese Veränderung histologisch sicherlich nicht von bestimmten Osteomyelitisformen der
Syphilis congenita tarda zu trennen, und diese wieder sind ihrerseits ohne
bestimmte Abgrenzung gegen entsprechende Lokalisation bei Erwachsenen.

Es wäre nach P. Schneiders Ergebnissen möglich, daß je näher die einfach
granulierenden produktiven Entzündungen an Periost und Knochenmark dem
Säuglingsalter stehen, sie gegenüber den weiterhin bei den Späterkrankungen
zu findenden gesetzmäßig durch einen stärkeren Gehalt an Spirochäten oder
überhaupt positive Spirochätenbefunde gegenüber negativen im anderen Falle
sich auszeichnen. Ob das zutrifft, bliebe zu untersuchen. Eine histologisch
scharfe Grenze zwischen den geweblichen Bildungen der kongenitalen Früh-
und Spätsyphilis der Knochen gibt es jedenfalls nicht.

Mit diesem Vorbehalt sind also diejenigen Formen zu betrachten, die als
Äußerungen der Syphilis congenita tarda in folgendem beschrieben werden.
Was sie morphologisch als zu dieser Gruppe gehörig charakterisiert, ist lediglich
das grobanatomische Verhalten.

Daß die Äußerungen der Knochenspätsyphilis, wie die der Spätsyphilis
überhaupt, nicht nur im Laufe der Kindheit und zur Zeit der Geschlechtsreife,
sondern auch im weiteren Leben auftreten — nicht selten so spät, daß viel
eher der Gedanke einer erworbenen Syphilis als einer angeborenen Infektion
auftritt (vgl. Jadassohn) —, ist bekannt. Fraglich ist nur, ob die Spätver-
änderungen wenigstens zum Teil einer „unvermittelten" kongenitalen Spätsyphilis
als erster Äußerung einer bis dahin ruhenden angeborenen Infektion entsprechen
oder nichts sind als örtlich oder hämatogen bedingte Rückfälle einer abgelaufenen
Syphilis der Intrauterin- und Säuglingsperiode. Hier ergibt sich für die
Knochenspätsyphilis ein besonderer Gesichtspunkt aus denjenigen Befunden
P. Schneiders, die bei abheilenden Knochenveränderungen der Frühsyphilis das
Erhaltenbleiben von Spirochäten in Knochenkörperchen gesichert haben (s. u.
sub C). Sie überdauern den Rückgang der Erkrankung, und es ist nach dem,
was über die lokale Spirochätenerhaltung in der Latenzzeit der Syphilis sonst
berichtet ist, durchaus anzunehmen, daß diese Spirochäten in ihren Schlupf-
winkeln sich lange virulent erhalten. Wenn bei der angeborenen Spätsyphilis
gerade die oberflächlich gelegenen Knochen betroffen werden — Schädeldach,
Nasengerüst, Gaumen, Sternum, Klavikula, unter den Röhrenknochen besonders
die Tibia an ihrer Vorderseite, die Vorderarmknochen — und die vorstechende
Erkrankungsneigung wohl mit gutem Grund auf die offenbare traumatische
Exposition dieser Skeletteile bezogen wurde, so wäre es einleuchtend, daß das
Trauma, andere Male vielleicht auch eine reine Kreislaufstörung, einen
Umbau von Knochenbälkchen bewirkt und damit die eingekapselten Spirochäten für eine Neuinfektion freigibt, um so mehr als P. Schneider gerade die
häufiger befallenen Knochen als Träger solcher Spirochätenrücklagen erweisen
konnte. In gleicher Weise wäre die Häufigkeit der Ausbrüche der Knochenspätsyphilis in Zeiten stärkerer Wachstumsstreckung zu erklären, als Folge
der hier besonders regen An- und Umbauvorgänge des Knochengerüstes. Und
da auch gelegentlich in der Spongiosa des Epiphysenkerns Spirochäteneinschlüsse gefunden werden, die mit der vorschreitenden Verknöcherung der Epiphyse peripherwärts rücken, könnten auf diese Verschiebung die bei der Spätform der kongenitalen Syphilis häufigen Gelenkentzündungen wenigstens soweit zurückgeführt werden, als sie nicht in grobanatomischem Anschluß an
eine epiphysäre Ostitis oder Osteomyelitis zustande kommen.

Zeitlich wird nach klinischen Gesichtspunkten allgemein hinter die Säuglingssyphilis die sog. „Rezidivperiode" der Syphilis etwa bis zum Beginn des vierten

Lebensjahres gestellt und an diese die Syphilis tarda angeschlossen. Je mehr die Äußerungen der Syphilis tarda am Knochensystem, wie es anscheinend der Fall ist, nichts als Lokalrückfälle angeborener frühsyphilitischer Knochenerkrankung darstellen, desto äußerlicher erscheint auf diesem Gebiet ihre Abgrenzung gegen die „Rezidivperiode".

2. Einzelbefunde spätsyphilitischer Knochenerkrankungen bei angeborener Syphilis.

Pathologisch-anatomisch läßt sich für die Knochenbefunde der Spätsyphilis die kurze Formel angeben, daß sie, abgesehen von den seltenen noch zu besprechenden Ausnahmen (vgl. u. sub 3), sich mit denen der erworbenen Syphilis decken. Außer den vorher genannten „exponierten" Knochen können auch alle übrigen in völlig unregelmäßiger Lokalisation betroffen werden. Dabei vollzieht die Erkrankung sich in zwei Hauptformen: in der hyperplasierenden, als ossifizierende Periostitis, Ostitis und Osteomyelitis, und in der zerstörenden, als gummöse Periostitis, Ostitis und Osteomyelitis oder einfache granulierende Ostitis und Osteomyelitis. Ihre häufige Verbindung beweist, daß die von VIRCHOW als Kennzeichen der Knochenlues betonte enge Verbindung der störenden und sklerosierenden Prozesse im besonderen auch die tardive Lues auszeichnet.

Man begegnet den syphilitischen periostalen Tophi am Schädeldach und den wohl überhaupt am häufigsten befallenen Tibien, den Periostitiden unregelmäßiger Ausbreitung, der diffusen Ostitis und Osteomyelitis, deren sklerosierende Formen nicht notwendig primäre sind, sondern (z. B. am hyperostitischen Schädeldach) auch Ausheilungsstadien entsprechen können, der trocknen Karies oder der Gummibildung mit Knochensequestern usw. in den auch sonst bekannten Formen. Die rein hyperplastischen Entzündungen am Schädeldach wären nach HOCHSINGER bei der angeborenen Spätsyphilis unvergleichlich viel seltener als in der Frühperiode.

Besonders beachtenswert sind hier diejenigen tardiv-syphilitischen Veränderungen, bei denen die syphilitische Knochenerkrankung einen Einfluß auf die physiologische Weiterentwicklung des Knochens selbst gewinnt, sei es im positiven oder negativen Sinne. In dieser Hinsicht kommt die Tatsache in Betracht, daß die angeboren-syphilitischen Kinder oft ein auffallendes Zurückbleiben im Wachstum (Mikrosomie) zeigen, das an sich allerdings wieder nur Teilerscheinung einer allgemein hypotrophischen Entwicklungshemmung ist. Zwanzigjährige haben die Größe von zwölf- bis fünfzehnjährigen Kindern (JADASSOHN). Dabei fehlen selten Zeichen vorhandener oder ehemaliger syphilitischer Erkrankung und der positive Ausfall der WaR. Ein Einfluß der Osteochondritis auf das Skeletwachstum wird aber so gut wie ganz in Abrede gestellt (SHIPLEY, PEARSON und WEACH). (Vgl. auch oben sub B, I, 1, d.)

Umgekehrt unterliegt es keinem Zweifel, daß auch Wachstumssteigerungen an angeboren-syphilitisch erkrankten Knochen ausgelöst und dadurch besondere Formänderungen bedingt werden, in erster Linie an der Tibia, aber in klinisch und anatomisch ersichtlicher Art auch an anderen großen Röhrenknochen. Entsprechend den Erfahrungen, daß Epiphysenreizungen verschiedener Art das Längenwachstum der Röhrenknochen steigern, kann auch eine epiphysennah lokalisierte gummöse Periostitis oder Ostitis oder eine — zunächst rarefizierende — diffuse Osteoperiostitis durch („syphilotoxische") Epiphysenreizung eine Verlängerung der Tibia bewirken (WIETING), und da die Fibula nicht in gleicher Weise betroffen wird, krümmt sich die porotische, formbare Tibia meist — nicht immer (BENAZET) — unter gleichzeitiger seitlicher Abplattung nach vorn. Es entsteht FOURNIERs Tibia en lâme de sabre (LANNELONGUEs Tibia en fourreau de sabre), die Türkensäbeltibia. Die gestreckt bleibende Fibula verhält sich zu dem nach vorn durchgebogenen Schienbein wie die Sehne zum Bogen (Abb. 33). Daß für die Verbiegung allein das Raummoment, nicht die Belastung in Frage kommt, beweist das Vorkommen der gleichen Formabweichung auch an Radius (STADLER) oder Ulna (KRAYN, L. PICK).

Der anfänglich porosierenden Ostitis und Osteomyelitis folgt später reichliche sklerotische Knochenanbildung aus Mark und Periost, und die Sägeschnitte der späten Form der Säbelklingentibia zeigen meist eine allgemeine diffuse Hyperostose mit Einengung oder spongiöser Erfüllung der Markhöhle. Auch die gestreckt gebliebene Fibula ist gewöhnlich mehr oder minder hyperostotisch (vgl. Abbildg. 33). EUGEN FRÄNKEL konnte die Entwicklung der Verlängerung und säbelscheidenartigen Verbiegung der Tibia als Folgewirkung einer angeboren-syphilitischen Periostitis und Ostitis klinisch-röntgenologisch verfolgen. Sie war bei dem vierjährigen Kind an beiden Tibien voll ausgebildet. Seltener ist der Prozeß nur einseitig lokalisiert.

Neben dieser hyperostotischen verlängerten echten Säbelklingentibia gibt es als Äußerung angeborener Spätsyphilis noch eine Pseudoform, die Pseudosäbelklingentibia FOURNIERs (Abb. 34). Hier ist die Krümmung nach vorn durch eine mächtige knöcherne periostitische Auf-

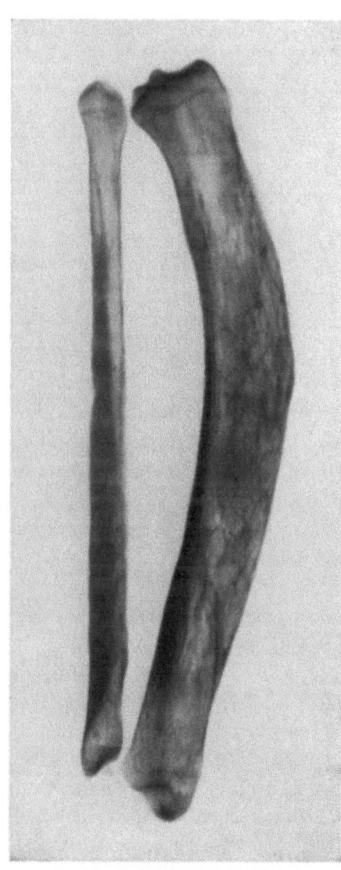

Abb. 33. 31jähr. Mann. Säbelklingentibia und Hyperostose der Fibula bei Syphilis congenita. Röntgenbild der mazerierten Knochen. Sektion 112/1909. Krankenhaus im Friedrichshain (L. PICK).

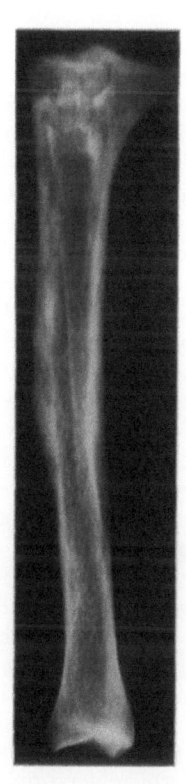

Abb. 34. 62jähr.Mann. Aufn. Nr. 3024/1923. Krankenhaus i. Friedrichshain (L. PICK). Pseudo - Säbelklingentibia bei Lues congenita. Röntgenbild des mazerierten Knochens. Scheinkrümmung des Schaftes durch mächtige, von der Kortikalis z.T. noch sehr deutlich gesonderte periostitische Knochenmasse.

lagerung vorgetäuscht, die sich in Schüben ansetzt; eine Krümmung oder überhaupt besondere ostitische Beteiligung besteht hier nicht, der Tibiaschaft bleibt gerade. Das Röntgenbild läßt, ebenso auch bei der echten Form, lange Zeit die periostale Knochenbildung gesondert vom Schaft erkennen. Später — oft erst nach Jahren — kommt es dann zu einheitlicher Verschmelzung der knöchern Periostlagen untereinander und, bei der echten wie bei der Pseudoform, auch mit der Rinde. Die Funktion kann in allen diesen Stadien durchaus normal sein. Nach FOURNIER, dessen Fälle, wie WIETING ausführt, lediglich zur Pseudoform gehörten, wäre die

Tibia en lâme de sabre für die angeborene Knochenspätlues pathognostisch. Bemerkenswerterweise kann aber die Bildung einer Säbelklingen- oder Säbelscheidentibia auch nach Abschluß des Knochenwachstums durch eine erworbene Syphilis bewirkt werden (Gangolphe, Fritsch). Die Verlängerung ist hier, wie bei der Säbelklingentibia der hyperostotisch-porotischen Form der fibrösen Osteodystrophie (Pagetschen Krankheit), eine Folge des vollständigen inneren Umbaus, der zu einer so starken Überproduktion von Knochensubstanz führt, daß auch hier wieder der gegebene Raum nicht ausreicht und darum die Tibia sich durchbiegt. Daß in vorwiegender Berücksichtigung gerade dieser rein äußerlichen Übereinstimmung der Tibiaverbiegung bei der angeborenen Spätlues und der fibrösen Osteodystrophie der Morbus Paget besonders von französischen Forschern (Lannelongue, Fréchon, Ménétrier-Gauckler u. a.) irrigerweise als syphilitischen Ursprungs erklärt wurde, sei kurz erwähnt. Fournier bezeichnet den Morbus Paget als „parasyphilitische" Erkrankung. Die pathologisch-anatomischen und radiologischen Unterschiede der hyperostotischen Lues und der Pagetschen Knochenkrankheit sind von L. Pick in eingehenden Untersuchungen geklärt worden (vgl. L. Pick und L. Pick-Wilhelm). Röntgenologisch-klinisch oder im Röntgenbild des pathologisch-anatomischen Präparates ist für die echte Säbelklingentibia der Spätlues im Gegensatz zur gleichartig gekrümmten und abgeplatteten Tibia des Morbus Paget die starke, meist deutlich selbständige Beteiligung des Periosts, die mehr oder weniger vorgeschrittene Einengung der Markhöhle und die sklerotische oder feinporöse Beschaffenheit des neu gebildeten Knochengewebes, bei eigenartiger, zur Schaftachse parallel gerichteter Längsstellung der Spongiosamaschen charakteristisch. Bleibt die verlängerte Tibia gestreckt, so kommt es zur Verlängerung des Unterschenkels, die als eine Art partiellen Riesenwuchses erscheint. Bei nur einseitigem Ergriffensein kann der Längenunterschied zwischen den beiden Gliedern ein sehr erheblicher sein.

Fälle von „Phalangitis" der Spätperiode zeigen einen von der Säuglingsphalangitis abweichenden Charakter. Es kommt zu stärkerer Knochenzerstörung, zu Aufbruch und Eiterung, zur Miterkrankung der Weichteile und Gelenke.

Diese, die bei der angeborenen Frühsyphilis sich kaum je beteiligen, sind überhaupt bei der Lues congenita tarda nicht selten betroffen, teils in Form reiner primärer Entzündung, teils sekundär nach ostitischer Erkrankung der Gelenkenden der Knochen, vorwiegend in chronischer Art. Dunlop erklärt 70 % aller chronischen Gelenkleiden der Kinder als Folge von angeborener Lues. Am häufigsten sind die Kniegelenke befallen, meist doppelseitig. Andere Male sind mehrere oder selbst viele Gelenke ergriffen. Die reine Gelenkentzündung erscheint als einfacher chronischer Hydrops oder als hyperplastische Synovitis mit sulziger Verdickung auch der Gelenkkapsel, Schleimbeutel und Sehnenscheiden (hyperplasierende „Arthromeningitis"). Die mit epiphysärer Ostitis oder Osteomyelitis verbundenen Formen können äußerlich dem Tumor albus oder einer deformierenden Arthritis ähneln. Soweit aus den spärlichen Untersuchungen bekannt ist, finden sich besondere, auf Lues weisende pathologisch-anatomische Merkmale an den Gelenkerkrankungen bei Syphilis congenita tarda nicht.

Angeboren-syphilitische Spondylitis ist bei der Spätlues häufiger als bei der Frühform — Hochsinger sah sie an der Hals- und oberen Brustwirbelsäule in 7 Fällen bei Kindern zwischen dem dritten und siebenten Lebensjahr mit verbreiteter syphilitischer Erkrankung anderer Knochen —, aber, wie dort, lediglich klinisch beobachtet. Hochsinger nimmt eine diffuse Periostitis mit synovitischer Beteiligung der Wirbelgelenke an. (Vgl. auch u. sub 3 kariöse Herde an den Wirbelkörpern in v. Recklinghausens Fall.)

Die Zerstörung des Nasenskelets (der Knochen und des knorpeligen Septums) hinterläßt dauernde anatomische Veränderungen verschiedener Art. Am bekanntesten sind die Sattelnase und die „Bulldoggstumpfnase". Die „Bocksnase" entsteht, wenn Nasenflügel und Nasenlöcher nach Zerstörung von Knochen und knorpeligem Septum sich, ähnlich wie beim Ziegenbock, unvermittelt aus dem Gesicht abheben, die „terassenförmige" Nase („Opernglas"- oder „Lorgnettennase" A. FOURNIERS), wenn das untere herabgesunkene Nasensegment aus dem oberen hervorzutreten scheint, entsprechend dem Okularstück eines Opernglases (vgl. bei HOCHSINGER und bei JADASSOHN).

Der als „Stigma" angeborener Syphilis beanspruchte Befund der GRAVESSchen Skapula scaphoidea dürfte für einen entstehungsgeschichtlichen Zusammenhang deswegen keine besondere Bedeutung besitzen, weil die Häufigkeit des Vorkommens dieser Abweichung sehr viel größer ist als dem Prozentsatz der von angeborener Syphilis befallenen und geheilten Kinder entspräche (EUGEN FRÄNKEL). HOCHSINGER nennt als hochwahrscheinliche Ursache der Verbildung frührachitische Ossifikationsstörungen.

3. Knochenerkrankungsformen der angeborenen Frühsyphilis bei kongenitaler Spätsyphilis.

Ich habe dieses Kapitel von der Schilderung der sonstigen Knochenkrankheiten der angeborenen Spätsyphilis abgetrennt wegen der schon gestreiften grundsätzlichen Bedeutung der Tatsache, daß die für die angeborene Frühsyphilis spezifisch erscheinenden Affektionen, die Osteochondritis und die multiple diaphysäre schalenknochenbildende Periostitis, auch im Kindesalter bei angeborener Spätsyphilis getroffen werden. Die hierherzählenden Beobachtungen stammen für die Periostitis von v. RECKLINGHAUSEN und für die Osteochondritis von L. PICK.

v. RECKLINGHAUSEN sah in seinem schon vor langem mitgeteilten und seither viel angeführten Fall bei einem 10 Jahre alten Mädchen an den Röhrenknochen der Extremitäten, auch der Phalangen, die Diaphysen mit ein- oder mehrfachen äußerst gleichmäßig entwickelten knöchernen Schalen umgeben, „ohne irgendwelche Zeichen von Sequestierung an

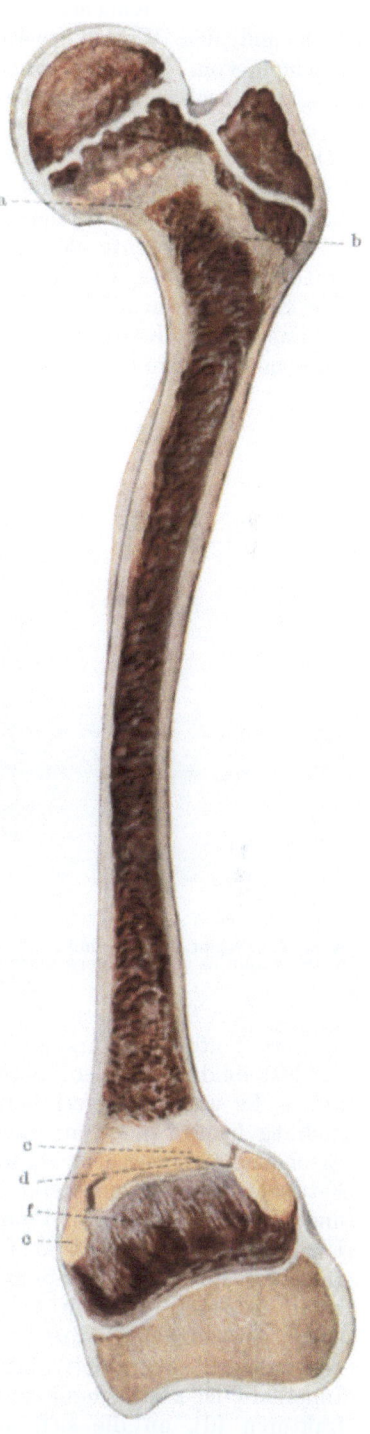

Abb. 35. 11¹/₂ jähr. Mädchen. Osteochondritis syphilitica gummosa bei Lues congenita. Schnitt durch r. Oberschenkel. Fast ¹/₂ natürl. Gr. Buchstabenerklärung s. Text.

dem eingesargten Knochen". Gleichzeitig fanden sich kariöse Herde am Schädeldach und den Wirbelkörpern. Eine leichte, gewiss nicht wesentliche Abweichung vom Typus der generalisierten ossifizierenden Frühperiostitis besteht
lediglich insofern, als an beiden Humeri die diffuse periostitische Hyperostose nur an der unteren, nicht an der oberen Hälfte der Diaphyse deutlich ausgesprochen ist, während die knöchernen Mantellagen bei der ossifizierenden Frühperiostitis allgemein über den ganzen Schaft sich ausdehnen
und gerade in der Mitte der Diaphyse ihre größte Dicke erreichen.

L. Pick erbrachte den gesicherten Nachweis, daß eine syphilitische
Osteochondritis in typisch systematisierter und symmetrischer
Form bei einem 11$^{1}/_{2}$jährigen Mädchen in voller Ausbildung entwickelt ist.

Das bei der Krankenhausaufnahme (7$^{1}/_{2}$ Monate vor dem Tode) 117,5 cm
messende hochgradig anämische Kind war vor zwei Jahren am Unterkiefer

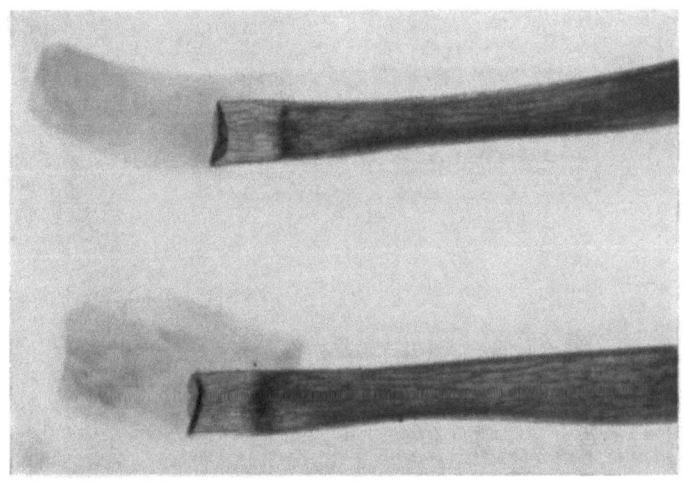

Abb. 36. 11$^{1}/_{2}$jähr. Mädchen mit Lues congenita. (Sektion L. Pick.) Ausgeheilte gummöse Osteochondritis syphilitica an der Knorpelknochengrenze der makroskopisch intakten Rippen. Röntgenbild
der herauspräparierten Knochen.

operiert. Seitdem bestand an dessen mittlerem Teil eine schmutzig-eitrige Höhle
mit Fistelbildung, bis der Knochen schließlich nekrotisch freilag und auseinander-
brach. Es war an Kiefertuberkulose gedacht worden, die histologische Unter-
suchung lieferte indessen dafür keinen Anhalt. Das Mädchen ging unter den
Erscheinungen einer sehr schweren Anämie zugrunde. Die Sektion ergab außer
Fettmetamorphose des Herzmuskels und körnigen Eisenablagerungen in Leber
und Milz an den großen Röhrenknochen (untersucht wurden Femur, Radius,
Ulna) genau übereinstimmend als Abschluß der distalen Metaphyse gegen die
Diaphyse hin je eine diaphragmaartige käsig-gummöse Schicht, von dichter
Knochensklerose umgeben (Abb. 35 c). An den Diaphysen des Trochanter major (b)
und des proximalen Radius war sie sklerotisch ausgeheilt, ebenso an der Femur-
kopfmetaphyse, enthielt aber hier noch Reste käsiger Einsprengungen (a).
Innerhalb der käsig-gummösen Lagen bestanden spaltartige Reste von Spontan-
frakturen (d), an die sich mehr oder minder ausgesprochene Verlagerungen
ad axin angeschlossen hatten. Am knöchernen Schädeldach fand sich etwa ein
Dutzend tiefgrubiger rundlicher, knöchern vernarbter Defekte.

Auf die auch für die übrigen Skeletteile (kurze Röhrenknochen, kurze und
platte Knochen) vorauszusetzenden knöchern-sklerotischen osteochondritischen

Ausheilungszonen wurde an Metakarpen, Phalangen, Rippen und Wirbelfortsätzen, Beckenkamm im Röntgenbild gefahndet. Das Ergebnis war selbst an diesen makroskopisch unversehrten Skeletteilen (Rippen, Wirbelfortsätzen) durchweg positiv (Abb. 36). Die dunklen und starken Schatten der Ausheilungslinien waren in vollster Deutlichkeit und in symmetrischer Anordnung ausgebildet und entsprachen genau den Stellen der frühsyphilitischen Osteochondritis (vgl. Abb. 37 und Abb. 7). Nur waren die Schattenbänder allerwärts hier nicht durch überbreite knorplige Verkalkungszonen, sondern durch sklerotischen Knochen bedingt.

Nach der Länge des Femurschaftes (21,5 cm) zu schließen, der mit dem Auftreten der Osteochondritis an beiden Enden vom Wachstum abgeriegelt wurde (Abb. 35), war die Erkrankung im sechsten bis achten Lebensjahre entstanden und bedeutete somit nach Lage des Falles eine hämatogene Ausstreuung der Syphiliskeime, etwa von der Schädeldach- oder Kieferkaries her, die ganz nach Art der intrauterinen generalisierten Osteochondritis zum Ausdruck gelangte. Hinter der osteochondritischen Schicht hatte sich überall eine neue Epidiaphysenlinie, wohl aus dem Gewebe der Knorpelmarkkanäle heraus, gebildet. So schob sich zwischen diese Ersatz-Epidiaphysenlinie und die gummöse Lage neue Spongiosa (Abb. 35f), die freilich, wie die Röntgenbilder zeigen (vgl. z. B. Abb. 36), lockerer, unvollkommener ist, als die vor der Erkrankung gebildete Spongiosa des Schaftes.

Die viel erörterte und bisher durchweg verneinte Frage, ob bei angeborener Syphilis auch im Kindesalter die Bedingungen für eine Ansiedlung der Spirochäten in der Epidiaphysenlinie noch gegeben sein können, ist durch diese Beobachtung einer Osteochondritis tarda bei angeborener Lues im positiven Sinne entschieden. Die ausgesprochen gummöse Form der Osteochondritis und die begleitende Sklerose erklären sich aus der veränderten Gewebsreaktion der kindlichen Gewebe gegen die Spirochätenansiedlung; die Sklerose wird zum Teil auch aus der Ausheilung der Spontanfrakturen, soweit sie in den gummös-osteochondritischen Lagen zustande gekommen war, verständlich.

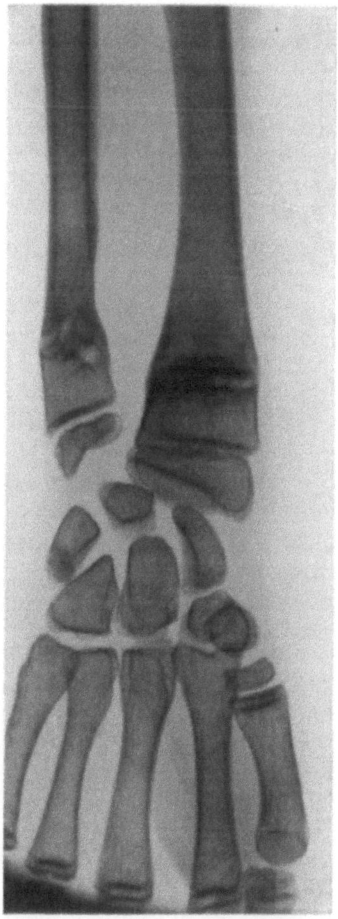

Abb. 37. 11½jähr. Mädchen. Lues congenita. (Sektion L. Pick.) Röntgenbild der distalen Unterarmknochen und der Hand (rechts) 1 Monat vor dem Tode. Doppelte dichte Bandschatten als Ausdruck sklerotischer Ausheilung der Osteochondritis syphilitica an Metakarpale I (basal) und Metakarpale II—V (distal). Käsiggummös - sklerotische Schicht mit Spontanfraktur an der distalen Metadiaphysengrenze von Radius u. Ulna.

Unbeantwortet bleibt noch immer, ob, wie dies vor langem Roger (1865) und Taylor (1875) behaupteten, Waldeyer-Köbner lebhaft bestritten, eine Osteochondritis auch bei einer Syphilis, die im Säuglings- oder Kindesalter erworben wird, auftreten könne. Nach den geschilderten Befunden L. Picks wird man die Zweifel gegen diese Möglichkeit mäßigen müssen.

19*

C. Die Spirochätenverbreitung bei den Knochenerkrankungen der angeborenen Frühsyphilis.

Eine Abhandlung der pathologischen Anatomie der Osteochondritis und Periostitis syphilitica congenita wäre ohne eine Würdigung der Spirochätenbefunde unvollständig. Sie sind bei diesen Erkrankungen der Feten, Neugeborenen und Säuglingen und nach L. Picks Feststellungen auch bei der diaphysären Säuglingsosteomyelitis ausgiebig positiv im Gegensatz zu den negativen Befunden bei den Knochenerkrankungen der angeborenen späten und der erworbenen Syphilis. Die klare Darstellung der Spirochäten im Gewebe, wie sie die Silberschwärzung ermöglicht, und die Kenntnis ihrer Degenerationsformen einerseits, das eindringende Verständnis der einzelnen Phasen der histologischen Veränderungen bei der Osteochondritis und Periostitis an den Knochen der infizierten Feten und Säuglinge auf der anderen Seite lassen von der Erforschung des Verhaltens der Spirochäten in den erkrankten Knochengeweben der Frühsyphilis eine Antwort auf zahlreiche Fragen der Entstehungsweise erwarten. Wie gestaltet sich beim infizierten Fetus die Ansiedlung und Verbreitung der Spirochäten im Skeletsystem allgemein und im Einzelknochen? Prägt die Verteilung der Spirochäten bestimmte Formen histologischer Veränderung? Wie und wann gehen die Spirochäten in den Knochengeweben zugrunde? Bedingt ihr Untergang die endgültige Heilung oder gibt es ruhende Infektionen und welche Stellen der Knochen stellen die Schlupfwinkel dar? Besteht so die Möglichkeit für die Erklärung der späten Knochenerkrankungen als Rezidive? Ein großer keineswegs vollständiger Komplex von Fragen, den die systematische Spirochätenforschung am erkrankten Gewebe der Feten und Säuglinge zu lösen berufen ist.

Die Untersuchungen von Levaditi-Sauvage, Paschen, Frohwein, Buschke-Fischer, Sacurane, Simmonds, Versé, Bab führten in steigender Vervollkommnung der Technik und Befunde zunächst zu der Feststellung der Spirochäten im Knochenmark und in den primären Markräumen bei der Osteochondritis, in Periost und Perichondrium. Die weiteren systematischen Forschungen von Bertarelli, Hedrén, Grünberg und Thomsen berücksichtigen wesentlich die Häufigkeit des Vorkommens bei der syphilitischen Osteochondritis in ihren verschiedenen Stadien und die besondere Lagerung der Keime im Gewebe.

Erst P. Schneider hat in einer groß angelegten, sorgfältig durchgeführten und darum höchst verdienstlichen Arbeit die Frage der kongenitalen frühsyphilitischen Spirochäteninfektion des Skelets und der Einzelknochen nach den vorhergenannten biologisch-pathologischen Gesichtspunkten untersucht. Seine Befunde verdankt er der für den quantitativen Spirochätennachweis im Gewebe sehr geeigneten, verbesserten Bertarellischen Methode, die ich nach eigenen Erfahrungen ebenfalls nur empfehlen kann. Doch ist auch z. B. die ältere (langsame) Levaditi-Methode durchaus brauchbar. Die Härtung des Materials geschieht am zweckmäßigsten in Formaldehyd, die Entkalkung in Salpetersäure nach Schaffer, die Einbettung in Paraffin unter Einschaltung eines Zwischenharzes (Zedernholzöl, Anilinöl usw.). Die Schnittdicke soll 5 μ nicht übersteigen.

P. Schneiders Arbeit ist bisher die einzige auf diesem Gebiet und ohne Nachprüfung. Aber seine Befunde und Ableitungen sind auf eine so solide Grundlage gestellt und grundsätzlich so bedeutsam, daß sie in ihren Hauptzügen hier ihren Platz finden müssen.

Die Spirochäte ist ein Gewebsspaltenparasit. Sie verbreitet sich auf dem Blutwege, die Vermehrung erfolgt aber außerhalb der Blutbahn interzellulär und interfaszikulär bzw. interstitiell, zunächst perivaskulär, so daß perikapilläre Spirochätengespinste getroffen werden (s. auch o. Abb. 31 b, bg). Die Blutinfektion tritt also gegenüber der Gewebsdurchseuchung in den Hintergrund, und darum ist die Spirochätose der syphilitischen Totgeburten keine „Spirochätensepsis". Der Fetus bietet, wie die ungeheure Vermehrung der Spirochäten zeigt, einen ganz besonders günstigen Nährboden wegen der auch noch für den Neugeborenen vielfach angenommenen Unfähigkeit zur Antikörperbildung.

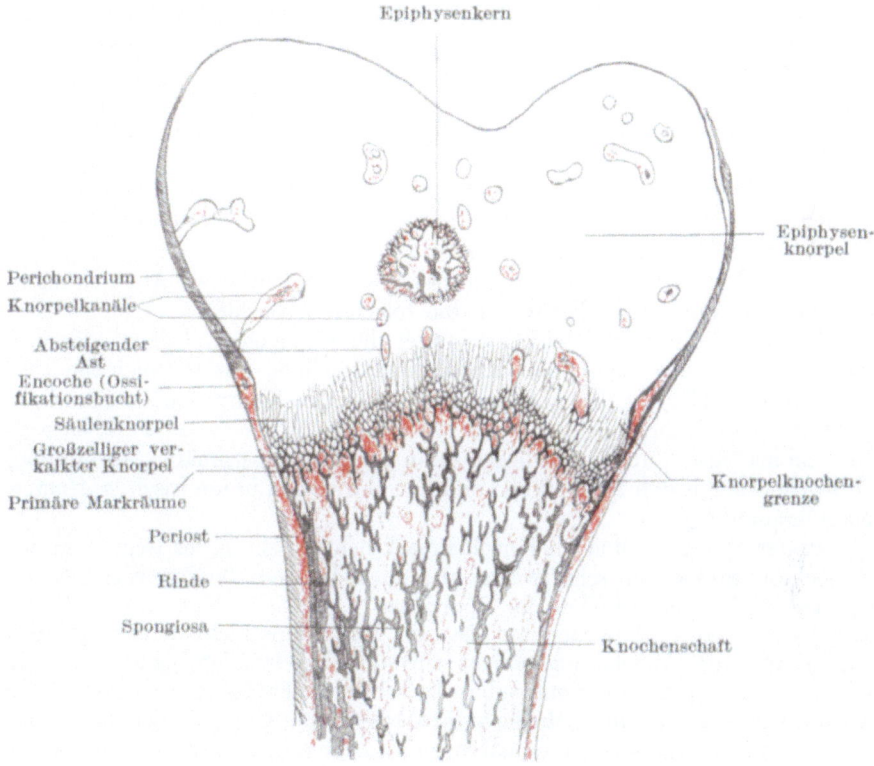

Abb. 38. Schema der Spirochätenverbreitung im Knochen. Unteres Femurende. (Spirochäten rot markiert.) Nach P. SCHNEIDER, Virch. Arch. Bd. 234, S. 384, 1921.

Die von SIMMONDS angeregte, späterhin z. B. von THOMSEN in positivem Sinne beantwortete Frage, ob nicht der oft außerordentliche Spirochätengehalt syphilitischer, zumal mazerierter Totgeburten einer bloßen postmortalen Anreicherung entspräche, wird von P. SCHNEIDER verneint. Wenn auch im Beginn der Mazeration eine mäßige postmortale Vermehrung möglich sei, so würde dadurch die auswählende Beteiligung der verschiedenen Organe und der Verteilungsplan der Spirochäten in den einzelnen Organen nicht verwischt. Längere Mazeration vermindert überdies im Gegenteil die Spirochätenzahl. Die Schwere der Spirochätose ist also das Erste. Fruchttod und Mazeration ist ihre Folge, nicht der bedeutende Spirochätengehalt der Totgeburt Folge der Mazeration.

P. SCHNEIDERs technisch einwandfreie Befunde sichern die vorgängigen Feststellungen BERTARELLIs, daß die Spirochaetae pallida sich an die Osteoblasten und jungen Knochentapeten anlegt. Durch die Spirochäteninvasion wird die osteoblastische Tätigkeit verlangsamt und abgeschwächt. Der Keim wird bei der endochondralen Verknöcherung wie bei der periostalen in die Knochenkörperchen aufgenommen und in ihnen eingekapselt, wächst in den Knochen ein; einzeln oder in Knäueln können Spirochäten korbförmig die Knochenzellen umlagern. Ein Eindringen von Spirochäten in unversehrte Knorpelzellen und, wie Bertarelli beschreibt, in unversehrte Knorpelgrundsubstanz sah Schneider nicht. Sie gelangen in die Knorpelkapseln erst mit dem Markgewebe, das diese eröffnet, in die Grundsubstanz oder in noch nicht eröffnete Knorpelkapseln aber erst bei Erweichungen oder Zerklüftungen des Knorpels, evtl. zugleich mit Leukozyten. Innerhalb von Markelementen sind Spirochäten sehr selten zu finden. Nach Bertarelli sollen sie in einkernigen Knochenmarkszellen vorkommen. Wo sie zerfallen, werden ihre Trümmer von Leukozyten aufgenommen.

Zu den knochenbildenden Geweben des Fetus besitzen die Spirochäten eine außerordentliche Verwandtschaft. Sie finden sich hier in allen gefäßhaltigen Teilen, in Perichondrium und Periost, in den Knorpelmarkkanälen und im Diaphysenmark, allerdings unter Bevorzugung bestimmter Abschnitte des einzelnen Knochenorgans, wie des Systems. Die Spirochätenausbreitung ist zwar generalisiert, aber dabei in typischer Form systematisiert.

Bei frischer Infektion ist unbeschadet gelegentlicher Abweichungen ihre Verteilung im Einzelknochen die folgende (Abb. 38):

1. Im Epiphysenknorpel fehlen sie unter der Gelenkgegend ganz oder fast ganz, erscheinen dagegen in den Knorpelmarkkanälen, am reichlichsten (besonders perivaskulär) in den absteigenden Ästen der Knorpelkanäle innerhalb des wuchernden Knorpels.

2. Am massigsten überhaupt liegen sie in der Zone der primären Markräume, hier dringen sie mit den Blutgefäßen und den Markzellen in die frisch eröffneten Knorpelkapseln.

3. In der Spongiosa und im Knochenmark nehmen sie in der Regel von der Verknöcherungszone an schaftwärts ab; auch in den Bindegewebsknochen liegen sie in den Markräumen der Spongiosa.

4. An der Knorpelknochenhaut ist die Kambiumschicht bevorzugt, das Perichondrium der Wucherungsschicht am stärksten befallen, ganz besonders in der Gegend der Ossifikationsgrube. In schweren Fällen sind sie bis in die benachbarten Sehnen- und Muskelansätze ausgebreitet. Das Perichondrium des ruhenden Knorpels ist spirochätenfrei.

5. Am Epiphysenknochenkern besteht die gleiche Verteilung, d. h. stärkste Ansiedlung ringsum in der primären Markraumzone.

Allgemein kommt dabei die absolute Stärke der Spirochäteninfektion an den einzelnen Abschnitten in entsprechender Abstufung zum Ausdruck. In den stärksten Graden liegen dichte Schwärme und Knäuel — die größeren Spirochätenagglomerate nennt P. Schneider „Zentren" — an der Knorpelknochengrenze. Bei degenerativem Zerfall der Spirochäten (Unregelmäßigkeiten der Form, Fragmentierung, Körnchenbildung, mehr oder minder lichte Bräunung statt Silberschwärzung) namentlich der Zentren erfolgt heftige akut-entzündliche Reaktion mit Bildung miliarer Abszeßchen (Miliarsyphilome).

Die nämliche charakteristische Abstufung wie im Knochenorgan bietet die bei schwerer Infektion allgemein verbreitete Spirochätose im Knochensystem. So sind in typischen Fällen von Syphilis des Fetus die großen Röhrenknochen stärker durchsetzt als die kurzen und platten Knochen, und innerhalb dieser Gruppen entsprechen (wie für die Lokalisationshäufigkeit und die Ausbildung der Osteochondritis; vgl. A, I, 1, c) weitere Unterschiede dem Wachstumszeitmaß der einzelnen Verknöcherungen; daher die Vorliebe für die Epidiaphysengrenzen der langen Röhrenknochen oder die geringere Beteiligung der distalen Epiphyse an den Phalangen im Vergleich zur proximalen und dgl.

HOCHSINGER erklärt diese Tatsachen durch die besondere Anziehungskraft des mächtigen Wachstumsaffluxes auf das Syphilisvirus (HOCHSINGERs „entwicklungsgeschichtliche Theorie"). Indessen ist es wohl kaum der Wachstums-„Afflux", d. h. die Hyperämie allein so wenig wie (THOMSEN) die Häufung „besonderer" fetaler Stoffwechselvorgänge, die die Spirochätenanlockung bewirkt. Vielmehr dürfte es die mit dem lebhaften Wachstum verbundene

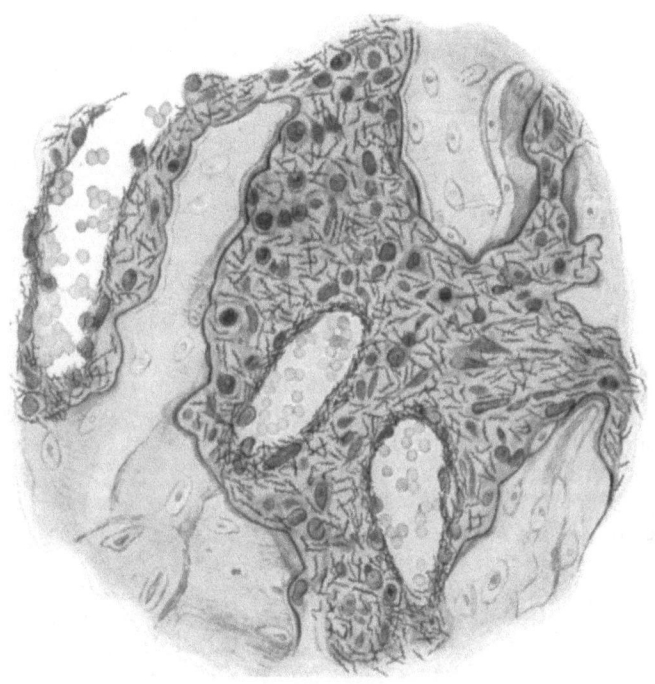

Abb. 39. Spirochäten bei Osteochondritis syphilitica neonati. 10 % Formalin. Salpetersäureentkalkung, Paraffin, Levaditi.   Zone der primären Markräume. Leitz, Ok. 3, homog. Immersion ¹/₁₂ a, TL = 155.

Gesamtheit starker chemischer Umsetzungen überhaupt sein, die der Spirochätenansiedlung den Boden bereitet und in gleichem Sinne auch für die bevorzugten Stellen der Ansiedlung innerhalb des Knochenorgans den Ausschlag gibt. Wird doch im Licht dieser Deutung durch die Lebhaftigkeit des Wachstums auch die besondere Stärke der allgemeinen Veranlagung des Knochensystems für die Spirochätose der Fetalzeit gegenüber der der Säuglingszeit verständlich, die bedeutende Disposition schnellwachsender fetaler Organe (der Leber) oder Organgebiete (Rinde der Nebenniere oder des Eierstocks gegenüber dem Mark) überhaupt, die zurücktretende in Gewebssystemen geringen Stoffumsatzes (Fettgewebe) erklärt.

Auch die rückgängigen und andererseits die fortschreitenden und rückfälligen Veränderungen sind im allgemeinen durch besondere gesetzmäßige Lokalisationen der Spirochäten ausgezeichnet.

Die rückgängige Infektion betrifft das ganze Skeletsystem in gleichem Typus. Bei stärkerem Spirochätenschwund sind die Weichgewebe spirochätenfrei und die positiven Spirochätenbefunde bei meist guter Erhaltung der Einzelorganismen von rein knochenzelligem Typ. Die Spongiosabälkchen mit spirochätenhaltigen Knochenkörperchen liegen dabei häufig mehr diaphysenwärts, und an dickeren Trabekeln wie an der Rinde sind lediglich die inneren, tieferen Knochenhöhlchen betroffen. Und hier wieder ist der Gehalt an Spirochätenüberresten in den Knochenkörperchen abgestuft nach der früheren Infektionsstärke. Die Bedeutung örtlicher Spirochäteneinschlüsse für aufflackernde Knochenerkrankungen bei sonst latenter, inaktiver Syphilis liegt auf der Hand.

Bei fortschreitenden Infektionen entspricht der vorgeschrittenen Gewebserkrankung ein noch immer reichlicher Gehalt an Spirochäten, die unregelmäßiger, oft mehr herdförmig verteilt sind und zum Teil auch zerfallen. Bei rückfälligen Infektionen ist mit den anatomisch geringfügigen Erkrankungsresten die Spirochätenverteilung nicht im Einklang; sie zeigt bald rein bakteriämische, bald rein perivaskuläre Lage der oft reichlichen und gut erhaltenen Spirochäten der frischen Infektion.

Schließlich hat P. SCHNEIDER auf der Grundlage seines namentlich für die syphilitischen Totgeburten bedeutenden Materials auch die Verschiedenheiten der Infektion des Skeletsystems bei den verschiedenen Altersformen der angeborenen Frühsyphilis untersucht.

Bei den syphilitischen Totgeburten fehlt die Knochenspirochätose niemals; das Knochensystem gehört also zu den für die Spirochätenansiedlung überhaupt disponiertesten Fetalorganen. Sie bietet überwiegend den Typus der frischen Infektion (Abb. 39), ist verbreitet, häufig von besonders schwerer Art, zeigt „Zentrenbildung" der Spirochäten. Bemerkenswerterweise erscheinen dabei auch bereits Anfänge von rückgängiger Infektion.

Auch bei den syphilitischen Lebendgeborenen ist die Knochenspirochätose noch nahezu beständig. . Aber sie ist durchschnittlich schwächer als bei den Totgeburten, ist abwechslungsreicher als bei diesen, und neben den typischen frischen Infektionsformen gibt es Abweichungen, z. B. bei besonderer Bevorzugung des Knorpelmarkes oder des Periostes durch die Spirochäteninvasion einen chondritischen oder periostitischen Typus, auffallend häufig auch den rückgängigen Typus mit spirochätenhaltigen Knochenkörperchen.

Noch mannigfaltiger, geradezu von besonderer Verschiedenartigkeit sind die Befunde bei jungen Säuglingen (bis zu drei Monaten); von älteren Säuglingen und jungen Kindern stand SCHNEIDER ausreichendes Material nicht zu Gebote. Zwar gehört auch hier noch das Knochensystem zu den häufigst befallenen Organen, aber die Knochenspirochätose (und Knochenerkrankung) ist nicht mehr regelmäßiger Befund, die Knochendisposition ist im Rückgange. Neben den spirochäten- und knochenkrankheitsfreien Fällen gibt es frische Infektionen von typischer oder atypischer Art, rückgängige Infektionen, zum Teil mit Rückständen knochenzelligen Charakters, völligen Spirochätenschwund mit histologischen Erkrankungsresten, fortschreitende und rückfällige Infektionen. Bei vorhandener Verbreitung im Knochensystem bestehen Unregelmäßigkeiten, die Stufenfolge der befallenen Knochen wird unregelmäßiger und ist nicht mehr allein vom Wachstumszeitmaß abhängig; überdies macht sich an den disponiertesten Stellen eine Neigung zu örtlicher Begrenzung der Spirochätose und der geweblichen Folgen geltend.

Diese Neigung zu herdförmiger Ausbreitung der Infektion, die nach der Geburt nicht nur an den Knochen, sondern auch in anderen Organen, z. B. in der Leber, offenkundig hervortritt, bedeutet eine „Bodenumstimmung" der postfetalen Gewebe, eine geänderte Gewebsreaktion, die von der angeborenen Lues zur erworbenen hinüberleitet. Die besondere biologische Eigenart der angeborenen Syphilis bei Feten und Neugeborenen — die diffuse Verbreitung der Spirochäten in den Geweben, denen die spirochätenvernichtenden Kräfte fehlen — verblaßt infolge der extrauterin gewonnenen geweblichen Reaktionsfähigkeit. Wenn bereits am fetalen Knochen das Mark der Knorpelknochengrenze und die Knorpelknochenhaut von der Encoche bis über die ganze Ausdehnung des Schaftes als Osteochondritis und Periostitis ossificans in ausgesprochen lokal-entzündlicher Form reagieren, so entspricht das neben der hier schon vorhandenen Gewebs-„Reagibilität" der besonders reichen Ansammlung der Spirochäten an diesen Stellen. Zwar wird die Gewebsreaktion nicht durch die Spirochäte als solche, sondern wesentlich durch ihre giftigen Zerfallsprodukte ausgelöst, aber diese Gifte sind an den Stellen der stärksten Anhäufung der Keime naturgemäß am reichlichsten.

Mit der Entfernung vom intrauterinen Leben steigt, wie bei angeborener Lues überhaupt, auch für die Knochenlues die Möglichkeit der Sekundärinfektion. Durch HEUBNERs Verdienst wurden schon in der vorbakteriellen Zeit (1881) Eiterungsprozesse, die die Säuglingsosteochondritis komplizierten (paraartikuläre Abszesse, Fistelbildungen u. dgl.), als nicht zum Wesen der Syphilisinfektion gehörig erkannt, und der in solchen Fällen weiterhin erhobene Befund von Streptokokken und Staphylokokken an den Epidiaphysengrenzen (KASSOWITZ-HOCHSINGER, THIBIERGE u. a.) gab den exakten Beweis für die Häufigkeit der Mischinfektion. Gelegentlich führt diese secundäre Eiterung auch zu nichtsyphilitischer Epiphysenlösung.

P. SCHNEIDERs Ableitungen und Anschauungen über die Spirochätenverbreitung im erkrankten Knochengewebe bei der angeborenen Syphilis stimmen, wie man leicht feststellt, in allen Punkten gut zu den pathologisch-anatomischen Befunden, wie sie die vorstehende Darstellung entwickelt hat. Für viele grobanatomische und histologische Feststellungen bei der syphilitischen Osteochondritis und Periostitis, bei der Osteomyelitis der Säuglinge usw. geben sie eine ansprechende und einleuchtende Begründung.

Unbestreitbar großen Nutzen hat die pathologische Anatomie der angeborenen Knochensyphilis auch von dem Anschluß des Röntgenverfahrens an die Methodik ihrer Erforschung gehabt. So ist nach manchen Seiten hin eine endgültige Klärung erzielt, nach manchen neue Kenntnis gewonnen, aber auch mancherlei neue Fragestellung entstanden.

Lange Zeit waren die rein pathologisch-anatomischen Untersuchungsverfahren auf dem Gebiet der pathologischen Anatomie der angeborenen Knochensyphilis Alleinherrscher. Ihr entschiedenes Bündnis mit anderen Forschungsmethoden bürgt für die Möglichkeit der zuverlässigsten Nachprüfung des neu Erkannten und für den Gewinn weiterer Ergebnisse.

Schrifttum.

Die gesamte ältere und neuere Literatur bis 1923 findet sich bei:

FRANGENHEIM, P.: Die angeborene Frühsyphilis des Skelets in Krankheiten des Knochensystems im Kindesalter. Neue dtsch. Chir. **10**, 70 (1913).

HERXHEIMER, G.: Zur pathologischen Anatomie der kongenitalen Syphilis. Erg. Path. **12**, 518 (Abschn. Knochen) (1908). — HOCHSINGER, C.: Studien über die hereditäre Syphilis. II. Knochenerkrankungen und Bewegungsstörungen. Leipzig und Wien 1904.

SCHMIDT, M. B.: Syphilis acquisita und Syphilis hereditaria tarda. Syphilitische Knochenerkrankungen der Neugeborenen. Erg. Path. **7**, 247 u. 262 (1902). — SCHNEIDER, P.: Anatomie, Röntgenologie und Bakteriologie der angeborenen Frühsyphilis des Knochensystems. Erg. Path. **20 II**, 1, 185 (1923).

TAYLOR, R. W.: Syphilitic lesions of the osseous system in infants and young children. New York 1875. — THOMSEN, O.: Studien über die durch angeborene Syphilis bei Feten und Neugeborenen verursachten pathologisch-anatomischen Veränderungen. Kopenhagen 1912. (In dänischer Sprache.)

WIELAND, E.: Spezifische Wachstumsstörungen des Skelets in BRÜNING-SCHWALBE: Handbuch der allg. Pathologie des Kindesalters 2 I, 228 (1913) Wiesbaden. — WILHELM, SEYMOUR F. (unter L. PICK): Osteitis fibrosa and the hyperostotic form of bone syphilis, a comparative anatomical and roentgenological study. Surg. Gynec. a. Obst. Nov. **1925**, 624 (Lit. zur tardiven Knochensyphilis).

Außerdem sind zu nennen:

FRÄNKEL, EUGEN (1): Die kongenitale Knochensyphilis im Röntgenbilde. Fortschr. Röntgenstr. Erg.-Bd. **22** (1911). — FRÄNKEL, EUGEN (2): Über die angeborene Syphilis platter Knochen und ihre röntgenologische Erkennung. Fortschr. Röntgenstr. **19**, 422 (1912/13). — FRÄNKEL, EUGEN (3): Röntgenologisches über Epiphysenlösungen und über Heilung der Osteochondritis syphilitica congenita. Fortschr. Röntgenstr. **23**, 300 (1915/16).

HERXHEIMER, E: Die pathologische Anatomie der angeborenen Syphilis. Allgemeine Gesichtspunkte. Verh. dtsch. path. Gesellsch. **1928**, 144. — HOCHSINGER, C. (1): Syphilis in Pfaundler-Schloßmanns Handbuch der Kinderkrankheiten. 2. Aufl., **2**, 411 (1910). — HOCHSINGER, C. (2): Die Besonderheiten der kongenital-syphilitischen Erkrankungen der inneren Organe (ausschließlich des Zentralnervensystems) und des Bewegungsapparates in J. JADASSOHN: Handbuch der Haut- u. Geschlechtskrankh. **19** (kongenitale Syphilis), 116 (1927). — HOFFMANN, E.: Prolegomena zu einem Referat über kongenitale Lues. Dermat. Ztschr. 1928. Bd. 54, S. 369.

JADASSOHN, J.: Edmund Lessers Lehrbuch der Haut- u. Geschlechtskrankh. **2** (1927) Berlin.

KAUFMANN, E.: Lehrbuch der spez. path. Anatomie. 7./8. Aufl. **1** (1922). Berlin u. Leipzig.

LUBARSCH: Verh. dtsch. path. Ges. (Diskuss.) **1928**, 293.

PÉHU, M., CHASSARD et MAD J. ENSELME: Étude radiologique de la syphilis congénitale des os longs envisagée dans la première enfance. J. de Radiol. **10**, Nr 2, 54 (1926). — PÉHU, M. et MAD. J. ENSELME (1): Étude clinique et radiologique de la syphilis congénitale des os longs observée dans la première enfance. J. Méd. Lyon **1924**, 5. Déc. — PÉHU, M. et MAD. J. ENSELME (2): Sur la syphilis congénitale des os longs dans la première enfance. Rev. franç. Pédiatr. **1**, Nr 3, 261 (1925). — PÉHU, M. et A. POLICARD (1): Recherches sur les troubles osseux dans la syphilis congénitale de la première enfance. I. Les rarifications osseuses diaphysaires (Periostite ossifiante). Rev. franç. Pédiatr. **3**, Nr 2, 137 (1927). — PÉHU, M. et A. POLICARD (2): Documents radiologiques et anatomiques sur les ostéopathies syphylitiques de la première enfance. J. Méd. Lyon **1928**, Nr. 208 (mit Bibliographie der Arbeiten von M. PÉHU und seine Mitarbeiter zum Thema der kongenitalen Knochensyphilis). — PICK, LUDWIG (1): Zur Röntgendiagnose der angeborenen Knochensyphilis. Dtsch. med. Wschr. **1919**, Nr 35/36. — PICK, LUDWIG (2): Neuere Forschungen über die kongenitale Knochensyphilis. Dermatol. Wschr. **1922**, Nr 23, 540. — PICK, LUDWIG (3): Über Osteochondritis und Osteomyelitis bei kongenitaler Früh- und Spätsyphilis (pathologisch-anatomische und röntgenologische Untersuchungen). Klin. Wschr. **1928**, Nr 31, 1492. — PICK, LUDWIG (4): Über die Röntgenuntersuchung als Hilfsmittel für die Diagnose der kongenitalen Frühsyphilis des Skeletsystems, insbesondere bei Veränderungen an der Diaphyse der großen Röhrenknochen. Dtsch. Z. gerichtl. Med. **12**, 159 (1928). — PICK, LUDWIG (5): Osteochondritis syphilitica im Kindesalter (Osteochondritis syphilitica tarda). Verh. dtsch. path. Ges. **1928**, 248.

SCHMIDT, M. B.: Über syphilitische Osteochondritis. Verh. dtsch. path. Ges. **1905**, 233. Jena 1906. — SCHNEIDER, PAUL (1): Die angeborene Frühsyphilis im Knochensystem, die Osteochondritis und Periostitis syphilitica congenita, in ihren Beziehungen zur Spirochätenverbreitung. Virchows Arch. **234**, 378 (1921). — SCHNEIDER, PAUL (2): Über die Organveränderungen bei angeborener Frühsyphilis. Verh. dtsch. path. Ges. **1928**, 177.

THOMSEN, O.: Pathologisch-anatomische Veränderungen bei der kongenitalen Syphilis bei dem Fetus und dem neugeborenen Kind. Kopenhagen und Leipzig. (1928).

WIMBERGER, H.: Klinisch-radiologische Diagnostik von Rachitis, Skorbut und Lues congenita. Erg. inn. Med. **28**, 264 (1925).

5. Die quergestreifte Muskulatur.

Von

H. v. Meyenburg-Zürich.

Mit 59 Abbildungen.

I. Allgemeiner Teil.

Allgemeine pathologische Anatomie der Muskelfaser.

1. Regressive Veränderungen. Allgemeines.

Jeder Einteilung in der Pathologie haftet etwas Willkürliches, Vorläufiges an. So sind auch die Grenzen dieses Kapitels keine ganz scharf gezogenen. Solange wir über das Wesen und die Bedeutung derjenigen morphologischen Zustandsbilder, die man gewöhnlich als degenerative Veränderungen bezeichnet, nicht besser unterrichtet sind als jetzt, ist dies auch nicht wohl anders möglich. Ob wir dieses oder jenes Bild zu Recht mit dem Werturteil „degenerativ" belegen, darüber sollte ja in letzter Linie die Widerstands- und Leistungsfähigkeit des betreffenden Organes oder Organteiles entscheiden. Heute fehlen uns aber vielfach noch die Kenntnisse, die eine solche Entscheidung in allen Fällen zuließen. Gerade für den Muskel mit seiner verhältnismäßig einfachen und einer Prüfung leicht zugänglichen Funktion erscheint dies auf den ersten Blick überraschend. Tatsächlich ist aber meines Wissens noch nicht untersucht worden, ob z. B. der Muskel im Zustande der „trüben Schwellung" weniger leistungsfähig ist als sonst. Die klinische Untersuchung wird über diese Frage wohl nie sichere Auskunft geben können, weil in der Regel nicht der ganze Muskel in allen Teilen geschädigt bzw. auch nur gleich schwer betroffen ist. Aus diesem Grunde ist es ja auch so schwer, zu einer klaren Vorstellung über das anatomische Substrat der sog. Entartungsreaktion zu kommen. Daher dürfen wir heute auch nicht mit Bestimmtheit erklären, daß dieser Zustand wirklich als Degeneration zu werten ist. Ähnlich steht es bei der Verfettung der Muskeln (wie auch anderer Organe). WEGELIN und seine Schule haben gezeigt, daß das Auftreten von Fett in der Muskelfaser in weitem Maße vom Ernährungszustande des betreffenden Individuums beeinflußt wird; und auf die Abhängigkeit des Fettgehaltes von dem Grade der Tätigkeit des Muskels hat KOLODNY hingewiesen. So kann also das Auftreten von Fett im Muskel nicht ohne weiteres mit der wertenden Bezeichnung „Fettige Degeneration" belegt werden.

Diese Beispiele mögen genügen, um zu zeigen, daß wir hier scharfe Trennungslinien nicht ziehen können, und so wird auch in diesem Kapitel — bald überliefertem Gebrauche, bald der Analogie folgend — manche Veränderung besprochen werden, die später einmal vielleicht in eine andere Gruppe eingereiht werden muß.

Die Degenerationen treten im Muskel unter den verschiedensten Bedingungen auf, die die Ernährung des Organs oder seiner Teile schädigen. Ob und wie weit die Veränderung wieder rückgängig gemacht werden kann oder ob sie vom Untergang der Faser gefolgt ist, darüber läßt das histologische Zustandsbild häufig keine Entscheidungen zu. Denn, wie JAMIN mit Recht betont, hängt die Erholungsfähigkeit der Muskelfaser insbesondere auch ab von den Ernährungsbedingungen, unter denen sie sich nach der Schädigung befindet. Nicht ohne weiteres zustimmen kann man dagegen JAMIN, wenn er fortfährt: „Die kontraktile Substanz hat in dieser Beziehung eine Sonderstellung insofern, als ihre Eigenfunktion in unmittelbarer Wechselbeziehung zu den Ernährungsverhältnissen steht. Jeder Reiz und insbesondere der funktionelle Anreiz zur Kontraktion erzeugt eine so erhebliche chemische Umsetzung in der Muskelfaser, daß unbedingt darauf alsbald eine weitere Umsetzung folgen muß, soll nicht durch die Anhäufung der gebildeten Milchsäure eine degenerative Rückbildung (Starre, Quellung) die Folge sein. Bleibt die Beseitigung der bei der Tätigkeit der Muskelfaser gebildeten Milchsäure aus, so gewinnt sie selbst die Bedeutung eines schädigenden Faktors." Die angeführten Tatsachen sind an sich gewiß zutreffend. Nur bezweifle ich, daß — wenn wir von den besonderen chemischen Verhältnissen absehen — der Muskel in dieser Beziehung eine Sonderstellung einnimmt. In andern Organen liegen die Verhältnisse doch ganz ähnlich, nur sind wir über den Chemismus der Muskelfunktion besser unterrichtet als über denjenigen der Tätigkeit anderer Organe, und die Verhältnisse sind daher hier leichter zu überblicken.

Nun gibt es natürlich auch Bilder, die über den endgültigen Untergang der von der Veränderung betroffenen Teile keine Zweifel aufkommen lassen; doch muß betont werden, daß damit das Schicksal der ganzen Muskelfaser noch nicht besiegelt ist. Wenn Abschnitte einer Faser erhalten geblieben, die nicht oder doch weniger schwer geschädigt sind als andere, so kann von diesen aus die Restitution der ganzen Faser erfolgen.

Über die Beteiligung der verschiedenen Anteile der Muskelfaser läßt sich sagen, daß bald das Sarkoplasma mit dem Kern, bald die Fibrillen der Sitz der degenerativen Veränderungen sind, bald beide zugleich. Das Sarkolemm, als anscheinend wenig hoch differenzierte Membran, läßt selten deutliche Veränderungen erkennen, außer etwa Einrissen, durch die sich sein Inhalt nach außen entleeren kann. Allgemein kann man feststellen, daß das Sarkoplasma auf schädigende Einflüsse empfindlicher und schneller zu antworten scheint als die Fibrillen. Man erhält den Eindruck, als ob es die Schädigungen „abfange", um die hoch differenzierten Fibrillen zu schützen. Es würde allerdings diese Vorstellung nicht gut zusammenstimmen mit der Anschauung, einerseits daß die Fibrillen der höher differenzierte Anteil der Muskelfasern sind, und andererseits, daß ganz allgemein die höher differenzierten Organe oder Organteile gegenüber schädigenden Einflüssen besonders empfindlich sind. Solange wir aber nicht besser als bisher wissen, welche Rolle dem Sarkoplasma bei der Muskelfunktion zukommt (vgl. hierzu auch HÜRTHLE und WACHHOLDER), können wir hierüber keine ganz klare Vorstellung gewinnen. Jedenfalls muß aber gesagt werden, daß ganz offensichtlich das Sarkoplasma die degenerativen Veränderungen besser „erträgt" als die Fibrillen. Bemerkenswert ist ferner bei den hier zu besprechenden Störungen die ungleiche Verteilung der Veränderungen, sowohl auf verschiedene Muskeln wie auch auf die verschiedenen Anteile eines Muskels und selbst auf die einzelnen Bündel und Fasern eines solchen Bündels, eine Erscheinung, die durchaus nicht nur bei örtlich begrenzten Störungen, sondern auch bei allgemeinen Erkrankungen beobachtet wird. Daß bei letzteren dieser oder jener Muskel von einer degenerativen Veränderung mehr ergriffen ist als ein anderer, dürfte zum Teil mit dem Grade seiner Beanspruchung bzw. Tätigkeit zusammenhängen.

Möglicherweise gilt ähnliches auch für den einzelnen Muskel, wobei man sich vorstellen kann, daß, wenigsten bei geringer Arbeitsleistung (Kranke!), nicht alle Fasern in Tätigkeit treten.

Die nachfolgende Einteilung der Degenerationen ergibt sich vorwiegend aus morphologischen Gesichtspunkten.

2. Trübe Schwellung.

Die Grenzen dieses Begriffes sind gerade in der Muskelpathologie, wie auch auf anderen Gebieten, keineswegs immer scharf gezogen worden; ja man hat sicher unter dieser Benennung manchmal Dinge verstanden, die ihrer Entstehung und ihrem Wesen nach durchaus voneinander verschieden sind, wenn sie auch das gemeinsam haben, daß in der Muskelfaser albuminöse Körnchen auftreten, nämlich die trübe Schwellung und den körnigen Zerfall. DURANTE kommt das Verdienst zu, eine scharfe Trennung der beiden Zustände gefordert und begründet zu haben. Er schlägt auch vor, in zweifelhaften Fällen von „körnigem Zustand" zu sprechen.

Die trübe Schwellung, eine makroskopisch schwer zu erkennende Veränderung, bei der der Muskel seinen normalen Glanz verliert, ist gekennzeichnet durch das Auftreten feinster, lichtbrechender, albuminöser Körnchen in den Muskelfasern, wobei diese häufig zugleich verbreitert, geschwellt erscheinen. Die Körnchen geben ihre Eiweißnatur durch die bekannten Reaktionen zu erkennen und können, wenn sie in großer Anzahl und dichtgedrängt auftreten, die Streifung ganz verdecken, und zwar zunächst die Querstreifung, dann die Längsstreifung. Die Streifung ist aber tatsächlich nicht aufgehoben, der Bau der Faser also nicht wesentlich gestört; denn wenn man nun Essigsäure auf eine solche Faser einwirken läßt, erscheint die Streifung wieder vollkommen deutlich. Dies läßt uns Einblick tun in den Sitz der Störung, der im Sarkoplasma, nicht aber in den Fibrillen zu suchen ist. Die Kerne sind häufig leicht vermehrt, das Sarkolemm intakt. — Die trübe Schwellung ist eine recht häufige Veränderung, die man unter verschiedenen Umständen beobachten kann, so bei allgemeinen oder lokalen Ernährungsstörungen, seien sie nun durch Störungen der Zirkulation, durch Druck oder durch Protoplasmagifte verursacht. DURANTE gibt als Ursache auch Innervationsstörung an und erwähnt das Vorkommen in atrophischen sowohl wie hypertrophischen Muskeln.

Die Beurteilung des Wesens der trüben Schwellung wird u. a. dadurch erschwert, daß sie sehr häufig mit anderen Veränderungen zugleich vorkommt, insbesondere solchen sicher degenerativer Natur, wobei die örtliche Beziehung oft so eng ist, daß die gleiche Faser an verschiedenen Stellen verschiedene Bilder zeigen kann. Dazu kommt, wie mich eigene Erfahrung lehrt, die Schwierigkeit, geeignete experimentelle Bedingungen zu finden, durch die man die Veränderungen in reiner Form entstehen lassen könnte. Die recht interessante Vorstellung von DURANTE geht dahin, daß die trübe Schwellung kein regressiver, sondern vielmehr ein progressiver Prozeß sei. Er sieht in der Veränderung ein Zeichen gesteigerter Lebenstätigkeit, die zu einer quantitativen Vermehrung des nicht differenzierten Anteils des Muskelprotoplasmas, also des Sarkoplasmas führe. Sie ist entweder ein Zeichen einer Abwehr oder aber ein Anzeichen einer beginnenden Rückkehr der Muskelfasern zum Plasmodium- oder zelligen Zustand. Die trübe Schwellung der Muskelfasern als eine Abwehr aufzufassen, erscheint auf den ersten Blick etwas befremdend (wenn auch ähnliche Ansichten hinsichtlich anderer Organe schon geäußert wurden), besonders wenn man die nahe Beziehung zu anderen, echt degenerativen Prozessen, im Auge behält.

Immerhin ließe sich vorstellen, daß die Abwehr (Schutz des höher differenzierten Anteils, Fibrillen?) unter dem Einfluß weiterdauernder Schädigungen
leicht versagt und dann weitere Schädigungen nicht aufhalten kann. Auch
diese Vorstellung steht indessen in der Luft, solange wir eben über die funktionelle Bedeutung der einzelnen Anteile der Muskelfasern (Fibrillen, Sarkoplasma)
nicht besser unterrichtet sind, als dies zur Zeit der Fall ist (siehe HÜRTHLE
und WACHHOLDER). Die klinische Beobachtung läßt für die Beurteilung der
Frage wohl keine Anhaltspunkte gewinnen. Zunächst kann man in dieser
Ansicht also nicht mehr als eine Arbeitshypothese erblicken, die allerdings
eingehender Bearbeitung wert erscheint. Der Auffassung von DURANTE verwandt ist die Ansicht von AUFRECHT, der meint, daß die „parenchymatöse"
und die fettige Degeneration nur in den seltensten Fällen einen Zerfall der
Muskelfasern involviere, sondern in den allermeisten Fällen unter Aufhebung
der Funktion des Muskels die Regeneration der Muskelfaser ermögliche.

Es ist nach dem Gesagten selbstverständlich, daß, auch nach der Ansicht
von DURANTE, die trübe Schwellung in andere, echt degenerative Zustände
übergehen kann.

3. Körniger Zerfall. Fibrilläre und diskoide Zerklüftung.

Wenn für die trübe Schwellung die Frage: Degeneration oder anderes? zunächst noch offen bleiben muß, so läßt schon die genauere Betrachtung des
morphologischen Bildes des körnigen Zerfalles keine Zweifel darüber, daß hier
die Muskelfaser schwer erkrankt ist. Wenn trotzdem die beiden Zustände oft
zusammengeworfen wurden und noch werden, so mag hierfür eine gewisse
äußere Ähnlichkeit der Bilder den Grund abgeben, ferner der Umstand, daß
beide Veränderungen zusammen auftreten können. In der Tat finden wir auch
hier die Muskelfaser mit Eiweißkörnchen oder -tröpfchen angefüllt, die aber
in der Regel plumper, unregelmäßiger in Größe und Verteilung sind als jene
bei der trüben Schwellung. Die Anordnung in Reihen wird ganz vermißt;
von der Faserzeichnung verschwindet zuerst die Quer-, dann die Längsstreifung,
um auch bei Zusatz von Essigsäure nicht wieder zum Vorschein zu kommen,
als Zeichen einer schweren Schädigung der Muskelfaser. Hierauf deutet ferner
das Fehlen der Kernvermehrung (in reinen Fällen) und ihr weiteres Schicksal:
sie geht dem Zerfall, der Auflösung in einzelne kleine Trümmer entgegen, die den
„sarcous elements" von BOWMAN entsprechen. Man erhält den Eindruck, daß,
ähnlich wie bei der Verdauung, alle Kittsubstanzen, die die Fibrillen sowohl
wie ihre einzelnen Bestandteile zusammenhalten, aufgelöst werden. Die
Körnchen liegen dann lose im Sarkolemmschlauch oder quellen durch Einrisse aus diesem hinaus, um schließlich resorbiert zu werden. Eine Regeneration ist nur von erhaltengebliebenen Teilen der Nachbarschaft aus möglich.
Das Schicksal der leeren Sarkolemmhülle bleibt ungewiß.

Der körnige Zerfall kommt selten für sich allein vor, fast stets ist er mit
(wohl vorangehender) trüber Schwellung, meist auch mit fettiger Degeneration
verbunden. Dies erklärt auch, daß ein typisches makroskopisches Aussehen
der befallenen Muskeln nicht beschrieben werden kann.

Gleich anderen Degenerationsformen kann man den körnigen Zerfall unter
verschiedenen Bedingungen finden. So wird er bei Kompression, in Entzündungsherden und in deren Nachbarschaft gefunden, ferner beim Einwachsen von
Geschwülsten, besonders von Sarkomen in den Muskel (s. Abb. 56), wobei
die Frage offen bleiben muß, ob hier mehr die mechanische Schädigung oder
eher eine „toxische" Wirkung die Schuld trägt. Jedenfalls zeigt uns die Veränderung immer eine schwere, dauernde Schädigung der betroffenen Teile an.

LORENZ hat als fibrilläre Zerklüftung eine besondere Degenerations-form beschrieben, die er ausschließlich bei schweren Ernährungsstörungen der Muskeln durch Ischämie fand. Mit Verstärkung der Längsstreifung be-ginnend, führt die Veränderung bald zu einer Aufsplitterung der Faser in die

Abb. 1. a) Trübe Schwellung, b) fibrilläre Zerklüftung der Muskelfaser; aus dem Randgebiet einer diabetischen Unterschenkelgangrän. Zupfpräparat in physiologischem Kochsalz. Leitz Obj. 7. Ok. 1.

einzelnen Fibrillen, zwischen denen im Sarkoplasma schmale, längliche Lücken auftreten, was LORENZ als Ödem deutet. Ob hier wirklich ein besonderer Krank-heitszustand der Muskelfaser vorliegt, und nicht vielmehr die Veränderung als Anfangsstadium des körnigen Zerfalls angesehen werden muß, zu dem ein

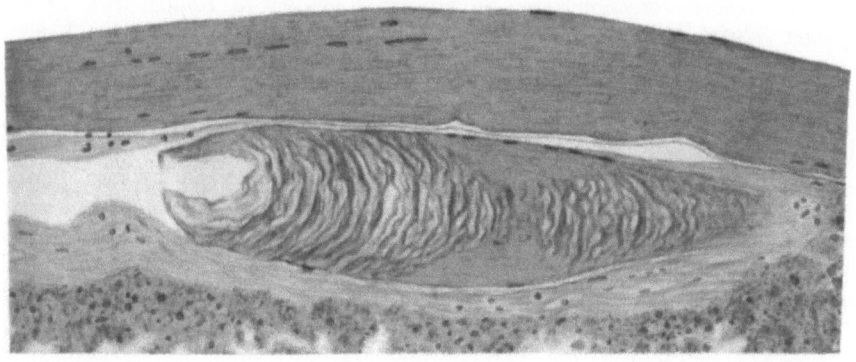

Abb. 2. Diskoider Zerfall der Muskelfaser bei Harnphlegmone, 38 jähr. ♂. Zeiß Apochrom. 4 mm, Okul. 5×.

Ödem kommt, möchte ich dahingestellt sein lassen. Zur vakuolären Degenera-tion scheinen mir nahe Beziehungen zu bestehen.

Ein Bild für sich ist die gleichfalls von LORENZ beschriebene diskoide Zerklüftung, die nur an Muskelfasern, die durch Kreislaufstörung zum

Absterben gebracht sind, vorzukommen scheint. Hier zeigt die Faser eine auffallend starke Querstreifung, um schließlich in einzelne „Discs" zu zerfallen,
wobei vom Rande her, der ganz scharf bleibt, feine Sprünge in die Faser einstrahlen. LORENZ denkt an die Möglichkeit postmortaler oder gar künstlich
durch die Präparation entstandener Bilder.

4. Vakuoläre Degeneration und Ähnliches.

Die so genannte Veränderung der Muskeln bietet ein wohl charakterisiertes
mikroskopisches Bild, ist dagegen makroskopisch nicht kenntlich. Im Innern
der Faser, seltener an ihrem Rande, treten rundliche, ovale, längsgestellte,
oder unregelmäßig gestellte Vakuolen auf, die allmählich an Größe zunehmen

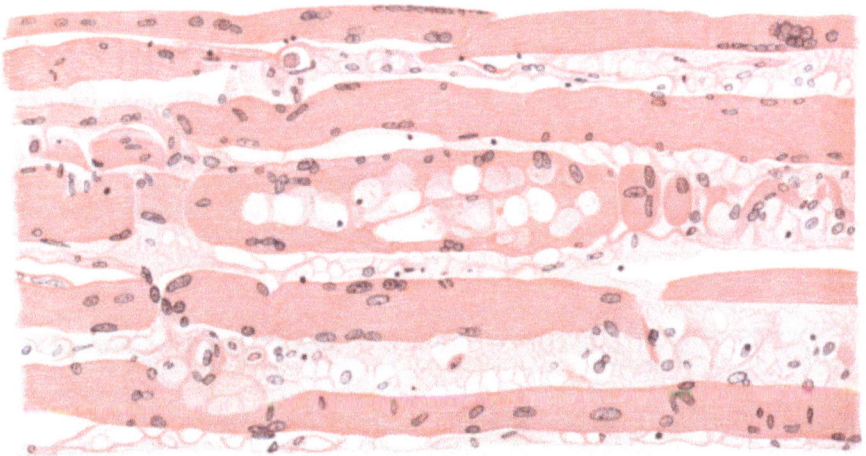

Abb. 3. Vakuoläre Degeneration der Muskelfaser aus der Nähe eines Muskelrisses. Zeiß Apochrom.
4 mm, Ok. 5×. Hämalaun-Eosin.

und miteinander verschmelzen. So können auch ganze Reihen von Lücken
in einer Faser hintereinander liegen. Die Wände der Höhlen sind glatt.
SCHAEFFER glaubt im Auftreten von rundlichen, dunklen Flecken in der Faser
ein Vorstadium zu sehen. Durch die Hohlräume werden die Fibrillen auseinandergedrängt und können durch Druck zum Schwund kommen. In der Tat
scheint die Veränderung ihren Sitz im Sarkoplasma zu haben und die kontraktile Substanz nur indirekt anzugreifen; Kerne und Sarkolemm bleiben
unversehrt, wenn auch gleichzeitig andere Degenerationen an ihnen beobachtet
werden können. Es handelt sich dabei, wie bei den entsprechenden Veränderungen anderer Organe, wohl nicht eigentlich um leere Räume, sondern die
Lücken enthalten eine nicht oder kaum färbbare (seröse?) Flüssigkeit, weshalb
der Name hydropische Degeneration viel besser gewählt wäre.

DURANTE betrachtete die Veränderung als ein Ödem des Sarkoplasmas.
In diesem Sinne könnten die Befunde von LA NICCA gedeutet werden, der die
Veränderung bei experimenteller Lymphstauung am Frosch sah. Beim Menschen wird sie indessen bei Ödem sehr häufig vermißt, worin ich LORENZ beistimme. Die Deutung wird übrigens dadurch erschwert, daß die vakuoläre
Degeneration bei recht verschiedenen Zuständen gefunden wird. So beobachtet
man sie bei allgemeinen Erkrankungen wie Typhus, Phthise, andererseits wieder
bei örtlichen Störungen in der Umgebung von Geschwülsten, bei Verletzungen,

bei Eiterherden in den Muskeln oder in der nahen Umgebung, bei Polymyositis usw. (Lit. siehe bei DURANTE und LORENZ). Ob Ausheilung der Erkrankung und Regeneration vorkommt, ist noch unbekannt.

Eine gewisse äußerliche Ähnlichkeit zu der eben beschriebenen Veränderung hat auch das Bild der lakunären Einschmelzung, die vielleicht mit der röhrenförmigen Degeneration von LITTEN übereinstimmt. Hier dringen vom Rande her in die Muskelfaser Lücken vor, in denen Zellen verschiedener Art liegen können, je nach der vorliegenden Erkrankung sind es Entzündungs-, Geschwulst- oder andere Zellen, die sich in die Muskelsubstanz einfressen, wie Osteoklasten in den Knochen. Für die Beurteilung dieser Bilder ist es wichtig, daß, nach den Angaben von LITTEN, die betroffenen Fasern stets abgestorben sind, das Sarkolemm zerrissen. Von einer Degeneration der Muskeln

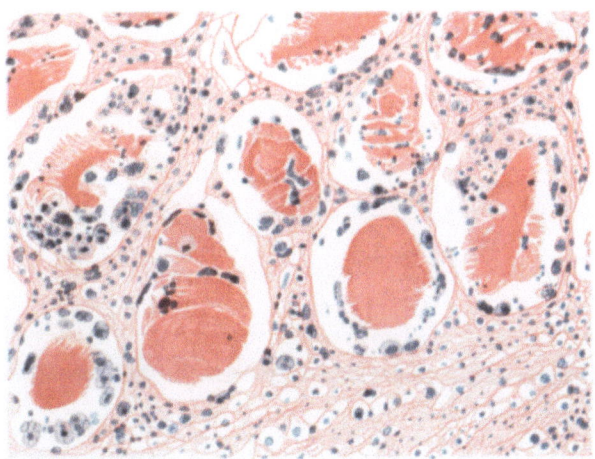

Abb. 4. Lakunäre Einschmelzung nekrotischer Muskelfasern, aus einem Herd eitriger Myositis 54jähr. ♀. Zeiß Apochrom. 3 mm. Komp.-Ok. 4. Methylenblau-Eosin.

zu sprechen wäre also nicht angängig, denn die Fasern lassen sich, rein passiv, auffressen. Offenbar muß man hier zweierlei auseinanderhalten. Denn wenn LITTEN sie an toten Muskelfasern sah, und demnach als Resorption abgestorbener Massen auffaßte, so betont VOLKMANN, daß bei seinen Fällen die Fasern lebendigen Leibes angefressen wurden. Die Veränderung wurde beschrieben von WEBER bei Muskelentzündung, ferner von KRASKE, GUSSENBAUER, VOLKMANN und SCHAEFFER bei Geschwülsten. Etwas verschieden sind auch die von PICK, HOFMANN und LEVIN bei Atrophie erhobenen Befunde, wo die gewucherten Muskelzellen selbst die Fasern anfraßen.

5. Verkalkung.

Sie tritt auf nach Schädigungen verschiedener Art. Zuerst sah sie wohl SCHUJENINOFF, der sie als einen häufigen, ja fast regelmäßigen Befund nach Muskelnaht beschreibt, und hierbei schon nach 18 Stunden voll ausgebildet fand. Seine Anschauung, daß unter diesen Bedingungen die durch das Trauma gesetzte Schädigung (lokale Nekrose) zusammen mit der nachfolgenden Kreislaufstörung die ausschlaggebenden Bedingungen seien, besteht zu Recht.

Prinzipiell ähnlich lagen die Verhältnisse bei der Beobachtung von PIEL-STICKER, wo eine Kontusion eine Nekrose einiger Teile des M. deltoides gesetzt

hatte. In manchen der nekrotischen Fasern lag kleinscholliger oder krümeliger Kalk, zum Teil unvermittelt zwischen den Trümmern nekrotischer Fasern.
An diesen Stellen waren die Sarkolemmschläuche meist kugelig aufgetrieben.

Daß in einem von WOLFF beschriebenen Fall von Verkalkung der Oberschenkelmuskeln ebenfalls ein Trauma vorausgegangen war, wird von BUSSE
vermutet. WOLFF selbst hatte ihn als Kalkmetastase aufgefaßt.

In neuerer Zeit ist Verkalkung verschiedentlich an wachsartig degenerierten
Muskelfasern gesehen worden, insbesondere bei Verschütteten (s. FRANKENTHAL
KÜTTNER, WIETING), aber auch nach experimentell lang dauernder Reizung
des Ganglion cervicale an den dabei sich zusammenziehenden Muskeln (GAULE),
sowie bei unterernährten Ratten (BORST).

Allen diesen Fällen gemeinsam ist also die bestehende und wohl zweifellos
vorausgehende Schädigung. Die Verkalkung ist demnach als eine dystrophische

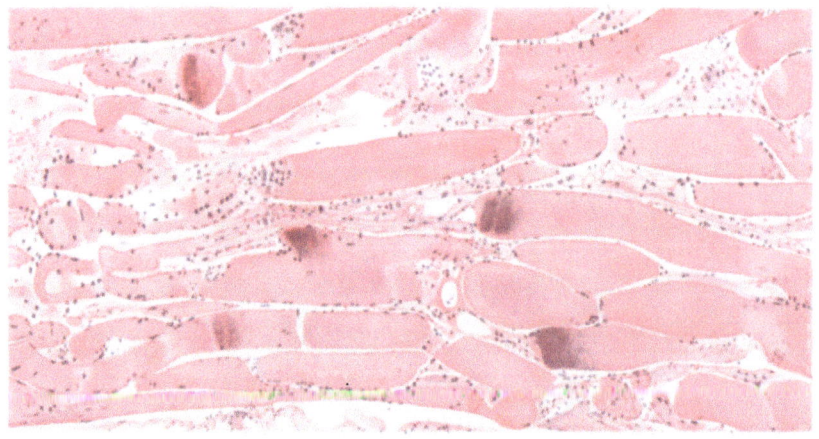

Abb. 5. Beginnende Verkalkung der Muskelfasern bei Muskelnaht. 74jähr. ♀. Zeiß Apochrom.
16 mm, Komp.-Ok. 4. Hämalaun-Eosin.

anzusehen. Hierher gehört auch der Befund von Kalkablagerung im Muskel
in der unmittelbaren Nachbarschaft eines Abzesses (MEYER). Erwähnt sei
hier, daß nach einer Angabe von DURANTE bei Pflanzenfressern die Muskel-
faserverkalkung ziemlich häufig, „fast physiologisch" ist. Eigene Erfahrungen
hierüber habe ich nicht sammeln können.

Das morphologische Aussehen bedarf einer eingehenden Besprechung nicht.
Von bloßem Auge ist die Veränderung nicht sicher zu sehen; mikroskopisch
gibt sie sich durch die bekannten färberischen und optischen Eigenschaften
der in die Faser abgelagerten Kalksalze zu erkennen. Die Muskelfaser zerfällt
dabei in unregelmäßige Bruchstücke. Daß damit ein endgültiges Absterben
der befallenen Teile verbunden ist, ist kaum zu bezweifeln; das schließt jedoch
eine Regeneration von der gesunden Umgebung her nicht aus.

Andere Beobachtungen von Kalkablagerungen im oder am Muskel dürften
in das Gebiet der Kalkgicht oder Kalkmetastase zu rechnen sein. So die großen
Kalkpanzer wie sie etwa GAZA und MARCHAND beschrieben haben, bei denen
indessen nur das Interstitium, nicht aber die Muskelfasern selbst verkalkt
waren. Vielleicht auch der Fall von WOLFF (s. oben), und Fälle wie die Beobachtungen von PAUL MEYER, bei denen es allerdings wegen fehlender histologischer
Untersuchungen unsicher bleibt, ob nicht eine eigentliche „Myositis ossificans"
vorlag.

In diesem Zusammenhang darf auch erwähnt werden, daß HOFMEISTER im Experiment durch Kalkzufuhr in größeren Mengen Verkalkung auch in Muskeln auftreten sah, die von der Injektionsstelle entfernt waren. Bei ähnlichen Versuchen habe ich gleiches nicht finden können (s. V. STAUB), auch nicht in der unmittelbaren Nachbarschaft der Injektionsstellen.

6. Amyloide Degeneration.

Hier erkrankt zunächst nicht die eigentliche Muskelsubstanz, sondern das Amyloid wird im interstitiellen Bindegewebe, im Perimysium externum und internum, sowie im Sarkolemm abgelagert; bei stärkerem Grade gelangt die Faser selbst durch Druck der Amyloidmasse zur Atrophie. Fälle dieser Art, die teilweise zu den sogenannten Amyloidtumoren gerechnet werden müssen, sind mitgeteilt worden von ZIEGLER (Gaumensegel und Zunge), KYBER (M. ciliaris), WICHMANN, JOHANNI (Kehlkopf), KÖNIGSTEIN und SPIEGEL, SCHILDER, HUETER (M. serratus bei multip. Myelomen). In letzterem Falle war bemerkenswert, daß teilweise auch die kontraktile Substanz die amyloide Reaktion gab in Gestalt von Ringen und Halbringen an der Peripherie der Muskelfasern, die dann zum Teil auch Atrophie mit Kernwucherungen zeigte. Eine selbständige Bedeutung kam der Erkrankung des Muskels in keinem dieser Fälle zu.

7. Verfettung.

Auch die Verfettung der Muskeln kann nicht schlechthin als ein pathologischer Zustand hingestellt werden, wie aus neueren Untersuchungen hervorgeht. Wir sprechen daher hier nicht von fettiger Degeneration.

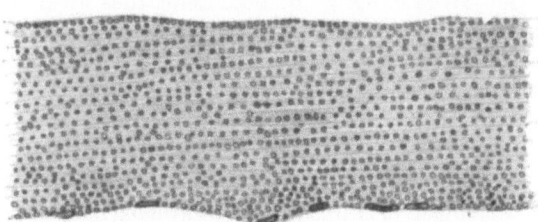

Abb. 6. Verfettung der Muskelfaser im Beginn. Von der Grenze eines Gangränherdes. 75jähr. ♂, Zupfpräparat in Essigsäure, Winkelfluorit 4 mm. Komp.-Ok. 4. Leicht schematisiert.

Was zunächst das morphologische Verhalten der verfetteten Muskeln betrifft, so sind nur die schwereren Grade von bloßem Auge erkennbar. Der Muskel wird dann gelblich, etwas matt im Aussehen und mehr oder weniger brüchig. Im mikroskopischen Bild sehen wir bei leichtestem Grade der Veränderung feine Fetttröpfchen im schmalen Sarkoplasmasaum, der den Kern umgibt, auftreten; dann, zu Reihen angeordnet zwischen den Fibrillen (also auch hier im Sarkoplasma) (vgl. Abb. 6). Hierdurch kann die Längsstreifung verstärkt erscheinen, während die Querstreifung bei zunehmender Schwere immer mehr verdeckt wird, bei hochgradiger Fettanhäufung schließlich auch die Längsstreifung. Wichtig ist, daß also auch hier die Fibrillen zunächst gesund bleiben, ebenso zeigen Kern und Sarkolemm keine Schädigung. Ganz offensichtlich greift also die Störung zunächst am Sarkoplasma an. Schließlich aber wirkt die Stoffwechselstörung auch auf die höchstdifferenzierten Teile der Faser ungünstig ein und bringt sie zum Untergang. Hierbei zerfallen die

Fibrillen zu Körnern, die den zunächst intakten Sarkolemmschlauch ausfüllen und dann resorbiert werden. Gewöhnlich scheinen dann auch die Kerne zu zerfallen, womit die Faser ganz dem Untergang entgegengeht. Möglicherweise kann aber auch in schweren Fällen noch von erhaltengebliebenen Kern- und Sarkoplasmaresten der Anstoß zu einer Regeneration der Faser erfolgen. Das Schicksal der Faser dürfte von Art, Stärke und Dauer der die Veränderung hervorrufenden Einwirkungen abhängen, die ihrerseits wieder im Zusammenhang stehen mit den Ernährungsverhältnissen des betroffenen Muskels.

Daß hier Schädigungen im engeren Sinn in Betracht kommen, ist seit langem bekannt. Bei schweren Allgemeinerkrankungen, insbesondere solchen, die zu Kachexie führen, wird man Verfettung der Muskeln selten vermissen. Schwerere Grade sieht man vorwiegend bei Vergiftungen, unter denen der Phosphor den Fettstoffwechsel wie anderer Organe, so auch der Muskeln schwer beeinträchtigen kann. Unter den akuten Infektionskrankheiten wird besonders die Diphtherie als Ursache schwerer Muskelverfettung beschuldigt. Langhans berichtet über größere Fettmengen in der Muskulatur von 2 Kretinen (unabhängig von der Todesursache). Zipkin sah ähnliches in 3 Fällen von Quetschungen des Halsmarkes. Letztere weist darauf hin, daß solche Befunde sowohl bei hoher als auch bei niedriger Körpertemperatur erhoben werden können, bzw. daß beschleunigter wie verlangsamter Stoffwechsel die gleiche Auswirkung haben kann. Hierzu sind auch die Befunde von Askanazy zu erwähnen, der bei Basedow neben interstitieller Lipomatosis eine Verfettung zahlreicher Muskeln fand.

Auch unter lokalen Einwirkungen wird Verfettung der Muskeln beobachtet, hier allerdings zusammen mit anderen degenerativen Veränderungen, so bei Entzündung der Muskeln oder der Nachbarschaft, bei Druck durch Tumoren (s. z. B. Schäffer) usw. Auch atrophische Muskeln enthalten häufig Fett in wechselnder Menge. Hoffmann z. B. beschreibt dies an den Fußmuskeln bei Plattfuß, Durante bei myelopathischer Atrophie (was ich bestätigen kann), weist aber darauf hin, daß sie bei Nervendurchtrennung vermißt wird, bzw. daß die hier nur einer dazukommenden Kachexie oder ähnlichem zuzuschreiben ist. Dies wird auch durch Untersuchungen von Ricker und Ellenbeck bestätigt.

Die Befunde von Verfettung bei lokalen Schädigungen sind zweifellos leichter zu beurteilen, als diejenigen bei allgemeinen Störungen. Neuere Untersuchungen, insbesondere von Surbeck, Kolodny, haben nun gezeigt, daß die Frage in der Tat etwas verwickelt ist, und daß in jedem einzelnen Falle der Befund von Fett kritisch gewertet werden muß. So hat einmal Surbeck dargetan, daß der Fettgehalt der Muskeln durchaus nicht immer pathologisch ist, sondern daß auch im ganz normalen Muskel Fett vorkommt, dessen Menge in weitem Maße von dem Ernährungszustande des Körpers abhängig ist, wie man im Tierversuch erweisen kann. Kolodny bestreitet dagegen die Abhängigkeit des Fettgehaltes vom Ernährungszustande. Surbeck sagt ferner, daß zwischen Häufigkeit und Grad der Verfettung einerseits, und der zum Tod führenden Krankheit und dem Alter andererseits sich bestimmte Beziehungen nicht feststellen lassen. Deshalb forderte er auch bei der Bewertung von Fettbefunden im Muskel in jedem Falle ein sorgfältiges Abwägen aller in Betracht fallenden Faktoren. Der rein morphologische Befund gibt uns kein Unterscheidungsmerkmal zwischen degenerativer Verfettung und Mastverfettung an die Hand. Damit kommt Surbeck zu einer Bestätigung gewisser älterer Angaben von Walbaum, deren Richtigkeit allerdings von Zipkin angezweifelt wurde. Auch Walbaum hatte festgestellt, daß sich in allen Muskeln Fett finden kann, war aber zu der Ansicht gekommen, daß der Fettgehalt mit dem Ernährungszustande nichts zu tun habe. Übereinstimmend geben nun SURBECK und WALBAUM starken Fettgehalt der äußeren Augenmuskeln, speziell des Levator palp. an; um so auffallender ist es, daß ihre Angaben über den Fettgehalt eines andern, gleichfalls besonders tätigen Muskels, nämlich des Zwerchfelles, nicht gleich lauten. Während nämlich WALBAUM hier einen stärkeren Fettgehalt vermißt (was auch von LIPSKA-MLODOWSKA bestätigt wird), betont umgekehrt SURBECK, daß gerade im Zwerchfell der Fettgehalt immer besonders hoch sei. Der Unterschied mag zum guten Teil dadurch bedingt sein, daß WALBAUM ausschließlich Kinder untersuchte, SURBECK dagegen mehr Erwachsene. KOLODNY hat nämlich kürzlich betont, daß die Muskelverfettung dem Alter proportional sei, Ähnliches hatte schon DURANTE erwähnt. Im übrigen bestätigt KOLODNY die Häufigkeit der Verfettung gerade des Zwerchfelles, wie er überhaupt zu dem zunächst überraschenden Ergebnis gelangt, daß gerade die tätigsten Muskeln der regelmäßigste und ausgedehnteste Sitz der Verfettung sind. Wenn er aber aus seinen weiteren Untersuchungen den Schluß zieht, daß die Verfettung der Muskeln ein sicheres Zeichen ihrer Degeneration ist, so muß dies zum Widerspruch herausfordern. Eher ließe sich meines Erachtens der Gedanke erwägen, daß gerade der tätigste Muskel der Anwesenheit des Fettes am meisten bedarf. Es ist doch daran festzuhalten, worauf SURBECK schon mit Recht hingewiesen hat, daß es rein morphologische Merkmale zur Unterscheidung von physiologischer Ablagerung von „Verbrauchsfett" und pathologischer, degenerativer Verfettung nicht gibt. Andere Kriterien hat aber KOLODNY nicht herangezogen. Auch hier dürfte die Prüfung der Leistungsfähigkeit bessere Anhaltspunkte für die Unterscheidung an die Hand geben.

LIPSKA-MLODOWSKA hat bei ihren Untersuchungen über den Glykogengehalt der Muskeln auch deren Fettgehalt mitberücksichtigt und versucht, Beziehungen zwischen beiden zu ermitteln. Solche wurden nun zwar nicht aufgedeckt, doch führte die Arbeit zu dem wichtigen Ergebnis, daß nicht nur die Menge des Fettes sondern auch die des Glykogens im Muskel vor allem von der Art der Ernährung abhängig ist. Fettreiche Nahrung führt zu Fettmast, kohlenhydratreiche Nahrung zu Glykogenansatz, immerhin mit der Einschränkung, daß auch im letzteren Falle durch Fettsynthese Fett im Muskel abgelagert werden kann.

Damit ist auch ein Hinweis über die Herkunft des Fettes gegeben, der freilich nicht für alle Fälle Gültigkeit zu haben braucht. Denn wie für andere Organe, so bleibt auch für den Muskel die Frage: Infiltration, Umwandlung aus Eiweiß, „Phanerose", usw., noch offen. Vermutlich kommen verschiedene Möglichkeiten in Betracht, wofür das Auftreten des Fettes unter ganz verschiedenen Bedingungen spricht.

Daß die Lipomatosis, das Vorkommen von Fettgewebe zwischen und in den Muskelfaserbündeln, wie es namentlich bei atrophischem Zustande häufig vorkommt (siehe später), streng von der Verfettung zu trennen ist, ist selbstverständlich. Dagegen muß erwähnt werden, daß einige Forscher, so DURANTE, KRÖSING, eine eigentliche Umwandlung von Muskelfasern zu Fettzellen beschrieben haben. Nach DURANTE kommt es, z. B. bei Myatrophien, zu einem Schwund des Myoplasma, das Sarkoplasma teilt sich in eine Anzahl von Zellen mit erhaltenem Kerne, die sich mit großen Fetttropfen beladen und so „das Aussehen richtiger Fettzellen erhalten". Hierher gehört wohl auch die von GUSSENBAUER als „lipomatöse Degeneration" beschriebene Veränderung. Ich habe an einem recht großen Material keine Bilder gesehen, die mit Sicherheit so zu deuten gewesen wären.

8. Wachsartige Degeneration.

Als wachsartige Degeneration (Zenker), oder auch wachsige, glasige oder hyaline Degeneration (v. Recklinghausen) wird eine besondere Veränderung bezeichnet, die den Muskelfasern (allerdings nicht nur den quergestreiften) eigentümlich ist. Die Benennung kann auf das makroskopische wie auf das mikroskopische Verhalten der betroffenen Muskeln bezogen werden. Bei Betrachtung mit bloßem Auge erscheinen die erkrankten Teile blasser als die gesunden, von rötlicher, rötlichgrauer, gelblicher, oder mehr weißlicher Farbe.

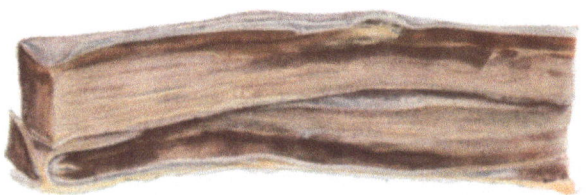

Abb. 7. Wachsartige Degeneration bei Typhus abdominalis. Kaiserlingpräparat ³/₄ natürl. Größe.

Das Aussehen ist matt und wird vielfach als „Fischfleisch-ähnlich" beschrieben. Der normale Glanz der Schnittfläche hat einem trüben Schimmer Platz gemacht, der mit dem Aussehen von „altem Wachs" verglichen werden kann. Die Erkennung wird dadurch erleichtert, daß neben dem befallenen Abschnitte des Muskels immer auch unveränderte erhalten sind. Erstere sind ferner durch ihre größere Breite und ihre brüchige Beschaffenheit ausgezeichnet. Bei Betrachtung mit dem Mikroskop fallen zunächst homogen aussehende Stücke

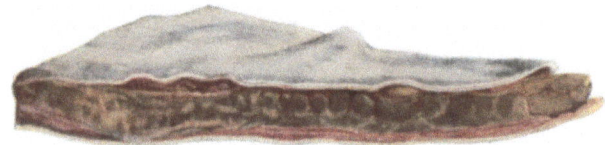

Abb. 8. Wachsartige Degeneration mit Ikterus. Grünfärbung der entarteten Teile. Kaiserlingpräp. ³/₄ natürlicher Größe.

der Muskelfaser auf, die teils noch mit gesunden Faserabschnitten zusammenhängen, teils von ihnen losgelöst, manchmal zu mehreren in größeren Reihen nebeneinander im intakten Sarkolemm liegen. Diese homogenen Blöcke sind breiter als die gesunde Faser; zwischen ihnen liegen leere bzw. mit dünner homogener Flüssigkeit angefüllte Strecken im Sarkolemmschlauch, der hier verschmälert und zusammengefallen ist; so entstehen rosenkranzähnliche Bilder. Die homogenen Schollen haben wechselnde Breite, unregelmäßige, meist eckige Formen und, besonders im ungefärbten Präparat, einen eigenartigen matten Glanz, den man auch mit einer matten Glasfläche verglichen hat. Bei Anwendung von Systemen mit starkem Auflösungsvermögen kann man gelegentlich noch eine allerfeinste, sehr dicht stehende Querstreifung erkennen; auch die Doppelbrechung ist gewöhnlich erhalten. Das hat zu der Vermutung geführt, daß das homogene Aussehen nur durch engstes Aneinanderrücken der Querstreifen zustande komme. Die Längsstreifung ist an den Blöcken immer ganz ausgelöscht. Sicher ist, daß die Veränderung nur die kontraktile

Substanz betrifft, wie dies insbesondere STEMMLER in neuerer Zeit wieder bestätigt hat.

Eigenartig ist, daß die Veränderung fast ausnahmslos nur einen mehr oder weniger großen Abschnitt einer Faser befällt, von der andere Teile entweder vollkommen normal bleiben oder, seltener, andere degenerative Veränderungen aufweisen. Auch finden sich immer wenigstens einige ganz gesunde Muskelfasern neben erkrankten, eine Erscheinung, die wir ja von anderen Muskelaffektionen her kennen.

Das geschilderte Bild entspricht dem Beginn der Erkrankung des Muskels. Aus dem Vergleich zahlreicher Stadien kann man eine gute Vorstellung vom weiteren Verlauf gewinnen. An den homogenen Blöcken bemerkt man bald das Auftreten von Sprüngen, die gewöhnlich vom Rande der Faser her in sie einstrahlen und sie schließlich in immer kleinere Schollen zerlegen. Schließlich werden sie aufgelöst und verschwinden. In dem erwähnten Spalt kann man kernhaltige Zellen antreffen, die wohl eher passiv hierhin verlagert worden sind, als daß sie aktiv eingewandert wären. Teils sind es polynukleäre Leukozyten, die man besonders findet, wenn gleichzeitig Entzündung besteht oder hinzugekommen ist, teils und häufiger sind es Muskelzellen.

Dies führt zur Betrachtung der Vorgänge am Sarkoplasma, die etwas verschieden lautende Beschreibung und Deutung erfahren haben. Untersucht man einen Muskel mit vollausgebildeter wachsartiger Degeneration, etwa von einem Typhusfall, so bemerkt man neben und zwischen den Schollen eine deutliche Vermehrung der Muskelkerne, die mit einer Mengenzunahme des Sarkoplasma verbunden ist. Letzteres ist zunächst etwas körnig und nicht weiter differenziert. Es ist das Bild, das wir mit DURANTE als Hyperplasie des Sarkoplasma bezeichnen können. Wir dürfen heute die Meinung von ZENKER unberücksichtigt lassen, der die Kerne für eingewanderte Bindegewebskerne des Perimysium internum hielt[1], ebenso die Anschauung späterer Forscher, wie WALDEYER, WEBER, RINDFLEISCH, HAYEM u. a., die dem Bilde die Deutung einer Entzündung gaben. In neuerer Zeit wird die Frage anders gestellt. Gehört diese Sarkoplasmahyperplasie wesentlich zum Bilde der wachsartigen Degeneration oder ist sie ein der wachsigen Umwandlung der kontraktilen Substanz zeitlich und kausal nachfolgender Vorgang oder endlich sind beide Dinge unabhängig voneinander? Die Antwort hierauf wird auch die Auffassung vom Wesen der wachsartigen Degeneration beeinflussen.

Die Entscheidung über die aufgeworfene Frage muß auf der Untersuchung von frühen Stadien fußen. Solche findet man etwa bei Tetanus, anaphylaktischem Shock, nicht beim Typhus. Hier zeigt sich nun, daß homogene Schollen bestehen können, ohne daß von Sarkoplasmahyperplasie etwas zu bemerken ist. Wohl kann man manchmal schon frühzeitig eine leichte Kernvermehrung feststellen, die ich indessen für nur scheinbare Vermehrung halte. Zwischen den Blöcken treten kleine Gruppen von Kernen mit geringer Sarkoplasmahülle auf. Da dabei seitlich von den homogenen Massen Kerne gänzlich fehlen, sehe ich in dieser Erscheinung lediglich die Folgen einer Verschiebung, nicht einer tatsächlichen Vermehrung. DURANTE, der glaubt, daß Umwandlung des Myoplasma und Hyperplasie des Sarkoplasma bei der wachsartigen Degeneration stets von vornherein zusammen bestehe, gibt doch zu, daß letztere im Beginn

---

[1] Ganz neuerdings glaubt FORBUS auf Grund von Untersuchungen mit Vitalfärbung die Freßzellen innerhalb des unversehrten Sarkolemmschlauches als Elemente nichtmuskulären Ursprunges deuten zu müssen. Ob seine Methode wirklich den Schluß auf die Herkunft dieser Zellen zuläßt, erscheint mir zweifelhaft: Zellen verschiedenen Ursprunges aber gleicher Funktion könnten sich bei Vitalfärbung gleich verhalten.

manchmal „zu fehlen scheine", oder doch „schwer zu erkennen" sei. Der Vergleich der zuerst beschriebenen Bilder mit den zuletzt erwähnten in ihren zeitlichen Verhältnissen, könnte zu der Vermutung führen, die die Sarkoplasmahyperplasie eine Folge der Homogenisierung des Myoplasma sei, gewissermaßen
eine Reaktion darauf. In dieser Auffassung könnte man bestärkt werden, wenn
man sieht, daß in späteren Stadien das Sarkoplasma sich um die gewucherten
Muskelkerne zu einzelnen Sarkoplasten differenziert, die schließlich die Regeneration des untergegangenen Faserstückes herbeiführen (siehe Abschnitt
„Regeneration").

Dagegen wird man berücksichtigen müssen, daß der Grad der Sarkoplasmahyperplasie in den einzelnen Fällen sehr wechselt, und ferner, daß sie selbst
bei sehr ausgedehntem scholligen Zerfall von älterem Bestand fast ganz fehlen
kann. So beschreibt Beneke eine „auffällige Häufung sehr ausgebreiteter
älterer wachsiger Schollen in zahlreichen Muskelfasern", dabei „vereinzelt
nur geringfügige Kernwucherungen in ihrer Nähe; trotzdem machen sie durchaus den Eindruck recht alter Ballen" (die Auffassung wurde durch die klinische
Beobachtung gestützt). Ähnlich fand ich ausgedehnte hyaline Umwandlung
und Zerklüftung ohne jede Kernvermehrung bei einem Luetiker, der 3 Tage
nach Neosalvarsaninjektion an einer Arsenvergiftung gestorben war. Nimmt
man hinzu, daß Hyperplasie des Sarkoplasma auch ohne schollige Zerklüftung
des Myoplasma vorkommt, so wird man zu der Ansicht gelangen, daß beide
Prozesse unabhängig voneinander sind, nebeneinander hergehen, bedingt
vielleicht durch dasselbe Agens, möglicherweise aber auch durch verschiedene,
häufig, aber nicht immer gleichzeitig einwirkende Schädigungen. Immerhin
bedarf diese Frage noch erneuter Prüfung an geeigneten Fällen. Leider macht
M. B. Schmidt, der scholligen Zerfall wohl in kürzester Zeit (5 Stunden ante
mortem) entstehen sah, über diesen Punkt keine Angaben. (Siehe hierzu auch
unsere Ausführungen an anderer Stelle. Zur wachsartigen Degeneration bei
Anaphylaxie vergleiche auch Löwit und v. Worzikowsky-Kundratitz.)

Bemerkenswert ist, daß auch bei ausgedehnten und schweren Veränderungen
der eigentlichen Muskelfaser ihr Sarkolemm völlig intakt bleiben kann; zum
mindesten sind außer den noch zu besprechenden Zerreißungen morphologische
Abweichungen daran nicht festzustellen. Da am Herzmuskel wachsartige
Degeneration nie gesehen wurde, verdient der Gedanke von Borst Beachtung,
daß für die Entstehung dieser Entartung das Sarkolemm von Bedeutung sein
könne (Membranfunktion?); doch bleibt zu bedenken, daß Beneke sie auch
an glatten Muskeln sah[1].

Die Zerreißungen des Sarkolemm sind jedenfalls neu hinzutretende
Erscheinungen, die ihre Entstehung Zerrungen an schwer erkrankten Muskeln
verdanken dürften. Durch den Riß kann sich der Inhalt des Schlauches nach
außen entleeren. Häufig werden zugleich die intrafaszikulären Gefäße mitzerrissen, und es kommt zu Blutungen, die sich schon dem unbewaffneten
Auge verraten und zur Bildung großer Hämatome mit beträchtlicher Auftreibung der so erkrankten Stellen führen können. Daß ein solcher Bluterguß,
wenn er bei einer Infektionskrankheit entstanden ist, den Erregern besonders
günstige Haftbedingungen bietet, braucht kaum besonders erwähnt zu werden.
So können sich umfangreiche Abszesse mit weitgehender Einschmelzung des
Muskels und gelegentlich auch der Nachbarschaft ausbilden. Selten ist phlegmonöse Eiterung beobachtet worden. Eiterung als Komplikation der wachsartigen Entartung kommt übrigens auch ohne vorausgehende Blutung vor;

---

[1] In neuerer Zeit will Rabl im Tierversuch wachsige Entartung auch am Herzen
erzielt haben.

schon die absterbenden Muskelteile bilden einen guten Nährboden. Kleine entzündliche Infiltrate, die nicht zur Einschmelzung führen, trifft man öfters an (siehe auch Abschnitt „Entzündungen" im speziellen Teil).

Die Lokalisation an den einzelnen Muskeln ist bei der wachsartigen Degeneration einmal abhängig von Ort und Art der ursächlichen schädigenden Einwirkung, und weiter von Umständen, die sich unserer Beurteilung häufig entziehen. Daß bei örtlich begrenzten Entzündungsherden der verschiedensten Art, sowie bei örtlicher Giftwirkung und bei Geschwülsten, bei Frostgangrän (VOLKMANN), die Muskeln der unmittelbaren Nachbarschaft befallen sind, bedarf keines besonderen Hinweises; ebenso daß die mit Trichinen behafteten Fasern Sitz der Entartung sind; doch hat hierbei schon ZENKER beobachtet, daß auch parasitenfreie Fasern ergriffen sein können. Auch bei mechanisch-traumatischen Einwirkungen sind in der Regel die direkt betroffenen Muskeln degeneriert (VIRCHOW, WALDEYER, WEBER, GUSSENBAUER. Experimentelles bei ERB, WEIHL, HEIDELBERG, STRAHL, THOMA). Gleiches gilt für das Vorkommen bei Muskelblutungen, welcher Ursache auch immer. Eigenartig ist, daß bei Verschüttungen wachsartige Degeneration (neben Nekrose) beobachtet worden ist (FRANKENTHAL, ORTH, KÜTTNER, BORST, SCHMINCKE), wobei die Muskelveränderung sich weit über den Bereich der direkt betroffenen Stelle hinaus erstrecken kann. Da die Gefäße dabei in der Regel durchgängig befunden wurden, ist die Pathogenese hier nicht leicht verständlich; man denkt an Gefäßkrampf, durch heftige Reizung der Gefäßnerven bedingt.

Bei Erkrankung oder Verletzung der motorischen Nervenbahn kann man wachsartige Degeneration an den in Mitleidenschaft gezogenen Muskeln finden (CHARCOT, JOFFREY, HAYEM, UGHETTI, FRIEDREICH, ERB, SINGER usw., siehe bei DURANTE).

Bei Allgemeinerkrankungen, besonders solchen infektiöstoxischer Natur ist die besondere Lokalisation der Muskelentartung nicht immer ohne weiteres verständlich. Es dürfte kaum einen Muskel unseres Körpers geben, in dem man sie nicht schon angetroffen hat, wie kaum eine Infektionskrankheit bestehen dürfte, bei der man sie nicht schon entdeckt hätte.

Einige Muskeln sind immerhin als Lieblingssitz zu bezeichnen. Das gilt besonders für den M. rectus abd., für den Psoas und für die Adduktoren der Oberschenkel, weniger für Schulter-, Arm- und Wadenmuskeln. Warum indessen die Degeneration sich gerade an diesem oder jenem Ort einstellt, ist nicht leicht zu sagen. Beim Tetanus kann man an das mechanische Moment der besonders starken Zusammenziehung denken. Wenn beim Typhus besonders häufig, ja fast regelmäßig, der gerade Bauchmuskel befallen ist, und zwar besonders seine untersten Abschnitte, so hat man das in ähnlicher Weise zu erklären gesucht (Kontraktion bei der Miktion, während die übrigen Muskeln beim schwer darniederliegenden Kranken fast untätig bleiben). Sollten auch die Oberschenkeladduktoren bei der Harnentleerung tätig sein? Wenn dieses mechanische Moment (neben der allgemeinen Ernährungsstörung) von so ausschlaggebender Bedeutung wäre, so dürfte man auch erwarten, daß die Muskelerkrankung z. B. beim schwer kachektischen Phthisiker in dem durch Husten besonders angestrengten Zwerchfell stark auftreten würde. Dies ist aber nach eigenen Untersuchungen nicht der Fall. Dagegen fand STEMMLER bei akuten Infektionskrankheiten das Zwerchfell ganz besonders stark und häufig befallen (ältere Lit. bei LORENZ). Und gestützt auf seine weiteren Untersuchungen glaubt er in der Spannung der Muskeln ein begünstigendes Moment für die Degeneration erblicken zu dürfen.

Was das Vorkommen der wachsartigen Degeneration betrifft, so haben wir einiges schon angeführt. Beim Typhus liefert sie seit ZENKER das klassische

Untersuchungsmaterial; bei Paratyphus A wurde sie gesehen von MAYERHOFER und SILEK, bei Paratyphus B von SCHMINCKE, STERNBERG, PICK, SABRAZÈS. Schon ZENKER kannte ihr Vorkommen bei Tetanus, Scharlach, Gelbfieber, epidemischer Meningitis, Miliartuberkulose und anderen Infektionskrankheiten. Bei diesen Krankheiten ist der Befund seither oft bestätigt worden. Hinzugekommen sind Fleckfieber (POPOFF, KLOB, NEUMANN), Ruhr (SCHMORL), Influenza oder Grippe (SCHMINCKE, OBERNDORFER, GRUBER und SCHÄDEL, KUCZYNSKI und WOLFF, eigene Beobachtungen, und viele andere), Cholera STOERK, im Kehlkopf), infektiöser Ikterus (BEITZKE, PICK,) Pneumonie (PAULICKI, NEUMANN usw. eigene Beobachtungen). HEYDERICH führt als Ätiologie an Stase bei Ikterus neonatorum. Hier wäre zu erwähnen, daß THOMA wachsartige Degeneration experimentell durch Ischämie erzeugen konnte. Unter chemisch-toxischen Ursachen wären anzuführen die Kampfgasvergiftungen (ASCHOFF und GRÄFF, zitiert nach BORST); ich sah sie an einem älteren Präparat von einem Fall von Neosalvarsanvergiftung bei Lues 2 in ausgedehntem Maße, soweit sich nachträglich feststellen ließ, entfernt von der Injektionsstelle. Hier müssen auch die Beobachtungen von BENEKE und STEINSCHNEIDER angeführt werden, die wachsartige Degenerationen der Muskeln, besonders des Zwerchfelles, bei anaphylaktischen Vergiftungen sahen. Auch R. SCHMIDT faßt ihr Vorkommen in einem Fall von primärem Granulom des Knochenmarks auf als eine Folge von Gewebsanaphylaktischen Vorgängen. In ganz besonders ausgedehntem Maße wurde die Veränderung von BORST an Ratten bei fettarmer Ernährung beobachtet.

Das Vorkommen bei lokalen Schädigungen verschiedener Art, insbesondere auch traumatischer Natur, wurde oben schon erwähnt. Hier muß noch daran erinnert werden, daß sie an den Enden von Muskelstücken, die am Lebenden oder bald nach dem Tode herausgeschnitten hatte, ganz regelmäßig beobachtet wird. Sie ist in diesem Falle aufzufassen als eine letzte vitale Reaktion der Muskelfaser.

Diese rasche, vermutlich unvollständige Aufzählung so mannigfaltiger Ursachen, die der wachsartigen Degeneration zugrunde liegen können, zeigt schon, daß die Beurteilung von Wesen und Genese dieser Veränderung sich nicht einfach gestaltet. Und so ist die Frage auch schon frühzeitig experimentell in Angriff genommen worden. Einiges wurde ja schon erwähnt. Eine kritische Betrachtung der älteren Arbeiten, die sich mit der traumatischen Entstehung der wachsartigen Entartung beschäftigten, wird die Frage aufwerfen lassen, ob alles was dort als solche angesprochen wurde, auch heute noch dazu gerechnet würde; doch tauchen darin öfter schon Gedanken über das Wesen der wachsartigen Degeneration auf, die auch heute noch Beachtung verdienen und die wir, oft in etwas modernerer Form, auch in den neuesten Diskussionen hierüber wieder antreffen.

In neuerer Zeit hat THOMA besonders eingehend die mechanische Entstehung der wachsartigen Degeneration im Experiment geprüft. Bei vorsichtiger Berührung der Muskeln der Froschzunge sah er glänzende Wülste auftreten („maximal kontrahierte Wülste"), die in ihrem Aussehen den Schollen der wachsartigen Degeneration glichen. Durch Dehnung der Muskeln waren sie zum Verschwinden zu bringen. Sie finden sich auch an den Enden der Bruchstücke, wenn durch die Berührung oder aber durch den damit verbundenen Kontraktionsreiz eine Zerreißung der Fasern eingetreten war. Diese Wülste quellen dann pilzförmig auf. JAMIN weist darauf hin, daß sie sich ungewöhnlich stark färben, besonders auch mit Kernfarbstoffen, und WELLS erwähnt dasselbe. Die Querstreifung wird sehr dicht und verschwindet schließlich, was THOMA darauf zurückführt, daß die Streifen zu nahe aneinander rücken, als daß man sie noch erkennen könnte. Weiterhin tritt an den angrenzenden Teilen der Faser „diskoider" Zerfall in kleinere, glänzende Körner und Scheiben auf, die sich vom Sarkolemm loslösen. Zwischen den Scheiben liegt Flüssigkeit. Innerhalb der zerklüfteten Strecken können noch weitere maximale Kontraktionswülste auftreten. Die ganze Umwandlung bezeichnet Thoma als „isotonische Zerklüftung". Ihr stellt er die „anisotonische Zerklüftung" gegenüber, die er zwar auch durch traumatische Läsion erzielen konnte, aber nur dann, wenn er zuvor den Muskel unter veränderte Ernährungs- bzw. Durchströmungsverhältnisse gesetzt hatte. Sie dehnt sich von der Querschnittsläsion auf weite Strecken der Muskelfasern aus und ist der beim Typhus zu beobachtenden Veränderung gleichzusetzen, von der sich die „isotonische" Zerklüftung durch die örtliche Begrenztheit unterscheidet. Die Ernährungsstörungen allein genügen nicht zur Erzeugung vom maximal kontrahierten Wülsten und Zerklüftung. — Hier anknüpfend dürfen die Untersuchungen von Roth und von Wells besprochen werden, die beide angeben, durch Ermüdung der Muskeln experimentell wachsartige Degeneration erzeugt zu haben. Roth konnte durch galvanische Reizung wachsige Degeneration am Muskel von Fröschen und Kaninchen hervorrufen. Wells Untersuchungen sind in etwas größerem Maßstabe angelegt worden. Er geht aus von der Tatsache, daß die wachsartige Degeneration unter Bedingungen zustande kommt, die auch trübe Schwellung oder anderweitige Koagulationsnekrosen anderer Gewebe bewirken, nämlich Einwirkung von Bakt.-Toxinen, Ischämie und Trauma. Wenn der Muskel „hyalin" wird, während andere Organzellen körnig werden, so stellt er diese Tatsache in Parallele mit dem Hyalinwerden des Fibrins in verdünnten Säuren. Da das Myosinogen dem Fibrinogen verwandt ist, legte dies den Gedanken nahe, daß die homogene Umwandlung des Muskels durch die von ihm selbst gebildete Milchsäure erzeugt werde. Muskelstücke, die in $^1/_{32}$ n-Milchsäure gebracht wurden, zeigten schon nach 1—3 Stunden Homogenisierung und Schwellung, der wachsartigen Degeneration vergleichbar. Die Wirkung scheint auf der Gegenwart von H-Ionen zu beruhen, da sie durch Na-Laktat nicht hervorgebracht wurde, während HCl wieder den gleichen Effekt hatte.

Daß durch Milchsäureeinspritzung in den Muskel gleichfalls das Bild der wachsartigen Degeneration erzeugt werden konnte, dürfte auf der direkten traumatischen Verletzung beruhen, da Wells selbst angibt, daß die Veränderung nur im Bereich des Stichkanals auftrat.

Es wurde dann durch elektrische Reizung des N. ischiadicus an Ratten der Muskel zur Ermüdung gebracht, bis keine Kontraktionen mehr auftraten. An solchen Muskeln fand Wells dann das typische Bild der wachsartigen Degeneration. Da nun nach den Untersuchungen von Fletscher und Hopkins die Milchsäurewerte im Muskel bis zu 0,35% (etwa einer $^1/_{25}$ n-Lösung entsprechend) ansteigen können, schließt Wells aus seinen Versuchen, daß die wachsartige Degeneration durch Anhäufung von Milchsäure im Muskel bewirkt werde. Eine Stütze seiner Ansicht findet er in der Tatsache (die man gelegentlich bestätigen kann), daß sich die veränderten Fasern mit basischen Farbstoffen stärker färben als die gesunden. Wenn tatsächlich durch bloße Ermüdung, also durch hochgradig gesteigerte, aber an sich normale Funktion, degenerative Veränderungen entstehen könnten, so wäre das eine allgemein bemerkenswerte Tatsache. Schon früher hatte übrigens Martini angegeben, daß bei übermäßig gesteigerter Arbeitsleistung und erhöhter Temperatur im Muskel Gerinnungsvorgänge nachzuweisen seien, die unter der Form der wachsartigen Degeneration auftreten. Die Untersuchungen von Wells verdienten es nochmals nachgeprüft zu werden, um so mehr als Stemmler mitteilt, daß Beneke seine Angaben nicht bestätigen konnte.

Ich habe dies neuerdings durch ANGST in einer großen Reihe von Versuchen ausführen lassen; ANGST hielt sich möglichst teils genau an die Versuchsanordnung von WELLS, teils änderte er sie in mannigfaltiger Weise ab, immer aber so, daß eine möglichst ausgiebige Ermüdung der Muskeln erzielt wurde. Größter Wert wurde gelegt auf sorgfältigste Fixierung unter Vermeidung vorausgehender traumatischer Schädigung. Ergebnis: Fast ausnahmslos fanden wir wachsige Schollen an den Rändern der Schnitte, also da, wo eine Traumatisierung nicht ganz zu vermeiden war. Im übrigen aber fehlten solche Bilder völlig. Wir können demnach die Angaben von WELLS in keiner Weise bestätigen und betrachten infolgedessen auch seine Schlußfolgerungen mit großer Skepsis. Zum mindesten können wir nicht glauben, daß die von ihm gesehenen Bilder wirklich auf die Muskelermüdung zurückzuführen sind, halten es vielmehr für möglich, daß sie einzig durch eine ungeeignete Behandlung des Materials nach den Versuchen entstanden sind.

In dem hier besprochenen Zusammenhang darf auch darauf hingewiesen werden, daß LORENZ, indem er sich auf Mitteilungen von S. MAYER, BÖHM und DAVIDOFF, SCHAFFER, stützt, sagt, der physiologische Zerfall der aufgebrauchten Muskulatur scheine eine Analogie der wachsartigen Degeneration darzustellen. „Der Untergang der Muskelfasern geht unter Bildung von Sarkolyten vor sich, welche sich zu homogenen, glänzenden Gebilden umwandeln und allmählich der Resorption anheimfallen."

Endlich müssen hier Befunde angeführt werden, die zuerst von M. B. SCHMIDT, später von SCHRIDDE und WILDGANS bei elektrischen Starkstromverletzungen, und ferner von NIEUWENHUIJSE und TANNENBERG unter experimentellen Bedingungen erhoben wurden. Sie werden in letzter Zeit bei den Erörterungen über Entstehung und Wesen der wachsartigen Degeneration häufig mit herangezogen, so daß wir sie hier berücksichtigen dürfen, obschon man über ihre Zugehörigkeit zu dieser Veränderung geteilter Meinung sein kann. (Manches von älteren Autoren als wachsartige Degeneration Beschriebene mag übrigens auch hierhin gehören, so die Befunde von ROTH und NEUMANN bei Tetanisierung des Kaninchenmuskels durch starke Induktionsströme.)

Wie ein Blick auf die Abbildung 9 erkennen läßt, zeigen die meisten Fasern der betroffenen Muskeln eigenartige schmale Bänder, die im großen ganzen quergestellt sind, im übrigen aber leicht wellig oder zackig verlaufen und sich hier und da auch aufteilen. Diese Bänder fallen auf durch ihre dunklere Färbung und den Verlust der Längs- und Querstreifung, so daß man den Eindruck von „Verdichtung" erhält. An den dazwischen liegenden Strecken sind beide Streifungen erhalten und die Kontinuität der Fibrillen scheint nicht gestört zu sein, ja, zwischen den Bändern stehen die Fibrillen abnorm weit auseinander, wodurch die Längsstreifung ungewöhnlich deutlich wird. SCHMIDT glaubt, daß dieser Erscheinung ein Auspressen des Sarkoplasma aus den veränderten Stellen zugrunde liege. Nach ihm ist es nicht zweifelhaft, daß die Querbänder aus zusammengedrängten anisotropen Linien bestehen, da an einzelnen von ihnen eine äußerst feine und enge Querstreifung sichtbar wird. Es handelt sich nach SCHMIDT also um Stellen stärkster Zusammenziehung. Sehr häufig ruhen die Streifen gerade auf einem Kerne auf. Das Aussehen der Bänder ist dem der wachsigen Schollen bei Infektionskrankheiten usw. ähnlich, nur sind sie schmäler und namentlich fehlt die Zerklüftung der Fasern, ebenso wie der „diskoide Zerfall" THOMAS. Der Gedanke mag naheliegen, das Fehlen dieser Veränderungen beruhe darauf, daß zu ihrer Ausbildung keine Zeit geblieben sei, weil der Tod in diesem Falle schon nach 5 Stunden eingetreten war. Demgegenüber muß doch darauf hingewiesen werden, daß gleichzeitig an anderen Muskeln (also ohne Querbänder) in der Nähe einer Stromeintrittsstelle das vollentwickelte Bild der wachsartigen Degeneration, mit leeren Sarkolemmstrecken zwischen den hyalinen Blöcken, vorlag. WILDGANS, der zwar auch die Ähnlichkeit der Bilder von Querbändern und wachsartiger Degeneration hervorhebt, meint, ein wesentlicher Unterschied liege im Fehlen der „Sarkolemmwucherung" (gemeint ist offenbar Sarkoplasmawucherung) bei der Starkstromverletzung. Dem kann ich nach dem oben Gesagten nicht zustimmen.

Daß übrigens die von SCHMIDT beschriebene Veränderung durchaus nicht bei jeder Starkstromverletzung zu sehen ist, haben mir mehrere eigene Beobachtungen gezeigt. Möglicherweise beruht das darauf, daß nicht immer auch nach der Stromeinwirkung ein muskulärer Tetanus fortbesteht wie im Falle von SCHMIDT. Jedenfalls ist für das Bestehen oder Fehlen der Bänder offensichtlich die Dauer der Stromeinwirkung nicht oder nicht allein von Bedeutung; so vermißte ich sie in einem Fall, wo der Verunglückte etwa 15 Minuten lang in den Stromkreis eingeschaltet geblieben war. Ob Stromart, Spannung, Stärke

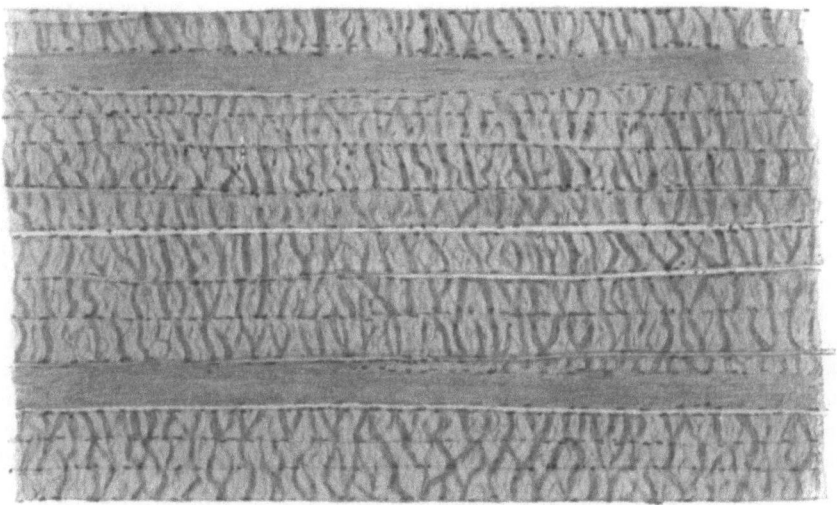

Abb. 9. „Querbänder" in den Muskelfasern bei Starkstromeinwirkung. Präparat M. B. SCHMIDT.
Mittlere Vergrößerung.

usw. maßgebend sind und in welchen Grenzen, das kann heute noch nicht gesagt werden. SCHRIDDE bezweifelt, daß die Querbänder durch den elektrischen Strom entstehen; er glaubt, daß der Lichtbogen sie verursache, indem er schwere Verbrennungen und starke Kontraktionen der Muskulatur hervorrufe (s. a. DRIESSEN). Indessen habe ich die Veränderungen auch im Gebiete der Verbrennungen vergeblich gesucht.

Für die Frage der Genese ist nun wichtig, daß Querbänder, morphologisch übereinstimmend mit den von SCHMIDT beobachteten, experimentell unter ganz anderen äußeren Bedingungen erzeugt werden konnten. TANNENBERG sah sie an Winterfröschen, die durch Äthernarkose oder durch Wasser von 40—45⁰ getötet wurden. Eingehend sind ihre Entstehungsbedingungen von NIEUWENHUIJSE untersucht worden. So fand er die Bänder zunächst im Zwerchfell von Tieren, die mit Diphtherietoxin vergiftet worden waren, und zwar traten sie auf an der arbeitenden Seite des Zwerchfelles, während die andere Seite durch Phrenikotomie gelähmt war. Die Anschauung, daß für ihre Entstehung maßgebend sei: heftige Zusammenziehungen bei abnormen Spannungsverhältnissen, fand eine Bestätigung, als die Bänder auch im Zwerchfell bei Pneumothorax (experimentell und beim Menschen) gefunden wurden. Viel

leichter als an dicken Muskeln entstehen sie an platten (Zwerchfell, Bauchwand).
Mit Hinblick auf die Untersuchungen von WELLS ist auch wichtig, daß ihre
Entstehung durch eine Ermüdung der Muskeln ganz besonders gefördert wird.
Ferner interessiert von den Untersuchungen NIEUWENHUIJSEs, daß die Bänder
zwar einige Stunden lang bestehen bleiben, dann aber allmählich breiter werden,
um endlich im Verlaufe von 1—2 Tagen wieder ganz zu verschwinden, vorausgesetzt, daß man die Muskeln wieder unter normale Funktionsverhältnisse
setzt. Dagegen ließen sie sich durch Zug an den Muskeln nicht zum Verschwinden
bringen, im Gegensatz zu dem, was THOMA beobachtete. Hier scheint mir
ein wesentlicher Unterschied zwischen diesen „Kontraktionsbändern" und
der eigentlichen wachsartigen Degeneration zu liegen, da letztere nach unseren
heutigen Kenntnissen nur auf dem Umwege über die Regeneration wieder
ausgeglichen werden kann. Hierauf weist auch die Tatsache, daß am sarkolemm-
losen Herzmuskel zwar die Bänder, nicht aber wachsartige Degeneration beobachtet wird. Ist stimme deshalb BORST zu, wenn er beide Zustände auseinandergehalten wissen will; daß Ähnlichkeiten bestehen, soll deshalb nicht
geleugnet werden, mehr läßt sich aber heute noch nicht sagen.

Angesichts der so überaus mannigfaltigen Entstehungsbedingungen der
wachsartigen Degeneration hält es schwer, für die Beurteilung von Wesen
und Genese einen einheitlichen Standpunkt zu gewinnen. Die ältere Anschauung
von ZENKER, daß der Entartung das Eindringen von albuminösen Massen in
die Muskelfasern zugrunde liege, ist heute ebenso verlassen worden, wie die
spätere (WALDEYER, WEBER, HOFFMANN, RINDFLEISCH), es handle sich um eine
Entzündung. Wohl allgemein sieht man jetzt ihr Wesen in einer Gerinnungs-
nekrose der kontraktilen Substanz, die ihre kolloidchemische Grundlage in
einer Quellung der Muskelkolloide hat. Was indessen das Absterben und die
Gerinnung bedingt, darüber können wir noch nichts Sicheres aussagen, da die
Beobachtungen verschiedene Deutungen zulassen. LIEBERMEISTER hatte wegen
des Vorkommens der wachsartigen Degeneration bei Infektionskrankheiten
die Ansicht geäußert, daß die Temperaturerhöhung sie verursache, eine Ansicht,
die nicht haltbar ist, weil die eine Erscheinung häufig genug ohne die andere
vorkommt. Lange Zeit hat man die Entartung ganz vorwiegend auf die Wirkung chemisch-toxischer Einflüsse auf den Muskel zurückgeführt. Demgegenüber gibt DURANTE an, daß Toxineinspritzungen in den Muskel zu keinem
Ergebnis führten. Trotzdem ist das ganz besonders häufige Vorkommen bei
Infektionskrankheiten kaum anders zu erklären, namentlich, wenn man berücksichtigt, daß sehr oft anderweitige, zweifellos toxisch bedingte Entartungen gleichzeitig, ja nicht selten am gleichen Muskel vorkommen. Ähnlich
dürfen wir auch das Vorkommen in der Nähe örtlicher Entzündungsherde,
von Geschwülsten, bei Gangrän, in der Nachbarschaft von Parasiten, erklären.
Andererseits ist schon frühzeitig das mechanische Moment in Betracht gezogen
worden, und die Auffassung, daß heftige, eventuell zur Selbstzerreißung des
Muskels führende Zusammenziehungen die Hauptursache für die Entstehung
der wachsartigen Degeneration seien, hat besonders durch die sorgfältigen
experimentellen Untersuchungen von THOMA eine kräftige Stütze erhalten.
Und doch leuchtet es nicht recht ein, daß dies für ihr Vorkommen bei Infektionskrankheiten (mit Ausnahme etwa des Tetanus) ausschlaggebend sei.

Man wird daher versuchen, eine einheitliche Grundlage zu finden; und diese
kann meines Erachtens nur auf chemischem bzw. physikalisch-chemischem
Gebiet liegen. Ein tieferer Einblick in die Vorgänge ist uns beim derzeitigen
Stand unserer Kenntnisse allerdings noch verwehrt. Indessen, wenn wir an die
chemischen Vorgänge bei der Muskeltätigkeit denken, die uns die Physiologie
kennen gelehrt hat, wenn die Untersuchungen von FLETSCHER und HOPKINS

uns zeigen, daß mechanische Verletzungen des Muskels eine stürmische Milch-
säureentwicklung in diesem zur Folge haben, so weist uns das darauf hin, daß
auch rein mechanisch bedingte wachsartige Degeneration in letzter Linie auf
chemischer Beeinflussung des Sarkolemminhaltes beruhen dürfte. Und es
leuchtet ein, daß bei solchen ins Pathologische gesteigerten Anhäufungen an
sich normaler Stoffwechselprodukte die besonders hoch differenzierten und
daher wohl auch besonders empfindlichen Myofibrillen leicht leiden und der
Nekrose verfallen. Jedenfalls müssen wir beim Muskeltrauma neben der rein
mechanischen Beeinflussung die Möglichkeit einer chemischen Schädigung
mit in Betracht ziehen. Ähnlich dürften die Verhältnisse auch da liegen, wo
scheinbar nur besonders heftige Kontraktionen zur wachsartigen Degeneration
geführt haben. Dabei mag es dahingestellt bleiben, ob unter diesen Verhältnissen wirklich die Milchsäure und einzig sie der schädigende Stoff ist, oder
ob nicht z. B. bei den übermäßig heftigen Zusammenziehungen noch andere
Stoffwechselprodukte entstehen. Insbesondere ist BENEKE, gestützt auf die
Ergebnisse eigener Untersuchungen und die Arbeiten seiner Schüler STEIN-
SCHNEIDER und STEMMLER, wiederholt dafür eingetreten, daß der wachsartigen
Degeneration ein chemischer Vorgang, und zwar eine Säuerung der Gewebe
zugrunde liege, und er hat auf die nahen Beziehungen dieses Vorganges mit
denjenigen bei der normalen tetanischen Zusammenziehung hingewiesen. Ein
Unterschied liegt nach ihm darin, daß beim normalen, neurogenen Kontraktionsreiz eine den ganzen Muskel treffende, gleichmäßige Erregung eine allgemeine Säurebildung veranlasse, während bei der scholligen Zerklüftung eine
unregelmäßig über den Muskel verbreitete, herdförmige, „fast explosive" Säurebildung angenommen werden müsse. STEMMLER hat die physikalisch-chemischen
Grundlagen seiner Auffassung näher ausgeführt.

In diesem Zusammenhang würden die Angaben von LORENZ leicht verständlich, daß auch der physiologische Zerfall der verbrauchten Muskeln ähnliche
Bilder liefert, wie die wachsartige Degeneration, und daß diese bei gesteigerter
Tätigkeit in größeren Massen auftreten (MARTINI). Daß die Ermüdungsversuche
von WELLS nicht ohne weiteres in diesem Sinne zu verwerten sind, haben
meine Nachprüfungen mit ANGST gezeigt (s. o.). Man wird auch die neueren
Untersuchungen von BÜRGI (ASHER) berücksichtigen, nach deren Ergebnis im
ermüdeten Muskel ein nennenswerter Anstieg der Milchsäuremenge gar nicht
nachweisbar wäre, vorausgesetzt, daß der Muskel unter natürlichen Bedingungen
arbeitet. Hier darf auch nochmals auf die in der Einleitung zu diesem Kapital
(S. 300) angeführte Meinung von JAMIN und die Bemerkungen dazu verwiesen
werden.

Wenn wir also die sogenannte mechanische bzw. traumatische Genese der
wachsartigen Degeneration auf die Einwirkungen chemischer Schädlichkeiten
zurückführen, so soll damit nicht gesagt sein, daß ein einziger chemischer Körper
ursächlich in Betracht käme. Vor einem solchen Irrtum wird uns schon die
Tatsache schützen, daß wachsartige Degeneration bei so verschiedenartigen
exogenen Vergiftungen oder infektiös-toxischen Zuständen zur Beobachtung
kommt. Wir sehen darin eine Bestätigung der allgemeinen Erfahrung von der
relativen Eintönigkeit in der Reaktionsweise der Gewebe. Doch ist gerade hierbei
nicht zu übersehen, daß Unterschiede vorkommen können, insofern als neben
dem mehr oder weniger ausgeprägten Zerfall, die hyperplastischen Vorgänge am
Sarkoplasma in sehr wechselndem Maße auftreten. Diesem Punkte ist bei
experimentellen Untersuchungen, soweit ich sehe, noch gar keine Aufmerksamkeit geschenkt worden. Und doch könnte eine nähere Berücksichtigung
gerade dieses Punktes uns noch manchen Aufschluß über die feineren Vorgänge
bei der Genese der wachsartigen Degeneration bringen, insbesondere darüber,

ob für die beiden Einzelerscheinungen die gleiche Noxe verantwortlich ist, oder aber mehrere gleichzeitig wirkende.

Für das Auftreten der wachsartigen Degeneration im Verlaufe von Infektionskrankheiten ist natürlich auch die Ernährungsstörung maßgebend. Diesen Begriff hat Thoma durch einen Versuch noch genauer erfaßt, indem er die durch örtliche Kreislaufstörungen verursachte und die allgemeine Ernährungsstörung auseinanderhielt und ihren Einfluß für das Zustandekommen der Entartung zeigte. Unter den natürlichen Verhältnissen der menschlichen Pathologie wirken freilich alle diese Momente in mannigfacher Weise neben- und miteinander.

Die Frage endlich, ob ausgedehnte wachsartige Degeneration einen Einfluß auf den Gesamtkörper haben könne, wurde von M. B. Schmidt aufgeworfen. Die Beachtung, die sie verdient, hat sie indessen noch nicht gefunden.

Von der wachsartigen Degeneration hat Schäffer eine homogene Entartung abgetrennt, die er in der unmittelbaren Nachbarschaft von Geschwülsten außerordentlich häufig beobachtet haben will. Dabei gewinnt die Faser, während sie atrophiert, „einen eigentümlich homogenen Charakter mit mattem, hyalinen Glanz. Die Querstreifung wird undeutlich und geht oft verloren. Es tritt aber kein scholliger Zerfall auf wie bei der wachsartigen Degeneration. Transversale Zerklüftung ist allerdings in diesen homogenen Fasern häufig. Aber daneben finden sich sehr langgestreckte, total homogen aussehende Fasern ohne Spur einer transversalen Zerklüftung". Ich selbst habe solche Bilder in der Nachbarschaft großer Geschwülste gesehen, außerhalb des eigentlichen Einfallsbereichs; ferner auch in dem durch ein riesiges Aneurysma spurium hochgradig gedehnten M. vastus, und möchte daher glauben, daß die Kompression bzw. Dehnung der Muskeln für die Entstehung der Veränderung von größerer Bedeutung ist, als eine „spezifische Geschwulstwirkung". An atrophische Vorgänge ist ihr Vorkommen nach meinen Erfahrungen nicht notwendig gebunden. Über ihr Wesen läßt sich zur Zeit wohl nichts aussagen.

9. Nekrose.

Von der eigenartigen Nekrose, die nur die kontraktile Substanz der Muskelfasern betrifft, war im vorausgehenden Kapitel die Rede. Hier haben wir nur das gleichzeitige Absterben aller Faserteile zu besprechen und dabei nur das allgemeine Verhalten zu berücksichtigen. Auf die Vorgänge, die sich am Muskel in absterbenden oder abgestorbenen Gliedmaßen abspielen, müssen wir in anderem Zusammenhange zurückkommen, wenn schon gerade hier die Hauptfundstelle für Muskelnekrose liegt, wenigstens sofern wir den Tod ganzer Muskeln oder größerer Abschnitte von solchen im Auge haben. Hierfür ist eben die hauptsächlichste Ursache die völlige Abschneidung der Blutzufuhr durch Verlegung größerer Arterien. Verschluß kleinerer Arterien zieht dagegen den Muskel sehr selten in Mitleidenschaft, da er durch reichliche Kollateralverbindungen gegen deren Folgen geschützt wird. In geringerem Umfange freilich, manchmal nur auf kleine Teile einzelner Fasern beschränkt, kann man die Nekrose recht häufig antreffen in Entzündungsherden, in der Nachbarschaft von Geschwülsten, aber auch bei allgemeinen krankhaften Zuständen, die auf dem Umwege über verschiedene Degenerationsformen zum Absterben kleiner Abschnitte führen können. Solche finden wir ferner ganz besonders bei traumatischen Einwirkungen an der verletzten Stelle. Dabei kommt es auch, freilich selten, vor, daß ein Muskelteil an 2 Orten aus seinen Verbindungen gelöst wird, was sein Absterben zur Folge hat.

Aus dem Gesagten ergeben sich schon die mannigfaltigsten Beziehungen, die die Lehre von der Muskelnekrose zu andern Gebieten der Muskelpathologie hat. Und da abgestorbene Teile ersetzt werden können, ist hier wieder die Verbindung zu der später zu besprechenden Regeneration gegeben.

Was das morphologische Verhalten des nekrotischen Muskels betrifft, so erkennen wir ihn ganz besonders an dem ausgesprochen trüben Aussehen und der Brüchigkeit, wie bei anderen Organen. Dabei ist seine Farbe blaßrosa bis weißlich, vorausgesetzt, daß nicht Durchtränkung mit Blut oder Blutfarbstoff, oder dessen Umwandlungsprodukten, eine besondere Färbung herbeiführt. Weiterhin können vorausgehende oder begleitende Veränderungen, wie namentlich stärkere Verfettung, eine gelegentlich sehr deutliche Gelbfärbung bewirken. Im mikroskopischen Bild ist das sichere Kennzeichen der Nekrose das Verschwinden der Kerne. Im übrigen kann die Struktur bis in alle Einzelheiten kenntlich bleiben, ja die Streifungen treten oft ganz besonders deutlich hervor, und zwar nicht selten noch während ziemlich langer Zeit. Das zeigt uns, daß die Eiweißgerinnung hier in ganz anderer Weise vor sich gehen muß, als bei der wachsartigen Degeneration. Im übrigen kann aber auch das mikroskopische Bild der abgestorbenen Muskelfasern weitgehend durch vorbestehende Veränderungen beeinflußt sein (körnige Beschaffenheit, Verfettung, verschiedene Formen des Zerfalles, Annagung durch vom Rande her eindringende Leukozyten usw., sogenannte lakunäre Resorption (s. bei WEBER, KRASKE, VOLKMANN, GUSSENBAUER, SCHÄFFER). Der oft unter dem Mikroskop zu beobachtende diskoide Zerfall soll nach LORENZ durch die Präparation entstehen.

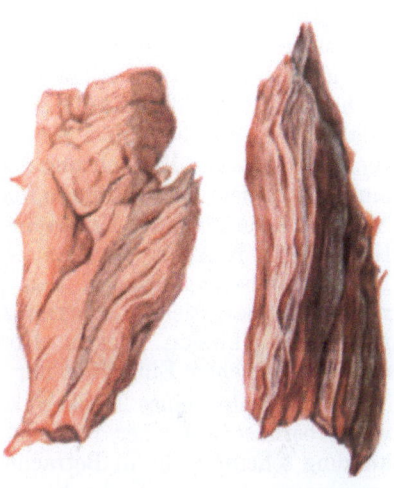

Abb. 10. Nekrotisches Muskelstück (links) neben normalem. FRISCH. Natürliche Größe.

Kleinere nekrotisch gewordene Muskelstücke unterliegen bald der Verflüssigung und werden dann aufgesaugt und entweder durch eine Narbe oder durch regeneriertes Muskelgewebe ersetzt. In ganzer Ausdehnung abgestorbene Muskeln können gelegentlich in toto ausgestoßen werden, wie dies STIERLIN beobachtete; die Vorgänge, die dabei am Werke sind, bedürfen hier keiner besonderen Besprechung. Andernfalls läßt sich ihr Schicksal schwer verfolgen, weil entweder der Tod bald eintritt oder der Chirurg das abgestorbene Glied absetzt.

10. Atrophie.

Mußten wir oben die Unmöglichkeit eingestehen, die Grenzen des Kapitels „Degeneration" scharf zu ziehen, so gilt das gleiche auch für das Gebiet der Atrophie, das zum vorhergehenden nahe Beziehungen aufweist. Die Bezeichnung „degenerative Atrophie" für manche hierher gehörige Veränderung schlägt die Brücke zwischen diesen beiden Gebieten. Und auch vom langsamen Zellentod, der Nekrobiose, kann die Atrophie nicht deutlich geschieden werden. Beide führen zum Verlust der Substanz. Dies gilt auch für das besondere Gebiet der Muskelatrophie. Und wiederum hält es schwer, innerhalb dieses Gebietes Grenzen abzustecken. Ätiologie und Pathogenese vieler Formen von Muskelatrophie werfen zahlreiche Fragen auf, die heute noch keine befriedigende Antwort gefunden haben. Schon das rein morphologische Bild ist recht bunt. Ein Überblick vom allgemeinen Gesichtspunkte aus mag daher die Erkennung und Bewertung der später zu besprechenden mannigfaltigen Einzelbefunde erleichtern.

Schon CRUVEILHIER unterschied von der „einfachen Atrophie" eine „Atrophie mit Gewebsumbildung"; letztere entspricht unserm heutigen Begriff „degenerative Atrophie", die VIRCHOW der Nekrobiose zurechnete. Eine scharfe Trennung dieser beiden Formen ist indessen bis heute noch nicht geglückt. Mußte doch schon VIRCHOW zugeben, daß „die degenerative Atrophie sich aus der einfachen entwickeln kann"; und ähnlich LORENZ: „Schwere Fälle von einfacher Atrophie verlaufen selten ohne gleichzeitigen Verlust der Muskelfasern". Gewiß wird man dabei in einem gegebenen Falle das histologische Bild mit dem einen oder andern Ausdruck bezeichnen können. Allein die innere Unmöglichkeit, die Trennung durchzuführen, hat ihren Grund darin, daß man bei Betrachtung zahlreicher Fälle von Muskelatrophie auch aus der gleichen Ursache eine fortlaufende Reihe fließender Übergänge aufstellen kann (siehe besonders bei ROSIN). Hieraus geht schon hervor, daß das mikroskopische Verhalten Rückschlüsse auf die Ätiologie der Atrophie nicht ohne weiteres zuläßt. Dies gilt besonders für die Befunde am Muskel des Menschen. Aber auch eine kritische Betrachtung der Ergebnisse experimenteller Untersuchungen muß uns zu dem Schluß führen, daß zwischen „einfacher" und „degenerativer" Atrophie tiefer greifende Unterschiede nicht bestehen können. Fanden SCHAUTA, HOFFMANN, KRAUSS, NATHAN, RINDSKOPF, LEVADITI, SCHMIDTMANN nach Nervendurchschneidung an den gelähmten Muskeln degenerative Veränderungen, so beschrieben MANTEGAZZA, VULPIAN, BIZZOZERO und GOLGI, MORPURGO, KRAJEWSKA, RICKER, RICKER und ELLENBECK, STIER, JAMIN, LEVY nach den gleichen Eingriffen nur einfache Atrophie.

Die Atrophie eines Muskels kann, ähnlich wie die anderer Organe, entweder beruhen auf einer Verkleinerung, genauer Verschmälerung — eine Verkürzung scheint nicht in Betracht zu kommen — seiner einzelnen Fasern, die im übrigen ihre spezifische Struktur beibehalten, bei gleichbleibender Faserzahl (volumetrische Atrophie); oder aber sie kommt zustande durch den Verlust, den Untergang einer Anzahl von Fasern bei Erhaltenbleiben der übrigen (numerische Atrophie). Daß beide Arten sich verbinden können, braucht nicht besonders hervorgehoben zu werden. Die Bezeichnung „einfache Atrophie" findet gewöhnlich auf die erste Art Anwendung, die Bezeichnung „degenerative Atrophie" auf die letztere, da hier der Schwund von Fasern von degenerativen Veränderungen begleitet ist oder durch solche verursacht wird. Die Willkür in der Abgrenzung der beiden Formen ergibt sich indessen sofort, wenn wir berücksichtigen, daß die Verschmälerung der einzelnen Fasern zunächst zwar durch eine Verminderung der Sarkoplasmamenge, dann aber bald auch durch eine Einbuße an der Fibrillenzahl zuwege kommt. Auch hier also Schwund, wenn auch von kleineren „Einheiten". Dazu kommt, daß dieser Schwund auch ohne Hinzutreten eigentlich „degenerativer" Veränderungen bis zum Untergang ganzer Fasern führen kann. Endlich darf nicht vergessen werden, daß degenerative Prozesse eine Faser befallen können, die schon vorher in einfacher Atrophie begriffen war. Mit Recht bemerkt ROSIN, daß die Unterschiede in den Befunden der oben angeführten Forscher sich zum Teil daraus erklären mögen, daß sie die Zeit zwischen Nervendurchtrennung und mikroskopischer Untersuchung nicht genügend berücksichtigt haben.

So leicht es ist, ausgesprochene Grade von Atrophie zu erkennen, so groß sind die Schwierigkeiten für die Beurteilung leichter Fälle, besonders dann, wenn der Vergleich etwa mit dem symmetrisch gelegenen Muskel nicht möglich

ist. Feststehende „Normal"-Werte gibt es auch hier nicht. Von den grobanatomischen Methoden zur Feststellung der Atrophie wird man im allgemeinen
der Ausmessung die Gewichtsbestimmung vorziehen, da sie genauere Werte
liefert. Die direkte Volumbestimmung scheint bisher für den Muskel nicht
angewandt worden zu sein; sie kann auch keine ganz zuverlässigen Zahlen
geben, da die gerade bei Atrophie häufig und oft in großer Menge vorkommenden
Füllgewebe (Binde-, Fettgewebe usw.) mitbestimmt werden. LORENZ empfiehlt
außer dem Gewicht des Muskels auch die Zahl und Breite der Fasern anzugeben.
Die Zeichenmethode von SCHIEFFERDECKER ergibt wohl die zuverlässigsten
Resultate. Doch wird man immer berücksichtigen müssen, daß im Schnittbild
auch des normalen Muskeln fast stets Fasern verschiedener Breite nebeneinander
stehen und daß die Schrumpfung durch die Fixierung nicht immer leicht zu
beurteilen ist. Ferner wird die Auszählung der Fasern eines ganzen Muskels
nur in seltenen Fällen möglich sein; und schließlich darf man nicht vergessen,
daß atrophische Fasern ganz gewöhnlich noch neben normalen und oft sogar
neben hypertrophischen stehen. Die Schwierigkeit objektiver Feststellung
wird noch erhöht durch den Umstand, daß auch unter normalen Verhältnissen
verschiedene Muskeln verschiedene mittlere Faserbreiten haben.

Nach HALBAN, SCHWALBE und MAYEDA, HAUCK, DURANTE, HARTIG und
KLIPPEL bestehen solche Unterschiede beim Neugeborenen noch nicht, sondern
bilden sich erst allmählich im Leben aus, wobei die Augenmuskeln mit 17 μ
(HALBAN) die dünnsten, die Gesäßmuskeln mit 87 μ die dicksten Fasern besitzen.
Als Maße für die Faserbreiten beim Neugeborenen geben HARTIG und KLIPPEL
10—15 μ, DURANTE 6—10 μ an. — Die Verschiedenheiten in der Faserbreite hat
man zu der Größe des postembryonalen Wachstums in Beziehung gesetzt,
die an den unteren Extremitäten mit den durchschnittsdicksten Fasern am
bedeutendsten ist. Übrigens nimmt die Faserbreite ersichtlich nicht mit der
Zahl der vom Muskel ausgeführten Kontraktionen zu, wohl aber wird sie bedingt
durch die vom Muskel zu bewegenden Körpermassen. Es mag hier nebenbei
daran erinnert sein, daß der Neugeborenenmuskel auch chemisch vom Muskel
des Erwachsenen unterschieden ist (GUNDOBIN), und daß diese morphologischen
und chemischen Besonderheiten auch im funktionellen Verhalten zum Ausdruck kommen (vgl. hierzu SOLTMANN, WESTPHAL und KRASNOGORSKI).

Das Vorkommen von Fasern wechselnder Breite im gleichen Muskel hat
verschiedene Beurteilungen erfahren. Entgegen MORPURGOs Meinung, daß
die schmalen Fasern im Wachstum zurückgeblieben seien, vertritt LORENZ
die Ansicht, daß sie im Gegenteil junge Fasern sind, die sich während des Muskel-
wachstums allmählich ausgebildet haben. Hierfür spricht, außer ihrem Kernreichtum, der Umstand, daß gerade sie sich besonders lebensfähig erweisen
und z. B. am leichtesten hypertrophieren. LORENZ unterstreicht auch, daß
gerade pathologische Befunde die alte Lehre erschüttern, nach der die Muskelfasern eine besonders lange Lebensdauer und verbunden damit, eine geringe
Regenerationsfähigkeit besitzen sollen. In der Tat zeigen ja die Beobachtungen
von GAULE, WELLS usw., daß die Funktion (und ganz besonders die Ermüdung)
zum mindesten einzelne Teile des Muskels zur Degeneration und zum Untergang bringt. Träte danach kein Ersatz ein, dann würde ein „trainierter"
Muskel bald verschwinden. Wir müssen uns doch vorstellen, daß auch im
Muskel ein ständiger An- und Abbau vor sich geht. Dies allein läßt uns auch
das zunächst auffallende Nebeneinander von gesunden und kranken Fasern
bei fast allen Muskelerkrankungen verstehen.

Sind nach dem Gesagten bei der Beurteilung der Muskelatrophie mancherlei
Punkte zu beachten, so kann die Angabe von DURANTE, man dürfe eine Muskelfaser von 35 μ Breite als atrophisch ansprechen (die Normalwerte lägen zwischen

40 μ und 70 μ), doch nur als ein recht unzuverlässiger Anhaltspunkt gelten. Die Erfahrung des einzelnen Beobachters wird auch hier oft mehr vermögen, als die beste „objektive" Feststellung. Dies gilt besonders für die geringen Grade der einfachen Atrophie; bei schwereren Formen und besonders bei der eigentlichen degenerativen Atrophie kommen neue Momente hinzu, die das Urteil erleichtern.

Was nun das morphologische Verhalten des Muskels bei der Atrophie angeht, so ist zunächst zu bemerken, daß makroskopisch, abgesehen von der mehr oder weniger deutlichen Volumsabnahme, das Bild meist vom Bestehen oder Fehlen degenerativer oder anderer, hinzukommender Veränderungen bestimmt wird. Doch können degenerative Zustände auch vorgetäuscht werden, z. B. durch Anämie. Im allgemeinen hat der atrophische Muskel seine natürliche feste Konsistenz verloren, er ist schlaff, weich, manchmal brüchig, der

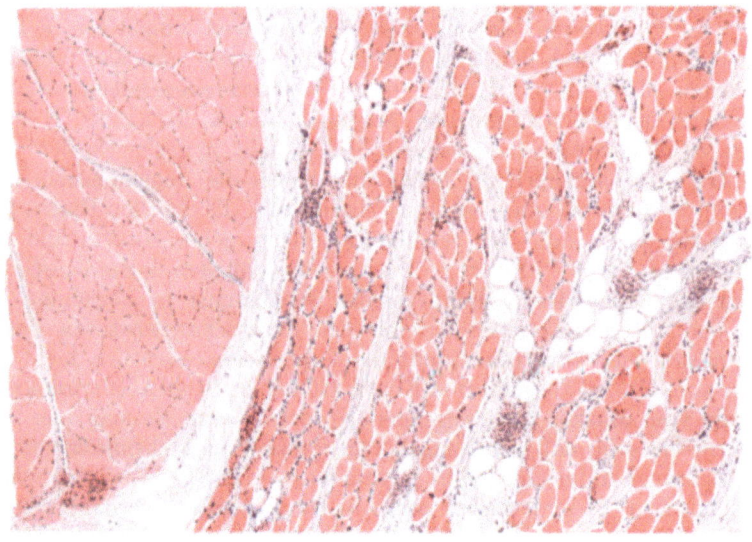

Abb. 11. Atrophisches Muskelbündel (neben normalem) bei Verletzung des Plexus brachialis vor 12 Jahren. Musc. deltoides. Zeiß Obj. 16 mm. Komp.-Ok. 4. Hämalaun-Eosin.

normale Glanz der Schnittfläche fehlt fast stets. Eine dunkle, braune Färbung ist durch Pigmentablagerung bedingt, helle, gelbliche Tönung durch fettige oder wachsartige Degeneration. Bei schwerer Lipomatose erkennt man oft mit bloßem Auge nur noch wenige schmale, blaßrosa Faserbündel zwischen dem gewucherten Fettgewebe. Auf manche Einzelheiten müssen wir bei Besprechung der besonderen Formen zurückkommen.

Vom mikroskopischen Befund mag zunächst nochmals betont werden, daß ganz gewöhnlich ein Muskel in seinen verschiedenen Teilen verschieden stark befallen ist. Neben deutlich verschmälerten Bündeln liegen noch guterhaltene und auch innerhalb des einzelnen Bündels kann der Faserquerschnitt bedeutend wechseln. Häufig findet man deutlich hypertrophische Fasern. Die atrophischen Primitivbündel verlieren auf dem Querschnitt die normale polygonale Form, sie werden rundlich, da die gegenseitige Abplattung wegfällt, oder sie erscheinen seitlich eingedrückt, abgeflacht, halbmondförmig usw. Andererseits kann auch ein gewisser Ausgleich in der Faserbreite dadurch zustande kommen, daß gerade die vorher breitesten Fasern geschwunden sind.

Dieses Bild entspricht den Frühstadien und kann wohl dahin gedeutet werden, daß die dicksten Fasern, als die am höchsten differenzierten Elemente, dem schädigenden Einflusse am schnellsten erliegen. Weiter muß auf die ganz selten fehlende Vermehrung der Kerne hingewiesen werden, die RICKER und ELLEN-BECK am 10. Tage nach Nervendurchschneidung, SCHMIDTMANN schon nach 48 Stunden auftreten sah. Zu Beginn nur schwer abzuschätzen, kann sie später sehr hochgradig werden. Bei der einfachen Atrophie ist sie verhältnismäßig stärker ausgebildet als bei der degenerativen Atrophie. Man findet dann die Kerne reihenweise hintereinanderliegend, oft zu langen Bändern oder Ketten vereinigt, deren einzelne Glieder sich manchmal nur schwer abgrenzen lassen. In manchen schweren Fällen, bei völligem Untergang der kontraktilen Substanz, werden Sarkolemmschläuche gefunden, die nur noch von gewucherten Kernen und spärlichen Sarkoplasmaresten angefüllt sind. Diese zuerst von STRÜMPELL beschriebenen Bilder sind seither wohl von allen Beobachtern gesehen worden. Teilungsfiguren werden an den Kernen nicht gefunden, die Vermehrung scheint stets durch Amitose zu erfolgen. Auch die Kernform kann stark wechseln: Große ovale, helle Kerne mit 1—2 Kernkörperchen, schmälere mit dichtem Chromatingerüst, stäbchenförmig ausgezogene mit abgestutzten Enden, bald heller, bald dunkler. Ich sah Chromatinstäbe in der Länge von 8—10 Kernen ohne erkennbare Abgrenzung; hin und wieder scheinen einzelne Kerne am Ende abzubröckeln. Mitunter kommen ganz abenteuerliche Formen zu Gesicht. Verschmelzung zu dünnen Platten oder großen Chromatinblöcken, Verklumpung oder Auflösung usw., wie sie von ASKANAZY, KOTTMANN, LORENZ, RICKER und ELLENBECK, MOUCHET beschrieben und abgebildet werden. Letzterer spricht von einer Diffusion des Chromatins untergehender Kerne in das Sarkoplasma. RICKER und ELLENBECK meinen, daß die Kernteilung immer nur nach Kernödem auftritt und daß sie zum Kernzerfall führe.

Die Bedeutung der Kernvermehrung im atrophischen Muskel ist nicht leicht zu erfassen. Die Ansicht von STIER, daß nur eine relative Vermehrung vorliege, kann nicht aufrecht erhalten werden. RICKER und ELLENBECK, gestützt auf die eben erwähnte Beobachtung, halten sie für eine rein regressive Veränderung. Demgegenüber steht die weitverbreitete Ansicht, daß man darin den Ansatz zu einer Regeneration zu erblicken habe, die freilich selten zur Auswirkung gelangt, — wenigstens nicht in den Fällen, die zur anatomischen Untersuchung kommen. Ob in den Fällen von Wiederherstellung nach Atrophie diese nicht gerade von den gewucherten Kernen ihren Ausgang nimmt, wissen wir mangels darauf gerichteter Untersuchungen nicht[1]. Jedenfalls ist die Kernvermehrung im atrophischen Muskel nicht ohne weiteres in Parallele zu setzen mit ähnlichen Erscheinungen bei Degeneration von Nervenfasern. — In seltenen Fällen scheinen die Zellen — denn die Kerne sind von, wenn auch schmalen, Protoplasmasäumen umgeben — Teile der Faser, richtiger der untergehenden kontraktilen Substanz zu phagozytieren (LEVIN, HOFFMANN, PICK, siehe auch unter lakunärer Einschmelzung). Bei der physiologischen Atrophie des Kaulquappenschwanzes dagegen kommt den neugebildeten Muskelzellen nach den Untersuchungen von METSCHNIKOFF, LOOS und BATTAILLON eine ausgesprochene Freßtätigkeit zu, infolge derer die Fibrillen aufgezehrt werden. Hierdurch ist eine unverkennbare Ähnlichkeit mit der Tätigkeit der Osteoklasten gegeben. Eine völlige Gleichsetzung der beiden Vorgänge scheint mir aber doch nicht angängig. Übrigens brauchen die Verhältnisse bei höheren und niederen Tieren nicht gleich zu liegen. — Wenn nun auch die Kernplasmarelation bei jeder Atrophie in gewissen Grenzen gestört wird, so ist es doch ein vereinzeltes Vorkommnis, daß diese Störung durch Vermehrung des einen Zellanteiles zustande

---

[1] Ich verweise auf eine demnächst erscheinende Arbeit von USAWA aus unserem Institut.

kommt. Durch folgende Vorstellung sucht JAMIN Verständnis für die Kernvermehrung zu gewinnen: Bei der Lähmung sind die Kerne in den ihrer Funktion beraubten Fasern ihrer wichtigsten Aufgabe enthoben, nämlich der Regelung der Ernährung. Der Minderverbrauch an Nahrungsstoffen durch den
Rückgang des Stoffwechsels in der Fasersubstanz kommt somit den Kernen
zugute; sie wachsen und da ihr Wachstum über gewisse Grenzen nicht hinausgeht, fangen sie an sich zu teilen. Da sie indessen in ihren Lebenserscheinungen
von der Faser nicht ganz unabhängig sind, kann ihnen der Zufluß an Nährmaterial auf die Dauer nicht förderlich bleiben und die Teilungsprodukte gehen
schließlich durch Auflösung zugrunde. — Diese auf den ersten Blick bestechende
Erklärung verstößt aber gegen den von VIRCHOW aufgestellten Grundsatz,
daß man Zellen durch Überangebot von Nährstoffen nicht zum Wachstum

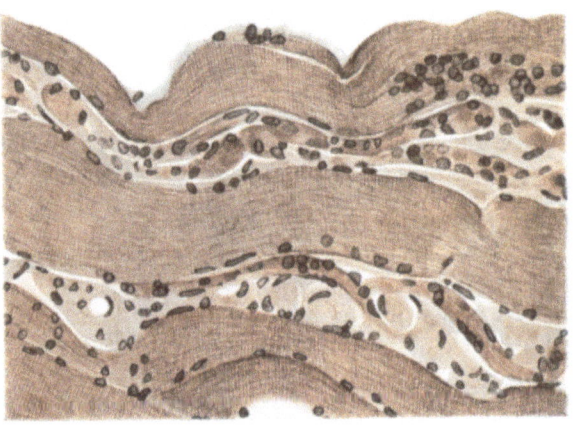

Abb. 12. Myelopathische Muskelatrophie. Ungleichmäßige Beteiligung der einzelnen Fasern. Kernwucherung. Zeiß Apochrom. 3 mm. Komp.-Ok. 4. van Gieson.

bringen kann. Ist dieser Satz richtig, dann muß er auch auf die einzelnen Teile,
also auch auf die Kerne Anwendung finden.

Das Bild der degenerativen Atrophie finden wir einmal bei besonders
rasch fortschreitenden Prozessen, dann aber auch als Endstadium langsamen
Muskelschwundes. Ein eigentlich toxischer Einfluß braucht offenbar nicht
im Spiele zu sein; doch ist es einleuchtend, daß er zu einer schon bestehenden
einfachen Atrophie hinzukommen und so das Bild der degenerativen Atrophie
hervorrufen kann. Als Formen der Degeneration, die dabei auftreten, werden
gewöhnlich besonders hervorgehoben: Die „granulärfettige“ und die wachsige
Degeneration (z. B. LORENZ). DURANTE fügt die „Pigmentdegeneration“ hinzu.
Da indessen das Vorkommen von eisenfreiem Pigment eng an den atrophischen
Prozeß gebunden ist und sonst nicht beobachtet wird, möchte ich zwar den
Begriff „Pigmentatrophie“ oder braune Atrophie beibehalten, nicht aber
denjenigen der Pigmentdegeneration. Das Pigment liegt dabei in Form feinster
amorpher Körnchen im perinukleären Sarkoplasmaraum, besonders an den
Kernenden angehäuft. Chemisch scheint es sich um den gleichen Stoff zu
handeln, der auch bei der braunen Atrophie anderer Organe vorkommt, dessen
Natur heute wieder umstritten ist. MITSUJI ISHIDA, ROSIN beschrieben das
Vorkommen eines Gemenges von „Lipofuscin“ und eisenhaltiger Körnchen,
das nach MITSUJI vom sogenannten Muskelhämoglobin, richtiger: Myoglobin
(GÜNTHER) herstammt und beim Zerfall von Muskelsubstanz frei wird.

Wenn die „granulärfettige" Degeneration als eine Ursache der Atrophie bezeichnet wird, so ist zunächst hier nochmals darauf hinzuweisen, daß diese Zusammenfassung der Dinge in einen Begriff nicht statthaft ist; ganz besonders nicht, wenn man etwa die trübe Schwellung hier mit einbeziehen will. Letztere führt, für sich allein, nicht zum Schwund von Muskelsubstanz, wie an anderer Stelle schon gezeigt wurde. Der körnige Zerfall dagegen bringt stets einen Untergang zuwege. Wenn dieser nun ganze Fasern betrifft oder wenn beim Zerfall einzelner Faserabschnitte von dem erhaltenen Teil aus keine Regeneration erfolgt, so kann ein solcher Prozeß gewiß zu einer Atrophie des Organs führen; es ist dies eine Form numerischer Atrophie. Von einer Atrophie der Faser kann dabei freilich nicht wohl die Rede sein; es ist keine volumetrische Atrophie der einzelnen Elemente. In diesem Sinne kann man es vielleicht gelten lassen, wenn DURANTE schreibt, der körnige Zerfall ziehe keine Atrophie nach sich.

Das gleiche gilt für die wachsartige Degeneration, auf deren Beziehung zu den Kontraktionswülsten (in einem Fall von juveniler, familiärer Muskelatrophie) einerseits, und zu der allgemeinen Atrophie des Muskels andererseits, PAPPENHEIMER kurz zu sprechen kommt. Er glaubt, daß beides sekundäre Veränderungen seien, insofern die vermehrte Ausbildung interstitiellen Bindegewebes es zu unregelmäßigen Kontraktionen kommen lasse; diese führt zu einer Aufsplitterung der Faser in Fibrillen, einem irrepelablen Zustand, der in wachsige Degeneration und damit in Schwund übergeht. So verursachen beide Prozesse bedeutenden Verlust an Fasern. — Sehen wir aber von dem speziellen Fall der progressiven Muskelatrophien ab, so wird die Schwierigkeit und Willkür bei der Abgrenzung der degenerativen Atrophie gerade hier recht klar. Denn ob wir einen Muskel, der durch wachsartige Degeneration an Substanz eingebüßt hat, atrophisch nennen, wird häufig vom Zufall abhängen, der ihn uns in einem Zustand untersuchen läßt, wo noch kein Ersatz eingetreten ist. Auf Einzelheiten des anatomisch-histologischen Bildes braucht an dieser Stelle nicht eingegangen zu werden. — Andere Degenerationsformen werden zwar bei atrophischem Zustande auch beobachtet, sie stellen dann aber mehr Begleitzustände dar, als daß sie selbst zur Atrophie führen. Eine gesonderte Besprechung scheint nicht nötig, um so weniger, als diese Bilder bei der Abhandlung der speziellen Atrophieformen erwähnt werden.

Einfache Atrophie: Während die degenerative Atrophie vorwiegend durch eine zahlenmäßige Abnahme der Fasern zur Verkleinerung des Muskelumfanges führt, erfolgt diese bei der einfachen Atrophie in erster Linie durch eine Verschmälerung der einzelnen Faser. Ob auch eine Verkürzung vorkommt, scheint nicht sicher gestellt. Es ist aber nicht zweifelhaft, daß auch bei einfacher Atrophie ein gänzlicher Schwund einzelner Fasern vorkommt.

Im mikroskopischen Bild fehlen auch bei der einfachen Atrophie selten einzelne Fasern normaler Breite. Ausgesprochene Hypertrophie wird dagegen selten beobachtet. Im übrigen haben die Fasern in verschiedenem Maße an Umfang eingebüßt. Manchmal erscheint das Bild einförmiger als das des normalen Muskels, dadurch, daß vorwiegend gerade die breiten Fasern von der Atrophie befallen sind, die schmalen weniger. Auf der andern Seite kann die Verschmälerung der Elemente sehr weit gehen. Neben Fasern von 20 oder 15 μ kann man solche von 5 oder 3 μ Breite finden. Dabei ist bemerkenswert, daß bis zu diesem schweren Grade die Streifenzeichnung sehr deutlich erhalten zu bleiben pflegt. Hin und wieder freilich verwischt sich die Querstreifung, während auch hier die Längsstreifung länger erhalten bleibt, ja oft schärfer hervortritt als sonst. — Über die Frage, an welchem Teil der Faser die Atrophie

zuerst einsetzt, besteht keine Einigkeit. DURANTE hebt die häufige Verbreite-
rung des Sarkoplasma hervor und spricht nur vom Untergang der einzelnen
Fibrillen, während LORENZ umgekehrt angibt, daß der Schwund zuerst auf
Kosten des Sarkoplasma erfolge. In der Tat sah RAYMOND bei experimenteller
Reflexatrophie ein Zusammenrücken der Fibrillen, das zum Verschwinden der
COHNHEIMschen Felderung führte und deutete dies im Sinne von LORENZ.
Auch PAPPENHEIM bezweifelt die Richtigkeit von DURANTES Anschauung, wobei
er sich freilich nur auf die Befunde bei juveniler, familiärer Muskelatrophie stützt.
An anderer Stelle schreibt er freilich selber: ,,Man hat nicht den Eindruck,
daß es zu einer Störung des Verhältnisses Fibrillen : Sarkoplasma gekommen

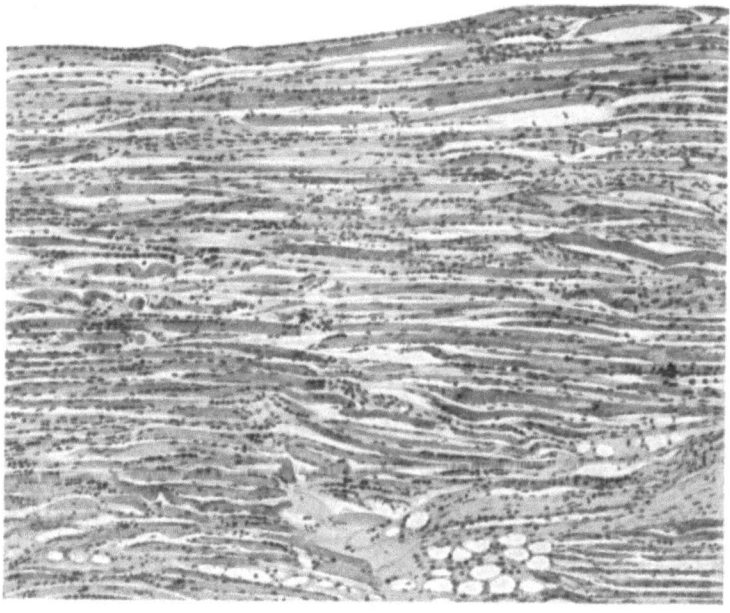

Abb. 13. Muskelatrophie bei allgemeiner Kachexie. 84jähr. ♂ mit Magencarcinom. Zeiß Apochrom.
16 mm, Komp.-Ok. 4.

ist". Dies wäre dann also gleichzeitiger Schwund beider Anteile. Nach eigener
Erfahrung möchte ich annehmen, daß bald das Sarkoplasma, bald die kontraktile Substanz zuerst schwindet; ein fester Standpunkt für die Beurteilung
der Bedeutung dieser Verschiedenheit läßt sich allerdings noch nicht gewinnen.
Einigkeit besteht dagegen darüber, daß die Fibrillen zwar an Zahl, nicht aber
an Umfang abnehmen.

Viele Untersucher haben sich bemüht, Licht in die Frage zu bringen, welche
feineren Vorgänge denn nun eigentlich die Atrophie herbeiführen, wenn
keine degenerativen Veränderungen festzustellen sind. Lassen wir es zunächst
dahingestellt, ob die Frage in dieser Form überhaupt Berechtigung hat. Die
darauf gerichteten Untersuchungen haben jedenfalls den Erfolg gehabt, zu zeigen,
daß die Umfangsverminderung der einzelnen Faser auf verschiedene Weise
zustande kommen kann. Hier muß zunächst an die schon etwas zurückliegenden
Arbeiten von ERB und von FRIEDRICH erinnert werden; besonders Ersterer
hat gezeigt und abgebildet, daß z. B. bei der progressiven Muskeldystrophie,
die vielfach als Degenerationsprodukte gedeuteten hellen Stellen, die an der

Faseroberfläche auftreten, tatsächlich Ansammlungen von Sarkoplasma sind, die in Beziehung zu der Kernvermehrung stehen. Weiter finden sich die gleichen Ansammlungen auch im Faserinnern, wohin sie in Gestalt feiner Züge und Septen, von Kernen begleitet, vordringen, dabei mit der oberflächlichen Sarkoplasmaschicht in Zusammenhang bleibend. Auf solche Bilder u. a. stützt DURANTE seine Auffassung von der besonderen Bedeutung der Sarkoplasmahyperplasie beim atrophischen Vorgang. Die Septen können nun soweit vordringen, daß sie von einem Punkte der Oberfläche zu einem gegenüberliegenden ziehen, oft in mehrfacher Wiederholung; selten kommen im Innern der Faser kreisförmige Spalten vor. Wenn nun die Septierung vollendet ist, so kann auch

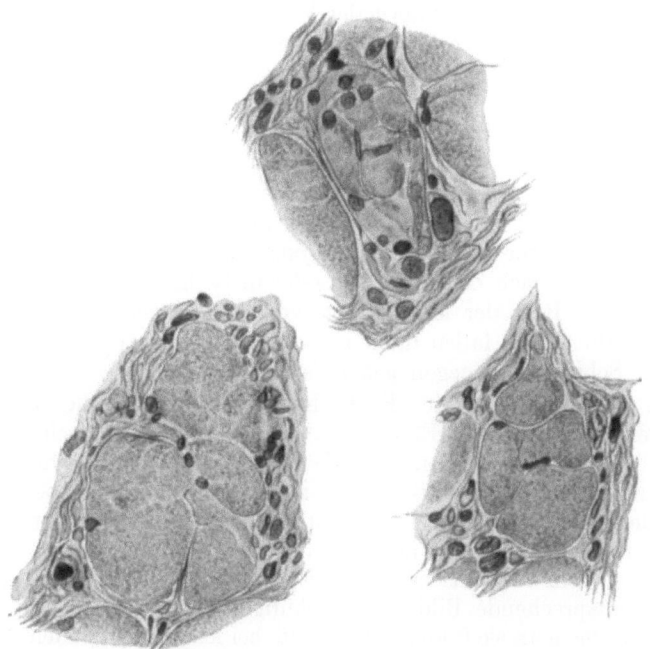

Abb. 14. Längsteilungen von Muskelfasern bei (neuraler) Atrophie. Querschnitte. 53jähr. ♂. Zeiß Apochrom. 3 mm, Komp.-Ok. 4.

das Sarkolemm in die Fissur eindringen und damit kommt es dann zu einer eigentlichen dichotomischen oder mehrfachen Teilung der Faser, wobei jede Tochterfaser natürlich einen kleineren Umfang hat als die Mutterfaser. Auf diese Weise sind wohl die Bündel schmaler Fasern entstanden, die man auf dem Querschnitt atrophischer Muskeln häufig findet. In naher Beziehung zu dieser Aufspaltung steht wohl das von VOLKMANN und SCHÄFER beobachtete Auftreten von Vakuolen innerhalb der Faser.

Diesen Bildern hat später PAPPENHEIMER einige Details hinzugefügt: durch Anwendung der Bielschowskyfärbung zeigte er, daß bei dieser Teilung der Fasern vom Sarkolemm her (das nach ihm nicht eine homogene Membran, sondern ein Flechtwerk feinster Fäserchen wäre) dünnste Bindegewebsfibrillen, die gleich dem Sarkolemm mit dem Perimysium internum zusammenhängen, in die Spalten eindringen, um dann die abgesplitterten Tochterfasern mit einer neuen Scheide zu umgeben.

Wenn nun an dem Vorkommen solcher Längsteilungen im atrophischen Muskel nicht zu zweifeln ist, so erheben sich doch 2 Fragen, einmal: Sind diese typisch für die Atrophie? und 2. führt diese Längsteilung überhaupt zur Atrophie und wie? Auf die erste muß mit Nein geantwortet werden; denn SCHIEFFERDECKER und SCHAFFER haben nachgewiesen, daß sie auch am normalen Muskel anzutreffen sind, ja daß man dort auch regelrechte Anastomosen sehen kann. Man wird also bei der Beurteilung solcher Bilder vorsichtig sein müssen; vielleicht dürfen wir in diesen nur den Ausdruck einer Übertreibung des schon unter normalen Verhältnissen Vorkommenden erblicken. — Auf die zweite Frage ist zu antworten, daß zwar die Längsteilung natürlich zu einer Abnahme des Umfanges der einzelnen Faser führt, da aber zugleich die Zahl der Fasern vermehrt wird, bedeutet dies noch keine Atrophie des Organes. Und wenn wir ganz ähnliche Längsteilungen auch bei Hypertrophie antreffen, so läßt dieser Umstand vermuten, daß wir überhaupt in ihr einen Versuch zur Wiederherstellung normaler Verhältnisse erblicken müssen, ähnlich wie es oben für die Kernvermehrung angedeutet wurde.

Der Längsteilung der Muskelfaser schließt sich eng an ein anderer Prozeß, der in einer wenig beachteten Arbeit von KRÖSING eingehend studiert und in Zusammenhang mit andern pathologischen Vorgängen gebracht wurde. DURANTE hat nachdrücklich auf diesen Prozeß, den wir als Absplitterung bezeichnen können, hingewiesen. Sie steht gleichfalls in naher Beziehung zur Kernvermehrung bzw. Zellwucherung und stellt sich folgendermaßen dar: An der Oberfläche der Fasern, unter dem Sarkolemm oder auch unter den oberflächlichsten Fibrillenlagen bilden sich Zellen, einzeln oder in Reihen, sie werden selbständig, trennen sich vom Rest der Muskelfaser, von der sie gelegentlich eine Anzahl Fibrillen abspalten, und fallen dann ins interstitionelle Gewebe, wo sie einem wechselnden Schicksal entgegen gehen (siehe später).

Ich will die Richtigkeit der Beobachtungen von KRÖSING und DURANTE nicht bestreiten; SCHULTZE, EISENLOHR haben Ähnliches gesehen und fügen den Befund von myogenen Riesenzellen im interstitiellen Gewebe hinzu. Es ist auch ganz einleuchtend, daß durch einen solchen Vorgang, besonders wenn er sich an der gleichen Faser an vielen Stellen und oftmals wiederholt, Muskelsubstanz verloren geht. Es ist mir aber doch zweifelhaft, ob ihm eine wesentliche Rolle bei dem atrophischen Prozesse zukommt. Wäre dies der Fall, so müßte man entsprechende Bilder doch häufiger finden. Es bedarf aber meist einiger Geduld, bis man sie findet, und gerade bei leichteren Graden der Atrophie vermißt man sie regelmäßig.

Endlich hat PAPPENHEIMER noch eine weitere Erscheinung beschrieben, die zur Atrophie führt. Bei juveniler familiärer Muskelatrophie sah er knollige Massen kontraktiler Substanz zwischen oft leeren Sarkolemmstrecken liegen. Er faßt sie als Kontraktionswülste auf und beschreibt dann weiter, wie die Zusammenziehung zu einer Unordnung in der Fibrillenstruktur führt, von der eine Rückkehr zum normalen Zustand ausgeschlossen ist. Die Wülste unterliegen einer Degeneration, die mit der wachsartigen Degeneration übereinstimmt, und gehen dann zu Grunde. — Hierzu ist zu bemerken, daß das Vorkommen von wulstigen, wachsig-degenerierten Schollen bei schweren atrophischen Zuständen wohl beobachtet wird. Wenn nun PAPPENHEIMER glaubt, daß die Wülste eine Folge der Sklerose seien, die zu unregelmäßigen Zusammenziehungen Anlaß gebe, so mag das richtig sein; aber die Sklerose ihrerseits ist ja schon eine Folge von Parenchymschwund, der also durch das Entstehen der Wülste nicht wohl eingeleitet sein kann.

Die Frage, womit eigentlich der atrophische Prozeß am Muskel einsetzt und wie er vor sich geht — eine Frage, die für andere parenchymatöse Organe kaum je so formuliert worden ist — bleibt also zunächst noch ungeklärt. Und man wird die atrophierende Muskelfaser einer Flamme vergleichen können, die bei mangelnder Brennstoffzufuhr immer kleiner wird, aber doch noch Flamme bleibt, bis sie schließlich erlöscht.

Hingegen müssen wir noch die Untersuchungsergebnisse von Schmidtmann anführen, die eine besondere Seite der Frage beleuchten. Sie hatten zum Ziel, über das Verhalten der feinsten darstellbaren Bestandteile der kontraktilen Substanz bei der Muskelatrophie Aufschluß zu bekommen und wurden an Kaninchen nach Nervendurchschneidung ausgeführt. Es ergab sich: Etwa vom 11. Tage an deutliche Veränderung der Myosomen, die später zu Stäbchen zu verschmelzen scheinen; Hand in Hand damit Verschmälerung des isotropen Streifens und Verringerung des Fibrillenabstandes (wir sehen hier also, daß Verstärkung der Längsstreifung, wie sie aus diesen Veränderungen resultiert, nicht immer Folge einer Sarkoplasmavermehrung oder Schwellung sein muß).

Behalten die Fibrillen zunächst ihre gewöhnliche Lage, so verwirrt sich das Bild vom 42. Tage an dadurch, daß eine gegenseitige Verschiebung eintritt. Später treten die Fibrillen weiter auseinander durch Schwund einzelner Elemente. Stellenweise verschwinden schließlich die Myosomenkörnchen bzw -Stäbchen ganz, bei gleichzeitiger stärkerer Kernwucherung. Dies für die verschmälerten Fasern. — Daneben sind andere verbreitert und zeigen schon von Anfang an eine blassere Färbung der eher verkleinerten Myosomen, die ganz unregelmäßig angeordnet sind und stellenweise völlig fehlen. Später treten dann aber wieder stärker färbbare Myosomen auf, zum Teil in regelmäßiger Quer- und Längsanordnung, so daß das Bild, abgesehen von der Breite, dem der schmalen Fasern ähnlich wird. Das endliche Überwiegen der breiten Fasern erklärt sich durch den völligen Untergang zahlreicher verschmälerter Elemente. — Das verschiedene Verhalten der breiten und der schmalen Fasern auch bei diesen Untersuchungen bestärkt uns wieder in der Vermutung, daß sie verschiedene funktionelle Aufgaben haben; nähere Aufschlüsse hierüber erhalten wir indessen nicht. — Eine Nachprüfung dieser Befunde, insbesondere auch bei andern Atrophieformen, fehlt bisher. Mir selbst gab Schmidtmanns Untersuchungsmethode (Neutralrot-Pikrinsäure-Färbung) keine brauchbaren Resultate.

Schließlich sei erwähnt, daß auch der Glykogengehalt der atrophierenden Muskeln untersucht worden ist (Chandelon, Neukirch), mit dem Ergebnis, daß die Glykogenmenge nach Nervendurchschneidung (beim Frosch) sich nicht verändert, solange nur Kernvermehrung und noch keine Degeneration besteht, d. h. beim Frosch etwa bis zum 20. Tage. Später setzt zugleich mit der Degeneration ein Schwund des Glykogens ein. —

Soweit die allgemeinen Veränderungen am Parenchym. Hand in Hand mit diesen gehen nun auch solche am interstitiellen Gewebe, das sich meistens, oder doch wenigstens bei ausgesprochenem Grade von Atrophie, vermehrt zeigt, oft auch seinen Gewebscharakter mehr oder weniger deutlich wechselt, beides übrigens in recht unterschiedlichem Maße. Für den Grad dieser Veränderung ist einmal die besondere Form der Muskelatrophie bzw. ihre Ätiologie bestimmend, dann aber ganz besonders das Alter und der Gesamtzustand des Kranken. Die Zunahme des Zwischengewebes erfolgt bei jungen und sonst gesunden Leuten leichter als bei andern, was ohne weiteres verständlich ist. Was sich zwischen die schwindenden Muskelfasern einschiebt, ist entweder faseriges Bindegewebe oder Fettgewebe. Wenn ausgesprochen pathologisches, hyalin-sklerosierendes Bindegewebe vorkommt, so ist dies durch Nebenumstände wie Entzündung usw. bedingt. Von dem durch eventuell begleitende Kreislaufstörungen bedingten Ödem sehen wir hier ab.

Die allgemeine Meinung über die Entstehung des Füllgewebes geht dahin, daß, wie bei anderen Organen, auch beim Muskel die Zunahme einmal eine bloß relative sein kann, in anderen Fällen, bei echter Vermehrung, diese auf eine sekundäre Wucherung zurückzuführen ist. Die Annahme einer primären Wucherung wird sich nur in seltenen Fällen aufrecht erhalten lassen.

Das Fettgewebe, das bei manchen Formen ganz in den Vordergrund tritt, kann einmal vom peri- und intramuskulären Gewebe abstammen; häufig wird man auch eine Umwandlung von Bindegewebszellen in eigentliche Fettzellen durch Aufnahme von Fettropfen annehmen dürfen. Umstritten ist die Frage, ob das neue Zwischengewebe nur vom vorgebildeten Interstitium herstamme, oder ob auch die eigentliche Muskelsubstanz durch Metaplasie an seinem Aufbau beteiligt ist. Namentlich KRÖSING und DURANTE haben diese Meinung zu stützen gesucht. Sie glauben beobachtet zu haben, daß die von der Muskelfaser abgespaltenen Zellen zu eigentlichen Bindegewebszellen werden können, die dann später Fasern bilden. Ebenso beschreiben sie eine Umwandlung zu Fettzellen, und zwar auch ohne das Zwischenstadium der Bindegewebszellen. Die häufig reihenweise Lagerung der Fettzellen, in einer der Muskelfaseranordnung entsprechenden Lage, mag den Gedanken solcher Umwandlungen nahelegen. DURANTE beschreibt auch eigentliche Fettzellen, an denen kleine Teile noch durch ihre Farbreaktion und zum Teil noch erkennbare Streifung die Herkunft erkennen ließen. — Ich habe mich sehr bemüht, Bilder zu finden, die für einen Übergang von Muskel- in Bindegewebs- und in Fettzellen beweisend wären, bin aber zu keinem endgültigen Schluß gekommen. Ich hoffte den Dingen auf die Spur zu kommen in Fällen von Lipomatose mit gleichzeitig starker Pigmentierung. Da kann man allerdings sehen, daß Zellen, die sicher nicht leukozytäre Freßzellen sind und ihre Herkunft vom Muskel durch zahlreiche eisenfreie Pigmenteinschlüsse erkennen lassen, auch im interstitiellen Bindegewebe und Fettgewebe liegen. Aber daß diese Zellen sich wirklich am Aufbau des neuen Gewebes beteiligen, habe ich nicht sehen können.

Im vermehrten bindegewebigen Interstitium atrophischer Muskeln findet man sehr regelmäßig Gefäße mit verdickter Wandung, worauf schon PICK hingewiesen hat. Die Verdickung beruht vorwiegend auf einer Zunahme der muskulären Elemente, weniger der elastischen Fasern. Man darf diese Gefäßwandverdickung wohl als eine funktionelle Hypertrophie ansehen. Die Zusammenziehungen des normalen Muskels fördern bekanntlich die Blutströmung mächtig; im atrophischen Muskel fällt diese Aufgabe wieder mehr oder ganz der Gefäßwand zu. —

Ein Wort muß noch über das Verhalten der Muskelspindeln im atrophischen Muskel gesagt werden. Es ist bezeichnend, daß diese Gebilde gerade in atrophischen Muskeln schon früh beobachtet (FRÄNKEL, MÜLLBACHER, EICHHORST) und als pathologische Dinge gedeutet wurden. Dies war zu einer Zeit, als die neuromuskulären Bündel zwar schon beschrieben, aber doch noch nicht allgemein bekannt geworden waren (KÖLLIKER, KÜHNE, BABINSKY). Im atrophischen Muskel treten in der Tat die Muskelspindeln häufig leichter hervor, indessen nicht, weil sie tatsächlich vermehrt wären, wie man früher glaubte, sondern weil sie an der Atrophie nicht teilnehmen. Wir können hinzufügen, daß sie in den meisten Fällen von Muskelatrophie gar keine erkennbare Veränderung zeigen. Dies ist leicht begreiflich, da sie ja keinerlei motorische Funktionen ausüben. Ausdrücklich erwähnt wird ihr normales Verhalten z. B. von BLOCQ und MARINESCO, BATTEN (bei Poliomyelitis), FORSTER (bei Myelitis transv. usw.), SPILLER, SIEMERLING (bei spinaler Muskelatrophie), PICK und vielen Anderen. AMERSBACH bemerkt gleichfalls, daß bei einfacher Inaktivitätsatrophie die Muskelfasern der Spindeln nicht beteiligt sind; bisweilen fand er eine deutliche Erweiterung des Kapsellymphraumes mit Aufblätterung der

Scheidenlamellen. Die Beziehung dieser Veränderung zur Atrophie war indessen unsicher. Bei einem Fall von Querschnittsmyelitis fiel eine ganz außerordentliche Ausweitung des Lymphraumes mit starker Aufsplitterung der Kapsellamellen auf. Trotzdem war die gesamte Spindel verschmälert, da ihre Muskelfasern eine beträchtliche Abnahme ihrer Breite aufwiesen. Deutliche Veränderungen ihrer Nerven konnten dagegen nicht wahrgenommen werden. Wenn es sich bei den meisten Angaben um Einzelbefunde handelt, so zeigen sie doch im ganzen eine bemerkenswerte Übereinstimmung untereinander und weiterhin finden sie eine Bestätigung in den Ergebnissen experimenteller Untersuchungen, von denen diejenigen von JAMIN (nach Exstirpation des Lumbalmarkes) und von SHERRINGTON (nach Durchschneidung des Ischiadikus) angeführt seien. Letzterer fand die Muskelspindel noch 2 Jahre nach dem Eingriff wohl erhalten. So können wir also mit Bestimmtheit sagen, daß diese Teile bei der Atrophie unbeteiligt bleiben, vorausgesetzt wenigstens, daß nicht gleichzeitig sensible Störungen oder aber komplizierende Erkrankungen im betroffenen Gebiet bestehen. Diese Tatsache kann nicht überraschen, wenn die Spindeln sensible Organe sind, wie wir heute annehmen, ja sie wird uns gerade in dieser Anschauung bestärken[1]. Weitere Schlußfolgerungen auf die eigentliche Funktion dieser Gebilde lassen indessen die bisherigen Untersuchungsergebnisse nicht zu. —

Ursachen der Muskelatrophie kennen wir in großer Anzahl, so physikalische Einwirkungen, Ernährungsstörungen örtlicher oder allgemeiner Art, chemische Einflüsse (Gifte und Toxine), ferner Beeinträchtigung oder Aufhebung der Muskelfunktion, bedingt teils durch besondere, anscheinend im Muskel selbst gelegene (aber nicht näher bekannte) Verhältnisse (bei den sogenannten prim. Muskelatrophien), oder durch Störung seiner Innervation, oder aber durch äußere Umstände (Ruhigstellung durch Verbände usw.); weiter die ebenfalls durch die Nerven vermittelten Einflüsse trophischer und reflektorischer Natur, und endlich Störungen der innern Sekretion. Im einzelnen Falle wirken oft mehrere dieser Momente zusammen, gelegentlich in kaum entwirrbarer Weise. Daher auch die Schwierigkeit, eine klare Einteilung der verschiedenen Formen von Muskelatrophie zu finden. Wir werden das im speziellen Teil sehen.

Von der Ursache, die zum Schwund führt, hängt zum größten Teil das weitere Schicksal des atrophischen Muskels ab. Die tägliche Erfahrung lehrt, daß ein Muskel, der durch langandauernde Untätigkeit atropisch wurde, mit der Wiederaufnahme der Arbeit seinen früheren Umfang wieder erlangt. Über die geweblichen Vorgänge, die sich dabei abspielen, sind, soviel ich sehe, bisher keine Untersuchungen angestellt worden. Besteht dagegen die Funktionseinstellung dauernd fort, etwa bei neurogener Atrophie, so kann völliger Schwund eintreten derart, daß schließlich nur noch ein bindegewebiger, dünner Strang zurückbleibt, in dem höchstens noch die neuromuskulären Bündel erhalten sind (LORENZ). Man darf darüber aber nicht vergessen, daß auch dauernder Nichtgebrauch eines Muskels nicht zu seinem völligen Schwund führen muß. Hierauf hat SCHULTZE kürzlich hingewiesen und als Beispiel die Muskeln der Ohrmuschel angeführt, die von den meisten Menschen nie zur Kontraktion gebracht werden und doch das ganze Leben hindurch erhalten bleiben.

11. Hypertrophie.

Von der Abgrenzung des Begriffs der Muskelhypertrophie und von ihrer objektiven Feststellung gilt ähnliches, wie wir schon von der Atrophie sagten.

---

[1] Nach DART soll eine sympathisch-motorische Nervenendigung zu den Spindeln gehen und vielleicht für das Zustandekommen des Tonus von Bedeutung sein.

Die Betrachtung mit bloßem Auge wird ein einigermaßen sicheres Urteil nur dann zulassen, wenn ein Vergleich mit dem symmetrisch gelegenen Organ deutliche Unterschiede ergibt. Die Gewichtsbestimmung wird im allgemeinen zuverlässigere Werte geben als bei der Atrophie, da mit Veränderungen der Menge des Zwischengewebes hier weniger zu rechnen ist. Da hierbei der Wassergehalt berücksichtigt werden muß, und da auch das Gewicht der Trockensubstanz keine einwandfreien Vergleichswerte ergibt, weil sie der Quellung der Muskeln durch Aufnahme von Körperflüssigkeiten und darin gelöster Bestandteile nicht Rechnung tragen, möchte Jamin auf das Ergebnis der eingehenden chemischen Untersuchung der Muskelsubstanz abstellen, um genau vergleichbare Werte zur Beurteilung der Zu- oder Abnahme der Masse zu erhalten. Allerdings muß er zugeben, daß „in dieser Hinsicht noch wenig Vergleichsmaterial gewonnen" worden ist.

Die mikroskopische Beurteilung wird einmal dadurch erschwert, daß akzessorische Befunde, wie wir sie bei der Atrophie in Form von Kernvermehrung usw. selten vermissen, bei der Hypertrophie viel öfter fehlen. Anderes ist zu berücksichtigen: die verschiedene Faserbreite der einzelnen Muskeln, das Vorkommen von besonders dicken Fasern auch bei ganz normalen Verhältnissen (Halban). Bedenken wird man ferner, daß eine auch nur geringe Dickenzunahme der einzelnen Fasern sich am ganzen Muskel in einer beträchtlichen Hypertrophie auswirken wird. Stellt man das Urteil auf die Breite der Fasern im mikroskopischen Präparat ab, so kann man — als ganz allgemeiner Anhaltspunkt — eine Faser von 70—80 μ oder mehr Breite als hypertrophisch ansehen. Die Dickenzunahme kann aber viel weiter gehen; man hat Faserbreiten von 120, 150, 200 μ gemessen (Durante). Eine Längenzunahme scheint bei der Hypertrophie nicht vorzukommen. Haben wir hier nur die Hypertrophie durch vermehrte Arbeitsleistung im Auge, so kann man in dieser Tatsache eine Bestätigung des von Roux aufgestellten Satzes sehen, daß die stärkere Funktion ein Organ nur in denjenigen Dimensionen vergrößert, welche die stärkere Funktion leisten (Jamin).

Auf welchen feineren Vorgängen die Dickenzunahme der einzelnen Faser beruht, darüber bestehen verschiedene Meinungen. Nach Untersuchungen an arbeitshypertrophischen Muskeln kommt Morpurgo zum Schluß, daß sie einzig durch Vermehrung des Sarkoplasma zustande komme, wie früher schon Klebs, Schwalbe und Mayeda gesagt hatten. Nach Durante ist dagegen bei gesteigerter Arbeitsleistung die Fibrillenzahl erhöht; seine Ansicht stützt sich auf die Tatsache, daß der Bau der Fasern „vollkommen normal" bleibt und der Durchmesser der Fibrillen nicht zunehme. Letzteres bestätigen auch Jamin, Morpurgo und Schiefferdecker, der auch das Material von Morpurgo untersuchte und im Gegensatz zu diesem angibt, daß auch die Fibrillenzahl ansteige, allerdings in weniger hohem Grade als die Sarkoplasmamenge. In letzterem Umstande erblickt Schiefferdecker einen wesentlichen Unterschied gegenüber den Verhältnissen beim gewöhnlichen Faserwachstum, bei dem beide Anteile in demselben Verhältnis zunehmen. So kommt er zu der Anschauung, daß die Arbeitshypertrophie des Muskels ein Vorgang sui generis sein müsse.

Aus begreiflichen Gründen sind die feineren Verhältnisse der Fasern bei den eigentlichen pathologischen Hypertrophieformen nicht so gut bekannt. Einzig Durante trifft eine scharfe Unterscheidung, indem er sagt: Bei Arbeitshypertrophie Fibrillenvermehrung, bei pathologischer Hypertrophie Sarkoplasmaüberschuß. Letzterer dürfte mit anderen Erscheinungen im Zusammenhang stehen, auf die wir noch zurückkommen.

Ebenfalls nur auf Arbeitshypertrophie bezieht sich die Angabe von Mayeda, daß das Querschnittsbild eintöniger sei als normalerweise, weil die Dickenzunahme zwar alle Fasern betreffe, am meisten aber doch die dünnsten, deren Durchmesser so demjenigen der dickeren angeglichen werde. Das gleiche beobachtet auch MORPURGO, der zur Anschauung geführt wird, daß in den dünneren Fasern „eine bedeutende Reserve von Wachstumsenergie aufgespeichert ist, welche bei gewöhnlichen funktionellen Leistungen latent bleibt", um erst bei erhöhter Arbeitsleistung in Erscheinung zu treten (siehe hierzu auch Kapitel „Atrophie"). Freilich gibt SCHIEFFERDECKER an, daß bei der Dickenzunahme sämtliche Faserkaliber gleichmäßig beteiligt seien und auch die „großer" Fasern keine Ausnahme bilden. Die normalerweise vorhandenen schmäleren erwähnt er nicht.

Wir haben bisher nur eine volumetrische Hypertrophie ins Auge gefaßt. Neben dieser wird von manchen Autoren auch das Vorkommen einer Hyperplasie oder numerischen Hypertrophie teils für wahrscheinlich gehalten (ZENKER, HYRTL, FÖRSTER, ROKITANSKI), teils näher beschrieben. So fand DURANTE an den Bauchmuskeln schwangerer Frauen „sehr häufig" Längsteilung der Fasern und glaubt, daß dieser Prozeß zur Hypertrophie beitrage. Ich habe Gleiches gelegentlich sehen können und glaube, auch wenn man das Vorkommen gespaltener Fasern an normalen Muskeln in Rechnung stellt, meine Befunde im Sinne von DURANTE deuten zu dürfen. Die Aufspaltung wird eingeleitet durch eine kleine Sarkoplasmaanhäufung mit einigen Kernen im Innern der Faser. Ähnliches beobachtete DURANTE an den hypertrophischen Fasern im Beginne der primären progressiven Myopathie, und bei der Myopathie hypertrophiante von TALMA. Bei diesen Krankheiten, deren Wesen noch so wenig geklärt ist, begegnet die Deutung dieser Befunde erheblichen Schwierigkeiten; immerhin scheint es mir nicht angängig, die Befunde von einzelnen hypertrophischen Fasern, wie sie bei sehr verschiedenen Muskelaffektionen häufig erhoben worden sind, einfach als falsche Deutungen von Quellungserscheinungen und dergleichen hinzustellen, wie es ROSIN tut.

An hypertrophischen Muskelfasern wird gelegentlich Kernvermehrung beschrieben. Eine solche scheint indessen tatsächlich nur vorzukommen, wenn die verbreiterten Fasern der Degeneration entgegengehen. Wenigstens stellte SCHIEFFERDECKER durch sehr sorgfältige Untersuchungen bei der reinen Hypertrophie durch vermehrte Arbeit im Gegenteil eine Abnahme der Kernzahl fest, — auch hier ein Gegensatz zum normalen Wachstum (vgl. auch MORPURGO). Bei gleichbleibender Länge der Kerne nimmt ihre Dicke zu und damit das Kernvolumen. Die „relative Kernmasse" nimmt also erheblich ab. Er schließt hieraus auf eine Änderung der Sarkoplasmabeschaffenheit, da man „nicht annehmen kann, daß dasselbe Sarkoplasma mit ganz verschiedenen Kernmassen zu arbeiten vermag". Übrigens ist SCHIEFFERDECKER sehr vorsichtig in der Deutung seiner verschiedenen Befunde bei Arbeitshypertrophie und meint, daß sie möglicherweise nur für die besondere (bei diesem Material speziell auf Ausdauer gerichtete) Art des Trainings Geltung habe. Jedenfalls verdient der Gedanke Beachtung, daß verschiedene Beanspruchung auch verschiedenartige morphologische Bilder erzeugt; und wenn wir künftig mit diesen Dingen mehr rechnen, so gelingt es vielleicht besser als bisher, das Strukturbild in engere Beziehung zum funktionellen Verhalten zu setzen. Man wird dabei auch die Theorie von BOTAZZI berücksichtigen müssen, nach der den Fibrillen die Aufgabe der tetanischen Zuckung, dem Sarkoplasma die der tonischen Aktion zufällt.

Dem Verhalten des Zwischengewebes im arbeitshypertrophischen Muskel ist, soweit ich sehe, nur von SCHIEFFERDECKER Beachtung geschenkt worden. Er bemerkt, daß es im gleichen Maße zunehme wie das Muskelgewebe, das in den Bündeln gelegene vielleicht etwas weniger als das zwischen den Bündeln.

Es scheint ihm somit zwischen der Menge beider Gewebe ein bestimmtes Verhältnis zu bestehen („Symbiose").

Daß die Muskelspindeln an der Hypertrophie nicht teilnehmen (MORPURGO), überrascht nicht, nachdem das gleiche bei der Atrophie festgestellt wurde.

Über die Vorgänge bei der Rückbildung hypertrophischer Muskeln liegen keine Untersuchungen vor.

12. Regeneration.

Regeneration der Muskelfaser hat deren vorgängige Schädigung, bei Erhaltung eines Teiles des Muskelgewebes, zur Voraussetzung. Sie ist örtlich enge an die Stelle der Schädigung und ihre nahe Umgebung gebunden. Regeneration an entfernten Orten, wie sie bei anderen Organen vorkommt, ist beim Muskel nicht beobachtet worden. Das Regenerationsvermögen des Muskelgewebes ist ein beträchtliches und kann zum vollkommenen Ersatz der verloren gegangenen Teile führen, vorausgesetzt, daß die zu regenerierenden Fasern unter günstige Bedingungen versetzt werden. Als solche sind zu bezeichnen: Funktionsmöglichkeit des geschädigten Muskels und die Möglichkeit ausreichenden Stoffwechsels. Die letztere kann beeinträchtigt werden durch den Allgemeinzustand des Körpers, örtliche Störungen des Kreislaufes oder anderweitig hinzukommende Umstände wie Infektionen oder zu starke Wucherung anderer Gewebe. Letzteres ist namentlich bei Muskelwunden häufig und bedingt Narbenbildung statt gänzlicher Wiederherstellung normaler Verhältnisse; dies ist in der Empfindlichkeit des Muskelgewebes begründet und erklärt uns das praktisch oft unbefriedigende Resultat der Regeneration nach ausgedehnten Muskelverletzungen. Weiter wird der Erfolg (und die Art) der Regeneration beeinflußt von der Beteiligung oder Nichtbeteiligung der Faserhüllen bei der anfänglichen Schädigung: ist das Sarkolemm verschont geblieben, so ist die Wiederherstellung eine vollkommene, im andern Falle nur selten. Endlich verdient hervorgehoben zu werden, daß die Unversehrtheit des Sarkoplasma eine wesentliche Vorbedingung jeder Muskelregeneration ist; denn diese geht stets vom Sarkoplasma, nicht aber vom Myoplasma aus. Eine Ausnahme von dieser Regel scheint indessen bei den Fischen zu bestehen.

Die Vorgänge, die sich bei der Muskelregeneration abspielen, sind vielfach und unter den verschiedensten Bedingungen untersucht worden. Die Mannigfaltigkeit der beobachteten Tatsachen konnte zunächst um so weniger zu einer einheitlichen Anschauung des Prozesses führen, als die Verschiedenartigkeit der Bedingungen, unter denen die Untersuchungen ausgeführt wurden, nicht genügend gewürdigt wurden; verläuft doch die Regeneration anders, wenn sie nach wachsartiger oder sonstiger Degeneration einsetzt, als wenn sie sich nach Verletzungen verschiedener Art abspielt. Auch wechselt das Bild bei den einzelnen Tierarten. Über den letzteren Punkt Klarheit geschaffen zu haben, ist das Verdienst von SCHMINCKE, der die Muskelregeneration in der ganzen Reihe der Wirbeltiere nach einheitlicher Methode verfolgte. Wenn er dabei feststellte, daß bei Fischen und anuren Amphibien die Regeneration nur in Kontinuität mit der alten Faser erfolgt, bei den Tritonen dagegen diskontinuierlich, durch Sarkoplasten, so weist schon dieser Umstand darauf hin, daß die auseinandergehenden Meinungen früher Autoren über diesen Punkt zum guten Teil darauf beruhen dürften, daß ihre Untersuchungen nicht an der gleichen Tierart vorgenommen wurden. —

Die Vorgänge, die bei der Regeneration nach Degeneration, insbesondere wachsartiger Degeneration der Muskelfasern ohne Zerstörung des Sarkolemm, beobachtet werden, sind schon von ZENKER 1864 eingehend

studiert worden. Spätere Untersucher, von denen WEBER, WALDEYER, HOFF-
MANN, HAYEM, R. VOLKMANN, MARCHAND genannt seien, haben seine Angaben
in den wesentlichen Punkten bestätigen können. Die Regenerationserscheinungen stehen in enger Beziehung zu Vorgängen, die wir bei der wachsartigen
Degeneration schon geschildert haben. Gleichzeitig mit dem Zerfall der Faser
in homogene Schollen wird eine beträchtliche Vermehrung der Kerne beobachtet,
die sich mit größeren Sarkoplasmamassen umgeben. Bald bilden sich daraus
einzelne Zellen von wechselnder Form, die sich teils zwischen den Blöcken
ansammeln, teils in kleine Lücken dieser Blöcke vordringend, sie weiter zerlegen und auflösen. Offenbar wird dabei das Material, das aus den toten Stücken
frei wird, mit zum Aufbau der Muskelzellen verwendet; man durfte diese daher

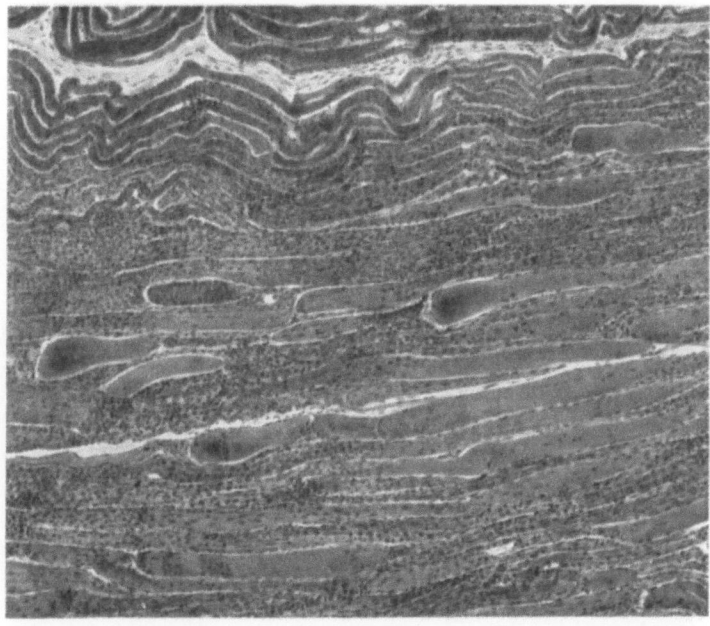

Abb. 15. Muskelregeneration bei wachsartiger Degeneration; embryonaler Typus. Übersicht.
32jähr. ♀ mit Typhus abdom. in der 4. Woche. Zeiß Apochrom. 16 mm, Ok. 5 ×.

auch als Sarkolyten bezeichnen. Sie sind rundlich oder unregelmäßig gestaltet,
mit homogenem oder fein-körnigem Protoplasma. Die Kernteilung erfolgt
anfänglich auf direkte Weise, später durch Mitose. Nach kurzer Zeit ist der
ganze Sarkolemmschlauch mit Zellen angefüllt („Muskelzellschlauch" WALD-
EYERs), doch machen sich an diesen Muskelzellen Unterschiede geltend, so,
daß die am Rande der Faser gelegenen sich strecken und spindlig werden, während
die zenrtal gelegenen mehr die rundliche Form beibehalten; sie gehen bald zugrunde. Nur die ersteren scheinen die eigentlichen Elemente der Regeneration
zu werden (Sarkoblasten). Sie legen sich zu Reihen hintereinander, verschmelzen
untereinander mit ihren spitzen Ausläufern, und bilden schließlich lange Bänder
mit einem bis zahlreichen Kernen. Allmählich wird in ihrem Protoplasma,
und zwar an dem kernfreien Ende, eine feine Streifung erkennbar, die Längsstreifung früher als die quere. Die junge Faser unterscheidet sich von den alten
durch die geringere Anfärbung und die Schmalheit. Sie liegt zunächst noch
im alten Sarkolemmschlauch, der so ihrem Wachstum die Richtung weist,

schließlich aber verschwindet. Die Kerne, die anfänglich in der Dicke der Fasern
lagen, rücken später an den Rand, und etwa gleichzeitig bildet sich wieder ein
neues Sarkolemm. Das weitere Schicksal ist kaum näher zu verfolgen. Da
nach einiger Zeit der Muskel wieder völlig normales Aussehen darbietet, dürfen
wir annehmen, daß die Zahl der Kerne durch Schwund wieder reduziert wird.
Die Wiederherstellung scheint übrigens in der Regel eine vollkommene zu sein,
ja gelegentlich zu einer Überschußbildung zu führen. So verstehen wir, daß
z. B. nach Typhus manchmal Zunahme des Muskelumfanges bemerkt wurde.

Man hat diese Form der Regeneration als embryonalen Typus bezeichnet. Wir erkennen, daß dabei das eigentliche Agens der Sarkoblast, die
Muskelzelle, ist, die sich aus dem kernhaltigen Sarkoplasma der degenerierten

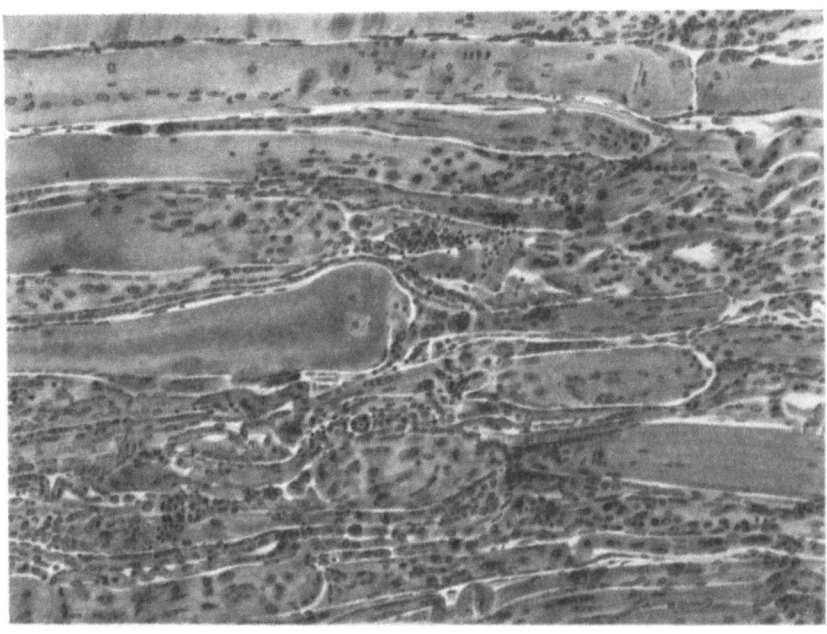

Abb. 16. Muskelregeneration nach wachsartiger Degeneration; embryonaler Typus. Einzelheiten.
„Muskelzellschläuche", geringe Leukocytenansammlung. — 32jähr. ♀ mit Typhus abdominalis
in der 4. Woche. — Zeiß Apochrom. 8 mm. Ok. 5 ×.

Faser herleitet. Wenn früher die Meinung aufkommen konnte, daß die Regene-
rationszellen sich vom Bindegewebe des Perimysiums (ZENKER, WALDEYER)
oder vom Gefäßendothel herleiten (MASLOWSKY) oder daß sie umgewandelte
Leukozyten seien (ERBKAM), so erscheint das heute verständlich, unter Berücksichtigung der früher angewandten primitiven Untersuchungstechnik und namentlich angesichts der Tatsache, daß mancherlei Umstände das Bild komplizieren
können, wie Blutung, Entzündung, Einreißen des Sarkolemm usw., Umstände,
die auch das Ergebnis der Regeneration beeinträchtigen können. Sicher ist,
daß gelegentlich einzelne Leukozyten in die degenerierten Fasern eindringen
und sich am Auffressen der abgestorbenen Bruchstücke beteiligen.

Außer bei Infektionskrankheiten wird dieser Regenerationstypus in reiner
Form auch beobachtet bei Erfrierungen, Quetschungen oder geringfügigen
Verletzungen anderer Art (PIELSTICKER). Es sind dies Schädigungen, die ausschließlich oder doch ganz vorwiegend die kontraktile Substanz treffen, viel
weniger oder gar nicht das kernführende Sarkoplasma. Wenn hierbei große

Strecken der Muskelfaser degenerierten, so pflegt während der Regeneration auch der anfänglich nicht betroffene Teil unterzugehen. Sind nur kleine Strecken geschädigt worden, so kann von dem erhaltenen Faserstumpf aus gleichzeitig ein anderer Regenerationsprozeß einsetzen:

Die Regeneration durch Knospung. Diese finden wir ganz vorwiegend bei tiefgreifenden Störungen der Kontinuität, wie Schnittverletzungen, Verbrennungen, Verätzungen usw., sie mit sich bringen. Das Entscheidende für die Ausbildung dieses Regenerationstypus ist dabei nach DURANTE die Abtötung von kontraktiler Substanz und Sarkoplasma. Begreiflicherweise ist diese Form besonders häufig nach experimentellen Eingriffen studiert worden (VOLKMANN, BARFURTH, ASKANAZY, NAUWERCK, ZABOROWSKY, GALEOTTI und LEVI, KRASKE, SCHMINCKE, SCHWARZ, PEREMESCHKO, WEBER, AUFRECHT, NEUMANN, CRAMER, GUSSENBAUER, THOMA, PERRONCITO, FRAISSE, LEVEN, STEUDEL, KIRBY, AMATI, MORPURGO, SALTYKOW und viele Andere; Lit. siehe bei SCHMINCKE). Aber auch beim Menschen läßt sich leicht geeignetes Untersuchungsmaterial gewinnen. An dieser Stelle darf nochmals daran erinnert werden, daß nach SCHMINCKEs Untersuchungen die Regeneration des Tritonenmuskels auch nach Durchschneidung den Weg der Sarkoblastenbildung einschlägt.

Daß bei Durchtrennung des Muskels, besonders in der Querrichtung, stets auch Bindegewebe in ausgiebigem Maße mit verletzt wird, und daß dieses ein besonders lebhaftes Regenerationsbestreben bekundet, bedarf kaum besonderer Erwähnung, wohl aber die Tatsache, daß die Bindegewebswucherung die Muskelfaserregeneration entscheidend beeinflussen kann. Weitgehende Neubildung des Bindegewebes erschwert das Aufkommen, das Vordringen und die Erhaltung der jungen Muskelelemente und das Innehalten der zweckmäßigen Wachstumsrichtung. Ob man dabei mehr an mechanische Momente denkt oder an ein Abgraben der den regenerierenden Muskelfasern notwendigen Nährstoffe, Tatsache ist, daß starke Wucherung des fibrösen Gewebes die völlige Wiederherstellung des verletzten Muskels verhindert. Immerhin, kleine Schnittverletzungen, insbesondere nach genauem Aneinanderlegen der Enden, können mit vollkommener muskulärer Wiederherstellung ausheilen; das zeigen vielfältige Erfahrungen der Chirurgen, wie die Ergebnisse experimenteller Forschung (PERRONCITO, AMATI, beim Kaninchen).

Auch die Regeneration durch Knospung nimmt ihren Ausgang von dem kernhaltigen Sarkoplasma des erhaltengebliebenen Faserteiles. An diesem stellt man frühzeitig eine Kernvermehrung durch Amitose fest, während die meist nur in geringerer Ausdehnung absterbenden Stücke der kontraktilen Substanz aufgelöst werden. Die Knospen bilden sich in der Regel am Faserstumpf, selten auch seitlich. Dabei kann sich das Faserende zuvor in zwei oder mehr Teile aufspalten. Die verschiedenen Tierarten weichen hierin von einander ab (SCHMINCKE). Ist Aufspaltung eingetreten, so bildet sich an jedem der Enden eine „Knospe". Diese bestehen in einer Anhäufung von Kernen, umgeben von einer Ansammlung undifferenzierten Sarkoplasmas (VOLKMANN, DURANTE). NEUMANN, NAUWERCK und andere meinten, die Knospenbildung beruhe auf einem einfachen Auswachsen der alten Faser, und konnten dafür den Umstand geltend machen, daß manchmal die Längsstreifung bis zum äußersten Ende nachweisbar sei. Die meisten Beobachtungen sprechen in dessen dafür, daß diese Streifung erst nachträglich wieder auftritt, auch mögen bei den verschiedenen Befunden Unterschiede der Tierart oder der Versuchstechnik im Spiele sein. Die Beobachtung einer anfänglich feinen Trennungslinie, zwischen Faserstumpf und Knospe, stützt die Auffassung VOLKMANNs.

Bald verschmelzen beide Teile, und die Streifung (erst Längs-, dann Quer-)
wird allmählich in die Knospe vorgetragen (Askanazy), welche unterdessen
weiter nach vorne in das junge Bindegewebe wächst. Fernerhin treten die Kerne
mehr und mehr an den Rand des neugebildeten Faserstückes, das sich dann
wieder mit einer neuen Sarkolemmhülle umgibt.

Einzelne Knospen können sich wohl vom Faserende loslösen; wenigstens
findet man im Granulationsgewebe solche riesenzellenartige Gebilde ohne Fasern-
verbindung. Auch lösen sich manchmal einzelne Muskelzellen als Sarkoblasten
von den Knospen los, um selbständig in das Granulationsgewebe vorzudringen,
hier teilen sie sich weiter, mehrere Zellen legen sich zu Bändern aneinander
und können auf diese Weise zur Bildung neuer Fasern beitragen. Bei Tritonen
scheint dies nach Schmincke der einzige Regenerationsmodus zu sein. Ob
und in welchem Maße er bei andern Tierarten erfolgreich zur Neubildung von

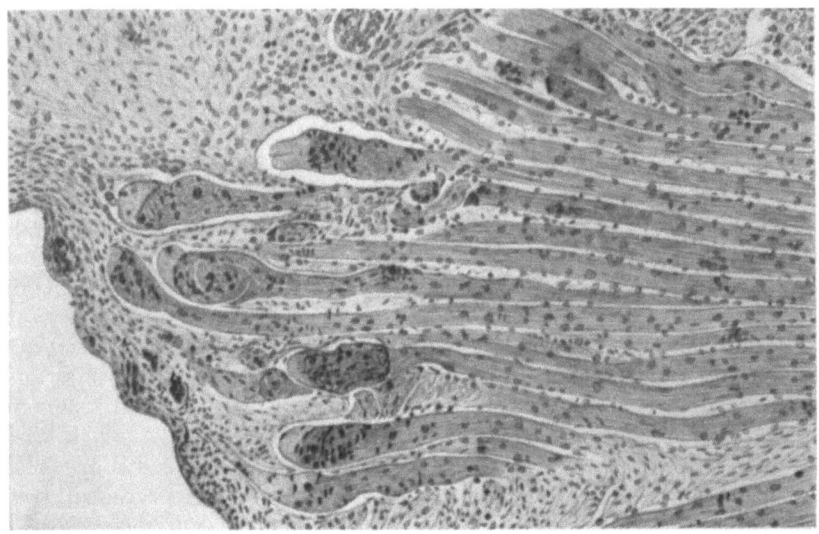

Abb. 17. Muskelregeneration durch Knospung. — Älteres Sammlungspräparat. Mittlere Vergrößerung.

Muskelfasern beiträgt, bleibt ungewiß. Jedenfalls scheint soviel sicher, daß
diese diskontinuierliche Regeneration auftritt, wenn durch den störenden Einfluß besonders weitgehende oder gar vollständige Zerstörung der alten Faser
verursacht worden war, so daß nur kleine kernhaltige Teile davon erhalten
bleiben; wenn, wie Schmincke sagt, „ein Notstand für die Faserregeneration
vorhanden war, wird auf das Schema der embryonalen Entwicklung der Muskelfasern bei der regeneratorischen Neubildung zurückgegriffen". Dabei läuft
in der Regel gleichzeitig die Regeneration durch Knospung weiter. In der Tat
unterscheiden sich beide Vorgänge in nichts Wesentlichem von einander. Es
darf auch darauf hingewiesen werden, daß nach Barfurth für die Entstehung
des einen oder andern Regenerationstypus innerhalb der gleichen Art das Alter
des Tieres entscheiden kann: Zellige Regeneration bei der Kaulquappe, Knospung
beim Frosch. Etwas Besonderes stellt das gleichfalls von Schmincke bei Fischen,
und nur bei diesen, beobachtete freie Auswachsen von Fibrillen dar, für das
eine Erklärung nicht gefunden werden konnte. Was Volkmann als „falsche
Knospung" beschrieben hat, ist offenbar nur ein besonderes Bild der diskonti-
nuierlichen Regeneration durch Sarkoblasten; Haufen von solchen, oft in riesen-

zellenartiger Ausbildung, sind dann den Faserenden vorgelagert, von ihnen indessen durch einen deutlichen Spaltraum getrennt.

Über das Erscheinen der Streifung in den neuen Fasern ist Einiges gesagt worden. Die feineren Vorgänge, die sich dabei abspielen, sind von GALEOTTI und LEVI (beim Salamander) untersucht worden. Es sei auf ihre Arbeit verwiesen.

Die Betrachtung der geschilderten Vorgänge lehrt, daß auch die Muskelregeneration der allgemein gültigen Regel anfänglicher Überschußbildung gehorcht. .In der Folge tritt dann Rückbildung ein, durch einfache Atrophie oder durch Verfettung. KRÖSING meint, daß einzelne Muskelzellen sich zu Bindegewebszellen oder Fettzellen umwandeln können, wozu DURANTE bemerkt, daß gerade bei der Regeneration dies seltener sei als bei regressivem Prozesse. Im übrigen haben diese Rückbildungsprozesse nicht viel Beachtung erfahren. Sie führen die neugebildete Muskelmasse auf das richtige, d. h. erwünschte und notwendige Maß zurück, überschreiten dabei allerdings auch oft, ja häufiger, die Grenze. Im ersten Falle entsteht ein echtes Regenerat, andernfalls eine Muskelnarbe. Die Bedingungen, die hierfür maßgebend sind, wurden oben schon auseinandergesetzt, und gezeigt, warum durch Degeneration geschwundene Muskeln leichter völligen Ersatz erfahren als durchtrennte. Die allgemeine Erfahrung lehrt, daß die Funktionsfähigkeit die völlige Wiederherstellung begünstigt. Das Verständnis hierfür vermittelt uns die Morphologie, indem sie uns zeigt, daß diejenigen neugebildeten Fasern die beste Aussicht auf Bestand haben, die geradewegs auf den gegenüberliegenden Muskelstumpf zugewachsen sind und dort mit dessen neuen Elementen verschmelzen, während die seitlich-abschweifenden Fasern und die durch diskontinuierliche Regeneration entstandenen und im Granulationsgewebe verirrten Zellen zugrunde gehen.

Daß größere Muskeldefekte wegen der Überwucherung des Bindegewebes nur durch fibröse Narbe heilen, hat jeder Chirurg zu seinem Leidwesen erfahren. Einzig BIER gibt in neuerer Zeit an, daß er in einzelnen Fällen bei Befolgung einer ganz besonderen Technik bessere Erfolge gehabt und nicht nur echten Ersatz von Muskelstücken, sondern sogar von ganzen Muskeln und Muskelgruppen, mit Perimysium, Gefäßen und Nerven, erzielt habe. Wenigstens fand MARTIN bei mikroskopischer Untersuchung des Gewebes, 3 Monate später, an der Stelle des ehemaligen Defektes, Muskelgewebe mit schmalen, längs- und quergestreiften Fasern, reichlichen Kernen von wechselnder Form, die stets ein Kernkörperchen einschloßen; zwischen den Muskelfasern unregelmäßige Bindegewebszüge. In diesem Befunde kann ein sicherer Beweis für eine völlige Regeneration im Sinne von BIER nicht erblickt werden (siehe auch später).

Als das Wesentliche an der Technik von BIER erscheint das Offenhalten der Muskellücke bei völliger Ruhestellung der Extremität. Dadurch soll verhindert werden, daß die Lücke sich mit jungem faserigen Bindegewebe füllt, das als Feind des Muskelregenerates betrachtet werden muß. Dieses kann sich dagegen in einem rein zelligen Keimgewebe gut entwickeln, dessen Entstehung natürlich nicht zu verhindern ist. Die Technik erstrebt also zunächst die Bildung von jungem zelligen Gewebe, unter Hintanhaltung der Bindegewebsfaserentwicklung. Großer Wert ist gelegt worden auf Fernhalten aller schädlichen Reize. Die Angaben BIERs sind von BUNDSCHUH (am Menschen) und von SCHWARZ (am Hunde) nachgeprüft worden. In keinem Falle wurden die gleichen Erfolge erzielt. Ihre mikroskopischen Befunde brachten, wie zu erwarten war, nicht viel Neues. Immerhin beobachtete BUNDSCHUH, daß die Muskelknospen da weiter vorwachsen, wo sie in rein zelliges Keimgewebe eindringen können, ohne durch faseriges Granulationsgewebe behindert zu sein. Diese Beobachtung mag ihn zu dem Satze geführt haben: „Erst wenn es uns gelingt, neben den Muskelknospen ein fibröses Keimgewebe zu erzeugen, das im Bereiche der wachsenden Knospen seinen zelligen Charakter behält, ist vielleicht eine wahre Muskelregeneration zu erwarten, denn nur zwischen diesen rein protoplasmatischen Zellen ohne Interzellularsubstanz wächst der knospende sarkoplasmatische Teil der jungen Muskelfasern ungestört". Freilich muß er hinzufügen: „Natürlich muß ein wahres Muskelregenerat unser Ziel sein, aber auch nach BIERs Technik gelingt uns dieses nach meinen Beobachtungen noch nicht". Es ist auch möglich, daß der Befund von Muskeln an der Stelle des früheren Defektes bei MARTIN auf einem Irrtum beruht. BUNDSCHUH gibt nämlich an, daß er die Stelle der Lücken beim späteren Aufsuchen stets um einige Zentimeter aus der früheren Lage verzogen fand. —

DURANTE gibt noch eine Zusammenstellung der zeitlichen Folge der einzelnen Regenerationserscheinungen, die gelegentlich bei der Beurteilung des Alters einer Verletzung von Nutzen sein mag; ich führe sie deshalb hier in Kürze an:

Kernwucherung: 4—6 Stunden nach der Verletzung (NAUWERCK, NEUMANN).

Zellschläuche und Riesenzellen: Am 2. (NEUMANN, NAUWERCK, VOLKMANN, oder 4. (ASKANAZY) oder 5. Tage (GUSSENBAUER). Riesenzellen nach KIRBY erst in der 2. Woche.

Spindelige Muskelzellen: Am 3.—5. Tage (VOLKMANN), am 14. Tage nach ASKANAZY. Nach Letzterem verschwinden sie nach weiteren 8 Tagen; andere haben sie auch noch später gesehen.

Junge Fasern: Am 6. (NEUMANN) bzw. 8. Tage (ASKANAZY), in der 3.Woche nach KIRBY (?).

Knospenbildung: Vom 6. Tage an, 6—8 Wochen bestehend (VOLKMANN); erst von der 2. Woche an laut NAUWERCK und NEUMANN.

Streifung der jungen Fasern, die aus Zellen hervorgehen: Im Laufe der 3. Woche (NEUMANN, KRASKE, ASKANAZY).

Also auch hier auseinandergehende Angaben; Tierart und Art der Verletzung werden zu berücksichtigen sein.

13. Transplantation.

Überpflanzung von ganzen Muskeln oder Muskelteilen kommt für die Bedürfnisse der praktischen Heilkunde nur in Gestalt der Verlagerung gestielter Lappen mit erhaltener Gefäß- und Nervenversorgung zur Ausführung und zeitigt befriedigende Ergebnisse (RYDYGIER, CAPURRO, VON MUTACH). Sie hat uns hier nicht zu beschäftigen.

Freie Übertragung von Muskel in Muskel ist beim Menschen noch nie von dem gewünschten Erfolge begleitet gewesen (EDEN), es sei denn, man rechne jene Fälle hinzu, wo das Transplantat durch Regeneration von den Muskeln der Einpflanzungsstelle her ersetzt wurde. Das Gleiche gilt für die verschiedenen Tierarten, an denen Versuche ausgeführt wurden, handle es sich dabei um autoplastische oder homoplastische Transplantationen (MAGNUS, R. VOLKMANN, CAMINITI), ganz zu schweigen von heteroplastischen Verpflanzungen (SHINYA). Von früheren gegenteiligen Angaben, die aber einer mikroskopischen Nachprüfung nicht unterzogen wurden, sehen wir hier ab (GLUCK, GOEBELL, HELFERICH). Die Verfasser geben selbst zu, daß ihre funktionell günstigen Ergebnisse möglicherweise darauf beruhen, daß die Überpflanzung als Sehnenverlängerung wirkte. Auch die Prüfung der elektrischen Reizbarkeit (SALVIA, VULPIUS, DESCHIN) kann man nicht als einen Beweis für das Überleben des

übertragenen Stückes gelten lassen. In allen diesen Fällen verfällt das übertragene Muskelstück der Nekrose und Resorption, worauf es durch Bindegewebe
ersetzt wird. Das kann nicht überraschen, wenn man die große Empfindlichkeit
dieses Gewebes gegenüber der Unterbrechung des Blutstromes kennt. Die
Verwendung von freier Muskelpropfung in der praktischen Chirurgie wird
sich daher besonders auch aus dem Grunde verbieten, daß das tote Muskelgewebe einen günstigen Bakteriennährboden darstellt. Wo sie lediglich Defekte
ausfüllen soll, ohne daß auf die Wiederherstellung von Muskelfasern Wert
gelegt wird, empfiehlt sich die Verwendung von Faszien- oder Kutisbrücken,
die weniger anspruchsvoll sind (EDEN).

Damit ist aber wissenschaftlich das Problem nicht erledigt, ob frei verpflanzte Muskelstücke überhaupt der Regeneration fähig sind oder nicht. Weil
alle Erfahrungen die Frage verneinten und andererseits von jeher bei der Regeneration der Muskeln die Bedeutung der Funktion unterstrichen wurden, hoffte
JORES und sein Schüler SCHMID durch die Verbindung der Überpflanzung mit
der funktionellen Reizung bessere Resultate zu erzielen. Der faradische Strom
schien in der Tat das Transplantat zur Kontraktion zu bringen; makroskopisch
sah das verpflanzte Stück lebend aus; doch konnte auch hier die mikroskopische
Untersuchung keinen sicheren Beweis für die Entstehung neuer Fasern aus
dem Pfröpfling erbringen.

Bei allen bisher erwähnten Versuchen wurde Muskel in Muskel eingefügt.
Es zeigte sich indessen, daß für das Gedeihen des Transplantates weit günstigere
Bedingungen geschaffen werden können, wenn man auf dieses Vorgehen verzichtet. Da sind einmal die Untersuchungen von SALTYKOW bemerkenswert,
der neben Degeneration und Zerfall einiger Fasern an anderen Regenerationserscheinungen unter Sarkoplastenbildung beobachtete, dann nämlich, wenn
er die Muskeln in ihrer natürlichen Verbindung mit den Knochen übertrug.
Er benützte dazu Schwanzstücke von Ratten und Mäusen, die er den Tieren
unter die Rückenhaut brachte. Er meint, für den Ausfall seiner Versuche sei
besonders maßgebend gewesen, daß die Muskeln durch die mitüberpflanzten
Knochen und Sehnen gegen traumatische Schädigungen geschützt wurden.
Von einer Funktion der übertragenen Muskeln konnte hier in der Tat nicht
wohl die Rede sein. Und so schließt ASKANAZY mit Hinblick auf die Versuche
von JORES und SCHMID mit Recht, „daß die Funktion für die Intensität und
Persistenz der Vitalität im Transplantationsterrain von Bedeutung ist, aber
für die allererste Konservierung des Transplantates nicht die conditio sine qua
non darstellt".

Der erste, der losgelöste Muskelstücke in andere Gewebe verbrachte, war
wohl RIBBERT. Er führte sie in Stichkanäle von Lymphdrüsen ein. Er konnte
auch hierbei keine Neubildung von Muskelfasern feststellen, sondern nur Zerfall
in hyaline Schollen und Atrophie. Mehr Erfolg hatten in dieser Hinsicht
ASKANAZY und seine Schülerin ROJDESTWENSKY, die als Ort der Einpflanzung
zunächst das Schädelinnere wählten, Meningen und Hirnmasse, später auch
die Niere. Wiederum fand sich regelmäßig Degeneration und Absterben zahlreicher Fasern, gelegentlich unter Verkalkung, aber es fehlte auch nie Neubildung teils in Gestalt von Sarkoblastenwucherung, teils als Knospung; am
Ende der ersten Woche beobachteten sie Fibrillenausbildung, in der dritten
Woche auch das Auftreten der Querstreifung. Als besonders günstig erwies
sich das Verfahren der „Muskelaussaat" in zahlreichen kleinen Stückchen: man
fand weniger Nekrose, jedoch lebhaftere Neubildung. — Endlich konnte der
Beweis erbracht werden, daß die Transplantate auch dann regenerationsfähig
bleiben, wenn man sie in den Muskel einbringt. Freilich wurden sie durch
kleine, schüsselförmige Schwammstückchen vom Muskelgewebe selbst getrennt

gehalten. — In allen diesen Fällen wurde schließlich nach Monaten Rückbildung und Untergang des verpflanzten Stückes festgestellt, soweit ihr Schicksal lange genug verfolgt wurde. Das kann nicht überraschen, da die lebenserhaltende Funktion unter diesen Bedingungen dauernd fehlte. Diese Versuchsergebnisse, in theoretischer Hinsicht bedeutungsvoll, müssen auch in praktischer Beziehung vor allzu großem Pessimismus in der Beurteilung der Aussichten für die Erfolge von Muskeltransplantation warnen. Übrigens haben die Ergebnisse von ASKANAZYs Arbeit später eine prinzipielle Bestätigung erfahren durch die Untersuchung von SHINYA (unter BORST), der als Nest für die übertragenen Muskelfasern periphere Nerven wählte, ausgehend von dem Gedanken, daß dieser besondere Boden wenn nicht das In-Gang-kommen der Regeneration, so doch deren Intensität und Dauer und die feinere Ausdifferenzierung günstig beeinflussen möge. Interessant war hierbei, daß sich enge Beziehungen zwischen neugebildeten Muskelfasern und regenerierten Nervenfasern aufdecken ließen; letztere sandten kleine knopf- oder birnförmige Endigungen an die Oberfläche der ersteren. BORST schließt daraus, „daß eine Beeinflussung des muskulösen Regenerates durch das nervöse Milieu wirklich stattfinde". Ob ein eigentlicher funktioneller Reiz ausgeübt wird, muß wohl dahingestellt bleiben. Jedenfalls konnte auch in den Versuchen von SHINYA die „Innervation" der neuen Muskelfaser deren schließliches Verschwinden nicht verhindern. Wenn JAMIN hierzu bemerkt, daß für diesen Ausgang „neben dem Fehlen der Innervation bzw. des funktionellen Reizes, vor allem die mangelhafte Wiederherstellung regelrechter Stoffwechselbedingungen anzuschuldigen" sei, so trägt diese Formulierung der engen Wechselbeziehung beider Momente zu wenig Rechnung.

II. Spezieller Teil.

1. Leichenveränderungen.

Unter den Veränderungen, welche die Muskulatur nach dem Eintritt des allgemeinen Todes erleidet, beansprucht die Totenstarre oder Absterbeverkürzung (RIESSER) das größte Interesse. Praktische Bedeutung hat sie für den pathologischen Anatomen und den Gerichtsarzt, weil ihr Vorhandensein als ein Zeichen des Todes gilt, und weil aus ihrem Bestehen oder Fehlen sowie aus ihrer Ausdehnung Schlüsse gezogen werden können auf die Zeit, welche zwischen Eintritt des Todes und Beobachtung verstrichen ist. Von mehr theoretischen Gesichtspunkten aus haben sich die Physiologen mit dieser Erscheinung beschäftigt, die hier Aufschluß zu erhalten hofften über das Wesen der vitalen, willkürlichen Zusammenziehung des Muskels; hat sie doch in der Tat mit dieser weitgehende Ähnlichkeit nicht nur in der Verkürzung, die alle Muskeln betrifft und die Gelenke feststellt, sondern auch in der später von selbst wieder eintretenden Verlängerung. Hand in Hand mit der Verkürzung geht ein Dickerwerden des Muskels, der zugleich blasser wird, — offenbar durch Auspressen des Blutes aus seinen Gefäßen; zugleich ist er steif und brüchig, weniger durchscheinend als vor dem Eintritt der Starre. SCHMULEWITSCH zeigte, daß er trotz Zunahme des spezifischen Gewichtes leichter wird.

Mit dem Eintritt der Starre ist nicht jede Erregungsmöglichkeit des Muskels ausgelöscht; das haben verschiedene Beobachtungen an der Leiche und besonders die eingehenden experimentellen Untersuchungen von MANGOLD gezeigt, der die Erregbarkeit noch nach Eintritt der Starre und, unter gewissen Bedingungen, auch noch nach ihrer Lösung nachweisen konnte. MANGOLD gelangt zu der theoretisch wohl begründeten Vorstellung, daß an der Totenstarre einer Muskelfaser nicht alle ihre Fibrillen beteiligt sind, sondern daß einige davon ihre Kontraktionsfähigkeit bewahren. Ähnlich finden wir ja in manchen Bildern kranker Muskeln Grund für die Vermutung, daß auch bei der vitalen Zusammenziehung nicht immer alle Fibrillen gleichzeitig tätig sind. Wenn Stübel am Froschmuskel in ein und derselben Faser das gleichzeitige Bestehen von einfacher und zusammengesetzter Querstreifung während der Totenstarre nachwies, so mag hierin die morphologische Unterlage für jene Erscheinung ruhen.

Auffallenderweise gehen die Angaben über die Zeitspanne zwischen Tod und Eintritt der Starre sehr beträchtlich auseinander, von 10—15 Minuten bei Findlayson bis zu 7 Stunden bei Landois-Rosemann (s. bei Gerlach). Als mittlere Zeit möchte ich in Übereinstimmung mit Chiari 2—4 Stunden angeben, doch sind dies keineswegs Grenzzahlen, denn sie werden nach oben und unten nicht selten überschritten. Das gleiche gilt bezüglich der Dauer des Bestehens der Starre, für die sich nur Normen, aber keine feststehenden Zahlen angeben lassen. Hofmann gibt als mittlere Dauer an „meist mehr als 24 Stunden, oft 48 Stunden, unter Umständen auch selbst Wochen oder noch länger, wobei Außentemperatur und Fäulnis, der Zustand der Muskulatur usw. eine Rolle spielen. Durch Vertrocknung kann abnorm lange Totenstarre vorgetäuscht werden".

Eintritt und Dauer der Absterbeverkürzung werden in der Tat beeinflußt von der Temperatur, von chemischen Substanzen (Einzelheiten und Lit. hierzu in der eingehenden Behandlung des Gegenstandes durch Gerlach), ferner von dem Zustande der Muskulatur im Augenblicke des Todes. So verzögern den Beginn Degenerationen, insbesondere Verfettung schweren Grades, durch die zugleich die Lösung der Starre beschleunigt wird; auch ist sie bei diesen Zuständen wenig stark ausgeprägt. Umgekehrt ist bei plötzlichem Tod aus voller Gesundheit frühzeitiger Eintritt und lange Dauer die Regel zugleich mit besonders starker Ausprägung. Im großen ganzen gilt also das Gesetz von Nysten, daß Stärke und Dauer der Totenstarre in direktem Verhältnis stehen zur Stärke und Unversehrtheit der Muskeln. Schon diese Tatsache weist auf die enge Beziehung, die zwischen der Absterbeverkürzung und der vitalen Kontraktion bestehen.

Die Totenstarre setzt nicht an allen Muskeln gleichzeitig ein. Nach Chiari ist die gewöhnliche Reihenfolge: Unterkiefer, Nacken, Gesicht, Rumpf, obere, dann untere Gliedmaßen. Abweichungen von dieser Regel sind freilich häufig. Verhältnismäßig oft beobachtet man die „aufsteigende" Reihe mit Beginn an den unteren Extremitäten. Larcher hält sie sogar für die Regel, doch kann man dem keineswegs zustimmen. Gerlach glaubt, daß alle die Einflüsse, die ein besonders frühes oder spätes Auftreten der Starre bedingen, auch für die Umkehr des Typus normalis eine Rolle spielen. Immerhin meine ich, daß hier eines der noch ungelösten Probleme der Totenstarre liegt. Beziehungen zur Tätigkeit oder Kontraktionsfähigkeit der Muskeln während des Lebens sind an der Reihenfolge, in der die Muskeln starr werden, nicht deutlich zu erkennen, wenn schon die Untersuchungen von Hermann, v. Eiselsberg, v. Gendre und Aust ergeben haben, daß an gelähmten Gliedern der Eintritt der Starre — allerdings nicht ausnahmslos — verzögert war, und so ein Hinweis auf Beziehungen zur Innervation gegeben wurde. Und wenn Bierfreund beim Frosch nachwies, daß die roten Muskeln 10—14 Stunden später erstarren als die weißen, so liegt in dieser Feststellung zunächst noch keine Lösung des Problems.

Über das Wesen der Totenstarre bestehen zwei Theorien. Die ältere, begründet von Brücke, zählt heute nicht mehr viele Anhänger. Nach ihr liegt der Starre eine Gerinnung zugrunde, die sich am „Muskelplasma" abspielen soll, einem Pressaft, den zuerst Kühne gewonnen hatte, und den er bei Zimmertemperatur fast sofort gerinnen sah. Als Ursache der Gerinnung galt das „Myosinferment". Die Erklärung schien einleuchtend und fand zahlreiche Anhänger (s. Gerlach). Heute ist sie fast allgemein verlassen zugunsten der Kontraktionstheorie, die im Eintritt der Totenstarre eine letzte Leistung des absterbenden Organes sieht. Von Nysten schon 1811 aufgestellt, fand diese Theorie ihre Begründung erst wesentlich später, insbesondere durch die Arbeiten von Hermann, Bierfreund, Winterstein, Fletcher, v. Fürth, Wacker u. a. Die Ansicht geht allgemein dahin, daß die Starre auf einer durch Säuerung bedingten Quellung der Kolloide der kontraktilen Substanz beruhe, in Analogie zu der Quellung, die auch während des Lebens die Verkürzung durch Säuerung bewirke. Durch die fortschreitende Säuerung wird aber am absterbenden Muskel das beim Lebenden bestehende Gleichgewicht Laktazidogen $\gtrless$ Milchsäure-Phosphorsäure gestört, derart, daß der Prozeß nur noch in einer Richtung ablaufen kann. Die Ursache der Säuerung ist nach v. Fürth die dauernde Unterbrechung der O-Zufuhr, nach Wacker dagegen CO_2-Entwicklung in den Muskelfibrillen, Steigerung des osmotischen Druckes durch Zerfall hochmolekularer Kolloide usw. Die Anhäufung von Stoffwechselprodukten wie Kreatin, Xanthin, Hypoxanthin und anderer Stoffe von saurem Charakter begünstige die Entstehung (Pellacani, Folli, Biondi, Modica, zitiert nach Bonome).

Die Lösung der Starre beruht nach der Ansicht von v. Fürth auf einer Entquellung durch Gerinnung. Da dem einige Tatsachen widersprechen, vertritt Riesser die Meinung, daß eine hochgradige Zerstörung der Struktur die Lösung der Starre bedinge. Wenn damit eine Zerstörung der mikroskopisch sichtbaren Strukturen gemein ist, muß man die Anschauung von Riesser ablehnen; denn die mikroskopische Struktur ist auch nach Lösung der Starre noch gut erhalten, solange nicht Fäulnisvorgänge hinzukommen. Mit Bestimmtheit können wir sagen, daß nicht Fäulnis die Ursache des Verschwindens der Starre ist; wohl aber treffen beide Vorgänge häufig zeitlich zusammen. (Näheres bei Gerlach u. Riesser.)

Eine Tatsache wird durch die Kontraktionstheorie meiner Ansicht nach nicht genügend erklärt und ist, soviel ich sehe, auch gar nicht berücksichtigt worden; die Tatsache, daß nach gewaltsamer Überwindung der Versteifung die Starre meist dauernd verschwunden ist.

Zwei besondere Fälle von Totenstarre müssen noch kurz erwähnt werden: die intrauterine und die kataleptische. Wenn man früher an dem Vorkommen der ersteren zweifelte, so haben die Beobachtungen von Seitz u. a. diesen Irrtum richtig gestellt. Seitz konnte Starre mit Sicherheit sogar bei Feten von 18—36 cm Länge nachweisen. Die früheren Zweifel konnten wohl aufkommen, weil tatsächlich totenstarre Früchte nicht oft gesehen werden; das hat seinen Grund in der raschen Lösung, wenn der Fetus in der warmen Umgebung bleibt; Liegner gibt an, daß ihr Höhepunkt schon nach 4—5 Stunden überschritten sei. Auch mag eine wenig ausgeprägte Steifheit gelegentlich bei der Hinausbeförderung der Frucht aus dem Uterus ganz zum Verschwinden gebracht werden.

Die Starre des Fetus kann aber zum Geburtshindernis werden (Seitz, Liegner). Manche Beobachtungen weisen darauf hin, daß der Eintritt der intrauterinen Totenstarre durch Eklampsie der Mutter gefördert wird. Gerlach denkt dabei an einen Übertritt der Krampfgifte von der Mutter auf das Kind.

Ob eine kataleptische Totenstarre (DU BOIS-REYMOND) d. h. ein sofortiges Starrwerden der gesamten Körpermuskulatur im Augenblicke des Todes überhaupt vorkommt, darüber sind heute noch die Meinungen geteilt. Die Beobachtungen, die in diesem Sinne gedeutet wurden und werden, sind jene, wo man den Leichnam in eigenartiger Stellung und Haltung gefunden hat, wie etwa bei den Ausgrabungen von Pompeji, im Schützengraben; besonders eindrücklich war ein von LOCHTE erwähnter Fall, wo die Leiche eines Selbstmörders im Fenster sitzend angetroffen wurde, die Beine nach außen, den abgefeuerten Revolver durch die erhobene Hand an die durchschossene Schläfe gedrückt (weitere Beispiele bei W. H. SCHULTZE und in der großen Zusammenstellung von BAUMANN). GERLACH steht den Angaben der Literatur sehr zweifelnd gegenüber, und die wenigen Fälle, wo er selbst im Schützengraben Leichen in auffallenden Stellungen gefunden hat, glaubt er sämtlich durch besondere äußere Umstände erklären zu können. Daß, wie er meint, während des Weltkrieges keine Beobachtungen von kataleptischer Totenstarre mitgeteilt worden seien, trifft nach v. HOFMANN nicht zu, der nach eigenen Augenscheinen sowie nach solchen von LOCHTE, LOCHTE und BAUMANN, KIWULL, HILDEBRAND an ihrem Vorkommen nicht zweifelt. Es ist zu hoffen, daß die von LOCHTE veranlaßte Sammlung weiteres Material zu dieser Frage fördert, das bei kritischer Sichtung zu ihrer Lösung beitragen kann. — Solange am Bestehen der Erscheinung noch Zweifel möglich sind, kann an eine Erörterung ihrer Ursachen nicht gedacht werden. Bemerkenswert scheint mir immerhin, daß in den meisten Fällen eine heftige psychische Erregung im Augenblick des Todes vermutet werden darf.

Von weiteren Leichenveränderungen an der Muskulatur muß noch die Fäulnis erwähnt werden, die die Struktur des Muskels rasch zum Verschwinden bringt, die Fibrillen zunächst in kleinste Teile, die „sarcous elements" von BOWMAN zerfallen läßt und schließlich die ganze Masse in einen dünnflüssigen Brei verwandelt. Gasblasen treten dabei im Muskel kaum auf, vorausgesetzt, daß nicht eine Infektion mit gasbildenden Bakterien vorausgegangen war. Die Grünfärbung durch Schwefeleisenverbindung läßt das Muskelfleisch mißfarben erscheinen und tritt im übrigen an den Faszien und breiten bindegewebigen Septen besonders deutlich hervor.

2. Die Muskeln bei Kreislaufstörungen.

1. Anämie. Die reiche Blutgefäßversorgung der Muskeln läßt es begreiflich erscheinen, daß allgemeine Blutarmut und unvollständige Unterbrechung der Blutzufuhr für diese Organe verhältnismäßig geringe Folgen haben. Andererseits führt sie uns den großen Blutbedarf eindringlich vor Augen, und wir verstehen, daß völliges Aufhören des arteriellen Zustromes die Muskeln rasch schwer schädigt.

So ist bei allgemeiner Anämie der Muskel lediglich durch blässeres Aussehen vom normalen unterschieden. Bei schweren Graden und besonders bei längerer Dauer wird gelegentlich eine Verfettung als Folge verlangsamter Verbrennung beobachtet, wobei zu berücksichtigen ist, daß die der Anämie zugrunde liegende Erkrankung bzw. deren Ursache (Gifte, Toxine usw.) die Verfettung bedingen kann, mehr als die Blutarmut selbst. — Werden kleine Arterien, die zum Muskel führen, verschlossen, durch Unterbindung oder Embolie, so ist mit Folgen für den Muskel in der Regel nicht zu rechnen, da fast überall reichliche Seitenwege für genügende Blutzufuhr sorgen. Doch hat CORNIL zwei Fälle von embolisch entstandenen Muskelinfarkten beschrieben. Selbst die völlige Absperrung des Zustromes kann ohne Folgen bleiben, vorausgesetzt, daß ihre Dauer zwei

bis drei Stunden nicht überschreitet; das zeigen die Erfahrungen mit der
Esmarchschen Blutleere. Bei dauerndem Verschlusse größerer Extremitäten-
arterien tritt rasch Degeneration (trübe Schwellung, weniger Verfettung) ein,
die nach kurzer Zeit in Nekrose übergeht. Stets sind mehrere Muskeln zugleich
befallen. Hierher darf man auch die Frostgangrän rechnen wegen ihrer
im wesentlichen gleichartigen Entstehung. Beruht sie doch nach Marchand
auf einer spastischen, durch Kälteeinwirkung hervorgerufenen Arterienzu-
sammenziehung. Dazu käme nach Nägelsbach noch Thrombose in der ver-
engerten Schlagader, während Wieting (1913) das Wesentliche für die Entstehung der Frostgangrän in einer paralytischen Gefäßerweiterung mit nachfolgender Stase und Thrombose erblickt. Die Frage scheint mir nicht eindeutig
gelöst zu sein (s. a. Pick). Jedenfalls führt in allen diesen Fällen die dauernde
Kreislaufunterbrechung zum Absterben des Muskels. Die Grenze zwischen
totem und lebendem Gewebe ist dabei zunächst nicht scharf gezeichnet, solange keine eigentliche Demarkationslinie gezogen ist, welche erst deutlich
den trüben, blassen, gelblich abgestorbenen Teil vom rotdurchscheinenden
lebenden Muskel abgrenzt.

Die so häufig hinzutretenden, von der Haut auf den Muskel übergreifenden
Infektionen, besonders mit Fäulniserregern, verwandeln letzteren allmählich
in eine bräunlichrote oder schwärzliche, weiche, zundrige und schließlich zer-
fließende Masse, in der bald jede Struktur verwischt wird. Die größeren, später
auch die kleineren Interstitien füllen sich mit Leukozyten, die bald auch in die
abgestorbenen Muskelfasern einbrechen. Dazwischen liegen amorphe und
kristallinische Zerfallsprodukte. Es ist das Bild der völlig ausgebildeten Gangrän. Wird der gangränöse Teil abgestoßen, so finden wir, ausgehend von den
erhaltenen Muskelstücken, Ansätze zur Regeneration, die allerdings im über-
wuchernden Granulationsgewebe erstickt.

Die Grenzgebiete zwischen nekrotischer und lebender Muskulatur, da,
wo die Kreislaufstörung keine vollkommene war, zeigen an den Muskelfasern
das Bild der fibrillären Zerklüftung (Lorenz).

Grundsätzlich gleichartig liegen nach den Untersuchungen von Colmers,
Wieting und Dietrich die Verhältnisse bei den (früher nicht richtig erkannten)
Formen des Druckbrandes (Dekubitus) besonders der Kreuzbeingegend,
die sich von innen nach außen entwickeln, nur daß die Veränderung räumlich
begrenzt bleibt auf einen Teil des M. glutaeus. Dietrich wies nach, daß an der
zwischen Knochen und Unterlage gedrückten Stelle ein nekrotischer Keil bald
als roter, bald als weißer Infarkt im Muskel sich ausbildet. Seine Ursache ist
die Zusammendrückung der Art. glutaea am Rande des Foramen piriforme.
Auch die örtliche Auspressung des Blutes aus den Kapillaren des Muskels mag
mitspielen und die allgemeine Ernährungsstörung der Gewebe bei den Schwer-
kranken. Vielleicht sollte man auf die letzteren Momente mehr Nachdruck
legen. In der Tat kann man sich gelegentlich davon überzeugen, daß direkter
Druck bzw. die damit verbundene Blutleere den Muskel bald zum Absterben
bringt. Sehr augenfällig war dies am M. glutaeus max., der in einem von mir
beobachteten Falle durch ein vor dem Tode rasch anwachsendes embolisches
Aneurysma der A. glutaea sup. übermäßig gedehnt worden war. Nur die
innerste Schicht, die den stärksten Druck auszuhalten hatte, war der Nekrose
anheimgefallen. Die Unterbrechung der arteriellen Zufuhr war hierbei also
offensichtlich nicht maßgebend gewesen (siehe Secrétan). In gleicher Richtung
deutet auch die von Rössle erwähnte Tatsache, daß sich hämatogene Infektionen in den gedrückten Stellen festsetzen können; bei völliger Sperrung des
arteriellen Zuflusses wäre dies schwer verständlich. Die weitere Möglichkeit:
Infektion von der ebenfalls absterbenden Haut aus bedarf kaum besonderer

Erwähnung. — Je nach der Art der Infektion, die übrigens auch aus der Nachbarschaft fortgeleitet sein kann, kommt es zu Abszeß oder Phlegmone oder auch zu Gasbrand. Praktisch wichtig ist, daß im nekrotischen Gebiete Thromben entstehen können, die, in die V. hypogastrica oder in die V. femoralis fortgeleitet, etwa einmal Anlaß zu Lungenembolie geben. — Wenn der Keil nach Durchbruch der Haut abgestoßen wird, so ist Heilung mit breiter Vernarbung möglich; von seiten des Muskels bleibt es bei Ansätzen zur Regeneration. Ob auch ohne Abstoßung ein solcher nekrotischer Keil abheilen kann, scheint bisher nicht untersucht worden zu sein

Und doch wäre es wünschenswert, über die Vorgänge, die sich dabei abspielen, Näheres zu erfahren, weil hier Ähnliches zu erwarten ist wie bei der sog. „ischämischen Muskelkontraktur" (VOLKMANN), über deren Entstehung die Meinungen auch heute noch geteilt sind. Einig ist man sich wohl darüber, daß Ischämie tatsächlich ihre Ursache ist. Beruht aber diese auf Verlegung der Arterie oder auf Blutleere des zusammengedrückten Muskels? Offenbar kommt beides vor. In manchen Fällen war die zuführende Arterie verschlossen (z. B. MANNKOPF, CHVOSTEK durch Embolie; HILDEBRAND, Thrombose der Art. cubiti bei Knochenverletzung der Fossa cubiti; DUSTIN, Thrombose nach Durchtrennung der Art. poplitea usw.). Häufiger führt zu feste Umschnürung eines Gliedes, meist des Vorderarmes, in einem Verbande oder der Druck eines Hämatomes (HILDEBRAND) zur Kontraktur. In diesen Fällen war der Muskel selbst blutleer gedrückt worden (Experimentelles hierzu bei BRÜCKE, der am Frosch operierte, JEPSON u. LÖHR am Hund). Hierauf weist die von RIEDINGER betonte Tatsache, daß diesseits und jenseits der Schnürstelle der Muskel unversehrt bleibt. An der Stelle des Druckes aber geht das Muskelgewebe nekrotisch zugrunde und wird ersetzt durch narbiges Bindegewebe, das vom Perimysium int. und ext. her vorwuchert und dann durch Schrumpfung Stellung und Funktion der Finger beeinträchtigt. Es ist eine myogene Lähmung. Damit soll nicht geleugnet werden, daß die Nerven mit beteiligt sein können, sonst wären die gelegentlich beobachteten Sensibilitätsstörungen nicht erklärlich. HILDEBRAND zeigte denn auch, daß sie durch Ausschälen der Nerven aus dem Narbengewebe behoben werden können und führte damit zugleich den Nachweis von der sekundären Natur dieser Störungen (ähnlich auch bei THOMAS). Sie gehören also nicht untrennbar zum Bilde der VOLKMANNschen Kontraktur, worauf schon LESER an Hand klinischer Beobachtungen und experimenteller Studien Nachdruck gelegt hatte.

RIEDINGER und BARDENHEUER schuldigen neben arterieller Absperrung auch venöse Stauung für die Entstehung der Kontraktur an. WILMS hat diese Möglichkeit durch KISTLER prüfen lassen in Versuchen, die indessen keine bestimmte Antwort auf die Frage gaben. So werden wir an der Bedeutung der Blutleere festhalten dürfen.

Die auffällige Bevorzugung der Vorderarmbeuger gegenüber den Streckern ist neuerdings von SOUBEYRAN und LENORMAND, sowie ganz kürzlich von SCHULZE und EITEL durch anatomische Untersuchungen und Versuche zu klären gesucht worden. Übereinstimmend kommen diese Forscher zu dem Ergebnis, daß bei Umschnürung des Vorderarmes der Kollateralkreislauf sich im Gebiete der Strecker unvergleichlich viel leichter herstellt als auf der Beugerseite. Auch FRUCHAND bestätigt die vergleichweise schwächere Blutversorgung der Beuger, meint aber, darin noch keine befriedigende Erklärung für die Entstehung ihrer Kontraktur sehen zu dürfen. Nach SCHULZE und EITEL käme hinzu die höhere funktionelle Differenzierung der Beuger, die sie auch gegenüber der schädigenden Wirkung der Kreislaufstörung empfindlicher mache. Sie glauben auch für das fast ausschließliche Vorkommen der Erkrankung bei

Kindern (nach suprakondylärem Oberarmbruch) eine Erklärung gefunden zu
haben; bei diesen fanden sie die Muskeln nicht so reichlich mit Haargefäßen
versorgt wie beim Erwachsenen. — Wenn Schulze und Eitel weiterhin erneut
die Meinung vertreten, daß eine primäre Gefäß- und Nervenschädigung die
eigentliche Ursache der Kontraktur sei, so kann ich aus ihren Befunden (an
einem Falle!) eine Stütze für diese Ansicht unmöglich herauslesen. Es ist nicht
angängig, aus dem Fehlen einiger Nervenfasern in den entarteten Muskeln und
aus dem Vorkommen einer verschlosenen Arterie inmitten des Granulationsgewebes dergleichen Schlüsse zu ziehen. — Die Befunde an sich hat allerdings
auch Löhr bestätigen können, indessen, was erhebliche Beachtung verdient,
bei experimentell durch Druck erzeugter Kontraktur, wo die Intimawucherung
ursächlich nicht in Betracht kam. Er sieht sie denn auch als Folge der auslösenden Schädigung an und macht sie nur verantwortlich für das Fortschreiten
der fibrösen Umwandlung des Muskels auch nach Aufhören des äußeren oder
durch Hämatom bedingten Druckes.

Die Ähnlichkeit der anatomischen Bilder bei der Volkmannschen Kontraktur
und bei dem angeborenen muskulären Schiefhals (in beiden Fällen Verkürzung der Muskeln und Ersatz des spezifischen Gewebes durch unspezifisches
von narben- oder sehnenähnlichem Charakter) legte den Gedanken nahe, daß
auch die Pathogenese hier wie dort die gleiche sei (Schloessmann, Voelcker,
Vollert, Volkmann, Leser, Kempf, Josserand und Viannay, Gauss, Bardenheuer). Insbesondere Voelcker hat die Theorie der ischämischen Genese des
Tortikollis des näheren begründet. Bei Raumbeengung im Uterus wird die
Schulter des Fetus gegen den Hals gedrängt und zwar in die Gegend zwischen
Kieferwinkel, Ohrläppchen und Warzenfortsatz. Dabei wird der Sternokleido-
mastoideus in seinem oberen Teil gedrückt, so, daß die hier eintretende Arterie
verschlossen wird. Auf diese Weise kann sich dann die ischämische Kontraktur
ausbilden wie bei Umschnürung einer Gliedmaße. Die häufig bald nach der
Geburt zu beobachtende Schwellung des Muskels ist nach Voelcker nur Zeichen
der begleitenden venösen Stase an den nicht gedrückten Stellen, nicht aber
Folge einer Zerreißung unter der Geburt, wie vielfach angenommen wurde
(Stromeyer).

Der histologische Befund (s. bes. Hildebrand, Kader, Schloessmann)
ist durchaus mit Voelckers Ansicht vereinbar: wie bei der Volkmannschen
Kontraktur findet man die Muskelfasern teils einfach atrophisch, teils mit
Zeichen verschiedenartiger Degenerationen versehen, immer aber sind sie,
und zwar schon kurz nach der Geburt, in mehr oder weniger hohem Maße durch
narbiges Bindegewebe ersetzt, das bald älter, bald jünger erscheint. Man hat
das Ganze, nicht eben glücklich, als Myositis chron. fibrosa bezeichnet. Blu-
tungsreste, die manchmal, aber nicht immer angetroffen werden, liefern keinen
Beweis für eigentliche traumatische Entstehung.

An Letztere ließe zunächst das häufige Zusammentreffen von Schiefhals
mit schwerer Geburt, besonders Steißlage, denken; aber nachdrücklich muß
man darauf hinweisen, daß gerade die nicht seltene Kopfnickerblutung fast
ausnahmslos glatt und ohne Verkürzung des Muskels ausheilt. Und die Erfahrungen der Chirurgen wie die experimentellen Untersuchungen von Petersen
und Heller lehrten, daß auch die unkomplizierte Zerreissung des Muskels
bei der Heilung keine Schrumpfung herbeiführt. Für eine solche bedarf es noch
einer hinzukommenden Infektion. So macht Kader das Zusammentreffen beider
Momente verantwortlich. — Gegen eine traumatische Genese durch Einreißen
bei der Geburt sprechen weiter die Beobachtungen von Schiefhals bei Kindern,
die durch Kaiserschnitt zur Welt gefördert wurden (Sippel, Stenzler, Stern),
bei extrauterinen Feten (Sippel), das hin und wieder bemerkte Zusammen-

treffen mit anderen Mißbildungen (s. b. BINDER) und das familiäre Vorkommen, von dem BUSCH ein besonders schönes Beispiel anführt: Vorkommen bei zwei Kindern, bei Vater, Großvater, Urgroßmutter, drei Geschwistern des Großvaters und einer Cousine des Vaters.

Gegen die Lehre von VOELCKER sind einige Einwände erhoben worden. BECK macht geltend, daß eine Blutsperre über Tage und Wochen nicht zur ischämischen Fibrose führen könne, weil sie Nekrose bzw. gangränösen Zerfall veranlasse. Der Einwand ist nicht stichhaltig: für die Entstehung von Gangrän bedarf es des Hinzukommens einer Infektion zur Nekrose; daß Teile des Muskels nekrotisch werden, bestreiten aber auch die Anhänger der Lehre VOELCKERS nicht; die narbige Beschaffenheit ist ja die Folge des Absterbens und des Ersatzes durch Bindegewebe.

Ein weiterer Einwand gegen VOELCKERs Lehre leitet sich her von der wechselnden Blutversorgung des Sternokleidomastoideus. Zahlreiche Angaben (s. BINDER) lassen erkennen, daß diese tatsächlich nicht so konstant ist, wie VOELCKER es angenommen hatte, und BINDER meint deshalb, daß angesichts dieser Tatsache „ein Druck im wesentlichen auf eine Stelle eine Ischämie nicht zur Folge haben würde". Das trifft aber nur zu, wenn man die Blutleere einzig auf die Arterienkompression zurückführen will, wie VOELCKER selbst es tat. Deshalb glaube ich, daß man auch hier das Wesentliche in der örtlichen, durch direkten Druck auf das Muskelgewebe bewirkten Ischämie sehen muß.

Eine andere Frage ist es, ob diese allein in allen Fällen genügt, um die Entstehung des Schiefhalses zu erklären. ALI KROGIUS und, in teilweisem Anschluß an ihn, SCHUBERT haben neuerdings die Annahme einer primären, von außen kommenden Schädigung irgendwelcher Art abgelehnt, da sie bei strenger Kritik nicht mit allen klinisch-anatomischen Tatsachen in Einklang zu bringen sei. Dafür gehen sie auf den Begriff einer fehlerhaften Anlage zurück, die KROGIUS in den Muskel selbst verlegt, SCHUBERT hingegen — ohne einleuchtenden Grund — in das Zentralnervensystem. „Alle Symptome beruhen auf einer mangelhaften oder falschen trophischen Funktion der zugehörigen zentralnervösen Teile". — Für KROGIUS sind mit der ischämischen Theorie nicht vereinbar: Gelegentliches Auftreten des Tortikollis lange nach der Geburt (in eigenen Fällen 5, bzw. 15 Jahre), und namentlich, unter den anatomischen Tatsachen, das auffällig lange Vorhalten der bindegewebigen Wucherung, die er noch bei einem 24jähr. Patienten sehen konnte. Diese könne nicht mehr als einfacher Ersatz für primär untergegangene Muskelfasern angesehen werden, und hierin liege ein bedeutsamer Unterschied zu den Verhältnissen bei der VOLKMANNschen Kontraktur. Er kommt so zu der Annahme einer angeborenen Veranlagung zur Bindegewebswucherung in dem betreffenden Muskel und verweist auf die analogen Verhältnisse bei der DUPUYTRENschen Kontraktur der Palmarfaszie und der sehnigen Umwandlung der Mm. interossei der Rinder. Die Berechtigung des ersten Vergleiches wird man anerkennen müssen, der zweite erscheint weniger glücklich gewählt; sind doch die Interossei der Ungulaten in absteigender Entwicklung begriffen, weil sie für die Funktion des Fußes ohne Bedeutung sind. Gleiches läßt sich für den Kopfnicker des Menschen sicherlich nicht behaupten. Zudem ist ja die sehnige Umwandlung der Interossei beim Rind gerade ein typisches Beispiel für fibröse Wucherung an Stelle atrophisch zugrunde gehender Parenchymteile, während nach KROGIUS' Ansicht beim Tortikollis umgekehrt das Bindegewebe, infolge fehlerhafter Anlage „von sich aus" wuchernd, die Muskelfasern ersticken soll.

Mit diesen Einwendungen soll indessen dem Grundgedanken von KROGIUS eine gewisse Berechtigung nicht abgesprochen werden, in dem Sinne etwa, daß man bei den von Schiefhals betroffenen Individuen eine (angeborene?)

Neigung zu besonders lebhafter Bindegewebsbildung annimmt; daß diese ohne jeden äußeren Anlaß einsetzen sollte, erscheint indessen recht zweifelhaft. — In diesem Zusammenhange darf man auch an die schon von SCHUBERT angezogene Beobachtung v. EISELBERGS erinnern: Ein 15jähr. Mädchen, das einen Eimer Wasser auf dem Kopf trägt, macht beim Ausgleiten eine jähe Bewegung mit dem Kopf. Im Anschlusse daran entwickelt sich ein typischer Schiefhals.

2. Hyperämie. Aktive Hyperämie bedingt am Muskel keine nennenswerten anatomischen Veränderungen, sofern sie wenigstens nicht auf Entzündung beruht und uns deshalb in anderem Zusammenhange beschäftigen muß. — Passive Hyperämie kommt am ehesten an den unteren Gliedmaßen zur Beobachtung als Folge erschwerten venösen Abflusses aus den großen Beingefäßen.

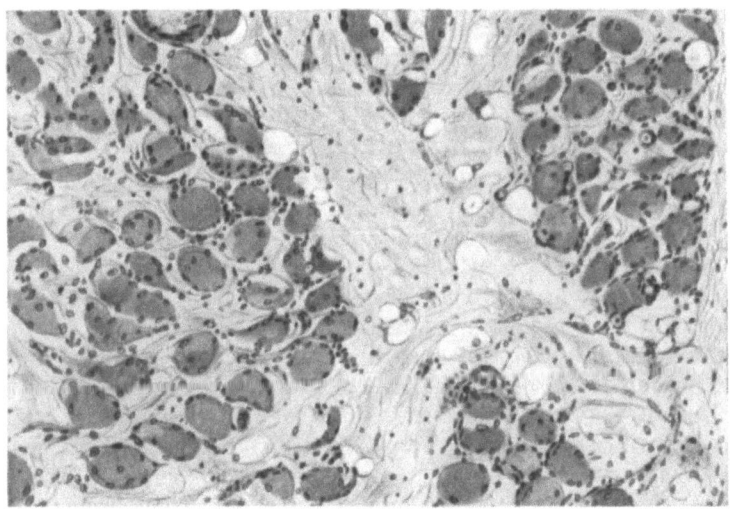

Abb. 18. Muskelödem. Schnitt aus der Nachbarschaft eines Osteosarkoms. Zeiß Obj. 16 mm, Komp.-Ok. 8

Dabei wird das Rot des Muskels dunkler, sein Umfang in geringem Maße vermehrt. Unter dem Mikroskop findet man bei längerem Bestande außer der starken Füllung und Erweiterung der Gefäße eine geringe feintropfige Verfettung. Bei rasch einsetzender Thrombose kommt dazu in der Regel ein ausgeprägtes Ödem, durch das die Fasern auseinandergedrängt werden; auch können Vakuolen in' ihnen auftreten, doch ist dies nicht häufig. Bei Anhalten der Stauung zeigt das interstitielle Gewebe eine beträchtliche Zellwucherung, und bei sehr langem Bestand treten hier Fettzellen in vermehrter Menge auf. In diesem Falle fehlt auch selten ein geringer Grad von Atrophie mit Kernwucherung an den Muskelfasern selbst.

Auf der Massenzunahme des Zwischengewebes scheint im wesentlichen auch die sog. ,,Pseudohypertrophie der Muskeln nach Venenthrombose" zu beruhen (s. EULENBURG, BERGER, LESAGE, LORENZ), immerhin fand BERGER nach sechs Monaten an einem exzidierten Muskelstück bedeutend verbreiterte Fasern und auch BIER berichtet über echte Hypertrophie bei venöser Stauung. Wir müssen nach diesen wenigen Befunden also mit der Möglichkeit rechnen, daß zunächst eine echte Hypertrophie und erst später eine Pseudohypertrophie sich entwickelt. — Die Frage bedarf indessen dringend der Nachprüfung am Tierversuch, da ein wichtiges allgemeines Prinzip dahinter verborgen liegt. Bei der Schwierigkeit, Muskelstücke, die am Lebenden entnommen wurden,

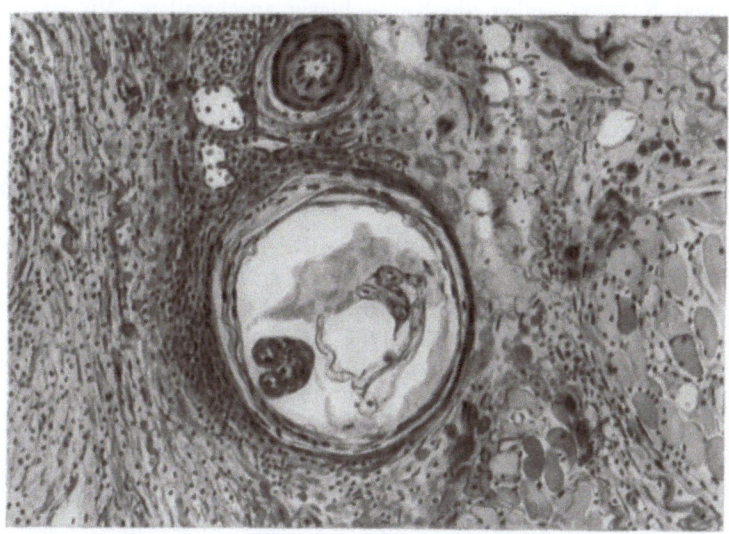

Abb. 19. Ödematöse Muskelspindel bei Übergreifen eines Lymphogranuloms auf den Musc. scalenus. 35jähr. ♂. Zeiß Obj. 16 mm, Komp.-Ok. 8.

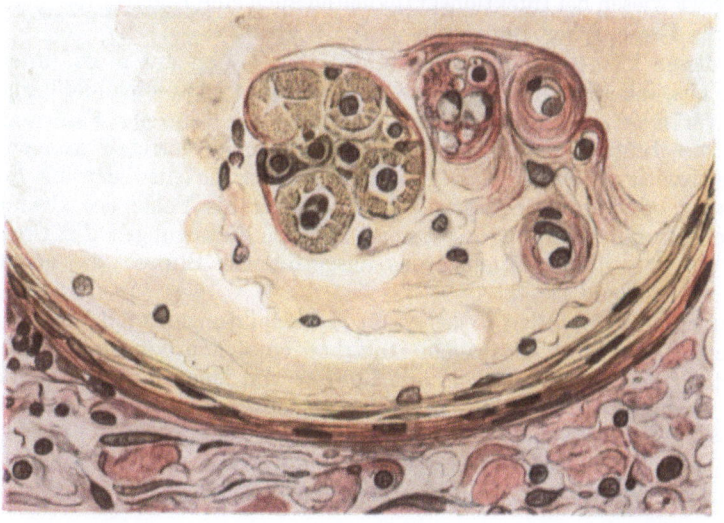

Abb. 20. Ödematöse Muskelspindel. Gleicher Fall wie Abb. 19. Zeiß Apochrom. 3 mm, Komp.-Ok. 6. van Gieson.

richtig zu beurteilen, können wir auf die wenigen bisher erhobenen Befunde nicht abstellen.

3. Das Vorkommen von Muskelödem als Folge von Stauung wurde schon erwähnt. Sonst beobachtet man es noch bei chronischen Nierenleiden, bei kachektischen Zuständen und namentlich in der Umgebung von Geschwülsten

und Entzündungsherden besonders auch chronischer Art. Die seröse Durchtränkung des Zwischengewebes drängt die Muskelfasern auseinander, läßt
sie selbst indessen häufig fast unverändert. Nur BONOME erwähnt das Hervortreten der Längsstreifung „infolge Verflüssigung ihrer Kittsubstanzen". Nach
HAYEM und KLIPPEL sollen die Kerne blasig anschwellen. Mir ist das nicht
aufgefallen. Dagegen trifft man hin und wieder die Bilder der vakuolären
Entartung, die AURIAT auch experimentell bei künstlichem Ödem erzeugen
konnte; ähnlich LA NICCA, in dessen Versuchen bei lange anhaltender Lymphstauung schließlich auch fibrilläre Zerklüftung und Zerfall der Fibrillen beobachtet wurde.   Gelegentlich sah ich bei entzündlichem Ödem an einer
Muskelspindel eine sehr beträchtliche Ausweitung des Kapsellymphraumes
(s. Abb. 19 und 20).

4. Blutungen in dem Muskel dürfen in der Mehrzahl aller Fälle auf eine
mechanische Einwirkung bezogen werden (s. später); dies gilt auch für jene
Hämorrhagien, die bei Hämophilie und bei schweren Graden von Degenerationen,
besonders wachsartiger Degeneration vorkommen (s. dort). In letzterem Falle
wird die veränderte Stelle durch Zusammenziehung der gesunden Abschnitte
zerrissen, während eine äußere Einwirkung gewöhnlich nicht stattgefunden
hat. — Wesentlich seltener sind Blutungen Folgen von Thrombose oder Embolie,
und zwar am ehesten bei septischer Embolie, bei Pyämie, Typhus, Rotz, Milz-
brand (LORENZ). Auch bei anderen Infektionskrankheiten wie Variola, Fleckfieber, Rekurrens und bei manchen Vergiftungen (z. B. As und Pb), bei schwerem
Ikterus (HAYEM) sieht man hin und wieder Blutungen, die in diesem Falle
als kleine aber meist zahlreiche dunkle Flecken auf dem hellroten Grund der
Umgebung erscheinen. Hierbei ist nicht eine Degeneration des Muskels das
Ausschlaggebende, sondern eine solche der Gefäßwände. HAYEM, BOISSON
und POPOFF wiesen bei Infektionskrankheiten auch eine Endarteriitis der Muskel-
gefäße als Ursache der Blutungen nach.

Bei diesen kleinen Blutungen tritt das Blut häufig nur in das interstitielle
Gewebe aus, indem es die Muskelfasern mehr weniger auseinanderdrängt, sonst
aber unverändert läßt. Ab und zu findet man auch einzelne Fasern zerrissen,
wobei rote Blutzellen in den Sarkolemmschlauch eintreten können. Zeigt
sich gleichzeitig wachsartige Degeneration, so ist sie entweder die Folge der
Zerreissung oder aber sie bestand schon vorher als Folge des Grundleidens.
Die reiche Gefäßversorgung zusammen mit den Bewegungen des Organes besorgen eine rasche Aufsaugung des ausgetretenen Blutes; die geschädigten
Fasern werden bald ersetzt.

LORENZ führt unter den Ursachen für Muskelblutungen auch schwere Arteriosklerose auf, wodurch eigentliche Infarkte entstehen können. Solches mag
gelegentlich beobachtet werden; mit LORENZ von einem häufigen Vorkommen
solcher Blutungen zu sprechen, geht aber entschieden zu weit, selbst wenn man
VIRCHOW als Kronzeugen anrufen kann. Ähnliches gilt für die bei älteren
Leuten vorkommenden subfaszialen Blutungen, von denen ebenfalls LORENZ
ein Beispiel anführt (Hämatome s. übernächsten Abschnitt).

3. Muskelveränderungen bei Einwirkung von Röntgen- und Radiumstrahlen.

Gegenüber der Einwirkung von Röntgen- und Radiumstrahlen erweisen
sich die Muskeln als sehr wenig empfindlich. Bei der Anwendung der für die
Behandlung von Geschwülsten usw. gebrauchten Dosen werden Veränderungen
überhaupt nicht beobachtet, wobei wir davon absehen, daß sie natürlich bei
eigentlichen Strahlenschädigungen der Haut schwereren Grades durch die

entzündlichen Veränderungen am Geschwürsgrund und in seiner Umgebung, sowie durch das harte Ödem in Mitleidenschaft gezogen werden können und Schwund und Entartungen verschiedener Art erleiden. Die von THIES schon 1905 ausgesprochene Vermutung, daß besonders hohe Strahlendosen möglicherweise auch die Muskelfasern beeinflussen, hat sich dann durch die Untersuchungen von LAZARUS-BARLOW und DOBROWOLSKAIA-ZAVADSKAIA bestätigt. Bei sehr intensiver Bestrahlung sowie namentlich bei der Anwesenheit von Strahlenherden (Radiumnadeln) innerhalb der Muskeln fanden sie Zerstörung der kontraktilen Substanz mit Vakuolisierung und mit bläschenförmiger Umwandlung der Kerne, die schließlich eine Zunahme des interstitiellen Bindegewebes zur Folge hatten. Die Erklärung dieses Verhaltens ist in der Tatsache gegeben, daß die Muskeln nicht zu den besonders empfindlichen Mausergeweben zählen.

4. Durch mechanische Einwirkungen bedingte Muskelveränderungen.

1. Muskelwunden. Das reiche Material von eigentlichen traumatischen Muskelverletzungen jeder Art, das im Laufe des letzten Krieges der pathologisch-anatomischen Beobachtung zugeführt wurde, hat durch SCHMINCKE eine zusammenfassende Bearbeitung erfahren. Wenn wir von einigen Sonderfällen absehen, so hat sich dabei im großen Ganzen eine Bestätigung der früheren Erfahrungen ergeben, sofern wir die anatomischen Veränderungen bei Muskelwunden im Auge haben. Und jedem Pathologen steht ja Material dieser Art reichlich zur Verfügung. —

Die Art der Wunde wird zunächst bedingt durch die Art des einwirkenden Gegenstandes, durch die Richtung, in der er einwirkt und durch die Gewalt, mit der dies geschieht. Alle Möglichkeiten aufzuzählen, würde den Rahmen dieser Darstellung überschreiten. — Ausgenommen die ganz schmalen Stichverletzungen, die nach SCHMINCKES Angaben wegen des Aneinanderlegens der Wundränder und wegen geringer Blutung manchmal schwer aufzufinden sind, ist allen Verletzungen gemeinsam, daß die Ränder auseinander weichen und mehr weniger aufgeworfen sind, manchmal pilzförmig vorquellen. Dies ist bedingt durch die Zurückziehung der durchtrennten Fasern und teilweise durch ihr Aufquellen und die Durchblutung. Bei den Durchschüssen gilt auch hier als Regel, daß der Ausschuß größeren Umfang aufweist als der Einschuß. Im übrigen hängt das Klaffen weitgehend ab von der Richtung, in der die Fasern durchtrennt wurden: Starkes Klaffen bei querer oder schräger, schwaches Klaffen bei Längsrichtung. Die Wunde selbst, vorausgesetzt, daß sie nicht vom Chirurgen unter sofortiger Blutstillung gesetzt wurde, wird von Blut oder Blutgerinnseln angefüllt gefunden, vermischt mit Muskeltrümmern; dazu können noch Fremdkörper (Geschoß, Holzsplitter, Kleidungsteile usw.) kommen. Die der Wunde unmittelbar anliegenden Teile des Muskels sind mehr oder weniger durchblutet. Die durchtrennten Muskelfasern sind an den Enden im Sarkolemmschlauch zurückgezogen, häufig etwas geschlängelt. Immer zeigt sich eine Nekrose, die manchmal nur die kontraktile Substanz betrifft in Form der wachsigen Entartung, häufig aber auch das Sarkolemm und das Perimysium einbezieht. Die Ausdehnung dieser Nekrose ist bei glatten Schnittwunden gewöhnlich gering, 1—3 mm, und im Allgemeinen ist sie um so größer, je stärker das Organ bei der Durchtrennung gequetscht wurde. Hinzu kommt gelegentlich das Auftreten von Kalkschollen in den geschädigten Fasern, das SCHUJENINOFF zuerst bei Muskelnaht als regelmäßigen Befund beschrieb, das aber auch sonst beobachtet wird. Das weitere Schicksal der abgestorbenen Teile ist im allgemeinen

Abschnitte beschrieben worden, ebenso die bald einsetzenden Regenerationsvorgänge, die nie fehlen.

Wie weit diese Ansätze zur Heilung von Erfolg begleitet sind, das hängt
außer von Form und Ausdehnung der Wunde ganz besonders von Fehlen oder
Bestehen einer Infektion ab. Die Erfahrung der Chirurgen lehrt, daß größere
Verletzungen, insbesondere solche mit völliger Durchtrennung eines Muskels
nur unter Narbenbildung ausheilen, wobei allerdings durch den Zug des schrump-
fenden Narbengewebes die zunächst weit von einander getrennten Muskelenden wieder näher zusammengebracht werden. Die Narbe selbst, bestehend
aus einem oft sehnenähnlichen, straffen Bindegewebe, bleibt als Eindellung

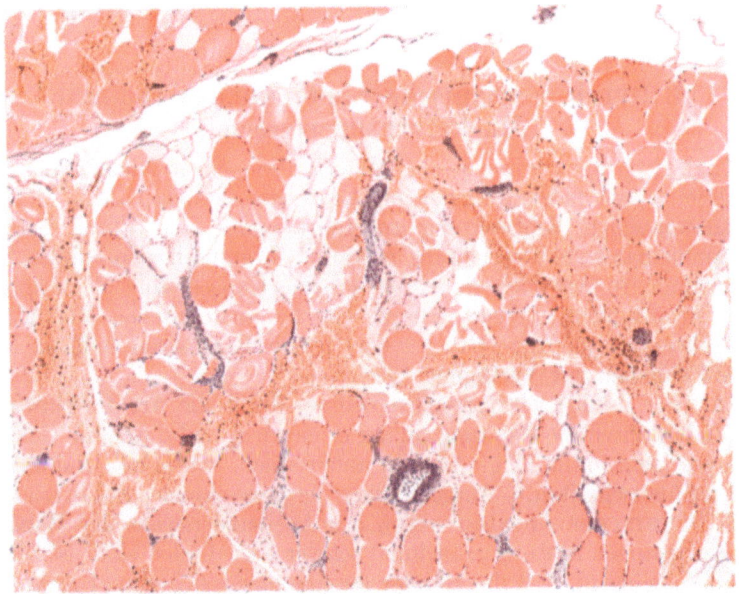

Abb. 21. Aus der Umgebung einer Muskelwunde. Blutung. Ödem, vakuoläre Degeneration.
Zeiß Obj. 16 mm, Ok. 5×, auf $^{19}/_{20}$ verkleinert. Hämalaun-Eosin.

bemerkbar, und die Funktion des Muskels ist dauernd beeinträchtigt. Waren
nur wenige Muskelbündel durchtrennt, wie etwa bei Streif- oder Rinnenschüssen,
bei Stich- oder oberflächlichen Schnittverletzungen, so wird ein weites Klaffen
der Wundränder vermieden, und der Muskel kann völlig wieder hergestellt
werden.

Im Bereiche der Verletzung lassen sich bei mikroskopischer Untersuchung
zwei verschiedene Arten von Veränderungen unterscheiden, die Entartungs-
und die Wiederherstellungsvorgänge, die zeitlich etwas ineinandergreifen. Die
ersteren, von den verschiedenen Arten der Degeneration bis zur Nekrose gehend,
treten aber natürlich zu Beginn mehr hervor und bleiben sichtbar, bis das
ganze Wundgebiet von den Gewebstrümmern gereinigt ist. Unterdessen setzen
an den durchtrennten Muskelfasern die Neubildungsvorgänge ein, die an anderer
Stelle eingehend beschrieben worden sind. Gleichzeitig erfolgt aber auch vom
mitbetroffenen Bindegewebe des Perimysium aus eine lebhafte Regeneration,
die das eigentliche Narbengewebe liefert; dieses kann die neugebildeten Muskelelemente schließlich völlig erdrücken. Freilich fehlt nie eine Zone innerhalb
der Narbe, und zwar in den beiden den Muskelenden zunächst liegenden Teilen,

in welche neue Muskelfasern vordringen. Sie liegen wirr durcheinander, ohne bestimmte Ordnung und gehen später wieder atrophisch zugrunde in dem Maße, wie das junge Granulationsgewebe sich zu faserigem Bindegewebe umwandelt. — Nur bei geringem Abstande der beiden Muskelenden — LORENZ gibt als Grenze $^1/_2$ cm an — können sich die gegeneinander auswachsenden Muskelfasern erreichen und so eine völlige Wiederherstellung des Muskels erzielen.

Etwas besondere Verhältnisse ergeben sich, wenn zu der mechanischen Verletzung noch eine Schädigung durch gleichzeitig einwirkende Hitze oder chemisch-toxische Noxen hinzutritt. Namentlich bei Nahschüssen kann die dem Geschoß innewohnende Wärme Verbrennungen setzen, die sich in größerer

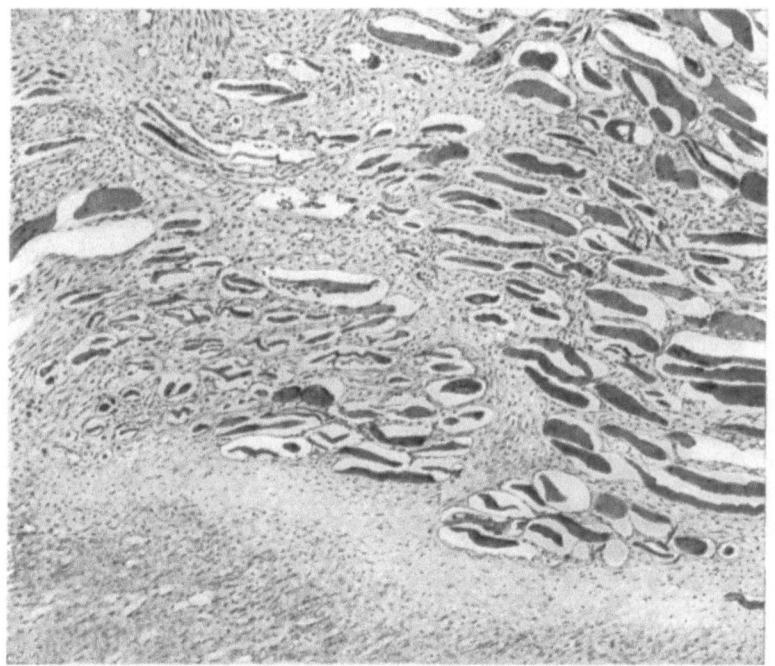

Abb. 22. Rand einer Muskelnarbe nach Ruptur. Zeiß Apochrom. 16 mm, Ok. 5×. Tubus 200 mm.

Ausdehnung der Nekrose zu erkennen geben. MAGNUS weist auf die Möglichkeit der Entwicklung von Wasserdampf in der Wunde bei diesen Verhältnissen hin und erklärt so die Sprengwirkung, die hier beobachtet wird. Stärkere Verbrennungen dritten Grades werden durch Geschosse aus Leuchtpistolen verursacht. Die Leuchtmasse, welche selbst genügend Sauerstoff enthält, erlischt nicht und „saugt sich an der Unterlage fest" (KESSLER). Die Wunde ist dann mit schmierigen, grauen Massen belegt, und der Muskel sieht trocken und trübe, wie gekocht aus. (Näheres bei KESSLER, THERSTAPPEN, GOEBEL, ZUR VERTH und SCHEELE, HEDDAEUS, zitiert nach SCHMINCKE.)

Chemische Wirkungen kommen bei Schußverletzungen einmal durch das Blei vor, das bei Steckschüssen langsam gelöst wird (LEWIN), und von seiten der anliegenden Gewebe die Ausschwitzung einer trüben, leukozytenhaltigen Flüssigkeit veranlaßt. Sonst aber ergeben sich hierbei am Muskel selbst keine besonderen Befunde. Wichtig ist aber, daß eine allgemeintoxische Bleischädigung zustande kommen kann (SCHLESINGER, NEISSER). — Von SCHMINCKE wird ferner die Möglichkeit erwähnt, daß Reste der Verbrennungsgase oder Granatsplittern anhaftende Füllmasse chemische Schädigungen in den Muskelschußwunden setzen. Sie sollen in frischen Fällen als weißliche Ätzschorfe an den Wundrändern in Erscheinung treten, sofern nicht etwa ein hoher Kohlenoxydgehalt der Verbrennungsgase eine auffallende Hellrotfärbung bedingt.

2. Ganz ähnlich wie bei den Wunden liegen die Verhältnisse bei Muskelquetschungen, sei es als eigentliche Quetschwunde, sei es bei unversehrter Haut. Pielsticker hat den Befund am 10. Tage nach einer Muskelkontusion näher beschrieben. Bekannt ist, daß die in großer Ausdehnung zertrümmerten und nekrotischen Muskeln einen günstigen Boden für das Haften von Spaltpilzen abgeben. Die Folgen der Infektion müssen beim Abschnitte Entzündung behandelt werden. —

3. Unter den Muskelrupturen, die bei unversehrter Bedeckung entstehen, pflegt man die totalen, partiellen und fibrillären zu unterscheiden. Die letzteren sind wohl recht häufig, entziehen sich indessen gewöhnlich der pathologischanatomischen Beobachtung, wenigstens sofern wir die Zerreissungen vorher gesunder Muskeln im Auge haben. Hervorgerufen durch größere, namentlich ungewohnte Anstrengungen, verraten sie sich am Lebenden bei oberflächlichem Sitz gelegentlich durch kleine Blutaustritte, die durch Faszie und Haut durchschimmern und rasch wieder verschwinden. Möglicherweise bilden sie eine Grundlage für den sog. Muskelkater oder mehr örtliche Muskelschmerzen wie etwa die traumatische Lumbago. Solche geringfügige Verletzungen heilen gewöhnlich ohne Hinterlassung einer Narbe glatt aus, doch ist natürlich eine Grenze gegen narbenbildende Zerstörungen schwer zu ziehen. Die Tatsache, daß die sog. Desmoide der Bauchdecken sich ganz vorzugsweise bei Frauen entwickeln, die Geburten durchgemacht haben, läßt die Vermutung zu, daß diese Geschwülste als eine Art überschüssige Narbenbildung gedeutet werden dürfen, veranlaßt durch kleine Muskelrisse unter der Geburt (s. bei Geschwülsten).

Besser bekannt sind die größeren, partiellen und totalen Rupturen, die entweder durch direkte äußere Einwirkung stumpfer Gewalt oder aber indirekt durch zwangsmäßige hochgradige Zusammenziehungen zustandekommen, namentlich durch besonders plötzliche Bewegungen, wie sie etwa zur Abwehr drohender Gefahr ausgeführt werden. Gerade in diesem Falle scheint oft die inkoordinierte Innervation, die auch die Antagonisten zur Zusammenziehung bringt, von besonderer Bedeutung zu sein. Pagenstecher weist hierauf hin, indem er das Beispiel eines Athleten anführt, der ein herabfallendes Bierglas auffangen wollte und hierbei einen partiellen Riß des M. biceps brachii erlitt. Tartière sowie Charvot und Couillot erwähnen die Rupturen bei Kavallerierekruten, die teils am Rectus abd., teils an den Oberschenkelmuskeln saßen. Männer sind bei weiten häufiger betroffen als Frauen; mit dem Alter scheint die Neigung zu Muskelzerreißungen zuzunehmen. Sofern nicht eigentliche Sehnenrisse vorliegen, sitzt die Zerreißung entweder am Sehnenansatz oder im Muskelbauch. Interessant ist die Angabe von Rosenburg, daß Nässe und Kälte die Entstehung von Muskelrissen begünstigen sollen (Wintersport!).

Zunächst entsteht bei totalen Durchreißungen eine tiefe Delle im Verlauf des Muskels, die bei partiellen Rupturen nur angedeutet zu sein braucht. Sie wird bald ausgefüllt durch einen oft fluktuierenden Bluterguß (Muskelhämatom). Soweit diese Hämatome nicht durch einen Eingriff entleert werden, erfahren sie Umwandlungen, die von Cornil genauer untersucht worden sind. In allen Fällen erfolgt zunächst, ausgehend vom Gefäßbindegewebe der Nachbarschaft eine Organisation des ergossenen Blutes, die bald vollständig, bald unvollständig ist. Im ersteren Falle führt sie zur Bildung eines bindegewebigen

Knotens, der Blutpigment einschließt und im Laufe der Zeit zu einer narbigen Platte oder einem Knoten schrumpft. Hierzu kommt in nicht ganz seltenen Fällen Kalkablagerung in das narbige Gewebe. Im Falle unvollständiger Organisation des Hämatomes wird nur dessen oberflächliche Schicht in Bindegewebe umgewandelt, das schalenartig einen flüssigen Kern umschließt. Der Inhalt ist zunächst blutig und wird allmählich braun, gelb und schließlich serös, nur die Wand verrät durch Braunfärbung die Herkunft dieser „Muskelzyste". Die Wand ist derb, weißlich und nach außen wenig scharf begrenzt, indem sie sich durch feine Ausläufer mit dem benachbarten Bindegewebe verbindet.

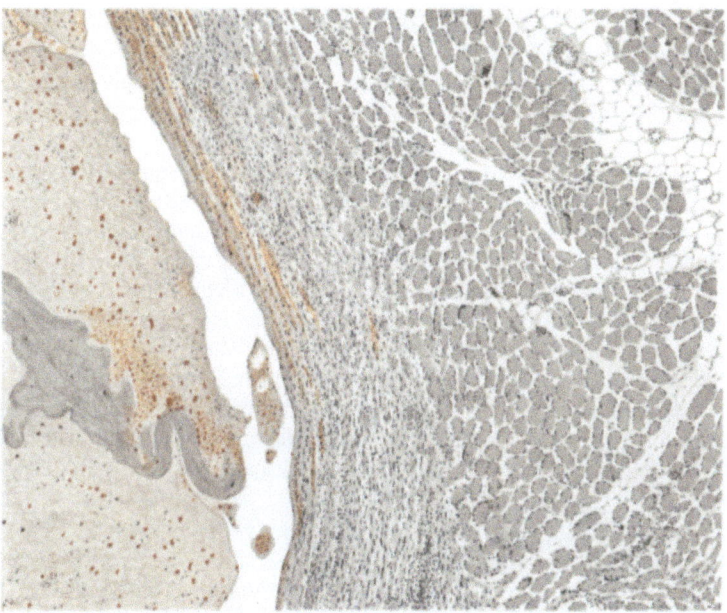

Abb. 23. Abgekapselte Muskelblutung. Zeiß Obj. 16 mm. Komp.-Ok. 4. Präparat ASKANAZY.

Zwischen diesen Zügen liegen die noch verhältnismäßig gut erhaltenen Enden der durchtrennten Muskelfasern, an denen immerhin Zeichen geringer Atrophie festzustellen sind. Stärker ist letztere an den spärlichen Fasern ausgeprägt, die mit in die Kapsel des Hämatoms einbezogen sind. — Die Frage, warum in einigen Fällen vollkommene, in anderen nur unvollkommene Organisation des Blutergusses stattfindet, wird von CORNIL dahin beantwortet, daß nur die geronnenen Teile organisiert werden können; bleibt also die Gerinnung in den inneren Teilen aus, so kann auch nur eine oberflächliche Kapselbildung stattfinden. — Damit ist allerdings nur eine neue Frage aufgeworfen.

Bei Muskelzerreißungen durch äußere Gewalt bleibt nun die Blutung und die Nekrose des Muskels häufig nicht auf die unmittelbare Umgebung der getroffenen Stelle beschränkt. Namentlich die Kriegserfahrungen (SCHMINCKE, SAND) haben gezeigt, daß auch in einiger Entfernung von der Rißstelle fleck- oder streifenförmige Blutungen im Muskel auftreten können, ebenso nekrotische Fasern und Bündel. Diese Erscheinung ist nach SCHMINCKE teils auf die Fortleitung der Stoßwelle zurückzuführen, teils auf Schädigung der Gefäßnerven und dadurch bewirkte Gefäßlähmung mit nachfolgender Stase und Diapedese.

4. Hierauf ist die Aufmerksamkeit besonders durch die Befunde bei Verschüttung gelenkt worden, FRANKENTHAL hat solche zuerst gezeigt, ORTH, BORST, SCHMINCKE, KÜTTNER, WIETING, SAND haben weitere Beobachtungen mitgeteilt. Bei den Verschütteten erwies sich die Muskulatur oft in großer Ausdehnung als schmerzhaft geschwollen, bei der nachfolgenden Sektion fand man weite Gebiete an den Gliedmaßen oder auch am Stamm in Nekrose, grauweißlich, trüb, brüchig, mit auffallend hervortretender Faserung, häufig auch von blutigroten Flecken und Streifen durchsetzt. Unter dem Mikroskop sah man die verschiedenen Erscheinungen der Entartung bis zum völligen Gewebstod und größere oder kleinere Blutaustritte. — Der naheliegende Gedanke, daß ursächlich Gefäßverschluß angeschuldigt werden solle, mußte fallen gelassen werden, als die genauere Untersuchung weder Thrombose noch sonstige faßbare Veränderungen an den Gefäßen nachweisen konnte. Die große Ausdehnung der Entartung, oft weit über das Gebiet der direkt mechanisch geschädigten Stellen hinaus, nicht selten unter vollkommen intakter Haut, ferner die gelegentliche auffällig symmetrische Verteilung (BORST, SCHMINCKE) ließen erkennen, daß die direkte Gewalteinwirkung nicht der eigentliche ursächliche Faktor sein könne. So kam man zu der heute wohl allgemein geteilten Anschauung, daß vasomotorische Störungen infolge heftiger Reizung der Gefäßnerven Kreislaufstörungen setzen, die auf den Muskel zurückwirken, und gleichzeitig auch die Blutungen veranlassen. Auf diese Weise erklärt sich wohl auch der von SAND mitgeteilte Befund von hochgradigem, fortschreitendem Ödem bei Nekrose der Muskeln. Ähnlich kann auch eine einfache Kontusion schließlich einmal zum Bilde der ischämischen Kontraktur führen (EICHHOFF). Bezüglich der Blutungen meint BORST, daß sie wohl zum kleineren Teil auch durch Gefäßzerreißungen bei Zusammenziehung der geschädigten Muskeln entstanden. Die Ausheilung von Verschüttungsnekrosen hat WIETING beobachtet; es entstehen dabei große Narben.

5. Als recht häufige Befunde können die Zerreißungen zuvor entarteter Muskeln bezeichnet werden, sofern man wenigstens unter diesen Begriff auch die kleinen nur wenig Fasern betreffenden Risse versteht. Freilich handelt es sich in der überwiegenden Mehrzahl aller Fälle um mehr zufällige Sektionsbefunde, denen an sich keine große Bedeutung zukommt. Zweifellos heilen viele davon spurlos aus, und nur die verhältnismäßig seltenen größeren Zerreißungen geben sich schon während des Lebens zu erkennen durch plötzlich auftretenden Schmerz und eine durch den Bluterguß bedingte weiche Anschwellung. Hat man Gelegenheit, solche Fälle anatomisch zu untersuchen, so findet man ein je nach dem Alter flüssiges oder teilweise geronnenes, gelegentlich schon in beginnender Organisation begriffenes Hämatom, in dessen weiterer Umgebung die trübe, zerreißliche Muskulatur von streifenförmigen Blutungen durchsetzt ist. Bei kleinen Rissen erkennt man nur letztere und erst die mikroskopische Untersuchung zeigt die eingerissenen und zurückgeschnurrten Fasern.

Diese Art von Rupturen findet man vor allem bei akuten Infektionskrankheiten, unter ihnen am häufigsten beim Typhus abdominalis. Weiter sind zu erwähnen: Grippe (DUJARDIN-BEAUMETZ, KUSZYNSKI und WOLFF, eigene Beobachtung) schwere Malaria (CRUVEILHIER, POPOFF), Pocken, Scharlach, Kindsbettfieber (DURANTE), Fleckfieber (EBERS), akute Miliartuberkulose (DURANTE, ZENKER), Tetanus (HASSE, DEMME), infektiöser Ikterus (PICK) und vereinzelt bei anderen schweren Infektionen. Von VIRCHOW wurden beobachtet bei Delirium tremens am M. biceps brachii, von SCHÜLE bei Paralyse und Hirnsklerose. — Der häufigste Sitz dieser Zerreißungen ist der M. rectus abd., dann in absteigender Häufigkeit die Adduktoren, der Psoas, Pektoralis, Biceps brachii usw.

6. Die Muskelhernien sind Gegenstand eingehender pathologisch-anatomischer Untersuchung nicht geworden. Zu ihrer Begriffsbestimmung gehört, außer einer Zusammenhangstrennung der Muskelscheide, das Hindurchtreten von Muskelmasse durch die Lücke. Dies geschieht meist in Gestalt einer rundlichen, geschwulstähnlichen Vorwölbung. Ob dabei die vorquellende Muskelmasse selbst unversehrt oder ob Veränderungen als Blutungen, kleine Zerreißungen usw. daran nachweisbar sind, das wird in erster Linie von der besonderen Art der ursächlichen Schädigung abhängen. Diese ist in allen Fällen ein Trauma. Folgende Möglichkeiten sind dabei mit LORENZ zu unterscheiden: 1. Schnitt-, Stich- oder Quetschwunde unter gleichzeitiger Kontinuitätstrennung der Weichteile. Hierbei können oberflächliche Muskellagen mit betroffen sein. 2. Schlag oder Stoß auf den Muskel ohne Wunde, wobei die Faszie platzt (erste Beobachtung von GIES). 3. Durch plötzliche stärkste Muskelzusammenziehungen wird die Muskelscheide gesprengt (sog. spontaner Muskelbruch). Diese anfänglich bezweifelte Möglichkeit ist von JANNI durch Messungen des Druckes zwischen dem Muskel und seiner Scheide verständlich gemacht worden; zahlreiche genaue klinische Beobachtungen haben ihr Vorkommen seither bestätigt (s. bei CHOUX, FÉRÉ, MAYDL). Bevorzugt sind jene Muskeln, die plötzlichen heftigen Kontraktionen am meisten ausgesetzt sind, so der Biceps brachii und die Oberschenkeladduktoren bei Reitern (CHOUX, LEXER). Weiter ist die Entstehung eines Muskelbruches an gewisse anatomische Bedingungen geknüpft. Die Muskelfasern dürfen nicht an der Muskelscheide anhaften, sonst ist ihr Durchtreten durch deren Defekt nicht möglich; dies trifft bei allen langen Muskeln zu (QUINARD). Eine anatomische Veranlagung ist weiter gegeben durch dürftige Ausbildung der Muskelhüllen. Nach NIMIER bestehen hierin individuelle Unterschiede. Allgemein gilt, daß sie an den dünnsten Stellen am leichtesten einreißen; dies ist indessen naturgemäß nur für die sog. spontanen Muskelhernien von Bedeutung. — Die gelegentlich zu beobachtende langsame Entstehung von Gebilden, die den Muskelhernien im übrigen gleichzusetzen sind, wird von CHOUX und von NIMIER darauf zurückgeführt, daß ohne eigentliche greifbare Verletzung verdünnte Stellen der Scheiden einer allmählichen Dehnung unterliegen.

Die mikroskopischen Verhältnisse bedürfen einer besonderen Besprechung nicht.

7. Eine kurze Sonderbetrachtung verdienen die Verletzungen des Zwerchfelles, die freilich weniger vom Standpunkte der pathologischen Anatomie des Muskels Interesse beanspruchen als wegen der Folgen, die sie nach sich ziehen. In seltenen Fällen trifft man indirekte Zwerchfellrupturen infolge Einwirkung heftiger, stumpfer Gewalt, wobei die äußeren Weichteile unversehrt bleiben können (etwa bei Fliegerabsturz, GRUBER). Hierbei handelt es sich vorzugsweise um Risse in der Längsrichtung des Faserverlaufes. Durch den schmalen Riß kommt es selten zum Vorfall von Baucheingeweiden in die Brusthöhle, es sei denn, daß etwa starke Druckerhöhung im Bauch hinzutritt. — Häufiger sind die direkten Verletzungen durch Schuß, Stich und dgl., wobei ein- oder zweifache Wunden gesetzt werden können, je nach der Verlaufsrichtung des Wundkanales. Gewissermaßen einen Grenzfall stellen die Streif- und Rinnenschüsse dar, die Pleura und Muskelplatte durchtrennen, nicht aber das Bauchfell. Hierbei kann es dann zur Bildung echter Hernien mit Einlagerung von Baucheingeweiden kommen, wie das OBERNDORFER beschrieben hat. — Die Gestaltung der durchbohrenden Verletzungen hängt ab von Größe, Art, Beschleunigung des verletzenden Gegenstandes sowie ganz besonders von der Richtung, in der das Zwerchfell von ihm durchtrennt wird und die ihrerseits teilweise mitbedingt sind durch die Stellung des Zwerchfelles im Augenblicke

der Verletzung. Schräges Auftreffen setzt bei sonst gleichen Verhältnissen
größere Wunden als senkrechtes (Wieting). Das Verhalten der Wunde selbst
ist sonst prinzipiell nicht von dem anderer Muskelwunden verschieden, nur
daß zwischen den Muskelenden sich ein Bluterguß nicht ansammeln wird.
Vollkommene, spontane narbige Ausheilung kleiner Verletzungen wird gelegentlich beobachtet. Schmincke bemerkt dazu, daß die Narbe durch die funktionelle Beanspruchung späterhin gedehnt und hernienartig gegen die Brusthöhle
zu vorgestülpt werden kann. In anderen Fällen bleibt die Narbenbildung unvollständig und führt nur zur Bildung eines bindegewebigen Ringes, der den dauernden Defekt umgibt. Die Gefahr des Übertretens von Bauchinhalt in die Brusthöhle ist zwar im nahen zeitlichen Anschluß an die Verletzung am größten,
bleibt aber bei solch unvollständiger Heilung dauernd bestehen. Die eigentlich.
Einklemmung der vorgefallenen Teile braucht erst nach längerer Zeit, Monaten
oder Jahren (Rochs) zu erfolgen, wenn die narbige Schrumpfung zu einer Einengung der ursprünglichen Wunde führt.

Aus anatomischen Gründen erklärt sich die Tatsache, daß Verlagerungen
von Baucheingeweiden viel leichter bei linksseitigen Verletzungen beobachtet
werden als auf der rechten Seite, wo die Leber die Wunde verdeckt. Wieting
schreibt, daß zuerst fast regelmäßig das große Netz vorfalle, um dann als „Leit-
band" die anderen Organe nach sich zu ziehen. Alle Möglichkeiten anzuführen
und ihre Folgen aufzuzählen, gehört nicht an diese Stelle.

8. Veränderungen der Muskeln durch Dehnung, soweit sie wenigstens nicht unter den Begriff des Muskelrisses fallen, kommen zur Beobachtung,
wenn die dehnende Kraft senkrecht zum Verlauf der Fasern angreift. Das
physiologische Beispiel hierfür liefern uus die vorderen Bauchwandmuskeln
schwangerer Frauen. Sie sind von Durante schon vor längerer Zeit untersucht worden, namentlich solche aus den etzten Monaten der Schwangerschaft.
Er beschreibt dabei das häufige Vorkommen von Längsteilungen der Muskelfasern. Solange diese noch nicht zur vollkommenen Trennung der Einzelteile
gediehen ist, führt sie an Längsschnitten zu Y-, N- oder M-förmigen Figuren.
Das Endergebnis ist eine numerische Hypertrophie, die man mit Rücksicht
auf die gesteigerte Leistung als eine funktionelle werten darf. Ich habe an
einem Stück, das bei Gelegenheit einer Laparatomie bei einer Schwangeren
im 6. Monat aus dem Rektus entnommen wurde, ganz vereinzelte sichere Längsteilungen ebenfalls gesehen. Daneben besteht aber auch eine Dickenzunahme
der einzelnen Fasern. Wischnewsky bestreitet allerdings das Vorkommen
zahlenmäßiger Zunahme der Muskelfasern und führt die Hypertrophie ausschließlich auf ihren Dickenzuwachs zurück.

Ganz neuerdings sind nun die Befunde an den Bauchmuskeln Schwangerer
durch Untersuchungen von Strauss (unter Rössle) bereichert worden. Auch
er hat in zwei von zwölf Fällen Längsteilung von Fasern beobachtet, betont
dabei aber mit Recht, wie außerordentlich schwierig eine sichere Beurteilung
der Hypertrophie ist, die er weiter gar nicht in Betracht gezogen hat. Seine
übrigen Befunde faßt er zusammen in ein „Nebeneinander von sarkolytischen
Vorgängen (Verlust der Querstreifung, Zerfall in Scheiben oder Schollen, seitliche Einrisse, zentrale Lockerung, und Abbau der kontraktilen Substanz in
Zellschläuchen, die bald kernarm, bald kernreich sind) und darauf folgender
Reaktion (Aufbau neuer Fasern durch Myoblasten)". Dazu kamen in zwei,
durch besondere Verhältnisse (Zwillinge bzw. Sarkom) komplizierten Fällen
noch kleine Zerreißungen. Überhaupt muß bemerkt werden, daß in den meisten
Fällen von Strauss besondere Umstände, wie namentlich Infektionen, mit-
spielten, wodurch die Deutung seiner Befunde etwas erschwert wird. So glaubt
er selbst, daß die sarkolytischen Prozesse nicht durch die Dehnung allein bedingt

seien. Hingegen führt er auf solche die Kernwucherungen zurück, die er teils im Faserverlauf, besonders ausgeprägt aber endständig, am Sehnenansatz, in der sog. „Zuwachszone" HEIDENHAINs vorfand. Er deutet den ganzen Prozeß als einen physiologischen Umbau. Seine hormonale Bedingtheit lehnt er ab unter Hinweis darauf, daß die Veränderungen im 5.—6. Schwangerschaftsmonat noch nicht nachweisbar sind.

Einige der Beobachtungen von STRAUSS führen uns schon in das Gebiet der pathologischen Dehnung, die wir in reiner Form namentlich bei hochgradigem Aszites, bei Geschwülsten oder ähnlichen Verhältnissen sehen. SCHAEFFER sowie DURANTE geben genauere Beschreibungen der Muskelveränderungen in der Nachbarschaft abgekapselter Geschwülste. Sie lassen sich zusammenfassen in einer von innen nach außen abnehmenden Atrophie, die bis zum völligen Untergang der Muskelfasern gehen kann. Den von DURANTE noch besonders hervorgehobenen Schwund des Sarkolemm mit nachfolgender Verschmelzung benachbarter Fasern habe ich nie gesehen. — In den durch Bauchwassersucht prall gespannten Bauchdecken ist die Atrophie mehr gleichmäßig über die ganze Dicke des Muskels ausgedehnt; sie kann sehr weit gehen. — Daß endlich eine plötzlich eintretende und sehr hochgradige Dehnung durch Behinderung des Blutkreislaufes im Muskel diesen teilweise zum Absterben bringt, wurde schon früher gezeigt (Abschnitt Kreislaufstörungen).

9. Unter den durch Traumen verursachten Muskelerkrankungen muß auch die umschriebene Knochenbildung im Muskel erwähnt werden (Syn.: Myositis ossificans circumscripta traumatica, traumatisches Muskelosteom, Myopathia osteoplastica). — Nachdem VIRCHOW ursprünglich alle Knochenbildungen im Muskel unter den Begriff der Osteome eingereiht hatte, erwies es sich bei näherer Kenntnis der hierher gehörigen Krankheitsbilder als notwendig, Unterscheidungen zu treffen, und heute ist es wohl allgemein üblich, die umschriebenen Muskelverknöcherungen von den fortschreitenden zu trennen. Die letzteren stellen eine besondere nosologische Gruppe dar, deren Wesen und Ursache freilich noch wenig geklärt sind. Die umschriebene Knochenbildung im Muskel dagegen läßt sich in der großen Mehrzahl der Fälle auf eine traumatische Schädigung der betreffenden Stelle zurückführen, wenn schon KÜTTNER beim Versuch, eine ursächliche Einteilung des ganzen Gebietes zu geben, außer der traumatischen eine neurotische Form und noch eine dritte Gruppe aufstellen mußte, für die weder der traumatische, noch der neurotische Ursprung nachweisbar ist, und die, der Ausbreitung der Knochenbildung nach, auch zu den umschriebenen Verknöcherungen zu rechnen ist. Auch mag darauf hingewiesen werden, daß in manchen Fällen von fortschreitender Myositis ossificans einem Trauma die auslösende Rolle zukam.

Zwei Arten traumatischer Einwirkungen können zur Entstehung von Knochen im Muskel führen; das einmalige, mehr weniger heftige Muskeltrauma wie Schlag, Stoß, Hieb, Stich, Schnitt , Schuß usw. oder auch die Zerreißung infolge heftiger Zusammenziehung, dann Knochenbrüche und Luxationen; und zweitens die wiederholten, an sich wenig bedeutenden, mechanischen Schädigungen. Die letztere Art namentlich ist verhältnismäßig häufig und frühzeitig beobachtet worden und hat besonders in den militärärztlichen Schriften vielfach Berücksichtigung erfahren: Exerzierknochen (KUHN) in den Arm- und Schultermuskeln, bedingt durch das Anschlagen des Gewehres beim Griffeüben; Reiterknochen (MASCAREL, BILLROTH), besonders in den Oberschenkeladduktoren bei den Rekruten berittener Truppen. Hierher gehören auch die bei gewissen Berufen beobachteten Muskelknochen, die Ossa praepubica der Schuhmacher und Sattler (nach VIRCHOW u. W. GRUBER in den obersten Teilen der Oberschenkelmuskulatur, nach G. B. GRUBER im untersten Abschnitt des Rectus

abd.) bedingt durch das Einstemmen des Handwerkzeuges und seine Erschütterungen; die Knochen an der Vorderfläche der Oberschenkel der Bierführer,
die an dieser Stelle die Fässer aufstützen usw. — Reiterknochen können aber
auch entstehen, wenn plötzliche Abwehrbewegungen zur Verhinderung von
Stürzen, Zerreißungen der Adduktoren verursachen (KNAAK). Sehr häufig
wird ein Hufschlag als Ursache angegeben, namentlich auf den Quadriceps
fem. Die „Bajonettierknochen" sitzen besonders gerne im Deltoides. In vereinzelten Fällen gab ein in den Muskel eingedrungener Fremdkörper den Anstoß
zur Knochenbildung (BENDEN, SCHWARTZ). — Ganz allgemein ist die Häufigkeit bestimmter Lokalisationen zweifellos in erster Linie dadurch bedingt,

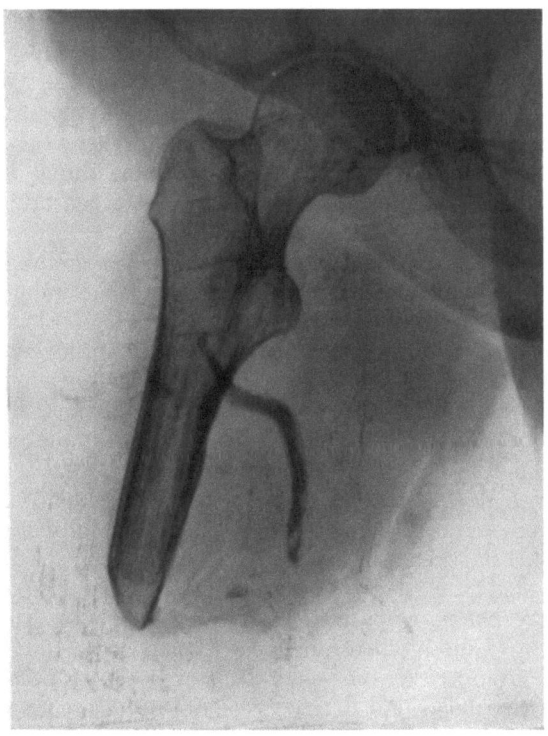

Abb. 24. Umschriebene, spangenförmige Muskelverknöcherung in den Adduktoren nach Trauma.
Röntgenogramm SCHINZ.

daß diese Muskeln besonders leicht durch äußere Schädigungen betroffen werden.
Ob nicht auch eine besondere Disposition bestimmter Muskeln mitspielt, bleibe
dahin gestellt; auffällig ist jedenfalls, daß Verknöcherung der Handmuskeln
nie erwähnt werden. Ein ähnliches Freibleiben gewisser Muskeln wird übrigens
auch bei der progressiven Myositis ossificans vermerkt (DURANTE). — Unter
den Luxationen ist es namentlich die Lux. cubiti post., die, wenigstens wenn sie
reponiert wird, nach MACHOL in der Regel von einer Verknöcherung der Muskulatur der Ellenbeuge gefolgt wird, während nicht reponierte Fälle den Prozeß
nie zeigen sollen. Bei anderen Luxationen ist sie selten. (Kasuistik und Literatur über Lokalisation der umschriebenen, traumatischen Muskelverknöcherung bei BUSSE u. BLECHER, SUDECK, BERNDT, DÜMS, WOLTER, RAMMSTEDT,
KÜTTNER, MACHOL, STRAUSS, sowie namentlich bei G. B. GRUBER (1 u. 5),

Lorenz, Durante, v. Dittrich, Schmincke). — Übereinstimmend hervorgehoben wird die Bevorzugung der jüngeren Altersklassen und des männlichen Geschlechts.

Ob die Ursache ein einmaliges oder aber ein chronisches Trauma war, — für die weitere Betrachtung liegt der Unterschied mehr im Klinischen als im Anatomischen des Krankheitsbildes. Sofern man aus dem anatomischen Befund Aufschluß über die Entstehung der Veränderung zu erhalten wünscht, wird man namentlich die Fälle mit sicher festgestelltem Beginn heranziehen. Hierbei ist es wichtig zu wissen, daß 2—3 Wochen nach der einleitenden Schädigung eine Knochenbildung im Muskel klinisch, röntgenologisch und anatomisch nachweisbar zu sein pflegt (Durante, Lorenz, Gruber, v. Dittrich). Die Verhärtung im Muskel entwickelt sich also ziemlich rasch aus der anfänglichen schmerzhaften Schwellung der geschädigten Stelle; nach heftigen Schädigungen allgemein schneller als nach geringen (Busse und Blecher). Zuhber v. Okrog konnte mikroskopisch schon nach 8 Tagen Knochen nachweisen. Wenn gelegentlich die Knochenbildung unbemerkt bleibt, so stehen auf der anderen Seite die Fälle mit deutlicher Bewegungshemmung, die besonders ausgesprochen ist, wenn der Muskelknochen mit dem Skelett zusammenhängt. Hierbei kann die Verbindung eine knöcherne sein — und das sind die Fälle, wo die Unterscheidung zwischen eigentlicher Muskelverknöcherung und Exostose, wuchernder Knochennarbe oder dergl. nicht immer leicht zu treffen ist — oder es

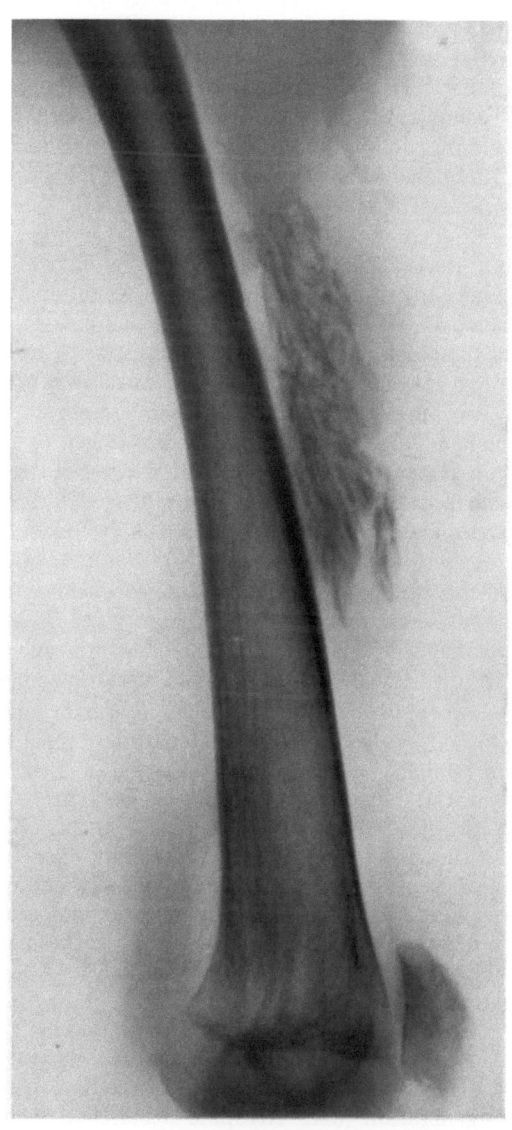

Abb. 25. Umschriebene, traumatische Verknöcherung der Oberschenkelstrecker. Zahlreiche kleine, untereinander zum Teil noch getrennte Knochenstücke. Röntgenogramm Schinz.

tritt der häufigere Fall einer fibrösen, gewöhnlich durch straffes, sehnenartiges Gewebe bewerkstelligten Verbindung auf. Andere Male sind Beziehungen zum Skelett nicht nachweisbar, und der neugebildete Knochen liegt gänzlich in Muskelmassen eingebettet. Sein Umfang ist außerordentlich wechselnd; von kleinsten, auf der Röntgenplatte eben einen Schatten gebenden Stückchen bis zu geschwulstähnlichen, hühnerei- bis faustgroßen oder noch beträchtlicheren Gebilden (KONETSCHKE, LUDEWIG). Die letzteren lassen bei längerem Bestand gelegentlich eine kompakte Rindenschicht von einer mehr spongiösen, zentral gelegenen Masse unterscheiden. Auch die Form wird im einzelnen Falle sehr verschieden angegeben; außer kugeligen oder eiförmigen Stücken werden flache, manchmal schalenförmig um eine Blutungszyste gelegene, spangen- oder brücken-artige, stift- oder kegelförmige und bizarr verzweigte Gebilde beschrieben. Hin und wieder wurden mehrere, von einander getrennte Knochenstücke beobachtet (BUSSE u. BLECHER). Anscheinend beginnt jedenfalls gelegentlich die Knochen-bildung an mehreren Punkten, deren Zusammenfließen man bei wiederholter Durchleuchtung verfolgen kann. Wichtig ist indessen, daß der Bereich der einstigen Muskelschädigung bei diesem Wachstum nie überschritten wird.

Gegen die umgebende Muskulatur wird der Knochen in der Regel durch ein derbes, periostartiges Bindegewebe abgegrenzt, wie auch zwischen die Knochenspangen bindegewebige Züge einstrahlen. Vereinzelt wird indessen bemerkt, daß die spongiöse Knochenmasse „sich nach allen Seiten unmittelbar in die Muskulatur fortsetzt" (BREMIG). Gewöhnlich ist auch das kapselähnliche Bindegewebe durch zahlreiche Ausläufer in der umgebenden Muskulatur und etwa am benachbarten Periost verankert. Häufig erkennt man schon mit bloßem Auge frische oder alte Blutungen bzw. deren Spuren, manchmal in Form von Hämatomen in wechselnden Graden der Rückbildung, an die der Knochen sich schalenartig anlegt. Sehr ausgedehnte frische Blutungen fanden sich im 1. Fall von BUSSE und BLECHER bei einem Bluter. Es ist auch die Ansicht geäußert worden (GRUBER (5), POCHHAMMER, VULPIUS), daß die Blutung als solche für die Entstehung der Verknöcherung wesentlich sei, doch kann man über diese Zusammenhänge heute wohl noch zu keiner bestimmten Vorstellung gelangen, und wird auch bedenken müssen, daß Fälle beobachtet worden sind, wo die Knochenbildung ohne vorausgegangenes Trauma auftrat (ITZEROTT).

Über den mikroskopischen Befund sind zahllose Arbeiten veröffentlicht worden; außer den schon Genannten seien, ohne eine lückenlose Liste geben zu können, noch angeführt: MIESCHER, BORCHARDT, SCHULZ, SCHMIDT, ZHUBER v. OKROG, EICHHORN, WERNER, BENELLI, GRAWITZ, BILLROTH, ZIMMERMANN, SALMAN, SCHULTZ, BERTHIER, CAHEN, KAWASHIMURA, ORLOW, CHARCOT, LEHMANN u. v. a. — Die Aufklärung über Genese und Wesen des Leidens, die man von diesen Untersuchungen erwartete, entsprach vielleicht nicht ganz der aufgewendeten Mühe, wenn wir jetzt auch über alle formalen Einzelheiten sehr zuverlässig unterrichtet sind. Insbesondere können wir uns eine ziemlich klare Vorstellung über den zeitlichen Ablauf des ganzen Knochenbildungs-prozesses im Muskel machen.

In den Fällen, wo die mikroskopische Untersuchung in kurzem zeitlichen Abstand vom einwirkenden Trauma vorgenommen werden konnte (besonders v. DITTRICH), ließ sich an den Muskelfasern das Bild der traumatisch bedingten Degeneration und Atrophie feststellen neben unzweifelhaften Neubildungs-vorgängen durch Knospung wie auch durch Muskelzellbildung. Auf Einzel-heiten hiervon brauchen wir an dieser Stelle nicht zurückzukommen. Nur sei hervorgehoben, daß Kalkniederschläge in den Muskelfasern nie beobachtet werden, worauf GRUBER (1) ausdrücklich hinweist. Es ist selbstverständlich, daß in diesem Stadium am intra- und intermuskulären Bindegewebe lebhafte Neubildungsvorgänge gefunden werden; kleinzellige Infiltration wird dabei manchmal vermißt. Dies führt hinüber zum Stadium der sog. bindegewebigen Induration, in dem die mehr und mehr hervortretende Faserbildung und Schrumpfung an den zwischenliegenden Muskelfasern ihrerseits Schwund und Entartungsvorgänge bewirkt. Immerhin finden sich Reste der Muskelfasern oder ihre Abkömmlinge (z. B. muskuläre Riesenzellen) oft noch lange Zeit innerhalb des Narbengewebes und selbst zwischen den neu gebildeten Knochenbalken. — Der Gefäßreichtum des jungen Bindegewebes ist meist beträchtlich; gelegentlich wird die Ähnlichkeit mit Schleimgewebe betont (BREMIG, SALMAN), in anderen Fällen (LEHMANN) der Übergang in Fettgewebe beschrieben.

Inmitten dieses Bindegewebes tritt nun Knochen und Knorpel auf, und zwar in engster örtlicher Beziehung zu dessen faserigen Bestandteilen. Hierbei scheinen die mikroskopischen Bilder den Schluß zuzulassen, daß der Knochen, als Endprodukt, teils durch direkte Umwandlung aus dem Bindegewebe entsteht, teils auf dem Umwege über Knorpel gebildet wird. Tatsächlich kann man sehen, wie kollagene Fasern, die an einem Ende zart und schlank sind,

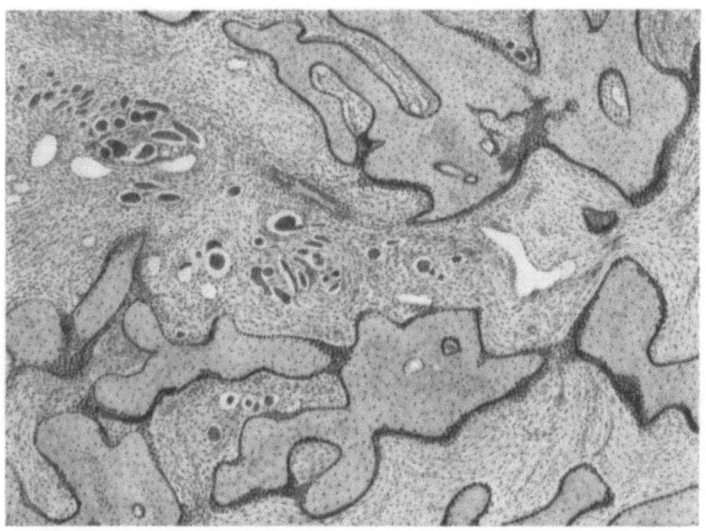

Abb. 26. Umschriebene, traumatische Muskelverknöcherung. Fall 3 von BUSSE und BLECHER. Osteoblastische Knochenbildung. Zeiß Apochrom. 16 mm. Ok. 5×.

auf der anderen Seite allmählich breiter werden und näher zusammenrücken, die Zellen zwischen sich einschließend, bis diese endlich in kleinen zackigen Höhlen inmitten einer nahezu homogenen Masse liegen. Die Übereinstimmung mit Knochengewebe ist dann vollkommen, wenn die homogene Grundsubstanz sich mit Kalksalzen beladen hat (gute Mikrophotogramme namentlich bei GRUBER (1), v. DITTRICH, Zeichnungen bei LORENZ, BUSSE und BLECHER u. a.). Andererseits lassen sich (formale) Übergänge vom faserigen Bindegewebe zu Faserknorpel und von da zu hyalinem Knorpel auffinden, indem zwischen den breiter werdenden Fasern zunächst Kapselzellen auftreten und die Grundsubstanz homogen und schließlich hyalin wird, unter allmählichem Verlust der Faserstrukturen. An diesen hyalinen Knorpel schließt sich dann häufig Knochenbildung an, meist so, daß die Knorpelinseln außen von Knochen umgeben werden, in dessen zentralen Abschnitten sie sich lange Zeit noch nachweisen lassen. Im allgemeinen gilt dabei, daß, je früher untersucht, um so reichlicher Knorpel gefunden wird, während in späteren Stadien der Knochen vorherrscht.

Während die bisher beschriebenen Bilder als fibro- bzw. chondrometaplastische Knochenbildung gedeutet werden, kommt sicher auch noch auf osteoplastischem Wege Knochenbildung zustande. Bilder von osteoiden Säumen

um verkalkte Knochenbälkchen, mit einem Osteoblastenbelag, lassen darüber
keinen Zweifel. Und endlich werden Bilder beschrieben (z. B. v. Dittrich),
die durchaus der endochondralen Ossifikation der Skelettknochen entsprechen.

Zwischen den auf die ein oder andere Weise gebildeten Knochenbälkchen
tritt dann allmählich eigentliches Knochenmark auf, das bald faserig, bald
fettreich, gelegentlich auch gallertig ist, während eigentliche Knochenmarks-
elemente nur selten beobachtet werden. Es sei denn, man rechne hierzu große,
vielkernige Riesenzellen mit dunklem Protoplasma, die man in kleinen Buchten
an der Oberfläche der Knochenbälkchen antrifft, und die den Osteoklasten
des Skelettknochens gleichzusetzen sind. Ihre Gegenwart macht es verständlich,
daß nicht so ganz selten völliger spontaner Schwund des einmal gebildeten
Knochens beobachtet wird (z. B. Vollrath). — Daneben kann man aber auch
Zeichen von Eigenleben des Knochens bemerken, indem lamelläre Schichtung
und — seltener — die Ausbildung primärer und sekundärer Haversscher Systeme
beobachtet wird (Gruber).

Eine alte Streitfrage, die an die umschriebene, traumatische Muskelverknöcherung anknüpft, ist die, ob der dabei entstehende Knochen periostalen
oder muskulären Ursprunges ist. Sie kann auf Grund histologischer Befunde
allein natürlich nicht entschieden werden, sondern klinischer und grobanato-
mischer Befund müssen dabei eben so sehr berücksichtigt werden wie die Ergebnisse von Tierversuchen. — An eine Herkunft des Muskelknochens vom
Periost ließ zunächst einmal seine oft nachweisbare enge örtliche Beziehung
zu Skeletteilen denken. So sprachen Bode und Honsell geradezu von Exostosen. Man stellte sich vor, daß durch das Trauma Teile des Periostes in den
Muskel hinein verlagert worden seien (Literatur namentlich bei Gruber und
Küttner). Daß dies bei Schuß- oder anderen penetrierenden Verletzungen
denkbar ist, hat neuerdings wieder Schmincke hervorgehoben. Und wenn eine
knöcherne Verbindung mit dem Skelett nicht stets bestand, so ließ sich daraus
kein sicherer Gegenbeweis ableiten, denn es blieb der Einwand möglich, die
Verbindung habe sich später gelöst. v. Dittrichs Satz, verlagerte Periostteile
habe noch niemand gesehen, ist nicht ganz zutreffend. Zum mindesten hat
Sudeck gezeigt, daß bei Ellenbogenluxation stets Teile der Knochenhaut losgelöst werden, und ihre spätere Verlagerung durch Muskelzug usw. bleibt möglich.
Hingegen trifft dies doch nur für bestimmte Fälle zu, und Berndt sagt mit
Recht, daß bei manchem anderen Verletzungsmechanismus ein Abriß des Periostes
aus physikalischen Gründen undenkbar ist. Man wird dabei besonders an die
Rupturen im Muskelbauch denken, an die sich Myositis ossificans anschloß,
oder an die Knochenbildung in Laparatomienarben (Benelli, Gruber,
Askanazy, Rubesch, Lecène, Elliot u. a.). — Man hat die Anschauung von
der periostalen Genese der Muskelknochen vielfach durch Experimente zu
kräftigen gesucht (Berthier, Ollier, Pochhammer, König, Machol, Nakahara u. Dilger, Tsunoda). Unter Anwendung verschiedenartiger Techniken
wurde Periost, teils in Lappen oder Stücken, in den Muskel verlagert, und meist
sah man dann Knochen innerhalb des Muskels sich bilden, — außer etwa, wenn
man nur Schabsel der Kambiumschicht (Tsunoda) oder fein zerriebene Knochenhaut (Nakahara u. Dilger) verpflanzt. Letzteres ist bemerkenswert, denn
Takata hatte geglaubt, die Knochenbildung im Muskel bei einem Falle von
chronischer Osteomyelitis auf abgewanderte Periostzellen zurückführen zu
müssen. — Im übrigen aber beweisen alle diese Versuche nicht viel mehr, als
daß Periost Knochen zu bilden vermag, auch an abnormer Stelle. Darauf
kam es aber eigentlich nicht an. Küttner macht auch mit Recht aufmerksam
auf die Wachstumsunterschiede zwischen den Produkten des verlagerten
Periostes und der Muskelknochen; in letzterem Falle ist die Wachstumsenergie

viel bedeutender. Und wenn BERNDT nachweisen konnte, daß am Periost nach traumatischer Quetschung lebhafteste Zellwucherung beobachtet wird, so war damit für die Hauptfrage auch nicht viel gewonnen.

Wenn man sich so schwer von dem Gedanken losmachen konnte, daß bei der Muskelverknöcherung die Knochenhaut eine Hauptrolle spielen müsse, so lag das an der früher fast allgemein geteilten Anschauung, daß sie das knochenbildende Gewebe schlechthin darstelle. In diesem engen Sinne wird aber heute wohl niemand mehr die Lehre von der Spezifität der Gewebe vertreten. Und im Besonderen zeigen die sich immer mehr häufenden Befunde von Knochenbildung in den allerverschiedensten Organen (s. bes. POSCHARISSKY, ferner LUBARSCH, NISHII u. AKIMOTO u. a.), daß nicht nur das Periost (und Endost) des Skelettes als Knochenbildner wirken kann.

So muß zum mindesten die Möglichkeit anderer Entstehungsweise der Muskelknochen zugegeben werden, die Entstehung aus dem Muskel selbst, wie es von jeher zahlreiche Autoren angenommen haben (GRAWITZ, DÜMS, CAHEN, SALMAN, BREMIG, RAMMSTEDT, DURANTE, LORENZ, BUSSE u. BLECHER, KÜTTNER, KAWASHIMURA, GRUBER, v. DITTRICH u. a.). Nach ihrer Ansicht ist das Wesentliche bei dem ganzen Geschehen die Überführung des im Muskel entwickelten jungen Keimgewebes niedriger Differenzierungsstufe in das höher differenzierte Knorpel- und Knochengewebe. An der Richtigkeit dieser Annahme können nach dem Augenschein der mikroskopischen Schnitte kaum Zweifel aufkommen. Meinungsverschiedenheiten bestehen auch nur über einen besonderen Punkt. Während die meisten Forscher, die sich mit der Frage beschäftigt haben, das Keimgewebe nur vom Bindegewebe des Muskels herleiten, vertreten SALMAN, DURANTE sowie GRAWITZ und seine Schüler BUSSE und BREMIG die Ansicht, daß auch Abkömmlinge der Muskelfasern an seinem Aufbau teilnehmen, eine Ansicht, die wohl ebenso schwer sicher zu beweisen wie zu widerlegen ist. Denn wenn sich auch erweisen läßt, daß Muskelzellen sich von den Fasern abspalten und mit den Zellen bindegewebiger Herkunft vermengen können, so hat doch deren Umwandlung zu Knorpel- oder Knochenzellen noch niemand verfolgen können.

Wer die Möglichkeit der Entstehung von Muskelknochen nur aus dem Muskel heraus, ohne Beteiligung des Periostes noch bezweifelt, der kann allerdings auf ein Argument histologischer Natur hinweisen. Außer bei der Muskelverknöcherung ist bisher beim Menschen noch in keinem Falle heterotoper Knochenbildung die Entstehung von Knorpel beobachtet worden, wie sie uns von der Entwicklung des Skelettes her geläufig ist. Hiergegen beweisen auch die an sich interessanten Versuchsergebnisse von GRUBER (1) nichts, der — beim Kaninchen — in zwei Fällen nach traumatischer Muskelschädigung Knochen bzw. Knorpel und Knochen entstehen sah[1]. Denn beim Tier ist heterotope Verknöcherung auch unter Knorpelbildung beobachtet worden (s. bes. JOEST u. SCHIEBACK). Ob freilich jenes Argument alles das aufwiegt, was gegen die ausschließliche periostale Genese geltend gemacht werden kann, möchte ich bezweifeln. Denn was für andere Organe richtig ist, braucht für den Muskel mit seinen besonderen chemischen und physikalischen Bedingungen nicht zuzutreffen.

Das führt uns zu der Frage nach den Bedingungen, die — außer der traumatischen Schädigung — erfüllt sein müssen, damit es zur Knochenbildung im Muskel kommt. Hier sehen wir noch nicht ganz klar. Man denkt an Bedingungen teils mehr allgemeiner, teils örtlicher Art. Unter den ersteren hat wohl BERNDT zuerst an die Möglichkeit einer ganz leichten hämatogenen Infektion

---

[1] POCHHAMMER experimentierte ergebnislos am Hund; dieses Tier erscheint für solche Versuche wenig geeignet.

gedacht, ohne den Beweis dafür erbringen zu können, der auch heute noch aussteht. Interesse verdienen die Beobachtungen von Ceillier und von P. Meyer,
die bei Paraplegikern ausgedehnte Verkalkungen und Verknöcherungen der
Muskeln (und anderer Weichteile) der gelähmten Gebiete beobachteten, wenn
sie auch zunächst nur einen allgemeinen Hinweis darauf geben, daß Inner-
vationsstörungen mit im Spiele sein können (neurotische Form, Küttner). —
Gruber, Schmincke und v. Dittrich erwägen den naheliegenden Gedanken,
daß ein erhöhter Blutkalkspiegel bei einzelnen Individuen eine Disposition
für die Knochenbildung schaffen könne. Auffälligerweise scheinen nach dieser
Richtung Untersuchungen am Menschen noch nicht unternommen worden
zu sein. v. Dittrich selbst hat nach dem Beispiel von Rabl beim Tier durch

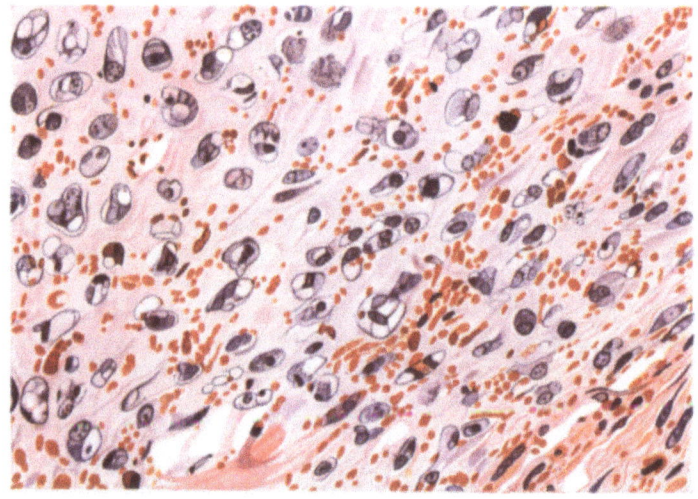

Abb. 27. Umschriebene, traumatische Muskelverknöcherung. Fall 1 von Busse und Blecher.
Hämophilie. Fibrometablastische Knorpelbildung. Zeiß Apochrom. 16 mm, Ok. 5×,
auf ¹⁹/₂₀ verkleinert.

abwechselnd saure und alkalische Ernährung eine erhöhte Verkalkungsbereit-
schaft geschaffen, konnte indessen an den gequetschten Muskeln nur Verkalkung,
nicht aber Knochenbildung erzielen. Er meint, vielleicht sei das Kalkangebot
zu groß gewesen, möglicherweise wirke nur eine bestimmte, aber nicht näher
bekannte Kalkkonzentration als Anreiz zur Knochenbildung auf das indifferente
Keimgewebe. Vermutlich kommt es sehr wesentlich auf die Form an, in der der
Kalk angeboten wird, — vielleicht mehr als auf die Menge. Bemerkenswert
ist es jedenfalls, daß die traumatisierten Muskelfasern bei der Myositis ossificans
regelmäßig ohne Verkalkung angetroffen werden, wenn sich in der Narbe Knochen
bildet, im Gegensatz zu dem, was Schujeninoff regelmäßig im Bereiche von
Muskelnähten beobachtete. Auch im Tierversuch (Gruber) konnte Knochenbildung nur da gefunden werden, wo keine Verkalkung der Muskelfasern bestand.
Jedenfalls läßt sich das Problem der Muskelverknöcherung zunächst noch
nicht mit dem der Verkalkung verbinden.

Im Anschluß an die Arbeit v. Dittrichs hat Gruber (4) in neuerer Zeit
nochmals zu einigen Fragen der umschriebenen Muskelverknöcherung Stellung
genommen, wobei er zugleich einige früher geäußerte Ansichten richtig stellte.
Er warnt zunächst davor, aus dem topographischen Nebeneinander der verschiedenen Gewebe auch stets ein genetisches Ineinanderübergehen, eine fibro-

plastische oder chondroplastische Verknöcherung herauslesen zu wollen. Gewiß wird man hierbei strenge Kritik walten lassen; indessen kann ich Bilder wie das hier wiedergegebene vom Fall 1 von BUSSE u. BLECHER (M. o. bei Hämophilie) nicht anders deuten, als daß die Knorpelgrundsubstanz durch direkte Umwandlung aus den Bindegewebsfasern hervorgegangen ist. Woher kämen sonst die wohl erhaltenen roten Blutzellen in den feinen Spalten (ohne Endothel!) inmitten der hyalinen Massen? (Abb. 27).

Und in Anlehnung an die Lehren von W. ROUX und THOMA entwickelt GRUBER sodann die Anschauung, daß die örtlichen mechanischen Bedingungen die Bildung der verschiedenen Gewebsarten bestimmen; scherende Kräfte bedingen Knorpelbildung, Zug- und Druckspannungen Knochenbildung, und „Knochengrundsubstanz wurde an Knorpelgrundsubstanz angelagert in einer Entwicklungsphase, welcher statt scherender Wirkungen neue bestimmte Gewebsspannungen zugrunde lagen". — Es ist außerordentlich verlockend, durch eine solche „funktionelle" Betrachtungsweise die geweblichen Vorgänge bei der umschriebenen traumatischen Muskelverknöcherung unserem Verständnis näher zu bringen. Die Schwierigkeiten, die sich der Durchführung des Gedankens entgegenstellen, sind jedoch erhebliche; müßten wir ihn doch auch auf die progressive Myositis ossificans anwenden können, bei der die histologischen Befunde durchaus gleichartig sind. Auch muß man berücksichtigen, daß die Ausschaltung mechanischer Einflüsse durch sofortige Ruhigstellung der ganzen Extremität das Auftreten der Verknöcherung nicht immer verhindern konnte (BORCHARDT, ORIOU). Und die Theorie von HOLZKNECHT, der Muskelknochen übernehme eine „vikariierende Stützfunktion", hat auch GRUBER abgelehnt unter Hinweis auf das Vorkommen bei Bettlägerigen.

Die Auffassungen über das Wesen der Affektion sind nicht einheitlich, wie auch in der Namengebung zum Ausdruck kommt. Am besten erscheinen zur Zeit die Bezeichnungen wie „umschriebene Muskelverknöcherung" oder „Myopathia osteoplastica" (GRUBER), die, rein beschreibend, eine persönliche Meinung nicht zum Ausdruck bringen. Früher sprach man gerne von Osteom des Muskels; und in den französischen Schriften findet man diese Benennung gelegentlich auch heute noch, ohne daß indessen damit das Geschwulstartige besonders betont werden soll. Es dürfte in der Tat schwer halten, Merkmale anzugeben, nach denen die Muskelknochen eindeutig bei den Geschwülsten einzureihen wären. Der nicht fortschreitende Charakter des Leidens, das öfter beobachtete spontane Verschwinden der Knochen, das Fehlen von Metastasen, sprechen neben der raschen Entstehung im Anschluß an einmalige Traumen gegen die Gewächsnatur. Dagegen wird auch das Vorkommen von Rezidiven nicht verwendet werden können, wobei es übrigens bemerkenswert ist, daß diese — was praktisch von Bedeutung ist — immer nur dann auftreten, wenn eine Verbindung des Muskelknochens mit Skeletteilen bestanden hatte und bei der Operation das Periost verletzt worden war. — Die entzündliche Natur des Leidens wurde namentlich von BUSSE und BLECHER sowie von BERNDT und GRUBER auf Grund der geweblichen Befunde betont. Wenn nun auch alle Merkmale einer Entzündung hier nachweisbar sind, so halte ich es doch für richtiger, den Nachdruck auf die regenerativen Vorgänge zu legen, die letzten Endes doch für die Entstehung von (Knorpel und) Knochen die wichtigsten sind. Und ich würde die Muskelverknöcherung als eine Metaplasie (= Regeneration mit Umdifferenzierung) kennzeichnen, wobei ich die Beteiligung des Muskelbindegewebes für erwiesen, die des Muskelparenchyms für möglich aber nicht nachgewiesen halte. In den Fällen, wo eine Beteiligung der Knochenhaut wahrscheinlich oder sicher ist, kann man dies noch durch einen Zusatz in der Benennung zum Ausdruck bringen (Myopathia osteoplastica osteogenes).

24*

Schließlich mag noch erwähnt werden, daß in den Muskelknochen sekundäre Veränderungen Platz greifen können, wobei wir von der schon erwähnten Resorption hier absehen. Die von Chaton und Caillods unter dem Titel „Myosite ossifiante en état de nécrobiose" veröffentlichte Beobachtung entspricht ihrem Inhalte nach der Bezeichnung allerdings nicht, indem wohl Verkalkung (anscheinend eines alten Muskelhämatoms), nicht aber Knochenbildung nachgewiesen wurde. — Wir selbst machten die Beobachtung eines anscheinend mit dem Skelett nicht zusammenhängenden, jedenfalls ganz in Muskeln eingebetteten Knochenstückes vom Oberarm, in dem sich eine Riesenzellengeschwulst entwickelt hatte, die den gleichartigen Bildungen des Skelettknochens in allen Teilen entsprach (Wildi). — Nicht ganz eindeutig scheint mir der von Hepp mitgeteilte Fall von Karies tbc. in einem Muskelknochen, insofern es dahinsteht, ob diese sich nach der Knochenentstehung gebildet hatte oder ob die Tuberkulose zur Knochenbildung den Anlaß gab. Hepp selbst neigt letzterer Annahme zu.

5. Entzündungen der Muskeln.

Verglichen mit der großen Häufigkeit von Entartungsvorgängen sind eigentliche entzündliche Muskelerkrankungen Seltenheiten. Die reiche Gefäßversorgung des Muskelgewebes würde an sich zwar dem Eindringen von im Blute kreisenden Entzündungserregern Vorschub leisten, sie begünstigt andererseits aber auch die Abwehr, und die besondere Beschaffenheit des Gewebes scheint ein Haften der Keime zu erschweren, vorausgesetzt wenigstens, daß es nicht durch Entartung, Verletzung oder Ermüdung in seinen Lebensäußerungen beeinträchtigt ist, oder daß nicht die Abwehrkräfte des gesamten Körpers darniederliegen. Alte Erfahrung zeigt, daß bei Mensch und Tier Ermüdung die Entstehung von Muskelentzündung begünstigt (Terrier, Gillé, Cilbert, Brunon), und die von Brunon und Dionis de Carrières gemachte Feststellung, daß die am meisten beanspruchten Extremitätenmuskeln am häufigsten Sitz der Entzündung sind, deuten in gleicher Richtung, ebenso das häufigere Vorkommen bei Männern. Es ist sehr wohl möglich, wenn auch schwer erweisbar, daß kleinste Faserrisse und Blutungen im übermüdeten Muskel die anatomische Grundlage dieser Disposition abgeben (Lorenz). Gleich den Verletzungen und Degenerationen schaffen sie in dem entstehenden toten Gewebsmaterial einen günstigen Boden für das Haften von Spaltpilzen.

Nach ihrer Entstehungsart lassen sich die Muskelentzündungen einteilen in traumatische, fortgeleitete und embolische, welch letzteren auch die Fälle anzugliedern wären, wo ein anderweitiger primärer Entzündungsherd nicht sicher nachweisbar ist. Für die nachfolgende Betrachtung wird sich indessen empfehlen, nach der Art der Entzündung zu unterscheiden in eitrige Entzündungen, Gasbrand, nichteitrige Entzündungen, solche mit besonderen Endprodukten und spezifische Entzündungen. Eine Gruppierung nach rein ätiologischen Gesichtspunkten würde sich zur Zeit nicht durchführen lassen. Eine weitere Gliederung ergibt sich dann aus der Betrachtung nach der besonderen Entstehungsart der einzelnen Formen. — Allen Formen ist gemeinsam, daß der Entzündungsprozeß von Gefäßbindegewebe seinen Ausgang nimmt; die Muskelfaser selbst wird in mannigfacher Weise in die Veränderungen einbezogen.

a) Eitrige Myositis.

Mit Eiterung einhergehende Muskelentzündungen können zunächst traumatisch bedingt sein. Die Entzündungserreger dringen dabei entweder durch eine Wunde von der Außenwelt in den Muskel, oder bei Fehlen einer Verletzung in der Bedeckung (Quetschung, Zerreißung) siedeln sich im Blute kreisende

Keime im geschädigten Gebiete an, über welches die Entzündung selten in erheblichem Maße hinausgreift. — Zwischen den entarteten und abgestorbenen, durch die Blutung mehr weniger auseinandergedrängten Fasern treten alsbald Leukozyten in erheblicher Zahl auf, und Fibrin wird in wechselnder Menge ausgeschieden. Gegenüber den aseptischen Verletzungen ergeben sich hierbei nur quantitative Unterschiede, wie auch in den einzelnen Fällen die Entzündung mit wechselnder Heftigkeit auftritt. Während die Leukozyten unter Verfettung absterben, beobachtet man Wucherungsvorgänge einerseits am Gefäßbindegewebe, aus dem ein Granulations- und schließlich Narbengewebe hervorgeht; andererseits auch an den erhalten gebliebenen Enden der Muskelfasern (siehe Regeneration). Die dabei entstehenden Muskelzellen können sich teilweise dem Eiter beimischen, der sich an den Durchtrennungsflächen ansammelt. Der weitere Verlauf (völlige Heilung oder Heilung unter Narbenbildung) wird in weitgehendem Maße durch die allgemeinen Wundverhältnisse bedingt (s. a. DELBET u. N. FIESSINGER, SCHMINCKE). — Etwas besondere Bilder ergeben sich, wenn bei unverletzter Haut ein größeres Hämatom vereitert. Beim Einschneiden entleert sich dann ein durch Blut und Muskeltrümmer braunrot gefärbter dicklicher Eiter aus einer Höhle mit schmierig belegter Wand, die schließlich zu einer eigentlichen pyogenen Membran umgewandelt wird. Die mikroskopischen Verhältnisse entsprechen denen des embolisch oder durch Fortleitung entstandenen Muskelabszesses (s. dort). — Der seltene Fall einer Streptokokkenphlegmone der Wadenmuskeln nach subkutaner Verletzung wird von LORENZ erwähnt. Die Eintrittspforte der Erreger blieb unbekannt.

Im übrigen wird die phlegmonöse Eiterung besonders bei Fortleitung einer Entzündung aus der Nachbarschaft beobachtet, obschon hierbei auch Abszeßbildung gesehen wird. Im ersteren Falle werden in raschem Fortschreiten alle Muskelinterstitien mit Eiterzellen überschwemmt, wobei häufig mehrere benachbarte Muskeln gleichzeitig ergriffen sind. Das Organ erscheint blaß, da der Blutkreislauf behindert ist; auf Durchschnitten sieht man, den breiteren Bindegewebszügen entsprechend, gelblichgrünliche Eiterstreifen. Hat der Prozeß sich längere Zeit hingezogen, so wird schon für das bloße Auge das Absterben der Muskelmasse sichtbar. Bröckel von trüben, toten Faserbündeln quellen mit dem Eiter vor. Das Mikroskop zeigt nekrotische Fasern, manchmal mit noch erhaltener Streifung, neben anderen, welche die Zeichen körniger oder fettiger Entartung erkennen lassen. Auch das Zwischengewebe wird rasch in die Nekrose einbezogen. — ZIEGLER und STIERLIN haben je einen Fall von Ausstoßung des eitrig-nekrotischen Muskels beobachtet. In anderen Fällen tritt, wenn der Kranke das Leiden überlebt, Ausheilung unter ausgedehnter Narbenbildung ein; ROKITANSKY hat dabei Verkalkung beobachtet.

Muskelabszesse stehen mit dem Ausgangsherd durch einen fistelähnlichen Gang in Verbindung, oder sie sind allseitig abgeschlossen. In jedem Falle verrät sich ihre Gegenwart durch eine teigige Schwellung am Orte ihres Sitzes und eine entzündliche Rötung der Umgebung. Je nach dem Zeitpunkte ihrer Entwicklung, in dem sie zur Untersuchung gelangen, findet man innerhalb der geröteten Zone ein weiches, trübes, gelbliches Gewebe, oder eine Ansammlung von bräunlichgelbem Eiter, der sich von der Umgebung noch nicht scharf abgrenzen läßt, oder endlich eine, durch eine graurote, eiterbildende Haut gegen das anliegende Gewebe abgesetzte Eiterhöhle.

Diese fortgeleiteten Entzündungen schließen sich gerne an eitrige Entzündungen der Knochen und Gelenke, an Erysipel der Haut, Phlegmone des Unterhautzellgewebes oder andere Weichteileiterungen an. Die spezielle Ätiologie deckt sich dann mit derjenigen des Ausgangsleidens; die eigentlichen Eitererreger werden am häufigsten nachgewiesen. — Auch der Verlauf der

Muskeleiterung wird weitgehend durch den Charakter der Grundkrankheit bestimmt, indem etwa im Anschluß an Knochenhautentzündung eigentliche chronische Muskelabszesse entstehen können, während an die rasch fortschreitenden Zellgewebseiterungen sich leichter Muskelphlegmonen anschließen.

Tritt ein solcher Herd von Myositis purulenta mit der Außenwelt in Verbindung, so kann er sich zu einer gangränösen Entzündung umwandeln; regelmäßig sieht man dies, wenn er mit dem Darm direkt oder indirekt, z. B. bei Kotabszeß, in Verbindung steht. Das Aussehen der ergriffenen Teile erhält dann durch die zunderartige, oft geradezu schmierige Beschaffenheit und die grünlichen bis schwärzlichen Töne des Gewebes ein besonderes Gepräge.

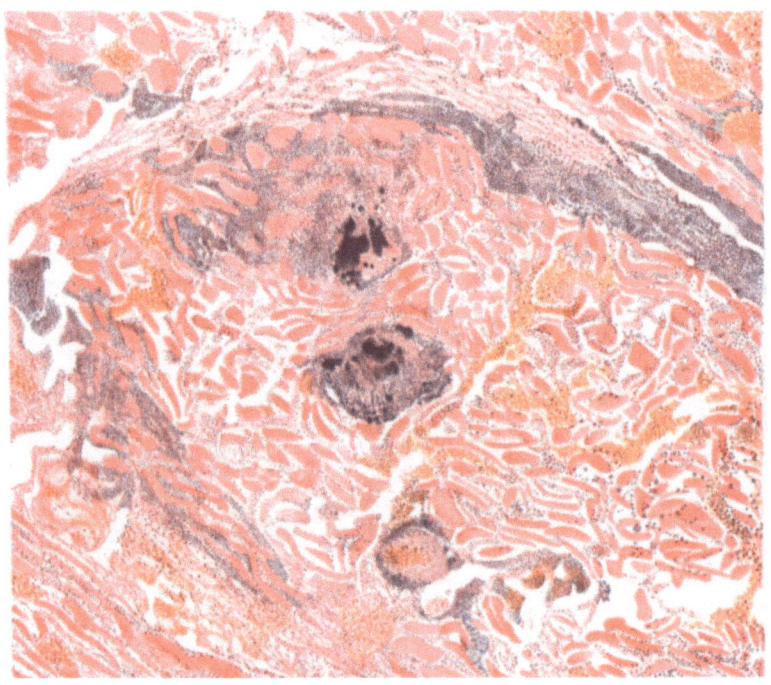

Abb. 28. Embolische Muskelabszesse bei Pyämie. Zeiß Apochrom. 16 mm, Ok. 5 ×. Hämalaun-Eosin.

Finden wir bei den bisher beschriebenen Entstehungsarten der eitrigen Muskelentzündung in der Regel nur einen einzigen Herd, so treten bei embolischer Entstehung häufiger zahlreiche Herde zugleich oder in kurzer zeitlicher Folge nacheinander auf. Weil das Grundleiden hierbei oft genug zum Tode führt, sind in solchen Fällen verhältnismäßig häufig mikroskopische Untersuchungen durchzuführen, die auch über die Entwicklung des Entzündungsprozesses Aufschluß bringen. Auch durch Tierversuche gewonnenes Material ist hierzu herangezogen worden (Cornil, Saltykow).

Die eingeschwemmten Spaltpilze setzen sich zunächst in den Kapillaren fest. In ihrer nächsten Umgebung fehlt selten eine Blutung als Ausdruck der Gefäßschädigung. Schon in den frühesten Stadien sehen wir im näheren Umkreise die Muskelfasern abgestorben, bei teils erhaltener, teils verwischter Streifenzeichnung. Auch das Perimysium int. stirbt bald ab. Im übrigen dürfte die Ausdehnung der Nekrose und vielleicht auch ihr schnelleres oder langsameres

Einsetzen nicht nur von der Menge, sondern auch von der Art der Erreger abhängen. Wenigstens beschreibt CORNIL in seinen Versuchen, bei denen er Hühnercholera verwendete, eine besonders ausgedehnte und mit stärkstem diskoiden Zerfall einhergehende Nekrose der Muskelfasern. Beim Sektionsmaterial vom Menschen fand ich nur schmale abgestorbene Zonen um die Bakterienhaufen (s. Abb. 28). — Sehr rasch setzt dann auch ein Leukozytenzustrom ein, der zunächst zu einer Ansammlung im Interstitium führt. Bald brechen die weißen Blutzellen aber auch in die Muskelfasern selber ein unter Zerstörung des Sarkolemm. Dies geschieht anfänglich nur an den abgestorbenen Teilen, wo die Fasern die Bilder der sog. lakunären Einschmelzung aufweisen; zweifellos sind die Leukozyten hierbei aktiv beteiligt, indem sie die toten Faserstücke zur Auflösung bringen. Von anderen Entartungsformen sieht man namentlich den körnigen Zerfall (DURANTE), ferner wachsige Entartung, Aufsplitterung

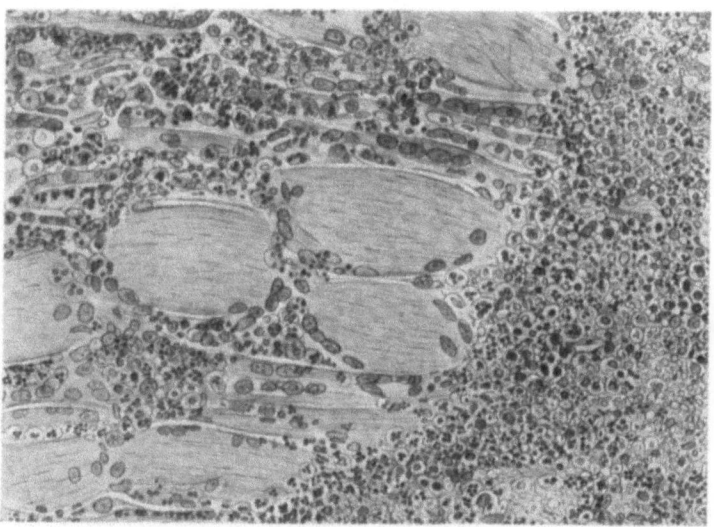

Abb. 29. Rand eines Muskelabszesses. Infizierter Dekubitus. Zeiß Apochrom. 4 mm, Komp.-Ok. 4.

in Fibrillenpinsel usf. Auf diese Weise kommt es dann am Orte der Faserauflösung zum eigentlichen Abszeß in Gestalt einer massigen, zunächst noch wenig scharf umgrenzten Leukozytenanhäufung. Sehr bald zeigen sich auch Wucherungsvorgänge, die sich teils am interstitiellen Gewebe, teils aber auch an den erhaltenen Stümpfen der Muskelfasern abspielen. Es sind die früher eingehend beschriebenen Regenerationserscheinungen, die namentlich bei nicht zu stürmischer Entwicklung der Entzündung am äußeren Umfange des Herdes deutlich werden. Es kommt dabei sowohl zur Bildung von einzelnen Muskelzellen wie auch von Knospen an den Enden, die bei flüchtiger Betrachtung auf Querschnitten für Riesenzellen gehalten werden können. Es kann nach den Untersuchungen von GRAWITZ und seines Schülers KRÖSING, sowie nach den Befunden, die SALTYKOW bei experimentell erzeugter Muskeleiterung (durch Einspritzen von Kalomel, Terpentin, B. Pyozyaneus) erhoben hat, kein Zweifel darüber bestehen, daß die losgelösten Muskelzellen sich den Leukozyten beimischen können. Dafür, daß sie dann auch am Aufbau des Narbengewebes teilnehmen, wie GRAWITZ und seine Schüler sagen, scheint mir indessen ein sicherer Beweis bisher nicht erbracht zu sein.

Kleine Abszesse können vermutlich zu völliger Ausheilung mit Wiederherstellung auch der Muskelfasern gelangen. Untersuchungsbericht über solche Fälle habe ich nicht auffinden können. Größere Eiterherde hinterlassen stets eine Narbe.

Ich habe einen solchen Herd untersuchen können, dessen Entstehung im Verlaufe einer Mittelohreiterung klinisch genau beobachtet worden war. Etwa drei Wochen später fand ich ein junges, noch gefäßreiches Narbengewebe, das mit zahlreichen feinen Ausläufern nach der Umgebung ausstrahlte. An den Muskelfasern sah ich außer geringfügiger Atrophie und Vermehrung der randständigen Kerne hier und da endständige Kernanhäufungen. Im Bindegewebe lagen vereinzelte eisenhaltige Körnchen.

Eine Narbenbildung muß natürlich auch in allen jenen Fällen eintreten, wo längerer Bestand der Eiterung zur Bildung einer eigentlichen eiterbildenden Membran an der Grenze des Abszesses geführt hatte.

Wesentliche Abweichungen von dem eben geschilderten Bilde ergeben sich

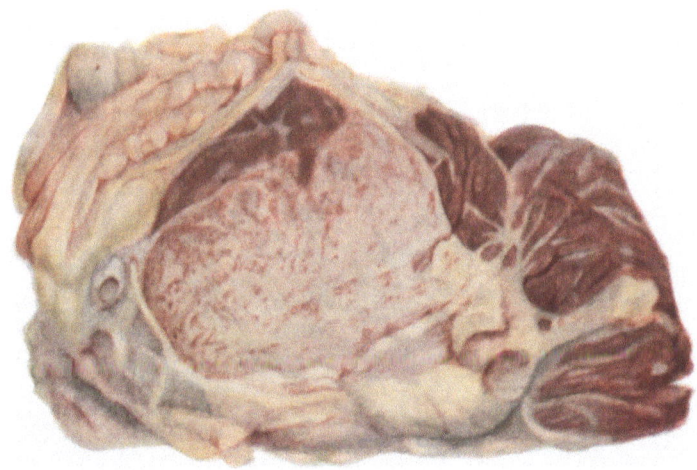

Abb. 30. Sekundäre eitrige Myositis im Beginn bei wachsartiger Degeneration. $^{19}/_{20}$ natürl. Größe.

auch dann nicht, wenn die Entzündung sich in einem Gebiet entwickelt, das schon zuvor schwerer Entartung unterworfen war, wie man es namentlich im Verlaufe des Typhus an den wachsig degenerierten geraden Bauchmuskeln nicht selten beobachtet, zumal, wenn die Entartung zu Zerreißung und Blutung geführt hatte. Eine gewisse Abweichung liegt nur darin, daß hierbei die Entartungsbilder gewöhnlich weit über den eitrigen Bezirk hinaus angetroffen werden, während sie sonst auf dessen unmittelbare Umgebung beschränkt bleiben.

Nach dem anatomischen und mikroskopischen Bilde gehören zu den hier besprochenen Formen auch jene, die Lorenz als „bakteriämische Form" (ohne embolische Entstehung i. e. S.) abgrenzt, sowie jene Gruppe, die man als „infektiöse eitrige Myositis" (Lorenz) oder „idiopathische eitrige Muskelentzündung" (Walther) bezeichnete (Literatur bei den Genannten). Wir würden sie heute als Fälle von Pyämie mit unbekannter Eintrittspforte aufführen. Das zeigen insbesondere die Beobachtungen von Kömörczi, Bauer und von Struppler, die in den Muskelherden Strepto- bzw. Staphylokokken nachweisen konnten. Eigenartig bleibt allerdings an dem Krankheitsbilde, daß, bei rasch tödlichem Verlauf, nur die Muskeln Sitz entzündlicher Veränderungen sind, an den inneren Organen dagegen nur Entartungsvorgänge festgestellt werden.

Sonst sind über die Ätiologie der metastatischen Muskeleiterung namentlich in früheren Jahren zahlreiche Einzeluntersuchungen und Beobachtungen mitgeteilt worden (ältere Angaben bes. bei LORENZ und DURANTE). Ich erwähne: Im Verlaufe septischer Allgemeinerkrankungen wie Wochenbettfieber (CRUVEILHIER, VIRCHOW, LORENZ); bei Staphylokokkensepsis ausgehend von Furunkel (ROVERE), von Dekubitus (eigene Beobachtung), von Mittelohreiterung (FRÄNKEL), bei Diphtherie (NEUMANN), bei ulzeröser Endokarditis (SCHMIDT, LORENZ); in diesen Fällen fanden sich in der Regel die gewöhnlichen Eitererreger, seltener das Bact. coli (HERZ). Nicht selten sind derartige Muskeleiterungen im Verlaufe des Typhus beobachtet worden, wobei der Typhusbazillus oft in Reinkultur nachgewiesen wurde (KRAFFT-EBING, SOMMEIL, ZENKER, HAYEM, LABUZE, PROCHASKA, BOLLACK u. BRUNS, SABRAZÈS (Literatur) u. a.]. SABRAZÈS erwähnt einen entsprechenden Befund bei Paratyphus. Seltener entsteht Muskeleiterung nach Pneumonie (ZAMFIRESCU, KLIPPEL, eigene Beobachtung mit Pneumokokkenbefunden), bei Gonorrhöe (BOULLOCHE, EICHHORST, NEWBURGER, Nachweis der Gonokokken in den Abszessen nicht immer geführt). — Der Beweis dafür, daß auch die früher als besondere Krankheit abgegrenzte „idiopathische eitrige Muskelentzündung" durch Spaltpilze verursacht wird, und daß bei ihrer Entstehung Erkältung, Ermüdung usw. nur die Rolle von Gelegenheitsursachen oder auslösenden Faktoren spielen, ist zuerst durch BRUNON geführt (verschiedene Arten mit Vorwiegen von Streptokokken) und seither vielfach bestätigt worden (z. B. HONSELL, ferner ITO u. SINNAKA). Der gewöhnliche Befund sind hier Strepto- und Staphylokokken.

b) Gasbrand.

Nach FRÄNKEL verstehen wir unter Gasbrand eine „Erkrankung, bei der es, unter gleichzeitigem Auftreten von Gasbläschen, zu Erweichung und zunderartigem Zerfall der Muskulatur und des Bindegewebes kommt, ohne daß eine irgendwie nennenswerte Durchsetzung des Gewebes mit Flüssigkeit besteht". Wenn schon über diese Abgrenzung des Begriffes keine Einigkeit besteht, indem z. B. ASCHOFF von Übergängen zwischen reinem Gasbrand und malignem Ödem spricht und das Fehlen von Flüssigkeitsdurchtränkung durchaus nicht als Unterscheidungsmerkmal anerkennt, ja, sie sogar als eine charakteristische Früherscheinung hinstellt, so gehen die Meinungen über Ätiologie und Pathogenese erst recht auseinander. Ein Eingehen auf den Streit über die Ätiologie müssen wir uns an dieser Stelle versagen (vgl. Aussprache an der kriegpathologischen Tagung 1916). Bezüglich der Entstehung der Krankheit hat WESTENHÖFER wiederholt die Ansicht geäußert, daß die Infektion nur auf totem Gewebe angehen könne (Nosoparasitismus), worin sich ihm v. WASSERMANN angeschlossen hat. Das Fortschreiten auf zunächst gesunde Teile stellt sich WESTENHÖFER folgendermaßen vor: Die im toten Gewebe gebildeten Gasblasen dringen in die Maschen und Interstitien des gesunden Gewebes ein, falls nicht eine entzündliche Reaktion dies durch Bildung einer Abgrenzungslinie verhindert. Dadurch werden diese Teile blutleer, und dem Gas folgt aus den fauligen Teilen die faulige Flüssigkeit mit ihren giftigen Stoffen. Die Folge hiervon ist ein Zugrundegehen des lebenden Gewebes, in dem dann die Bazillen wieder einen günstigen Nährboden finden. FRÄNKEL anerkennt diese Anschauung von der Bedeutung des primären Gewebstodes nicht, sondern hält den Standpunkt aufrecht, der Bazillus selbst könne die Muskulatur zum Absterben bringen. Er verweist zur Stütze seiner Meinung auf die von ihm, DIETRICH (und wohl noch von vielen Anderen) beobachteten Fälle von typischem Gasbrand nach subkutanen Injektionen. Könnte hierbei noch der Einwand gelten, daß durch die Einspritzung der Muskel, wenn auch nur in geringem Umfange, geschädigt und damit für das Haften der Infektion vorbereitet worden sei, so scheint dies für Beobachtungen von metastatisch-embolischem Gasbrand, weit entfernt von der Verletzungsstelle (DIETRICH, ASCHOFF, COENEN), nicht mehr zuzutreffen. Und doch macht ASCHOFF darauf aufmerksam, daß sie nur dort entstehen, wo „die Muskulatur durch Druck anämisch und sozusagen für das Haften der Infektion empfänglich gemacht wird". Daher sind sie häufig in der Gesäß- und Schultermuskulatur anzutreffen. Sie entstehen auf dem Blutwege sowie durch Fortkriechen der Spaltpilze in den Gefäß- und Nervenscheiden, besonders gerne entlang dem Ischiadikus.

Daß eine vorausgehende schwere Schädigung des Muskels ein das Angehen der Gasbrandinfektion wesentlich begünstigendes Moment ist, zeigt aber ganz besonders die Tatsache des Auftretens ausschließlich nach Muskelverletzungen und hierbei wieder die besondere Gefährdung der Granatverletzungen. Es mag das zertrümmerte Muskelgewebe als günstiger Nährboden wirken. Nach RICKER wäre allerdings die im verletzten Gebiet herrschende, eigenartige Störung des Kapillarkreislaufes wichtiger (s. auch unter mechanisch bedingte Muskelveränderungen, S. 360). Der Verletzung größerer Gefäße will ASCHOFF keine Bedeutung beimessen.

Im anatomischen Bilde der Erkrankung lassen sich nach ASCHOFF drei aufeinanderfolgende Phasen unterscheiden: Ödem, Gasbildung, Erweichung. — Die Durchfeuchtung nimmt in der Regel ihren Ausgang von der Verletzungsstelle und breitet sich innerhalb desselben Muskelbauches rasch aus, überschreitet dagegen die Muskelscheiden und namentlich die Faszien schwer. Der ödematöse Muskel ist nicht oder kaum getrübt, die Farbe meist normal, seltener etwas blaß. — Mit dem Beginn der Gasblasenbildung wird der Muskel aufgetrieben, knistert beim Betasten, die Farbe wird blaßrosa bis weißlich. Andererseits kann auch eine dunkelrote bis schwarze Farbe vorherrschen, ohne daß der Grund hierfür deutlich wird. Hieran schließt sich das Stadium der Erweichung, manchmal so rasch, daß die Gasbildung nicht deutlich wird, weil die Gasblasen aus dem zerfallenden Muskel sogleich entweichen. Anfänglich nur leicht zerreißlich, wird die Muskelmasse schließlich in einen „marmeladenartigen" Brei umgewandelt. Meist sind die der Verletzung zunächst liegenden Muskeln von der Erweichung am stärksten betroffen. Hierbei können Mischinfektionen, besonders mit Fäulniserregern, mitspielen.

Von den mikroskopischen Befunden hebt ASCHOFF in Übereinstimmung mit FRÄNKEL hervor, daß die Wirkung der Bazillen zunächst im lebenden Muskel beginnt, wo man sie in den feinen Spalten zwischen unveränderten Fasern trifft. Sehr bald tritt Ödem auf, oft mit Fibrinniederschlägen. Leukozyten findet man gelegentlich, toxisch bedingt, in bazillenfreien Abschnitten, sonst an den von Spaltpilzen überschwemmten Orten. Diese Infiltrate sind von dem Leukozytenwall im eigentlichen Wundgebiet zu trennen. — Sehr rasch schließt sich dann das Absterben des Muskelgewebes an, „fast stets unter gleichzeitiger Gasentwicklung". In diesem Zeitpunkt dringen die Bazillen auch in den Sarkolemmschlauch ein, während sie sonst sich in den Interstitien und besonders in den Gefäß- und Nervenscheiden ausbreiten. Eigentliche Thromben hat ASCHOFF in den Gefäßen des Muskelbindegewebes selten gesehen, häufiger Stase. — Bei der Erweichung sieht man die Muskelfasern in kleinste Bruchstücke zerfallen, einzelne davon auch im Zustande mannigfaltiger Entartung. Die eigentliche wachsartige Degeneration wäre hierbei nach ASCHOFF meist auf Druckwirkung seitens des Verbandes zurückzuführen.

Eingehende Untersuchung der mikroskopischen Verhältnisse an Gasbrandmuskeln („Gasbrand" im klinischen Sinne des Wortes) haben HANSER und

COENEN vorgenommen; ihre Befunde weichen von denen ASCHOFFs teilweise etwas ab, ergänzen sie auch in manchen Punkten. — Übereinstimmend beschreiben sie den Sitz der Bazillen im interstitiellen Gewebe, wo sich auch das Ödem ausbreitet; dagegen vermißten sie hier Leukozyteninfiltration, sofern nicht zu den Gasbrandbazillen Eiterkokken sich hinzugesellt hatten. — Die Gasblasen fanden sie einmal zwischen zwei benachbarten, in ihrer Streifung noch gut erhaltenen Muskelfasern (HANSER u. COENEN schreiben mißverständlich „Fibrillen"), diese auseinanderdrängend; ihre Gestalt ist spindelig oder oval. In anderen Fällen ist sie kugelig, dies indessen nur dann, wenn die anliegenden Fasern schon in vorgeschrittenem Zerfall begriffen sind. Über das örtliche Zusammentreffen von Gasbildung und Muskelnekrose werden etwas widersprechende Angaben gemacht, das Wort „Nekrose" anscheinend auch gleichbedeutend mit „Zerfall" gebraucht. An den Muskelfasern werden hie und da

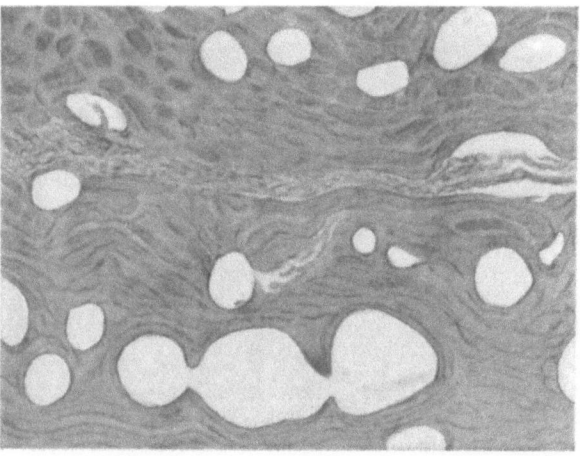

Abb. 31. Gasbrand. Völlig nekrotischer Teil des Muskels, mit Gasblasen durchsetzt. Zeiß Apochrom. 16 mm, Ok. 5×, auf ³/₄ verkleinert.

auftretende Aufhellungen als Folge von Gärung gedeutet (auch ASCHOFF spricht von Kohlenhydratvergärung). Ferner wird das bunte Nebeneinander von leidlich erhaltenen, die Streifung noch mehr weniger deutlich zeigenden Faserstücken und solchen mit den verschiedensten Entartungsbildern bis zum schollingen und amorphen Zerfall beschrieben. Das Verständnis für die Befunde wird etwas erschwert durch die mangelhafte Berücksichtigung der zeitlichen Beziehungen. — Ihre Befunde führen HANSER und COENEN zu der Anschauung, daß der Gasbrand zunächst ein interstitieller Prozeß sei, der das Muskelparenchym erst sekundär in Mitleidenschaft ziehe. Sie finden aber keine Stütze für die Annahme, daß es für die spezifische Tätigkeit der Gasbrandbazillen eines von vornherein nekrotischen Muskels bedürfe. Wohl sei diese Bedingung ebenso wie die Möglichkeit anaeroben Wachstums im eigentlichen Wundgebiet gegeben. Andererseits bestehe aber die Tatsache, daß die Erkrankung auch auf gesundes Gewebe fortschreite. Für diese müsse also eine Vorbereitung des Bodens angenommen werden; und hierfür sehen sie folgende Möglichkeit: „Die in der Wunde durch faulige Zersetzung des abgestorbenen Gewebes infolge Wirkung der spezifischen Bazillen entstandene Ödemflüssigkeit bereitet dank ihrer fermentativen Stoffe das gesunde Gewebe vor". So wollen sie den Befund von Bazillen in nur ödematösem, aber weder nekrotischen noch von Gasblasen durchsetzten Gewebe erklären. Auch bei dieser Anschauung scheint das zeitliche Verhältnis in der Wirksamkeit der Gasbrandbazillen nicht genügend berücksichtigt (ASCHOFF).

Die inneren Organe zeigen nach den übereinstimmenden Angaben von ASCHOFF, HANSER und COENEN, v. BAUMGARTEN in reinen Fällen von Gasbrand keine irgendwie kennzeichnenden Veränderungen, abgesehen von den je nach der Lage entstehenden Leichenveränderungen wie Gasbildung, Fäulnis usw. Die sehr schwere Trübung, die RÖSSLE feststellte, läßt v. BAUMGARTEN nur für die pyämischen Fälle als zutreffend gelten; das bei Gasbrand den Tod auslösende Gift sei kein Protoplasmagift. Der Tod erfolgt durch Herzlähmung (ASCHOFF, BEITZKE). Eine eigene Beobachtung läßt mich an die Möglichkeit des Todes durch Gasembolie glauben: Gasbrand des rechten Beines nach ausgedehnter Hautabschälung infolge Überfahrens. Plötzlicher Tod unter den klinischen Erscheinungen einer Lungenembolie. Eine solche fand sich bei der $^3/_4$ Stunden nach dem Tode ausgeführten Sektion nicht, wohl aber eine durch Gas hochgradig geblähte rechte Herzkammer wie bei Luftembolie. Sonst fehlte jede Gasbildung oder Hämolyseerscheinung an den inneren Organen, wie dies auch ASCHOFF für alle früh sezierten Fälle angibt.

c) Nicht-eiterige Myositis.

Entzündungsherde von nichteitriger Art kann man in der Muskulatur häufig antreffen. Sie entstehen im Anschlusse an schwere Entartungsvorgänge, Geschwülste oder andere örtliche Erkrankungen der Muskeln oder ihnen benachbarter Organe, so z. B. an Gaumen- und Rachenmuskeln bei Tonsillitis und Pharyngitis usw. Diese Dinge bedürfen einer gesonderten Behandlung nicht. — Dagegen hebt sich als ein eigenes, wenn auch nicht ganz scharf abzugrenzendes Krankheitsbild die nichteitrige Polymyositis ab, mit ihren Unterformen: Polymyositis haemorrhagica, Dermatomyositis, Neuromyositis und Angiomyositis. Dem bunten klinischen Bild, das diese Benennungen umfassen, sind einige wesentliche Züge gemeinsam. Die Berechtigung zu einer Zusammenfassung an dieser Stelle sehe ich indessen namentlich in der Gleichartigkeit der Veränderungen an der Muskulatur selbst, wozu sich solche an anderen Teilen gesellen können. Hiermit soll zunächst über die inneren Beziehungen dieser Dinge zueinander nichts Bestimmtes ausgesagt werden.

Durchgeht man die Veröffentlichungen über die Polymyositis bis in die neueste Zeit, so erkennt man die Grundzüge des klinischen Krankheitsbildes immer wieder, die schon in den ersten Mitteilungen von WAGNER, HEPP, UNVERRICHT umrissen worden waren. Schmerzhafte, meist unvermittelt einsetzende Schwellung mehrerer Muskelgruppen, deren Kraftentfaltung beeinträchtigt wird. Die Schmerzen treten namentlich bei Bewegung und Druck hervor. Das Allgemeinbefinden ist in wechselndem Maße beeinträchtigt, die Körperwärme meist in mäßigen Grenzen erhöht. Die Dauer der Krankheit schwankt in den weiten Grenzen von acht Tagen (PLEHN) und $2^1/_2$ Jahren (LEWY), hält sich indessen in den meisten Fällen bei 1—6 Monaten (DURANTE). Hinzu kommen häufig Hautödeme über den befallenen Muskeln und im Gesicht. Der tödliche Ausgang scheint die Regel zu bilden, doch ist Heilung auch in histologisch sicher gestellten Fällen beobachtet worden (SCHULTZE u. a.). Die klinische Ähnlichkeit mit der durch Trichinella spiralis bedingten Muskelerkrankung führte zur Bezeichnung Pseudotrichinose (HEPP). — Zu diesen hauptsächlichen Zeichen treten in einer beträchtlichen Anzahl der mitgeteilten Beobachtungen ausgesprochene Veränderungen der Haut (Dermatomyositis): Außer dem ganz besonders auffallenden Ödem Ausschläge verschiedener Art. Sie werden beschrieben als Erythem (WAGNER, KÖSTER, POTAIN), als rote zusammenfließende Flecke (HEPP, LÖWENFELD, LEWY), bald als urticariaähnlich (UNVERRICHT, HEPP, FUCKEL) oder erysipelasartig (WAGNER, STRÜMPELL, SENATOR), als Ekzem (KÖSTER, FAHR), Herpes (HEPP), ähnlich dem Erythema nodosum (SENATOR). Gerade diese Mannigfaltigkeit der Hauterscheinungen lassen FAHR sagen, in ihnen dürfe man etwas die Krankheit besonders Kennzeichnendes nicht erblicken. — Wiederum etwas abweichend sind die zuerst von SENATOR abgegrenzten Fälle mit Hervortreten von Nervenstörungen als angedeutete oder ausgesprochene Lähmungen, Empfindungsstörungen usw. bei weniger deutlichen Muskelschmerzen (Neuromyositis).

Die anatomisch-histologischen Muskelveränderungen sind, wie gesagt, diesen Formen mit geringen Ausnahmen gemeinsam, und unterscheiden sich in den einzelnen Beobachtungen nur nach der Dauer ihres jeweiligen Bestehens; hierauf ist freilich nicht immer genügend Rücksicht genommen worden. Nicht alle Muskeln zeigen bei der Leichenöffnung das gleiche Bild. Gewöhnlich wird ein mehr weniger deutliches Ödem der Muskeln und ihres Zwischengewebes bemerkt. Die Muskelmasse selbst fällt durch blassere Färbung auf, die grau-bräunlichen, braunen, gelben oder fast weißlichen Töne herrschen vor; der Vergleich mit Fischfleisch wird oft gezogen. Durch frischere oder ältere Blu-tungen von wechselnder Ausdehnung, die indessen nie 2—3 cm im Durchmesser überschreiten und meist kleinfleckig sind, kommen rote oder braunrote Flecken hinzu (Polymyositis haemorrhagica, PRINZING, LORENZ). Die Festigkeit ist in der Regel herabgesetzt, weich, teigig, zerreißlich; seltener, und zwar gerade nach längerem Bestehen der Krankheit, sind die Muskeln auch derber anzu-fühlen. HEPP erwähnt einen teilweisen Riß des geraden Bauchmuskels.

Die mikroskopischen Veränderungen wird man zweckmäßig mit LORENZ unterscheiden in solche des akuten (besser frischen) Stadium und solche von längerem Bestande. — Die ersteren, besonders durch Entnahme am Lebenden gewonnen, sind an den Muskelfasern gekennzeichnet durch mannigfache Ent-artungsbilder. Wachsartige Degeneration wird erwähnt von WAGNER, UNVER-RICHT, HEPP, KÖSTER, FAHR, GÜNTHER u. a., fettige und körnige Entartung von KÖSTER, JAKOBI, HARRICK, FAHR, WAGNER, HENSCHEN, SCHILL u. a. Das Auftreten von Blasen innerhalb der Muskelfasern (LORENZ, FAHR, SENATOR, DURANTE) dürfte in Beziehung zu bringen sein zu dem nie fehlenden inter-stitiellen Ödem, das die Fasern auseinanderdrängt, und dem sich Fibrinnieder-schläge beimischen. Dazu kommen hier die häufigen kleinen Blutungen, die nach LORENZ bei den mit Hautveränderung einhergehenden Fällen weniger regelmäßig anzutreffen wären als bei den anderen (WINCKEL, WÄTZOLD). NEUBAUER und FAHR konnten als Quelle der Blutung direkt kleine Gefäß-zerreißungen sehen. Im Zwischengewebe treten ferner in recht wechselnder Menge eigentliche Entzündungszellen auf, gelapptkernige weniger als rund-kernige Leukozyten. NEUBAUER und KORNILOFF heben die geringe Ausprägung dieser Infiltration hervor, aus Beschreibung und Abbildungen bei FAHR ersieht man Ähnliches, in einem eigenen Falle konnte ich mich gleichfalls davon über-zeugen; sonst ist sie deutlicher, diffus, nie herdförmig, außer daß die Zellen im engen Umkreis der Gefäße stärker gehäuft auftreten. v. WIESNER hatte den Eindruck, daß „die Leukozyten den in Degeneration und Zerfall begriffenen Muskelfasern zustreben"; es soll so wohl angedeutet werden, daß die Ent-artungsvorgänge als das Primäre zu betrachten sind, die Infiltration aber als eine Reaktion darauf. Hiermit dürfte er das Richtige treffen. — Aus der Lehre von den Muskelentartungen ergibt sich nun ohne weiteres, daß an den Fasern auch Wucherungsvorgänge einsetzen, ausgehend von den nicht oder weniger schwer veränderten Strecken. Neben den gewohnten Erscheinungen der Kern-vermehrung mit riesenzellähnlichen Bildungen schildert LORENZ in Wort und Bild Dinge, die er bei anderen Muskelerkrankungen nicht gesehen hat. Neben normalen Fasern mit normalen Kernen liegen bündelweise schmale Fasern von nur 29 μ Breite. Sie sind blasser als die übrigen, zeigen ausgeprägte grob-fibrilläre Zerklüftung, mit deutlicher, manchmal überdeutlicher querer

Streifung der einzelnen Fibrillen. Zwischen diesen liegen zahlreiche, zu Reihen angeordnete, besonders große Kerne, die auf Querschnitten meist im Inneren der Fasern zu sehen sind.

Nach längerem Bestande, d. h. so, wie das Bild gewöhnlich nach der Sektion angetroffen wird, ergeben sich meist etwas andere Verhältnisse, wenn auch an manchen Orten die eben geschilderten Befunde noch vorherrschen. Durch mehr weniger starke Wucherung des interstitiellen Gewebes entstehen schwielenähnliche Bildungen, die die Muskelfasern auseinanderdrängen. Diese selbst sind größtenteils schmal, atrophisch, mit mäßiger Kernwucherung und Muskelzellbildung. Im Zwischengewebe liegt vielfach eisenhaltiges Pigment, weniger

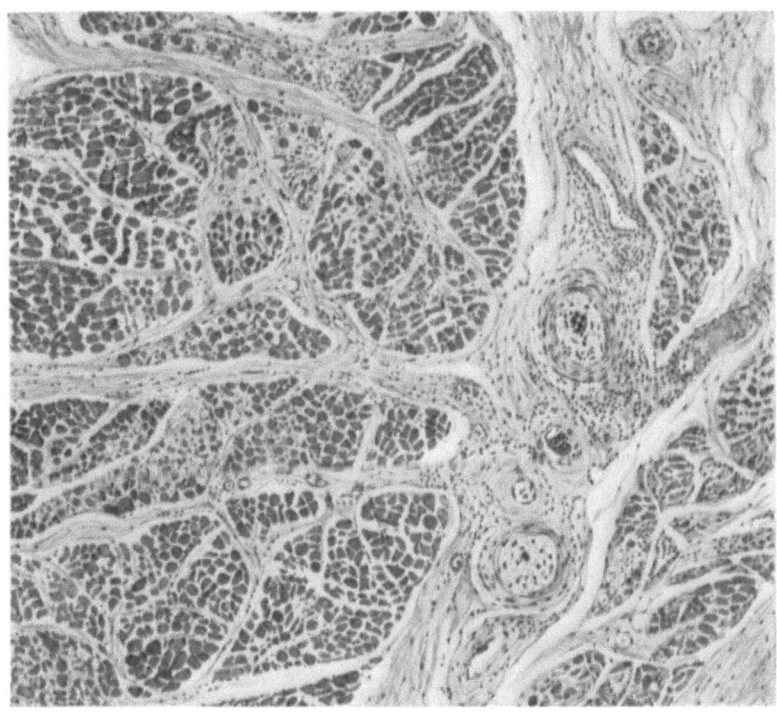

Abb. 32. Dermato-(angio-)Myositis. Zeiß Apochrom. 16 mm, Komp.-Ok. 4. Präparat Fahr.

häufig bemerkt man Auftreten von Fettzellen. Lorenz hebt das Vorkommen zahlreicher Mastzellen neben Lymphozyten hervor.

Bei der eigentlichen Dermatomyositis kommen hierzu nun ähnliche ödematöse und entzündliche Veränderungen der Haut. Ob Fahr hierbei das Richtige trifft, wenn er angibt, den Eindruck erhalten zu haben, daß die Entzündung von den Muskeln auf die Haut fortschreite, mag angesichts des klinisch doch schon sehr frühzeitigen Auftretens der Hautödeme dahingestellt bleiben. In dem von mir untersuchten Falle teilte mir der behandelnde Arzt, Dr. Roth in Winterthur, mit, der Patient leide seit 9 Monaten an einer Hautkrankheit, der sich seit 4 Monaten Muskelschmerzen hinzugesellten. Das spricht nicht für die Ansicht von Fahr. Nur die Untersuchung frühzeitig am Lebenden entnommener Haut- und Muskelstücke könnte hierüber Auskunft geben. Fahr gründet auf jenen Eindruck seine Anschauung, daß die Dermatomyositis von der einfachen Polymyositis nicht als besondere Form abgetrennt werden solle.

Damit bleibt allerdings ungeklärt, warum in einzelnen Fällen die Haut mit ergriffen wird, in anderen nicht.

Die Beobachtung von FAHR steht im übrigen nach dem mikroskopischen Befund bisher noch einzeln da. Außer den genauer geschilderten Veränderungen der Muskeln fand er nämlich eigenartige Verhältnisse an den Gefäßen. Zahlreiche kleine Arterien und Arteriolen zeigten ausgesprochene endarteriitische Einengung der Lichtung, wobei die anderen Gefäßwandschichten häufig frei blieben. An anderen Orten zeigte sich gallertige Umwandlung der gewucherten Intima, die dann auch auf die Media übergreifen und so zu einem Absterben der ganzen Wand führen konnte. Er vergleicht diese Gefäßveränderungen, die seinem Falle eine Ausnahmestellung einräumen, — von Anderen (HEPP, WAGNER) wird ihr Fehlen ausdrücklich betont — mit den von ihm bei der malignen Nephrosklerose gesehenen, und andererseits verweist er auch auf Ähnlichkeiten mit der Periarteriitis nodosa. — Nach der anatomisch-histologischen Besonderheit des Falles könnte man ihn Angiomyositis benennen.

Bei der Neuromyositis (SENATOR) kommen zu den Muskelbefunden noch solche an den Nerven und zwar, wie SENATOR selbst angibt, durch Übergreifen der Entzündung von Ersteren auf Letztere. Allerdings muß nach einer Beobachtung von SIEMERLING auch an die Möglichkeit des umgekehrten Weges (bei Alkoholneuritis) gedacht werden. Die Untersuchungen von SENATOR, HANDFORD, ADLER, HOFFMANN, EISENLOHR, OPPENHEIM, MINKOWSKI, HOCHHAUS, ROSENTHAL u. HOFFMANN u. A. zeigen, daß die Muskelveränderungen von denen der anderen Formen einzig durch das stärkere Betontsein der atrophischen Erscheinungen abweichen, sich sonst aber im Wesentlichen nicht davon unterscheiden. Die bestehende Nervenerkrankung vermittelt hierfür das Verständnis. Ihre anatomische Grundlage sind Entartungs- und Entzündungsvorgänge, die vorwiegend die peripheren Abschnitte betreffen, aber auch die Nervenwurzeln befallen können (SENATOR), während die Zentren regelmäßig verschont sind. — Das Besondere der Beobachtung von ROSENTHAL u. HOFFMANN liegt einmal in der Verbindung Dermato-Neuromyositis; und ferner in dem Übergang in ein sklerodermieartiges Krankheitsbild. In letzterer Beziehung bestand Ähnlichkeit mit einer Beobachtung von SCHULZ (zugleich M. ADDISON). Wie weit es freilich berechtigt ist, von einem „Übergang in Sklerodermie" zu sprechen, läßt sich kaum entscheiden, solange letztere Krankheit in ihrem Wesen noch ungenügend geklärt ist.

Wir kommen damit zur Frage der Abgrenzung der Polymyositis mit ihren verschiedenen Untergruppen gegenüber anderen Muskelerkrankungen, wobei die Schwierigkeiten erhebliche sind, weil die Vorfrage der Ätiologie noch der Klärung harrt. Das Gesamtbild entspricht ja entschieden dem einer allgemeinen Infektionskrankheit mit besonderem Befallensein des Muskelsystems. Die Suche nach einem bestimmten Erreger hat aber noch kein befriedigendes Ergebnis gezeitigt. Zwar wurden gelegentlich aus den Muskeln Spaltpilze gezüchtet oder im Schnitt nachgewiesen, jedoch bei weitem nicht immer. FRÄNKEL fand Streptoc. pyog., NIEDNER den LANDSTEINERschen Streptokokkus, v. WIESNER einen morphologisch unbeständigen Kettenkokkus, KANKELEIT, BAUER, MAYESIMA Staphyloc. pyog. aureus. Gerade diese Vielheit der Befunde zwingt zur Kritik. Und es ist STRÜMPELL, LORENZ, SICK, EDENHUIZE und FAHR unbedingt zuzustimmen, wenn sie davor warnen, die eigenartige Erkrankung ohne weiteres als Teilerscheinung eines septischen Prozesses anzusehen, wozu FRÄNKEL, BUSSE u. A. sich auf Grund ihrer bakteriologischen Befunde verleiten ließen. Der Fall FRÄNKELs namentlich zeigte zudem schon anatomisch ein abweichendes Verhalten, indem die Muskeln als schmutzig graurot, trübe, rote Flüssigkeit enthaltend beschrieben werden. FAHR dürfte im Recht sein, wenn er ihn zu den eitrigen Entzündungen rechnet. Aber geht nicht seine Kritik etwas weit, wenn er (mit LEWIN u. LEWY) die von LORENZ im Anschluß an UNVERRICHT durchgeführte Abtrennung der Dermatomyositis von der Polymyositis (haem.) ganz ablehnt. Gewiß gibt die Mannigfaltigkeit der Hautveränderungen zu denken, doch könnten sie, bei vermuteter gleicher Ursache durch wechselnde äußere Momente bedingt sein, wie für die Muskeln selbst Übermüdung als Gelegenheitsursache berücksichtigt werden muß (LÖWEN-FELD). Nach klinisch-anatomischen Merkmalen ist jene Abgrenzung aber ebenso berechtigt wie die Lostrennung der Neuromyositis oder der bisher noch ganz vereinzelt stehenden Beobachtung von Polymyositis myoglobinurica von GÜNTHER, die bezüglich der Muskelbefunde mit den anderen völlig über-einstimmt. Weiter können wir aber nicht gehen, solange die Ätiologie noch in Dunkel gehüllt ist.

Mit Rücksicht hierauf stellt auch die von STRÜMPELL vorgeschlagene Tren-nung in primäre und sekundäre Formen nur einen Kompromiß dar, indem sie die ätiologisch ganz unklaren Fälle von jenen scheidet, wo die Muskelerkrankung sich an eine Infektionskrankheit anschließt. FAHR hat diesen Vorschlag auf-gegriffen und lenkt unter Hinweis auf die eigene Beobachtung sowie diejenigen von LEUBE, LAQUER, RISSE, EDENHUIZE die Aufmerksamkeit auf den akuten Gelenkrheumatismus als eine der Myositis öfter vorangehende Infektions-krankheit. Nach Vorgeschichte und Krankheitsbeginn lag in seinem Falle der Gedanke an diese Beziehung nahe. Die Beweisführung, soweit sie sich auf die histologischen Tatsachen stützt, holt weit aus (Ähnlichkeit der Arterienver-änderungen mit denen bei der malignen Nephrosklerose, Vorkommen der letz-teren im Anschluß an Polyarthritis rheum.). Demgegenüber schätzt er das Fehlen von Herden im Sinne spezifisch rheumatischer Knötchen gering ein. — Eine Entscheidung kann wohl nur durch zahlreiche, besonders hierauf achtende Untersuchungen gebracht werden. Nur wird man den Rahmen der Betrachtung nicht zu eng spannen dürfen und wird im Auge behalten, daß LÖHLEIN und SCHLOSSBERGER eine Polymyositis bei Meningokokkeninfektion beobachteten, daß KANKELEIT auf ihr häufiges Auftreten bei Tuberkulösen hinwies, daß Angina oder „Influenza" öfter vorausging. Berücksichtigt man dies Alles, so wird der Gedanke aufkommen können, daß die Krankheit eine einheitliche Ursache vielleicht nicht habe, sondern daß die Muskelveränderungen durch verschiedene Spaltpilze oder ihre Gifte veranlaßt werden können. Eine gewisse, unverkennbare Eintönigkeit in der Antwort des Muskelgewebes auf recht ver-schiedenartige Einwirkungen ließe sich mit jener Idee gut vereinbaren. Doch bleibt dabei zunächst noch völlig ungewiß, welches Moment denn in jenen Fällen die besondere Krankheitsbereitschaft der Muskeln bedingen mag. Der von ROSENTHAL u. HOFFMANN geäußerte Gedanke, daß innersekretorische Störungen eine Rolle spielen mögen, verdient gewiß Beachtung, entbehrt indessen noch faßbarer Grundlagen. Wenigstens finde ich solche noch nicht in den bisher mitgeteilten Beobachtungen von Dermatomyositis mit (oder über-gehend in) Sklerodermie (außer den Genannten KAPOSI, DIETSCHY, OPPEN-HEIM), bei denen ein Zusammentreffen zweier verschiedener Krankheiten sich nicht ausschließen läßt. Soweit meine Erfahrungen reichen, weichen auch die Muskelbefunde bei Sklerodermie von denen bei Polymyositis in einigen Punkten deutlich ab (s. später).

Die Beobachtung von SCHWARZ möchte ich, trotz der Ähnlichkeit des klini-schen Bildes, zur Muskeltuberkulose rechnen. —

Man wird berechtigte Zweifel darüber hegen dürfen, ob eine Besprechung des Muskelrheumatismus hier am Platze ist, ja ob man von einer patho-logischen Anatomie dieser Krankheit überhaupt reden kann, entspricht sie doch heute vor allem einem klinischen Begriff, dessen Abgrenzung — man denke etwa an die (traumatische) Lumbago — schon erhebliche Schwierigkeiten bereitet. So läßt sich nicht leicht ermessen, was von den in früheren Zeiten mitgeteilten anatomischen Befunden in Tat und Wahrheit hierhin gehört. In den letzten Jahren ist es um dieses Kapitel recht still geworden. — SCHADE hat die ganze Frage vom Gebiete der pathologischen Anatomie in das der Kolloidpathologie hinübergespielt, indem er mit dem Begriffe der „Myogelose“ der klinischen Erscheinung eine greifbare Unterlage zu geben trachtete. Die nach seinen Angaben nie fehlenden knotenförmigen Anschwellungen in den Muskeln sollen Stellen entsprechen, wo die Kolloide unter Kälteeinwirkung in den Gelzustand übergeführt worden sind. Bestätigt sich dies, so erhebt sich die Frage, ob aus diesen histologisch nicht erfaßbaren Veränderungen sichtbare Dinge entstehen können. Bei langem Bestand und namentlich bei wiederholtem Auftreten an der gleichen Stelle wäre dies denkbar, und man erinnert sich der FRORIEPschen rheumatischen Muskelschwielen, womit derbe, fibröse, in den Verlauf des Muskels eingelagerte Knoten oder Flecken gemeint waren. DURANTE scheint sie als Folgezustände von chronischem Muskelrheumatismus anzuerkennen und erwähnt die gleichzeitig bestehende Atrophie, als deren Ursache er die narbige Schrumpfung der Schwielen ansieht. Er fügt hinzu: „Wenn die FRORIEPschen Schwielen so selten beobachtet wurden, so beruht dies vielleicht teilweise darauf, daß man sie früher für Fibrome oder Narben unbekannter Herkunft gehalten hat“. Sehr viel skeptischer sind SENATOR, STRÜMPELL und LORENZ, die angeben, bei chronischem Rheumatismus gar keine objektiven Veränderungen feststellen zu können. Ja, LORENZ bezeichnet die Schwielen geradezu als „Residuen verschiedenartiger Muskelaffektionen“, und kommt damit der Anschauung HIS' über das Wesen des Leidens recht nahe. — In älteren Arbeiten findet man auch Angaben über histologische Veränderungen im akuten Anfall. RUNGE, RICHTER, VOGEL beschreiben Blutfülle sowie seröse und fibrinöse Ausschwitzungen im Zwischengewebe, erwähnen auch das Fehlen von Leukozyten. Bei starker Exsudation sollen auch die Fasern selbst durch Entartungsvorgänge in Mitleidenschaft gezogen sein (HAYEM). Auch ohne an die häufigen Täuschungen bei Exzisionen am Lebenden zu denken, wird man alle diese Angaben, denen so viele negative Befunde gegenüberstehen, mit Zurückhaltung aufnehmen müssen. Und solange der amöboide Begriff des Muskelrheumatismus nicht ganz bestimmte Form annimmt, scheint mir auch der Versuch müßig, eine pathologische Anatomie dieser Krankheit festlegen zu wollen.

Und doch gibt es eine Myositis rheumatica. Damit meinen wir die im Verlauf der Polyarthritis rheumatica oder im zeitlichen Anschluß daran auftretende Muskelerkrankung; selten geht sie den Gelenkerscheinungen voraus (s. LORENZ). Druck- und Bewegungsschmerz mit ausgesprochenen Kontrakturen sind ihre hauptsächlichsten Zeichen. Eine faßbare anatomische Unterlage hat sie erst durch die Untersuchungen von GRAUHAN (unter RÖSSLE) erhalten, der im interstitiellen Gewebe der befallenen Muskeln kleine Knötchen fand, die den entsprechenden Herden im Myokard einigermaßen glichen. Ein Lymphozytenwall umgab rundliche Haufen von größeren, als Lymphoblasten angesprochenen Zellen. Diese Knötchen (oder Lymphfollikel) lagen inmitten der Muskelbündel, deren Fasern ohne Entartungszeichen schwanden. Erreger waren nicht nachweisbar. Wenig später zeigte HUZELLA bei je einem Fall von akutem Gelenkrheumatismus und von Chorea in der Körpermuskulatur Herde, die in Form und Größe den ASCHOFFschen Knötchen durchaus gleich waren. Die bekannten „großen Zellen“ läßt er aus Muskelfasern hervorgehen. Möglicherweise gehören hierher auch Angaben von TALALAIEFF über

Veränderungen beim akuten Muskelrheumatismus; aus dem mir einzig zugänglichen kurzen Referat war dies nicht sicher zu ersehen.

Hier mag eine anscheinend vereinzelt gebliebene Beobachtung von Bauer angeführt werden, der als Myositis crepitans ein klinisches Krankheitsbild beschreibt, das, im Anschluß an Gonitis und Tendovaginitis crepitans nach Überanstrengung entstanden, sich durch knarrende Geräusche an den Muskeln äußerte. Er nimmt als Grundlage Fibrinausschwitzung unter die Faszien und in das Perimysium an. Anatomische Untersuchungen liegen, soviel ich sehe, nicht vor.

Zu erwähnen ist endlich noch eine Beobachtung von Landois, der in den Halsmuskeln ein an Fremdkörperriesenzellen reiches Granulationsgewebe fand, entstanden durch Einbruch einer Strumazyste; die Riesenzellen hatten sich um die Cholesterintafeln des Zysteninhaltes gelegt.

d) Entzündungen mit Bildung besonderer Endprodukte.

Hier wäre zunächst die Myositis fibrosa oder fibroplastica anzuführen unter Ausschaltung von alle Dem, was als mehr örtliche Narbenbildung anzusprechen ist, sei nun die Narben- oder Schwielenbildung als Ausgang einer eitrigen oder spezifischen Entzündung, einer Verletzung oder einer Kreislaufstörung entstanden (s. unter den betreffenden Abschnitten). In allen diesen Fällen wird man von einer sekundären Myositis fibrosa sprechen. Ihnen läßt sich eine primäre Myositis fibrosa gegenüberstellen, ein seltenes, mehr selbständiges Krankheitsbild, dessen Abgrenzung gegen die besprochenen Formen nichteitriger Muskelentzündung einige Schwierigkeiten bereitet, und dessen Wesen noch durchaus nicht geklärt ist. Hat doch Kader seinerzeit die Ansicht geäußert, daß es „eine abgeschwächte, chronische Form desselben Prozesses sei, deren akute Formen die M. serosa und purulenta bilden". Auch Durante trennt sie nicht scharf von „chronischem Rheumatismus" und scheint der Ansicht zuzuneigen, daß sie gelegentlich den Endausgang einer primären akuten Myositis darstelle. — Eine deutlichere Abtrennung nimmt Lorenz vor, wenn er auch zugeben muß, daß uns die Seltenheit des Vorkommens einen tieferen Einblick in Ursache und Wesen der Erkrankung noch verwehrt. Er schließt sich der Ansicht von König an, der das Auftreten der Schwielen „als Folge einer konstitutionellen Anomalie, einer dem betreffenden Individuum eigentümlichen Tendenz zur Bindegewebsbildung" betrachtet, unter Hinweis auf die Analogie mit der fortschreitenden Muskelverknöcherung. Wir finden in dieser Ansicht Anklänge an die Auffassung, die Krogius und Schubert hinsichtlich der örtlichen Schwielenbildung beim angeborenen Schiefhals entwickelt haben (s. dort).

Es ist dies, unter Verzicht auf eigentlich ursächliche Fragestellung, eine Auslegung der klinisch-anatomischen Tatsachen; in schleichender Weise treten im Verlaufe von Monaten oder Jahren in einzelnen Muskeln, Muskelgruppen oder aber an sehr zahlreichen Stellen Schwielen auf, ohne daß ein äußerer Anlaß bemerkbar geworden wäre. Am häufigsten werden die Beinmuskeln befallen. Es stellt sich unter mehr oder weniger heftigen Schmerzen Steifigkeit der befallenen Teile ein, die in eigentliche Kontrakturen ausgeht (Kreiss, Hackenbruch, Gies, Linder). Im Falle von Janicke waren Hals-, Rücken- und Brustmuskeln ergriffen, während die Beine verschont blieben. Druckschmerz ist unbedeutend oder fehlt, die elektrische Erregbarkeit ist herabgesetzt oder aufgehoben (Hackenbruch, Krukenberg). — Die anatomische Untersuchung, die hauptsächlich an Stücken ausgeführt wurde, die beim Lebenden entnommen waren, ergibt in der ersten Zeit ein weiß geflecktes Aussehen der Muskeln, die in späteren Stadien in ganzer Ausdehnung zu einem derben, schwieligen, weißglänzenden Gewebe umgewandelt sind. Unter dem Mikroskop findet man zunächst eine mäßige Massenzunahme des Zwischengewebes, das in geringem Grade von Lymphozyten durchsetzt ist. Die Muskelfasern schwinden teils mit Entartungsvorgängen, teils unter dem Bilde der einfachen Atrophie, wobei die Kernwucherung sich in mäßigen Grenzen hält. Schließlich wird alles Muskelparenchym durch straffaseriges, sehnenähnliches Bindegewebe ersetzt. Frühere Stadien hat offenbar JANICKE gesehen, wenn er zellreiches Gewebe mit einzelnen, sicher erkennbaren Kernteilungsfiguren beschreibt.

Als Myositis fibrosa beschrieb kürzlich JÁNOSSY eine eigenartige Beobachtung: Infolge Leuchtgasvergiftung Sturz auf Vorderarm und Hand, in denen sich anschließend eine weitgehende Bindegewebsentwicklung einstellt. Es ist dies zum mindesten ein eigenartiger Ausgang einer an sich nicht besonders schweren traumatischen Muskelschädigung. Der Leuchtgasvergiftung kommt dabei offenbar nur die Vermittlerrolle zu, nicht diejenige eines bestimmenden Faktors.

Mit der Anreihung der fortschreitenden Muskelverknöcherung (Myositis ossificans progressiva multiplex) an dieser Stelle soll über die entzündliche Natur dieser Erkrankung ein Urteil zunächst nicht festgelegt werden. Vielmehr soll lediglich auf gewisse Ähnlichkeiten mit der zuletzt besprochenen Affektion hingewiesen werden, Ähnlichkeiten, die in dem Einsetzen (zumeist) ohne erkennbaren Anlaß, in dem langsamen, stetigen oder schubweisen Fortschreiten, und in dem endlichen Ersatz des Muskels durch andere Gewebe gegeben sind. Ob diesen Ähnlichkeiten in den Erscheinungen auch eine Wesensverwandtschaft zugrunde liegt, läßt sich solange nicht eindeutig entscheiden, als man in das Wesen der einen wie der anderen Krankheit nicht klareren Einblick erhält, als dies zur Zeit möglich ist. — Indessen, wenn bezüglich der Myositis fibrosa KÖNIG die Annahme einer zugrunde liegenden Konstitutionsanomalie äußern durfte, so kann man für die Myositis ossificans eine solche Meinung wohl noch besser stützen.

Zunächst wäre auf die Tatsache hinzuweisen, daß fast ausschließlich Personen in jungen Jahren betroffen werden. Unter etwa 140 bisher im Ganzen veröffentlichten Fällen[1] zählt NEIDECK nur 5 Erwachsene. Und seitdem HELFERICH auf das gleichzeitige Bestehen von anderen Mißbildungen (Ankylose der Daumen, Defekte der Phalangen beider Großzehen) nachdrücklich aufmerksam gemacht hat, wurde das Vorkommen von Mikrodaktylie an den Großzehen oder an den Daumen, häufig mit eigenartig plumper Gestaltung des zugehörigen Metatarsus bzw. Metakarpus I, in der großen Mehrzahl aller Fälle (in 70% nach JÜNGLING) festgestellt. In neuester Zeit hat SCHINZ das Zusammentreffen mit kartilaginären Exostosen beschrieben und abgebildet. Ein bloßer Zufall, wie HELFERICH anfänglich meinte, kann dies Alles nicht sein. Und so hat sich mehr und mehr der Gedanke aufgedrängt (BUSSE, JÜNGLING, MAYS, STEMPEL, BLENKLE, IPPONSUGI, WEBER u. a.), daß eine besondere Veranlagung vorhanden sein müsse, wie dies schon MÜNCHMEYER vermutet und VIRCHOW mit dem Begriffe der „knochenbildenden Diathese" angedeutet hatten.

Mit dieser Vorstellung stehen die klinischen und anatomischen Erscheinungen zum mindesten nicht im Widerspruche. In der Kindheit oder im Pubertätsalter beginnend, treten in den Muskeln Anschwellungen auf, die in seltenen Fällen spontan wieder verschwinden, meist jedoch in zunehmende Verhärtung übergehen, bis sie knochenartige Konsistenz annehmen und die befallenen Teile versteifen. In der Regel sind die Nacken- oder Schultermuskeln zuerst

---

[1] ROSENSTIRN (zit. nach WEBER) soll 180 Fälle zusammengestellt haben.

befallen, von wo eine Ausbreitung nach dem Rücken, der Brust und nach den
Gliedmaßen erfolgt. Schließlich können sehr zahlreiche Muskelgruppen und
ausgedehnte Gebiete ergriffen werden. Durchleuchtung und anatomische
Untersuchung deckt in diesen Teilen das Bestehen von Knochen in äußerst
wechselnder Größe und Form auf. Anfänglich findet man mehr vereinzelte,
kleine Knochenkerne, Stifte, Spangen usw., die allmählich an Ausdehnung
zunehmen, unter sich und meist auch mit Skeletteilen in Verbindung treten,
so daß endlich vielfach verzweigte, seltsam gestaltete Gerüste aus Knochen-
spangen entstehen (s. nebenstehendes Röntgenbild, ferner die Abbildungen

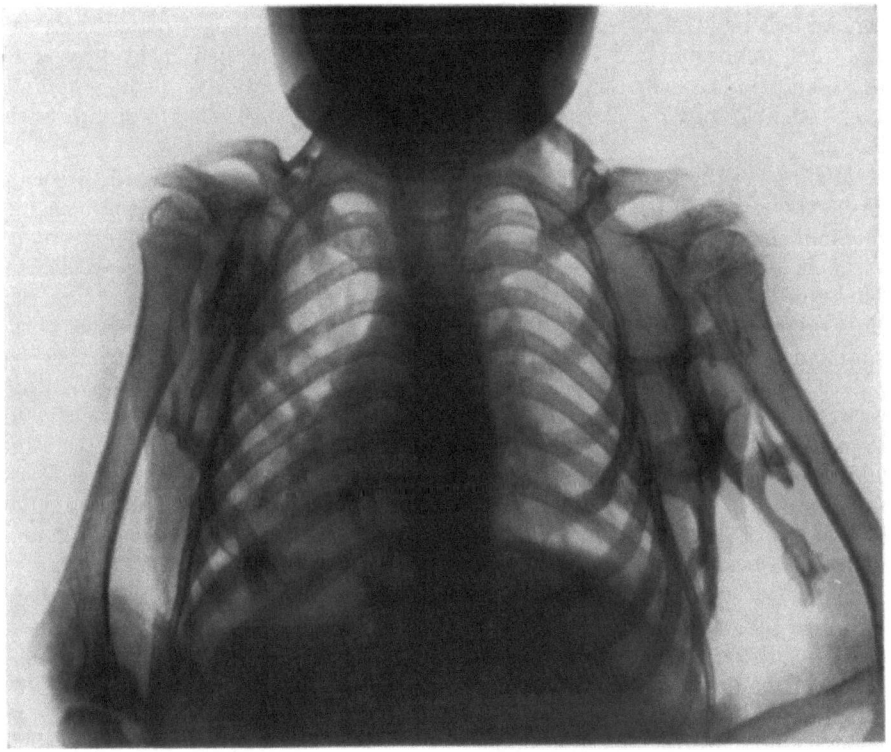

Abb. 33. Fortschreitende Muskelverknöcherung. Vielfache Knochenspangenin Schulter- und
Rückenmuskeln. Röntgenogramm Schinz.

bei Stempel, Schmidt in Aschoffs Lehrbuch u. v. a.). — Die freigelegten
Muskeln bieten ein Bild dar, das an den einzelnen Stellen weitgehend denen
der traumatischen Muskelverknöcherung ähnelt. Die Knochenmassen sind
von den einhüllenden Muskelbäuchen in der Regel durch Streifen straffen
Bindegewebes getrennt, das in die Umgebung ausstrahlt, wie es auch zwischen
die Knochenbälkchen eindringt. Letztere sind an der Oberfläche gewöhnlich
zu einer Art Kortikalis dicht zusammengefügt, während die tieferen Teile
spongiosaartigen Bau haben, sofern wenigstens Bildungen von längerem Bestande
untersucht werden. Jüngerem Knochen fehlt dieser Aufbau noch, wie auch
eigentliches Knochenmark innerhalb der Maschen erst in späteren Stadien zu
erkennen ist. Die Verbindung mit dem Skelett wird entweder durch den Knochen
selbst gebildet oder durch sehnenähnliches Gewebe vermittelt, auch wohl
durch eine Knorpelscheibe ähnlich einer Pseudartherose (Ipponsugi). Im

übrigen werden häufig die Sehnen und Faszien mit in die Verknöcherung einbezogen.

Die mikroskopischen Befunde gleichen in weitem Maße denen, die bei der umschriebenen Knochenbildung genauer besprochen wurden, so daß wir auf eine Wiederholung hier verzichten können. Von besonderem Interesse erscheinen immerhin die bisher noch wenig untersuchten Bilder an den Stellen, wo der Prozeß, nach den klinischen Erscheinungen zu urteilen, noch wenig weit vorgeschritten ist. LEXER hat als erster eine eingehende Schilderung davon gegeben, nach ihm STEMPEL, FÜRSTNER u. a. Übereinstimmend beschreiben sie die Bildung eines vom Perimysium internum ausgehenden „Keimgewebes", bestehend aus einem von vielen Haargefäßen durchzogenen, zellreichen Gewebe, zusammengesetzt aus großen, rundlichen bis spindeligen Zellen, in denen hin und wieder Mitosen erkennbar sind. Die dazwischen liegenden Muskelfasern gehen durch Atrophie oder Entartung zugrunde, indem sie zunächst immer stärker auseinandergedrängt werden. LEXER gibt nun an, daß sich darum oft Leukozytenhaufen finden, während STEMPEL solche nur in den späteren Entwicklungsstadien gesehen haben will, wenn schon die Knochenbildung im Gange war. Die Letztere läßt alle die Bilder erkennen, die wir bei der umschriebenen Knochenbildung einläßlich behandelt haben.

IPPONSUGI unterscheidet neuerdings auf Grund sehr eingehender Untersuchung eines sezierten Falles 6 verschiedene Typen der Knochenbildung: 1. Mit Auflockerung des Bindegewebes, leichter oder mässiger Kernvermehrung verkalken die Bindegewebsfasern, und die Zellen gehen direkt in Knochenkörperchen über. 2. Die Bindegewebsfasern verschmelzen miteinander, und es entsteht ein Gewebe, das einigermaßen knorpelig aussieht. 3. Lebhafte Zellwucherung, die zur Knochenbildung beiträgt, aber ohne Auftreten typischer Osteoblasten. 4. Dasselbe, aber mit Auftreten typischer Osteoblasten. Diese vier Typen bilden zusammen die Gruppe der direkten Metaplasie, wobei 1. und 2. als metaplastischer Typus, 3. und 4. als neoplastischer Typus bezeichnet werden. — Die indirekte Metaplasie — unter Bildung von Knorpel — wird durch die beiden folgenden Arten dargestellt: 5. Die verschmolzenen Bindegewebsfasern gehen in Knorpelgrundsubstanz über, die sich stark vermehrenden Zellen werden zu typischen Knorpelzellen, und 6. Auftreten eines chondroplastischen oder ähnlichen Gewebes, das Knorpel ausbildet, welcher sich weiter umgestaltet. — Diese verschiedenen Arten kommen häufig in ein und demselben Muskel dicht beieinander vor.

Bei der Beurteilung des Wesens der Erkrankung wird man nicht einzig auf diese örtlichen Befunde abstellen dürfen, sondern den ganzen Erscheinungskreis im Auge behalten müssen. VIRCHOW hatte die Myositis ossificans mit zu den Osteomen gerechnet; ihm schloß sich später MAYS an, indem er darauf hinwies, daß die Erkrankung ja nicht ausschließlich die Muskeln befalle, sondern auch die Sehnen, Faszien, das intermuskuläre Bindegewebe, und daß die Knochenbildung vom Skelett selbst ausgehen könne. Deshalb dürfe man diese Affektion von der großen Gruppe der mehrfachen Knochenbildungen nicht lostrennen. Das mag ja richtig sein, nur fragt es sich, ob damit viel gewonnen ist, und ob insbesondere sich die Notwendigkeit daraus ergibt, diese Knochenbildung als geschwulstmäßiges Wachstum anzusehen. Ich bin nicht dieser Meinung. Nahezu alle Gesichtspunkte, die gegen die Geschwulstnatur der umschriebenen Muskelverknöcherung angeführt wurden, ließen sich auch hier wiederholen. Könnte man etwa noch einwenden, die hintereinander auftretenden zahlreichen Einzelherde seien Metastasen des ersten, so muß doch darauf hingewiesen werden, daß dann diese ihren Sitz in jedem beliebigen Muskel haben könnten. Dem ist aber nicht so. DURANTE bemerkt, daß die Bauch-, Gesichts-, Rachen- und Augenmuskeln nur ausnahmsweise befallen werden, und daß, bei Übergreifen auf den Kopfnicker dieser nie verknöchere, sondern höchstens bindegewebig umgewandelt werde. Letzteres trifft allerdings nicht vollkommen zu; hingegen bleibt das Zwerchfell ausnahmslos frei (s. Tabelle über Ergriffensein der einzelnen Muskeln bei Ipponsugi).

Auch die Frage Entzündung oder nicht, ist viel umstritten worden. Legt man, um hierzu Stellung zu nehmen, die einzig ausschlaggebenden, aber leider spärlichen mikroskopischen Befunde der frühen Stadien zugrunde, so besteht kein Zweifel, daß Lexer Bilder gesehen hat, die allen Anforderungen des histologischen Entzündungsbegriffes entsprechen, und zwar an einem frischen Herd einer schon lange bestehenden Erkrankung, die an anderen Orten schon zu ausgesprochener Verknöcherung geführt hatte. Demgegenüber unterstreicht aber Stempel das Fehlen der entzündlichen Infiltration in seinem Falle, und lehnt daher die Auffassung der Erkrankung als Entzündung ab, ähnlich Ipponsugi. Eine Stütze hierfür findet er ferner in dem fast stets vermerkten Ausbleiben von Temperatursteigerung; und die Anschwellung der befallenen Muskelteile im Beginn glaubt Stempel auf Blutungen zurückführen zu können; auch sie dürfe also nicht als Entzündungszeichen gedeutet werden. — Halten wir uns an die durch das Mikroskop feststellbaren Tatsachen, so ließen sich die von einander abweichenden Befunde wohl so erklären, daß der Anstoß zur Bindegewebs- und weiter zur Knochenbildung in einzelnen Fällen durch eine Entzündung gegeben wird, in anderen Fällen nicht. — Öfters wurde auch beobachtet, daß dieser Anstoß durch ein Trauma erfolgte (Münchmeyer, Hawkins, Dümms, Pincus, Aberthny, Skinner, Sympson, Svensson, Boks, Eichhorst, Fertig u. a.). War in einzelnen Fällen (z. B. Fertig) ein einmaliges Trauma wie Stoß gegen die Schulter u. dgl. nur der Anlaß für das erste Auftreten der Erkrankung, die dann ohne weitere erkennbare Einwirkungen fortschritt, so beschrieben Aberthny, Pincus und Skinner Krankengeschichten, wo bei jeder noch so geringfügigen Verletzung, der der Patient ausgesetzt war, ein neuer Herd auftrat. Und Lorenz schildert anschaulich den Circulus vitiosus, in den der immer ungelenkiger und unbehilflicher werdende Kranke hineingerät. Unter dem Eindruck solcher Beobachtungen hat wohl Pincus gestanden, wenn er ganz allgemein Verletzungen die Schuld an der Entstehung auch dieses Leidens zuschob, und falls solche sich nicht nachweisen ließen, das Geburtstrauma verantwortlich machte. Eine solche Verallgemeinerung ist indessen nicht zulässig, da eine ganze Reihe sorgfältiger Beobachtungen die Mitwirkung eines Traumas sicher ausschließen konnten (Lexer, Virchow, Fürstner, Pintér, Brennsohn, Manuwald u. a.). Letzterer hat sogar verschiedentlich erfolglos versucht, bei seinem Patienten durch Beklopfen oder Quetschen der Muskeln neue Herde hervorzubringen.

So gut wie das Trauma wird man auch die ab und zu Anstoß gebende Erkältung (Copping, Minkiewitsch) nur als Gelegenheitsursache werten können. Ähnliches gilt bezüglich des Vorkommens bei Lues (Hawkins). Und so führt diese rein ätiologische Betrachtung zu dem Schlusse, daß wir die maßgebenden Umstände für diese Krankheit in der Umwelt offenbar nicht suchen dürfen.

Sucht man demgemäß im Kranken selbst nach den Ursachen, so ist die Ausbeute nicht sehr reich, wenn wir von den oben erwähnten, gleichzeitig vorkommenden Mißbildungen absehen. Und wenn Kohts, Friedberg, Nicoladoni u. a. von einer primären oder neurotrophischen Myopathia als dem Wesen dieser Krankheit sprachen, so lag darin eine gewisse Resignation, ließen sich doch zunächst keine greifbaren Unterlagen für eine solche Auffassung beibringen. Eichhorst konnte dann zuerst das Vorkommen der Krankheit bei Affektionen des Zentralnervensystems (Spina bifida, Tabes) beobachten. Abgesehen davon, daß STEMPEL diese Fälle zu der traumatischen Form rechnet, läßt sich hieraus doch keine Verallgemeinerung ableiten; denn in der überwiegenden Mehrzahl aller sezierten Fälle waren Veränderungen am Nervensystem auch bei histologischer Untersuchung nicht zu finden.

So bleibt man auf Vermutungen angewiesen. Und das Wesen der Erkrankung scheint mir in der eingangs angedeuteten Auffassung einer angeborenen (aber nicht vererbaren) Anomalie am besten verständlich zu werden. Man wird sich vorstellen dürfen, daß den verschiedenen Bindegeweben des Muskels und seiner Nachbarschaft eine nicht genauer zu erfassende Neigung zur Knochenbildung innewohnt, die vielleicht in letzter Linie auf eine ungenügende oder unrichtige Differenzierung des ursprünglichen Mesenchyms zurückzuführen ist, und die, durch verschiedene Momente veranlaßt, in Erscheinung treten kann. In etwa diesem Sinne haben sich auch die meisten Bearbeiter dieser Frage in letzter Zeit geäußert (SCHMIDT, KAUFMANN, STEMPEL, JÜNGLING, BLENKLE, NEIDECK, IPPONSUGI, WEBER). Damit stellen wir auch Beziehungen her zu der nichtfortschreitenden traumatischen Form der Muskelverknöcherung, für die wir auch um die Annahme einer besonderen Veranlagung nicht herum kamen, wobei es freilich zunächst noch ganz ungeklärt bleibt, warum in diesen Fällen das Leiden weiter geht, in den andern beschränkt bleibt. In diesem Zusammenhange wäre auch nochmals an die ausgebreiteten, aber nicht fortschreitenden Verkalkungen und (nach dem Röntgenbild zu urteilen, — histologische Untersuchungen wurden nicht ausgeführt) Verknöcherungen der Weichteile in den gelähmten Gebieten bei Paraplegikern zu erinnern, wie sie P. MEYER, REHBEIN und besonders CEILLIER beschrieben haben. Auch hierbei muß noch weiter untersucht werden, was in manchen Fällen von Lähmung zu dieser Erscheinung führt, in anderen aber nicht. Möglicherweise können hier Stoffwechseluntersuchungen, die besonders den Phosphor- und Kalkgehalt des Blutes berücksichtigen, einen Schritt weiter führen, wie es kürzlich STAUB an meinem Institut für die Kalkgicht zeigen konnte. Genauere Nachforschungen in dieser Richtung sind bisher, soviel ich sehe, weder bei der einen noch bei der anderen Form der Muskelverknöcherung in größerem Umfange angestellt worden. ABERTHNY, MÜNCHMEYER und PINTÉR erwähnen eine verminderte Ausscheidung von Phosphaten und PINCUS Herabsetzung der Kalkausscheidung, was schon einige Fingerzeige gibt. WEBER hat in seinem Falle die Kalkbilanz aufgestellt und dabei eine beträchtliche Zurückhaltung der Kalksalze im Körper gefunden bei gleichzeitigem niedrigen Blutkalkspiegel. Dies dürfte darauf hinweisen, daß die verknöchernden Muskeln Kalk an sich ziehen. Mehr daraus zu folgern, etwa daß wir hier eine allgemeine Störung des Kalkhaushaltes fassen, die bei der Krankheit eine ursächliche Rolle spiele, wäre aber wohl noch übereilt (siehe indessen später). — Interessant ist, daß auch ein ausgeschnittenes, noch gesundes Muskelstückchen einen erhöhten Kalkgehalt aufwies, Weiter stellt der gleiche Verfasser fest, daß sein Patient erheblich mehr Kreatinin ausschied als eine Vergleichsperson; und in diesem Zusammenhange verweist er darauf, daß die Myositis oss. progr. mit besonderer Vorliebe diejenigen Muskeln befalle, deren vornehmliche Aufgabe in der Fixierung (und weniger in der raschen Bewegung) einzelner Skeletteile liege, deren vegetative Innervation somit auch besonders stark ausgebildet sei, und deren Stoffwechsel vorwiegend auf Kosten des Eiweißabbaues erfolge. Die Zusammenhänge stellt er sich folgendermaßen vor: Starker Eiweißabbau in den schon an sich dafür veranlagten Muskeln schafft günstige Verhältnisse für Anziehung von Kalksalzen aus dem Blute. Diese Kalkanhäufung führt zunächst noch nicht zur Bildung von Niederschlägen, gibt indessen den Anstoß zu der Bindegewebswucherung, die den histologischen Umwandlungsprozeß einleitet, und liefert zugleich das Material zum Aufbau des Knochens. — Nach Webers Ansicht spielt ferner die Beeinflussung des gesamten Stoffwechsels im Pubertätsalter eine beträchtliche Rolle für das Zustandekommen der Erkrankung.

Zu der letzteren Meinung wird man Vorbehalte machen dürfen, da die ersten Erscheinungen doch häufig genug ins Kindesalter zurückreichen. Sonst verdienen die Anregungen Webers, den Stoffwechselverhältnissen bei dieser Krankheit in Zukunft mehr Aufmerksamkeit zu schenken, alle Beachtung.

Einen kleinen Beitrag hierzu liefern vom morphologischen Standpunkte die sehr eingehenden Untersuchungen von Ipponsugi, die sich auch auf die inneren Organe erstrecken, insbesondere auch auf die inkretorischen Drüsen. Unter seinen Befunden deuten Kalkniederschläge in den Nieren, in der Dickdarmschleimhaut und im Gehirn sowie Verkalkung der Trachealknorpel (bei einem 19jähr.!) auf eine allgemeine Störung des Kalkhaushaltes. Das Suchen nach einer hierfür ursächlichen Veränderung in den innersekretorischen Drüsen blieb allerdings erfolglos. Wohl fand sich eine persistierende Thymus, eine Epiphyse, wie sie sonst im Kindesalter angetroffen wird, unterentwickelte Hoden und Nebennieren. All dies wird indessen als Ausdruck einer Konstitutionsanomalie gedeutet und somit als Begleiterscheinung. Und wenn die Nebenschilddrüsen außer starker Fettdurchwachsung herdförmige Wucherung von Hauptzellen, eigenartige zystische Bildungen und reichliche eosinophile Zellen aufwiesen, so glaubt Ipponsugi hierin nur das Zeichen einer Erschöpfung dieser Organe sehen zu dürfen. Eine befriedigende Erklärung für die verschiedenen Beobachtungen findet er in der Auffassung, daß die zugrunde liegende Störung des Kalkstoffwechsels die Epithelkörperchen so sehr beansprucht habe, daß sie schließlich erschöpft wurden. So konnte es nicht mehr zur Knochenbildung kommen, und der überschüssige Kalk wurde — ungenügend — ausgeschieden.

e) Spezifische Entzündungen.

Muskelveränderungen bei Lepra hat als erster v. Recklinghausen in der deutschen pathologischen Gesellschaft vorgewiesen. Der gleiche Fall hat dann durch Fujinami eine eingehende Bearbeitung nach der histologischen Seite erfahren. Die Muskelabschnitte, die unter leprösen Herden der Haut lagen, waren von weißen Streifen und Zügen durchsetzt, bestehend teils aus Fettgewebe, vornehmlich aber aus breiten Rundzelleninfiltraten. Die Muskelbündel erwiesen sich als teils einfach atrophisch, teils in grob- oder feinkörnige Massen zerbröckelt. In letzteren und zwischen den verschmälerten Fasern fanden sich Leprabazillen entweder innerhalb verschiedenartiger Zellen oder auch frei in größeren Gruppen oder vereinzelt, niemals aber innerhalb intakter Muskelfasern. Sie schienen direkt von den oberflächlichen Herden eingedrungen zu sein. — An den Fibrillenbündeln waren besonders die Veränderungen der Kerne bemerkenswert, ganz besonders in unmittelbarer Nähe der Lepraherde. Es fiel neben Vermehrung namentlich ihre bedeutende Vergrößerung, unregelmäßige Gestalt und Anordnung sowie ihre dunkle Färbung auf. Fujinami gibt in Wort und Bild die höchst bizarren, in die Länge gezogenen, mit Ausläufern versehenen oder spangenartig um die Fasern gelegten Formen wieder (hyperchromatische Riesenkerne). Es besteht eine unverkennbare Ähnlichkeit mit den Gebilden, die Askanazy bei Basedow, Kottmann bei Muskelatrophie beschrieben haben. Um so auffallender ist, daß eine Beziehung zur Nervenentartung dabei nicht zu bestehen schien, vielmehr sieht Fujinami in ihrem Auftreten „eine Wirkung der von den leprösen Herden bedingten kollateralen Saftstromänderung auf das Muskelgewebe". — Leprabazillen und entzündliche Infiltration an den Muskeln von Gaumen und Zunge hatte schon Rikli gesehen.

Bei der Muskeltuberkulose pflegt man die primäre und die sekundäre Form zu unterscheiden, indem man dabei klinischem Sprachgebrauch folgt. Eine echte primäre Tuberkulose der quergestreiften Muskulatur hat indessen meines Wissens beim Menschen noch niemand beobachtet, doch muß die Möglichkeit ihrer Entstehung durch direkte Einimpfung zugegeben werden. Was man dagegen gemeinhin als „primäre" Muskeltuberkulose anspricht, sind jene Herde, die entfernt von anderen, oft klinisch gar nicht in Erscheinung tretenden Lokalisationen auftreten, meist auf hämatogenem Wege zustandegekommen. Während diese Fälle selten sind, kommt sekundäre Tuberkulose, auf den Muskel von einem Herde der Nachbarschaft fortgeleitet, häufig genug zur Beobachtung. Eine Mittelstellung nehmen jene Fälle ein, wo sich in der Nähe etwa einer bestehenden Knochen- oder Gelenktuberkulose, aber noch von dieser getrennt, Muskelherde entwickeln. Hierbei kommt Verbreitung auf dem Lymphwege in Betracht. MARCHAND hat einen derartigen Fall beschrieben, KAISER andere zusammengestellt. Nach den anatomischen Muskelveränderungen dürfen wir sie der „primären" Muskeltuberkulose zurechnen.

Soweit die immerhin nicht sehr zahlreichen Beobachtungen von DELORME, REVERDIN, OLTENDORF (ZENKER), MÜLLER, LANZ und DE QUERVAIN, ZONDEK, KAISER, MARCHAND, ZELLER ein Urteil zulassen, scheint hierbei der Prozeß sich so zu entwickeln, daß zunächst im interstitiellen Gewebe unter Verdrängung und Druckatrophie der benachbarten Muskelfasern sich typische Knötchen entwickeln, die zu einem gemeinsamen Herd zusammenfließen. Er erscheint im Muskelbauch, manchmal aus diesen etwas vorragend, als ein weißlich- oder rötlichgrauer Knoten mit ziemlich deutlicher Abgrenzung gegen die Umgebung. Die Muskelscheide bleibt lange Zeit intakt. In einzelnen Fällen (MÜLLER) lagen die Knoten auch zwischen Muskelscheide und Muskelbauch. Ihre Größe wechselt zwischen der einer Erbse und einer Baumnuß. Manchmal stehen mehrere einzelne Knoten miteinander in Verbindung. Im Innern der Knoten erkennt man kleine trübe, verkäste Flecken. Diese Knoten bestehen ganz aus tuberkulösem Granulationsgewebe. Die Verkäsung schreitet dann weiter und geht in Erweichung der zentralen Teile über. Auf diese Weise entsteht die fungöse Form (REVERDIN, DELORME), wobei die spezifische mikroskopische Struktur soweit verwischt sein kann, daß nur der Bazillennachweis, im Schnitt oder im Tierversuch, die Art der Erkrankung sicherstellt. Der eigentliche tuberkulöse Abszeß entsteht durch ausgedehnte Verflüssigung. Seine Wand läßt spezifisches Granulationsgewebe oft noch erkennen, das nach außen gelegentlich durch eine bindegewebige Kapsel begrenzt wird (LANZ u. DE QUERVAIN). Die gleichen Verfasser sahen zwei Fälle, wo der Abszeß sich wurst- oder pilzförmig in die benachbarten Muskelzwischenräume ausgebreitet hatte, ohne deshalb seine Abgrenzung einzubüssen. Es kann auch die überliegende Haut ergriffen und schließlich durchbrochen werden (DELORME).

Der Zustand, in dem ein tuberkulöser Muskelherd zur Beobachtung gelangt, hängt natürlich von mancherlei Zufälligkeiten ab. Da ferner der oder die übrigen Herde im Körper meist nicht betrachtet werden können, gelingt es noch nicht, die Pathogenese dieser Muskeltuberkulose sicher aufzuklären. — Bemerkenswert ist die ausgesprochene Bevorzugung des jüngeren Alters und ferner bestimmter Muskelgruppen, unter denen die Vorderarmbeuger an erster Stelle stehen, ferner die Oberschenkel, der Triceps brachii, der Kopfnicker (s. bei LORENZ), wenn auch andere nicht verschont werden. Anstrengung oder Übermüdung mag in einzelnen Fällen die besondere Lokalisation bestimmen, so im Falle von ZONDEK: Wadenmuskeln bei einem Landbriefträger.

Von den histologischen Befunden ist zunächst zu sagen, daß die den eigentlichen tuberkulösen Herden anliegenden Fasern teils einfach atrophisch sind, teils Zeichen der Verfettung, des körnigen Zerfalles, seltener der wachsigen Degeneration aufweisen. Auch hierbei kann Kernwucherung hinzukommen, gelegentlich in so ausgeprägtem Maße, daß Kernanhäufungen an den Enden der Fasern zur Verwechslung mit den eigentlichen tuberkulösen Riesenzellen führen; oder die rings um den Sarkolemminhalt gelegenen Kerne mehrerer benachbarter Fasern schaffen Bilder, die auf den ersten Blick für Drüsen gehalten werden können (Durante). Die experimentellen Untersuchungen von Saltykow lehren, daß auch hier losgelöste Muskelzellen zum Aufbau des tuberkulösen Gewebes beitragen. — Das Letztere weicht sonst in keinem wesentlichen Punkte von dem anderer Organe ab. In diagnostischer Hinsicht ist

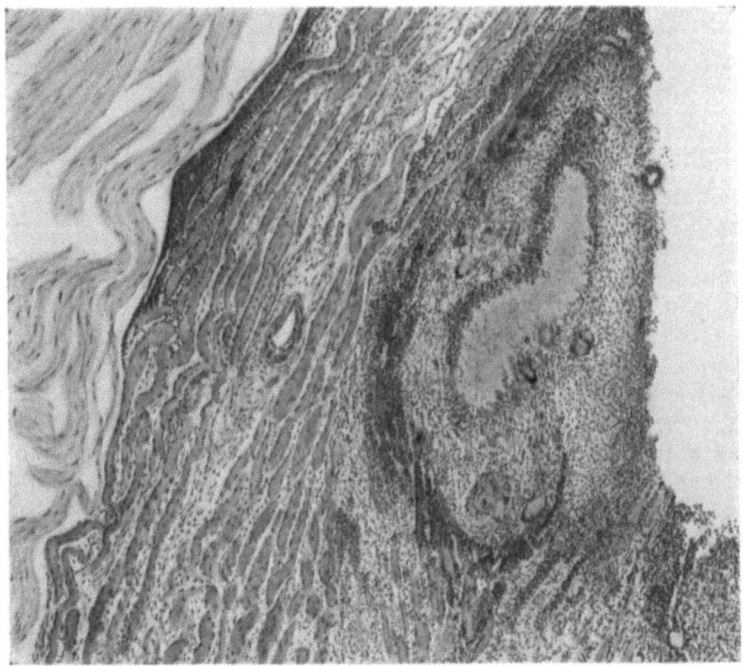

Abb. 34. Muskeltuberkulose („primär"). Zeiß Apochrom. 16 mm. Komp.-Ok. 4. Präp. Askanazy.

daran zu erinnern, daß man bei Zweifeln weniger als in anderen Organen auf die Anwesenheit von Riesenzellen abstellen darf, weil solche auch im Muskelgummi selten fehlen und selbst in großer Zahl vorhanden sein können (vgl. Landois). Sonst gelten die üblichen Regeln. — Der Nachweis von Bazillen gelingt im Schnitt recht häufig nicht. — In der Umgebung der Herde findet sich oft auf eine gewisse Strecke kleinzellige Infiltration in Streifen oder kleinen Herden, in späteren Entwicklungsstadien strahlt das abkapselnde Bindegewebe in die Umgebung aus.

    Eine etwas besondere Stellung scheint mir die von Delorme beschriebene sklerosierende Form darzustellen, bei der ein (Rücken-) Muskel auf weite Strecken in ein derbes, weißliches und braunrot geflecktes Gewebe umgewandelt war. Auf dem Schnitt erwiesen sich die Muskelfasern durch sehr reichlich entwickeltes Bindegewebe auseinandergedrängt und zum Schwund gebracht, in dem zahlreiche Knötchen lagen. Diese Form ließe sich wohl der sklerosierenden oder zirrhotischen Tuberkulose von Lungen, Leber, Pankreas usw. an die Seite stellen.

Als Polymyositis tuberculosa wäre meines Erachtens eine Beobachtung von SCHWARZ zu bezeichnen und von den übrigen „primären" (richtiger: als eigene Muskelerkrankungen imponierenden) Formen abzugrenzen. Das klinische Bild war das einer anderen, nichteitrigen Myositis. Auch histologisch bestand weitgehende Ähnlichkeit; nur kamen zu den gewöhnlichen, spärlichen Rund-zelleninfiltraten einige knötchenförmige Herde mit vereinzelten Riesenzellen. Ihre spezifische Natur wurde durch den Meerschweinchenversuch erwiesen.

Die sekundäre, fortgeleitete Muskeltuberkulose kommt oft zur Beobachtung im Anschluß an Knochen- oder Gelenkerkrankung, weniger häufig bei solchen von Drüsen, Haut, serösen oder Schleimhäuten. Letzteres am meisten an der Zunge (s. KAISERLING, Kapitel Mundhöhle in Band IV/2 dieses Handbuches). Ihre Erscheinungsform ist die eines Fistelganges oder eines Abszesses, dessen Natur an dem Bau der Wand erkannt wird. Allgemein bekannt sind die sog.

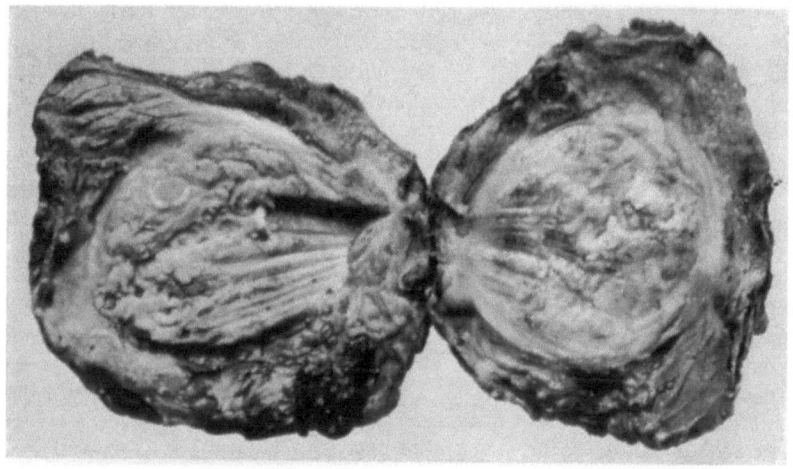

Abb. 35. Großes Muskelgummi der Sternalgegend. Photogramm ASKANAZY.

Senkungsabszesse (Abscès par congestion der Franzosen), die, von der Wirbel-säule oder anderen Knochenherden ausgehend, große Ausdehnung erlangen können. Hierbei dringt entweder vom Ausgangsherd der tuberkulöse Eiter direkt in den Muskel ein, indem er Granulationsgewebe vor sich herschiebt, das seinerseits der Verkäsung und Erweichung anheimfällt. So schreitet der Prozeß streng genommen im Interstitium vorwärts, während die Muskelfasern durch Druck und Giftwirkung zur Degeneration und Atrophie gebracht werden. Dies läßt sich stets noch in geringer Entfernung von der Abszeßwand fest-stellen. Oder der Abszeß dringt zunächst in das Bindegewebe zwischen den Muskeln vor. Hierbei sind weiter verschiedene Möglichkeiten zu betrachten. In einzelnen Fällen werden die anliegenden Muskeln überhaupt nicht in die Entzündung einbezogen, sondern sie unterliegen nur der Druckwirkung. Um-fließt hingegen der Abszeß einen Muskelbauch allseitig, so wird dessen Er-nährung bald schwer gestört, er verfällt der Nekrose und wird in die eitrige Erweichung einbezogen. Endlich kann von Interstitium der tuberkulöse Prozeß dem Perimysium int. folgend, auf den Muskel übergreifen. — Diese geschlos-senen Abszesse sind selten von einer dicken Kapsel umgeben, wenn auch eine gewisse Zunahme des Muskelbindegewebes in der Nachbarschaft der Granu-lationsmembran meist besteht. Sie ist Folge teils der entzündlichen Reizwirkung,

teils des Aneinanderrückens der Perimysiumfasern bei der Atrophie des Par-
enchyms. — Ähnlich verhalten sich auch frische Fisteln. Solche von längerem
Bestand weisen dagegen gewöhnlich eine derbe, bindegewebige Wand auf,
von der aus Fortsätze sich in die Umgebung verlieren. — Die histologischen
Befunde bedürfen einer besonderen Schilderung nicht (s. LE DENTU, BÖTTCHER,
LORENZ, DURANTE).

Unter den syphilitischen Muskelerkrankungen steht das Gummi an
erster Stelle. BUISSON und namentlich VIRCHOW haben eingehende anatomische
Beschreibungen davon gegeben, denen auch heute kaum etwas wesentlich
Neues hinzuzufügen ist. — Am häufigsten sitzt es wohl im Sternokleidomastoideus (26 mal unter 69 Fällen, LORENZ), ferner im Oberschenkel (13 mal), im
Bizeps, Trizeps, Masseter, Pektoralis, seltener in den Waden- und Bauchmuskeln,
vereinzelt in den Rücken- und Schultermuskeln oder an anderer Stelle. MUR-
CHISON fand eines im Zwerchfell. Es werden Beobachtungen von mehrfachem
Vorkommen im gleichen oder in verschiedenen Muskeln gemeldet, wohl auch
mit symmetrischer Lokalisation (GUYOT, MAURIAC, EGER). Nicht selten ist
das Zungengummi (s. hierüber KAISERLING, Kapitel Mundhöhle, Bd. IV/2 dieses
Handbuches). — Ein Trauma wird gelegentlich für das Auftreten an einer
bestimmten Stelle verantwortlich gemacht (BIER, FOURNIER u. a.); mehr als
die Rolle einer Gelegenheitsursache wird man ihm nicht zuerkennen wollen. —
VIRCHOW betont schon, daß die Geschwulst bei geringer Größe inmitten des
Muskelbauches sitzt, gerne in der Nähe des Sehnenansatzes oder des Knochens,
auf den sie übergreifen kann. — Die Form ist, namentlich im Beginn, der des
Muskels angepaßt; dies erklärt, daß das Leiden oft ganz zufällig entdeckt wird,
um so mehr, als es zunächst kaum Beschwerden verursacht. Indessen kann das
Muskelgummi beträchtliche Größe erlangen („erreichen einen Durchmesser
von mehreren Zollen", VIRCHOW), es fühlt sich derb, ja hart an, solange es wenigstens nicht erweicht ist. Auf dem Durchschnitt erscheint es als weiße, rötlich-
oder gelblichweiße, streifig gefleckte Einlagerung mit feuchter Schnittfläche.
GENERSICH sah ockergelbe Sprenkelung durch alte Blutungen. In größeren
Knoten fehlen selten trübe, käsige Flecken, zugleich besteht eine mehr oder
weniger deutliche Abgrenzung gegen die Umgebung durch eine grau durchscheinende Randzone. Im Frühstadium findet sich eine solche Abgrenzung
noch nicht, und man sieht von der Umgebung her bräunlichrote Streifen von
Muskelbündeln eindringen, die sich unmerklich verlieren.

Das Letztere ist auch im mikroskopischen Bild sehr kennzeichnend. Das
Gewebe bleibt einigermaßen in seiner Struktur erkennbar, oft genug bis in
alle Einzelheiten, trotz schon bestehender Nekrose. Es erstarrt im Tode. Freilich ist diese Struktur nicht mehr die normale, denn die Bündel und Fasern
werden frühzeitig durch Herde und Streifen kleinzelliger (vorwiegend Lymphozyten und Plasmazellen, spärliche Leukozyten) Infiltration auseinandergedrängt.
Geeignete Färbungen zeigen, daß die Nekrose der ganzen Gewebsmasse mit
Verfettung einhergeht, mehr an der Peripherie sieht man auch andere Entartungsbilder an den Muskelfasern. Hier tritt ferner eine Neubildung von
faserigem Bindegewebe hervor. — An den Gefäßen vermißt man kaum je
Wucherungsprozesse der Intima, die zu Einengung und Verschluß führen.
Auch sie werden in die Nekrose einbezogen (Elastikafärbung!). Durch langsames Fortschreiten werden Nachbarorgane ergriffen oder durchbrochen (Haut).
Dabei hat das geschwürige Aufbrechen eine Erweichung zur Voraussetzung,
die bis zur Ausbildung eines eigentlichen Abszesses führen kann; seinen Inhalt
beschreibt v. BRAMANN als „stahlblauen Eiter". — Die Ausheilung eines Gummi
erfolgt unter Hinterlassung breiter, schwieliger Narben oder rundlicher Knoten,
die keine scharfe Grenze vom umliegenden Gewebe trennt; in diesem liegen

atrophische Muskelfasern zwischen rasch schmäler werdenden Bindegewebszügen. Solche sklerotische Gummata sollen auch der Verkalkung sowie der
Umwandlung zu Knorpel (?) und Knochen unterliegen können (DURANTE).

Dieser umschriebenen entzündlichen Knotenbildung steht gegenüber, durch
Zwischenglieder mit ihr verbunden, die diffuse syphilitische Myositis, die
zuerst von RICORD gewürdigt, später von NEUMANN und von LEWIN genauer
beschrieben wurde. NEUMANN hat sie speziell am äußeren Afterschließmuskel
näher untersucht, wo die Erkrankung wohl am häufigsten ihren Sitz hat;
nächstdem kommen Masseter und Bizeps, in einigem Abstande Pektoralis,
Deltoides, Kopfnicker und Wadenmuskeln. An anderen Stellen trifft man sie
mehr vereinzelt, doch können mehrere Muskeln gleichzeitig ergriffen sein, oder
aber die Erkrankung schreitet von einem zum nächsten fort (DURANTE).

Je nach dem raschen oder mehr schleichenden Einsetzen sind die Verände-
rungen gleich anfangs deutlich durch Rötung und Schwellung oder aber wenig
hervortretend. Das mikroskopische Bild weicht nach KAUFMANN, M. B. SCHMIDT,
BONOME, NEUMANN in nichts von dem einer gewöhnlichen diffusen Myositis
ab. Die sehr ins Einzelne gehenden Angaben von LEWIN bestätigten dies im
Wesentlichen: Unter leichter Erweiterung der Gefäße sammeln sich in ihrer
Umgebung kleine Haufen von Rundzellen an, und später kommt es unter
Wucherung des interstitiellen Bindegewebes und Schwund der Parenchym-
anteile zu einer diffusen Sklerose. An den Muskelfasern findet man dabei häufig
Kernwucherungen. Narbige Schrumpfung bleibt aus. Die eigentlichen syphilitischen Kontrakturen scheinen eine andere anatomische Grundlage zu haben,
die aber, soviel ich sehe, noch nicht erforscht ist. — Nahe verwandt der eben
beschriebenen Form dürfte die von HERRICK und LORENZ in je einem Falle
beobachtete Dermatomyositis syphilitica sein, bei der außer den Muskelveränderungen in ausgeschnittenen Stückchen ein beträchtliches Ödem der Haut
gesehen wurde.

Die beiden Hauptformen, Gummi und Myositis, können sich nun in mannigfaltiger Art vereinigen, indem neben größeren gummösen Knoten eine mehr
diffuse, zur bindegewebigen Umwandlung neigende Entzündung besteht, oder
so, daß in diffus entzündeter Muskulatur kleine und kleinste Knötchen sich
finden. Hierher rechne ich die Fälle von BIER, v. BRAMANN, OSTERMAYER
und namentlich den von BUSSE bzw. BUSSE und HOCHHEIM anatomisch genau
untersuchten. Hier traf man bei einer 31jähr. Frau außer großen Gummata
in Lungen und Herz schwere gummöse Entzündung fast aller äußeren Augenmuskeln, die erheblich und unregelmäßig verdickt waren. Mikroskopisch fanden
sich um Gefäße und Nerven, letztere aber unversehrt lassend, kleinzellige Infiltrate mit ganz vereinzelten gelapptkernigen Leukozyten, in Haufen oder
diffuser Verteilung. Muskelbündel und -Fasern sind durch junges zellreiches
Bindegewebe auseinandergedrängt, in dem wiederum vielfache Rundzellen-
haufen liegen, so daß frische und ältere Entzündungsprodukte bunt durcheinander angetroffen werden. Hie und da sieht man kleine Nekroseherde mit
verfetteten Zellen, an deren Rand oft Riesenzellen zu finden sind. An den
Muskelfasern erkennt man Verschmälerung, Verfettung, scholligen Zerfall
und andererseits ausgesprochene Zellwucherung mit Kernanhäufung in protoplasmatischen Massen, Kernbänder usw. Einzelne Muskelzellen sowie riesenzellenartige Gebilde können sich aus dem Verbande der Fasern loslösen, um so
sich am Aufbau des entzündlichen Gewebes zu beteiligen, wie wir dies schon
bei anderen Entzündungsarten erwähnten. BUSSE verweist hierbei nachdrücklich auf die zahlreichen Riesenzellen, teils bindegewebiger, teils muskulärer
Herkunft, die sich bei der syphilitischen Muskelentzündung finden, woraus
sich ein gewisser Gegensatz zu luetischen Herden anderer Organe ergibt. —

Endlich muß hier der Rotz erwähnt werden, der sowohl in seiner akuten wie in der chronischen Form die Muskeln in Mitleidenschaft ziehen kann. Im letzteren Falle (Heuer, Grumbach) pflegen Entzündungsherde, die außer dem besonderen bakteriellen Befunde wenig Spezifisches an sich haben, von der Nachbarschaft fortschreitend auf den Muskel überzugreifen. Das Bild der Muskelveränderung weicht hierbei von dem bei anderen Entzündungen in keinem wesentlichen Punkte ab. Auch beim akuten Rotz wird ein solches Übergreifen beobachtet, namentlich von den primär ergriffenen Schleimhäuten des Rachens und Gaumens aus, oder von subkutanen Herden her (Sabrazès). Außerdem werden mehr selbständige hämatogen entstandene Muskelherde in Form von Abszessen beobachtet (Helly, Koch, Hoke). Es bilden sich meist multiple,

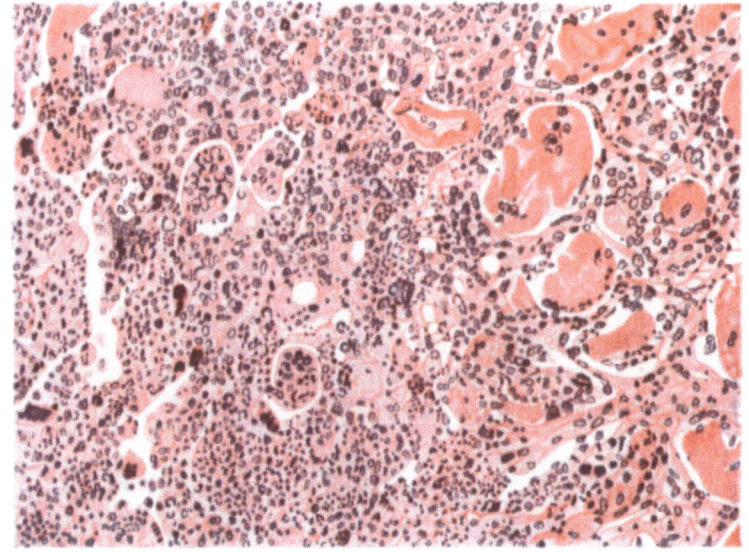

Abb. 36. Rotzabszeß im Muskel. Zeiß Apochrom. 4 mm, Komp.-Ok. 4. Hämalaun-Eosin.
Präparat Helly.

knotenförmige Verhärtungen, die in 1—2 Tagen einschmelzen und dann einen gelben, oft auch blutigen oder schokoladenfarbigen Eiter enthalten. Im mikroskopischen Bilde sind die Unterschiede gegenüber Abszessen anderer Natur unbedeutend. Die Muskelfasern selbst erleiden die gleichen Degenerationen und Nekrose. Nur der anscheinend sehr frühzeitig einsetzende, hochgradige Zerfall der Leukozyten mit starker Kernzerbröckelung zeichnet die Rotzabszesse aus (s. Abb. 36) (s. a. Strube, Babes, Tedeschi, Hubalek u. Goldschmid, Wolff, Kelsch).

6. Die Muskeln bei Allgemeinerkrankungen.

Die klinischen Erscheinungen von seiten des aktiven Bewegungsapparates, die die Allgemeinerkrankungen kennzeichnen, haben ihre anatomische Grundlage in Veränderungen mannigfacher Art, die nur selten ganz fehlen, meist aber in größerer, ja diffuser Ausbreitung, wenn auch wechselnder Verteilung nachweisbar sind. Das Schwächegefühl und die Mattigkeit, die sich beim Lebenden äußern, findet seine Erklärung in den verschiedenen Entartungsvorgängen; und die Verminderung des Muskelumfanges, oft schon dem Kliniker

augenfällig, erkennt der pathologische Anatom deutlicher in den wechselnden
Formen der Atrophie. Damit ist schon gesagt, daß wir es hierbei mit Abweichungen zu tun haben, die ganz vorwiegend am Muskelparenchym ihren Sitz
haben, während das interstitielle Gewebe gewöhnlich nur in sekundärer Weise
beteiligt ist oder sein kann. Das Muskelgewebe greift — zum mindesten in
anatomisch faßbarer Form — nicht in die Abwehrvorgänge ein, sondern erleidet nur die schädigenden Einflüsse chemisch-toxischer Einwirkungen und
dadurch bedingter Ernährungsstörungen. Beide wirken in nicht zu entwir-
render Art neben und miteinander ein, so daß es im einzelnen Falle kaum ge-
lingen will, mit Sicherheit anzugeben, welchem dieser beiden Momente die
Schuld am Auftreten der Veränderungen zukommt. So ist uns ein tieferer
Einblick in das Wesen der hier zu besprechenden krankhaften Erscheinungen
heute größtenteils noch verwehrt (siehe auch den allgemeinen Teil), wie auch
ihre Verteilung auf einzelne Muskelgruppen uns noch viele Rätsel aufgibt. Daher
werden wir uns darauf beschränken müssen, hier nur das Vorkommen in einzelnen Fällen anzugeben. Das besondere histologische Bild der verschiedenen
Veränderungen ist, mit Ausnahme einiger Besonderheiten, früher des näheren
beschrieben worden. — Wir besprechen zunächst die Muskelveränderungen
bei akuten Infektionskrankheiten, dann diejenigen bei den chronischen, zum
allgemeinen Kräfteverfall führenden Erkrankungen, um mit denen bei einigen
besonderen Krankheitsbildern zu schließen. (Über die Muskelveränderungen
bei Vergiftungen siehe das Kapitel von E. PETRI in diesem Handbuche.) —

Es hält schwer, sich über die Veränderungen der quergestreiften Muskulatur bei akuten Infektionskrankheiten ein klares übersichtliches Bild
zu machen. Nicht daß es an Untersuchungen über diesen Gegenstand fehlte,
aber sie sind — abgesehen von Einzelfällen — kaum je in systematischer Weise
durchgeführt worden. So wissen wir wohl, daß Entartungsvorgänge bei kaum
einer tödlich verlaufenden Krankheit dieser Art ganz fehlen; wir wissen auch,
welche besonderen Formen der Degeneration vorkommen, und daß mehrere
Formen gleichzeitig gefunden werden, und endlich, daß sie in dieser oder jener
Muskelgruppe vorwiegend angetroffen werden. Indessen schon in dieser letzten
Beziehung erscheinen die Angaben in den verschiedenen Arbeiten zu lückenhaft, als daß sich eine allgemeine Übersicht über Ausbreitung und Verteilung
gewinnen ließe, weil meist nur einzelne oder wenige Muskeln zur Untersuchung
gelangten, gewöhnlich nur die bei Befolgung der üblichen Sektionstechnik
ohne weiteres zugänglichen, während z. B. die Muskeln des Rückens und der
Gliedmaßen nur in verhältnismäßig seltenen Fällen geprüft wurden. Ferner
sind neben der Hauptkrankheit die Begleitumstände wie Alter, Ernährungszustand, Verhalten der Stoffwechselorgane und der Drüsen mit innerer Sekretion usw. gewöhnlich nicht entsprechend berücksichtigt worden. Und doch
wäre dies höchst wünschenswert, wenn man zu bestimmten Vorstellungen
gelangen und die Bedingungen kennen will, die in einem gegebenen Falle gerade
ein bestimmtes Bild der Entartung hervorgebracht haben. Wissen wir doch
z. B. durch die Untersuchungen von WEGELIN und seinen Schülern, daß der
Fettgehalt der Muskeln unter anderem vom allgemeinen Ernährungszustande
abhängt; und die Ergebnisse von KOLODNY weisen auf Beziehungen des Fettgehaltes zum Alter des Kranken und zum Tätigkeitsgrad des Muskels. Künftige
Untersucher werden auf solche Dinge achten müssen. Denn diese Vorfragen
sollten geklärt sein, will man sich Rechenschaft darüber geben, welche in der
Krankheit selbst gelegenen Momente Verteilung, Ausbreitung und „Schwere"
der Muskelentartung bedingen. —

Zunächst steht man bei der Betrachtung der einzelnen Krankheiten unter
dem Eindruck einer gewissen Willkür, insofern z. B. bei Typhus oder Grippe

etwa die wachsartige Degeneration durchaus nicht immer dann besonders hervortritt, wenn die Veränderungen des Darmes bzw. der Atmungsorgane sehr schwer oder sehr ausgedehnt sind oder wenn Komplikationen bestehen. Bei anderen Krankheiten scheint es ähnlich zu sein. — Übrigens ist bei den verschiedenen Infektionskrankheiten das Verhalten der Muskeln durchaus nicht in gleicher Weise beachtet und untersucht worden. Als ein für die makroskopische Betrachtung recht kennzeichnendes und bei Fällen akuter, fieberhafter Infektionskrankheit ohne Komplikationen selten fehlendes Bild ist die matte, etwas trockene und dunkelrote Beschaffenheit der Muskeln zu betrachten. Hierzu treten dann in manchen Fällen die früher besprochenen Zeichen fettiger, wachsiger oder anderer Entartung.

An erster Stelle ist wohl der Typhus abdominalis zu nennen, bei dem das Vorkommen der wachsigen Entartung seit den Untersuchungen von VIRCHOW und von ZENKER geradezu zum klassischen Sektionsbild gerechnet wird. In der Tat wird sie selten gänzlich vermißt. Durchsucht man die häufigsten Fundstellen — gerader Bauchmuskel, Psoas, Oberschenkeladduktoren — mikroskopisch, so wird man die Entartung regelmäßig finden. Für die Betrachtung mit bloßem Auge tritt sie indessen gar nicht immer erkennbar hervor, weil häufig genug nur wenige Fasern oder Faserteile ergriffen sind. Ich habe den Eindruck, daß die stärkeren Ausbildungsgrade, bei denen größere Muskelabschnitte das bekannte blaße, mattglänzende Aussehen zeigen, in den letzten Jahren seltener zu Gesicht kommen als früher (Therapie?). Allerdings sind Typhussektionen bei uns überhaupt nicht häufig. — In enger Beziehung zu der genannten Entartung stehen gewöhnlich die Blutungen in den so veränderten Muskeln, die als dunkelrote Streifen und Flecken sich von dem hellen Grunde abheben, oder aber als eigentliches Hämatom den befallenen Abschnitt mehr oder weniger stark auftreiben. Ihre Entstehung ist für die meisten Fälle so zu erklären, daß mit den Muskelfasern und Bündeln auch die Gefäße einreißen. Immerhin hat schon POPOFF mit Recht auf das Mißverhältnis aufmerksam gemacht, das zwischen Ausdehnung der Blutung und Grad der Muskeldegeneration in einzelnen Fällen besteht. Er meint, daß die eigentliche Ursache der Blutung bei geringer Entartung des Muskels in Veränderungen der Gefäße bestehe, die in der Tat manchmal in Gestalt von Endothelverfettung nachzuweisen sind. Meist wird man indessen eine mechanisch bedingte Gefäßzerreißung annehmen dürfen. — H. KOCH sah Hämatome besonders häufig bei den Typhusfällen des letzten Krieges.

Das Stadium, in welchem man die wachsartige Degeneration antrifft, hängt natürlich hauptsächlich von dem Zeitpunkt der Krankheit ab, in dem die Untersuchung vorgenommen werden kann. Bei Frühtodesfällen bekommt man gelegentlich Bilder der reinen Entartungsvorgänge zu Gesicht, in der zweiten Krankheitswoche treten daneben schon deutliche Neubildungsvorgänge auf, die in der dritten und vierten Woche das Bild beherrschen. Ein buntes Nebeneinander von frischen glasigen Schollen, Zellwucherungen und neugebildeten, schmalen Muskelfasern sah ich bei Todesfällen im Rezidiv.

Die bakteriologische Untersuchung der von der Entartung befallenen Muskelstücke bleibt ohne Erfolg, was zur Annahme führt, daß eine toxische Wirkung zugrunde liegt. (Einzelnes hierüber im allgemeinen Teil).

Neben der wachsigen Entartung oder — selten — ohne ihr gleichzeitiges Vorkommen beobachtet man beim Typhus oft noch „körnige" Degeneration der Muskeln, und zwar gewöhnlich die trübe Schwellung und den körnigen Zerfall, selten fettige Entartung. Diese Bilder können an den gleichen Bündeln, ja Fasern neben denen der hyalinen Entartung bestehen, sind aber doch häufig viel weiter verbreitet. Schon dieser Umstand zeigt, daß ein innerer Zusammenhang zwischen den beiden Arten nicht bestehen kann, was ja auch aus den morphologischen Verhältnissen hervorgeht.

Abszesse, die bei Typhus hin und wieder in den Muskeln gesehen werden, haben ihren Sitz mit Vorliebe wiederum in den geraden Bauchmuskeln. Offenbar schafft die vorausgehende Entartung und namentlich Blutung einen günstigen Boden für das Haften der Entzündungserreger, unter denen die Typhusbazillen selbst manchmal in Reinkultur gefunden werden, in anderen Fällen vermischt mit Eitererregern, oder schließlich letztere allein (s. Sabrazès). — Die begünstigende Rolle der Blutung als Nährboden scheint mir aus der Tatsache hervorzugehen, daß der Eiter hier fast regelmäßig blutig gefärbt oder rein blutig ist. — W. Gruber berichtete über einen Fall von Durchbruch eines solchen Abszesses in die Bauchhöhle mit anschließender tödlicher Bauchfellentzündung. — Selten sind beim Typhus Muskelabszesse, die durch Fortleitung aus der Nachbarschaft entstehen.

Die eitrigen Entzündungen, wie auch die größeren Hämatome können nur unter Narbenbildung ausheilen, während die übrigen Veränderungen nach völliger Genesung spurlos verschwinden. Lewandowsky berichtete über einen Fall von Thomsenscher Krankheit, die einen Monat nach Überstehen eines Typhus auftrat, und möchte einen ursächlichen Zusammenhang nicht ganz von der Hand weisen. Nach allem, was wir sonst über diese Krankheit wissen, kann man der vorausgehenden Infektion doch wohl höchstens die Rolle eines auslösenden Momentes zuerkennen (ältere Literatur zu M. bei Typhus bei Popoff, Durante, neuere bei Sabrazès, siehe ferner Christeller, Typh. abd. in Bd. 4 dieses Handbuches).

Ganz ähnliche Verhältnisse wie beim Typhus kann man beim Paratyphus finden, und zwar häufiger bei B als bei A. Namentlich die wachsartige Degeneration vermißt man bei mikroskopischer Kontrolle nur selten, wenn schon sie nicht häufig große Ausdehnung erreicht oder gar für das bloße Auge sichtbar wird. Sternberg erwähnt ferner, daß gewöhnlich die ganze Stammmuskulatur das dunkelrote, trübe Aussehen zeigt, das auch beim Typhus durch die anderen Entartungsformen bedingt wird. Ferner führt er das Vorkommen von Bauchwandabszessen an, ähnliches hat Sabrazès gesehen. In beiden Fällen wurden Paratyphusbazillen in Reinkultur gezüchtet (Literatur außer den Genannten Loele).

Merkwürdig ist, daß ganz ähnliche Verhältnisse wie bei den eben genannten Krankheiten recht häufig an den Muskeln bei Grippe gefunden werden. Fast alle Beschreiber des Sektionsbildes dieser Krankheit erwähnen außer dem allgemeinen düster-roten Aussehen der Muskeln das Vorkommen von Zenkerscher Entartung, die mit Blutungen und Zerreißungen einhergehen kann (siehe Zusammenstellung bei Kuszynski und Wolf, ferner neuerdings Forbus). Die Mitteilungen des letzteren zeigen die Übereinstimmung der Befunde in Amerika mit denen in Europa. — Forbus betont, daß die Veränderung ausschließlich am Rectus abd. gefunden wurde, während das Suchen danach an anderen Stellen erfolglos blieb. Er verzichtet auf eine Erklärung hierfür, die doch nur in Hypothesen stecken bleiben würde. — Er hat sich ferner bemüht, die Bedingungen aufzudecken, die zum Auftreten der wachsigen Entartung führen. Eine Beziehung zur Dauer der Erkrankung besteht aber nach seinen Feststellungen keineswegs. Eigene Erfahrungen bestätigen dies. Forbus meint, die Intensität der Infektion, wie sie klinisch in Erscheinung tritt, sei verantwortlich für das Vorkommen oder Fehlen der Muskelerkrankung. Im übrigen führt er sie auf eine Toxinwirkung zurück, nicht auf eine Wirkung der Infektionserreger selbst, da er solche nur in Fällen von Vereiterung im Muskel fand. — Luksch macht neuerdings darauf aufmerksam, daß die wachsige

Muskelentartung erst seit der großen Grippepandemie von 1918 und den folgenden Jahren ein häufiger Sektionsbefund ist, bei früheren Seuchenzügen dagegen nicht beobachtet wurde.

In der Zusammenstellung von Forbus sind auch einige Beobachtungen von wachsiger Entartung der Muskeln bei Pneumonie nach Masern enthalten. Hierbei, ebenso wie bei Scharlach- oder Keuchhustenpneumonie kann man sie in schwerer Form doch nur selten finden, wenn auch das Mikroskop meistens einzelne entartete Fasern aufdecken wird. Insbesondere habe ich größere Blutungen nie gesehen.

Ähnlich liegen nach meinen Erfahrungen die Verhältnisse bei anderen Lungenentzündungen, insbesondere auch bei der fibrinösen Pneumonie. Genaue Untersuchung wird hier verschiedene Entartungsformen, insbesondere die wachsige, selten ganz vermissen lassen. Ausgedehnte Veränderungen dieser Art gehören aber doch zu den Seltenheiten. Anders lauten freilich die Angaben von Wells, der hyaline Entartung, ganz besonders am Zwerchfell, als einen regelmäßigen Befund hinstellt. Nach seinen Mitteilungen fände sie sich in so schweren Graden, daß man sie ernstlich als Todesursache erwägen müsse. Ob diesen abweichenden Erfahrungen etwa Verschiedenheiten in der Lebensweise der Kranken oder in der Krankenbehandlung zugrunde liegen, läßt sich vorläufig nicht entscheiden.

Über das Verhalten der Muskulatur von Choleraleichen hat Stoerk kürzlich auf Grund der Erfahrungen des Weltkrieges berichtet. Er vermerkt die starke Ausprägung der Leichenstarre, bei der die vorspringenden Kontraktionsbäuche der Muskeln dem Körper ein athletisches Aussehen verleihen können. Als Folge besonders kräftiger Zusammenziehungen kann es zur sogenannten „Fechterstellung" kommen. Eine Ausnahme hiervon macht die Gesichtsmuskulatur, die in schlaffem Zustande verharrt und so ein verfallenes, ausdruckloses Aussehen des Totenantlitzes bewirkt. Bei der inneren Untersuchung bemerkt man in der Regel ein mattes, wenig feuchtes Aussehen der Schnittfläche, bedingt, wie das Mikroskop lehrt, durch Degenerationen mannigfacher Art, die in Ausbreitung und Vorkommen sowie in der Kombination der einzelnen Arten beträchtlich wechseln. Eine besondere Bevorzugung der Waden, — woran die Wadenkrämpfe denken lassen könnten, — ist nicht nachweisbar.

Letzteres ist um so auffälliger, als bei der Weilschen Krankheit, die gleichfalls mit Wadenkrämpfen einhergeht, gerade die Muskeln dieser Gegend besonders stark verändert zu sein pflegen, freilich ohne daß die anderen Muskeln verschont wären. Die schweren Muskelentartungsbilder sind ja geradezu als eines der anatomischen Kennzeichen dieser Erkrankung zu betrachten (Beitzke). Freilich sind sie für das bloße Auge nur selten erkennbar, das außer der Gelbsucht nur hie und da rote Fleckchen oder Streifchen erkennt. Nur in einem Falle beschreibt Pick linsengroße trübe Flecke, die die Muskeln dicht durchsetzten und durch tiefgelbe Farbe von der fleischroten Umgebung abstachen. Größere Blutungen können hinzutreten, und ihre Entstehung wird anscheinend durch an sich unbedeutende mechanische Schädigungen verhältnismäßig leicht ausgelöst (Kochsalzinfusion). Die mikroskopischen Veränderungen werden von Beitzke und Pick etwa übereinstimmend beschrieben. Erkrankung zahlreicher, aber stets nur kurzer Faserstücke, Aufquellung unter Verlust der Quer- und Längsstreifung, manchmal unter Auftreten zahlreicher kleiner Waben, Zerfall in hyaline Bänder und Schollen, die den Gallefarbstoff lebhaft an sich ziehen und daher gelb oder grünlichbraun erscheinen. Die letztere Erscheinung gibt den Bildern ein besonderes Gepräge (s. Abb. 37); im Grunde handelt es sich aber um echte wachsige Entartung, was sich auch aus den Folgeerscheinungen ergibt. Die Sarkolemmkerne wuchern, Leuko- und Lymphozyten,

gelegentlich auch Fremdkörperriesenzellen treten auf und bereiten die Aufsaugung bzw. Wiederherstellung vor. Die allgemeine Neigung zu Blutungen
kommt in zahlreichen kleinen Austritten roter Blutkörperchen zum Ausdruck,
die das Bild besonders bunt gestalten. — In einigen Fällen konnte BEITZKE
einzelne Erreger zwischen den Muskelfasern nachweisen. Ob nur deren Anwesenheit an Ort und Stelle oder auch Giftwirkung für die Entstehung der Muskelveränderung verantwortlich zu machen ist, bleibt bei der Schwierigkeit des
Erregernachweises ungewiß.

Eine Aufzählung sämtlicher Infektionskrankheiten, bei denen Muskelveränderungen gefunden worden sind, kann hier — unter Hinweis auf frühere
Abschnitte — füglich unterbleiben. Doch sei hier nochmals an den vereinzelten

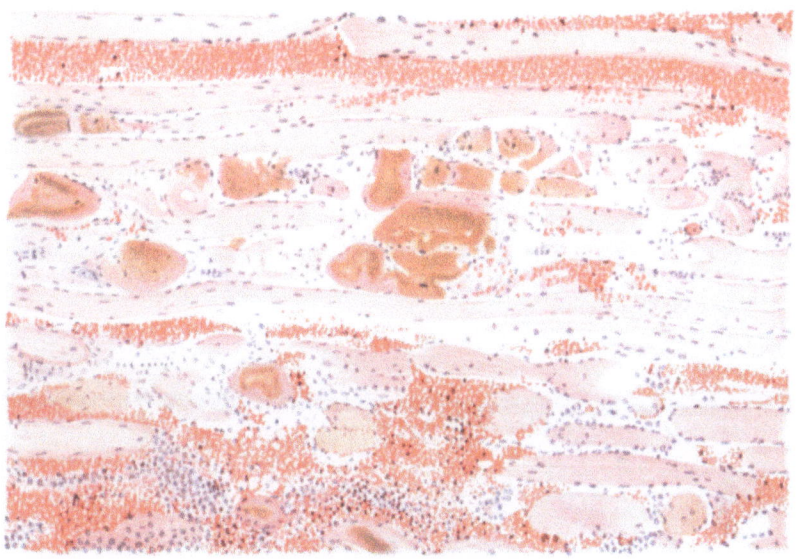

Abb. 37. Wadenmuskel bei WEILscher Krankheit. Zeiß Apochrom. 16 mm. Komp.-Ok. 4. Hämalaun-
Eosin. Präparat BEITZKE.

Befund einer Polymyositis bei epidemischer Genickstarre (LÖHLEIN und
SCHLOSSBERGER) erinnert, sowie an die Tatsache, daß bei Fleckfieber auch
an den Muskelarterien gelegentlich spezifische Herdchen zur Beobachtung
kamen (s. CEELEN, DAWYDOWSKY).

Bei den chronischen, zu allgemeinem Kräfteverfall führenden Zuständen
sind bekanntermaßen die Muskeln sehr regelmäßig, wenn auch in stark wechselndem Maße in Mitleidenschaft gezogen. Die augenfälligste Veränderung
ist hier die Atrophie, zu der sich freilich Entartungsvorgänge gesellen können.
Durch Auszählen der Fasern am Sartorius stellte LORENZ einen Schwund von
163 000 (normal) auf 150 000 oder gar 92 000 fest. Auch hierbei läßt sich leicht
nachweisen, daß, ähnlich wie bei anderen Organen, das Maß des Muskelschwundes
individuell beträchtlich schwankt und offenbar nicht allein von der Zahl der
erreichten Lebensjahre oder von der zugrundeliegenden Krankheit abhängt. —

Die Atrophie der Muskeln im hohen Greisenalter ist, vorausgesetzt, daß
keine Komplikationen bestehen, eine einfache, womit allerdings das häufige
Vorkommen zahlreicher brauner Pigmentkörnchen in der Nachbarschaft der
Kerne nicht ausgeschlossen werden soll; es gehört indessen nicht unbedingt

zum Bilde. Die Verschmälerung der Fasern kann höchste Grade erreichen, während die Streifenzeichnung bis zuletzt deutlich bleibt. Letztere, und namentlich die Querstreifung, wird immerhin undeutlich beim Hinzutreten von Entartungsvorgängen (besonders „körnige", seltener fettige), was beim Hinzukommen etwa einer Bronchopneumonie nicht selten der Fall ist. Die Kernwucherung hält sich gewöhnlich in bescheidenen Grenzen. DURANTE bildet als häufigen Befund Längsteilungen ab. Das Zwischengewebe ist mehr oder weniger deutlich verbreitert, und in den breiteren Bindegewebssepten tritt Fettgewebe in vermehrter Menge auf. Wie alle diese mikroskopischen Veränderungen sich

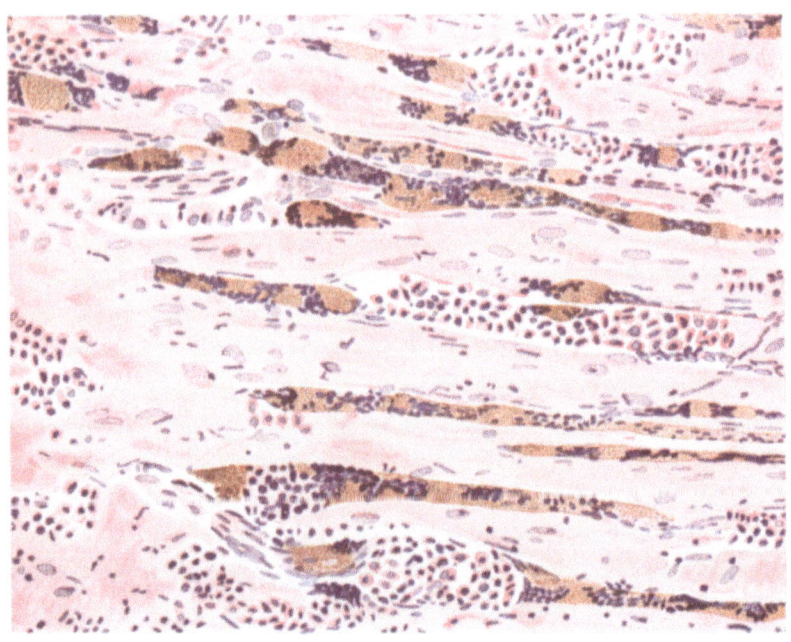

Abb. 38. Hochgradige braune Atrophie des Muskels (Zwerchfell) bei Krebskachexie und Metastasierung des Krebses im Muskel selbst. Krebszellnester in Muskelfasern und im Zwischengewebe. Zeiß Apochrom. 4 mm, Ok. 5×. Hämalaun-Eosin.

in wechselndem Maße vergesellschaften können, so wechselt das Aussehen der Muskeln auch für die Betrachtung mit bloßem Auge. Die Farbtöne können die ganze Reihe vom Blaßgelblich zum Braunrot bis zum Dunkelbraun durchlaufen. Die Form verändert sich, indem namentlich bei den Muskeln mit runden Bäuchen eine Abflachung auffällt. Die Konsistenz bleibt dabei ziemlich fest, jedenfalls fester als bei Atrophien aus anderer Ursache.

Ähnliche Verhältnisse findet man bei Personen und Tieren, die im Hungerzustande aus äußeren Gründen verstorben sind (LORENZ, STATKEWITSCH). Auch hier sieht man zunächst einfache Atrophie, die allerdings in degenerative Atrophie übergehen kann. Letzteres erklärt MÖNCKEBERG damit, daß zunächst beim Hungerzustande, d. h. solange die Reserven aufgebraucht werden, andere Veränderungen als einfacher Schwund an den Organen nicht aufzutreten brauchen. Sie treten hingegen in Erscheinung, sobald der Bestand dieser Organe selbst zur Fristung des Lebens herangezogen wird. Dabei müssen außer dem Schwund schwere Veränderungen zustande kommen, „da die hier assimilierten und fixierten Stoffe nicht ohne weiteres ausgelaugt und in den Kreislauf kommen

werden, vielmehr erst Umsetzungen durchmachen müssen, die in Strukturveränderungen der Zellen ihren morphologischen Ausdruck finden werden".
Daß gerade die Muskeln beim Hungern als Quelle für Nährmaterial herhalten
müssen, ist ja bekannt; geht doch aus den Untersuchungen von VOIT hervor,
daß sie am Ende des Hungerns über 30% ihres Gewichtes verloren haben und
relativ wasserreicher geworden sind.   SAMUEL erwähnt den völligen Schwund
des Glykogens.

Schwere Grade von Muskelschwund sieht man auch bei der Krebskachexie
(LÖWENTHAL, LUBARSCH).   Letzterer erwähnt, daß hierbei die stärksten Grade
von Pigmentanhäufungen beobachtet werden.   Ich kann dies bestätigen und
möchte hinzufügen, daß sie am ausgesprochensten sind in Muskeln, die etwa

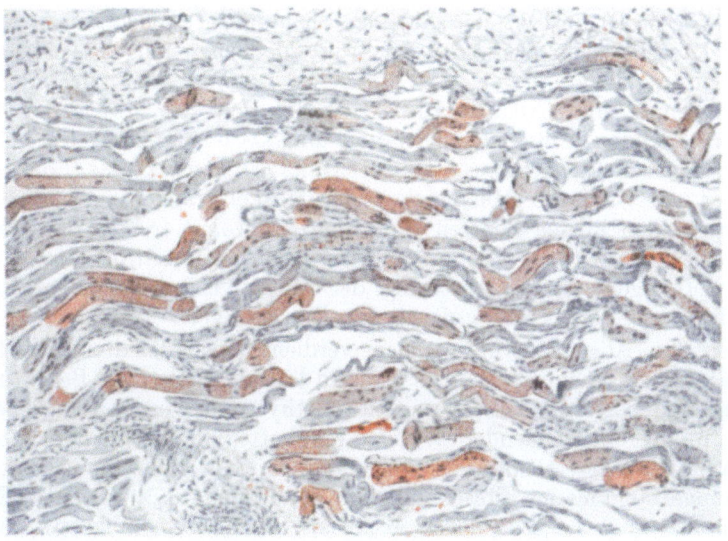

Abb. 39. Atrophie und Verfettung bei Kachexie.   Muskeln des Beckenbodens bei chronischer Lungentuberkulose. 36jähr. ♀. Zeiß Apochrom. 16 mm. Komp.-Ok. 4. auf ¹⁹/₂₀ verkleinert. Hämalaun-Sudan.

direkt von Krebs befallen sind.   Die gegenüber der einfachen Inanition wesentlich erhöhte Stickstoffausscheidung (FR. MÜLLER) dürfte zum guten Teil auf
den Muskelschwund zurückzuführen sein.   Wenn bei Krebskachexie auch
Entartungsbilder vorkommen, so schiebt LORENZ die Schuld dafür auf hinzutretende Fiebererscheinungen und Zustände, die zu Toxinbildung führen.

Die Muskelveränderungen, die bei langdauernden Infektionskrankheiten auftreten, sind von LOEWENTHAL, FRÄNKEL und von KLIPPEL am Beispiel der Lungenschwindsucht eingehend studiert worden.   Hierbei, wie bei den
zuvor genannten Zuständen, sind die Veränderungen zunächst generalisiert,
wenn auch in etwas wechselndem Maße an den einzelnen Muskeln oder Muskelgruppen ausgesprochen, ohne daß der Grund für die Verteilung im einzelnen
Falle immer zu erfassen wäre (von eigentlichen örtlichen Komplikationen
sehen wir hier ab).   Auch Grad und Art der beobachteten Veränderungen wechseln von Fall zu Fall, selbst bei sonst anscheinend gleich bleibenden Verhältnissen.   FRÄNKEL stellt folgende absteigende Reihe für die Beteiligung der
verschiedenen Muskelgruppen auf: Oberschenkel, Zwerchfell, Unterschenkel,
Rücken, Bauch, Daumenballen, Kaumuskeln, Hals, Brust, Oberarm, Vorderarm, Augenmuskeln.   Ein strenges Einhalten dieser Regel wird man nicht

erwarten. — Bezüglich der Zeit des Auftretens der Muskelveränderungen unterscheidet KLIPPEL zwei Gruppen: Eine erste, größere, bei der sie spät, d. h. erst mit dem Fortschreiten der übrigen Krankheitszeichen und besonders der Kachexie sich einstellen, und eine zweite, wo sie im Verhältnis zum Allgemeinzustande sich schon sehr früh entwickeln. Die Veränderungen bestehen auch hier besonders in Atrophie, zu der sich verschiedene Entartungen gesellen können, welch letztere auch manchmal im Vordergrunde stehen. Schon FRÄNKEL hebt hervor, daß hierin etwas für die Lungenschwindsucht besonders Kennzeichnendes nicht zu erblicken ist. Oft findet er auch Vermehrung des Bindegewebes und meint, daß von hier aus in manchen Fällen der Anstoß zu dem Schwund ausgehen könne, während KLIPPEL sie als die Folge toxischer, von den benachbarten, degenerierten Muskelfasern ausgehender Einflüsse ansehen möchte. Wir würden sie heute als eine Vakatwucherung deuten.

Das Vorherrschen bald der Atrophie, bald der Degenerationen bei sonst gleichen kachektischen Zuständen erschwert die Beurteilung der näheren Entstehungsart dieser Veränderungen. Letztere wird man auf Wirkung von Toxinen oder (und) einer Autintoxikation zurückführen dürfen. Als Ursache der Atrophie haben sich in den Untersuchungen von BRISSAUD Beziehungen zu Nervenveränderungen nicht nachweisen lassen. DURANTE bemerkt dazu, daß es wohl lohnender wäre, auf die Abhängigkeit der Muskelveränderungen von solchen der Nervenzellen in den Zentren zu achten, — womit freilich die Frage nur etwas verschoben wird. — Die gegenüber den Verhältnissen bei akuten Krankheiten viel allgemeinere Verbreitung der Muskelveränderungen erklärt sich durch die längere Einwirkungsdauer der Schädlichkeit.

Unter den Allgemeinerkrankungen verdient das Verhalten der Körpermuskulatur bei Störungen der Schilddrüsenfunktion Beachtung. — Zunächst sind bei Hypo- und namentlich Athyreosen von verschiedenen Forschern in übereinstimmender Weise krankhafte Befunde erhoben worden. LANGHANS, der wohl zuerst sein Augenmerk hierauf richtete, bemerkte eine Auseinanderdrängung der Fibrillen, die er als Wirkung eines Ödems der Muskelfaser ansah. Später wurde durch MARESCH, MARCHAND, WEGELIN, SCHULTZ nachgewiesen, daß innerhalb des Sarkolemmschlauches eine eigenartige, schleimähnliche Substanz in Klumpen und Schollen liegt, die eigentliche Schleimreaktionen allerdings nicht gibt, sondern sich außer mit Hämatoxylin nur mit WEIGERTs Fibrinmethode besonders färbt. Größere Ansammlungen dieser Massen können auf den ersten Blick wie Kernhaufen aussehen. SCHULTZ meint, es könne sich um Chromatinsubstanz handeln, die die untergehenden Teile der Faser durchtränke, ähnlich wie dies MOUCHET bei atrophischen Zuständen beschrieben hat. In der Tat sieht man auch an den Fibrillenbündeln verschiedene Entartungsbilder, die zum Untergang einzelner Fasern führen, während andere daneben erhalten bleiben. Dabei scheint allerdings die Verfettung, die LANGHANS festgestellt hatte, nicht zum eigentlichen Bilde der Athyreosemuskeln zu gehören; wenigstens wurde sie von SCHULTZ und von MARESCH nicht gefunden. Sie ist somit wohl auf begleitende Umstände zu beziehen. — SLAUCK hat außer den geschilderten Befunden noch schmale, quergestreifte Fibrillenbündel gesehen, die unter dem Sarkolemm bandartig um die Fasern gelegt waren. Die Ähnlichkeit mit den Bildern, die HEIDENHAIN bei der THOMSENschen Krankheit fand, ist unverkennbar; und der Gedanke liegt nahe, auch hier Antagonisten der trägen Muskelzusammenziehungen des Hypothyreotikers zu erblicken.

Übereinstimmend wird von allen Beobachtern das blaße Aussehen der Muskeln bei diesen Zuständen hervorgehoben. Daß eine Unterentwicklung nicht von vornherein besteht, geht aus der Angabe von LANGHANS hervor, daß die

Muskelbäuche (bei einem Säugling) auffallend stark hervortraten. Im übrigen scheinen ziemlich alle Muskeln von der Veränderung ergriffen zu werden. Am stärksten ist sie nach SCHULTZ an der Zunge ausgebildet. — An den Muskelspindeln fand LANGHANS außer der Abscheidung einer muzinähnlichen Substanz Abblätterung der inneren Bindegewebslamellen an den Scheiden, wodurch eine Einengung des Innenraumes hervorgerufen wurde, und endlich eine Vermehrung des Bindegewebes, das die Muskel- und Nervenfasern dieser Gebilde einscheidet. — Daß auch bei der experimentellen Athyreose des Hundes sich ähnliche Muskelveränderungen nachweisen lassen, und zwar schon 7 Tage nach Entfernung der Schilddrüse, hat KOPP gezeigt.

Die Muskeln des Basedowkranken sind zuerst von ASKANAZY, später von PETTAVEL, RAUTMANN, SCHÜTZ und EHRICH untersucht worden. Bei Betrachtung mit bloßem Auge bemerkt man auch hier in der Regel eine deutlich blasse Färbung, neben der man oft eine mehr weniger ausgesprochene Fettdurchwachsung erkennen kann. Dazu kommt in manchen Fällen eine Trübung, bedingt durch feintropfige Verfettung. Letztere, die auch fehlen kann (PETTAVEL, EHRICH, eigene Befunde) sieht WEGELIN mit Recht für nicht kennzeichnend an, da sie bei allen möglichen Zuständen zur Beobachtung kommt. Neben der Lipomatose läßt das Mikroskop verwaschene Zeichnung und Streifung, gelegentlich Aufquellung einzelner Fasern und regelmäßig eine mehr weniger ausgesprochene Atrophie erkennen. Auch die Fasern der Muskelspindeln nehmen daran teil. Der Schwund geht mit Kernwucherung einher, die sehr beträchtliche Grade erreichen kann und eigenartige Bilder liefert. So beschreibt ASKANAZY eine Zusammenballung und Verklumpung der an Zahl stark vermehrten Kerne, die zu seltsamen Gebilden zusammenfließen. — All diese Veränderungen sind zwar recht ausgebreitet (Brustkorb, Bauch, Becken, Rücken, Zunge), befallen aber doch die äußeren Augenmuskeln am stärksten. Die Fettdurchwachsung ist dabei als eine Folge des Schwundes zu betrachten. — In der Atrophie haben wir offenbar die Grundlage der klinisch in Erscheinung tretenden Muskelschwäche zu erkennen. Als ihre Ursache vermutet ASKANAZY direkte, von der Schilddrüse ausgehende Einflüsse, nicht aber die Kachexie oder Nervenwirkung, indem er auf die Unversehrtheit der Nerven und des Rückenmarkes hinweist. WEGELIN äußert die Vermutung, daß hier die greifbare anatomische Folge des erhöhten Stoffwechsels, insbesondere des gesteigerten Eiweißumsatzes liegt. Toxischen Einflüssen will er nur die akut-degenerativen Veränderungen zuschreiben. — Eine etwas besondere Bedeutung haben wohl die gelegentlich zwischen den Muskelfasern oder -Bündeln anzutreffenden Anhäufungen von lymphoiden Zellen (und Plasmazellen), die SCHÜTZ zuerst an den Augenmuskeln sah, die ich aber auch an anderen Stellen, z. B. im geraden Bauchmuskel fand (s. Abb. 40). Wie SCHÜTZ schon bemerkt und die beigegebene Abbildung zeigt, liegen sie an Stellen, wo anderweitige Veränderungen des Muskels fehlen oder doch nur angedeutet sind. Vielleicht darf man hierin eine Teilerscheinung einer lymphatischen bzw. thymo-lymphatischen Konstitution sehen. (Die Abbildung stammt von einem Fall mit besonders großer Thymus.) Die Befunde sind aber zu wenig zahlreich, um ein sicheres Urteil zu erlauben.

In ihrer Gesamtheit kann man diese bei Basedowerkrankung zu findenden Muskelveränderungen als recht charakteristisch bezeichnen, wenn auch nicht in gleichem Maße wie die Bilder bei Athyreosen.

Für die Krankheitszustände bedingt durch Störungen anderer innersekretorischer Drüsen läßt sich nun ähnliches nicht feststellen. Gewiß sieht man auch hierbei Veränderungen mannigfacher Art; sie scheinen aber ausschließlich bedingt durch die bestehende Kachexie oder durch begleitende Erkrankungen. Etwas für das Grundleiden Charakteristisches haftet ihnen nicht an. Dies gilt etwa für die Akromegalie, bei der gegen Ende des letzten Jahrhunderts öfter die Muskeln untersucht wurden (ARNOLD, DUCHESNAU, HOLSTI, CLAUS u. VAN DER STRICHT, BOLTZ, MOSSE u. DAUNIC, STRÜMPELL, SCHULTZE u. JORES), und wobei Atrophie oder Entartungsvorgänge, gelegentlich auch Verbreiterung des fibrösen Zwischengewebes gefunden wurde. Bei der ADDISONschen Krankheit besteht gewöhnlich ein mäßiger Grad von Atrophie, die sich in nichts von den Bildern unterscheidet, wie man sie sonst beim Kräfteverfall zu sehen bekommt.

Die Atrophie, die man bei der Osteo malazie an Muskeln findet, die an schwer erkrankten Knochen ansetzen, dürfte gleichfalls nicht auf die zugrunde liegende Störung, sondern lediglich auf die Ruhigstellung zu beziehen sein. Und ähnlich steht es bei der Rachitis; wenn hierbei auch degenerative Veränderungen zu

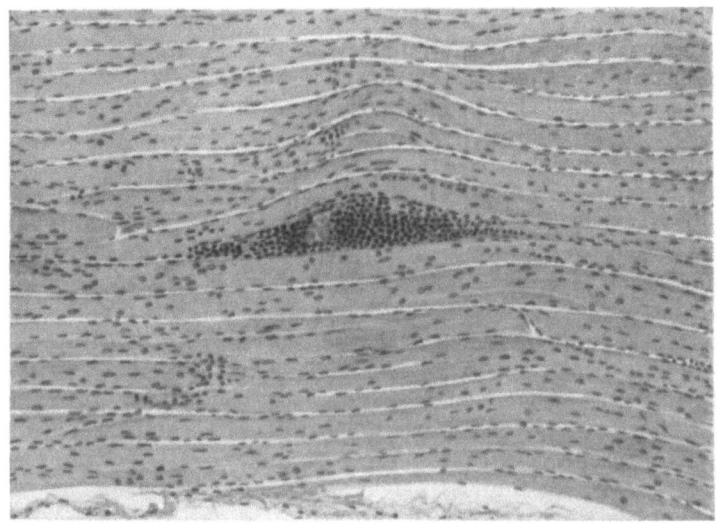

Abb. 40. Lymphocytenhaufen im geraden Bauchmuskel bei M. Basedow. 22jähr. ♀. Zeiß Apochrom. 16 mm, Komp.-Ok. 4.

Gesicht kommen, so wird man sie wohl ausnahmslos auf die zum Tode führende Komplikation, Pneumonie usw. zurückführen dürfen. Ähnliches hatte schon WALBAUM angegeben und die gegenteiligen früheren Angaben von STIEBEL, JENNER, RITTER v. RITTERSHAIN u. A. abgelehnt. Später haben BING sowie GUTSTEIN nochmals Muskeln von rachitischen Kindern an herausgeschnittenen Stückchen untersucht und eine Abnahme der Faserbreite, Zurücktreten der Querstreifung und Deutlicherwerden der Längsstreifung, Verwischung der Fasergrenzen und „eine sehr in die Augen fallende Kernvermehrung" gefunden. BING glaubt, in diesen Bildern etwas für die Rachitis Charakteristisches sehen zu dürfen und damit auch eine Stütze für die Lehre von HAGENBACH-BURCKHARDT, wonach die klinisch feststellbare Schlaffheit der Muskeln des Rachitikers eine primäre, von der Knochenerkrankung unabhängige Veränderung der Muskeln sei, bedingt durch die gleiche Noxe wie jene. GUTSTEIN hält sie für den Ausdruck einer Wachstumsstörung. Eine abermalige Nachprüfung durch MARTIUS führte indessen wieder zu gänzlich negativem Ergebnis. Wenn Veränderungen der Muskeln nachweisbar waren, ließen sie sich stets auf begleitende Krankheiten zurückführen. — Wir dürfen demnach wohl an der schon von VIRCHOW, REHN, VIERORDT geäußerten Meinung festhalten, daß es besondere rachitische Muskelveränderungen nicht gibt. —

Es wären hier noch eine Reihe von Krankheiten anzuführen, bei denen die Körpermuskulatur öfter, wenn auch nicht regelmäßig Sitz bestimmter Veränderungen ist, während andere Organe hauptsächlich ergriffen sind. Hierher könnte man das Fleckfieber und die Periarteriitis nodosa rechnen, bei denen man die spezifischen Gefäßherde auch in den Muskeln angetroffen hat. Eine eingehende Besprechung kann an dieser Stelle unterbleiben, mit Hinweis auf die betreffenden Abschnitte dieses Handbuches.

Bei der Sklerodermie ist das Bestehen ausgesprochener Muskelveränderungen verschiedentlich vermerkt worden, zumal bei der diffusen Form der Krankheit. Solche Beobachtungen im Verein mit dem Nachweis ähnlicher Befunde an inneren Organen haben ja zu der Auffassung geführt, daß die Sklerodermie nicht sowohl eine Hautkrankheit als vielmehr eine Allgemeinerkrankung sei. — Vergleicht man die Muskelbefunde mehrerer Fälle mit den Hautveränderungen, so wird man in der Tat zur Überzeugung kommen, daß beide wesensgleich sind. Geringe Abweichungen der einzelnen Fälle untereinander scheinen mir außer vom Entwicklungsstadium der Krankheit, in dem der Muskel zur Untersuchung kommt, namentlich auch durch das Alter des Patienten bedingt (Lipomatosis im höheren Alter weniger ausgesprochen als bei jungen Kranken). Die Frage, ob die Muskelveränderungen durch Übergreifen von der Haut aus entstehen oder ob sie selbständig jenen gleichgeordnet sind, glaube ich dahin beantworten zu können, daß Beides vorkommt. — Folgende 5 eigenen Beobachtungen mögen das Gesagte beleuchten:

1. M., etwa 50jährige Frau. Sklerodermie besonders der Streckseite der oberen Extremitäten und der Hände (Sklerodaktylie) mit ausgesprochener Atrophie der Fingerspitzen, einschließlich der Knochen (Befund hier ähnlich wie im Falle von WOLTERS). Chronische Lungentuberkulose. Große Blutung aus einem Zwölffingerdarmgeschwür (als unmittelbare Todesursache). — Die Muskeln zeigen mikroskopisch keine Veränderungen.

2. E. S., 39jähriger Mann. Diffuse, generalisierte Sklerodermie. Dekubitalgeschwüre. Myocarditis chron. fibrosa. — An der Innenseite des rechten Oberschenkels, knapp handbreit über dem Knie, ist die stark atrophische und derbe Haut fest an die Unterlage geheftet, das subkutane Fettgewebe ist in eine gut 5 mm breite, derbe Schwarte umgewandelt, deren Gewebe in die Tiefe einstrahlt und in das Bindegewebe der Oberschenkel-Adduktoren ohne scharfe Grenze übergeht und mit den Sehnen fest verwachsen ist. — Mikroskopisch an der Haut typische Sklerodermie. An der erwähnten Stelle ziehen breite, hyaline Bindegewebszüge, die von der Kutis nicht abgrenzbar sind, in die Tiefe zu den Muskeln und Sehnen, umgreifen letztere ringförmig und legen sich fest daran an, so daß sie nur durch die Beschaffenheit des Gewebes davon abgrenzbar bleiben. An den spärlichen Gefäßen liegen vielfach längliche oder rundliche Haufen von Lymphozyten und Plasmazellen, mit den Gefäßen auch zwischen die Bündel der Sehnen vordringend. Im Sehnengewebe selber keine Infiltrate. Elastische Fasern im hyalinen Gewebe sehr spärlich. An den Gefäßen hier keine erkennbaren Veränderungen. — Die anliegenden Muskelteile beträchtlich atrophisch mit ziemlich gleichmäßig verschmälerten Fasern und mittelstarker Kernvermehrung. Die etwas entfernteren Muskelteile sind weniger atrophisch. Hier sind die Bündel sowie die einzelnen Fasern oft etwas auseinandergedrängt teils durch schmale Fettgewebszüge, namentlich aber durch typisches Schleimgewebe. Rundzelleninfiltrate in mäßiger Menge, meist klein, im Fettgewebe, besonders entlang den Gefäßen, die selbst unverändert sind. — Am Herzen kleine Bindegewebsherde, die strahlenförmig die anliegenden Muskelfasern auseinanderdrängen. In den Schwielen Plasmazellenherde. Übrige Muskeln unverändert bis auf geringfügige Atrophie.

3. J. K., 75jähriger Mann. Diffuse, generalisierte Sklerodermie. Myocarditis chron. fibrosa. LAENNECsche Leberzirrhose (!). — Mikroskopisch an der Haut typische Sklerodermie. Sämtliche untersuchten Muskeln zeigen einen mittleren Grad von Atrophie mit geringer Kernwucherung. Hand in Hand geht eine geringe Vermehrung des interstitiellen Bindegewebes sowohl zwischen den Bündeln wie zwischen den einzelnen Fasern. Eine Lipomatosis ist nur an wenigen Stellen angedeutet. Spärliche, ganz kleine Lymphozyten- und Plasmazellenherde an den Gefäßen, die sonst keine Veränderungen aufweisen.

4. F. P., 37jährige Frau. Diffuse, generalisierte Sklerodermie. Haut an den meisten Stellen auf der Unterlage unverschieblich. Mikroskopisch typische Sklerodermie. Sämtliche

untersuchten Muskeln, auch die hautfernen, zeigen eine beträchtliche, ziemlich gleichmäßige Verschmälerung der Fasern, von der nur wenige verschont bleiben. Einige sind zu ganz schmalen Gebilden reduziert, hypertrophische Fasern fehlen gänzlich. Die Kernvermehrung hält sich in mittleren Grenzen. Hie und da Bilder von Faser-Absplitterung. Querstreifung fast durchwegs gut erhalten, stellenweise hinter der Längsfaserung zurücktretend oder gänzlich verschwindend. Vereinzelte hyaline Schollen. — Die Verbreiterung des Bindegewebes ist ausgesprochen in den interfaszikulären Septen, von hier strahlen feinere Fasern in die Bündel ein, deren mittlere Teile oft von der Fibrosis noch unberührt sind. Das Bindegewebe ist dabei nur an wenigen Stellen hyalin. Fettgewebe folgt den breiteren Bindegewebszügen und dringt nur an spärlichen Orten in die Muskelbündel ein. — Haufen von Lymphozyten und Plasmazellen von wechselnder Form und Ausdehnung trifft man in großer Menge an den Gefäßen, vorzugsweise an den Arterien, vereinzelte kleine Plasmazellanhäufungen auch innerhalb der Bündel. — An den Gefäßen keine erkennbaren Veränderungen; an den Nerven geringe Verbreiterung des Perimysium int. (Keine spezifischen Färbungen.)

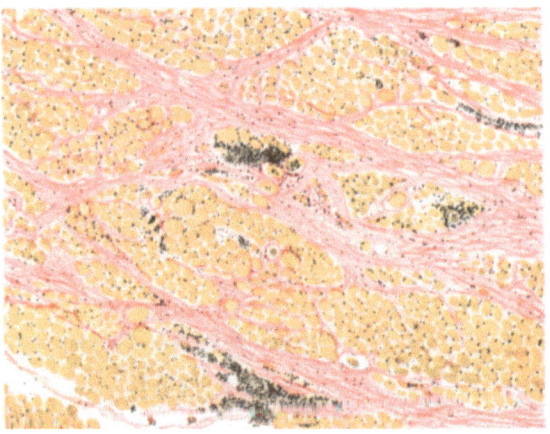

Abb. 41. M. pectoralis major bei Sklerodermie. 37jähr. ♀. (Fall 4). Zeiß Apochrom. 16 mm, Komp. Ok. 4, auf $^{19}/_{20}$ verkleinert. van Gieson.

5. Älteres Sammlungsmaterial, Herkunft nicht genau bestimmbar, Haut- und Muskelschnitte. Hautveränderungen typisch, Atrophie noch nicht sehr ausgesprochen. An den Muskeln durchwegs Verschmälerung der Fasern, zum Teil sehr beträchtlich, mit entsprechender, teilweise sehr starker Kernwucherung. Fibrosis nicht sehr ausgesprochen, namentlich kein Hyalin. Verhältnismäßig viel stärkere Lipomatosis, fast ausschließlich interfaszikulär. — Herde von Lymphozyten und Plasmazellen an den Arterien, die fast sämtlich mehr weniger verändert sind (wie in der Haut). — Ein direktes Übergreifen der Veränderungen von der Haut auf die Muskeln ist nirgends sicher feststellbar, vielmehr schiebt sich an allen entsprechenden Schnitten eine unveränderte Gewebsschicht dazwischen.

Im Falle 2 sehe ich ein typisches Beispiel für das Übergreifen der Veränderungen der Haut auf den Muskel, während im Falle 5 die scharfe Trennung auffällig ist, und die Muskelerkrankung als mehr selbständig erscheinen läßt. Im gleichen Sinne sprechen auch die ähnlichen Veränderungen des Herzmuskels in Fall 2 und 3. Im ersten Falle waren die Muskeln sogar gänzlich unverändert. — Bei starkem Ergriffensein der Muskeln ist die Lipomatosis in den Fällen 2 und 4 aus jüngeren Lebensjahren beträchtlich, während sie bei dem 75jähr. Manne (Fall 3) kaum angedeutet ist, eine Erscheinung, die wir ja auch bei anderen Formen der Atrophie beobachten.

Über ähnliche Beteiligung der Muskulatur bei der Sklerodermie ist mehrfach berichtet worden (s. HERXHEIMER, GANS, OEHME, MARCHAND, DIETSCHY, LAENNEC ET DELARUE). Die Erklärung ihrer Entstehung bereitet große Schwierigkeiten, solange wir in das Wesen der Krankheit nicht bessere Einsicht haben als jetzt. JAMIN glaubt hier einen der Fälle sehen zu dürfen, in dem Störungen der vegetativen Innervation zur Erklärung der Muskelatrophie herbeigezogen werden dürfen. Er weist zur Stütze seiner Meinung darauf hin, daß die motorischen Funktionen nicht direkt geschädigt sind, und glaubt, Störungen in den sympathischen Gefäßgeflechten oder in den vasomotorischen Zentren des Rückenmarks voraussetzen zu dürfen. Mehr als eine gewiß beachtenswerte Hypothese können wir indessen zur Zeit in dieser Vorstellung nicht sehen.

Unsicher in ihrer Deutung sind noch Beobachtungen von MEYER-BETZ und von PAUL, die je einen Fall von fieberhafter Erkrankung, einhergehend mit Hämo- bzw. Myoglobinurie und schweren Muskeldegenerationen beschrieben (vgl. auch GÜNTHER, im Abschnitt Entzündungen). Da zugleich schwere hämorrhagisch-nekrotische Enteritis bei der Leichenöffnung gefunden wurde, vermuten sie eine vom Darm ausgehende allgemeine Infektion mit besonderem Ergriffensein der Muskeln. Auch bei der Haffkrankheit wird ähnliches vermutet, doch lassen die spärlichen anatomischen Befunde noch kein Urteil zu (s. PAUL, SEEGER u. TIDOW, ROSENOW u. TIETZ).

7. Muskelatrophie.

Im vorhergehenden Abschnitte wurde das Vorkommen von Muskelatrophie in Begleitung von verschiedenartigen allgemeinen Erkrankungen schon mehrfach erwähnt. Im folgenden sollen daher nur noch jene Formen des Muskelschwundes behandelt werden, die sich als unmittelbare oder mittelbare Folgen krankhafter Zustände des Bewegungsapparates und des ihm übergeordneten Nervensystems darstellen. Die Einteilung dieses Kapitels hat von jeher Schwierigkeiten bereitet; und den verschiedenen Versuchen, Ordnung und Übersicht zu geben, sind mannigfache Einteilungsprinzipien zugrunde gelegt, wenn auch nicht immer streng befolgt worden (s. z. B. DURANTE, LORENZ, KÜTTNER-LANDOIS u. a.). Am logischsten durchgeführt scheint mir die Einteilung von DARKESCHEWITSCH, die vor allen Dingen den Bedürfnissen des Neurologen Rechnung trägt. Indessen läßt sie manches unberücksichtigt, was den Morphologen interessiert, und trennt gewaltsam Dinge, die nahe zusammen gehören. — Nach rein ätiologischen Gesichtspunkten läßt sich eine Gliederung heute so wenig durchführen wie nach pathogenetischen, da in beiden Richtungen noch manche Unsicherheit besteht. In morphologischer Hinsicht sind die Unterschiede zwischen den einzelnen Arten der Muskelatrophie wiederum häufig so gering, daß sich darauf eine Trennung nicht gründen läßt. So scheint es mir für unsere Zwecke angezeigt, als Einteilungsprinzip den Angriffspunkt bzw. die Art der zur Atrophie führenden Schädigung zu wählen. Wir gelangen so zu folgendem Schema:

I. Neurogene Muskelatrophien.
    a) Neurale Muskelatrophie,
    b) spinale Muskelatrophie,
    c) zerebrale Muskelatrophie.

II. Nichtneurogene Muskelatrophien.
    a) Inaktivitätsatrophie,
    b) arthrogene Muskelatrophie,
    c) myogene und tenogene Muskelatrophie,
        1. aus äußeren Ursachen,
        2. aus inneren (unbekannten) Ursachen (Dystrophie).

Ohne die Gliederung weiter zu treiben, werden wir doch innerhalb der verschiedenen Abteilungen dieses Schemas wieder einzelne Formen zu unterscheiden haben, je nach der besonderen Schädigung, welche zu der die Atrophie auslösenden Ursache wird. Dabei erkennen wir, daß verschiedene Ursachen die gleiche Wirkung haben können. Bei gleichbleibender Ursache ist dagegen der Erfolg im wesentlichen stets derselbe; Abweichungen von dieser Regel sehen wir nur beim Hinzutreten besonderer Momente, die ihrerseits die Beschaffenheit der Muskulatur zu beeinflussen imstande sind (Bettlägrigkeit, Infektionen usw.). —

I. Neurogene Muskelatrophien.

Hier haben wir zunächst nur jene Muskelveränderungen im Auge, die auf Störungen der motorischen Innervation beruhen. In einigen seltenen Fällen ist dabei allerdings der erste Sitz der Schädigung an den sensiblen Nerven zu suchen (z. B. Tabes). Ob und evt. wie weit auch Störungen der vegetativen Innervation für sich allein Muskelschwund verursachen können, ist eine heute noch ungeklärte Frage.

An welcher Stelle auch die Nervenleitung zum Muskel unterbrochen oder geschädigt ist, in allen Fällen erscheint das anatomisch-histologische Bild des Muskelschwundes in der Gestalt der einfachen Atrophie. Daran darf die Tatsache nicht irre machen, daß die elektrische Erregungsprüfung in manchen Fällen die sog. Entartungsreaktion ergibt. Diese ist nach REISS einzig durch den Ausfall der erregbaren motorischen Nervenendigungen bedingt. Und auch JAMIN, der gegenüber den weitgehenden Schlüssen von REISS etwas zurückhaltend ist, betont, daß die Entartungsreaktion schon zu einer Zeit auftritt, wo zwar an den Nerven, nicht aber an den Muskeln morphologische Veränderungen nachweisbar sind. Auch ist daran zu erinnern, daß nach den Untersuchungen von GRUND der Entartungsreaktion zum mindesten sehr ähnliche Erscheinungen schon durch bloße Abkühlung des Muskels erzielt werden können. Dies alles muß uns davor warnen, mit dem Wort „Entartungsreaktion" auch gleich den Begriff morphologisch faßbarer Entartungsvorgänge zu verbinden. Und wenn aus älteren Untersuchungen (ERB, NONNE, LÉPINE, POTAIN) hervorzugehen schien, daß Entartungsreaktion und Muskeldegeneration zusammengehören, so müssen wir heute sagen, daß beim Menschen hinzutretende Erkrankungen das Bild nur allzuleicht trüben (s. voriges Kapitel), und daß in dem anscheinend beweisenden Tierversuch die große Empfindlichkeit gerade des frischen Muskels in früheren Zeiten nicht immer genügend berücksichtigt wurde. — Endlich müssen wir in Betracht ziehen, daß die zugrunde liegende Schädigung die Innervation stören oder aufheben und zugleich den Muskel im Sinne einer Degeneration beeinflussen kann.

a) Neurale (neurotische) Muskelatrophie.

Hier trennen wir die Fälle mechanischer Nervenläsion von der Gruppe der „Neuritis" im weiteren Sinne des Wortes. Erstere zeigen das Bild der neuralen Muskelatrophie am ehesten in ganz reiner Form, bei letzteren ist es oft durch die Gift-, Toxin- oder ähnliche Wirkung getrübt, die auch die Nervenerkrankung veranlaßte.

Beim Menschen bietet sich nicht sehr häufig Gelegenheit zur anatomischen Untersuchung von Muskeln, die infolge Durchtrennung, Druckschädigung oder dgl. des Nerven gelähmt und atrophiert sind. Die Angaben von VULPIAN, DARKSCHEWITSCH, BATTEN, KAASE, FRIEDRICH lauten übereinstimmend auf einfache Atrophie, d. h. beträchtlicher, mit der Dauer der Lähmung offenbar zunehmender Verschmälerung der Fasern bei bis zuletzt erhaltener Querstreifung. Hand in Hand damit geht eine erhebliche Kernvermehrung durch amitotische Teilung, und das interstitielle Bindegewebe erfährt eine anfänglich geringe, später bedeutendere Vermehrung. Namentlich bei Untersuchung längere Zeit, Monate oder Jahre nach der Nervendurchtrennung, treten zahlreiche Fettzellen zwischen den verschmälerten Muskelfasern auf, bis schließlich das Fettgewebe weitaus überwiegt (v. HANSEMANN). — Wenn einzelne Beobachter fettige oder wachsige Entartung erwähnen, so läßt sich dieser abweichende Befund wohl stets auf das gleichzeitige Bestehen anderweitiger Erkrankungen zurückführen (NONNE: Lungentuberkulose, POTAIN: Aortenaneurysma, LÉPINE: Gummi, ERB: Felsenbeinkaries usw.). Die angegebene hyaline oder wachsige Degeneration kann zudem künstlich bei der Entnahme des Materiales entstanden sein. —

Näheren Einblick in das Geschehen bei dieser Form des Muskelschwundes konnte erst der leicht auszuführende Tierversuch verschaffen (MANTEGAZZA, ERB, BABINSKI, KRAUSS, NATHAN, RINDSKOPF, HOFMANN, STIER, RICKER, u. ELLENBECK, STEINERT, MORPURGO, JAMIN, HAUCK, SCHMIDTMANN, FRIEDRICH, BIZZOZERO u. GOLGI, VULPIAN, FASCE u. v. A.).

Von einzelnen unbedeutenden Abweichungen abgesehen ergibt sich aus diesen Untersuchungen etwa folgendes Bild: Die erste wahrnehmbare Veränderung an den gelähmten Muskeln ist eine venöse Hyperämie, die auch Gewicht und Umfang des Organes zunächst anschwellen läßt. Sie wird im Sinne von SCHIFF als neuroparalytische Blutfülle gedeutet. Zeitlich (und wohl auch ursächlich) damit verbunden ist ein Ödem des Muskels, das die Fasern auseinanderdrängt. RICKER und ELLENBECK sahen die Hyperämie, die schon in den allerersten Tagen deutlich ist, bis etwa zum 50. Tage bestehen, KRAUSS sogar bis um den 60. Tag. Dagegen sagt JAMIN, daß eine erhebliche Zirkulationsstörung etwa vom 8. Tage an nicht mehr bestehe; freilich arbeitete er mit anderen Tieren und anderer Versuchsordnung. Zur Erklärung ihrer Entstehung wird man außer an die Gefäßlähmung auch an den Wegfall der die Blutströmung fördernden Muskelzusammenziehungen denken dürfen. — Möglicherweise stehen mit diesen Kreislaufstörungen Veränderungen am Sarkoplasma in innerer Beziehung, die von verschiedenen Beobachtern gesehen, aber in etwas wechselnder Weise gedeutet wurden. MORPURGO und ähnlich RICKER und ELLENBECK beschreiben eine Art Faserödem: Auseinanderdrängen der Fibrillen durch helle Lücken im Sarkoplasma. Da andere Untersucher diesen Befund nicht erhoben haben, liegt es nahe, an Kunstprodukte zu denken, zumal RICKER und ELLENBECK auch das Vorkommen „hyaliner Wülste" beschreiben, welche sehr an die Kontraktionswülste erinnern, die THOMA durch Berühren der Muskeln hervorgebracht hat. BABINSKI erwähnt das feinkörnige, trübe Aussehen des Sarkoplasma und erblickt darin den Ausdruck seiner gesteigerten Aktivität, worin sich ihm DURANTE anschließt. Letzterer will die Erscheinung in Beziehung setzen zur Vermehrung der Kerne (siehe allgemeiner Teil, trübe Schwellung und Atrophie). — Der Beginn der deutlich wahrnehmbaren Faserverschmälerung wird fast übereinstimmend auf den 10.—12. Tag verlegt. Die Ungleichmäßigkeit wird dabei ebenfalls betont, doch ist sie nicht so auffallend wie bei Atrophie aus anderen Ursachen. — Am Rande der Fasern, weniger häufig im Innern, treten ungestreifte Protoplasmaanhäufungen auf, die mehrere Kerne einzuschließen pflegen. Diese Kernwucherung erfolgt durch direkte Teilung; man sieht biskuitförmige Gestaltung (STIER) oder ganze Kernzeilen. Ihr Beginn wird gewöhnlich auf den 10.—14. Tag verlegt; SCHMIDTMANN sah sie schon nach 48 Stunden. Doch hält sich die Kernvermehrung gewöhnlich in mittleren Grenzen. Bezüglich der feineren Vorgänge, die zu einer immer weiter gehenden Verschmälerung und schließlich zum Verlust von Fasern führen, kann auf den allgemeinen Teil verwiesen werden. Der Endausgang ist eine sehr erhebliche Verminderung der ganzen Muskelmasse, die allerdings wie beim Menschen durch eine Zunahme des Bindegewebes und besonders

durch einwucherndes Fettgewebe einigermaßen wett gemacht wird, soweit
wenigstens die Gestalt des Muskels in Frage steht. — Von der allgemein geltenden Regel, daß die neuromuskulären Spindeln bei der Atrophie verschont
bleiben, scheint eine Beobachtung von BATTEN eine Ausnahme zu bilden;
wenigstens beschreibt er nach Verletzung des Plexus brachialis eine sehr erhebliche Reduktion auch dieser Gebilde. Dringend erwünscht wäre eine Nachprüfung der älteren Angaben von CIPOLLONE, wonach die völlige Unversehrtheit
der Muskelspindeln im atrophischen Organ nur eine scheinbare wäre. Er behauptet nämlich, daß nach Durchschneidung der motorischen Nerven (oder

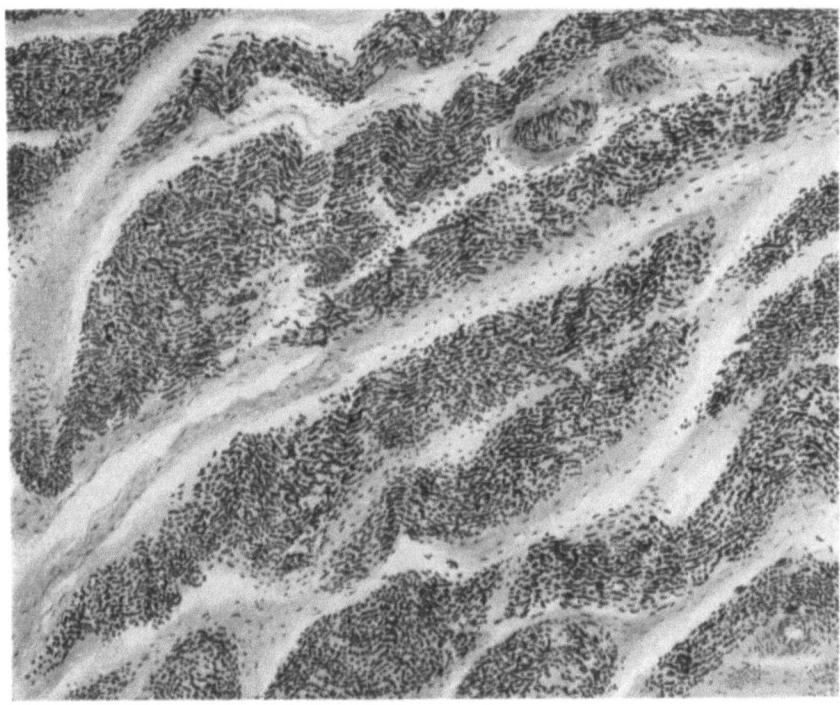

Abb. 42. Neurale Muskelatrophie nach Nervenverletzung vor längerer Zeit. (Genaueres nicht zu
ermitteln.) Beachte die gleichmäßige Atrophie der Bündel. Zeiß Apochrom. 16 mm, Komp.-Ok. 6.

des Rückenmarkes) einige der Nervenfasern in den Spindeln zugrunde gehen.
Ihre Trümmer sollen indessen nach drei Wochen völlig aufgesaugt sein, so daß
die Veränderung leicht unbeachtet bleibt. —

Führt uns das Bild der Muskelatrophie nach Ausschaltung seiner spezifischen Funktion in diesen Fällen die enge Zusammengehörigkeit von Nerven-
zelle, Nervenfaser und Muskel eindringlich vor Augen, so darf doch darüber
nicht vergessen werden, daß letzterer eine gewisse Selbständigkeit immerhin
bewahrt. Das lehren uns die interessanten Beobachtungen von KIRBY und
von FOINITZKI, aus denen hervorgeht, daß der von seiner Nervenleitung ab-
getrennte Muskel die Fähigkeit zur Regeneration nicht verloren hat.

Von den chemischen Verhältnissen im schwindenden Muskel wurden die
Schwankungen der Glykogenmenge früher schon erwähnt. Mit dem Verhalten
des Eiweißes hat sich GRUND befaßt. Zu dem mikroskopischen Bilde der Kernvermehrung bei Herabsetzung der Fasermasse stimmen seine Befunde recht

gut: erhebliches Ansteigen des Eiweißphosphors (Nukleine!) im Vergleich zum Eiweißstickstoff. Die gleichen Beziehungen stellte er auch bei der durch Amputation erreichten Inaktivitätsatrophie fest. Die Tatsache verdient alles Interesse. Wenn er indessen aus seinen Befunden die Schlußfolgerung zieht, „daß nicht irgendwelche rätselhaften nervösen Einflüsse die hochgradigen Verschiebungen in der chemischen Struktur des die Entartungsreaktion gebenden Muskels hervorrufen werden, sondern lediglich dasjenige, was in beiden Fällen gemeinschaftlich mitgewirkt hat, nämlich die Aufhebung der Funktion", so wird man zu dem zweiten Teil dieses Satzes Vorbehalte machen dürfen. Mit ebenso gutem Recht könnte man sonst diesen Schluß auch aus dem histologischen Bild ableiten, das in beiden Fällen weitgehende Ähnlichkeit aufweist. Aus zwei gleichen mikroskopischen Bildern darf man aber nicht die Gleichheit der einwirkenden Ursachen folgern. Das lehrt jede vergleichende Betrachtung pathologisch-anatomischer Veränderungen! Für chemische Strukturverschiebungen muß dieser Grundsatz auch gültig sein. — Mit diesem Einwand soll jedoch vorerst zur Frage selbst nach dem Wesen der neuralen Atrophie nicht Stellung bezogen werden. —

Zuerst müssen wir noch die Muskelatrophie bei Entzündungen und degenerativen Erkrankungen der peripheren Nerven betrachten. Hierbei kommen einmal gleichfalls die Bilder der reinen, einfachen Atrophie zur Beobachtung (z. B. Senator, Minkowski, Strümpell). Kleine Abweichungen bestehen in der Regel hinsichtlich Grad und Ausbreitung. Da bei Neuritis und dgl. eine Unterbrechung aller Nervenfasern eines Stranges wohl die Ausnahme bildet, verstehen wir, daß der Muskelschwund weniger hochgradig ist als nach völliger Durchtrennung. Und mit dem gleichen Umstande hängt seine ungleichmäßige Verteilung innerhalb eines gegebenen Muskels zusammen. Sehen wir schon nach Nervendurchschneidung schmale Fasern neben breiteren, so ist dies bei den Nervenerkrankungen noch viel ausgesprochener; ferner sind manche Bündel stärker von der Atrophie befallen als andere, wieder andere sind ganz verschont, während anderenorts bereits beträchtlicher Faseruntergang stattgefunden hat. Kurz, das Bild ist ein viel bunteres. Die Kernvermehrung hält auch hier mit der Faserverschmälerung etwa gleichen Schritt, ebenso die Fibrosis, wenigstens bei längerem Bestande. Hinzu treten häufig verschiedenartige Degenerationen, besonders die fettige, die körnige und — seltener — die wachsartige.

Es entwickelt sich also mit anderen Worten bei den Neuritiden an den Muskeln gerne das Bild der degenerativen Atrophie. Beobachtet wurde dies besonders bei der diphtherischen und bei der tuberkulösen Polyneuritis (Vierordt, F. C. Müller, Marinesco, Eisenlohr, Lorenz, Hochhaus). Damit stimmen die Befunde von Bielschowsky bei experimentell erzeugter Diphtherieneuritis überein. Auch die toxisch bedingten Neuritiden, insbesondere die der Alkoholiker, gehen mit degenerativen Veränderungen einher (Heilbronner, Moeli, Rumpf u. Schumm). In allen diesen Fällen wird man die Entartung nicht sowohl der Nervenerkrankung als solcher zur Last legen, sondern dem auslösenden Agens. Zweifel, die hierüber bestehen könnten, werden durch die Beobachtung von Alexander behoben, der feststellte, daß auch die nichtatrophierten Muskeln die gleichen Entartungserscheinungen darbieten. — Oft sind übrigens die Muskelveränderungen bei Polyneuritis recht geringfügig (Fränkel, Leyden, Déjerine, Thomsen) oder fehlen selbst nach drei- bis fünfwöchentlichem Bestande völlig (Rosenblath, Wokenius). Gudden vermerkt das Vorkommen von hypertrophischen Fasern neben verschmälerten (bei alkoholischer N.).

Abweichungen grundlegender Art von dem eben geschilderten Bilde zeigen auch die Muskeln von Beri-Beri-Kranken nicht (Scheube, Dürck), ebensowenig die von Tieren mit künstlich erzeugter Beri-Beri (Leopold).

Eigentliche entzündliche Veränderungen der Muskeln bei Neuritis gehören nicht zum gewöhnlichen Bilde. Wenn SIEMERLING, WESTPHAL, GIESE und PAGENSTECHER solche beschrieben haben, so darf man mit LORENZ diese Fälle wohl mit Recht zur Neuromyositis von SENATOR rechnen.

Die Mischung von Entartung und Schwund bei den neuritisch bedingten Muskelerkrankungen zwingt uns, von diesen Formen abzusehen, wenn wir Wesen und Entstehung der neuralen Muskelatrophie beurteilen wollen. Das Fehlen irgendwie wesentlicher Unterschiede zwischen der Atrophie nach Nervendurchschneidung und der durch Ruhigstellung bedingten (s. später), sowohl im histologischen Bilde wie im chemischen Verhalten (GRUND), stellt uns vor die Frage, ob überhaupt Wesensverschiedenheiten bestehen. Hierauf hat man bald mit Ja, bald mit Nein geantwortet. Heute überwiegt die Meinung, daß auch die neurale Atrophie nichts anderes als eine Inaktivitätsatrophie sei (JAMIN, MÖNCKEBERG, FLEISCHHACKER u. v. A.). COHNHEIM hatte darauf hingewiesen, daß die Muskelatrophie nach Nervendurchschneidung viel rascher einsetze und ausgiebiger sei als bei Lahmlegung durch Verbände usw; und er hatte folglich den Wegfall eines durch den motorischen Nerven vermittelten „trophischen" Einflusses vermutet. Ihm schloß sich v. RECKLINGHAUSEN an. Und noch in neuerer Zeit sagt CASSIRER, daß die Vorderhornzelle außer dem funktionellen auch einen nutritiven Einfluß auf den Muskel ausübe, welche beide nach Nervendurchschneidung wegfallen. Diese doppelte, einem einzigen Element übertragene Rolle mußte indessen zunächst eine weder zu beweisende noch zu widerlegende Annahme bleiben. Wird doch von JAMIN gegenüber COHNHEIM mit Recht geltend gemacht, daß der durch einen Verband fixierte Muskel doch nicht gänzlich aufhört, tätig zu sein, was den Gradunterschied gegenüber der neutralen Atrophie genügend erklären könne.

Die Vorstellung von einem besonderen trophischen Einflusse des Nervensystems auf den Muskel, unabhängig von der funktionellen Innervation, erhielt dann greifbare Unterlagen, als durch BREMER, PERRONCITO, BOEKE, KEN KURÉ und seine Schüler, DART sympathische Nervenendigungen in den Muskel entdeckt wurden, die von der Durchschneidung des motorischen Nerven nicht betroffen werden sollen (BOEKE). Daß diese für den vom Nervensystem vermittelten Tonus von Bedeutung seien, wie DE BOER, KEN KURÉ, FRANK dies annehmen, wird allerdings von SPIEGEL auf Grund eingehender Untersuchungen bestritten. Nach ihm werden Muskelbewegung und Muskelspannung in gleicher Weise von der Vorderhornzelle aus bestimmt, somit auch beide bei Durchtrennung des motorischen Nerven ausgeschaltet. Auf diese Weise erhalten wir also keine neuen Einblicke in das Geschehen bei der neutralen Atrophie. — Dagegen zieht nun JAMIN auch den myogenen Tonus, die „im Muskel selbst durch physikalisch-chemische Umsetzungen und Veränderungen eintretenden Schwankungen von Spannung und Elastizität" mit in Betracht, die u. a. auch von der Durchblutung abhängig sind. Da nun die von BOEKE usw. nachgewiesenen marklosen Fasern mit den Gefäßplexus in Zusammenhang stehen, ist ein Einfluß des vegetativen Nervensystems auf die Trophik des Muskels, unabhängig von Gehirn und Rückenmark, vorstellbar. Und JAMIN meint, daß durch eine Beteiligung des vegetativen Nervensystems drei besondere Fälle der neurogenen Muskelatrophie ihre Erklärung finden: 1. die bei manchen zerebralen Läsionen besonders rasch einsetzende, starke Muskelatrophie, 2. die auffallend stark und schnell sich einstellende Muskelatrophie bei allen Erkrankungen des Rückenmarkgraues, das auch die vegetativen vasomotorischen Zentren enthält, und 3. die Muskelatrophie bei vasomotorischen Neurosen. — Wenn nun auch die Bedeutung der Durchblutungsverhältnisse für den Erhaltungszustand des Muskels wie anderer Organe nicht zu verkennen ist, und man in diesem Zusammenhange an die vasoparalytische Hyperämie des Muskels nach Nervendurchschneidung (RICKER u. ELLENBECK, STIER, JAMIN u. a.) erinnern darf, so bleibt doch bei den Vorstellungen von JAMIN noch manches recht hypothetisch und namentlich geben sie noch keine ganz befriedigende Erklärung für die uns hier beschäftigende Frage, wenigstens solange man daran festhält, daß die vegetativen Nervenendigungen des Muskels von der Durchtrennung des motorischen Nerven nicht betroffen werden (BOEKE). Gerade hierüber besteht aber noch keine völlige Sicherheit; und ganz neuerdings bemerkt auch FLEISCHHACKER wieder, daß wenigstens ein Teil dieser Fasern im motorischen Nerven verlaufe.

Nach alledem wird man zum Schlusse kommen, daß für die Entstehung der neuralen Muskelatrophie die Inaktivität die Hauptrolle zukommt (FOREL, ·JAMIN, MÖNCKEBERG u. a.), daß daneben aber die begleitende Kreislaufstörung, beruhend auf Beteiligung der vegetativen Fasern, die Bedeutung eines Hilfsmomentes hat. Darüber hinaus erscheint die Annahme besonderer, nicht näher zu umschreibender „trophischer" Einflüsse unnötig. Eine Stütze dieser Auffassung kann man in den Versuchsergebnissen englischer Forscher (HARTMANN, BLATZ u. KILBORN, LANGLEY) sehen, die entnervte Muskeln durch elektrische Reizung, Massage und passive Bewegungen behandelten und dadurch die Atrophie zwar in ihrer Entwicklung hemmen, aber doch nicht aufhalten konnten. Jene Prozeduren können gewiß die Kreislaufverhältnisse günstig gestalten, sind aber der aktiven Funktion des Muskels doch nicht gleichwertig. —

Im Anschlusse an die Bemerkungen über den Einfluß des vegetativen Nervensystems auf den Erhaltungszustand des Muskels mag noch erwähnt sein, daß HARTTUNG nach Zerstörung des Halssympathikus beim Menschen Atrophie der Schultermuskeln beobachtet haben will, und ähnlich KEN KURÉ im Tierversuch. Diese Befunde sind aber doch nicht allgemein als zutreffend anerkannt (BRÜNING).

Wenn wir als Einteilungsprinzip der Muskelatrophien den Angriffspunkt annahmen, werden wir an dieser Stelle auch Formen anführen müssen, die eine gewisse Mittelstellung zwischen den neuralen und spinalen Atrophien einnehmen, bei denen der primäre Sitz der Erkrankung indessen doch das periphere Nervensystem zu sein scheint, soweit wenigstens die spärlichen anatomischen Untersuchungen dies zu beurteilen erlauben. Ihre angedeutete Mittelstellung ist bedingt durch die Tatsache, daß das Rückenmark in Mitleidenschaft gezogen ist. Aus letzterem Umstande leitet DURANTE wohl die Berechtigung ab, diese Formen unter die spinalen einzureihen; er nennt sie „indirekte spinale Muskelatrophie, die auf Läsionen der peripheren Nerven folgen", und rechnet zu dieser Gruppe auch den arthrogenen Muskelschwund, worin wir ihm nicht folgen. — Hingegen sind hier unterzubringen die Muskelatrophie durch aufsteigende Neuritis, die Muskelatrophie bei Tabes und die progressive neurale (HOFFMANN) oder spinale neuritische (BERNHARDT) Muskelatrophie.

Die zuerst genannte Form finde ich einzig bei DURANTE erwähnt, der klinische Beobachtungen von CHARCOT, DUMESNIL u. a. anführt, ohne indessen über die anatomischen Befunde Angaben zu machen. Nach den an gleicher Stelle genannten experimentellen Untersuchungen von HAYEM, FEINBERG, KLEMM, HOMÈRE soll hierbei eine eigentliche Neuritis, den Nervenstämmen nach aufsteigend, eine echte toxische oder infektiöse, herdförmige Myelitis hervorrufen können, die ihrerseits rasch zu Muskelatrophie führt.

Muskelschwund im Verlaufe der Tabes dorsalis wird ganz vorherrschend in den späteren Stadien dieser Krankheit beobachtet, und soll dabei, nach DÉJERINE in etwa 20% aller Fälle vorkommen. STERN sah sie auch in den früheren Stadien, und CHRÉTIEN und THOMAS glauben, eine besondere amyotrophische Form der Tabes aufstellen zu sollen. Es liegt dem Muskelschwund offenbar ein sekundäres Ergriffensein des peripheren, motorischen Neurons zugrunde. Insbesondere sind die Nervenfasern degeneriert gefunden worden (DÉJERINE, NONNE, PITRES u. VAILLARD, GOLDSCHEIDER, WAGNER, OPPENHEIM u. SIEMERLING, KALISCHER), aber auch die Vorderhornzellen (CHARCOT u. PIERRET, v. LEYDEN, SCHAFFER). Wir müssen es dahingestellt sein lassen, ob bei allen hierher gerechneten Fällen dies mit Recht geschah; sind doch auch andere Beobachtungen beschrieben worden, wo bei fehlender Tabes Hinterstrangdegeneration und Vorderhornzellveränderungen nebeneinander bestanden (s. z. B. PLACZEK). — Was die Muskelveränderungen angeht, so sind sie durch einfache, ungleichmäßige manchmal mit stärkerer Pigmentierung einhergehende Atrophie gekennzeichnet (CHRÉTIEN u. THOMAS, v. LEYDEN, LORENZ, DÉJERINE, GOLDSCHEIDER, JOFFROY). Der häufig lange Bestand macht es verständlich, daß auch hierbei neben Vermehrung des fibrösen interstitiellen Gewebes eine hochgradige Lipomatose beobachtet wird (JOFFROY). Besondere Erwähnung verdient die Atrophie der Zungenmuskulatur (RAYMOND u. ARTAUD). —

Auch für die progressive neurale Muskelatrophie gilt der Satz, daß die Erkrankung aus dem Bilde der Muskelveränderung heraus nicht erkannt werden kann. Letztere besteht in einer einfachen Atrophie, die nach SAINTON mit erst geringer Verschmälerung der Fasern beginnt und unter Verbreiterung des interstitiellen Gewebes zu einer fast völligen Umwandlung des Muskels in Fettgewebe führt. Die von WISSELINCK und SIEMERLING vereinzelt gefundenen hypertrophischen Fasern können zur Unterscheidung von anderen Formen nicht herangezogen werden. — Die zuerst von HOFFMANN vorgenommene Abgrenzung gründet sich vorwiegend auf das ausgesprochen erbliche und familienweise Auftreten der Krankheit, das seither oft bestätigt wurde (EICHHORST, HEMPTENMACHER, FRIEDREICH, HARRINGTON, HERRINGHAM, DÉJERINE, EULENBURG, BAMBERGER, HAMMOND, ORMEROD, CHARCOT u. P. MARIE, LAUDA, HERZOG, VIZIOLI, BROSSARD); auch die beiden Brüder der Mitteilungen von BING und WERTHEMANN dürften hier zu erwähnen sein. Wenn daneben auch Einzelerkrankungen beobachtet wurden (HOFFMANN, HÜLSEMANN, CHARCOT und MARIE, BURR, DONATH, SIEMERLING, DERCUM, CASSIRER, WOLLNY, GÖDDE u. a.), so wird dadurch an dem ganz vorwiegend familiären Vorkommen nichts geändert, die Abgrenzung des Krankheitsbildes indessen einigermaßen erschwert. Meist in frühen Jahren einsetzend, beginnt die Atrophie (und Parese) an den peripheren Teilen der Gliedmaßen, und zwar gewöhnlich an den unteren, um sich in sehr langsamem Vorwärtsschreiten zentralwärts auszubreiten. — Von der Heredität abgesehen, ist über die Ätiologie nicht viel bekannt; immerhin ist zu erwähnen, daß akute Erkrankungen wie Masern (ORMEROD, DONKIN, EULENBURG, HAMMOND) oder Influenza (HÜLSEMANN) eine plötzliche Verschlimmerung bringen können. JÜNGST hat HERZOG die Meinung geäußert, daß Störungen der inneren Sekretion, insbesondere der Geschlechtsdrüsen (Eunuchoidismus bei Zwilligen mit progressiver neuraler Muskelatrophie) von Bedeutung seien. — Das Verständnis der Pathogenese ist durch die etwas wechselnden Befunde am Nervensystem erschwert. HOFFMANN verlegte den primären Sitz der Erkrankung in die peripheren Nerven, die sensiblen sowohl wie die motorischen, von denen aus eine Degeneration bis ins Rückenmark aufsteigen solle. Diese Ansicht wurde gestützt durch die Leichenbefunde von VIRCHOW, FRIEDREICH, DUBREUILH, wo außer schwerer Veränderung der Nerven ausgedehnter Faserschwund an den Hintersträngen nachgewiesen wurde, der GOLLsche Strang war stärker beteiligt als der BURDACHsche. Ähnliches sah SIEMERLING, doch kam in seinem Falle eine ausgesprochene Veränderung der Pyramidenseitenstrangbahnen hinzu, während MARINESCO diese ganz normal, SAINTON nur sehr wenig verändert fand. Bereiten schon diese

Befunde dem Verständnis erhebliche Schwierigkeiten, so schienen sie doch die Vorstellung von einer primären Nervenerkrankung zuzulassen. Zweifel an der Berechtigung hierzu lassen aber Beobachtungen wie diejenige von OPPENHEIM und CASSIRER aufkommen, bei welcher der Leichenbefund am Nervensystem so gut wie negativ war. Daher kommen OPPENHEIM und CASSIRER zur Vorstellung einer rein myopathischen Erkrankung, wie sie schon DONKIN angenommen hatte. — Wie schwer sich indessen Grenzen ziehen lassen, zeigt eine sehr sorgfältig durchgeführte Untersuchung von WERTHEMANN, deren überaus vielgestaltiges Ergebnis ihn zur Ansicht bringt, daß in seinem Falle die Erkrankung der unteren Extremitäten der spinalen, die der oberen Gliedmaßen der neuralen Form der progressiven Muskelatrophie zuzurechnen sei. Und bei dem älteren Bruder dieses Patienten war schon BING zu der Anschauung gelangt, daß man ein Nebeneinander von peripher-neuritischen und primär myopathischen Veränderungen annehmen müsse. Und WERTHEMANN schreibt: „Ich möchte daher annehmen, daß das ganze periphere Neuron, angefangen an der Ganglienzelle bis zum Muskel, primär minderwrtig war und daß an einzelnen Stellen bald der Muskel, bald der Nerv, bald die Ganglienzelle am stärksten gelitten hat". Und in Übereinstimmung mit SCHAFFER möchte er die Schranken ganz fallen lassen, die man sich früher zwischen den einzelnen Formen der heredofamiliären Muskeldystrophien aufzurichten bemühte. Zutreffend ist jedenfalls, daß ein schroffes Festhalten an scharfen Grenzen undurchführbar ist. Das wird uns auch die Besprechung der noch zu betrachtenden Formen von Muskelatrophie lehren.

b) Spinale Muskelatrophie.

Was im vorhergehenden Abschnitte Grundsätzliches gesagt wurde über Art und Entstehung der neuralen Muskelatrophie, findet seine Anwendung auch auf den Muskelschwund bei Erkrankungen oder Verletzungen des Rückenmarkes. Wir werden diese Fragen daher hier nicht erneut zu entwickeln haben. Nur darf kurz betont werden, daß gerade bei Rückenmarksaffektionen das Bild der einfachen, ohne Degeneration einhergehenden Atrophie besonders oft und leicht getrübt wird durch begleitende oder hinzukommende Umstände wie Toxinwirkungen und dgl., die an den Muskeln, ganz unabhängig von dem atrophieerzeugenden Moment, Entartungsbilder hervorrufen können. Dies gilt für die rasch zum Muskelschwund führende Poliomyelitis acuta sowohl, wie für die späten Lähmungsstadien aus irgendwelcher Ursache, wo allzu oft Druckbrandgeschwüre oder eine Zystopyelitis den Körper und damit auch die gelähmten Muskeln mit Giftstoffen überschwemmen. Wäre dies stets genügend berücksichtigt worden, so hätten manche fruchtlosen Erörterungen über „Einfach" oder „Degenerativ" bei der spinalen Muskelatrophie unterbleiben können. Richtig ist, daß man reine Bilder nicht leicht zu sehen bekommt, am ehesten in jenen seltenen Fällen, wo ein Gelähmter durch einen schweren Unfall, eine Hirnblutung oder dgl. rasch hingerafft wird; dann fehlen Entartungsbilder regelmäßig.

Hinsichtlich der allgemeinen Pathogenese möchte ich die spinalen Muskelatrophien so gut wie die neuralen als reine Inaktivitätsatrophien auffassen, bei der die Kreislaufstörung als Hilfsmoment hinzukommt. Eine nähere Begründung wurde im vorhergehenden Abschnitte gegeben. Damit stelle ich mich in Gegensatz zu LORENZ, der sie als reine Trophoneurosen bezeichnet. Die Schwierigkeiten der Abgrenzung dieser Begriffe, die meist dem Ermessen des einzelnen anheimgestellt bleibt, hat MÖNCKEBERG ausführlich dargelegt. — Der Anlaß für Lähmung und Schwund der Muskeln liegt in Erkrankung oder Untergang der Vorderhornzelle. Hierbei ist nun folgendes zu beachten: Bei

vielen der hierher gehörigen Rückenmarksaffektionen, auch solchen mehr
örtlicher Art, erweisen sich die einzelnen motorischen Zellen als verschieden
empfindlich gegenüber der schädigenden Einwirkung, wie immer auch diese
beschaffen sei: Druck, Entzündung, Toxinwirkung oder dgl. So liegen sehr
häufig selbst in ausgedehnten Erkrankungsbezirken noch einige erhaltene
Ganglienzellen. Hierauf darf man es wohl zurückführen, daß bei diesen Atrophieformen im Muskel neben hochgradig verschmälerten Fasern sehr regelmäßig
auch solche von normaler Breite oder gar einzelne hypertrophische liegen,
wodurch ein buntes Bild entsteht, vergleichbar dem, das bei der neuritischen
Atrophie geschildert wurde. Es ist die Vorstellung erlaubt, daß die erhalten
gebliebenen Muskelfasern von den verschonten Nervenzellen noch Impulse
erhielten (Durante). Ein näherer Einblick in diese Zusammenhänge ist uns
allerdings noch verwehrt. —

Ist die Verteilung der Muskelatrophie an die Topographie der Rückenmarkserkrankung gebunden, so bringt es das In- und Übereinandergreifen der Inner-
vationsorte für den einzelnen Muskel und andererseits die Verzweigung der
einzelnen Nervenfasern ein und derselben Wurzel auf mehrere periphere Nerven
mit sich, daß zumeist ganze Muskelgruppen von der Lähmung und Atrophie
betroffen werden. Hierdurch ergibt sich ein Unterschied gegenüber den neuralen Atrophien, die häufiger nur einzelne Muskeln befallen. — Im übrigen würde
eine Aufzählung aller hier vorkommenden Möglichkeiten weit in das klinisch-
neurologische Gebiet führen. — Die Ausbreitung und Verteilung hängt außer
vom Sitz auch von der Art der betreffenden Rückenmarkserkrankung ab. Als
solche sind zu erwähnen: Die verschiedenen Arten der Myelitis, soweit sie die
motorischen Ganglienzellen in Mitleidenschaft ziehen, insbesondere die Poliomy-
litis ant. acuta, sowie subacuta und chronica und die Bulbärparalyse, die Quer-
schnittsläsionen, seien sie bedingt durch traumatische Schädigung oder durch
langsam wirkenden Druck seitens einer Geschwulst usw., die Syringomyelie,
die multiple Sklerose, die amyotrophische Lateralsklerose und die „progressive
spinale Muskelatrophie".

Das anatomische und histologische Verhalten der Muskeln ist weitgehend
abhängig von der Dauer der bestehenden Lähmung. Anfänglich ist der Schwund
kaum bemerkbar und nur durch Vergleich mit etwa erhaltenen Muskeln der
Gegenseite festzustellen. Bei längerem Bestande treten die helleren, weißlichen oder gelblichen Farbtöne und das matte Aussehen, bedingt durch Einlagerung von Fett, mehr und mehr hervor. Oder aber der Muskel ist zu einem
platten, schmalen, braunroten Bande geworden. Bei einem Falle von Kinderlähmung sah Jagič 5 Tage nach Einsetzen der Krankheit noch keinerlei erkennbare Atrophie. Lorenz fand bei akuter Landryscher Paralyse von achttägigem
Krankheitsverlauf unter dem Mikroskop die ersten Anfänge atrophischer Kernwucherung. Durante verlegt den Beginn deutlich wahrnehmbarer Zeichen
von Muskelschwund auf die dritte bis vierte Krankheitswoche (bei Poliomyelitis).
Die Fasern lassen bei erhaltener Streifenzeichnung eine noch geringe Verschmälerung erkennen, die Kernwucherung hält sich in mäßigen Grenzen. Beides nimmt
mit der Dauer der Lähmung zu. Allmählich stellt sich auch Lipomatose ein, die
beträchtliche Ausmaße annehmen und zur eigentlichen Pseudohypertrophie führen
kann. Bezeichnenderweise ist sie in der Regel gerade bei Kindern besonders ausgeprägt (Charcot und Joffroy, v. Leyden, Raymond, Vulpian, Schultze,
Nonne, Sahli u. a.). Bei der progressiven spinalen Muskelatrophie von Typus
Aran-Duchenne wird sie weniger beobachtet als bei der hereditär-infantilen
Form von Hoffmann-Werdnig, doch kommen Ausnahmen vor (Erb-Schultze).

Hypertrophische Fasern sind wohl zuerst von Joffroy und Achard, dann
von Déjerine, später von Hitzig, Oppenheim, Strümpell und Barthelmes

bei der Poliomyelitis, von PILCZ, V. CZYLHARZ und MARBURG bei amyotrophischer Lateralsklerose und von SCHLESINGER bei der Syringomyelie beschrieben worden. Sie fehlen wohl nur ganz selten bei längerem Bestande der Lähmung. Über ihre Entstehung liegen, soviel ich sehe, besondere anatomische Untersuchungen nicht vor. Man wird daran denken dürfen, daß von einzelnen, erhaltenen Vorderhornzellen aus diesen Fasern noch Impulse zufließen können, die aber nicht imstande sind, eigentliche Kontraktionen zu bewirken. Flimmern und fibrilläre Zuckungen könnten so ihre Erklärung finden. Ähnliche Ansichten hatte schon DÉJERINE geäußert und von einer „kompensatorischen" Hypertrophie gesprochen. DURANTE wendet dagegen ein, daß solche Fasern oder gar Bündel angetroffen werden auch dann, wenn keinerlei willkürliche oder elektrische Erregbarkeit mehr bestand; zudem könne DÉJERINEs Ansicht nicht zutreffen, weil hier ein zweifellos „pathologischer" Zustand der Muskelfaser vorliege. Sehr stichhaltig sind diese Einwände nicht; und wenn er der Meinung von ERB zuneigt, daß die Hypertrophie nur ein Vorläufer des Schwundes sei, so bleibt dies auch Vermutung.

Von den Veränderungen des Zwischengewebes seien noch die Bindegewebswucherung und die Verdickung der Gefäßwände erwähnt. Letztere wurde im allgemeinen Teil schon gewürdigt. Erstere tritt bei älteren Leuten besonders stark hervor und bedingt die oft derbe Beschaffenheit der atrophischen Muskeln, im Gegensatz zu der weichen Konsistenz bei starker Lipomatose.

Durchgeht man die Beschreibungen der Muskelbefunde bei den verschiedenartigen spinalen Atrophien mit ihren mannigfaltigen besonderen Ursachen, sowie bei künstlichen Eingriffen am Rückenmark (LÖWENTHAL, STIER, PLACZEK, JAMIN, HOFFMANN, STRÜMPELL) so sieht man, im ganzen genommen, trotz mannigfachen Einzelheiten, eine große Eintönigkeit, und man kommt zum Schluß, daß in einem gegebenen Falle das besondere Bild des Muskels keinen Rückschluß auf die Ursache gestattet, daß es vielmehr bedingt wird vom Alter des Kranken und von der Dauer der Lähmung. Und man muß hier ganz besonders davor warnen, vom Einzelfall ausgehend, weitgehende, verallgemeinernde Schlüsse ziehen zu wollen. SLAUCK glaubt, das histologische Bild der spinalen Atrophien von dem der myogenen im Beginn dadurch unterscheiden zu können, daß der Schwund zunächst kleine Felder von Fasern betrifft, die den Ausbreitungen kleiner Nervenäste entsprächen. Bei myogener Erkrankung sei die Atrophie regellos verteilt. Ferner seien am Abbau der Fasern vornehmlich die randständigen Kerne beteiligt, bei den myogenen Formen mehr die Binnenkerne.

Über die Entartungsbilder, deren Entstehung schon berührt wurde, ist zu sagen, daß besondere Formen nicht beobachtet werden; sie erfordern also keine gesonderte Besprechung. KÜTTNER und LANDOIS geben sehr bestimmt an, daß von den degenerativen Veränderungen, die jeder infektiöse Zustand an den Muskeln erzeugt, die schon an sich durch Lähmung beeinträchtigten Muskeln in erster Linie ergriffen werden. Das ist wohl zu beachten, wenn man die Bedeutung dieser Bilder richtig bewerten will; und stets sollten auch nicht gelähmte Muskeln zum Vergleich herangezogen werden. —

Durch den Krankheitsverlauf gewinnen die progressiven spinalen Muskelatrophien eine Sonderstellung. Von ARAN und DUCHENNE zuerst als klinisches Krankheitsbild genau beschrieben, wurde ihre anatomische Grundlage in der Entartung der grauen Vorderhörner von CHARCOT zwei Jahrzehnte später richtig erkannt. Aber erst ERB führte, abermals 10 Jahre danach, ihre Abtrennung von der sog. Muskeldystrophie scharf durch. Nach wiederum zehn Jahren grenzten WERDNIG und HOFFMANN aus dem Gesamtgebiet der progressiven spinalen Muskelatrophie eine besondere Gruppe, die in früher Kindheit

auftretende, erbliche Form ab, um sie der nicht erblichen (Typus ARAN-
DUCHENNE), im späteren Alter auftretenden gegenüberzustellen. Als besondere
Typen sollen sie hier kurz besprochen werden, wobei die schon im vorigen Ab-
schnitte gestreifte Frage unberücksichtigt bleibt, ob eine strenge Durchführung
aller Abgrenzungen ihre innere Berechtigung hat (BING, SCHAFFER, WERTHE-
MANN); dem klinischen Bedürfnis entspricht sie zweifellos.

Gemeinsam ist den beiden Unterarten die anatomische Grundlage der Muskellähmung und -atrophie nämlich der Schwund der grauen Vorderhörner, in denen
nur wenige motorische Ganglienzellen erhalten sind. Aber schon hierbei gehen in
den Einzelheiten die Befunde auseinander: Bei der Erkrankung des Erwachsenen
die Zeichen chronischer Entzündung, die bei der infantilen, vererbbaren Form
fehlen. Bei dieser die Ausdehnung auf das ganze Rückenmark, vornehmlich
aber auf die Anschwellungen, dort oft weniger starke Ausbreitung, wobei allerdings zu bemerken ist, daß bei der durchschnittlich viel längeren Krankheitsdauer
hinzutretende Erkrankungen leichter dem anatomischen Untersucher frühere
Zustände der Entwicklung in die Hand spielen (z. B. ERB und SCHULTZE).
Das periphere Nervensystem wurde nicht regelmäßig untersucht. HOFFMANN
beschreibt Entartung wechselnden Grades der motorischen Nerven bis in die
intramuskulären Ästchen bei der juvenilen Form. Gleiches wird von PLACZEK
bei der Erkrankung des späteren Alters angeführt. — Die ausgesprochene Vererbung bei der infantilen Form war schon den ersten Beschreibern aufgefallen
und ist seither wiederholt bestätigt worden (BRUNS, SENATOR, BEEVOR). Vereinzelt auftretende Fälle wurden allerdings auch beschrieben, so von BRUNS,
HAUSHALTER, THOMSON und BRUCE). Die Ätiologie liegt im übrigen ganz
im Dunkeln. Letzteres gilt auch für die nicht erbliche Form des erwachsenen
Alters, sofern man wenigstens der öfter angeschuldigten Übermüdung (GÜNTHER,
ALZHEIMER, CROCK u. a.) nicht mehr als den Charakter einer vielleicht auslösenden Gelegenheitsursache zuerkennen will. Auch die gelegentlich als Ursache
angeschuldigte Syphilis (DÉJERINE, FRIEDBERG), die Bleivergiftung (GÖDECKE)
oder Traumen (GOWERS, DE BUCK, ZIEHEN, ERB), kann man kaum voll anerkennen.

Im klinischen Verhalten sind die beiden Formen unterschieden im Beginn
an Becken- und Schultergürtel mit Fortschreiten nach den Händen und Füßen
hin bei der einen Gruppe (HOFFMANN-WERDNIG), und der von den kleinen
peripheren Muskeln zentralwärts aufsteigenden Entwicklung bei der anderen
(ARAN-DUCHENNE). Im ersten Falle ist der rasche tödliche Verlauf durch Atem-
lähmung in ein bis vier Jahren die Regel (Ausnahmen bei BRUNS), während sich
im anderen Falle die Krankheit über viele Jahre und Jahrzehnte erstreckt.

Der Muskelbefund ist, wie oben schon angedeutet, sehr wesentlich durch
das Alter des Patienten bestimmt. Zu der einfachen Atrophie der Fasern, die
beiden Formen gemeinsam ist, kommt bei der infantilen Form meist eine beträchtliche Lipomatose, gelegentlich auch Verfettung. Beim Typus ARAN-DUCHENNE
ist dagegen, entsprechend dem durchschnittlich höheren Alter, die Vermehrung
des Bindegewebes in der Regel stärker, und die Muskeln erscheinen als abgeplattete, schmale Stränge. Selten fehlen einzelne verbreiterte Muskelfasern
(TERRIO und ROVERE, ALZHEIMER, STRÜMPELL, ETIENNE). ALZHEIMER stellte
im Daumenballen Faserbreiten von $128-136\,\mu$, DURANTE bis zu $200\,\mu$ fest.
ERB und SCHULTZE fanden dagegen keine hypertrophischen Fasern. HOFFMANN
erwähnt in einem seiner Fälle eine beträchtliche fettige Entartung der Muskelfasern in den Spindeln. —

Es erscheint angezeigt, an dieser Stelle auch die von OPPENHEIM zuerst beschriebene und abgegrenzte Myatonia congenita zu besprechen, deren
Wesen zwar noch nicht völlig aufgeklärt, deren spinaler Ursprung indessen

durch eine Anzahl von Untersuchungen (ROTHMANN, COLLIER und HOLMES, ARCHANGELSKY und ABRIKOSOFF, GRIFFITH und SPILLER, MARBURG, FOOT, LAIGNEL-LAVASTINE, KAUMHEIMER, WÄLLE und HOTZ, CONCETTI, SLAUCK, NEUMANN, JACOBI, SILBERBERG und ganz neuerdings STOOSS) wahrscheinlich gemacht worden ist. In diesen Fällen wurde fast durchwegs eine Verminderung oder gar ein Fehlen der motorischen Vorderhornzellen im ganzen Rückenmark festgestellt, daneben noch, weniger regelmäßig, anderweitige Veränderungen des Nervensystems, mit Ausschluß des Gehirns. Demgegenüber stehen die negativen Befunde von SPILLER, LEREBOULLET und BAUDOUIN, COUNCILMAN und DUNN in der Minderzahl. Über Ursache und Wesen der spinalen Erkrankung

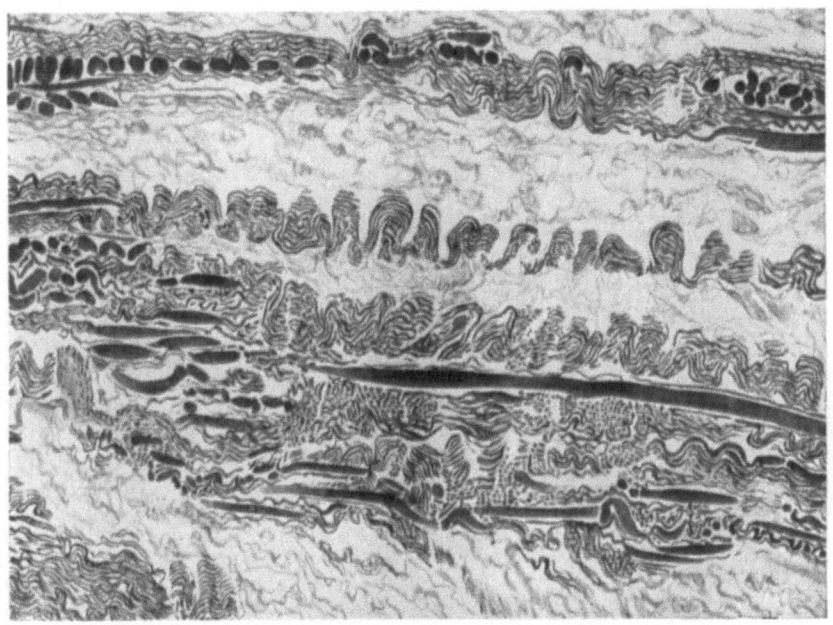

Abb. 43. Rückenmuskel bei Myatonia congenita. Zeiß Apochrom. 16 mm, Komp.-Ok. 4. Fall WÄLLE-HOTZ.

ist man sich nicht klar geworden. NEUMANN (unter ASCHOFF) neigt dazu, in der Erkrankung eine fetale Form der progressiven spinalen Muskelatrophie zu erblicken.

Der Muskelbefund wechselte von fast oder ganz normalen Verhältnissen zu Atrophie verschiedenen Grades, meist bei gut erhaltener Streifung. Die Kernvermehrung wird bald als fehlend, bald als gering, bald wieder als beträchtlich beschrieben. Ich hatte Gelegenheit, Schnitte vom Fall WÄLLE und HOTZ sowie eines weiteren, leider unbezeichneten Falles durchzusehen. Während im letzteren Falle das Bild einer leichten Atrophie nichts Besonderes bot, zeigte sich im ersteren ein recht auffälliger Befund (s. Abb. 43): Die Schnitte zeigen nebeneinander gerade Fasern von mittlerer Breite oder geringer Verschmälerung, mit etwas verwaschener bis fehlender Streifenzeichnung, und an Zahl überwiegende Fasern, die nur ein Viertel bis ein Sechstel des Durchmessers der übrigen besitzen. Diese schmalen Fasern nun zeigen einen ganz auffälligen feinwellig gewundenen und geknickten Verlauf, als wenn sie im Vergleich mit den breiten Fasern zu lang wären. Durch welchen Vorgang diese eigenartigen

Bilder entstehen, ist schwer zu sagen. Nach seiner Beschreibung zu schließen, hat NEUMANN im Erector trunci etwas Ähnliches gesehen, und anscheinend genau der gleiche Befund wurde in RÖSSLES Institut bei der Untersuchung des Falles von JACOBI erhoben. Übereinstimmung besteht auch darin, daß in beiden Fällen die Lagerung der breiten und schmalen Fasern so ist, daß sie jeweils in Bündeln zusammenliegen, gelegentlich so, daß eine breite Faser von einem Kranz der schmalen umgeben ist oder umgekehrt. Das interstitielle Bindegewebe ist verbreitert und aufgelockert, ohne Entzündungszeichen, Fettgewebswucherung wurde nie beobachtet, Nerven und Gefäße stets unverändert befunden. Die zellreichen Anhäufungen zwischen wenig oder nicht atrophischen Muskelfasern, die SILBERBERG in seinem Falle beschreibt und abbildet, sind meines Erachtens nichts anderes als hochgradig verschmälerte Muskelfasern.

c) Zerebrale Muskelatrophie.

Das Vorkommen von Schwund an den durch einen Erkrankungsherd im Gehirn (Apoplexie, Geschwulst, Abszeß, JACKSONscher Epilepsie, infantile zerebrale Kinderlähmung u. a.) gelähmten Muskeln ist erst von CHARCOT als ein regelmäßiger Befund erwiesen worden, nachdem früher vereinzelte Fälle von TODD, GLIKY, BURRESI, SENATOR, HALL, ROMBERG, CORNIL, BOUCHARD, HALLOPEAU zwar schon beobachtet aber als Ausnahmen betrachtet worden waren. Die Bezeichnung „zerebrale Muskelatrophie" stammt von QUINCKE, der zugleich auf die Häufigkeit ihres Vorkommens aufmerksam machte. LORENZ, STEINERT haben neue Beobachtungen hinzugefügt, und 1910 hat SCHEIDT eine größere Reihe von Fällen unter Benützung der früher veröffentlichten zusammengestellt. SCHAFFER, STEINERT, MARINESCO, GILLES DE LA TOURETTE u. a. betrachten heute den Muskelschwund als eine bei Hemiplegie nie fehlende Erscheinung, und die am Tier gewonnenen Versuchsergebnisse von STIER, MUNK, GOLTZ, LEWY haben ihnen bis zu einem gewissen Grade recht gegeben.

Die Tatsache, daß bei Hirnerkrankungen verschiedener Art Muskelschwund vorkommt, konnte lange unbemerkt bleiben, weil die Atrophie in der Regel nicht hochgradig ist. Immerhin konnten in einzelnen Fällen durch SCHAFFER Unterschiede im Umfang der Gliedmaßen von $1^1/_2 - 7^1/_2$ cm festgestellt werden. Aber dieser Vergleich ist nicht stets leicht durchzuführen, weil besonders gerne die kleinen Muskeln der Hand betroffen werden, wie überhaupt deutlich die obere Extremität bevorzugt ist. Nach PARHON und GOLDSTEIN schwinden die schlaff gelähmten Muskeln stärker als wenn eine Kontraktur besteht. Im übrigen ist ihr Verhalten — blasses, manchmal gelbliches Aussehen, Brüchigkeit — dasjenige atrophischer Muskeln überhaupt. Wie nicht anders zu erwarten, hält sich auch im mikroskopischen Bilde die Atrophie innerhalb mäßiger Grenzen. LORENZ, dem wir sehr lehrreiche Abbildungen verdanken, kennt Fälle mit gleichmäßiger Verschmälerung aller oder des größten Teiles der Muskelfasern. Ähnliches beschreiben auch EISENLOHR, NONNE, DARKSCHEWITSCH, DURANTE u. a. Für besonders kennzeichnend hält LORENZ indessen Bilder von ungleichmäßiger Atrophie: neben hochgradig verschmälerten, zum Teil auch wohl völlig geschwundenen Fasern, liegen andere von mittlerer Breite und namentlich solche mit unverkennbarer Verbreiterung und abgerundetem, kreisähnlichem Umfang, die er für hypertrophische Fasern hält. An ihnen konnte er auch in seltenen Fällen Vermehrung durch Teilung beobachten. Einleuchtend deutet er diesen Befund, in Übereinstimmung mit der klinischen Beobachtung: in allen Fällen erfolgt zunächst ein Kleinerwerden eines Teiles der Fasern, zwischen welchen sich einzelne in normaler Form erhalten. Später gehen diese Fasern ganz zugrunde, während die übrigbleibenden hypertrophieren; auf diese Weise wird eine teilweise Wiederherstellung des Muskels möglich, vorausgesetzt wenigstens, daß die zerebrale Schädigung nicht von zu langer Dauer ist. Die Kernwucherung ist manchmal wenig ausgesprochen (QUINCKE), bald wieder sehr lebhaft und führt zur Bildung von Bändern oder Platten. Die Muskelspindeln werden, wo erwähnt, stets als unverändert beschrieben (DURANTE). Am Zwischengewebe wird besonders eine Verbreiterung des fibrösen Anteiles bemerkt, seltener eine Zunahme des Fettgewebes — entsprechend dem meist höheren Alter der Kranken. Entartungen der Muskelfasern sind auch hierbei fast durchwegs auf die Rechnung von Begleitzuständen, besonders fieberhaften Komplikationen, zu setzen. Als eine besondere Form bildet hier LORENZ die „röhrenförmige Degeneration" ab. Ich vermute, daß sie als Ausdruck eines Muskelödems anzusehen ist. Schon ROTH und MURATOW, MARINESCO u. a. haben auf die Kreislaufstörungen infolge Veränderungen der Vasomotorenzentren hingewiesen; ähnlich v. BECHTEREW und v. MONAKOW).

Das Problem des Zustandekommens der zerebralen Muskelatrophie hat viel Kopfzerbrechen verursacht und kann meines Erachtens auch heute noch nicht als gelöst gelten. Mit der Vorstellung einer reinen Inaktivitätsatrophie kommen wir hier schwer aus, wenn schon MÖNCKEBERG mit Rücksicht auf Experimente von SCHIFF und ZAK einer solchen Auffassung zuzuneigen scheint. Diese trifft schon auf die Schwierigkeit, daß der Muskelschwund für seine Ausbildung zwar meist beträchtlich lange Zeit braucht (bis zu 5 Monaten, SCHEIDT), in anderen Fällen sich aber überraschend prompt einstellt, bei BORGHERINI schon innerhalb dreier Tage. So kam man zur Unterscheidung von Früh- und Spätfällen (BORGHERINI, DARKSCHEWITSCH). Mag dabei auch in einzelnen Fällen ein Beobachtungsfehler unterlaufen sein, für alle Fälle kann das unmöglich zutreffen. Und es heißt doch nur der Schwierigkeit ausweichen, wenn man die Unterscheidung in Früh- und Spätfälle nicht anerkennen will, wie dies GOLDSCHEIDER und STEINERT tun.

Hält man sich an anatomische Tatsachen, so kann man darauf hinweisen, daß Rückenmarksveränderungen in Gestalt von Schwund der motorischen Ganglienzellen von vielen Seiten nachgewiesen wurden (BRISSAUD, PITRES, HALLOPEAU, v. BECHTEREW, SCHAFFER, JOFFROY und ACHARD u. a.). Damit ließe sich die Genese dieser Fälle auf diejenige der spinalen Muskelatrophie zurückführen; und das mikroskopische Bild des Muskels mit dem Erhaltenbleiben verhältnismäßig zahlreicher Fasern, die zudem noch hypertrophieren können, stimmt gut zu der Tatsache, daß hier der Ausfall der Vorderhornzellen doch verhältnismäßig spärlicher ist als bei den eigentlichen primär-spinalen Formen. Dies waren nun alles Spätfälle. Schwerer verständlich ist die Entwicklung der Frühfälle, in denen bei den Untersuchungen von BABINSKI, SENATOR, PATELLA, EISENLOHR, ROTH und MURATOW, DARSCHKEWITSCH, NONNE, MARINESCO, STEINER, PETŘINA u. a. das Rückenmark völlig intakt gefunden wurde. Für ihre Erklärung sind wir vorläufig auf Theorien und Hypothesen angewiesen. v. MONAKOW, ROTH und MURATOW legen Nachdruck auf die Bedeutung der Kreislaufstörung, denen wir für die Entstehung auch der neuralen und spinalen Atrophie eine gewisse Rolle zuerkennen mußten. QUINCKE, BORGHERINI, KIRCHHOFF und PETŘINA glauben an die Zerstörung besonderer trophischer Zentren und Bahnen. JOFFROY und ACHARD stellten zur Erklärung der Frühfälle den Begriff der „dynamischen" — wir würden heute sagen: funktionellen — Schädigung der motorischen Vorderhornzellen auf, die erst bei längerem Bestande zu anatomischen Veränderungen führe. Das morphologische Bedürfnis kann diese Vorstellung nicht recht befriedigen. KORNILOW und GILLES DE LA TOURETTE glaubten, die zerebrale Muskelatrophie als eine arthropathische ansehen zu

müssen, ohne daß sie für eine solche Anschauung greifbare Unterlagen beigebracht hätten, die auch die Frühformen erklären könnten.

Mehr Anklang als alle diese Theorien hat diejenige von GOLDSCHEIDER
gefunden, der etwa folgenden Gedankengang entwickelte: Die Bestanderhaltung
des Muskels ist nicht nur abhängig vom Vorhandensein der motorischen Vorderhornzelle, sondern auch von den — bewußten und unbewußten — Bewegungs-
impulsen, die diesen Zellen dauernd vom Gehirn und von der Peripherie her
zufließen. Fallen letztere fort, so leidet die „Trophik" des Muskels ebenso gut,
wie wenn die Ganglienzelle selbst zerstört wäre. Hierin finden wir also eine
Erklärung nicht nur für die zerebralen, sondern auch für die arthrogenen Muskelatrophien. Für die ersteren glaubt GOLDSCHEIDER, daß insbesondere der Wegfall der zahllosen unbewußten Bewegungsimpulse von noch größerer Bedeutung
sei als das Ausbleiben der willkürlichen Erregungen. Wenn diese Erklärung
vielleicht auch nicht restlos befriedigen kann, so bahnt sie doch dem Verständnis
einen Weg. Wir werden aber mit BING, DÉJERINE u. a. zugeben müssen, daß die
Pathogenese der zerebralen Muskelatrophie auch heute noch nicht genügend
geklärt ist.

Ein Punkt müßte meines Erachtens künftig bei einer Bearbeitung dieser
Frage mehr berücksichtigt werden als bisher: die Abhängigkeit der zerebralen
Muskelatrophie von der Topographie der Hirnläsion. EISENLOHR hatte bereits
auf die Tatsache aufmerksam gemacht, daß die Atrophie sich besonders leicht
einstellt, wenn der Herd im Thalamus opticus sitzt. Wenn das auch nicht
Gesetz ist, so bestätigt doch LORENZ die Beobachtung teilweise und fügt hinzu,
daß auch unter der Rinde im Marklager gelegene Herde gerne zu Atrophie
führen, besonders, wenn sie größere Ausdehnung haben. Das vorliegende Material
ist indessen nach dieser Richtung hin nicht genügend gesichtet, um weitere
Schlüsse zuzulassen.

2. Nicht-neurogene Muskelatrophien.

Entsprechend dem Einteilungsprinzip, das wir diesem Kapitel zugrunde
legten, soll die oben gewählte Bezeichnung nicht besagen, daß in der Entwicklung
der hier zu besprechenden Formen des Muskelschwundes Nerveneinflüsse oder
ihr Ausfall gar keine Rolle spielen; hierüber sind, wie wir sehen werden, die Meinungen noch sehr geteilt. Der Titel soll nur angeben, daß der erste Angriffspunkt der schädigenden Einwirkung nicht im Nervensystem zu suchen ist.

a) Inaktivitätsatrophie.

Wir haben schon weiter oben die Anschauung vertreten, daß beim Muskel
das Gebiet der Inaktivitätsatrophie weit über die Grenzen des Schwundes hinausgeht, den man bei Ruhigstellung, Nichtgebrauch oder Weniggebrauch so regelmäßig beobachten kann. Mußten wir doch erkennen, daß eine völlige Ruhigstellung des Muskels nur mit der Ausschaltung seines Bewegungsnerven erzielt
wird; und nur ein anderer Fall ist ihr in dieser Hinsicht gleichzustellen: die
Amputation. Bezeichnenderweise sehen wir nun gerade in den Muskeln, die beim
Absetzen eines Gliedes durchtrennt wurden, und die folglich eine Leistung nicht
mehr vollbringen können, die gleichen morphologischen Bilder der schwersten
Grade des Muskelschwundes wie bei den neuralen Atrophien, auch hier mit der
nachfolgenden weitgehenden Fettdurchwachsung. Wenn VIRCHOW als Gegenbeispiel den Musculus auricularis superior anführte, der nicht gänzlich schwinde,
trotzdem ihn nur ganz wenige Menschen zur Zusammenziehung bringen, so möchte
ich letzteres bezweifeln; bei einigermaßen lebhafter Mimik wird die Ohrmuschel

sehr häufig mit bewegt! Und ich glaube, daß der Satz CRUVEILHIERs zu Recht besteht, nachdem vollkommene Muskelatrophie vollkommene Ruhigstellung zur Voraussetzung hat. Viel häufiger sind die Bespiele unvollständiger Fixierung, wie sie namentlich Gelenkversteifungen mit sich bringen, die zu weitgehender, aber nicht völliger Atrophie führen. Noch weniger ausgesprochen pflegt sie bei Ruhigstellung in Gipsverbänden oder unter ähnlichen Bedingungen zu sein. Daß der Weniggebrauch der Muskeln sie schwinden läßt, kann jeder an der Funktionsbeeinträchtigung nach langem Krankenlager selbst feststellen. Hierbei streifen wir das früher behandelte Gebiet der Atrophie durch toxische Einflüsse.

Soweit letztere ausgeschaltet sind, bietet die Inaktivitätsatrophie morphologisch das mehrfach erwähnte Bild einfacher Atrophie in ihren verschiedenen Abstufungen. Eine nähere Beschreibung würde nur schon Gesagtes wiederholen.

b) Arthrogene Atrophie.

Wird ein Gelenk von einem Trauma betroffen oder erkrankt es an einer Entzündung, einer Geschwulstbildung oder dergleichen, so stellt sich in der zugehörigen Muskulatur gerne Atrophie ein. Besonders deutlich ist dies in der Regel, wenn größere Gelenke, Knie, Hüfte oder Schulter betroffen sind, zum Teil wohl nur deshalb, weil bei kleineren Gelenken der Nachweis weniger leicht und der Funktionsausfall von geringerer Bedeutung ist. Dabei müssen wir ganz absehen von der möglichen Mitwirkung der Ruhigstellung infolge der Schmerzen oder der Behandlungsart. Denn für sich allein würde diese keine so starke und namentlich keine so rasch einsetzende Atrophie bewirken.

Mitteilungen über Fälle der ersteren Art liegen in großer Zahl vor (CHARCOT, HEIDENHAIN, VALTAT, HUGUET, LÜCKE, BLASIUS, KAST, HASEBROEK, VOGT, BÄHR, VERHOOGEN, LORENZ, KÜTTNER und LANDOIS u. v. A.). Bemerkenswert ist die von GUYON und FÉRÉ unterstrichene Tatsache, daß die Verminderung des Muskelumfanges in keiner Beziehung steht zu der Schwere des Traumas. Eine eingreifende Verletzung schwerer Art kann die Ursache sein, aber ebenso gut eine Luxation oder eine einfache Kontusion.

Die zweite Gruppe umfaßt Gelenkleiden der verschiedensten Art: Akuter Gelenkrheumatismus (HUNTER, SENATOR, SABOURIN, STRÜMPELL, PETRONE, HAGEN), gonorrhoische Arthritis (VIDY, URDY, DERCUM, FOURNIER, AMARAL, RAYMOND, KIENBÖCK, NOBL, WEISS, EULENBURG u. A.), luetische Arthritis (KÜTTNER und LANDOIS). Ferner ganz besonders die chronischen Gelenkentzündungen mit ihren verschiedenen Formen (STRUTHERS, FÖRSTER, GURLT, SENATOR, VOLKMANN, KIENBÖCK, RÉVILLAUT, CHARCOT, DUCHENNE, ROKITANSKY, HEIN, WEIGAND, GARROD, HILLER, LÖWENTHAL, SULZER, HOFFA und WOLLENBERG u. v. A.). Hierher zu rechnen wäre auch die ankylosierende Spondylitis, von der KÜTTNER und LANDOIS Beispiele und Literatur anführen. Nur darf bei diesen ausgesprochen chronischen, zur Versteifung führenden Gelenkleiden nicht vergessen werden, daß dabei die Ruhigstellung der Muskeln infolge der Erkrankungsart mit ins Gewicht fällt. Muskelschwund bei Gelenkgicht wurde beobachtet von TRASTOUR, CHARCOT, VIGNES, POTAIN, REINSTÄDTLER; daß sie dabei fehlen kann, betont MINKOWSKI. Daß bei Geschwulstbildung in den Gelenken (REICHEL) die Bewegungseinschränkung die Hauptrolle spielt, bemerken schon KÜTTNER und LANDOIS.

Was den pathologisch-anatomischen Befund betrifft, so mag zunächst die Tatsache hervorgehoben werden, daß regelmäßig die Strecker viel stärker in Mitleidenschaft gezogen sind als die Beuger. Im übrigen sind Besonderheiten nicht zu vermelden. Das Bild der einfachen Atrophie wird naturgemäß auch hier

oft getrübt durch mannigfache Entartungen, die durch ein Grundleiden (Tuberkulose, Lues u. dgl.) oder eine hinzutretende Komplikation verursacht sind,
der reinen arthrogenen Atrophie indessen nicht zugehören. Daß eine Entzündung
vom Gelenk auf den Muskel übergreifen kann, brauchte nicht besonders erwähnt
zu werden, wenn es nicht zu Trugschlüssen bezüglich der Entstehungsart geführt
hätte.

Eine Eigenart dieses Muskelschwundes ist es, daß davon fast ausnahmslos
nur bestimmte Muskeln betroffen werden: an der Schulter der Deltoides, an
der Hüfte die Gesäßmuskeln, am Knie der Trizeps, bei Schädigungen des Sterno-
klavikulargelenkes der große Brustmuskel usw. In diesem Zusammenhang

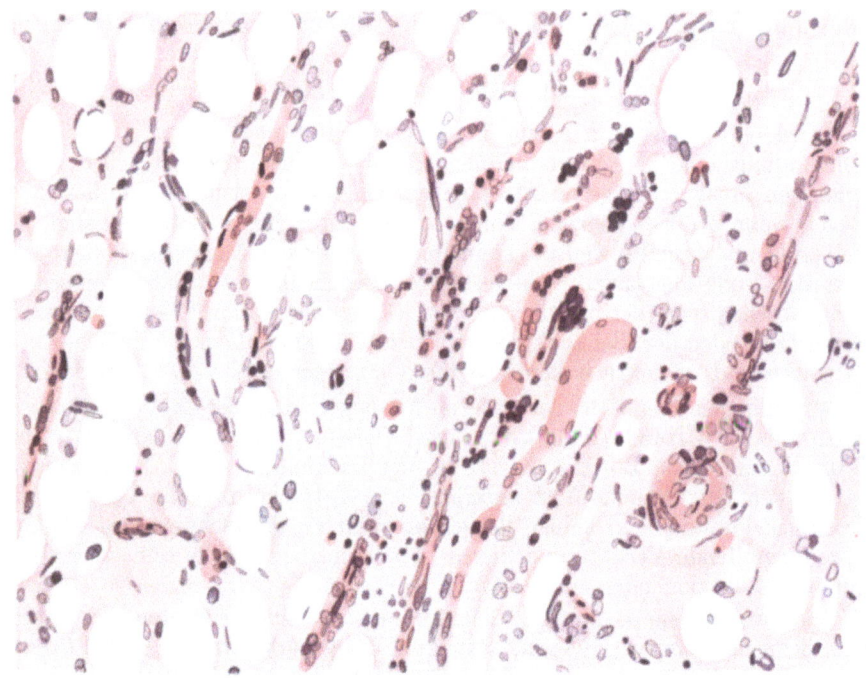

Abb. 44. Hochgradigste arthrogene Muskelatrophie. M. deltoides bei chronischer Schultertuber-
kulose. Beträchtliche Lipomatose. Zeiß Apochrom. 4 mm. Komp.-Ok. 4, auf $^{19}/_{20}$ verkleinert.
Hämalaun-Eosin.

erinnert DURANTE daran, daß nach Beobachtungen besonders von französischen
Ärzten (LANCERAUX, LASSÈGUE, DESPLATS, RAYMOND, BOMPAR, BOIX, CARCAS-
SONNE) örtlich begrenzter Schwund auch im Anschluß an Brustfellentzündung
usw. an den Brustwandmuskeln vorkommt.

Von Bedeutung für die Auffassung, die man sich vom Wesen dieser Atrophie-
form machen will, ist ferner die Tatsache, daß das Nervensystem sowohl im
peripheren wie im zentralen Teil unversehrt gefunden wurde, beim Menschen so
gut wie im Tierversuch (VALTAT, DEBOVE, DARKSCHEWITSCH u. A.). Abweichende
Angaben bleiben demgegenüber vereinzelte Ausnahmen, so, wenn MOUSSOUS
angibt, daß in den intramuskulären Ästchen vereinzelte, verschmälerte oder mit
Markdegeneration behaftete Fasern vorgefunden wurden, oder wenn KLIPPEL
sowie ACHARD und LÉVI gelegentlich Verminderung der Zahl der Vorderhornzellen und Pigmentatrophie an diesen bemerkten. Bei KLIPPEL waren diese
Veränderungen überdies auf das ganze Rückenmark verteilt, so daß man sie

weniger auf das Gelenkleiden als auf die Grundkrankheit (Tuberkulose) beziehen darf. HOFFA sah Entzündungserscheinungen an den Gelenkendigungen der Nerven bei Hunden, denen er eine Gonitis beigebracht hatte.

Nicht nur zur Erhärtung der klinischen Beobachtung sondern namentlich auch, um näheren Einblick in die Pathogenese dieser eigenartigen Atrophie zu erhalten, sind mancherlei Tierversuche ausgeführt worden (VALTAT, RAYMOND, DEROCHE, DUPLAY und CAZIN, HOFFA, RICKER, MIGNOT und MALLY, HAUCK, KREMER, BUM, ALLEN, SCHIFF und ZAK, A. W. MEYER).

Diese Versuche wurden so ausgeführt, daß man eine Reizung der Gelenkenden setzte durch Einspritzung von Jodtinktur, Terpentin, Silbernitrat oder dergleichen oder auch von Bakterien, oder endlich so, daß man verschiedene mechanische Schädigungen setzte. Von den Ergebnissen ist zunächst festzuhalten, daß unter all diesen Bedingungen regelmäßig Muskelschwund auftritt, der schon nach 4 Tagen deutlich sein kann, nach 14 Tagen gewöhnlich seine stärkste Entwicklung erreicht hat (24, 30 und bis 44%, VALTAT), um nachher in gleicher Stärke fortzubestehen, oder aber langsam sich wieder auszugleichen, wenn die Gelenkentzündung sich zurückbildet. Zu Vorsicht bei Rückschlüssen auf die Verhältnisse beim Menschen mahnt nun aber die Tatsache, daß, anders wie dort, die Muskelatrophie sich nicht auf einzelne Muskeln, unabhängig von ihrer Nervenversorgung, beschränkt, sondern daß alle Muskeln des betreffenden Gliedes befallen werden. Die weiteren Versuche, die angestellt wurden, um die verschiedenen Theorien über die Genese nachzuprüfen, werden wir gemeinsam mit diesen besprechen. Zu einer einheitlichen Auffassung ist man bis heute noch nicht gelangt.

Eine erste Ansicht, die man die Inaktivitätstheorie nennen kann, geht dahin, daß, gleich wie bei der Ruhigstellung durch Verbände usw., die Atrophie bei Gelenkleiden nur durch Nichtgebrauch der Muskeln zustande komme. CRUVEILHIER hat diese Theorie aufgestellt, STRASSER und SULZER haben sie aufgenommen, RICKER und BUM durch Tierversuche gestützt. Nun zweifelt wohl niemand daran, daß bei chronischen, zu Versteifung führenden Gelenkerkrankungen die Funktion einiger Muskeln eingeschränkt wird, und auch bei akuten Leiden kann die Vermeidung von Bewegungen zwecks Schmerzverhütung einen ähnlichen Erfolg haben. Daß diese Umstände mitsprechen können, wird man nicht bestreiten wollen. Anlaß zu dem besonderen Begriffe der arthrogenen Muskelatrophie gab aber doch der Umstand, daß hier der Muskelumfang unvergleichlich rascher und stärker abnimmt als unter jenen Verhältnissen. Trotzdem halten auch neuerdings SCHIFF und ZAK an der Inaktivitätstheorie fest, und zwar gestützt auf Versuche, bei denen sie nachweisen konnten, daß Querschnittsdurchtrennung des Rückenmarkes für sich allein rasch zu fortschreitender Atrophie der gelähmten Muskeln führt, daß diese dagegen verlangsamt wird auf der Seite, wo man zugleich eine Gelenksentzündung gesetzt hat. Sie folgern daraus, daß es nur die durch das Gehirn aufgenommene Schmerzempfindung sein kann, die den Muskel in Ruhestellung zwingt und so seinen Schwund veranlaßt. Man kann der Beweiskraft dieser Versuche die Anerkennung nicht versagen, ohne sie doch als vollgültig anerkennen zu müssen, wenigstens wenn man ihre Anwendung auf die Verhältnisse beim Menschen ins Auge faßt. Gibt es doch hier genug Fälle z. B. von Gelenktraumen, die, wie LORENZ hervorhebt, ohne Muskelatrophie einhergehen, während diese sich andere Male unter gleichen Verhältnissen prompt einstellt.

Die Untersuchungen von SCHIFF und ZAK waren hauptsächlich gegen die Reflextheorie von VULPIAN-CHARCOT gerichtet, zu der sich viele spätere Verfasser bekannt haben; ich nenne VALTAT, HOFFA, URDY, RAYMOND, DEROCHE, DARKSCHEWITSCH, DUPLAY und CAZIN, HEIDENHAIN, HASEBROEK,

Schlesinger, Cassirer u. v. a. Der Gedankengang ist folgender: Von dem geschädigten Gelenke aus gelangen auf dem Wege der sensiblen Nerven Reize zu den motorischen Ganglienzellen; an diesen setzen sie keine erkennbaren anatomischen Veränderungen, wohl aber funktionelle (dynamische) Schädigungen, die bald als Erregung, bald als Erschöpfung erscheinen. Erstere wirkt sich am Muskel in Atrophie aus, letztere in Parese. Es ist dies zunächst eine Vorstellung, die sich mit den gegebenen Tatsachen abfindet, ohne eine wirkliche Erklärung zu geben. Es sind dann aber sinnreiche Experimente erdacht worden, die der Reflextheorie eine Stütze liehen und ihr so zu Ansehen verhalfen. Zuerst Raymond, dann Deroche, später Hoffa und Allen schalteten den Reflexbogen aus, indem sie die sensiblen Wurzeln durchtrennten. Sie bemerkten dabei, daß eine gleichzeitig künstlich hervorgerufene Gelenkentzündung nicht zur Atrophie führte, und daß bei doppelseitiger Arthritis und einseitiger Wurzeldurchschneidung nur auf der Seite Muskelschwund eintrat, wo die sensiblen Bahnen intakt geblieben waren. Die schon erwähnten Versuche von Schiff und Zak enthalten aber doch ein gewichtiges Tatsachenmaterial gegen die Beweiskraft auch dieser Versuche (s. a. später bei A. W. Meyer).

Die Entzündungstheorie, die seinerzeit von Friedberg und von Strümpell verfochten wurde, kann zwar für manche Fälle eine Erklärung geben, auf zahlreiche andere kann sie aber nicht angewendet werden. Sie besagt, daß die Atrophie nichts anderes sei als eine Entzündung, die vom Gelenk auf den Muskel übergreift. Daß dergleichen vorkommt, wurde im Abschnitt Myositis erwähnt; doch kann es nicht als die Regel gelten. Ähnlich hatte Kahane gemeint, die Muskelatrophie sei Folge des in der Nachbarschaft des entzündeten Gelenkes auftretenden Ödems, das bei seinem Abklingen den verminderten Muskelumfang zutage treten lasse. Diese Meinung wird den zeitlichen Verhältnissen nicht gerecht. Kiliani meinte, das eigentliche schädigende Moment sei der Bluterguß im Gelenk. Sabourin glaubte eine vom Gelenk auf die Umgebung, besonders auf die Nerven übergreifende Entzündung als die wesentliche Ursache der Atrophie ansprechen zu sollen. Alle diese Meinungen haben wenig Anklang gefunden, nur Küttner und Landois lehnen die Ansicht von Kiliani nicht ganz ab und glauben, daß sie auch durch die Versuchsergebnisse von Hoffa nicht widerlegt wird. Hoffa hatte Tieren Farblösungen in das Kniegelenk gespritzt. Durch Massieren des Gelenkes konnte er die Farbkörnchen zwar in die tiefsten Schichten der Oberschenkelmuskulatur treiben, nicht aber in den Quadrizeps, der doch von der Atrophie gerade besonders regelmäßig betroffen wird. Gewiß ist dies kein sicherer Gegenbeweis; und daß Giftstoffe vom Gelenk in die Umgebung durchsickern können, wird man zugeben müssen. Eine andere Frage ist es indessen, ob diese Giftwirkung eine so starke, örtliche atrophieerzeugende Wirkung haben kann; ein Gegenbeispiel dazu wäre jedenfalls nicht leicht zu finden. Auch wäre nicht wohl einzusehen, wie ein aseptischer Bluterguß ins Gelenk den gleichen Erfolg haben könnte.

Hier knüpft die Dehnungstheorie von Tilmann an, die auf die schon von Roux beobachtete Tatsache zurückgeht, daß ein Gelenkerguß, besonders deutlich an der Schulter, die Muskeln dehnt. Tilmann bestätigte dies zusammen mit Kremer im Tierversuch, und zeigte zugleich, daß hierdurch eine beträchtliche Muskelatrophie in kurzer Zeit erzeugt werden kann. Gelegentliche Beobachtungen aus der menschlichen Pathologie lehren das gleiche. Nun werden gerade auch die Strecker durch den Gelenkerguß leichter gedehnt als die Beuger, so daß hier wohl eine Erklärung für ihre Bevorzugung bei der Atrophie liegen könnte. Doch macht A. W. Meyer darauf aufmerksam, daß die weniger atrophierenden Beuger meist über zwei Gelenke ziehen, ihre Funktion somit bei Monarthritis ohnehin weniger leiden wird. Zudem konnte er in Erweiterung der Versuche von TILMANN und KREMER nachweisen, daß der Grad der Dehnung von Bedeutung ist: nur starke Dehnung führt zur Atrophie, geringere dagegen bewirkt entweder keinen Schwund oder gar Hypertrophie! Hierzu ist allerdings zu bemerken, daß TILMANN und KREMER einerseits und MEYER andererseits bei ihren Dehnungsversuchen nicht gleich vorgingen. Erstere legten einen Gummiball, der aufgeblasen wurde, unter den Muskel; die dehnende Kraft griff also quer zum Faserverlauf an, während sie MEYER in der Faserrichtung wirken ließ, indem er die Ansatzpunkte mehr oder weniger weit voneinander entfernte, und somit „physiologischer" vorging als TILMANN und KREMER. Das kann von Bedeutung sein!

In weiterer Verfolgung seiner Untersuchungen wurde dann A. W. MEYER zu einer neuen Anschauung von der Genese der arthrogenen Muskelatrophie geführt, die man als Tonustheorie bezeichnen kann. Er glaubt den unter Einwirkung des Nervensystems zustande kommenden Muskeltonus für die Atrophie verantwortlich machen zu müssen und stützt sich dabei auf folgende Beobachtungen. Der Muskelschwund bei Gelenkreizung tritt schneller und stärker ein als bei Ruhigstellung. Der Gelenkschmerz steigert aber zweifellos den Tonus. Ferner bestätigt er die Versuchsergebnisse von RAYMOND, DEROCHE, SCHIFF und ZAK, wonach Durchtrennung der hinteren Wurzeln Ausbleiben der Atrophie bewirkt, auch wenn zugleich das Rückenmark oberhalb des Reflexbogens durchschnitten wurde. Nun hat aber BRONDGEEST nachgewiesen, daß Durchschneidung der hinteren Wurzeln den Tonus aufhebt. Zur Erklärung der atrophieerzeugenden Wirkung des Tonus nimmt nun MEYER an, daß der Tonus an sich Abbauvorgänge im Muskel bedingt; wichtig ist dabei der Zustand des Kreislaufes im Muskel: liegt er, wie im ruhenden Muskel, darnieder, dann führt der bestehende Tonus zur Atrophie. Diese wird dagegen verhindert, wenn von der Peripherie oder vom Zentrum Impulse zufließen, die den Blutkreislauf fördern. Zu dieser Anschauung von der Bedeutung des Tonus paßt nicht schlecht die klinische Tatsache, daß im Anschluß an ein Gelenktrauma schon vorgängig der Atrophie eine auffällig schlaffe Beschaffenheit des Muskels festzustellen ist, der Muskelkollaps CASPARIs.

Überblickt man die verschiedenen Theorien und behält man die etwas abweichenden Befunde beim Mensch und im Tierversuch im Auge, so wird man zum Schluß kommen, daß keine der aufgestellten Theorien für sich allein voll befriedigt, und daß im gegebenen Falle wohl verschiedene Umstände zusammen die Atrophie herbeiführen.

c) Myogene und tenogene Muskelatrophien.

1. Aus äußeren Ursachen. Hier fassen wir Dinge zusammen, die nach der besonderen Entstehungsweise der Atrophie recht verschiedenartig sind und nur das gemeinsam haben, daß sie durch eine von außen auf Muskel oder Sehne einwirkende Schädlichkeit ausgelöst werden.

Zunächst sind die Atrophien zu erwähnen, die zustandekommen, wenn der Muskel selbst von einem Trauma betroffen wird. Sofern hierbei eigentliche Verletzungen am Muskel gesetzt werden, die einesteils Bewegungsbehinderung, anderenteils Regenerationsvorgänge nach sich ziehen, bedarf die Erscheinung der Atrophie keiner besonderen Besprechung. Eine dauernde Verminderung der Muskelmasse ergibt sich dabei in jenen Fällen, wo die Regeneration ungenügend ist und eine Narbe gebildet wird. Diese Fälle sind kaum zur reinen Atrophie zu rechnen. Eigenartiger sind die Beobachtungen, wo es bei stumpfen Traumen ohne nennenswerte Zerstörung von Muskelmasse zu Schwund kommt, der sich über Jahre hin erhalten kann. Solche Fälle sind von HUGUET, KRÖSING, ABDERHALDEN, LÜCKE, CHARCOT, JOACHIMSTHAL, WOLFF u. a. mitgeteilt worden (örtliche Form der traumatischen Muskelatrophie). Noch auffallender ist es, wenn nach einmaliger Schädigung die zunächst begrenzte Atrophie sich auch auf entferntere Muskelgruppen oder gar auf die Muskeln der ganzen Gliedmaße erstreckt. LÜCKE, RIEDINGER, RUMMO, LORENZ haben solches beobachtet. JOLLY, KIENBÖCK und QUILLAIN sahen sogar die Muskeln der Gegenseite atrophieren. Für die Erklärung dieser Erscheinung wird man ähnlich wie bei der arthrogenen Atrophie an die Einflüsse von Tonus (A. W. MEYER) oder von Reflexen denken dürfen (CHARCOT-VULPIAN). Um die Ähnlichkeit zu unterstreichen, spricht CHARCOT geradezu von „abartikulärer Atrophie". Anatomische Untersuchungen sind in solchen Fällen nicht ausgeführt worden.

Hier wären auch die Überanstrengungsatrophien zu nennen, soweit sie wenigstens nicht auf direkte Nervenschädigungen zurückgehen. ONIMUS sah so Atrophie der Schultermuskeln nach langem Heben von schweren Lasten, COESTER bei Zigarrenwicklern, GESSLER bei Goldpolierern, SCHEELE an der Wangenmuskulatur von Glasbläsern. Da bei Aussetzen der Beschäftigung rasch Heilung eintritt, liegen mikroskopische Untersuchungen der Muskeln nicht vor. Bezüglich der Entstehungsweise dürfen wir uns wohl vorstellen, daß der starke Gebrauch hier entgegen der Regel nicht zu Hypertrophie führt, weil die hierfür nötigen Erholungspausen nicht eingeschaltet wurden.

Anders liegen die Verhältnisse, wenn die Ansatzstellen eines Muskels einander genähert werden, wie es namentlich bei Durchtrennung der Sehnen, aber auch gelegentlich bei Knochenbrüchen oder fehlerhaften Gelenkstellungen vorkommt. Regelmäßig tritt unter diesen Verhältnissen eine Atrophie der beteiligten Muskeln ein. (Einzelfälle in den Lehr- und Handbüchern der Chirurgie und Orthopädie.) Unter den genannten Bedingungen wird die natürliche Spannung des Muskels gelöst und der Muskel verkürzt sich. Die anatomischen Veränderungen hierbei sind im Tierversuch, besonders nach Sehnendurchschneidung studiert worden von DIEFFENBACH, KRAUS, SCHRADIECK, RICKER, CECI und SMUTNY. Ein Gewichtsverlust tritt schon bald ein, der nach SCHRADIECK in den beiden ersten Monaten nach dem Eingriffe auf $39,71^0/_0$, nach KRAUSS in 40 Tagen auf $45^0/_0$ ansteigt. Später bildet er sich etwas zurück, und beträgt nach KRAUS im 5. bis 7. Monat noch $42—43,4^0/_0$, nach SCHRADIECK im 4. bis 8. Monat durchschnittlich $31,2^0/_0$. Die unmittelbar an die Sehnendurchtrennung auftretende Zusammenziehung wird noch von einer später einsetzenden, langsameren gefolgt, die teils auf die Zusammenziehungen des Muskels, teils auf elastische Nachwirkung zurückgeführt wird. Daß der erschlaffte Muskel zunächst hyperämisch wird, erklärt sich aus dem Wegfall der Gefäßzusammendrückung bei der Kontraktion, die durch neuere Untersuchungen von A. JORES wieder sehr deutlich gezeigt wurde. Nachher aber wird der Muskel blutarm. Im mikroskopischen Bild gibt sich die Zusammenziehung unter abnormen Verhältnissen zu erkennen in einer sofort bemerkbaren, groben Schlängelung der leicht verbreiterten Fasern, zu der nachher noch eine feinere Schlängelung tritt, die RICKER als Reffung bezeichnete. Daß letztere auf aktive Muskelzusammenziehungen bzw. Nerveneinflüsse zurückzuführen ist, wies RICKER nach, indem nach Nervendurchschneidung die Reffung ausblieb. Im übrigen beherrscht eine einfache Verschmälerung der Fasern das Bild, während weitere Veränderungen am Zwischengewebe zu fehlen pflegen, sofern nicht besondere Umstände hinzutreten, die diese und mitunter auch Entartungsvorgänge an den Fasern auslösen. LIPSCHÜTZ hat die chemischen Verhältnisse des Muskels untersucht und festgestellt, daß nach Tenotomie die Zunahme des Fettgehaltes der Muskeln langsamer einsetzt und nicht so hohe Grade erreicht wie nach Nervendurchschneidung (bis zum $3^1/_2$fachen der Norm bei Sehnenschnitt, gegenüber dem 6fachen bei Nervendurchtrennung).

2. Aus inneren (unbekannten) Ursachen; Muskeldystrophie. Als progressive Muskeldystrophie, progressive myopathische Muskelatrophie oder kurzweg primäre Myopathie wird eine Krankheitsgruppe bezeichnet, deren Hauptkennzeichen ein fortschreitender Muskelschwund ist, welcher nach klinischen und anatomischen Merkmalen nicht in Abhängigkeit vom Nervensystem zu stehen scheint. Ob diese Unabhängigkeit eine tatsächliche oder eben nur scheinbare ist, darüber gehen auch heute die Ansichten noch auseinander. Die Abgrenzung gegen andere Erkrankungsformen des neuromuskulären Systems fällt nicht immer leicht, und diese Schwierigkeit hat gerade in letzter Zeit wieder mehr und mehr dazu geführt, die verschiedenen progressiven Muskelatrophien in eine große Gruppe zusammenzufassen und Trennungslinien zu verwerfen. Über die Zweckmäßigkeit dieses Vorgehens kann man geteilter Meinung sein; vom Standpunkt der speziellen pathologischen Anatomie der quergestreiften Muskulatur aus betrachtet erscheint eine gesonderte Besprechung dieser Krankheit jedenfalls angezeigt.

ERB hat als erster die progressive Muskelatrophie von den spinalen Atrophien gesondert, faßte indessen unter dieser Bezeichnung vier Unterformen zusammen, deren Verschiedenheiten besonders in klinischen Dingen begründet ist, und die im übrigen durch Misch- und Übergangsformen miteinander verbunden sind: 1. die infantile Form, in frühester Jugend auftretend; von der Muskelschwäche und Atrophie sind zuerst und ganz vorwiegend die Gesichtsmuskeln, namentlich Zygomatici, Orbicularis oris und palpebrarum, befallen. Später werden auch die Schulter- und Armmuskeln ergriffen (Typus facio-scapulo-humeralis von DÉJERINE-LANDOUZY). 2. Die Pseudohypertrophie, bei der der Muskelschwund durch starke Wucherung von Fettgewebe verdeckt und oft eine Umfangsvermehrung vorgetäuscht wird. Auch diese Form tritt in frühem Alter, meist im 5. bis 8. Lebensjahr auf, häufig familiär und erblich. Hauptsitz des Leidens sind Becken-, Lenden- und Beinmuskeln, doch werden bei längerem Bestehen auch andere Muskelgruppen mit einbezogen. 3. Die hereditäre Form (LEYDEN-MÖBIUS); wie der Name besagt, ist die Erblichkeit sicher nachweisbar, der Beginn liegt im späteren Kindesalter oder in der Pubertät, befallen sind vorwiegend Lenden- und Kreuzgegend; von der zuvor erwähnten Form ist diese durch das Fehlen der Pseudohypertrophie geschieden, wodurch indessen kaum ein wesentlicher Unterschied gegeben ist. 4. Die juvenile Form, nach der eigentlichen Kindheit, im Pubertätsalter, manchmal auch jenseits des 20. Jahres auftretend. Sitz der Krankheit sind besonders die Brust- und Schultermuskeln. Die Muskeln der entfernten Gliedmaßenteile werden — wie übrigens auch bei den anderen Formen — in der Regel verschont, im deutlichen Gegensatz zu den spinalen Muskelatrophien. Letztere Tatsache zusammen mit dem Umstande, daß fast stets ganz bestimmte Muskeln ergriffen sind, haben zu der Ansicht geführt, daß zwischen der Erkrankung und der fötalen Entwicklung der Muskeln enge Beziehungen bestehen, in dem Sinne, daß die am frühesten angelegten Muskeln auch am leichtesten erkranken (BABINSKI und ONANOFF, GRADENIGO).

Wurde nach dem eben Gesagten die Vererbung als Unterscheidungsmerkmal einzelner Formen herangezogen, so hat sich doch bei vermehrter Aufmerksamkeit ergeben, daß sie eine gemeinsame, wenn auch nicht durchaus beständige Erscheinung bei der ganzen Gruppe ist. Von älteren Mitteilungen über mehrfaches Vorkommen in einer Familie seien erwähnt FRIEDREICH, SACAZE, MARIE und GUINON, HAUSHALTER, SCHULTZE, LANDOUZY-DÉJERINE, ERB, BIELSCHOWSKY u. v. A. Neuerdings hat WEITZ in einer sehr umfassenden Arbeit wohl nahezu alle diese Mitteilungen kritisch geprüft mit Rücksicht auf den Vererbungsgang der Krankheit (150 Veröffentlichungen mit zusammen 346 Stammbäumen); er selbst hat bei eigenen Fällen 15 Stammbäume aufgestellt, worunter die verschiedensten Formen sich finden. Diese Zusammenstellung läßt die auch sonst schon bekannte ausgesprochene Bevorzugung des männlichen Geschlechtes deutlich erkennen, sowie die Tatsache, daß gesund bleibende Frauen die Krankheit auf ihre Kinder vererben können. Der letztere Umstand läßt WEITZ das mögliche Nebeneinanderbestehen einer dominanten mit einfach rezessiver und geschlechtsgebunden-rezessiver Vererbung ablehnen; und er begründet die Hypothese, daß „die Geschlechtsanlage durch Mutation entstehe (im männlichen und weiblichen Geschlecht wahrscheinlich gleich häufig), daß sie dem dominanten Erbgang folge, und im männlichen Geschlecht, ein gewisses Alter des Erkrankten vorausgesetzt, stets die Krankheit bewirke, dagegen im weiblichen Geschlecht nur bei einem gewissen Teil, und daß die Eigentümlichkeit des Weibes, das Leiden trotz bestehender Anlage nicht zu bekommen, sich in manchen Familien stärker zeige als in anderen". Diese Ansicht hat er auch in neuester Zeit gegenüber den kritischen Einwänden von DIEHL, HANSEN und v. UBISCH aufrecht erhalten.

Abgesehen von der vererbten Anlage ist über die Ursache des Leidens wenig bekannt. Immerhin ist nicht zu verkennen, daß äußere Einwirkungen wie Traumen, Infektionskrankheiten u. dgl. seinen Beginn auslösen können (s. z. B. KEMPMANN); darüber hinaus kommt ihnen aber eine Bedeutung nicht zu.

Schon frühzeitig hat man sich durch anatomische Untersuchungen Einblick in die Natur des Leidens zu verschaffen gesucht, freilich ohne daß dieses Ziel ganz erreicht worden wäre. Die mancherlei Anklänge an andere Atrophieformen mußten außer den Muskeln besonders auch das Nervensystem in die Untersuchung einbeziehen lassen. Hier hoffte man um so eher Aufschluß zu erhalten, als die Prüfung vom am Lebenden entnommenen Muskelstückchen keine sehr weitgehenden Abweichungen von den Befunden bei anderen Atrophien erkennen ließen. Das Ergebnis ist indessen — im ganzen genommen — ein unbefriedigendes. Zunächst sind zahlreiche, genau durchuntersuchte Fälle bekannt geworden, wo jedwede Veränderung des Nervensystems vermißt wurde (BRIEGER, LICHTHEIM, CHARCOT, SCHULTZE, BERGER, MIDDLETON, DÉJERINE-LANDOUZY, DRESCHFELDT, JOFFROY und ACHARD, ROTH, WESTPHAL, HANDFORD, MARIE, BLOCQ und MARINESCO, DIPPER, KEFERSTEIN, LORENZ u. a.). Derartige Beobachtungen mußten die besonders von CHARCOT, DURANTE, FRIEDREICH und LICHTHEIM verfochtene Ansicht mehr und mehr in den Vordergrund drängen, daß das Leiden nicht neurogenen Ursprunges sein könne, sondern eine reine „Myopathie" sei. Trotzdem werden immer wieder Stimmen laut, die den eigentlichen Sitz der Krankheit in das Nervensystem verlegen wollen. Die einen, wie etwa PILLIET, HITZIG, LÉPINE, KNOLL, AUERBACH u. a. begnügen sich mit der bloßen Annahme funktioneller Störungen oder nicht faßbarer anatomischer Veränderungen des Nervensystems, und betrachten die Muskeldystrophie als eine Trophoneurose. Letztere Ansicht ist namentlich auch von ERB eifrig verfochten worden; er hat darauf hingewiesen, daß bei den Kranken oder aber in ihrer Familie andere Nervenleiden wie Idiotie, Schwachsinn, Epilepsie, Chorea und verschiedene Psychosen nicht selten vorkommen. CRAMER konnte ferner geltend machen, daß in manchen, klinisch als echte Muskeldystrophie erscheinenden Fällen bei der Sektion die spinale Natur des Leidens aufgedeckt wurde. Veränderungen im Rückenmark sind in der Tat hin und wieder gefunden worden; ich erwähne die Mitteilungen von ERB und SCHULTZE, BARTH, PICK, KAHLER, DRUMMOND, SINGER, PREISZ, KOLLARITS, PEKELHARING, LORENZ (Fall 1) und SILBERBERG. Es werden namentlich angeführt Verkleinerung und geringe zahlenmäßige Verminderung der Vorderhornganglienzellen.

Liegt nun wirklich hier die Ursache für die Muskelerkrankung? Es können berechtigte Zweifel hierüber auftreten, wenn man berücksichtigt, daß in all diesen Sektionsbefunden das Ergebnis eines langsam fortschreitenden, über Jahre sich erstreckenden Prozesses vorliegt, und daß somit die Entscheidung darüber schwer, ja unmöglich wird, was primär, was sekundär ist. Und der Ruf nach sorgfältiger Untersuchung frischer Fälle mit den neuesten Methoden, den schon LORENZ ausgestoßen hat, ist auch heute noch berechtigt, wenn anders man Einblick in diese Zusammenhänge bekommen will.

Man hat in neuerer Zeit den eigentlichen Sitz der Erkrankung in das sympathische Nervensystem zu verlegen gesucht. Nimmt man mit CURSCHMANN an, daß speziell das Sarkoplasma bzw. seine „Tonusfunktion" namentlich vom Sympathikus beherrscht wird, so könnte man zur Stütze dieser Vermutung auf die — noch zu beschreibenden — besonders hervortretenden Veränderungen gerade dieses Teiles der Muskelfaser bei der Dystrophie hinweisen. Nachdem früher schon HITZIG, A. WESTPHAL u. A. auf die Möglichkeit solcher Zusammenhänge aufmerksam gemacht hatten, hat es dann KEN KURÉ unternommen, etwas handgreiflichere Unterlagen für die „sympathische" Natur des Leidens beizubringen. Er weist einmal darauf hin, daß die bei der Dystrophie besonders stark befallenen Muskeln eine vergleichsweise sehr reiche sympathische Innervation besitzen. Unter zwei Sektionsfällen fand er nun einmal Veränderungen der sympathischen Zellen des Rückenmarkes und eine beträchtliche Atrophie der sympathischen Fasern im Grenzstrang. Im anderen Falle waren die sympathischen Zellen unverändert, und nur im Grenzstrang und in den peripheren Nerven die sympathischen Fasern erkrankt. In Tierversuchen endlich erzielte er bei Entfernung des Grenzstranges (zum Teil mit gleichzeitiger Durchtrennung der hinteren Wurzeln zur Herabsetzung des Tonus) an den Muskeln Veränderungen, die denen der Dystrophie glichen. Dies wurde indessen durchaus nicht in allen Versuchen erreicht. Diese Untersuchungen bedürfen noch genauer Nachprüfung. So interessant sie sind, so muß doch KURÉ selbst zugeben, wie auffällig es sei, daß Zwerchfell und Zwischenrippenmuskeln trotz ihrer besonders reichlichen sympathischen Versorgung bei dieser Krankheit regelmäßig verschont sind. Zweifellos ist eine künftige Prüfung des vegetativen Nervensystems in geeigneten Sektionsfällen zur Klärung dieser Frage angezeigt.

Der Befund an den übrigen inneren Organen bringt keinen Aufschluß, auch an den endokrinen Drüsen, die CURSCHMANN als ein dem Nervenmuskelsystem übergeordnetes System hinstellen möchte. BACHMANN hat übrigens auf Grund klinischer Tatsachen die innersekretorische Genese der Dystrophie als unwahrscheinlich erklären müssen. Wenn in den Sektionsberichten häufig Lungentuberkulose aufgeführt wird, so hat diese mit der Natur des Muskelleidens sicher keinen inneren Zusammenhang. —

Es ist auffällig, mit welcher Zähigkeit man sich an den Gedanken klammert, der Muskeldystrophie müsse ein Nervenleiden zugrunde liegen, trotzdem gerade auch im klinischen Bilde alle Zeichen von Nervenerkrankungen zu fehlen pflegen. „Warum will man den Muskeln", sagt PARISOT zutreffend, „das Recht, selbständig zu erkranken, nicht zubilligen, das man doch allen anderen Organen zuerkennt?". Im anatomischen und namentlich im mikroskopischen Bilde der erkrankten Muskeln scheinen mir doch Züge zu liegen, die auf eine primäre Muskelkrankheit hindeuten:

Wenn auch die Befunde je nach der Dauer des Leidens und nach dem Alter des Kranken im einzelnen etwas wechseln, so läßt sich doch bei den verschiedenen Untergruppen in den wesentlichen Punkten Übereinstimmung feststellen. Die Atrophie durchläuft die ganze Stufenleiter von fast unmerkbaren Graden bis zu nahezu völligem, ja in einzelnen Fällen sogar vollkommenem Schwund der Muskelbündel oder gar ganzer Muskeln. Dabei können an den verschiedenen Stellen des gleichen Körpers gleichzeitig sehr wechselnde Grade bestehen; und

auch im einzelnen Muskel ist der Prozeß, wenigstens anfänglich nicht gleichmäßig
ausgebreitet, sondern er tritt fleckweise auf, um erst allmählich das ganze Organ
zu befallen. Das kann schon für das bloße Auge erkennbar sein, das im übrigen
zumeist die blasse, oft gelbliche Farbe feststellt, die einen Unterschied gegenüber
anderen Atrophieformen nicht ergibt. Die Muskeln fallen schließlich zu schmalen,
flachen Bändern zusammen. In anderen Fällen ist dagegen Form und Umfang
durch Einlagerung großer Massen von Fettgewebe erhalten oder gar über das
normale Maß hinaus gesteigert (Pseudohypertrophie), was am häufigsten bei
Kindern an den Waden beobachtet wird. Man
hat dann mitunter Mühe, in den lipomartigen
Fettmassen noch Muskelgewebe zu erkennen.

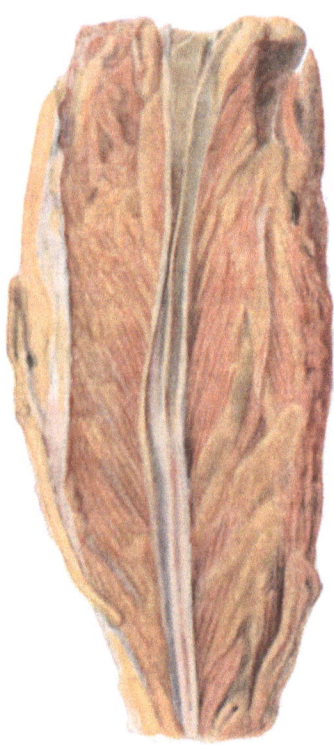

In weniger ausgesprochenen Fällen sieht man
einen Wechsel von gelben und rötlichen Streifen,
entsprechend der normalen Anordnung der Bündel. Diese Pseudohypertrophie kann sich lange
Zeit hindurch erhalten, macht aber bei längerer
Krankheitsdauer in der Regel doch der Atrophie
Platz. Außerdem kommt zu Beginn des Leidens
auch eine echte Hypertrophie vor, die sich im
mikroskopischen Bilde oft nach Jahren in ihren
Spuren erkennen läßt. Sie scheint dem Schwund
immer vorauszugehen, obschon sie sich der Beobachtung aus begreiflichen Gründen häufig genug
entzieht; eingehende anatomische Untersuchungen sind deshalb in diesem Stadium auch nicht
ausgeführt worden.

Die mikroskopischen Veränderungen sind
durch sehr zahlreiche Untersuchungen in allen
Einzelheiten kennengelernt worden. DURANTE,
dem wir hier im wesentlichen folgen werden, hat
sie in zusammenfassender Weise übersichtlich dargestellt. Spätere Untersucher wie etwa PAPPEN-
HEIMER und SLAUCK haben diesem Bilde nur
wenige neue Züge hinzugefügt. Von früheren
Beobachtern nenne ich außer den schon Erwähnten GRIESINGER, BERGER, EISENLOHR, REIN-
HOLD, SINGER, FROHMAIER, HEUBNER, GOM-
BAULT, SCHULZ, HOFMANN, NÖLLER, OPPEN-

Abb. 45. Lipomatose der Wadenmuskeln bei juv. Muskeldystrophie.
Kaiserlingpräparat. Lausanne.
⁶/₁₀ natürl. Größe.

HEIMER, JACUBOWITSCH, BUSS, MARAGLIANO,
LIMBECK, STRÜMPELL, BRIEGER, COHNHEIM,
KNOLL, BABES, MAIXNER, LEWIN, CARDARELLI, SPILLER, SABRAZÈS und BREN-
GUES, SACHS und BROCKS. Manche unter ihnen haben nur ausgeschnittene
Stückchen untersucht, ihr Befund ist entsprechend vorsichtig zu bewerten.

An Schnitten aus nicht allzu stark befallenen Muskeln sieht man ein buntes
Gemisch von Fasern mit vermindertem, vermehrtem oder normalem Durchmesser.
Gerade die Durcheinanderwürfelung von Fasern wechselnder Breite ist bei
dieser Krankheit besonders ausgesprochen, noch stärker als bei anderen Atrophie-
formen. Wir erkennen hieran, daß gewissermaßen jede Faser für sich erkrankt.
Das interstitielle Gewebe ist vermehrt und enthält meist reichlich Fettzellen.
Die atrophischen Fasern zeigen alle Grade der Verschmälerung bis zu wenig
μ Breite. Auf Querschnitten erscheinen sie häufig nur als feinster Saum um
einen verhältnismäßig großen, rundlichen Kern; am Längsschnitt bleibt die
Streifenzeichnung bis zuletzt gut erhalten, wenn nicht etwa eine hinzutretende

Erkrankung Entartungserscheinungen im Gefolge hat. Die gewucherten, hintereinander in Reihen liegenden Kerne geben manchmal zu perlschnurartigen Auftreibungen der verschmälerten Fasern Anlaß. In anderen Fällen liegen sie auch unregelmäßig angeordnet, teils unter dem Sarkolemm, teils im Innern. PAPPENHEIMER beschreibt große ovale, bläschenförmige Kerne mit scharf gefärbter Membran und 1—2 Kernkörperchen, kleinere, diffus dunkel gefärbte von Eiform, lange, schlanke, stäbchenförmige mit deutlichem, feinen Chromatingerüst und endlich stäbchenförmige Kerne, die diffus dunkel gefärbt sind. Sie sind durch Zwischenformen miteinander verbunden. Nach ROTH soll der Schwund der Fasern nicht nur in der Quer-, sondern auch in der Längsrichtung vor sich gehen. Hierauf könnten die gelegentlich beschriebenen Kontrakturen besonders der Wadenmuskeln beruhen. Kernvermehrung wird auch an den hypertrophischen Fasern beobachtet. Diese haben meist abgerundete Form ohne Ecken auf den Querschnitten. An ihnen erscheint die Streifenzeichnung nicht selten undeutlich oder ganz verwischt. Es wurden Durchmesser von 80—200—250 μ festgestellt. Wenn nach den Befunden am Lebendmaterial diese verbreiterten Fasern zunächst als Kunstprodukte gedeutet wurden, so klärte ihr Vorkommen auch am Leichenmaterial den Irrtum auf. DÉJERINE glaubte hier den Ausdruck einer kompensatorischen Hypertrophie vor sich zu haben. Diese Auffassung konnte indessen nicht aufrecht erhalten werden, nachdem SCHULTZE, MARIE, HEUBNER sie neben ausschließlich normalen Fasern fanden, und ERB, BARSIKOW, HITZIG, WESTPHAL gar als einzigen Bestandteil in Muskeln aus frühen Stadien der Erkrankung. Diese Tatsachen mußten zur Anschauung führen, daß die Hypertrophie ein Vorläufer der Atrophie bei dieser Krankheit sei (ERB). Ob sie dieser freilich immer und überall vorausgeht, bleibt fraglich. Jedenfalls aber kann als Regel gelten, daß in wenig erkrankten Muskeln die breiten Fasern stärker an Zahl sind und daß sie mit Dauer und Schwere der Erkrankung immer mehr zurücktreten gegenüber den atrophischen, die schließlich ganz das Bild beherrschen.

Gerade diese zeitlichen Verhältnisse führten zu der von ERB begründeten Anschauung, daß in der Hypertrophie die erste Phase der ganzen pathologischen Entwicklung erblickt werden müsse. Sicher ist, daß zwischen den übermäßig breiten und den schmalen Fasern engste Beziehungen bestehen können. Denn an den ersteren wird die Erscheinung der Längsteilung verhältnismäßig am häufigsten beobachtet, doch sieht man sie auch an Fasern mittlerer Breite oder solchen, die schon unverkennbar atrophisch sind. Die Bilder, die wir im allgemeinen Teil näher geschildert haben, sind bei der Dystrophie von ERB, FRIEDREICH, KNOLL, SINGER, SCHULTZE, MARIE, HEUBNER, HITZIG, LEWIN, PAPPENHEIMER, LORENZ, DURANTE beschrieben worden. Auch oberflächliche Abspaltungen werden gesehen. Ganz zweifellos gehen aus diesen Prozessen stark verschmälerte Fasern hervor, und eine immer feinere Aufspaltung muß schließlich zum Untergang führen. Dies wird um so eher verständlich, als die Faserteilungen sich unabhängig von der Kernvermehrung vollziehen. Zwar bilden sich die ersten Spalten hin und wieder an Stellen von Kernanhäufungen, doch fehlen solche Beziehungen sehr häufig und sind jedenfalls nichts weniger als regelmäßig. Hieraus folgert PAPPENHEIMER — wie ich glaube mit Recht —, daß die Teilungen nichts mit Regeneration zu tun haben. In dieser Überzeugung wird er auch durch die Beobachtung bestärkt, daß an den Enden der Faserteile Auflösungserscheinungen sichtbar werden: ein Blässer- und Unscharfwerden, bis die letzten Reste nicht mehr als Faserbestandteile erkennbar sind. Ähnliches beschreibt auch LEWIN, der als Vorläufer dieser Auflösung Anhäufungen von hellen, nicht gestreiften Sarkoplasmamassen sah, wodurch das Myoplasma wie angenagt erschien. Um das gleiche handelt es sich offenbar bei den von HITZIG sog. „blassen Flecken". Auch hier fehlt eine feste Beziehung zu den Kernen. Von hier finden sich Übergänge zu eigentlichen Vakuolen, wie sie von SCHULTZE, MARTINI, LEWIN u. A. in den Fasern gesehen wurden.

Alle diese Erscheinungen, die bei anderen Atrophieformen nicht oder doch nicht in gleichem Umfange zur Beobachtung kommen, zeigen doch wohl eine besonders schwere Erkrankung des Sarkoplasma an, die der Dystrophie eigen zu sein scheint. Fettige und wachsartige Degeneration werden nur ausnahmsweise angetroffen und lassen sich wohl stets auf besondere Begleitumstände wie Infektionen usw. zurückführen. SLAUCK hat versucht, durch Hervorheben mancher Einzelheiten das histologische Bild der Muskeln bei der Dystrophie (und einiger verwandter Zustände) in Gegensatz zu stellen zu dem der neuralen und spinalen

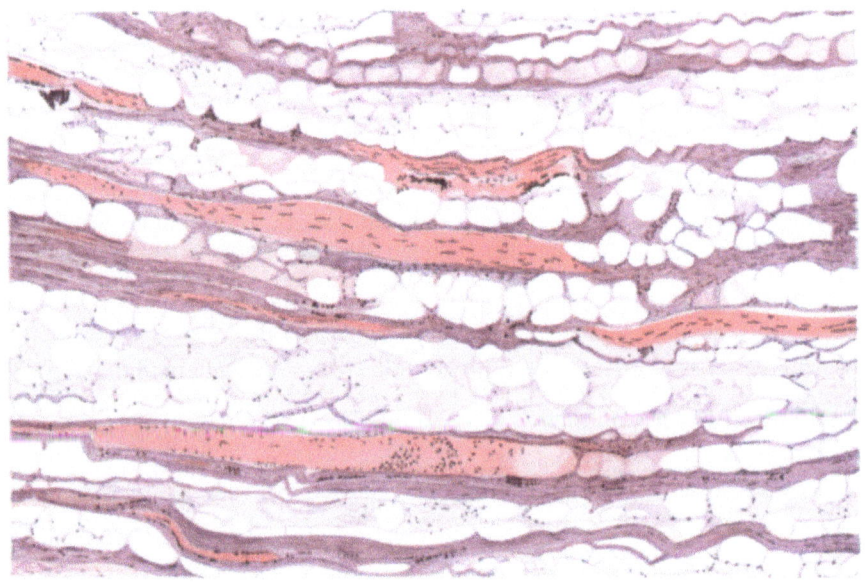

Abb. 46. Hochgradiger Muskelschwund bei Dystrophia musc. progr. Zeiß Apochrom. 16 mm. Komp.-Ok. 4.

Atrophien, und darauf Schlüsse hinsichtlich der Pathogenese zu begründen. So beschreibt er als kennzeichnend für die Dystrophie das Fehlen fleckförmiger Verteilung der Atrophie im Beginn (die umgekehrt gerade bei den Atrophien im Gefolge von Zerstörung des peripheren Neurons vorkomme), und den Abbau der Muskelfaser durch die Binnenkerne (bei neuralen Atrophien soll er durch die randständigen Kerne besorgt werden).

Das interstitielle Gewebe, in das BABES und MARINESCO den Beginn des ganzen Prozesses verlegen wollten — sie sprechen von einer Entzündung —, zeigt eine Zunahme, die im ganzen mit der Atrophie Hand in Hand geht. Daß sie Folge ist, ergibt sich schon aus der Tatsache ihres Fehlens in den noch rein hypertrophischen Abschnitten. Daß dabei das Fettgewebe einen besonders starken Anteil stellt, wurde bereits erwähnt. Es wuchert zwischen und in den Bündeln in einem Maße, daß die verschmälerten Fasern darin oft nur noch als kleine, weit voneinander getrennte, stärker gefärbte Punkte oder Linien zu erkennen sind. Das gänzliche Fehlen der interstitiellen Binde- und Fettgewebswucherung ist nur in einigen wenigen Fällen vermeldet worden (DRESCHFELD,

HOFMANN, FROHMAIER). An den Gefäßen werden nennenswerte Veränderungen nicht beobachtet. Nur BABES und MARINESCO haben entzündliche Erscheinungen beschrieben. Das vereinzelte Vorkommen weist darauf hin, daß sie mit dem Muskelschwund an sich nichts zu tun haben.

Auch die Muskelspindeln werden fast übereinstimmend von allen Untersuchern als normal angegeben. FÜRSTNER beschreibt allerdings Einrisse im Sarkolemm der Muskelfasern in den Spindeln und eigenartige große, helle Zellen in den Scheiden, und GRÜNBAUM erwähnt Atrophie der Muskelfasern mit Zwischenlagerung von reichlicher hyaliner Substanz. —

Wenn man die schweren Muskelveränderungen betrachtet, die eben beschrieben wurden, und sie mit den geringfügigen Befunden am Nervensystem vergleicht, die von einigen aber längst nicht allen Untersuchern erhoben wurden, so wird man zugeben müssen, daß beide in keinem rechten Verhältnis zueinander stehen, und es fällt schwer, sich mit der Ansicht zu befreunden, daß der Angelpunkt des ganzen Leidens im Nervensystem gelegen sein soll. Zumal der Begriff der Trophoneurose läßt hier den Morphologen unbefriedigt. Die Anschauung, daß ein primäres Muskelleiden vorliege, darf sich dagegen auf die eigenartigen anatomischen und histologischen Verhältnisse stützen, und man wird namentlich auf die anfängliche Hypertrophie und auf die besonderen, schweren Veränderungen des Sarkoplasma hinweisen dürfen, die auch SLAUCK wiederholt hervorhebt. Daß die Krankheit in letzter Linie in einer Anlageschwäche des Organes begründet ist, kann kaum bezweifelt werden, wenn man das Auftreten in der Jugend und die ausgesprochene Vererbbarkeit im Auge behält. So sagt ROTH, daß „die Quelle der Krankheit in speziellen Veränderungen des Karyoplasmas der Keimzelle zu suchen ist". Es ist wohl so, daß sich auf Grund dieser Anlageschwäche eine Aufbrauchskrankheit entwickelt, indem die Anforderungen des täglichen Lebens hier eine Überanstrengung für die hinfälligen Muskeln bedeuten. Und um die auffällige Auswahl der immer wieder mit Vorliebe befallenen Muskeln zu erklären, kann man auf die schon erwähnten Beziehungen zur Entwicklung des Muskelsystems hinweisen, oder mit ROTH die bekannten Untersuchungen von MIESCHER am Lachs zum Vergleich heranziehen, bei dessen Wanderung unter gleichzeitigem Hungern auch nur ganz bestimmte Muskeln schwinden. Ein tieferes Eindringen in das Wesen des Krankheitsprozesses ist uns indessen heute noch verwehrt. —

Es mag hier noch die Besprechung einiger Krankheitsbilder angezeigt erscheinen, deren nosographische Stellung zwar noch nicht ganz feststeht, die indessen gewisse Anklänge an die vorhergehenden aufweisen. Zunächst die Dystrophia myotonica (Myotonia atrophica), die wir — um dies gleich vorwegzunehmen — mit LEWANDOWSKY, HIRSCHFELD, GRUND, CURSCHMANN, FLEISCHER, NAEGELI, ROHRER, VOGT, HAUPTMANN von der später zu behandelnden eigentlichen THOMSENschen Krankheit, der Myotonia congenita, abtrennen. Gemeinsam ist beiden Krankheiten das Zeichen der Myotonie, das freilich bei der Dystrophica myotonia gelegentlich fehlt (NIEKAU, ROHRER, CURSCHMANN, H. C. FREY). Die Abtrennung ist namentlich darin begründet, daß bei dem familiären Auftreten der Krankheit stets, auch in verschiedenen Generationen, die atrophische Myotonie allein auftritt, niemals aber reine THOMSENsche Krankheit und atrophische Myotonie nebeneinander (GRUND). Nach den Untersuchungen von FREY (unter A. VOGT) tritt die Erkrankung übrigens ausschließlich familiär auf. Unterschiede sind ferner gegeben im Vorkommen von dystrophischen Erscheinungen an Haut, Nervensystem, Knochen, im Auftreten von Gefäßstörungen, frühzeitiger Linsentrübung, Reflexveränderungen, psychischen und Sprachstörungen, von Hodenatrophie mit Verlust der Libido usw. (s. bei ROHRER, NAEGELI, FREY u. a.). Aus der

Zusammenstellung von FREY, die etwa 200 Fälle umfaßt, geht unter anderem die allgemeine Verbreitung der Krankheit in Europa und Nordamerika hervor. Ferner macht er über die Vererbungsart wichtige Feststellungen: sie ist eine homologe, homochrone, und in bezug auf die Kollateralen progressive, potenzierte. Ferner kann die Krankheit durch 4 Generationen hindurch latent vererbt werden, um dann plötzlich aufzutreten und sich dominant weiter zu übertragen. HENKE und SEEGER bestätigen dies im wesentlichen.

All diese Tatsachen reden eine deutliche Sprache: es kann nicht mehr ernstlich bezweifelt werden, daß die Dystrophia myotonica als eine heredo-degenerative Erkrankung angesehen werden muß. Ob und wieweit hierbei innersekretorische Störungen mitspielen, wie LUNDBORG, NAEGELI, ROHRER, NIEKAU auf Grund klinischer Feststellungen meinen, kann heute vom Standpunkte des pathologischen Anatomen noch nicht beurteilt werden. Ähnlich steht es mit der Frage nach einer Veränderung des Nervensystems, auf die man die myotonischen Symptome wie den Muskelschwund beziehen könnte.

Dagegen kann der anatomisch-histologische Befund an den Muskeln (mit der gebotenen Zurückhaltung) zur Beurteilung des Wesens der Erkrankung mit herangezogen werden. Dies gilt weniger für die sehr regelmäßig, wenn auch in wechselndem Grade vorhandene Atrophie, die zunächst nicht viel Besonderes bietet. Wenn STEINERT „mächtige fibröse Massen" beschreibt und von einer „Muskelzirrhose" spricht, so werden wir in diesen Erscheinungen wohl Folge weitgediehenen Muskelschwundes erblicken dürfen. Zudem sind diese Befunde von anderen nicht bestätigt worden. Wollen wir das mikroskopische Bild im obigen Sinne verwerten, so müssen wir weniger vorgeschrittene Fälle heranziehen, wie sie von ROHRER und von HEIDENHAIN untersucht werden konnten. ROHRER beschreibt neben vereinzelten hypertrophischen Muskelfasern namentlich solche von verringertem Durchmesser. An diesen fiel eine beträchtliche Vermehrung der Kerne und zwar ganz besonders der Binnenkerne auf (ähnlich auch bei SLAUCK). Er glaubt diese Bilder in dem Sinne deuten zu dürfen, daß hier ein Verharren der Muskulatur auf embryonalem Entwicklungszustande vorliege, in dem ja die zahlreichen Binnenkerne ein normaler Befund sind, und er erblickt hierin ein weiteres Zeichen für die unterwertige Anlage als Grundlage des Leidens. Meine eigenen Beobachtungen (in einem Falle von Kollegen NAEGELI) decken sich mit denen von ROHRER). In Abb. 4 seiner Arbeit bildet ROHRER weiter eine Faser im Zustande wachsartiger Degeneration ab. An der beträchtlichen Kernvermehrung, wie sie dem Heilungsstadium dieser Veränderung entspricht, erkennen wir, daß dieses Bild nicht durch die Entnahme am Lebenden entstanden ist. Besonders wichtig sind nun die Befunde, die HEIDENHAIN bei der Nachuntersuchung einiger Fälle von ROHRER mit besonderer Behandlung des Materials erheben konnte. Außer bereits erwähnten Dingen sah er als auffälligsten Befund „zirkuläre Muskelbinden" oder „hypolemmale Faserringe"; das sind unter dem Sarkolemm gelegene, quergestreifte Fibrillen, die nicht in der Längsrichtung der Faser angeordnet sind, sondern diese kreisförmig oder (immer?) in ziemlich steilen Schraubengängen umziehen. Bald sind es einzelne Fibrillen, die diese Lage einnehmen, bald mehrere, untereinander gleichgerichtete, letzteres mehr in den vorgeschrittenen Stadien der Erkrankung. Von diesen Randfasern lösen sich manchmal einzelne oder auch mehrere Fibrillen ab, um in das Innere der Faser einzudringen und sie zu durchziehen, so daß dann der Querschnitt in mehrere große, unter sich ungleiche Felder eingeteilt ist. Die trefflichen Abbildungen der HEIDENHAINschen Arbeit zeigen das aufs schönste. Seine Befunde wurden inzwischen von SLAUCK bestätigt; mir selbst glückte der Nachweis der Ringbinden nicht, hauptsächlich wohl, weil mir das Material in ungeeignetem Zustand übergeben wurde.

HEIDENHAIN betrachtet diese Ringbinden als eine natürliche Variation, für die eine Analogie auf dem Gebiete des Muskelgewebes im gesamten Tierkreise, die Wirbellosen eingerechnet, nicht besteht. Eine ursächliche Aufklärung ihrer Entstehung zu geben, hält er zunächst für unmöglich. Er verweist indessen auf die ganz gleichliegenden Verhältnisse an den Extremitätenfaszien, wo gleichfalls Ring- oder Tangentialfasern bestehen. Wir dürfen hieraus auf gleiche Funktion schließen, im gegebenen Falle: Gegenwirkung gegen abnorme Form der Tangentialspannung an der Oberfläche der Muskelfaser, die somit als die causa materialis der vorliegenden abnormen Entwicklung erscheint. Die Ringbinden sind offensichtlich die natürlichen Antagonisten der Längsfibrillen. Und mit Hinblick auf die krankhafte Muskelfunktion bei der Dystrophia myotonica fährt HEIDENHAIN dann fort: „Die Kranken leiden an tonischen Zuständen der Muskulatur, und die Ringbinden sind daher geeignet, den Akt der Expansion zu unterstützen, vorausgesetzt, daß sie in einer zweiten Phase innerviert werden, welche mit der Innervation der Antagonisten der krampfig zusammengezogenen Muskeln zusammenfällt. Die Entwicklung der Binden würde mithin einen unvollkommenen Versuch der Natur bedeuten, durch Selbststeuerung das physiologisch krankhafte Geschehen zu überwinden". Dabei bietet die Annahme einer alternierenden Innervation keine unüberwindlichen Schwierigkeiten. Die Frage nach dem ersten Anstoß der neuen, eigenartigen Entwicklung findet keine befriedigende Antwort. Bemerkenswert bleibt immerhin, daß die Ringbinden mit dem Fortschreiten der Krankheit an Masse zuzunehmen scheinen, wie aus der Untersuchung von vier, in verschiedenen Stadien befindlichen Fälle hervorgeht. —

Vor Rätsel stellt uns auch das Krankheitsbild der Myasthenia gravis pseudoparalytica, jener eigenartigen Schwäche und Erschöpfbarkeit, von der besonders häufig die bulbär innervierten Muskeln betroffen sind, die aber auch die gesamte quergestreifte, willkürliche Muskulatur befallen kann. Die schon früher geäußerte Vermutung, daß eine Erkrankung des verlängerten Markes ursächlich zugrunde liege, erhielt eine gewisse Stütze durch MOTT und BARADA, die Abweichungen in den Kernen des dritten und vierten Hirnnerven sowie im Thalamus feststellten, ähnlich auch KUH und BRAUDE. Dem stehen aber zahlreiche negative Fälle gegenüber (s. HEUSSER), oder so geringfügige Befunde, daß sie schon OPPENHEIM in den Bereich der „histologischen Fehlergrenzen" verweist („Bulbärparalyse ohne anatomischen Befund"). Neuerdings neigt man dazu, eine, vielleicht auf dem Boden einer minderwertigen Körperverfassung sich entwickelnde Störung der inneren Sekretion verantwortlich zu machen. So treten ORZECHOWSKY, STERN sowie MARIE, BOUTTIER und BERTRAND für eine pluriglanduläre Insuffizienz ein, MARINESCO für eine Störung der vegetativen Innervation bei gestörter Nebennierentätigkeit. Klinische, experimentelle, therapeutische und anatomische Beobachtungen (KLOSE und VOGT, MÜLLER, SCHUMACHER und ROTH) rückten dann die Thymus in den Vordergrund des Interesses. So berechnet MASSALONGO 55% von Bestehenbleiben der Thymus, und WEIGERT veröffentlichte einen Fall von Myasthenia gravis pseudoparalytica mit maligner Thymusgeschwulst; er faßte die noch zu erwähnenden kleinzelligen Herde in den Muskeln als deren Metastasen auf (s. ferner HART, SCHMINCKE). Auf Beziehungen zur Schilddrüse weisen Beobachtungen von RENNIE, LOESER, MEYERSTEIN, BRISSAUD und LANTZENBERG, SCHUHMACHER u. a., die die Myasthenie mit Basedowscher Krankheit einhergehen sahen. Auch im Muskelbefund finden sich Anklänge (s. unten). Struma ohne Basedow erwähnen CURSCHMANN und STIEFEL. Aus all diesen mannigfaltigen Einzeltatsachen läßt sich noch keine feste Vorstellung über die Zusammenhänge gewinnen.

Von den Veränderungen des Muskels selbst ist zunächst eine einfache, gelegentlich mit Entartung vergesellschaftete Atrophie zu erwähnen (GOLDFLAM, LINK, CSIKY, HEUSSER, TILNEY, FRUGONI, auch BUZZARD, KNOBLAUCH). Im Falle STIEFEL-HEUSSER z. B. war sie der einzige nennenswerte Befund, wobei noch zu bemerken wäre, daß die Veränderung in ausgesprochenem Maße herdweise einzelne Fasern und Fasergruppen betraf, nicht diffus war. KNOBLAUCH fielen die zahlreichen binnenständigen Kerne auf. Den verschiedenen beschriebenen Entartungen (fettige, körnige, vakuoläre usw.) kommt an sich eine Bedeutung wohl nicht zu; sie wurden besonders von MARBURG, STEINERT, BORGHERINI, LIEFMANN angeführt. Am fibrösen Zwischengewebe wird sehr häufig eine gewisse, manchmal auch beträchtliche Verbreiterung vermerkt, gleichmäßig oder nur fleckweise; auch Fettzellen in größerer Zahl kommen darin nicht selten vor. Den auffälligsten, von MARBURG, LINK, BUZZARD, WEIGERT, GOLDFLAM, CSIKY, NAZARI, ROSSI, HARZER, ROUSSY u. a. gleichlautend angegebenen Befund stellen indessen die Rundzellenherde dar, die im Bindegewebe verteilt liegen, in Anlehnung an die Gefäße. Sie haben rundliche, ovale, längliche oder unregelmäßig zackige Gestalt, und erinnern nach diesen Angaben sowie nach ihrer Zusammensetzung an die entsprechenden Herde, die ich bei Morbus Basedow gesehen habe (s. Abb. 40). Sie sind aus kleinen runden Zellen mit geringer Protoplasmamasse und verhältnismäßig großem, runden, stark färbbaren Kern zusammengesetzt, die gewöhnlich als lymphoide Zellen betrachtet werden. In mehr vereinzelten Fällen treten dazu einige wenige Leukozyten und Plasmazellen. Gerade der letztere Umstand macht es verständlich, wenn MARBURG und BORGHERINI in diesen Herden den Ausdruck einer eigentlichen Muskelentzündung erblicken wollen, die sie für das Wesen der Erkrankung halten. Daß WEIGERT sie als Metastasen einer Thymusgeschwulst ansah, wurde bereits erwähnt. Sehr eigenartig mutet die Auffassung von LINK an, der meint, die Lymphozytenhäufchen erschweren den Lymphabfluß und damit den Abtransport der — hypothetischen — Ermüdungsstoffe; hierauf seien Muskelschwäche und Ermüdbarkeit zurückzuführen. Die Versuche, die diese Anschauung stützen sollen (rasche Ermüdung bei Lymph- und Blutstauung), können nicht recht überzeugen. STIEFEL meint allerdings die in seinem Falle beobachteten vorübergehenden Anschwellungen der Zunge auf den gleichen Vorgang zurückführen zu sollen.

Ich glaube, daß trotz der nicht mehr ganz spärlichen histologischen Untersuchungsergebnisse es heute verfrüht wäre, ein Urteil über die Bedeutung der Muskelveränderungen abzugeben. Hierzu wird man erst gelangen, wenn man sich durch besonders darauf gerichtete Untersuchungen ein Bild von der zeitlichen Folge der Erscheinungen gemacht hat. Hiervon wird aber auch zum guten Teil die endgültige Vorstellung vom Wesen des ganzen Leidens abhängen.

8. Muskel-Hypertrophie.

Die anatomischen und histologischen Verhältnisse bei der Muskelhypertrophie unter pathologischen Bedingungen weichen nicht oder nur wenig von denen bei der Arbeitshypertrophie ab, die im allgemeinen Abschnitt behandelt wurden. Wir verweisen darauf. Daß auch hier die Grenze zwischen normal und pathologisch nicht scharf zu ziehen ist, bedarf keiner besonderen Betonung, wird aber gerade in dem eben angedeuteten Verhältnis besonders deutlich.

In das Grenzgebiet gehören meines Erachtens die von FROBOESE im Anschluß an die Versuche von A. W. MEYER erhobenen Befunde, aus denen die zunächst überraschende Tatsache, wie ich meine, mit Sicherheit hervorgeht, daß auch an den im Gipsverband ruhig gestellten Muskeln eine echte Hypertrophie sich ausbilden kann. Voraussetzung ist dabei, daß der Muskel in Spannung gehalten wird, die allerdings nicht zu weit getrieben werden darf, weil sonst die Dehnung als solche zu Nekrosen usw. führt. Ich kann die Beobachtungen von FROBOESE auf Grund eigener (noch nicht veröffentlichter) Untersuchungen mit USAWA durchaus bestätigen. Wird (beim Kaninchen) ein Bein in mäßiger Beugestellung eingegipst, so atrophieren die hierbei entspannten Beuger, während die gespannten Strecker eine deutliche Umfang- und Gewichtsvermehrung erfahren. Auch eine Längenzunahme ist zu verzeichnen, was einen Unterschied bedeutet gegenüber den Feststellungen von MORPURGO bei der reinen Arbeitshypertrophie. Ob etwa die Verschiedenheit der verwendeten Tierarten (MORPURGO arbeitete mit Hunden) eine Rolle spielt, kann bislang nicht entschieden werden. FROBOESE hat außer Messung, Wägung und histologischer Untersuchung auch die Trockengewichtsbestimmung herangezogen: alle diese Methoden hatten ein übereinstimmendes Ergebnis. Die Hypertrophie konnte schon nach 8 tägiger Ruhigstellung nachgewiesen werden, wurde stärker nach 2—3 Wochen, bestand auch noch nach 7 Wochen, verschwand dann aber allmählich. Wir haben unsere Tiere 28—35 Tage im Gipsverband gelassen und erhielten nach dessen Entfernung Gewichtszunahmen von 10—45% (die Beuger hatten in letzterem Falle gleichzeitig 55% ihres Gewichtes eingebüßt), ohne daß die Zunahme mit der Dauer der Fixierung parallel lief. Nachher ließen wir die Tiere verschieden lange Zeit (bis zu 3 Monaten) ohne Verband. Bei der danach vorgenommenen Untersuchung fanden wir die ursprünglich gespannt gehaltenen Strecker teils (namentlich in der ersten Woche) noch im Zustande der Hypertrophie, teils auf normales Gewicht zurückgekehrt, teils auch mehr oder weniger stark atrophisch. Über den letzteren Punkt sind indessen die Untersuchungen noch nicht ganz abgeschlossen. Im großen ganzen stellen wir eine absteigende Bewegung der Gewichte bei zunehmendem zeitlichen Abstand von der Entfernung des Verbandes fest; doch fallen einzelne Werte ganz aus der Reihe. Es ist wohl möglich, daß Kreislaufstörungen usw. hier mit hineinspielen.

Ist somit an der Tatsache der Hypertrophie unter den genannten Bedingungen nicht mehr zu zweifeln, so fragt sich, wie ihre Entstehung zu erklären ist. FROBOESE selbst ist in der Deutung zurückhaltend. MEYER, der die Versuchsergebnisse namentlich für seine Tonustheorie der Muskelatrophie auswertet bemerkt, daß durch die Spannung der myogene Tonus aufgehoben werde. Dies wirke hemmend auf die Ausbildung der bei der Ruhigstellung zu erwartenden Atrophie; und man könnte weiter folgern, daß auf diese Weise die Hypertrophie hervorgerufen werde. Ob die von MEYER durchgeführte Unterscheidung von neurogenem und myogenem Tonus berechtigt ist, bleibe dahingestellt. Allgemein anerkannt scheint sie jedenfalls nicht zu sein. Zu denken gibt doch die Tatsache, daß die durch Durchschneidung der hinteren Wurzeln herbeigeführte Ausschaltung des „neurogenen" Tonus die Entstehung der Hypertrophie verhinderte. Sollte hierbei nicht der Wegfall der Reflexerregungen von Bedeutung sein? Ich möchte mit JAMIN glauben, daß auch in diesen Versuchen die Hypertrophie als nichts anderes denn eine Arbeitshypertrophie zu deuten ist. Eine völlige Ausschaltung der Bewegungen findet durch den Gipsverband doch sicher nicht statt; und auch bei Einschränkung der Bewegungsfreiheit können die zahlreichen den Muskel treffenden willkürlichen und reflektorischen Bewegungsimpulse eine Muskelhypertrophie zustande bringen, wenn der Muskel gegen den Widerstand der Spannung arbeiten muß. —

Es muß die Möglichkeit zugegeben werden, daß auch bei der eigentlichen Myotonia congenita, der THOMSENschen Krankheit, die Mehrbelastung der kontraktilen Substanz durch die Hypertonie zur Hypertrophie führt, die hier regelmäßig beobachtet wird, und die somit auch als Arbeitshypertrophie zu erklären wäre. Einigkeit herrscht hierüber freilich nicht, wie denn die nosologische Einreihung dieser eigenartigen Erkrankung noch nicht ganz feststeht. Daß das Leiden angeboren und vererbbar ist, ging schon aus den ersten Mitteilungen von THOMSEN hervor, der es an sich selbst und mehreren Mitgliedern seiner Familie zuerst beobachtete. Spätere Beobachtungen haben dies durchaus bestätigt. Die Ursache der Hypertonie ist indessen bis heute noch nicht aufgeklärt. Die — spärlichen — Untersuchungen des Nervensystems haben keinen Aufschluß gebracht. Und so neigt man auch heute noch dazu, den Sitz der Krankheit in den Muskel selbst zu verlegen und sie mit ERB als eine eigentliche Myopathie anzusprechen.

Anlaß hierzu sah man im anatomisch-histologischen Muskelbefund (ERB, MARTIUS und HANSEMANN, SEIFFERT, DÉJERINE und SOTTAS, KOCH, DURANTE, JACOBY, DELÉAGE, SCHIEFFERDECKER und SCHULTZE). Die Muskeln sind kräftig, ja athletenhaft entwickelt, unter Beibehaltung ihrer allgemeinen Form und ihres roten Aussehens. Gelbe Töne, die durch Einlagerung von Fettgewebe bedingt wären, fehlen stets. Unter dem Mikroskop findet man die Mehrzahl der Muskelfasern verbreitert bis auf 150 μ und mehr. Daneben können einzelne atrophische Fasern liegen. DÉJERINE und SOTTAS sahen in einem nach der Sektion gründlich durchuntersuchten Falle auch Degenerationserscheinungen bis zur völligen Auflösung einzelner Fasern in „sarcous elements", doch ist das entschieden die Ausnahme. Verwischung der Streifenzeichnung darf man auf die Schädigung bei der Entnahme am Lebenden beziehen. Eigentliche Degenerationen mögen gelegentlich auch durch hinzutretende Krankheiten bedingt sein, gehören aber wohl nicht zum Bilde. SCHIEFFERDECKER beschreibt allerdings bei seinen sehr gründlichen Untersuchungen Einschlüsse von kleinen, runden, tröpfchenähnlichen Gebilden in den Fasern, über deren Art er sich nicht ausspricht. Er betont nur, daß sie ausschließlich bei Formol- (nicht aber z. B. bei Formol-Kochsalz) Fixierung zu sehen waren. Oft werden ferner Vakuolen innerhalb der Fasern oder unter dem Sarkolemm erwähnt, die bald leer, bald mit feinkörniger Masse gefüllt sind. Die Kerne sind in wechselndem Maße vermehrt, nicht nur an den atrophischen, sondern auch an den verbreiterten Fasern, und zwar auch hier besonders die Binnenkerne. Die Zahl der Fasern, die in Längsteilung angetroffen wurden, wird ziemlich übereinstimmend so groß angegeben, daß an ihrer Vermehrung gegenüber der Norm kaum gezweifelt werden kann. Was KOCH als eine Blutkapillare im Innern einer Muskelfaser beschreibt und abbildet, hat mich nicht überzeugen können. Über das Verhalten der Muskelspindeln finde ich keine Angaben. BABES und MARINESCO erwähnen eine Hypertrophie der motorischen Endplatten. Das Zwischengewebe zeigt in der Regel keine oder nur eine ganz unmerkliche Vermehrung, jedenfalls wurde Wucherung von Fettzellen nie beobachtet. Vereinzelt steht die Angabe von DOTCHEWSKY, daß besonders reichliche Bluthaargefäße und Lymphspalten die erkrankten Muskelfasern auseinanderdrängen, und so erscheint sein Schluß auf eine Kreislaufstörung als eigentliche Ursache der Erkrankung nicht recht überzeugend.

Wenn wir das histologische Bild des Muskels, das doch manche besonderen Züge aufweist, zusammenhalten mit den klinischen Erscheinungen, so wird man der Meinung zuneigen dürfen, daß der eigentliche Sitz des Leidens die Muskulatur ist. Mit einem endgültigen Urteil muß man aber zurückhalten, bis noch mehr Sektionsfälle gründlich durchuntersucht wurden, insbesondere auf das Verhalten des Nervensystems hin.

Einen ähnlichen Standpunkt wird man vorläufig noch gegenüber jenen seltenen Fällen von allgemeiner Muskelhypertrophie einnehmen, die von TALMA unter dem Namen Dystrophia muscularis hypertrophicans (wahre Muskelhypertrophie) zusammengestellt und seither um einige Fälle vermehrt wurden. DURANTE nennt die Erkrankung Myopathie hypertrophiante und versteht darunter eine allgemeine Zunahme des Muskelumfanges durch echte, mikroskopisch festgestellte Hypertrophie der Muskeln ohne Zunahme des Zwischengewebes und ohne Ödem. Das letztere muß unbedingt gefordert werden, wenn man eine besondere Krankheitsform aufstellen will. Bei einer ganz kritischen Sichtung wird man also eine Reihe von Fällen hier ausscheiden müssen, bei denen eine anatomisch-histologische Untersuchung nicht vorgenommen wurde, sondern die Diagnose Hypertrophie lediglich auf das klinische Verhalten abstellte (Fälle von BIER, WEITZ u. A.). Immerhin ist zuzugeben, daß eine sorgfältige Prüfung echte Hypertrophie und Pseudohypertrophie (z. B. durch Fettwucherung) wohl auseinanderzuhalten vermag; nur muß sie berücksichtigen, daß bei den hier zu besprechenden Hypertrophieformen die Kraft der Muskeln nicht gesteigert, sondern herabgesetzt war.

Weiter scheint es empfehlenswert, eine Unterscheidung zu treffen zwischen den Fällen, wo die Muskelzunahme sich auf den ganzen Körper oder große Teile davon erstreckte, wie bei dem Patienten von TALMA (nur die Augenmuskeln blieben frei), und jenen, wo nur ein Teilgebiet, meist eine Extremität, befallen war. In die erste Gruppe gehört wohl der Fall von FULDA mit Beteiligung von Armen, Schultern, Nacken und Zungengrund, und derjenige von KRAU (beide Arme und beide Beine), vielleicht auch ein Fall von CURSCHMANN (1916). Zur zweiten Gruppe rechne ich die Beobachtungen von AUERBACH, BERGER, LESAGE, LORENZ, EULENBURG, GOLDSCHEIDER, BECHTEREW, BABINSKY, FRIEDREICH, BIER, DURANTE, WEITZ.

Im Falle von TALMA erstreckt sich die Beobachtung über vier Jahre, während der der Oberarmumfang auf 35 cm anwuchs. An einem herausgeschnittenen Muskelstückchen sah TALMA Fasern, deren Breite von 33—133 μ ging, die breiten überwogen an Zahl beträchtlich. Längsstreifung deutlicher als Querstreifung. Gelegentliche Längsteilungen. Merkwürdigerweise sagt TALMA, es sei an keiner Faser ein Sarkolemm nachzuweisen gewesen, dagegen lagen zwischen ihnen ziemlich zahlreiche, längliche Kerne in der gleichen Richtung wie die Fasern gestellt. Offenbar handelt es sich hier um Trugbilder (Fixierung in alc. abs.); die Meinung TALMAs, es lägen junge, durch Teilung entstandene Elemente vor, kann man kaum gelten lassen. Der Erwähnung wert ist der Befund an einem mit herausgeschnittenen Nervenstückchen: Ziemlich viele Fasern mit verschmälerter oder ganz fehlender Markscheide, Vermehrung der Kerne „unter dem Neurilemm". In Fällen von FULDA und KRAU war der Muskelbefund ähnlich, betont wird die beträchtliche Vermehrung der Kerne, die zum Teil in Reihen von 6—8 lagen.

Wie schon angedeutet, läßt sich über Art, Entstehung und Ursache dieses eigenartigen Leidens heute noch keine bestimmte Vorstellung bilden. Der Vergleich mit der „idiopathischen" Herzhypertrophie, den CURSCHMANN zieht, ist — vorläufig — nicht schlecht gewählt.

Etwas besser, wenn auch noch nicht eindeutig klar, liegen in dieser Hinsicht die Dinge bei der zweiten Gruppe, wo die Muskeln nur eines Gliedes von der Hypertrophie befallen waren. Hier finden wir zunächst einige ätiologische Anhaltspunkte. So bestand am erkrankten Glied in zwei Fällen von BERGER, und in den Fällen von LESAGE, LORENZ, EULENBURG, BIER und GOLDSCHEIDER eine sicher nachgewiesene Venenthrombose; unsicher, aber einigermaßen wahrscheinlich war eine solche in den Fällen BECHTEREW und WEITZ, in denen sich die Erkrankung der Muskeln an einen Typhus anschloß, gleich wie im Falle BABINSKY. In den zuerst erwähnten Beobachtungen wird die Thrombose mehr oder weniger deutlich als direkte Ursache für die Muskelveränderung angesprochen. Namentlich BIER hat diesen Standpunkt mit Nachdruck vertreten,

indem er in der vermehrten venösen Blutfülle geradezu den Ernährungsreiz
für den Muskel erblickt. Den Typhus als solchen schuldigt BABINSKY an, in
der Vorstellung, daß eine Überregeneration nach typhöser (wachsiger) Muskelentartung vorliege. Dieser Gedanke ist nicht ganz von der Hand zu weisen,
insbesondere auch für jene Fälle, wo zugleich vermehrte venöse Blutfülle bestand.
AUERBACH zieht für seinen Fall Überanstrengung als Ursache heran, BERGER
(Fall 3) eine Kriegsverletzung, andere Male bleibt die Ursache ganz im Dunkel
(DURANTE, HITZIG).

WEITZ hat nun eine kritische Sichtung der vorliegenden Beobachtungen,
soweit sie ihm bekannt wurden, versucht, die darauf hinausläuft, daß nach
seiner Meinung nicht die Thrombose oder ähnliches verantwortlich zu machen
sei, sondern eine Nervenentzündung. Er kann auf Beobachtungen von CURSCH-
MANN verweisen, wo eine solche sicher war, das gleiche glaubt er für den Fall
HITZIG; bei SCHULTZE deuteten Krämpfe und Schmerzen auf diese Möglichkeit
hin. Die Annahme von WEITZ mag gewiß manchmal das Richtige treffen, eine
Verallgemeinerung ist aber doch wohl nicht angängig, zumal sichere Grundlagen
oft fehlen, und in anderen Fällen keines der klinischen Zeichen für Neuritis
vermerkt wurde.

Über den anatomischen Befund am Muskel ist nicht allzuviel Besonderes
zu vermelden. Außer der Hypertrophie fast aller Fasern (bis zu 180 μ Durchmesser) und dem Fehlen atrophischer Fasern erwähnt DURANTE, dem wir die
genaueste Beschreibung verdanken, eine mehr oder weniger beträchtliche Kernvermehrung und eine an manchen Orten sehr ausgesprochene Anhäufung von
fein granuliertem, nicht weiter differenzierten Sarkoplasma unter dem Sarkolemm. Teilungsbilder der Muskelfasern werden an Längs- und Querschnitten
in ziemlich großer Zahl gefunden. Erwähnt mag noch werden, daß SLAUCK
vergeblich nach HEIDENHAINschen „Ringbinden" gesucht hat.

9. Muskelerkrankungen durch tierische Parasiten.

Unter den parasitären Erkrankungen der Muskulatur des Menschen kann
fast nur die Trichinose als ein eigentliches, besonderes Muskelleiden gelten.
Die Sarkosporidiose mag man noch hinzurechnen, da die Parasiten sich hierbei
ausschließlich im Muskel anzusiedeln pflegen, doch ist ihre Bedeutung, schon
wegen der Seltenheit, unerheblich. Andere tierische Schmarotzer befallen
wohl auch den Muskel, bekunden indessen für dieses Organ keine größere Vorliebe als für andere. Zu erwähnen und hier kurz abzuhandeln sind Cysticercus
cellulosae, Echinokokkus, Filaria medinensis und Bothriocephalus liguloides.
Bei diesen vier letzteren erscheint das Eindringen in den Muskel mehr als ein
Zufall denn als die Folge einer inneren Notwendigkeit, wodurch sie sich von den
Trichinellen und den Sarkosporidien wesentlich unterscheiden.

Der Bothriocephalus liguloides (Ligula Mansoni) ist, wie ich den Angaben von LEUCKART und MIYAKE entnehme, wohl der seltenste Muskelschma-
rotzer; ist er doch in diesem Organe überhaupt erst zweimal angetroffen worden
(unter im ganzen 19 Fällen). In Europa ist er unbekannt, erkrankt sind ausschließlich Japaner und Chinesen. Der Bandwurm, dessen Länge bei seinen
lebhaften Bewegungen zwischen 4 und 16 cm wechselt, hat einen rundlichen
Kopf, der indessen zu einer feinen Spitze geformt werden kann, mittels deren
er sich in und durch die Gewebe zu bohren scheint. Nach LEUCKARDT folgt er
dabei keinem bestimmten Wege, doch siedelt er sich gerne im Bereiche der
Harnwege oder in der Umgebung der Augäpfel an. Die Muskeln, in denen er
angetroffen wurde, sind der Quadriceps. femor. (SHAKURANE) und der Pectoralis
maj. (SHAWABE). An der betreffenden Stelle bildet sich ein Abszeß oder eine

bindegewebige Verhärtung.   Weitere anatomische Einzelheiten wurden nicht angegeben.

Der Medina- oder Guineawurm, Filaria oder Dracunculus medinensis, ist im westlichen Afrika, in Arabien, Mittel- und Vorderasien heimisch, weniger in Südamerika.   Nach der Aufnahme seiner Larven in einem Zyklopen als Zwischenwirt (näheres bei ASKANAZY) vergehen etwa 10 Monate (GRAHAM) bis sich an einer Stelle des Körpers, besonders gerne an den Beinen, in der Nähe der Knöchel, eine schmerzhafte Rötung entwickelt, die nach einiger Zeit nach außen aufbricht, wobei sich Eiter und ein Teil des Wurmes entleert. Selten sitzen mehrere Exemplare in dem Abszeß.   Hin und wieder kommt es zu starken Anschwellungen, ja zu Gangrän einer Extremität; am ehesten wird dies beobachtet, wenn der aus der Öffnung heraushängende Wurm, ein 60—80 cm langes, fadenförmiges Gebilde, verletzt wird, und die im Uterus eingeschlossenen Embryonen sich in die Umgebung ausbreiten können.   Genauere Angaben über die anatomischen Verhältnisse habe ich nicht auffinden können.

Besser bekannt ist die auch in Europa heimische, wenn schon in den letzten Jahren seltenere Erkrankung der Muskeln durch den Cysticercus cellulosae, die Finne der Taenia solium.   Nachdem die im Magen ihrer Schale beraubte Finne sich in die Magenwand durch Eigenbewegung eingebohrt hat, gelangt sie durch den Lymph- und Blutstrom in verschiedene Organe und so auch in den Muskel.   Ortsveränderung aus eigener Kraft scheint dabei auch vorzukommen.   Sie treten in der Ein- oder Mehrzahl auf; ersteres ist häufiger (nach DANIELSEN 5 : 2).   Dabei können bis zu Tausenden von Zystizerken in den Muskeln vorkommen (BONHOMME, STICH, LANCERAUX).   CAGNETTO fand beim selben Patienten gleichzeitig Trichinose.

Über die Muskelveränderungen im Beginne der Erkrankung sind wir durch Befunde vom Menschen nur recht unvollkommen unterrichtet.   Beim Schaf sah BONGERT in frischen Fällen Blutungen und eine heftige entzündliche Reaktion des Muskelgewebes.   Die früheste bekannt gewordene Beobachtung vom Menschen ist wohl die von FERBER, der mehrere kleine, 6—8 mm lange und 5,5 mm breite Zystizerken fand, zwischen denen der Muskel durch zahlreiche kleine Blutungen dunkelbraun gefärbt war.   Daß Blutungen in den frühen Stadien zur Regel gehören, kann man auch aus dem häufigen Befund von eisenhaltigen Körnchen in der Umgebung der Blasen in älteren Fällen erschließen.

Das gewöhnliche Bild, das sich aus den Mitteilungen von GRIBBOHM, HAUGG, SIEVERS, DRESSEL, DANIELSEN, LORENZ ergibt, ist etwa folgendes: Innerhalb des Muskels — bevorzugt ist in erster Linie der Pect. maj., dann die Muskeln der oberen Gliedmaßen, andere sind seltener befallen — oder nahe seiner Oberfläche sieht man weißlich oder grau schimmernde Blasen, die beim Auftreten in der Einzahl haselnuß-, taubenei-, ja bis hühnereigroß sein können.   Sind sie in größerer Anzahl vorhanden, so erreichen sie gewöhnlich nur $^1/_2$—2 cm Länge und $^1/_2$—1 cm Breite.   Ihre Längsachse ist gleich den Muskelfasern gerichtet, wohl ihrem Druck und Zug folgend.   Sie wird gebildet von einer feinen, durchscheinenden Membran, die den umgebenden Muskelfasern dicht anliegt und eine wasserhelle Flüssigkeit einschließt.   Ein trüb-weißlicher Punkt entspricht der Lage des nach innen eingestülpten Skolex mit dem Hakenkranz.   Die Haut erscheint unter dem Mikroskop körnig trüb, innen glatt, außen wellig begrenzt. Der Kopf kann fehlen (Azephalozyste).   In alten Fällen ist das Bild durch Eintrocknung der Flüssigkeit und Verkalkung des Parasiten verändert.   Für die Erkennung ist von Bedeutung zu wissen, daß auch dann noch der Nachweis der Haken glücken kann.   Gegen die umgebende Muskulatur ist die Blase durch eine deutliche, wenn auch meist schmale Bindegewebshaut abgegrenzt, die aus feinen, seltener etwas breiteren Fasern und mehr weniger reichlichen Zellen besteht und mit feinen Fortsätzen in die Umgebung ausstrahlt. Eigentliche entzündliche Erscheinungen vermißt man in der Regel, wenn nicht etwa Ver-eiterung eingetreten ist. Immerhin kommen an der Innenfläche der binde-gewebigen Kapsel öfter Fremdkörperriesenzellen vor. Die Veränderungen der umliegenden Muskelfasern beschränken sich auf eine durch Druck bedingte, meist nicht sehr hochgradige Atrophie mit mäßiger Kernvermehrung. Die entstehenden Lücken werden teils durch Bindegewebsfasern, mitunter auch durch Fettzellen ausgefüllt (ORDONEZ). Die Reste früherer Blutungen wurden bereits erwähnt. —

Muskelechinokokken sind sowohl als Echinococcus hydatidosus wie als Echinococcus alveolaris bekannt geworden, letzterer freilich in sehr viel seltenerem Maße; erwähnen doch KÜTTNER und LANDOIS in ihrer Zusammenstellung von 1913 überhaupt nur zwei Fälle davon, nämlich die von HAUSER und von SOULIÉ. Neuere Mitteilungen darüber habe ich nicht gefunden. Dabei sehe ich ab von der Mitbeteiligung des Zwerchfelles bei Leberechinokokkus, die ich gelegentlich fand. Von der zystischen Form sind über 400 Fälle bekannt geworden. Unter den Organen, die von diesem Schmarotzer besiedelt werden können, steht nach LORENZ sowie KÜTTNER und LANDOIS der Muskel an 7. Stelle; auf hundert Echinokokkenfälle berechnet schwanken die Angaben für den Muskel zwischen $4{,}6^0/_0$ (TAVEL) und $8{,}7^0/_0$ (TEICHMANN). Nach einer Zusammenstellung von TER-NERSESSOW aus dem Kaukasus, wo der Echinokokkus recht häufig vor-zukommen scheint, wäre der Muskel mit $5{,}7^0/_0$ das dritthäufigst befallene Organ (nach Leber und Milz). Gewöhnlich ist nur ein Exemplar entwickelt, doch fand GERULANOS unter 214 Fällen 19 mal Multiplizität. Die meistbefallenen Muskeln sind nach den etwa übereinstimmenden Berechnungen von MOST, LORENZ und GERULANOS die des Rumpfes, besonders der Hinterseite, dann folgen die unteren Gliedmaßen, nächstdem, in etwa gleicher Häufigkeit obere Gliedmaßen und Hals. Am Kopf wird der Parasit nur selten gefunden. Nach einer älteren Aufstellung von HENOCQUE ständen die Muskeln der oberen Extremität an erster Stelle vor Rumpf und Beinen.

Bekanntlich wissen wir nichts Sicheres darüber, wie der Echinokokkus, nachdem er die Darmwand durchbohrt hat, in die verschiedenen Organe gelangt; so können wir auch nichts darüber aussagen, was seine Ansiedlung im Muskel bedingt, doch verdient die Tatsache Beachtung, daß er gerne in der Nachbarschaft größerer Gefäßscheiden angetroffen wird, die möglicherweise als Bahn für seine Ausbreitung dienen (BONCOUR und TAVEL). Es sind ferner Beobachtungen bekannt geworden, wo der Echinokokkus in einem gequetschten oder sonst mechanisch geschädigten Muskel zur Entwicklung kam (BREMSER, BONCOUR, CRUVEILHIER, DAVAINE, MARGUET, TILLAUX). Gewiß besteht hierbei die Mög-lichkeit, daß das Trauma erst die Aufmerksamkeit auf die bereits erkrankte Stelle lenkte, doch ist es wohl denkbar, daß engere Beziehungen bestehen. Sah doch KLENKE nach Einspritzen von Echinokokkenblasen in die Blutbahn und Quetschung der Muskeln, daß sich bei einigen Versuchstieren Parasiten gerade an den geschädigten Stellen entwickelten. Die Zusammenhänge erscheinen immerhin noch zweifelhaft.

Das pathologisch-anatomische und histologische Verhalten des Echino-kokkus selbst weicht im Muskel nicht von dem anderer Fundstellen ab und bedarf hier keiner besonderen Besprechung. Die Größe der Blase wechselte in den einzelnen Beobachtungen stark: nuß- bis eigroß in den meisten Fällen, wurden doch auch solche von reichlich Faustgröße (DOLBEAU), ja bis zu Manns-kopfgröße beschrieben (W. GRUBER).

An welcher Stelle sich der Parasit zunächst im Muskel festsetzt, hat wohl noch kein Mensch gesehen. Die Meinung geht allgemein dahin, daß es das intramuskuläre Bindegewebe sei, nicht die Muskelfasern selbst. Eine Stütze hierfür kann man in histologischem Bilde auch bei größeren Exemplaren sehen: es gibt keine Veränderung, die der Echinokokkenerkrankung des Muskels eigen wäre. Was wir finden, läßt sich — bei Abwesenheit von Komplikationen — einzig auf den Druck der Blase zurückführen, die nicht anders als ein beliebiger Fremdkörper von gleicher Größe wirkt. So sehen wir sie von einer bindegewebigen Hülle umgeben, von der Ausläufer zwischen die anliegenden Muskelfasern und -bündel eindringen. Die Dicke dieser Hülle kann bis mehrere Millimeter betragen. Bei älteren Fällen kann man sie im verkalkten Zustande antreffen. An ihrem Aufbau beteiligt sich wohl das Perimysium internum und externum, das seine Aufgabe, als Hülle der Muskelfasern zu dienen, eingebüßt hat. Denn letztere gehen unter der Druckwirkung des Parasiten atrophisch zugrunde, soweit sie ihm unmittelbar anliegen. Auch in einiger Entfernung bemerkt man noch eine allmählich nach außen abnehmende Verschmälerung. Andererseits bestimmt der Druck des Muskels auch die Gestalt der Blase, die eiförmig zu sein pflegt, sofern sie wenigstens ganz im Inneren des Muskels liegt und nicht an dessen Oberfläche vorquillt. Andere als mechanische — etwa chemische — Wechselwirkungen zwischen Parasit und besiedeltem Organ scheinen nicht zu bestehen oder kommen am Muskel wenigstens nicht zur Geltung in der Form von Entartung, Blutung oder dergleichen.

Anders freilich gestalten sich die Dinge, wenn etwa die Blase birst und ihr Inhalt in den Muskel eindringt, wie dies LEHNE und COLLEVILLE und GUÉNART sahen. Die Flüssigkeit ruft dann schwere degenerative Veränderungen und heftige entzündliche Gegenwirkung hervor, mit Bildung von reichlichen Fremdkörperriesenzellen. Der Parasit geht dabei zugrunde, und im Muskel entsteht eine Schwiele, die sich von anderen Muskelschwielen nur gelegentlich durch den Befund von plattgedrückten Fasern unterscheiden soll (LORENZ). Auch zu Vereiterung des Echinokokkus kann es kommen. Als Ursache hierfür werden namentlich Traumen, die zu Blutungen führen, oder auch nichtaseptische Punktionen angegeben (KÜTTNER-LANDOIS). Die Eiterung kann an Ort und Stelle beschränkt bleiben, in anderen Fällen sich auch phlegmonös auf weite Gebiete erstrecken. —

Die Trichinosis hat als eigentliche, besondere muskelparasitäre Erkrankung zu gelten, weil einmal der Parasit auf die Muskelfaser eine besondere, spezifische Wirkung ausübt, und weil er ferner sich in diesem Organ besonders gerne und in ganz auffälliger Menge ansiedelt. Hieran kann die Tatsache nichts ändern, daß man junge Trichinellen zuweilen auch in anderen Organen antrifft, so in der Bauchhöhle, in der Lunge (ASKANAZY), im Herzmuskel (FIEDLER), im Pankreas, Leber, Gehirn (FROTHINGHAM), in der Retina (HERRENSCHWAND) usf. Glaubte LEUCKART noch an eine selbsttätige Wanderung der Embryonen in den Geweben, so ist durch die Untersuchungen von ZENKER, VIRCHOW, GRAHAM, ASKANAZY und STÄUBLI jetzt völlig sicher gestellt, daß sie vom Darm aus auf dem Lymphblutwege ausgestreut werden. In der Darmwand werden sie von dem Muttertier, das sich in die Wand eingräbt, direkt in das Gewebe und in die Chylusgefäße hinein geboren (Abb. b. ASKANAZY in ASCHOFFs Lehrbuch), nachdem sich die Begattung schon am zweiten Tage nach der Infektion im Darminneren vollzogen hat. Die Aussaat durch den Lymph- und Blutstrom erfolgt dann rasch, so daß man schon in der zweiten Woche nach der Fütterung von Versuchstieren mit trichinösem Fleisch die Muskeln reichlich mit jungen Trichinellen besiedelt findet. Die Tatsache, daß man sie in allen möglichen Organen antreffen kann, macht uns die schweren Allgemeinerscheinungen verständlich, die neben den Zeichen einer reinen Muskelerkrankung bestehen können. Und, wie GRUBER mit Recht betont, es werden uns diese besonders verständlich, wenn wir sehen, daß an den verschiedensten Stellen örtliche Reaktionen auftreten. Wir dürfen somit örtliche Giftwirkungen annehmen, und diese Annahme hat eine Stütze im Nachweis von stark reizenden Stoffen im trichinösen Muskel durch Flury und Flury und Groll. Eine einfache Verlegung der Haargefäße kann die Allgemeinerscheinungen nach Gruber nicht ohne Zwang genügend erklären.

Die auffällige Bevorzugung der Muskeln durch die Parasiten hat eine eindeutige Erklärung bis heute noch nicht erhalten. Chemische Verhältnisse dürften hier im wesentlichen bestimmend sein. Daneben glaubt Lorenz, daß die besondere Enge der Muskelkapillaren, ihre engmaschige Anordnung und ihr stark wechselnder Füllungszustand ein Steckenbleiben der Würmchen begünstigen. Und des weiteren fänden die Trichinellen außer der zu ihrer Entwicklung notwendigen Nahrung hier im Sarkolemmschlauch einen Schutz, den sie in anderen Organen, z. B. auch im Herzmuskel, nicht genießen. Weiter ist von Interesse die Tatsache, daß in der Regel gewisse Muskeln oder Muskelgruppen von viel zahlreicheren Würmern besiedelt werden als andere; es sind dies namentlich Zwerchfell, Zwischenrippenmuskeln, Augen-, Kehlkopf-, Zungen- und Kaumuskeln, wodurch besondere klinische Erscheinungen ihre Erklärung finden. Die Vorliebe des Parasiten gerade für diese besonders stark tätigen Muskeln kann darin begründet sein, daß ihr durch Versuche von Ehrlich und Rehn nachgewiesener größerer Sauerstoffgehalt eine stärkere Anziehung ausübt; mit Stäubli möchte ich indessen eher meinen, daß schon die vermehrte Blutversorgung ihre Besiedelung begünstigt.

Innerhalb des einzelnen Muskels wird in der Regel gegen die Sehnenenden hin eine stärkere Anhäufung der Trichinellen gesehen, so, daß sich die Würmer hier drängen „wie Fische in einer Reuse". Hier ist es wohl ein rein mechanisches Moment, das diese Erscheinung bedingt: das straffe Sehnengewebe gebietet dem Vorwärtsdringen der Würmer Halt (Zenker)[1]. Wenn Leuckart die Ansammlung der Parasiten an den Sehnenenden noch zur Stütze seiner Ansicht verwendete, daß die Wanderung im Bindegewebe vor sich gehe, so läßt sich das nicht mehr aufrecht erhalten, seitdem die Verbreitung auf dem Blutwege sicher erwiesen ist.

Eine aktive Fortbewegung findet freilich statt, nämlich von den Blutkapillaren durch deren Wände und durch das Sarkolemm hindurch in das Innere der Muskelfaser hinein. Stäubli hat junge Trichinellen auf dieser Wanderung überrascht und ferner an seinen Schnitten wahrscheinlich gemacht, daß sie auch innerhalb der Faser noch weiter kriechen: Er sah hinter dem Schwanzende junger Trichinellen einen feinen Spaltraum, rings von Muskelfibrillen umgeben. Der letztere Umstand führt auch den zwingenden Beweis, daß der Sitz von Anfang an wirklich innerhalb der Muskelfaser ist, woran trotz Virchow zeitenweise gezweifelt wurde (besonders Leuckart und Chatin, ferner Thudichum, Krämer, Fourment, Cerfontaine, Delauvau u. v. a.). Chatin gründete seine Lehre vom Sitz der Parasiten im Bindegewebe teils auf anatomische Befunde, teils auf die Überlegung, daß ja der Durchmesser der Trichinellen größer sei als der der Muskelfaser. Beides ist nicht ganz unrichtig, wenigstens bei älteren Fällen, wie sie Chatin (am Fleisch amerikanischer Schlachtschweine) hauptsächlich vorgelegen haben mögen (s. später).

Die junge, in die Muskelfaser vorgedrungene Trichinelle stellt ein feines, strichförmiges oder leicht gewundenes Gebilde von etwa 100 μ Länge und 5—6 μ Breite dar. Das vordere Ende ist leicht zugespitzt, das hintere ein wenig

---

[1] Die Meinung von Durante, an den Sehnenenden würden die Parasiten durch die Zusammenziehungen des Muskels weniger „belästigt", verdient erwähnt zu werden.

abgerundet. Zunächst nimmt die Breite etwas zu, dann auch die Länge, bis der Wurm in etwa 3 Wochen ungefähr das Zehnfache seiner anfänglichen Masse erreicht hat. Um diese Zeit bis zur 4. Woche beginnt die eigenartige spiralige Aufrollung, die dann dauernd erhalten bleibt. Unterdessen, d. h. vom 8. bis 10. Tage an beginnen auch die eigentlichen Veränderungen der Muskulatur, die aus zahlreichen sorgfältigen Arbeiten von VIRCHOW, ZENKER, FIEDLER, COLBERG, COHNHEIM, R. VOLKMANN, EHRHARDT, GRAHAM, ASKANAZY, STÄUBLI, NEVINNY u. a. in allen Einzelheiten bekannt geworden sind. Vom Sitze des kleinen Wurmes ausgehend, greift in der besiedelten Faser allmählich eine eigenartige Degeneration um sich, derart, daß zunächst in der unmittelbaren Umgebung des Parasiten die Quer-, dann auch die Längsstreifung verloren geht. So kommt anfänglich ein homogenes Aussehen zustande, das bald einem feinkörnigen Zerfall Platz macht; das Bild fällt um so mehr in die Augen, als sich diese krümelige Masse mit basischen Farben stärker färbt als die unversehrte Muskelfaser. Diese (im Hämalauneosinschnitt) bläulichen, anfangs spindeligen Teile verraten nach STÄUBLI geradezu den Sitz eines Schmarotzers. Sie bedingen eine leichte Auftreibung der Faser, die nach EHRHARDT am 18. Tage am stärksten ausgeprägt ist. Wenn STÄUBLI meint, daß die Faser in ganzer Länge von dieser „basophilen Hofbildung" ergriffen werde, fand EHRHARDT die Enden noch unverändert, was für die Wiederherstellung der Fasern von Bedeutung sein kann. Zwischen den blauen Körnern liegen wohl auch kleine Bruchstücke einigermaßen erhaltener Muskelmasse (VOLKMANN, NEVINNY; von LORENZ bestritten). Nach dem 18. Tage verschwindet die krümelige Masse allmählich durch Aufsaugung, so daß der Wurm dann in einer sonst leeren Sarkolemmhülle liegt. Es sieht dann so aus, wie wenn die Trichinelle wirklich nur zwischen den benachbarten Muskelfasern im Perimysium läge, was CHATIN zu seiner irrtümlichen Meinung veranlaßt haben mag (s. o.).

Die nicht von Parasiten befallenen Fasern weisen nun — beim Menschen regelmäßiger als beim Tier, wenn auch nicht immer — Entartungen auf, von denen besonders die fettige, die vakuoläre und die wachsartige zu nennen sind. In sudangefärbten Schnitten sieht man manchmal auch einzelne Trichinellen, die verfettet sind (NEVINNY). Auch dies soll beim Menschen viel regelmäßiger in Erscheinung treten als beim Tier, und die bei ihm stärker ausgeprägten Krankheitszeichen könnten durch Freiwerden von Giftstoffen so ihre Erklärung finden. Das Sarkolemm bleibt an allen Fasern erhalten, scheint aber einzelnen Lymphozyten und Leukozyten den Durchtritt ins Innere der Faser nicht zu verwehren. ZENKER und PAGENSTECHER beschreiben eine gewisse Verbreiterung mit glänzendem Aussehen.

Auch die Kerne nehmen an der Erkrankung der Muskeln deutlichen Anteil, so sehr, daß EHRHARDT die an ihnen sich abspielenden Veränderungen geradezu als „die interessanteste und auffallendste Erscheinung" bei dieser Muskelkrankheit hinstellte. Einmal ist an sämtlichen Muskelfasern eine Vermehrung der Kerne festzustellen, oft mit Bildung von Kernzeilen und -stäben, wie man sie bei Atrophie sieht. Nach VOLKMANN wäre ausschließlich direkte Kernteilung zu beobachten, EHRHARDT und GRAHAM geben an, auch Mitosen gesehen zu haben. An den trichinellenhaltigen Fasern ist die Kernvermehrung wesentlich ausgesprochener als an den anderen. Die Kerne rücken dabei ins Innere der Faser infolge der Zerstörung der ganzen Struktur. Teils sind sie von einem Hof undifferenzierten Plasmas umgeben (Muskelzellen), teils liegen sie nackt. In der letzteren Erscheinung dürfen wir um so eher eine Entartung erblicken, als die Kerne selbst eigenartige Abweichungen aufweisen: verwaschene, blasse Färbung, Bläschenform mit auffallend hervortretenden 1—2 Kernkörperchen, die sich mit sauren Farbstoffen lebhaft färben. Auch hierin dürfen wir eine

Wirkung des Parasiten erkennen, denn diese Kerne finden sich ganz vorzugsweise in seiner unmittelbaren Nähe, in der körnigen Zerfallsmasse. Die Kernvermehrung selbst dürfen wir wohl auf dieselbe Stufe stellen wie die gleiche
Erscheinung bei den verschiedensten Muskelerkrankungen, über deren Bedeutung man indessen noch im ungewissen ist (s. allg. Teil).

Zu diesen Veränderungen am Parenchym kommen solche am interstitiellen
Gewebe, die man kurz mit dem Ausdruck Entzündung zusammenfassen kann:
Hyperämie, Wucherung von Bindegewebs- und Gefäßwandzellen, Auflockerung
und Durchsetzung des Gewebes mit rund- und polymorphkernigen weißen Blutzellen, unter denen bekanntlich die eosinophilen eine besonders große Zahl
stellen (s. besonders STÄUBLI). Die Blutfüllung der Kapillaren tritt namentlich
um den Sitz der Parasiten stark hervor, der von einem engen Gefäßnetz umsponnen wird (PAGENSTECHER). Die Annahme von BROWN, die Entstehung der
eosinophilen Zellen gehe so vor sich, daß die Leukozyten sich mit den Zerfalls-
stoffen der Muskelfaser beladen und diese dann an Ort und Stelle in eosinophile
Körnchen umwandeln, lehnt STÄUBLI auf Grund seiner besonders darauf gerichteten Untersuchungen bestimmt ab. Die Entzündungserscheinungen sind
beim Mensch in der Regel viel ausgesprochener als beim Tier.

Bevor wir auf die weiteren Umwandlungen an den Trichinellen selbst eingehen, sei noch erwähnt, daß NAUMANN und EHRHARDT angeben, an den Muskelfasern Regenerationserscheinungen gesehen zu haben. VOLKMANN konnte dergleichen nicht mit Sicherheit feststellen; jedenfalls ist der Erfolg gering.

Die Trichinelle, deren Entwicklung wir bis zum Einschluß in den zusammen-
fallenden Sarkolemmschlauch verfolgt haben, erfährt nach einiger Zeit, d. h.
etwa in der 7. bis 9. Woche nach der Infektion eine eigenartige Einkapselung.
Wir sehen den aufgerollten Wurm umgeben von einer eiförmigen Schale von
homogenem Aussehen, über deren Natur auch heute noch keine Sicherheit
besteht. LUSCHKA, BISCHOFF, LEUCKART, SIEBOLD, VOGEL u. A. halten sie für
ein vom Parasiten abgeschiedenes chitinartiges Produkt, wogegen VIRCHOW,
EHRHARDT u. A. sie als einen Abkömmling des Sarkolemms betrachten, wofür
ihre Lage, unmittelbar unter diesem, sprechen könnte. FIEDLER endlich glaubt,
daß sie von den gewucherten Muskelzellen geliefert werde. Eine sichere Entscheidung ist unmöglich. Mit der Kapsel und den außen angelagerten Körnchen
erscheint der Schmarotzer jetzt als ein ei- oder zitronenförmiges Gebilde.
NEVINNY betont mit Recht, man müsse, auch im Hinblick auf klinische Tatsachen, die „basophile Hofbildung" und die eigentliche Bildung dieser „Dauer-
kapsel" auseinanderhalten; denn mit dem Auftreten der letzteren ist die Krankheit vom akuten Stadium in das chronische übergetreten. Dieser gleichsinnige
Verlauf klinischer und histologischer Erscheinungen wird unserem Verständnis
auch durch die Tatsache näher gerückt, daß mit verschwindenden Ausnahmen
alle Trichinellen im gleichen Muskel, ja im gleichen Körper, bei Mensch und Tier,
jeweils im selben Entwicklungszustande angetroffen werden. Wir sind berechtigt,
hieraus zu schließen, daß die Besiedelung der Muskeln im selben Ansturme
erfolgt, dem sich hinterher nur vereinzelte Nachzügler anschließen. Erwähnt
sei noch, daß in die gleiche Kapsel mitunter zwei, selten mehr Würmer eingeschlossen sind.

Wie andere hyaline Bildungen, so verfällt auch die Kapsel der Muskeltrichi-
nelle bei langem Bestande leicht der Verkalkung. Löst man den Kalkpanzer
auf, so kann man zuweilen feststellen, daß der Wurm selbst noch keine weiteren
Veränderungen durchgemacht hat. Und durch Verfütterung ist wiederholt
nachgewiesen worden, daß solche in Kalkkapseln eingeschlossene Trichinellen
selbst noch nach langen Jahren infektionstüchtig sein können (VIRCHOW,
TÜNGELS, BABES, KLOPSCH, LANGERHANS). In anderen Fällen bzw. auch an

anderen Orten desselben Falles ist aber der Parasit selbst abgestorben und verkalkt. Dies kann der Verkalkung der Kapsel vorausgehen, oder wohl auch gleichzeitig erfolgen.

Die Kapsel gewährt den eingeschlossenen Trichinellen einen wirksamen Schutz. Dies darf man aus den Bildern erschließen, wo frei liegen gebliebene Exemplare schlechte Färbbarkeit, Verfettung u. dgl. zeigen. Um solche bildet sich dann ein leukozytenreiches Granulationsgewebe mit besonders vielen Eosinophilen. Letztere sind weniger reichlich in dem Granulationsgewebe, das sich auch um eingekapselte Würmer bilden kann. In beiden, namentlich aber an den kapselfreien Trichinellen, trifft man mitunter auch Riesenzellen an, die hier offensichtlich die gleiche Aufgabe erfüllen wie an andersartigen „Fremdkörpern" (s. besonders NEVINNY). Wir müssen sie mit ähnlich aussehenden Dingen auseinanderhalten, die manchmal im „basophilen Hof" anzutreffen sind, aber als Abkömmlinge der Muskelfaser bzw. der Muskelzellen zu gelten haben.

Von dem Granulationsgewebe, das sich an die Kapseln anlegt, geht nun auch die Bildung von Fettgewebe aus, das man bei älteren Fällen in der Verlängerung der Kapsellängsachse sehr regelmäßig als etwa dreieckige Herde antrifft, freilich in wechselnd starker Ausbildung. Nach NEVINNY geht die Entstehung dieses Fettgewebes in der Weise vor sich, wie es WASSERMANN für die „Fettläppchen-primitivorgane" dargelegt hat: Die mesenchymalen Zellen des Granulations-gewebes beladen sich mit feinsten Fetttröpfchen, die unter allmählichem An wachsen schließlich zu großen Tropfen zusammenfließen, bis sie die ganze Zelle ausfüllen. So erscheinen die Parasiten endlich teilweise in Fettgewebe ein-geschlossen. Das gelegentliche Eindringen von Granulationsgewebe in die Kapsel mit Zerstörung der Trichinelle ist von OSSIPOW beschrieben worden. Und LORENZ erwähnt unter Beigabe einer Abbildung den Ausgang der trichi-nösen Entzündung in eine Muskelschwiele (Klinisches bei CURSCHMANN).

Diese mannigfachen mikroskopischen Veränderungen geben sich bei der Betrachtung des Muskels mit bloßem Auge nur teilweise zu erkennen. Nach übereinstimmenden Angaben tritt insbesondere während der eigentlichen akuten Erkrankung lediglich eine etwas festere, zähe Beschaffenheit der befallenen Muskeln in Erscheinung. Sonst ist das Aussehen in keiner Weise kennzeichnend. Die trockene, rote Beschaffenheit, die hin und wieder erwähnt wird, kennen wir von allen möglichen akuten Infektionskrankheiten her. Der besondere Ton der roten Farbe ist übrigens im einzelnen Fall recht wechselnd, wie aus den beschreibenden Bezeichnungen „lachsfarben" und „spickgansfarben" zur Genüge hervorgeht (COHNHEIM, STÄUBLI); die dazwischenliegenden Farbstufen werden auch erwähnt. Eigenartig ist, daß auch eine sehr dichte Durchsetzung der Muskeln mit Trichinellen bei einfacher Betrachtung unbemerkt bleiben kann. STÄUBLI betont, daß bei der Sektion seiner vielen Versuchstiere meist die Entscheidung, ob die Infektion überhaupt angegangen sei, ohne Mithilfe des Mikroskopes nicht möglich war. Erst etwa von der 5. Woche nach erfolgter Infektion an können sich makroskopisch wahrnehmbare Veränderungen an den Muskeln zeigen, welche COHNHEIM beschreibt als „feine, in der Längsrichtung der Muskelfasern verlaufende, hellgraue Streifchen von $1/2$—1, selbst bis 2 mm Länge, die natürlich um so markanter ins Auge springen, je dunkler gefärbt das übrige Gewebe ist. Diese Streifchen sind der optische Ausdruck selbst-verständlich nicht der Trichinen, sondern der durch die Trichinen gesetzten Veränderungen des Muskelgewebes". Deutlich erkennbar werden die kleinen Herde erst, wenn stärkere Verkalkung eingetreten ist. Dann sieht man den Muskel mit kleinen trübweißen bis gelblichen Stippchen durchsetzt, die auch bei mäßig großer Zahl die Aufmerksamkeit eines einigermaßen sorgfältigen Untersuchers auf sich lenken.

Diese Schwierigkeit der Erkennung macht begreiflicherweise eine Bestimmung der wirklichen Häufigkeit der Trichinose beim Menschen nicht leicht. Wie STÄUBLI hervorhebt, darf man sich dabei nicht einfach auf die Durchsicht der Sektionsprotokolle verlassen, weil erfahrungsgemäß die mikroskopische Untersuchung der Skeletmuskeln allzu häufig unterbleibt. Aus diesem Grunde unterlasse ich es auch, hier Zahlen anzuführen (einige Angaben bei STÄUBLI). In der Mehrzahl der zivilisierten Länder dürfte die Trichinose heute zu den Seltenheiten gehören. In der Schweiz habe ich unter etwa 10 000 an drei verschiedenen Instituten (Zürich, Luzern und Lausanne) ausgeführten Sektionen einen einzigen Fall von verkalkten Muskeltrichinellen gesehen, bei einem Manne, der lange Jahre in Kalifornien gelebt hatte. —

Auch die Infektion mit den zu den Sporozoen gehörigen Sarkosporidien gehört beim Menschen zu den größten Seltenheiten, während man sie bei Tieren, insbesondere Pflanzenfressern wie Rind, Schwein, Schaf, Pferd, ferner bei Reh, Hirsch, Hund, Hase, Ratte und Maus nicht gar zu selten, ja zum Teil häufig antrifft (s. bei ZIEGLER). Beim Tier bevorzugen die Parasiten Schlund, Kaumuskeln und Zwerchfell, werden aber auch in anderen Muskeln angetroffen. In den seltenen Beobachtungen vom Mensch war eine besondere Vorliebe für bestimmte Stellen nicht zu erkennen. Bekanntlich sind über die Frage der Abgrenzung verschiedener Arten und ihre möglichen Beziehungen untereinander die Akten noch nicht geschlossen (s. hierüber bei ASKANAZY, LORENZ, ZIEGLER; bei letzterem auch die Befunde am Tiermuskel). Die erste sichere Beobachtung von Sarkosporidiose beim Menschen wurde von KARTULIS gemacht. In diesem Falle fand sich in den Bauchmuskeln ein Abszeß, der auch auf die Leber übergriff. In seiner Nachbarschaft hatte der Muskel fischfleischähnliches Aussehen und war von kleinen, kaum sichtbaren bis zu linsengroßen weißlichen Fleckchen durchsetzt, deren größere Eiter enthielten. Die mikroskopische Untersuchung ergab außer einer beträchtlichen Bindegewebswucherung, die wohl auf die begleitende Entzündung zu beziehen war, typische MIESCHERsche „Schläuche", d. h. jene vom Tier her besser bekannten, ganz im Inneren der Muskelfasern liegenden, länglich-wurstförmigen Gebilde mit etwas verjüngten, abgerundeten Enden. Diese enthalten in einer feinen Membran eine Menge kleinster bohnen- oder sichelförmiger Körperchen, die durch schmale Scheidewände in Gruppen zusammengeschlossen werden. Am Sitz dieser Parasiten kann die Muskelfaser spindelig aufgetrieben sein, sie zeigt aber sonst in der Regel keine weiteren Veränderungen, insbesondere zum Unterschied von der Trichinose keine Entartungszeichen irgendwelcher Art. Die späteren Beobachtungen von BARABAN und SAINT-RÉMY, ROSENBERG haben diesen Befund nur bestätigt. Entzündliche Reaktion scheint, wie aus Beobachtungen am Tier und aus der von KARTULIS zu schließen ist, erst durch das Absterben des Parasiten ausgelöst zu werden. (Näheres bei RIECK und PLUYMERS.) Bemerkenswert ist ein durch LORENZ ausführlich mitgeteilter Fall von typischer Dermatomyositis, bei dem sich in den Muskelfasern Gebilde fanden, deren Deutung als Sporozoen wohl zutreffend ist. Zweifelhaft bleibt nur, ob wirklich diese Gebilde die Ursache der Myositis waren. UNVERRICHT hatte schon früher die Meinung ausgesprochen, daß Gregarinen die Dermatomyositis verursachen.

10. Geschwülste der Muskeln.

Die verhältnismäßig große Seltenheit von Geschwülsten der Muskeln, von primären sowohl wie von sekundären, ist eine seit langem bekannte Tatsache, von der nur die aus der Nachbarschaft auf den Muskel übergreifenden Gewächse eine Ausnahme bilden. Versucht man, daraus Schlüsse auf die ursächliche

Entstehung der Geschwülste zu ziehen, so wird man darauf hinweisen können daß die Muskeln zwar einmaliger Gewalteinwirkung von außen breite Angriffsflächen bieten — und oft genug wird ein Trauma als Ursache für die Muskelgeschwulst angeschuldigt —, daß sie aber weniger den chronischen Reizwirkungen ausgesetzt sind, die an Haut und Schleimhäuten leicht zur Bildung von Geschwülsten führen. Und wenn LORENZ sagt, die COHNHEIMsche Theorie der Tumorentstehung könne für den Muskel schon deshalb kaum in Frage kommen, weil Einschlüsse fremdartiger Zellgruppen bei der Anlage der Muskulatur unwahrscheinlich seien, so ist dies — vielleicht mit einigen Ausnahmen — nicht unrichtig; doch dürfen hierin die Anhänger der Theorie gerade eine Stütze für diese sehen, indem sie auf die geradlinige und einfache Entwicklung der Muskeln hinweisen können, die zur Entstehung von Zelleinschlüssen wenig Gelegenheit bietet. Etwas Allgemeines über die Ursachen der Muskelgeschwülste läßt sich nicht wohl aussagen. Einzelfragen, die in der Richtung dieser Gedanken liegen, werden später noch gestreift werden.

Wenn wir zunächst primäre und sekundäre Muskelgeschwülste unterscheiden, so werden wir uns darüber klar sein müssen, daß bei den ersteren der Begriff „Muskel" nicht allzu eng gefaßt werden darf. Denn als Ausgangspunkte kommen neben dem Muskelparenchym und dem Perimysium internum und externum auch die äußeren Hüllen, die Faszien und das intermuskuläre Gewebe in Betracht. In einzelnen Fällen ist es auch nicht leicht zu entscheiden, ob die Geschwulst sich vom Muskel oder etwa von der Sehne herleitet. Auf den besonderen geweblichen Aufbau kann das Urteil sehr oft nicht begründet werden, weil die primären Gewächse der Muskeln wie der Sehnen sämtlich der Bindegewebsreihe angehören, vielleicht mit einer noch zu besprechenden Ausnahme. Wir behandeln zuerst die Fibrome, Myxome, Lipome, Chondrome, Osteome und Angiome. Zwischen diesen und den eigentlichen Sarkomen räumen wir den Rhambomyomen wegen ihres etwas wechselnden Verhaltens eine Mittelstellung ein. Alsdann sind die sekundären Geschwülste zu behandeln, die aus der Nachbarschaft übergreifen oder als eigentliche Metastasen in den Muskeln sitzen.

I. Primäre Muskelgeschwülste.

a) Fibrome. Nicht alles, was unter dem Namen Muskelfibrome beschrieben worden ist, hält einer strengen Kritik stand. Aus diesem Kapitel auszuscheiden sind meines Erachtens die älteren Fälle von LEBERT, VOLKMANN, VIGNES, JAKOBSTHAL u. A., die als Sarkome gelten müssen; zu diesen rechne ich auch die als „fibrome dissociant" benannten Geschwülste von REGAUD und NOVÉ-JOSSERAND, die bereits DURANTE sehr zurückhaltend beurteilt hat. Scheiden wir diese aus, so bleibt neben den noch zu besprechenden sog. „Desmoiden" der Bauchdecken nicht viel übrig. KOSTER, DE QUERVAIN, WAITZ beschrieben Fibrome vom Bau des Fibroma durum an den Halsmuskeln, ZAGATE ein solches, das in dem Erector trunci eingeschlossen war, und NICOLADONI ein Fibroma molle des Schläfenmuskels. Soweit mir die betreffenden Arbeiten zugänglich sind, boten die Geschwülste selbst das gewohnte Aussehen. Als Ausgangspunkt kamen meist die Muskelhüllen, im Falle ZAGATO wohl das Perimysium in Betracht. Die der Neubildung zunächstliegenden Muskelbündel und -fasern ließen eine mit der Entfernung abnehmende Druckatrophie erkennen, wie wir sie bei den meisten gutartigen Gewächsen feststellen.— Die Hauptmasse der Muskelfibrome wird aber von den „Desmoiden" der Bauchdecken gestellt. Unter dieser Bezeichnung hat SÄNGER Neubildungen zusammengefaßt, die außer durch ihren Sitz besonders auch durch die klinischen Erscheinungen gekennzeichnet sind: langsames, meist unbemerktes Auftreten, dann oft mehr

weniger rasches Wachstum, besonders in der Schwangerschaft oder nach einem
Trauma o. dgl. Aus praktischen Gründen wird man aber gut tun, diejenigen
dieser Tumoren aus der ganzen Gruppe herauszunehmen, die nach ihrem geweblichen Aufbau sich als Sarkome erweisen. Daß sich dabei Schwierigkeiten ergeben können, bedarf keiner besonderen Betonung. Der Sitz dieser Geschwülste
— der fibromatösen wie der sarkomatösen — in den Bauchdecken ist etwas
wechselnd. Am häufigsten finden sie sich in verschiedener, meist mittlerer
Höhe des Rectus abdominis unterhalb des Nabels, weniger oft an den Obliqui
oder am Transversus (Green); die rechte Seite ist etwas bevorzugt. In etwa
$8^0/_0$ der Fälle war der Sitz in der Mittellinie des Körpers, ganz selten einmal
die Lendengegend. (Diese und die nachfolgenden zahlenmäßigen Angaben
bei v. Klot und besonders bei Pfeiffer.) Sucht man den Ausgangspunkt
genauer zu bestimmen, was nicht immer sicher möglich ist, so findet man, daß

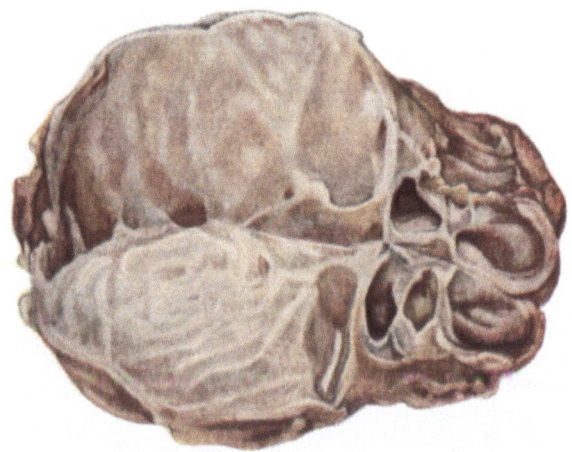

Abb. 47. Ödematöses Muskelfibrom, nach Trauma entstanden. $^3/_4$ nat. Größe. Kaiserlingpräparat.

es am häufigsten die Rektusscheide ist, und zwar namentlich ihr hinteres Blatt,
weniger das vordere. In anderen Fällen sind es die inneren, oberflächlichen
Lagen der übrigen Bauchmuskeln, hin und wieder auch das Gewebe der Linea
alba. Ab und zu wurde eine Verbindung des Gewächses mit dem Knochen der
Beckenschaufel nachgewiesen. Die Meinung von Nélaton, daß das Periost
das Ausgangsgewebe darstelle, ist aber zweifellos unzutreffend.

Die Desmoide können wohl in jedem Lebensalter vorkommen, in einzelnen
Fällen schienen sie angeboren zu sein; ganz ausgesprochen bevorzugt sind
indessen die Jahre zwischen 25 und 35. Von Bedeutung für die heutigen Anschauungen über die Entstehungsgeschichte ist weiter die Tatsache, daß in
$87^0/_0$ aller Beobachtungen Frauen betroffen waren, und unter diesen wieder
$94,3^0/_0$ solche, die geboren hatten. Dabei wird die Geschwulst in etwas wechselndem zeitlichen Abstande von der letzten Geburt, 1, 2, 3, 4 Jahre oder mehr
bemerkt, nicht ganz selten bei einer nachfolgenden Schwangerschaft. In anderen
Fällen wird ein vorausgehendes Trauma angegeben, oder die Geschwulst entwickelt sich in einer Operationsnarbe. Dies alles hat schon früh die Meinung
aufkommen lassen (Lorenz), daß Verletzungen und kleine Zerreißungen des
betreffenden Muskels die eigentliche Ursache für die Geschwulstbildung abgeben (neuerdings Sonntag und Ladwig), und daß eine hinzutretende Reiz-

wirkung, vielleicht auch die Blutfülle der Bauchorgane in der Schwangerschaft ihre Entwicklung begünstige. Daß Schwangerschaft in noch nicht näher zu überblickender Weise für das Geschwulstwachstum vorteilhafte Bedingungen schafft, lehren unter anderem ja auch die Ergebnisse von Askanazys Versuchen an Ratten. Ladwig hat die Desmoide geradezu „hypertrophische Muskelnarben" genannt. Zur Stütze einer solchen Auffassung kann ich auf eine eigene Beobachtung verweisen, wo nach einem Muskelriß des Biceps brachii die in Abb. 47 wiedergegebene Geschwulst entfernt wurde, die sich bei mikroskopischer Untersuchung als eine sehr ödematöses Fibrom erwies. Gewiß ist damit die Entstehung dieser Geschwülste nicht restlos befriedigend erklärt, und das Vorkommen typischer Desmoide bei Frauen, die nicht geboren haben, sowie bei Männern, lehren uns, daß noch andere Umstände mit im Spiele sein können.

Die anatomische Untersuchung der Bauchdeckenfibrome zeigt, daß diese bald nur den Muskelscheiden angehören, daß sie andere Male mehr weniger weit auf die Muskelmasse selbst übergreifen oder in anderen Fällen in diese ganz eingebettet sind. Gerade in Fällen der letzteren Art findet man im Inneren des Tumors gelegentlich Reste älterer Blutungen, die von der auslösenden Schädigung herrühren dürften. Je nach dem besonderen Sitz wölbt sich die Geschwulst nach außen oder gegen die Bauchhöhle vor, wobei sie mit dem Bauchfell verwachsen sein kann, so daß dieses bei der Entfernung mit umschnitten werden muß. Meist ist sie rundlich oder eiförmig, mit der Längsachse dem Muskelverlauf gleichgerichtet. In der Mehrzahl der Fälle wird sie als sehr hart, unter dem Messer knirschend beschrieben, manchmal auch weicher, letzteres indessen besonders bei den sarkomatösen Formen. — Bei der mikroskopischen Untersuchung finden wir straffe, sich regellos durchflechtende Bündel und Züge von Bindegewebe, dessen Fasern bald schmal, oft aber auch breit, sehnenartig sind. Der Zellgehalt wechselt von Fall zu Fall, wie auch von Stelle zu Stelle und wird im übrigen für die Beurteilung der Gut- oder Bösartigkeit mit herangezogen werden müssen. Nicht ganz selten findet man ödematöse, mitunter auch myxomatöse Stellen. Einzelne Fettzellen können an den Kreuzungsstellen der Bindegewebsbündel angetroffen werden; eine etwas reichlichere Anhäufung solcher hat Pitres sogar veranlaßt von einer „Umwandlung" in ein Lipom zu sprechen, was wohl etwas weit gegangen ist. Im Verhalten des Geschwulstgewebes gegenüber der Muskelmasse selbst besteht ziemlich reiche Abwechslung: In nicht wenig Fällen beschränken sich die Beziehungen auf einen Druck, der von seiten der Geschwulst auf das Muskelgewebe ausgeübt wird und der sich in einer unerheblichen Druckatrophie der unmittelbar unterliegenden Fasern auswirkt. Bei anderen Fällen besteht ein Grenzgebiet von wechselnder Breite, innerhalb dessen die Bindegewebszüge der Geschwulst die Muskelfasern auseinanderdrängen und sie umspinnen, derart, daß man in einzelnen Gesichtsfeldern zweifeln kann, ob man ein verbreitertes Perimysium oder eigentliches Geschwulstgewebe vor sich hat. Zuweilen sind einzelne Muskelfasern ziemlich weit in das Innere des Tumors verirrt. Diese Bilder lassen uns verstehen, warum der Chirurg diese Gebilde nicht immer leicht ausschälen kann. Dies sind wohl diejenigen Geschwülste, die vom eigentlichen Muskelbindegewebe her sich entwickeln, während die zuerst genannten von den Hüllen ausgehen. Die vom Bindegewebe eingeschlossenen Muskelfasern zeigen verschiedene Grade der Atrophie und gehen schließlich wohl ganz zugrunde. Vereinzelte hypertrophische Fasern werden von Lorenz erwähnt. Seiner Angabe, außer Untergang durch Druckatrophie komme auch direkte Umwandlung von Muskel- in Bindegewebsfasern vor, stehe ich trotz der beigegebenen Abbildung etwas zweifelnd gegenüber. In mehreren daraufhin untersuchten Fällen habe ich keine Bilder gesehen, die so zu deuten wären. Der Gefäßreichtum der Geschwulst ist in den einzelnen

Fällen etwas verschieden. Bei einfacher Besichtigung der Schnittfläche springen die durchschnittenen Gefäße meist dadurch in die Augen, daß sie durch eng anliegende Bindegewebsringe am Zusammenklappen verhindert werden (s. a. HILLE).

b) Myxome der Muskeln gehören, sofern wir uns an die strenge Definition dieser Geschwulstart halten und die Myxosarkome hier ausschließen, zu den größten Seltenheiten. In den Lehrbüchern von KAUFMANN, RIBBERT, ASCHOFF, BORST wird ihr Vorkommen erwähnt; ersterer nennt als häufigsten Sitz den Oberschenkel. Der Ausgangspunkt ist wohl in allen Fällen das intermuskuläre Bindegewebe. Hier entwickeln sie sich zu lappigen Gebilden, deren einzelne Teile in den Spalten zwischen den Muskeln liegen. Sie sind taubeneigroß, faustgroß, haben das bekannte gallertig-durchscheinende Aussehen, gelbe Farbtöne weisen auf stärkere Beimischung von Fettgewebe, die nicht ganz selten vorkommt (Lipomyxom, Lipoma myxomatodes). Dies entspricht den Angaben von VIRCHOW, der auch einige ältere Fälle anführt. Aus neueren Jahren habe ich keine nähere Beschreibung von Muskelmyxomen gefunden. Möglicherweise gehören einzelne der von BUSCARLET, BARADUC und MORESTIN als „Zysten" benannten Gebilde hierher, die reichlich schleimige Massen

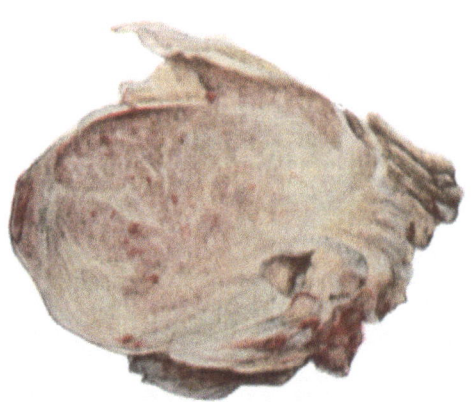

Abb. 48. Myxom des M. quadriceps fem. Natürl. Größe. Kaiserlingpräparat.

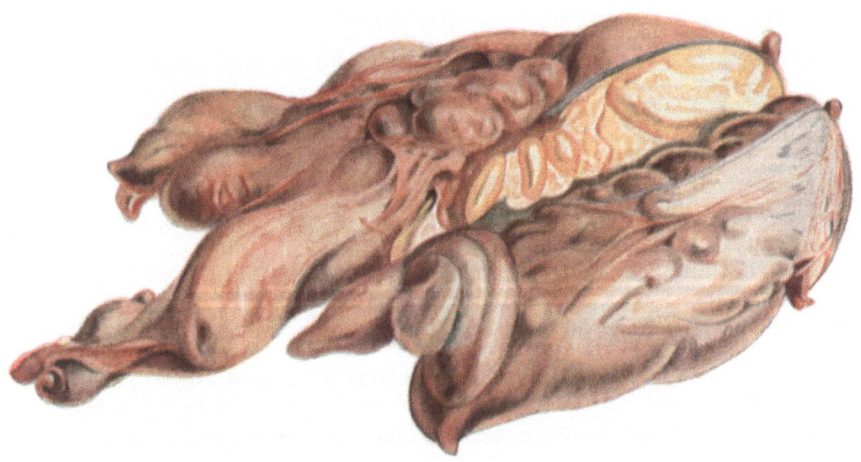

Abb. 49. Intermuskuläres Lipom der Wade. ⁶/₁₀ natürl. Größe. FRISCH.

enthielten. Eine sichere Entscheidung ist bei der etwas stiefmütterlichen Behandlung der Histologie nicht angängig. VIRCHOW erwähnt immerhin das gelegentliche Vorkommen von kavernomartiger Umwandlung.

c) Auch die Lipome des Muskels gehen gerne vom intermuskulären Gewebe bzw. seinen Fettläppchen aus, sind also streng genommen keine Muskellipome. Einen solchen Fall von der Wade zeigt Abb. 49. Ähnliche Beobachtungen sind nicht ganz selten beschrieben worden (BILLROTH, v. GRÄFE, FRAIKIN u. a.). Daneben gibt es aber auch — weniger zahlreich — echte im Muskel selber sitzende Lipome. Unter diesen sind diejenigen der Zunge am wenigsten selten; sie waren schon MAISONNEUVE, BASTIEN und PAGET in der Mitte des letzten Jahrhunderts bekannt, werden etwas später von VIRCHOW erwähnt, und sind weiterhin von ARNOLD, CAUCHOIS, CRUVEILHIER, GUELLIOT, FOLLIN, KRAUSNICK, LAUGIER, MALON, WHERRY u. a. beschrieben worden. Ihre Entstehung steht an dieser Stelle offenbar in Beziehung zu dem an sich verhältnismäßig großen Reichtum des Zungenmuskels an Fettgewebe. Freilich ist nicht immer dieses selbst der Ausgangspunkt, wie z. B. bei CRUVEILHIER, sondern oft genug die der Schleim-haut untergelagerte Fettschicht, von der aus sie sich in die Muskulatur hinein entwickeln. Im übrigen kann bei den Muskellipomen von einem Lieblingssitz nicht gesprochen werden. Sie sind am Rumpf und Hals in gleicher Weise getroffen worden wie an den Gliedmaßen (Zusammenstellung über die Lokalisation in 30 Fällen s. bei KÜTTNER-LANDOIS). Mit LORENZ und KÜTTNER-LANDOIS kann man das umschriebene und das wesentlich seltenere diffuse Lipom unterscheiden. Ersteres liegt, durch eine dünne Kapsel abgegrenzt, im Muskel selber, bald als rundlicher Körper, bald als ein lappiges oder verzweigtes Gebilde. Sie drängen die Bündel und Fasern auseinander, verursachen eine unbedeutende Druck-atrophie an den unmittelbar anstoßenden Teilen und verhalten sich sonst wie die gleichartigen Geschwülste anderer Organe, nur daß im mikroskopischen Schnitt die Bindegewebszüge verhältnismäßig breit erscheinen, bis zum eigent-lichen Fibrolipom. In den eigenartigen Fällen von GERNET und BUROW, wo die vielfachen Gewächse durch die besondere Kleinheit ihrer Fettzellen ausgezeichnet waren, handelte es sich wohl um Liposarkome.

Von der diffusen Form sind, soviel ich sehe, bisher überhaupt nur zwei Fälle beschrieben worden, und unter diesen läßt der Fall LORENZ auch eine andere Deutung zu.

Der Fall KÜTTNER-LANDOIS betraf einen 42jährigen Mann mit reichlichen Fettpolstern. In den Streckmuskeln des linken Oberarms, bis zur Achselhöhle reichend, eine weiche etwa gänseeigroße Geschwulst, die nach Durchtrennung der Faszie zum Vorschein kommt. Sie liegt hauptsächlich im Trizeps, durchsetzt ihn in diffuser Weise, dringt aber über seine Grenzen mit vielen Fortsätzen in die Nachbarschaft, auch die Nerven umwachsend. Die Auslösung gelingt nur in kleinen Stücken. — Diesem Tumor fehlt jede Abgrenzung durch eine Kapsel, und im mikroskopischen Bilde sieht man, daß die Fettläppchen die Muskel-bündel und Fasern weithin durchwachsen, sie auseinanderdrängend, so daß man meist nur einzeln stehende Fasern antrifft. Diese haben oft einen leicht vermehrten Durchmesser, deutliche Streifung, geringe Kernwucherung. — Zwei Jahre nach der Herausnahme war kein Rückfall eingetreten.

Im Fall LORENZ saß das Gewächs bei einem 39jährigen Mann in der linksseitigen tiefen Nackenmuskulatur, bei vorwiegender Beteiligung des Splenius. Sie war in 9 Jahren langsam zu doppelter Faustgröße herangewachsen. Sie war derber als eine gewöhnliche Fettgeschwulst, hatte lappigen Bau und „ragte allenthalben in die Muskulatur hinein, welche bis zur Halswirbelsäule reseziert werden mußte". Fünf Monate nach der Operation hatte sich in den Rückenmuskeln eine neue, gleichartige Geschwulst gebildet. — Der histo-logische Befund war in vielen Punkten dem von KÜTTNER-LANDOIS ähnlich, in anderen zeigte er Abweichungen. So waren die einzeln stehenden Muskelfasern fast sämtlich stark verbreitert, bis zu 200 μ, und ließen starke fibrilläre Zerklüftung erkennen. Die Zellen der Fettläppchen lagen ihnen vielfach so dicht an, daß ein Sarkolemm nicht zu differenzieren war. Es hatte den Anschein, „als ob die gleiche homogene Hülle Muskelfasern und Fett-zellen mit einander verbinden würde". Viele Muskelfasern zeigten starke Kernvermehrung mit Binnenkernen. Die randständigen Kerne waren fast immer von einer manchmal recht beträchtlichen Protoplasmahülle umgeben, so daß sie dann buckelförmig über den Kontur der Muskelfasern vorstanden, das Sarkolemm vor sich herbuchtend. Das Protoplasma dieser Zellen erwies sich als fein gekörnt und färbte sich bei Hämatoxylin-Eosin-Färbung blaß violett. „In den meisten dieser zelligen Gebilde tritt eine Art von Vakuolen auf. Diese sind aller Wahrscheinlichkeit nach Fetttropfen, die bei weiterer Größenzunahme die Zellen ausfüllen und so die aus den Sarkolemmkernen entstandenen Zellen in Fettzellen um-wandeln." „Dieser Wucherungsprozeß geht auf Kosten der kontraktilen Substanz vor sich, die dadurch teilweise aufgezehrt, teilweise auch verdrängt wird." — Ich möchte nach der Beschreibung und den beigegebenen Abbildungen diese Zellen für Lipoblasten halten; nach dem von Küttner-Landois aus Lorenz übernommenen Bilde könnten es auch Xanthomzellen sein. Ob sie tatsächlich aus Muskelzellen und nicht eher aus den Bindegewebszellen des Perimysium int. hervorgegangen sind, muß dahin gestellt bleiben.

Lorenz selbst will nicht entscheiden, ob die Erkrankung als eine Geschwulst oder nur als eine „lipomatöse Degeneration" aufzufassen ist. Gegen die letztere Möglichkeit wenden Küttner-Landois ein, daß sie nur entweder in der Umgebung lokaler Affektionen wie Myositis ossificans, Trichinose und ähnlichem vorkomme, oder aber im Alter, bei Kachektischen und vor allem bei den verschiedenen Muskelatrophien. Man wird ihnen besonders auch mit Hinblick auf die Krankengeschichte zustimmen können, wenn sie diesen Fall zu den eigentlichen Geschwülsten rechnen.

Erwähnt mag noch werden, daß in verschiedenen gutartigen Neubildungen Fettgewebsanteile vorgefunden werden können, so namentlich in Angiomen (s. dort).

d) Chondrome der Muskeln rechnen zu den größten Seltenheiten, und nicht alles, was unter dieser Bezeichnung beschrieben wurde, trägt den Namen mit Recht. v. Volkmann, der selbst ein Chondrom im Triceps brachii gesehen hat, gibt an, daß die Entstehung dieser Geschwülste meist auf Traumen zurückgehe. Eine Durchsicht der Krankengeschichten bestätigt dies für viele Fälle (Schultz, Secourgeon, Volkmann, Manec, wohl auch Honsell). Nimmt man hinzu, daß die Knorpelmassen durch Bindegewebszüge in der benachbarten Muskulatur verankert sind, so wird man sich fragen dürfen, ob wir hier nicht eine „Myositis ossificans traumatica sine ossificatione", eine im Stadium der Knorpelbildung steckengebliebene Myositis ossificans vor uns haben. Dies wäre denkbar, da ja bei jener sehr häufig Knorpelbildung der eigentlichen Verknöcherung vorausgeht. Durante neigt einer solchen Auffassung zu. Und doch erheben sich dagegen Bedenken: In den Fällen von Schultz und Secourgeon saß das Chondrom im Thenar, und eine echte traumatische Muskelverknöcherung ist an den Handmuskeln bisher noch nicht beobachtet worden. Bei letzterer ist das Wachstum begrenzt, während es bei den Chondromen fortschreitet. Endlich sind eine ganze Reihe von Chondromfällen mitgeteilt worden, bei denen eine vorausgegangene mechanische Schädigung teils nicht beobachtet, teils ausdrücklich verneint wird (Kramer, Paulet, Lengemann, Kolaczek, Denonvilliers).

Im Falle Kramer saß die Geschwulst an der Pleurafläche des Zwerchfelles, bei Kolaczek und bei Denonvilliers in den Adduktoren des Oberschenkels, und Paulet fand eine Ansammlung von 30 linsen- bis haselnußgroßen Knorpelgeschwülsten im Masseter. Der Pat. von Lengemann gab ausdrücklich an, daß der kleine Knoten im Sternocleidomastoideus seit der Geburt bestanden habe. Bei den früher angeführten Fällen wird als Lokalisation vermerkt Triceps femoris (Manec), Brachialis anticus (Volkmann), Deltoides (Honsell). Die Größe der Geschwülste schwankt von der einer Linse (Paulet) bis zu der eines Kinderkopfes (Denonvilliers). Nur die größeren haben die typische höckerige Oberfläche und den lappigen Bau der Chondrome, während die kleineren einheitlicher gebaut sind und glatte Oberfläche besitzen, an die sich eine bindegewebige Kapsel anschließt. Nach dem histologischen Verhalten ist der Knorpel dieser Geschwülste als hyaliner Faserknorpel zu bezeichnen. Denonvilliers und Kolaczek erwähnen die Beimischung von Fettgewebe zum Knorpel, so daß man hier von einem Lipochondrom sprechen kann.

Die Herkunft des Knorpelgewebes im Muskel ist naturgemäß nie völlig sicherzustellen. Die Möglichkeit von metaplastischer Entstehung aus Bindegewebe muß zugegeben werden und hat namentlich bei den nach Trauma entstandenen Geschwülsten eine gewisse Wahrscheinlichkeit für sich. In anderen

Fällen wird man eine angeborene Verlagerung von Knorpelkeimen annehmen dürfen. Dies gilt ganz besonders für die Beobachtungen von LENGEMANN und von PAULET, wo schon der Sitz der Gewächse im Sternokleidomastoideus bzw. im Masseter in dieser Richtung weist.

e) Als Osteome der Muskeln wurden früher und werden zum Teil noch heute die Knochenbildungen benannt, die zu den früher behandelten traumatischen oder zu den fortschreitenden, spontanen Verknöcherungen gehören. Ich habe keine Mitteilung über Beobachtungen finden können, die nicht dort einzureihen wären. Wir können daher auf die entsprechenden Kapitel verweisen mit der Bemerkung, daß es echte Osteome des Muskels nicht gibt.

f) Angiome. Neubildungen, die aus Blut- oder Lymphgefäßen sich aufbauen, sind wohl die am häufigsten beobachteten gutartigen primären Muskelgeschwülste. Die Hämangiome überragen dabei die Lymphangiome an Häufigkeit sehr bedeutend; konnten doch KÜTTNER-LANDOIS ein einziges sicher primäres Lymphangiom des Muskels finden (RITSCHLs Fall 2 mit Sitz im Vastus internus). Die Schwierigkeit der Bestimmung, ob die Geschwulst sich tatsächlich zuerst im Muskel entwickelt hat, ist allerdings erheblich in Anbetracht der bekannten Neigung dieser Neubildungen, die anatomischen Grenzen zu überschreiten. Als Lymphangiome, die von außen auf den Muskel übergriffen, sind wohl mit Sicherheit die Fälle von WEGNER, LÜCKE, KATHOLICKI und Fall 1 von RITSCHL zu rechnen. Zweifellos ist dies auch für den Fall KUNSMÜLLER. Dieser Verfasser schildert anschaulich, wie das Bindegewebe, das an der Grenze der Geschwulst sich neu bildet, langsam zwischen die Bündel und Fasern des Muskels vorgeschoben wird, die es zur Atrophie bringt. Hierdurch wird dann für die nachdringenden Lymphgefäße Platz geschaffen, und sie kommen innerhalb des Muskels zu liegen. Sie zeigen sich als kavernöse, vielgestaltige Räume wechselnden Umfanges, durch schmälere und breitere Bindegewebssepten voneinander getrennt, in letzteren liegt meist auch ziemlich reichliches Fettgewebe und hier und da Lymphknötchen. Zwischen diesen verschiedenen Gewebsarten liegen einzelne oder zu kleinen Bündeln vereinigte Muskelfasern mit den Zeichen des Schwundes, zum Teil auch der Entartung.

Von diesem Verhalten weicht auch das echte primäre Lymphangiom des Muskels (RITSCHL Fall 2) nicht wesentlich ab. Hier sowie in seinem ersten Fall waren die Lymphräume zum Teil zystisch erweitert. Wie bei den Angiomen anderer Körperstellen fehlt auch hier eine Kapsel regelmäßig. Auffällig ist, daß in den Beschreibungen fast stets die Braunfärbung oder der Blutreichtum der Geschwulst hervorgehoben wird. Da sich bei der mikroskopischen Untersuchung auch in den kavernösen Gefäßen vielfach Blut fand, spricht WEGNER von „Hämatolymphangioma mixtum". Das Vorkommen solcher Geschwülste ist von anderen Stellen her bekannt und kann auch für den Muskel zunächst nicht geleugnet werden. Zu weitgehend scheint mir aber die Zurückhaltung von KÜTTNER-LANDOIS, die meinen, es können überhaupt reine Hämangiome vorgelegen haben. Ich möchte umgekehrt glauben, daß der Blutgehalt im mikroskopischen Schnitt dadurch zustande gekommen ist, daß bei der Operation Blut in die eröffneten Lymphräume eingedrungen ist. Mir liegt ein älteres Sammlungspräparat vor, dessen Herkunft leider nicht mehr zu bestimmen ist, an dem sich aber mit Sicherheit ein reines Lymphangiom (allerdings mit stark entwickeltem lipomatösen Anteil) erkennen läßt. (Über die lymphangiomatöse Makroglossie s. Bd. 4, II dieses Handbuches.)

Die Hämangiome sind, wie gesagt, wesentlich häufiger und können heute als gut bekannte Geschwülste gelten, seitdem sie vom Chirurgen oft genug entfernt werden. Konnte VIRCHOW im ganzen nur 5 Fälle zusammenstellen, so kommt LEVKOFF im Jahre 1911 auf 103 und KÜTTNER-LANDOIS, die LEVKOFF nicht anführen, 1913 auf im ganzen 104 Fälle. Dabei ist zu berücksichtigen, daß in der Zusammenstellung von LEVKOFF Namen fehlen, die von KÜTTNER-LANDOIS genannt werden und umgekehrt. In den letzten 15 Jahren sind einzelne Beobachtungen noch in größerer Zahl mitgeteilt worden, die sich allerdings vielfach in Vereinsberichten verstecken. Eine ausführlichere Bearbeitung aus dem Jahre 1923 stammt von GOLD.

Als Gesamtbild ergibt sich etwa folgendes: Die Verteilung auf beide Geschlechter ist ungefähr gleichmäßig. Der Sitz, nach Muskelgruppen geordnet, gibt die absteigende Reihe: Untere Gliedmaßen, obere Gliedmaßen, Rumpf und Kopf. Die Angabe von LORENZ, daß mit den Rückenmuskeln die des Nackens verhältnismäßig oft betroffen seien, kann nicht zutreffen, erwähnt doch LEVKOFF keinen einzigen Fall mit diesem Sitz. Der äußeren Erscheinung nach lassen sich umschriebene und diffuse Formen unterscheiden, zwischen denen Grenzfälle stehen. Erstere besitzen manchmal eine teilweise kapselartige Abgrenzung durch etwas stärkere Bindegewebslagen (TUSINI). Letztere dringen mit vielen, nach allen Seiten gerichteten Ausläufern in den Muskel vor und lassen sich ohne Mitnahme von Muskelstücken nicht entfernen. Dem eigentlichen angiomatösen Geschwulstgewebe sind öfter größere Mengen von Fettgewebe beigemischt, die namentlich an der Oberfläche beträchtliche Entwicklung erreichen können und dann ohne weiteres ins Auge fallen. Die Größe wechselt in den einzelnen Fällen außerordentlich; die kleinste Geschwulst dieser Art, im Semimembranosus und Semitendinosus, ist wohl von FRITZSCHE beschrieben worden als kürbiskerngroß, andere erreichten Bohnen-, Kirsch-, Apfel- bis Kindskopfgröße (HONSELL), und NAST-KOLB beschreibt einen Tumor, der den ganzen Fuß und Unterschenkel bis fast zum Knie einnahm. Das makroskopische Aussehen der Muskelangiome unterscheidet sich nicht von dem gleichartiger Neubildungen in anderen Organen, hängt indessen teilweise mit dem besonderen mikroskopischen Bau zusammen. Die allgemein tief-blaurote Farbe fällt besonders bei den an Zahl überwiegenden kavernösen Formen auf, solche mit engen Blutgefäßen sind weniger dunkel, und stärkere Beimischung anderen, namentlich fibrösen Gewebes hellt die Farbe noch mehr auf und verleiht den Gewächsen oberflächlich mitunter ein gesprenkeltes Aussehen. Bei kavernösen Angiomen kann man nicht ganz selten schon durch die Betastung die Gegenwart von Venensteinen feststellen.

Die histologische Untersuchung (s. besonders MUSCATELLO, SERRA, KOLACZEK, HONSELL, PUPOVAC, MAGITOT, GOLD) läßt erkennen, daß auch im Muskel die verschiedenen bekannten Formen des Hämangiom vorkommen, die hier einer besonderen Beschreibung nicht bedürfen. Recht häufig sticht der große Reichtum an faserigem Bindegewebe hervor, der gelegentlich die Bezeichnung Fibroangiom rechtfertigt (z. B. SUTTER, PUPOVAC, HONSELL). Er kommt wohl auf verschiedene Weise zustande. Einmal gehört ja ein bindegewebiger Anteil bei jedem Angiom zur Geschwulst selbst; dann kommt das Muskelbindegewebe hinzu, das beim Untergang der Muskelfasern verhältnismäßig stark in die Erscheinung tritt, und das endlich auch durch den Reiz, den der Druck des Tumorgewebes ausübt, in Wucherung gebracht werden kann. Hierdurch kann es aber seinerseits den Schwund von Muskelfasern herbeiführen, was HONSELL für besonders wichtig hält. Andererseits meint er, die fibrösen Massen stellen sich auch dem weiteren Vordringen der Geschwulst hemmend entgegen. Die von v. KHAUTZ unter dem Namen von „angiomatösen Muskelschwielen" beschriebenen Bildungen sind teils gefäßreiche, wahrscheinlich traumatisch entstandene Schwielen, teils nur an Bindegewebe besonders reiche Angiome, bei denen lediglich die straffe Beschaffenheit der fibrösen Anteile etwas Besonderes darstellt; denn gewöhnlich finden wir ein feinfaseriges, ziemlich zellreiches Gewebe. Von anderen Gewebsarten wurde das Fettgewebe bereits erwähnt. Sein Erscheinen hängt offensichtlich mit dem Untergang größerer Teile der Musklefasern zusammen, der auch in geringer Entfernung vom eigentlichen Geschwulstgewebe erfolgen kann. Auch hier erkennen wir, daß dieses Gewebe seine Rolle als Lückenbüßer bei jungen Leuten sehr vollkommen spielt. In der Tat stehen die meisten Träger von Muskelhämangiomen unter dem dreißigsten Lebensjahr (LEVKOFF). Vielfach erwähnt werden auch Rundzellenherde im Stroma, die ich gleichfalls in sehr ausgeprägter Weise sah. Sie sind wohl anzusehen als das

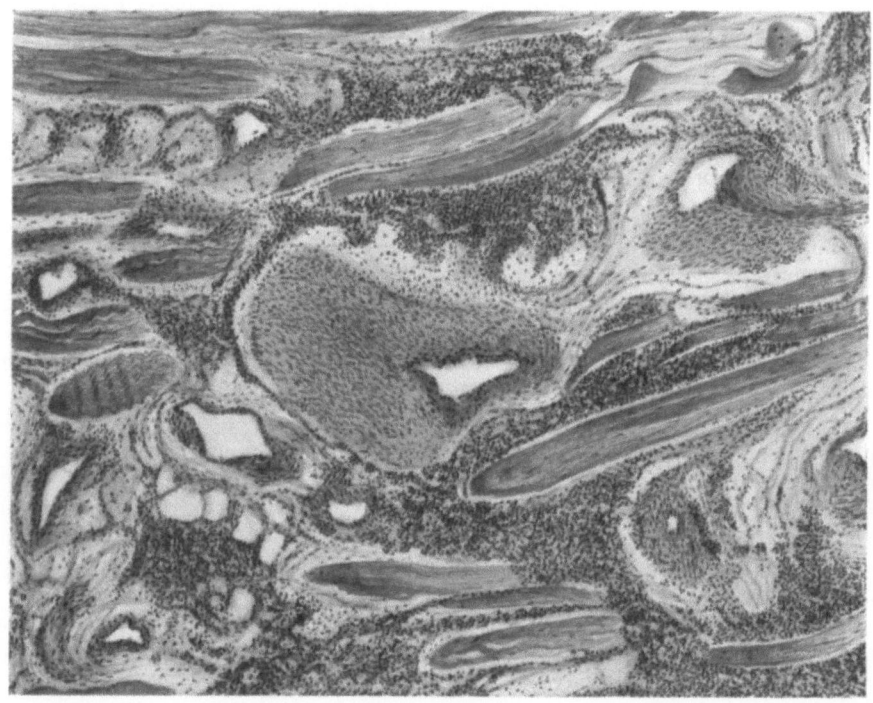

Abb. 50. Muskelhämangiom mit Hyperplasie der glatten Muskelfasern in den Gefäßwänden. Zeiß Obj. 16 mm, Komp.-Ok. 4. Präparat ASKANAZY.

Ergebnis eines chronischen, von seiten der Geschwulst ausgeübten Entzündungsreizes, eine Auffassung, welcher der durch RIETHUS und RITSCHL geführte Nachweis eigentlicher Lymphknötchen nicht zu widersprechen braucht.

Einen oft erwähnten und recht auffälligen Befund stellen die Wucherungen glatter Muskelzellen dar, wie sie namentlich von RIETHUS, STRAUCH, MUSCATELLO, HONSELL und SUTTER hervorgehoben werden. In der Dicke der verbreiterten Gefäßwand und von hier aus weit in das anliegende Bindegewebe sich erstreckend, finden sich solche als Züge oder Bündel, zuweilen auch als rundliche Anhäufungen mit Wirbelstellung usw., die geradezu an kleine Myome erinnern können (s. Abb. 50). Nach SUTTER geht diese Wucherung nicht von den Arterien, sondern von den Venen aus, an denen sie sich schrittweise verfolgen läßt, von einfacher konzentrischer Hypertrophie über die Abspaltung kleiner Bündel bis zur Bildung kleiner mehr weniger in sich abgeschlossener Knötchen. SUTTER findet hier eine Stütze für die Ansicht (BORST, LUBARSCH u. a.), daß Leiomyome überhaupt von den Gefäßwänden ausgehen können.

Thrombose der Angiomgefäße tritt in kavernösen Geschwülsten nicht ganz selten auf, bei anderen Formen nur ausnahmsweise. Die von Levkoff näher untersuchte Bildung von Phlebolithen aus den Gerinnseln wurde bereits erwähnt. Es ergeben sich hier keine Besonderheiten, durch die sich das Angiom der Muskeln von dem anderer Organe unterschiede.

Was das Verhalten des Muskelgewebes selbst bei Gegenwart dieser Geschwülste betrifft, so kann im wesentlichen auf das beim Fibrom Gesagte verwiesen werden. Wie dort findet man in den Randgebieten ein gegenseitiges Durchdringen der Gewebe des Standortes und der Neubildung. Das Muskelparenchym geht dabei unter dem Bilde der Druckatrophie zugrunde, derart, daß schließlich in den mittleren Abschnitten der Geschwulst keine Reste davon mehr angetroffen werden. Im wesentlichen gleichartig sind diese Verhältnisse auch bei den Angiomen, die von der Nachbarschaft, etwa vom subkutanen Gewebe aus, auf den Muskel übergreifen und hier mit erwähnt sein mögen.

Über die Entstehung der Hämangiome geht die Meinung dahin, daß sie zumeist angeboren sind. Diese Vermutung wird gestützt durch die Tatsache, daß die große Mehrzahl aller dieser Geschwülste vor dem dreißigsten Lebensjahr in Erscheinung treten, oft schon in frühester Jugend. Das langsame Wachstum zusammen mit dem oft verborgenen Sitz macht es begreiflich, daß sie mitunter auch erst im späteren Alter bemerkt werden.

g) Myome und Myosarkome. Verschiedene ältere Beobachtungen, die unter den Bezeichnungen von Rhabdomyom, Rhabdomyolipom, Myoangiom usw. veröffentlicht wurden, sind von Küttner-Landois einer Kritik unterzogen worden, aus der hervorgeht, daß bei den erwähnten Fällen die eben berührten myomatösen Wucherungen in Angiomen vorlagen oder daß die Bilder untergehender, zum Teil wohl auch neu gebildeter Muskelfasern irrtümlich gedeutet wurden. Diese Fälle (Billroth, Lambl, Genevet, Nanotti, Tusini, Honsell) gehören also nicht an diese Stelle, wo nur von der der Muskulatur angehörenden und aus den Elementen quergestreifter Muskeln sich zusammensetzenden Geschwülsten die Rede ist. Die Rhabdomyome des Herzens scheiden dabei aus.

Es ist bekannt, daß Geschwülste, die sich ganz oder zu mehr weniger großen Teilen aus quergestreiften Muskelfasern zusammensetzen, weit öfter in anderen Organen als im Muskel selbst vorgefunden werden. Das Urogenitalsystem stellt dabei die Hauptmasse mit Nieren und Hoden an erster Stelle. Bei manchen Fällen bleibt es unsicher, ob die Geschwülste vom Muskel ausgingen oder ihm angehörten. Dies gilt z. B. für den Fall von Marchand (am Gesäß); auch Ritter erwägt die Möglichkeit, daß die von ihm selbst als „Rhabdomyoma sarcomatodes der Lendenmuskulatur" beschriebene Neubildung sich von einem Teratom des Urogenitalapparates herleite. Eine neuere Mitteilung von Klinge lehrt aber, daß Gebilde, die zweifellos als muskuläre Geschwülste anzusprechen sind, sich auch an Stellen vorfinden können, wo keine Muskulatur vorhanden ist, nämlich in der Haut.

Klinge selbst anerkennt nur „neun einigermaßen sichere Fälle von Rhabdomyomen in der normalen Körpermuskulatur". Mit drei von seinen eigenen wären es bis jetzt im ganzen 12. Küttner-Landois, die den Fall Ritter und die 5 Fälle von Abrikosoff noch nicht kannten, stellten im ganzen 10 Beobachtungen zusammen, von denen ihnen drei (Zenker, Bayer, Erdmann) zweifelhaft erscheinen. Gerade mit Hinblick auf die Ausführungen von Klinge, der die Hautgeschwülste genetisch in eine Linie stellt mit den Muskelgeschwülsten, indem er ihre Anlage auf die Hautmuskelplatte zurückführt, sollte man aber meines Erachtens nicht allzu ausschließlich sein. Die Morphologie zeigt doch die enge Zusammengehörigkeit dieser Dinge.

Die praktisch wichtige Frage nach der Gut- oder Bösartigkeit kann leider bislang durch das Mikroskop nicht in jedem Falle entschieden werden, sondern die Klinik hat hier das Wort. Dies liegt indessen zum guten Teil daran, daß bei dem an sich nicht reichlichen Beobachtungsmaterial die einzelnen Patienten meist aus den Augen verloren wurden; man bleibt so über ihr späteres Schicksal im ungewissen. Eine Bemerkung über die Benennung der bösartigen Formen der Rhabdomyome sei vorgreifend gleich hier angeschlossen: BORST, RIBBERT und mit ihnen WOLFENSBERGER wollen unterscheiden zwischen dem Rhabdomyoma malignum oder sarcomatodes und dem Rhabdomyosarcoma. Ersteres wäre eine bösartige, einzig aus Muskelelementen (und Stroma) aufgebaute Geschwulst, während letztere Bezeichnung anzuwenden wäre auf (bindegewebige) Sarkome, die auch Muskelelemente als Geschwulstanteile enthalten. Theoretisch mag die Unterscheidung begründet sein, praktisch halte ich sie kaum für durchführbar aus folgendem Grunde: Nicht nur die Entwicklungsgeschichte, sondern ebensosehr die Pathologie lehrt uns, daß die Elemente der quergestreiften Muskulatur in äußerst mannigfacher Gestalt uns vor Augen treten können, von epitheloiden Formen zu spindeligen, rundlichen und riesenzellenartigen Gebilden, wie sie besonders bei Entartungs- und Regenerationsprozessen vorkommen, und zu den Zellreihen, Fasern und Bändern. So dürfen wir von vornherein erwarten, daß die Rhabdomyome, und unter diesen ganz besonders die rasch wachsenden Formen, uns diesen Bilderreichtum auch vorführen werden. In der Tat zeigen uns die Muskelgeschwülste in ihren Bausteinen eine bunte Fülle der Erscheinungen; und solange wir an der einzelnen Zelle nicht die besonderen Kennzeichen der Muskelelemente nachweisen können, wie namentlich die Fibrillenbildung und die Querstreifung, vielleicht noch besondere färberische Eigenschaften und den Glykogengehalt, wird es eben unmöglich sein, mit völliger Sicherheit ihre Ableitung — vom Muskel oder etwa vom Bindegewebe — richtig vorzunehmen. Das Gesamtbild, in dem sich die ganze Reihe von ganz uncharakteristischen zu wohl ausgebildeten Muskelzellen oder -fasern vorfinden kann, wird uns helfen. Fehlen aber letztere, so wird man meist nicht weiter kommen als bis zur Diagnose eines polymorphzelligen Sarkomes. Und MASSON mag Recht haben, wenn er sagt, manche im Muskel entwickelte und für ein gewöhnliches (bindegewebiges) Sarkom gehaltene Geschwulst sei wohl ein „vollständig atypisches" Rhabdomyosarkom (nach seiner Benennung: „sarcome rhabdoblastique") gewesen. Dabei sind nun freilich die Schwierigkeiten nicht zu verkennen, die sich dadurch ergeben können, daß im Einfallsbereich einer beliebigen bösartigen Geschwulst an den ortsständigen Muskelfasern sich Rück- und Neubildungsvorgänge abspielen können. Diese gestalten dann oft die Entscheidung sehr heikel, ob die entstandenen Gebilde zum Geschwulstgewebe gehören oder nicht.

Das grobanatomische Verhalten der Rhabdomyome bietet wenig Bemerkenswertes. Die Größe der gefundenen Neubildungen ist oft nur unbedeutend, so etwa an der Zunge, wo Geschwülstchen von wenigen Millimetern oder 1—2 cm Durchmesser den Träger schon zum Arzt führen. Demgegenüber maß der Tumor im Falle RITTER $17^1/_2$: 14 : 11 cm, und drei Monate nach seiner Entfernung hatte sich eine Masse von 9 : 8 : $7^1/_2$ cm Durchmesser wieder gebildet; außerdem fanden sich zahlreiche Metastasen in Lunge, Lungenfell, Herzbeutel und Lymphknoten. Die Form ist meist rundlich oder eiförmig, die Oberfläche bald glatt, bald höckerig. In einigen, selbst ausgesprochen bösartig verlaufenden Fällen fand sich eine Kapsel (RITTER) oder die Geschwulst war auch bei fehlender Abkapselung leicht ausschälbar (WARNERY). Die Konsistenz wechselt in den einzelnen Fällen beträchtlich. Auf dem Durchschnitt läßt sich manchmal ein faseriger Bau mit Durchflechtung der Bündel erkennen, doch sind dies nicht immer Muskel-, sondern ebenso oft Bindegewebsbündel. Die Farbe ist blasser als die normaler Muskulatur und erinnert an deren blaßrötliches Aussehen bei jungen Kindern und Feten. Einsprengungen von durchbluteten oder nekrotischen Stellen, auch solchen von sulzigem Aussehen, werden hin und wieder beschrieben.

Um einen Überblick über den wechselvollen geweblichen Aufbau zu erhalten, werden wir einzelne Fälle besonders betrachten, die als Vertreter der verschiedenen Typen gelten können.

Eine Sonderstellung gebührt dem wenig beachteten Fall von LORENZ, über dessen Zugehörigkeit zu den Geschwülsten man Zweifel hegen kann. Trotzdem sei er hier kurz angeführt. LORENZ selbst bezeichnet ihn als „geschwulstartige Hypertrophie".

52jähriger Mann; sieben Wochen nach dem Heben einer schweren Traverse entwickelt sich im 1. Glut. max. eine zylindrische Geschwulst, mit der Längsachse in der Faserrichtung gelegen. Größenangabe fehlt. Sehr derb, besonders bei Zusammenziehung des Muskels. Schmerzen. Keinerlei Abkapselung, sondern allmählicher Übergang in die normale Muskulatur, von der er sich durch die hellere, gelbliche Farbe unterscheidet. Sehr hart, knirscht unter dem Messer. — Mikroskopisch auffällig große Faserbündel, durch leicht verbreitetes Bindegewebe zusammengehalten. Diese Bündel haben einen runden Querschnitt, während ihre einzelnen Fasern „sich gegenseitig polyedrisch, vielfach spitzwinkelig abplatten." Dabei sind sie ganz auffallend breit, bis $280 \times 190\ \mu$, im Querschnitt stark granuliert, aber ohne stärkere COHNHEIMsche Felderung. Die Fibrillen stehen etwas locker und sind entschieden dicker als normal, $1\ \mu$ im Durchmesser. Bemerkenswert sind ferner vielfache Spalten, welche die breiten Fasern durchziehen. So scheinen die dazwischen liegenden schmäleren Fasern durch Abspaltung aus den breiten hervorzugehen. Bestätigt wird dies im Längsschnitt, wo sehr zahlreiche Längsteilungen sichtbar werden, oft mehrere an derselben Faser (gute Abb.). An einem Ende ist reichliches Bindegewebe beigemischt. Verschiedene Entartungsbilder.

Das Gebilde weicht so erheblich von allen anderen Muskelgewebsgeschwülsten ab, daß wir es kaum den eigentlichen Rhabdomyomen zurechnen dürfen. Die von LORENZ selbst gewählte Bezeichnung „geschwulstartige Hypertrophie" erscheint recht passend.

WARNERY untersuchte eine 4 : 3 : 2 cm messende Geschwulst aus dem Latissimus dorsi eines 7 Monate alten Knaben; sie war während zehntägiger Beobachtung deutlich gewachsen, ließ sich ausschälen, hatte eine unregelmäßige, von Bindegewebe, aber nicht von einer Kapsel bedeckte Oberfläche, und eine grau durchscheinende, von schmalen Zügen durchsetzte Schnittfläche. — Mikroskopisch (die Schnitte liegen mir teilweise vor) sieht man außer einem mit Fettgewebe durchsetzten bindegewebigen Stroma ein Geflecht von Faserbündeln von zweierlei Art: einmal reife, nur hie und da durch Entartung entstellte Muskelfasern, und zweitens Bündel bestehend aus schmalen, kernreichen Fasern, die nur stellenweise deutliche Längs- und Querstreifung zu erkennen geben. Kerne meist im Innern dieser Fasern gelegen. Längsteilungen und Aufsplitterung kommt vor. Hin und wieder sitzen Kernanhäufungen an den leicht aufgetriebenen Enden, die keine Streifenzeichnung aufweisen. Diese Bündel schmaler, unreifer Fasern, die auch Glykogen enthalten, durchdringen die anderen in allen möglichen Richtungen. Übergänge zwischen beiden Faserarten wurden nirgends gesehen. — Die reifen Fasern gehören offensichtlich nicht der Geschwulst selbst an, sondern sind die Reste des von der Neubildung befallenen Muskels. Eine Bestätigung dieser Ansicht sehe ich auch in dem Befunde von verhältnismäßig reichlichen Nerven im Stroma, sowie einer neuromuskulären Spindel. — Trotz des zerstörenden Wachstums der Geschwulstelemente, die WARNERY mit Recht für junge, nicht voll ausgebildete Muskelfasern hält, glaubt sie an die Gutartigkeit dieser Neubildung. Diese Ansicht stützt sich vornehmlich auf das Fehlen der gänzlich atypischen und leicht zu verkennenden Zellarten, die man in den eigentlich bösartigen Rhabdomyomen antrifft. Über das weitere Schicksal des Kranken wird allerdings nichts mitgeteilt. — Nach seiner Entstehung hält WARNERY diesen Tumor für ein angeborenes Hamartom.

Zusammen mit einem histologisch fast gleichartigen Fall von PENDL (angeborene, taubeneigroße Zungengeschwulst) und einem sehr ähnlichen von SCHNAUDIGEL (am Unterlid bei einer 38jährigen Frau) bildet diese Geschwulstform mit zwar unreifen, aber doch verhältnismäßig weit entwickelten Muskelelementen, vorwiegend in Faseranordnung, eine Gruppe für sich. Eine weitere, zuerst von ABRIKOSOFF abgegrenzte und des näheren untersuchte, seither auch von KLINGE beschriebene Form zeigt folgendes Bild:

Die Geschwülste, die in der Zunge (ABRIKOSOFF, KLINGE, LAUCHE, DEWEY, GHON, KEYNES, BENDA), in der Wade und in der Oberlippe (ABRIKOSOFF) sowie in der Haut (KLINGE, FISCHER-WASELS) gefunden worden sind, ließen sich manchmal aus der Umgebung ausschälen, in anderen Fällen war die Abgrenzung gegen die umgebende Muskulatur unscharf. Gegenüber dieser zeigt das Gewebe der Neubildung auf dem Durchschnitt blassere Färbung. Vom klinischen Verhalten ist erwähnenswert, daß in einem Falle die Zungengeschwulst drei Monate nach der Entfernung sich neu gebildet hat (ABRIKOSOFF)), ohne daß im mikroskopischen Bild ein Unterschied bestanden hätte; die Fälle von KLINGE waren bis zwei Jahre nach der Operation rezidivfrei.

Der hauptsächlichste zellige Bestandteil dieser Neubildungen sind Gebilde von 20 bis 25 μ Durchmesser und rundlicher oder ovaler Gestalt, oder auch zu Bändern von wechselnder

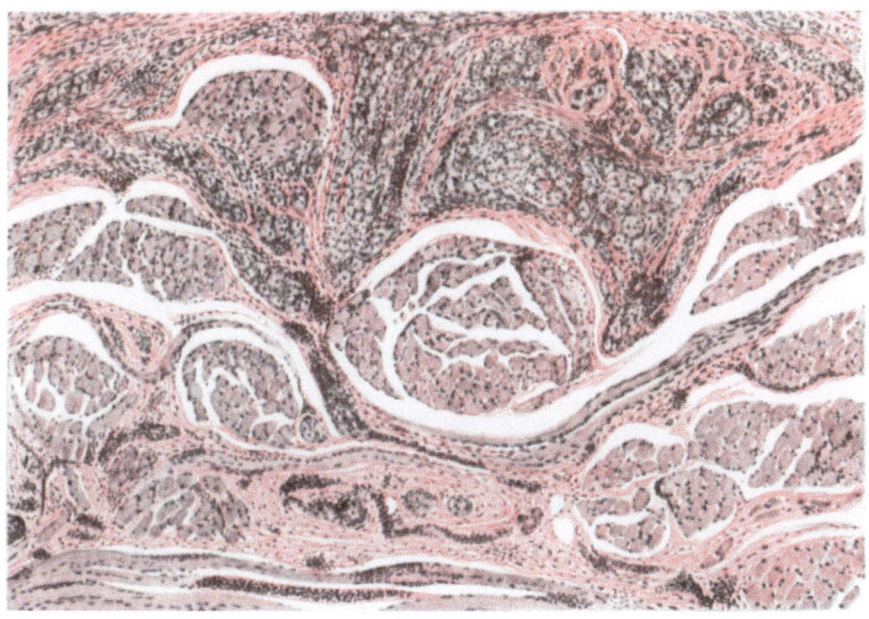

Abb. 51. Myoblastenmyom der Zunge. Randpartie. Zeiß Obj. 16 mm, Komp.-Ok. 4. Hämalaun-Eosin. Präparat ABRISOKOFF.

Länge ausgezogen. Sie fallen durch ihre blasse, im Hämatoxylin-Eosin-Schnitt blaß-rosaviolette Färbung und die feinkörnige, mitunter auch schollige Beschaffenheit des Zytoplasma auf. Zwischen den verschiedenen Formen bestehen Übergänge. Der Kern liegt im Innern der Zelle und ist blaß, ohne deutliche Struktur. In den länglichen Gebilden findet man 1—2 Kerne. An den bandförmigen Zellen erkennt man öfter in den äußeren Teilen eine feine Längs- und zuweilen auch eine deutliche Querstreifung. KLINGE betont allerdings das Fehlen der letzteren. Fett-, Lipoid- und Glykogenreaktionen haben kein Resultat. Die Zellen werden von feinen Bindegewebsfäserchen, einem Perimysium gleich, umsponnen. Auch einige stärkere fibröse Züge laufen durch die Geschwulst. — Die Zellen der Neubildung grenzen teilweise unmittelbar an die umgebende Muskulatur an und sind auch im benachbarten Bindegewebe anzutreffen, in der Zunge bis hart unter dem Epithel (s. Abb. 51). — Der Muskel der Umgebung zeigte lediglich Druckatrophie seiner Fasern.

ABRIKOSOFF hat für diese Geschwulstform die Bezeichnung Myoblastenmyome geprägt und damit berechtigten Anklang gefunden. Durch seine Untersuchungen scheint mir überzeugend dargetan, daß die rundlichen, granulierten Zellen Vorstufen der bandartigen, teilweise längs- und quergestreiften Gebilde sind. Ihre Deutung als Myoblasten besteht daher zu Recht; daran kann auch die Tatsache nicht irre machen, daß in den Fällen von KLINGE die Entwicklung nicht bis zur gleichen Stufe gediehen ist. Bezüglich der Entstehung dieser

Gewächse meint ABRIKOSOFF, daß sie wahrscheinlich aus Myoblasten hervorgehen, die in den Muskeln auf Grund einer vorausgegangenen Schädigung mit
nachfolgender Regeneration sich gebildet haben. Natürlich kann dies nicht
für die Hautgeschwülste gelten, für die KLINGE deshalb eine dysontogenetische
Grundlage vermutet, wobei er auf das Stadium der ,,Hautmuskelplatte" zurückgreift. Dem Einwande BENDAs, die Neubildungen könnten doch von den in der
Nähe liegenden Muskeln ausgegangen sein, begegnet er mit dem Hinweis darauf,
daß auch bei Durchuntersuchung an Reihenschnitten keinerlei Muskelfasern
nachweisbar waren. Die von KLINGE vorgeschlagene Bezeichnung ,,myoepi-
theliale Tumoren" halte ich nicht für glücklich; sie läßt zunächst an ganz andere
Dinge denken.

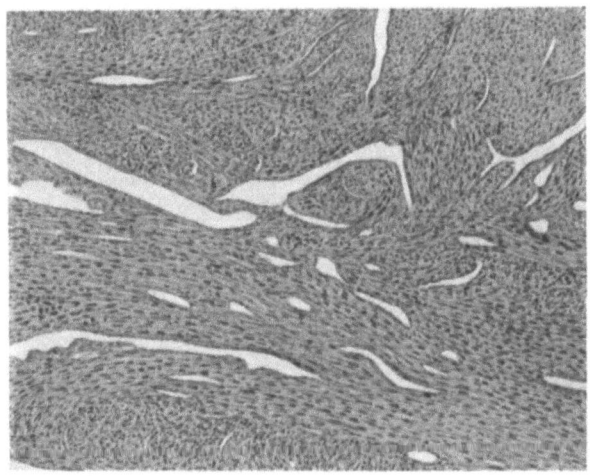

Abb. 52. Myoblastensarkom der Zunge. Primärgeschwulst. Übersicht.

Überraschend ist, daß diese Geschwulstform trotz der niedrigen Reifestufe
ihrer Zellen und trotz ihres mikroskopisch nachweisbaren Einwachsens in andere
Gewebe sich in der überwiegenden Mehrzahl der bisher bekannten Fälle als
gutartig herausstellt. Verständnis hierfür gewinnen wir, wenn wir berücksichtigen, daß der geringen Reife der Zellen ein verhältnismäßig hoher Reifegrad
des geweblichen Aufbaues gegenübersteht. Nur in einem Falle ABRIKOSOFFs
zeigte sich ein Rezidiv, Metastasen sind noch nie beobachtet worden. Indessen
hält ABRIKOSOFF es für ,,sehr wahrscheinlich, daß einige als Sarkome ange-
sprochene Geschwülste, die sich in der willkürlichen Muskulatur entwickelt
haben, eine sarkomatöse Form der Myoblastenmyome darstellen", und nähert
sich damit der oben angeführten Meinung von MASSON. Dies dürfte zutreffen,
und ich glaube in einer rezidivierenden Zungengeschwulst ein Gebilde gefunden
zu haben, das die Bezeichnung Myoblastensarkom verdient. Es nimmt
nach seinem histologischen Verhalten eine Mittelstellung ein zwischen den eben
besprochenen Myoblastenmyomen und den noch zu schildernden sarkomatösen
Rhabdomyomen.

Das zuerst von Herrn Dr. DE COULON in Neuchâtel mir zur Untersuchung eingesandte
Gewächs stammte von einem 57jährigen Manne, hatte rundliche Form und maß
12 : 12 : 10 mm und war ganz von Epithel und einer dünnen dazwischen liegenden Bindegewebsschicht bedeckt. Die Abgrenzung gegen die Zungenmuskulatur, in die es größtenteils
eingebettet war, erwies sich unter dem Mikroskop so wenig scharf wie bei den früher erwähnten Fällen. Die Übereinstimmung mit den letzteren ist weitgehend, nur waren die

länglichen Zellformen in größerer Menge vertreten. Sie zeigten hin und wieder Längsstreifung, nirgends aber sichere Querstreifen. Es fiel ferner die überaus enge Beziehung
der Geschwulstzellen zu den Endothelien der zahlreichen spaltförmigen Gefäße auf, denen
sie unmittelbar angeklebt waren, wie man es sonst bei Sarkomen sieht. In den länglichen
Zellen beobachtete man auch oftmals zwei oder mehr Kerne, nicht selten in Reihen angeordnet (vgl. Abb. 52—54). — Das Rezidiv, das 3½ Monate später entfernt wurde,
zeigte teilweise gleiches Verhalten, andererseits und zwar besonders in den Randteilen,
viel abwechslungsvollere Bilder. Die Geschwulstzellen, die hier vielfach mit jungen Bindegewebszellen vermischt sind, haben, bunt durcheinander gewürfelt, mannigfache Gestalt:
Neben länglich bis bandförmigen Gebilden, die hin und wieder noch die Anfänge von
Längsstreifung erkennen lassen, finden sich viele, oftmals sehr große, runde Formen, deren
Kerne — manchmal sind es mehrere — in verschiedenen Stadien der indirekten Teilung
angetroffen werden. Darunter sieht man viele pathologische Formen. — Die Geschwulst
zeigte in der Folge örtlich zunehmende Bösartigkeit und führte wiederholt zu schweren

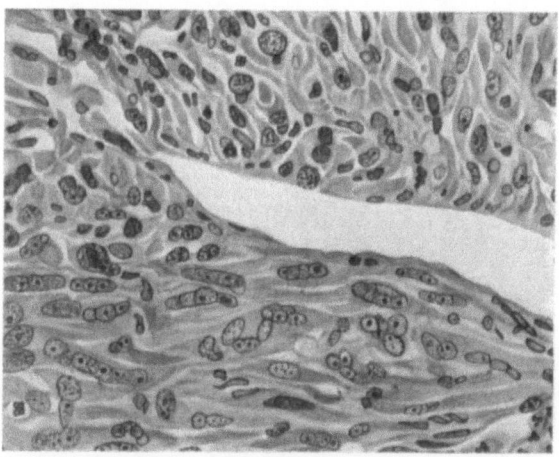

Abb. 53. Myoblastensarkom der Zunge. Primärgeschwulst. Zeiß Apochrom. 3 mm, Komp.-Ok. 4,
auf ³/₄ verkleinert.

Blutungen, denen der Patient ein Jahr später erlag. Nachweisbare Metastasen hatten sich
nicht gebildet (keine Sektion).

Hier schließen die als Rhabdomyoma sarcomatodes oder Rhabdomyosarkom
bezeichneten Gebilde an, die von BUHL in den Rückenmuskeln bzw. im Pectoralis majoris, von RIBBERT „in der Schläfengegend", von FUJINAMI am Unterschenkel, von RICHTER in der Zunge (der Fall von WEBER ist zweifelhaft), von
RITTER in der Lendenmuskulatur und von WOLFENSBERGER im Ösophagus
beschrieben wurden. Hierher gehören ferner die Fälle von GENEVET, BERARD
und VINCENT, PONCET und BERARD. In den Fällen von WOLFENSBERGER und
RITTER fanden sich Metastasen. Vermutlich sind viele nicht veröffentlichte Fälle
untersucht worden. Ich besitze außer Schnitten von RITTER solche von zwei weiteren Fällen, deren genaue Herkunft indessen nicht mehr zu bestimmen ist.

Diese Geschwulstform zeigt in den mikroskopischen Präparaten manchmal eine Andeutung von lappigem Aufbau (RITTER), häufiger diffuse Anordnung der meist sehr zahlreichen Zellen, die gewöhnlich wirr durcheinander liegen. Blutungen und Nekrosen sind
trotz des Gefäßreichtums häufig. Die Zellen selbst haben recht mannigfaltige Formen.
Neben spindeligen finden sich bandartige Elemente, und in solchen gelingt es gewöhnlich
am leichtesten, Längs- und Querstreifung aufzufinden, meist allerdings so, daß nur die
Enden oder die Randteile gestreift sind, während die mittleren Abschnitte homogen oder
auch von kleinen Lücken durchsetzt sind. So kommen nicht ganz selten röhrenförmige
Gebilde zustande. Die Streifung kann man jedoch auch in ovalen und rundlichen Zellen
angedeutet sehen, die mit jenen vermischt sind. Hinzu kommen ferner stets auffallend
große Riesenzellen von mancherlei Gestalt, rundlich, eckig, zipfelig usw., mit mehreren

oder aber einem besonders großen Kern, dessen Form gleichfalls stark wechselt, und der sehr häufig in mitotischer Teilung oft abenteuerlichster Art angetroffen wird. Masson hält diese Riesenzellen für die am meisten kennzeichnenden Zellen der malignen Rhabdomyome und sieht in ihnen wenig differenzierte, aber um so vermehrungsfähigere (fertiles) Muskelelemente. Richtig ist, daß man auch in ihnen feine Fibrillen vorfinden kann, nicht immer in paralleler Längsanordnung, sondern auch verschlungen und verknäuelt, wie dies Marchand sehr schön bei einer Geschwulst der Dammgegend (von den Muskeln ausgehend?) abgebildet hat. — Übrigens kann man auch in Geschwülsten dieser Art Stellen antreffen, wo die Gewebsreife eine verhältnismäßig hohe ist. So finde ich in einer Neubildung aus der Wadenmuskulatur einer 23jährigen Frau neben den eben beschriebenen Bildern Orte,

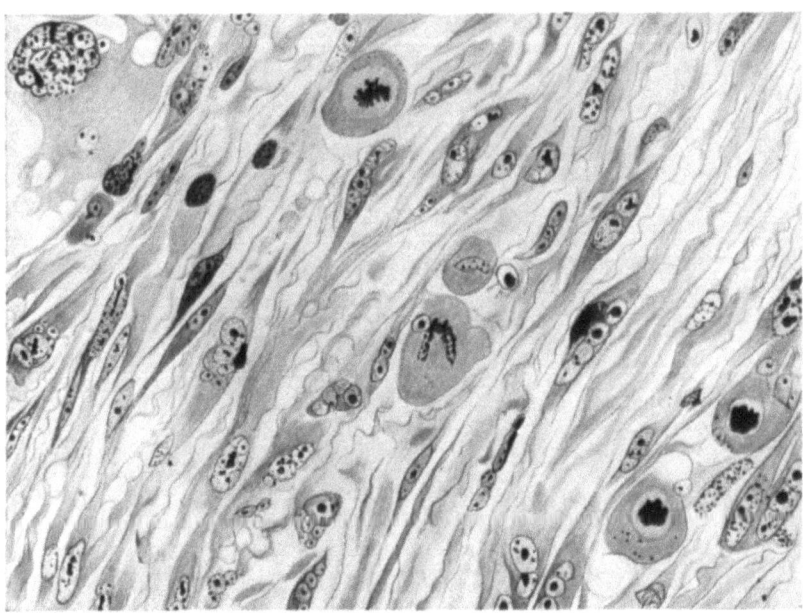

Abb. 54. Myoblastensarkom der Zunge. Rezidiv. Zeiß hom. Imm. ¹/₁₂. Komp.-Ok. 6. Heidenhains Eisenhämatoxylin.

an denen längliche, röhrenförmige Elemente mit zentral gelegenen Kernen und peripherer Streifung zu regelmäßigen, sich in allen Richtungen durchkreuzenden Bündeln angeordnet sind.

Über die Entstehungsweise der Rhabdomyome im Allgemeinen wissen wir wenig. Wenn wir sie verhältnismäßig häufig bei Kindern oder jungen Erwachsenen antreffen, ist die Vermutung gerechtfertigt, daß sie aus einer angeborenen Anlage hervorgehen. Treten sie erst im späteren Alter in Erscheinung, so ist die Meinung Abrikosoffs nicht von der Hand zu weisen, man dürfe sie aus Myoblasten der Muskelregeneration ableiten, was dem Begriffe der „Regenerationsgeschwülste" von Fischer-Wasels entsprechen würde. Und in diesem Zusammenhange ist es von Interesse, an die Untersuchungen von Peyron zu erinnern, der bei Verimpfung des Peyton-Rous-Virus in den Brustmuskel des Huhnes die Entwicklung der entstehenden Geschwulst aus den Muskeln der Impfstelle verfolgt hat.

h) Sarkome als Primärgeschwülste des Muskels werden in den verschiedensten Formen beobachtet. Ausgangspunkt ist das Muskelbindegewebe, soweit sich das bestimmen läßt. Wenn Landois glaubt, daß auch Elemente der Muskelfaser selbst am Aufbau der (Rund- und Spindelzell-) Sarkome beteiligt sind, so ist hierzu zu bemerken, daß diese Meinung ebenso schwer zu beweisen wie zu widerlegen sein dürfte. Ein in nächster Nähe des Muskels entstandenes und in diesen einwachsendes Sarkom kann natürlich leicht für ein eigentliches Muskelsarkom gehalten werden. Eine scharfe Scheidung scheint hier um so weniger notwendig, als die etwas näher zu betrachtenden Beziehungen zwischen Muskel- und Geschwulstgewebe in beiden Fällen die gleichen sind. Fibrosarkome sind besonders bekannt geworden als Unterart der besprochenen Bauchdeckendesmoide, von deren gutartigen Formen sie sich durch das meist raschere Wachstum und die bekannten mikroskopischen Bilder unterscheiden. Ich rechne ihnen unbedenklich die sog. dissoziierenden Fibrome von REGAUD und NOVÉ-JOSSE-PAND zu; die Berechtigung hierfür sehe ich nicht nur im mikroskopischen Befund, bei dem ausdrücklich zahlreiche rein zellige Nester aus Spindel- und Rundzellen beschrieben werden, sondern auch im klinischen Verhalten: die Geschwülste rezidivierten wiederholt. Eine ähnliche Beobachtung stammt von AUGIER und CHATEAU. Myxosarkome des Muskels sind, ebenso wie die gutartigen Myxome, große Seltenheiten. Ich finde nur bei KÜTTNER-LANDOIS zwei Beobachtungen dieser Art beschrieben, einmal saß die Geschwulst im Trapezius bei einem 15jährigen Mädchen, das andere Mal in den Oberschenkelmuskeln; sie drang in und zwischen die Bündel vor und rezidivierte. Daß in andersartigen Sarkomen schleimgewebige Teile vorgefunden werden können, braucht nicht besonders hervorgehoben zu werden. Chondrosarkome und Osteosarkome dringen ausschließlich von außen in die Muskulatur ein, diese entweder nur verdrängend und zum Schwund bringend oder auch direkt zerstörend durchsetzend. Die häufigsten als primäre Muskelsarkome anzusprechenden Formen sind die aus Rund- oder Spindelzellen sich aufbauenden. Sie gehören überhaupt zu den häufigsten Muskelgeschwülsten. Zahlenmäßige Angaben, die freilich nur einen sehr unbestimmten Anhaltspunkt über das tatsächliche Vorkommen abgeben, finden wir bei LORENZ, der im Jahre 1904 im ganzen 109 veröffentlichte Fälle zusammenstellte, einschließlich zweier eigener Beobachtungen (VIGNES, TEEVAN, QUITTON, CHAMBE, BORIE, RICHOUX, FUJINAMI). Weitere Fälle stammen von KÜTTNER-LANDOIS, GRIMOND-VOIVENEL, GUILBAUD, HENDRIX, HUTCHINSON, JACQUEMET, PORCILE, POUCEL, ROCHER, VIGUARD, CHUQUET, DAHL, ARROU und DURANTE, BILLROTH, LEMARÉCHAL, GROSS, PETERS, VÉRON u. v. A. Bei Männern scheinen Sarkome etwas öfter vorzukommen als bei Frauen, bevorzugt ist das Kindesalter, doch hat man sie auch bei Greisen gesehen (VIGNES, CHUQUET). Die befallenen Körperstellen sind in der Reihenfolge der Häufigkeit Zunge, untere, dann obere Gliedmaßen, Hals und Rumpf (selten der Rücken) und Kopf (besonders Temporalis). Traumen werden nicht selten als Ursache angegeben.

Nach der äußeren Form der Sarkome kann man umschriebene und diffuse unterscheiden, ohne daß sich eine ganz scharfe Trennungslinie ziehen ließe. Die Geschwulst kann an einer Seite gut begrenzt sein und an anderen Stellen diffus sich ausbreiten. Echte Kapselbildung wird nicht beobachtet. Was als solche erscheinen mag, sind breitere Bindegewebszüge oder Faszien, die sich der Ausbreitung eine Zeitlang entgegenstellen (KÜTTNER-LANDOIS), oder aber die Einfallszone (DURANTE). Wenn gelegentlich von multiplen Knotenbildungen gesprochen wird, so handelt es sich wohl um Metastasen. Die Unterscheidung in diffuse und umschriebene Formen ist einmal für die prognostische Beurteilung von Bedeutung, insofern als die letzteren im allgemeinen die rascher wachsenden sind, dann aber bietet sie für den pathologischen Anatomen ein gewisses Interesse deshalb, weil das Verhalten der Geschwulst zum umgebenden Muskel in beiden Fällen nicht ganz das gleiche ist.

Bei den umschriebenen, als mehr weniger kugelige Gebilde erscheinenden Geschwülsten erleidet der anliegende Muskelteil hauptsächlich eine Druckatrophie, ganz ähnlich wie bei gutartigen Geschwülsten oder anderen raumbeengenden Prozessen. Durante hat diesen Verhältnissen eine sehr eingehende Untersuchung gewidmet, von der hier ganz kurz Folgendes angeführt sei:

Das Gebiet, in dem die Wirkung des Tumors auf den Muskel bemerkbar wird, läßt sich in drei konzentrische, unter sich nicht ganz scharf abgegrenzte Zonen einteilen. In der äußersten Zone zeigt sich eine Verwischung der Querstreifung, hie und da Aufsplitterung in Fibrillen. Die einzelnen Fasern rücken näher zusammen, bis ihre Grenzen so undeutlich werden, daß sie miteinander zu verschmelzen scheinen. So entstehen Bilder, die stark an den Herzmuskel erinnern (meines Erachtens Trugbilder). Die Verschmelzung soll durch den Verlust des Sarkolemm ermöglicht werden. Näher an der Geschwulst, in einer mittleren Zone beherrscht die Atrophie das Bild. Wie bei Muskelschwund aus anderer Ursache sind die verschmälerten Fasern mit solchen von normaler Breite und mit vereinzelten hypertrophischen untermischt. Auch die Kernvermehrung fehlt nicht. Ferner kann man Entartungsbilder finden, und zwar neben fettiger, körniger, wachsartiger namentlich auch die vakuoläre. — Die stärkste Druckwirkung in der innersten Zone äußert sich in mehr weniger völligem Untergang der Muskelfasern, so daß noch das widerstandsfähigere Bindegewebe

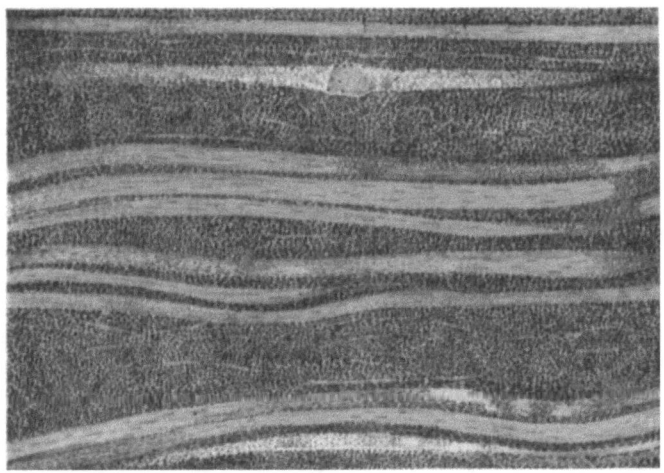

Abb. 55. Kleinzelliges Rundzellensarkom, im M. pect. maj. wachsend. Übersicht.

allein übrig bleibt und eine Art zarter Kapsel bildet. Daß auch die untergehenden Muskelelemente am Aufbau dieses Bindegewebes teilnehmen, gehört zu Durantes oft wiederholten Lieblingsideen, für deren Zutreffen ich keinen zwingenden Beweis sehen kann.

An den Stellen, wo das Sarkom in den Muskel einwächst, finden sich mitunter ähnliche Bilder. Mehr Interesse verdienen die gegenseitigen Beziehungen der beiden Gewebsarten. Schäffer und Fujinami haben sich mit diesen Dingen des näheren befaßt. Als große Regel gilt, daß das Sarkom zwischen den Muskelfasern vordringt, in schmalen Zellzügen, die ganz vorwiegend mechanisch wie ein Keil zu wirken scheinen. Die Richtung des Einwachsens fällt bald mit derjenigen der Faserung zusammen, bald steht sie quer dazu. Die so auseinandergedrängten und eingescheideten Muskelfasern gehen teils atrophisch zugrunde, in größerer Anzahl (nach eigenen Erfahrungen) werden sie nekrotisch, ohne daß stets Entartungserscheinungen vorausgegangen wären. Doch sieht man solche auch. Der Nekrose folgt ein Zerfall in kleine Scheiben oder Bröckel, die dann aufgesaugt werden. Bruchstücke der Fasern können sich lange Zeit innerhalb der Geschwulstzellhaufen erhalten. Sarkolemm und Perimysium int. leisten verhältnismäßig guten Widerstand. — Bilder der geschilderten Art, die uns die reine Geschwulstwirkung veranschaulichen, sieht man freilich fast nur bei Spindelzellsarkomen. Die im allgemeinen rascher wachsenden und vordringenden Rundzellengeschwülste üben daneben anscheinend noch eine andere, in ihrer Natur nicht näher bekannte Wirkung aus, die sich im Auftreten von Rundzelleninfiltraten im Grenzgebiet äußert. Möglicherweise dürfen wir hierin indessen nichts anderes sehen als die Folge des raschen Freiwerdens von Gewebszerfallstoffen, die auf die Umgebung eine Reizwirkung entfalten.

Endlich kann man mitunter, nach meinen Erfahrungen beim Sarkom indessen nicht gerade häufig, Wucherungsvorgänge an den Muskelelementen selbst sehen, die über den

Rahmen der einfachen atrophischen Kernwucherung hinausgehen (letztere ist übrigens im Bereiche des einwachsenden Sarkomes meist unbedeutend). Ich meine das Auftreten von Muskelzellschläuchen und Muskelknospen mit Kernanhäufungen. Es sind das wohl Ansätze zur Regeneration, die indessen kaum je wirksam wird[1]. Grawitz meint, daß in solchen Fällen der Schluß auf ein myogenes Sarkom berechtigt ist.

Die Metastasen des primären Muskelsarkomes folgen in ihrer Ausbreitung der allgemeinen Regel der Sarkome.

i) Hier muß noch das bisher nur einmal (B. Fischer) beobachtete Vorkommen eines Teratoms oder Embryomes in Muskel erwähnt werden. Die Geschwulst fand sich bei einem 57jährigen Manne im rechten Unterschenkel, wo 5 Knoten entfernt wurden, die aus großen Massen von Schleimgewebe bestanden, das in den Muskel einwucherte. Daneben fanden sich Knorpel, Knochen mit Knochenmark, Drüsen, an Mamma, Pankreas oder Parotis gemahnend, und zystische

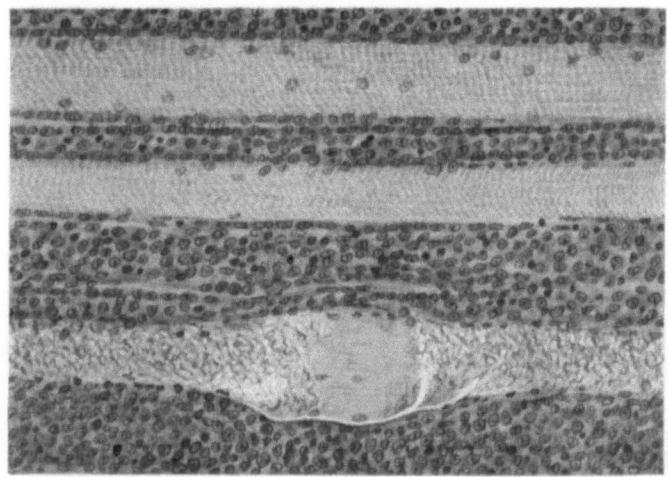

Abb. 56. Detail der vorhergehenden Abbildung bei starker Vergrößerung.

Bildungen mit kubischem und flimmerbesetztem Zylinderepithel, endlich Schilddrüsengewebe, Teile, die den Glandulae sublingualis und submaxillaris entsprachen, und Darmwand mit Lieberkühnschen Drüsen und glatter Muskulatur. Bei der Sektion wurde an anderen Stellen keine Geschwulstbildung gefunden.

II. Sekundäre Muskelgeschwülste.

Das Vorkommen von Sarkommetastasen im Muskel und des direkten Übergreifens solcher Neubildungen wurde bereits erwähnt. Die dabei zu beobachtenden anatomisch-histologischen Verhältnisse bedürfen keiner gesonderten Besprechung (s. Nasse, Hammann). Die bösartigen Melanome können den Muskel in Gestalt von Metastasen befallen. Bei Pferden (Schimmeln) scheint dies häufig zu sein, beim Menschen wurde es nur ausnahmsweise beobachtet. Lorenz teilt einen solchen Fall mit, wo eine 5:1,5 cm messende spindelige Geschwulst mitten im Sartorius saß und durch ihre schwarzbraune Färbung auffiel. Im mikroskopischen Schnitt zeigte sich am äußeren Umfange der Geschwulstmasse Druckatrophie ohne Entartungszeichen. Auch die einwachsenden Tumorzellen brachten die anliegenden Muskelfasern durch Druck zur Ab-

---

[1] Es wäre von Interesse, diese Verhältnisse an durch Bestrahlung geheilten oder gebesserten Fällen zu studieren.

plattung und zum Schwund. Ähnliches haben MATTISEN und HAMMAN gemeldet.
Mehr Interesse verdienen die Karzinome, die sich im Muskel ausbreiten,
sei es — was bei weitem das häufigste ist — durch direktes Übergreifen eines
benachbarten Primärtumors oder einer Metastase auf den Muskel, oder aber
durch die sehr viel seltenere Metastasenbildung in diesem. Ersteres ist beim
Krebs der Zunge fast die Regel, beim Lippenkrebs kommt es gleichfalls häufig
vor, ähnlich bei Pharynx- und Larynxkarzinomen, schon weniger häufig bei Brust-
krebs oder demjenigen anderer Organe wie der Haut, des Anus, der Vulva usf.

Das Eindringen der Krebszellen auf dem Lymph- oder Blutwege, wie es zur
Bildung von Metastasen führt, darf hier füglich unberücksichtigt bleiben. Die

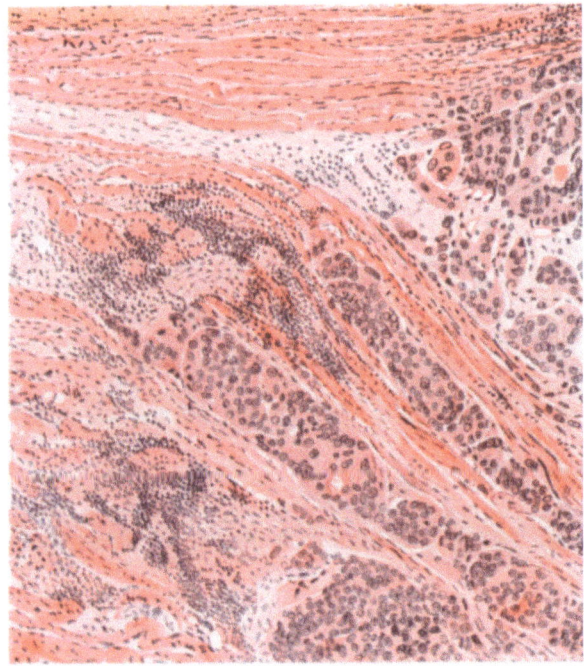

Abb. 57. Einwachsen eines Carcinoma solid. simpl. mammae in den Brustmuskel. Zeiß Apochrom.
16 mm, Komp.-Ok. 6.

einmal entwickelten Tochtergeschwülste nehmen im Muskel wie in anderen
Organen gerne rundliche oder durch den Muskelzug bzw. -druck länglich geformte
Gestalt an und sind mehr weniger deutlich abgegrenzt, doch nicht abgekapselt,
es sei denn, daß breitere Bindegewebszüge oder Faszien eine Art Kapsel vor-
täuschen. Die feineren Verhältnisse dabei gestalten sich gleich wie beim direkten
Übergreifen.

Bei letzterem sehen wir die weißlichen Krebszüge sich für das bloße Auge
meist recht deutlich von dem roten Muskelgewebe abheben, trotzdem dieses
in der unmittelbaren Nachbarschaft etwas blutleer zu sein pflegt. Die feinsten
Ausläufer freilich erkennt das unbewaffnete Auge nicht; sie dringen weiter
vor, als man vermutet. Seltener markiert eine blutüberfüllte rote Linie die
Lage der Geschwulstgrenze. Die gegenseitigen Beziehungen der beiden Gewebsarten, so wie sie sich im mikroskopischen Schnitt darbieten, haben viel
Aufmerksamkeit gefunden, wovon die verhältnismäßig zahlreichen Veröffentlichungen zu dieser Frage Zeugnis ablegen (BILLROTH, v. VOLKMANN, POPPER,

HEIDENHAIN, CHRISTIANI, WEIL und besonders SCHAEFFER und FUJINAMI; s. a. DURANTE).

Wie an anderen Stellen, so dringt auch im Muskel der Krebs fast stets in Form von Strängen oder Zapfen vor, die durch mehr weniger breite Straßen von Muskulatur und Bindegewebe voneinander getrennt sind. Dadurch schon unterscheidet er sich vom Sarkom, das mehr in breiter Front vorwächst. Des weiteren fällt sofort die Neigung in die Augen, sich in vorgebildeten Wegen vorzuschieben. Soweit dies die Blut- und Lymphgefäße sind, ergeben sich keine wesentlichen Abweichungen von dem, was wir in anderen Organen auch sehen. Daneben kommen die Gewebsspalten des Perimysium externum und internum als Einfallstraßen in Betracht. Hier erkennen wir nun, daß das Karzinom einen Reiz setzt, der sich im Auftreten von reichlichen Rundzelleninfiltraten sowie in einer Wucherung des fibrösen Gewebes auswirkt. Oxyphile Leukozyten

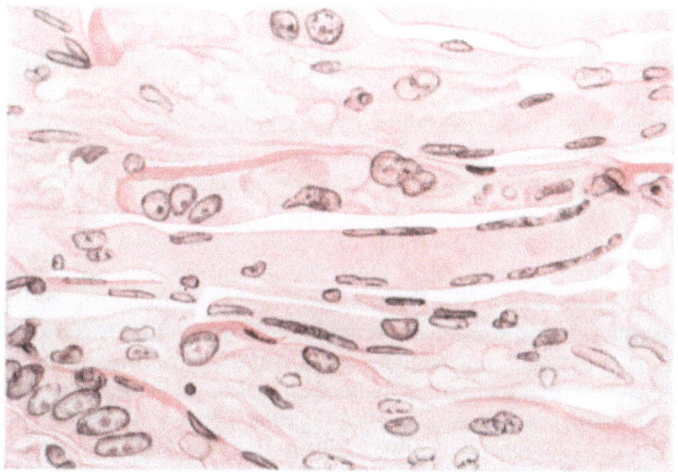

Abb. 58. Vordringen von Krebszellen innerhalb von Muskelfasern. Zungenkrebs. Zeiß Apochrom.
3 mm, Komp.-Ok. 4. Hämalaun-Eosin.

können in beträchtlicher Zahl hinzukommen, aber doch wohl im Muskel nicht mehr als in anderen Organen; die anderen Leukozytenarten treten erst bei geschwürigem Zerfall in nennenswerter Menge hinzu. Diese Veränderungen des interstitiellen Gewebes scheinen nicht ohne Bedeutung, denn man erhält den Eindruck, daß auf diese Weise das Eindringen der Krebszapfen in den Muskel vorbereitet wird (s. FUJINAMI, WINTERSTEINER). Die Muskelfasern selbst gehen in diesem Bereiche zugrunde unter den Erscheinungen der Atrophie, weniger von Entartung. Dabei sah ich besonders hochgradige Anhäufung von braunem Pigment (s. Abb. 38). Die Kernvermehrung an ihnen hält sich meist in bescheidenen Grenzen; ja, SCHAEFFER hat geradezu den Satz aufgestellt: je stärker die „kleinzellige Infiltration", um so geringer im allgemeinen die Kernwucherung.

Zu den „vorgebildeten Wegen", die der Krebs gerne betritt, gehört nun im Muskel auch die kontraktile Faser selbst. Was beim Sarkom die große Ausnahme ist, bildet beim Karzinom die Regel: die Zellzapfen dringen in die Muskelfaser ein und wachsen darin vorwärts. Voraussetzung dafür ist zunächst eine Durchbrechung des Sarkolemmschlauches, die offenbar von den Krebszellen selbst besorgt wird, und weiter anscheinend auch eine vorausgehende Veränderung

seines Inhaltes, wie namentlich FUJINAMI betont. Freilich sehe ich nicht,
wie man am Schnitt sicher entscheiden will, was hierbei Voraussetzung und was
Folge des Krebseinwachsens ist. In Gewebskulturen sind diese Dinge meines
Wissens noch nicht untersucht worden. Ist der Sarkolemmschlauch durch einen
Krebszapfen geöffnet worden, was in der Regel nur an einer kleinen Stelle
geschieht, so dient er weiterhin den vordringenden Krebszellhaufen als Stütze
und Hülle. Sie schieben sich darin vor, entweder so, daß sie den Sarkolemm-
schlauch ganz ausfüllen, oder auch in der Weise, daß noch schmale Säume der
Fasersubstanz am Rande erhalten bleiben (s. Abb. 58). Ob nur die allgemeine
Neigung des Krebses, in „alveolärer" Anordnung zu wachsen, ihn in diese
fertigen Hüllen hineintreibt, oder ob ihn der Glykogengehalt der Muskelfaser
anlockt, ist, soviel ich sehe, noch nicht geprüft worden. Die verschiedenen
Krebsformen zeigen in dem geschilderten Verhalten keine bemerkenswerten
Abweichungen voneinander.

11. Mißbildungen und angeborene Defekte der Muskeln[1].

SCHWALBE, dessen Definition der Mißbildung wohl allgemein anerkannt
wird, hat selbst zugeben müssen, daß sich eine scharfe Scheidung der Begriffe
„Mißbildungen" und „Anomalien" bzw. Abnormitäten nicht streng durchführen lasse. Dies gilt ganz besonders auch für das uns hier beschäftigende
Gebiet; denn ob man eine angeborene Abweichung in Form, Lage oder Zahl
eines Muskels Mißbildung, Abnormität oder Variation nennen will, dafür gibt
es kein allgemein gültiges Kriterium. Als solches können wir auch — leider —
nicht das Bestehen oder Fehlen einer Funktionsstörung anrufen. Ist doch
gerade bei Muskeldefekten die Funktion oft genug erstaunlich wenig oder gar
nicht beeinträchtigt. So werden denn auch die Grenzen dieses Kapitels vielleicht
etwas willkürlich gezogen erscheinen. Seine Aufgabe kann nicht darin bestehen,
eine vollständige Aufzählung aller bisher beobachteten Abweichungen zu geben.
Sondern wir werden uns auf eine Besprechung solcher Mißbildungen und angeborenen Defekte beschränken, die in ihrer Erscheinung oder auch ihrer Entstehung ein einigermaßen umrissenes Bild geben, und die von theoretischem oder
aber praktischen Standpunkte aus ein größeres Interesse beanspruchen können.
Unter diesem Gesichtswinkel verdienen zweifellos

die Mißbildungen des Zwerchfelles

die größte Beachtung, einmal wegen ihrer verhältnismäßig großen Häufigkeit
und ferner deshalb, weil hierbei meist die eine Aufgabe dieses Muskels, als
Scheidewand zwischen Brust- und Bauchhöhle zu dienen, nur unvollkommen
erfüllt wird. Die Verlagerung der Eingeweide, die daraus sich so oft ergibt, führt
aber leicht zu schweren Störungen.
Unsere Kenntnisse über Form und Folgen der Zwerchfellmißbildungen
sowie die herrschenden Meinungen über ihre Entstehung sind vor knapp Jahres-
frist von G. B. GRUBER in übersichtlicher Weise zusammengefaßt und dargestellt worden. Ich kann mich auf diese Arbeit um so mehr beziehen, als in
der Zwischenzeit, soviel ich sehe, keine Veröffentlichung zu diesen Fragen erschienen ist, die unser Wissen um etwas Wesentliches bereichert hätte.
Von der Entwicklung des Zwerchfelles sei zum Verständnis der Mißbildungen
folgendes kurz in Erinnerung gerufen: Von Bedeutung ist zunächst die Tatsache,

---

[1] Der Ausdruck „Defekt" wird hier im Sinne von angeborenem — gänzlichem oder
teilweisem — Fehlen gebraucht, nicht im Sinne einer nachträglich entstandenen Lückenbildung u. dgl. bei ursprünglich vollkommener Anlage, worauf GRUBER den Ausdruck
neuerdings beschränken zu wollen scheint.

daß das Diaphragma anfänglich nicht als ein eigentlicher Muskel angelegt wird; sondern daß zuerst eine mesenchymale bzw. aus Falten der Cölomwand entstehende Platte gebildet wird, das primitive oder häutige Diaphragma, in die erst nachträglich, wenngleich schon frühzeitig, von der Bauchwand her Muskeln einwachsen. Dabei soll nach BROMAN das spätere Centrum tendineum anfänglich gleichfalls von Muskeln durchzogen sein, die sich wieder zurückbilden. Das primitive Zwerchfell entsteht durch die Verschmelzung mehrerer, zunächst getrennt angelegter Teile. Den größten ventralen Teil bildet das Septum transversum, das sich schon sehr frühzeitig von der vorderen Leibeswand unter der Herzanlage dorsalwärts vorschiebt und mit dieser erst im Laufe der Entwicklung kaudalwärts in seine endgültige Lage gebracht wird, gleich wie die übrigen Teile der Zwerchfellanlage. Da letztere sich etwas später bilden als das Septum transversum, bleibt zunächst dorsalwärts von diesem beiderseits eine offene Verbindung zwischen Brust- und Bauchhöhle bestehen, das Foramen pleuroperitoneale (Pleuroperitonealpassage von KEITH). Diese Lücke wird späterhin geschlossen durch die Plica pleuroperitonealis (BRACHET), eine beiderseits seitlich und dorsal sichelförmig sich bildende Gewebsfalte, und durch eine gleichfalls doppelseitig entstehende, aus dem ventralen Teil des Mesenteriums der Vena cava hervorgehende Gewebsplatte. Die Vereinigung dieser Teile erfolgt nicht sogleich, und das Foramen pleuroperitoneale, nahe der dorsalen Körperwand gelegen, schließt sich erst in der 7. bis 8. Embryonalwoche; links scheint der Verschluß später zu erfolgen als rechts, was mit Hinblick auf die viel größere Häufigkeit linksseitiger Zwerchfelldefekte vielleicht von Bedeutung ist.

Variationen des Diaphragma, bestehend besonders in aberrierenden Muskelbündeln, die z. B. auch mit der Speiseröhre in Verbindung treten können, sind von EISLER eingehend gewürdigt worden.

Die verschiedenen Formen der Mißbildungen des Zwerchfelles hat GRUBER in folgende Gruppen eingeteilt:

a) **Störung in Anlage und Verschluß des Zwerchfelles.**
   1. Mangel der Zwerchfellanlage.
   2. Örtlich gehemmter Verschluß des Zwerchfells.
      (Gleichbedeutend: Zwerchfellslücke, Hernia spuria diaphragmatica, partieller Zwerchfellsdefekt.)

b) **Störung der Gewebsverteilung und Vorbuchtung des Zwerchfells.**
   1. Umschriebene Vorbuchtung des Zwerchfells.
      α) Zwerchfellshernien.
         (Gleichbedeutend Hernia vera diaphragmatica.)
         Anhang: Transdiaphragmatische peritoneale Rezessusbildungen.
      β) Zwerchfellsdivertikel.
   2. Ausbauchung einer Zwerchfellhälfte.
      (Gleichbedeutend Eventratio phrenica.)

c) **Störung der örtlichen Zwerchfellslage (Dystopia phrenica).**

Diese Einteilung stellt offenbar Zusammengehöriges in die gleiche Gruppe. Wir können sie übernehmen, wenn schon wir zugeben müssen, daß zum mindesten in der Art der gewählten Bezeichnungen Ungleichheiten bestehen: während unter b und c Zustände beschrieben werden, wird unter a) die Entstehung der betreffenden Mißbildungen in die Bezeichnung hineingenommen, also als bekannt vorausgesetzt; tatsächlich können wir aber heute über die Entstehungsweise nur mehr oder weniger begründete Vermutungen äußern. Abb. 59 gibt — unter Weglassung des völligen Zwerchfellmangels — Schemata für die Hauptformen a 2, b 1, b 2 und c.

Der Mangel des Zwerchfelles kann, theoretisch betrachtet, ein voll-
kommener oder teilweiser sein. Fälle der ersteren Art kommen nach v. Gössnitz
nur bei auch sonst schwer mißbildeten Früchten vor. Spessa soll eine derartige
Beobachtung mitgeteilt haben, anscheinend auch Diemenbroek (s. Gruber).
Einseitiges Fehlen ist gleichfalls eine große Seltenheit, ja, will man den Maßstab
Grubers anlegen, der verlangt, daß auch die Abwesenheit des gleichseitigen
Nervus phrenicus nachgewiesen sei, so kann überhaupt keiner der bisher mitgeteilten Fälle als sicher gelten. Am ehesten hierher zu rechnen ist eine sorg-
fältig beschriebene Beobachtung von Schwalbe:

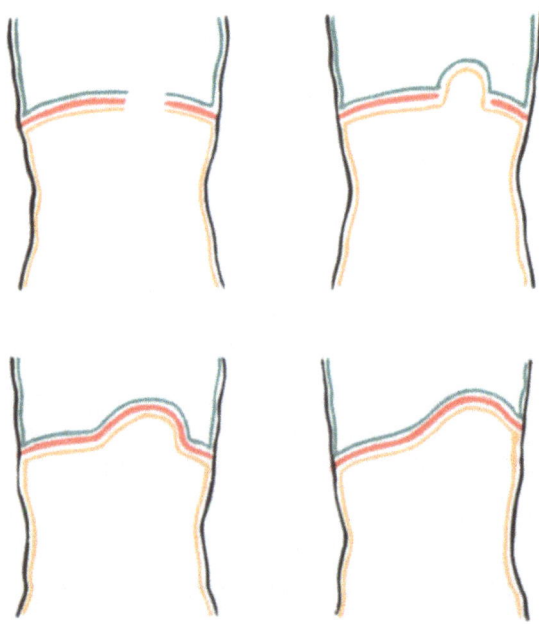

Abb. 59. Schema der hauptsächlichsten Formen der Zwerchfellmißbildungen. Zwerchfell rot, Pleura
grün, Peritoneum gelb, links oben Zwerchfellslücke; rechts oben Zwerchfellshernie; links unten
Zwerchfellsdivertikel; rechts unten Eventratio phrenica.

Linksseitige breit offene Verbindung von Brust- und Bauchhöhle, Trennung nur angedeutet durch eine schmale, an Brustbein und Rippen ansetzende Leiste, offenbar der
Anlage des Septum transv. entsprechend, während der größte Teil der Pars costalis und die
Pars lumbalis völlig fehlten. Die Aorta zog frei durch die Lücke nach dem Bauchraum,
die Durchtrittsöffnungen für Speiseröhre und Hohlvene waren vorhanden.

Ganz neuerdings beschreibt — mir nicht zugänglich — Lewald einen linksseitigen völligen Zwerchfellmangel.

Der Fall Schwalbes leitet also über zu den Zwerchfellücken oder
falschen Zwerchfellbrüchen, die wiederum ein- oder doppelseitig sein
können. Einen Fall letzterer Art teilte Lambl mit; erstere sind keine großen
Seltenheiten, konnte doch v. Gössnitz 1903 schon 197 Fälle sammeln. Einzelne
Fälle sieht man in jeder pathologisch-anatomischen Sammlung. Der Befund
am Diaphragma ist dabei einigermaßen wechselnd. Nicht nur ist die Größe des
Defektes beträchtlichen Schwankungen unterworfen, vom fast völligen Fehlen
einer Zwerchfellhälfte (s. o.) bis zu Löchern von wenigen Zentimetern Durchmesser; dabei ist zu berücksichtigen, daß eine angeborene, anfänglich kleine
Lücke im Laufe des Lebens ausgeweitet werden kann. Auch die Lage ist nicht

stets die gleiche, doch lassen sich einige Stellen als typisch bezeichnen. Sehr selten sind Defekte im Herzbeutelteil des Zwerchfells (Aschoff, Otto, Sandifortus, Pinellus, Sömmering, zum Teil mit Vorfall des Herzens in die Bauchhöhle). Andere sitzen mehr inmitten einer Zwerchfellhälfte (Duguet, v. Gössnitz, Gruber), teils in Muskel-, teils in Sehnenteil, und haben entweder rundliche oder länglich-schlitzförmige Gestalt („Hernie en boutonnière" der Franzosen). Wird man für die Entstehung des völligen, ein- oder doppelseitigen Zwerchfellmangels an ein gänzliches Ausbleiben der Anlage denken dürfen, so kommt für die zuletzt beschriebenen Formen wohl nur eine Hemmung des Verschlusses der Zwerchfellanlage in Betracht, und zwar wird man sich vorstellen dürfen, daß die Plica pleuroperitonealis in ihrem Wachstum gehemmt wurde. Zeitlich wäre also die Entstehung dieser Mißbildung in die 7. bis 8. Woche des fetalen Lebens zu verlegen. Liepmann, Cailloud und Gruber möchten daneben auch die Möglichkeit in Betracht ziehen, daß ein zunächst am Rande gelegener Defekt mit dem Wachstum des Zwerchfelles mehr in die Mitte rückt. Läßt man dies gelten, so könnte die Genese zusammenfallen mit der der häufigsten Zwerchfellücken, nämlich den randständigen. Diese, von mehr weniger halbmondförmiger Gestalt („Hernie en croissant"), liegen der hinteren seitlichen Brustkorbwand an, insbesondere sind die kleinen Defekte nach hinten gerückt, an die Stelle des Trigonum lumbocostale (Bochdaleksche Stelle). Gruber betont nun im Gegensatz zu Mayer, Duguet und Cailloud, diese Lokalisation bedeute durchaus noch nicht, daß die Lückenbildung zum Trigonum in genetischer Beziehung stehen müsse, weil diese ein Erwerb späterer Zeiten sei und „eine bleibende Blöße des geschlossenen häutigen Zwerchfelles darstelle, das dort lediglich der Muskulatur entbehrt". Sondern an der Stelle des Defektes sei das häutige Diaphragma gar nicht ausgebildet worden, infolge eines (zu vermutenden) Fehlers in der Ausbildung der Plica pleuroperitonealis.

Wenn sich bei einem Befunde von Zwerchfellücke im späteren Leben Zweifel erheben, ob man einen angeborenen oder einen erworbenen Fehler vor sich hat, so kann, falls die äußeren Verhältnisse wie Beschaffenheit der Ränder, Fehlen von Verwachsungen u. dgl. keinen Schluß gestatten, die mikroskopische Untersuchung der Umgebung auf Blutpigment unter Umständen die Entscheidung herbeiführen. Über die Folgen der Zwerchfellücken s. bei Siegmund in Bd. 4, II dieses Handbuches.

Störungen der Gewebsverteilung, insbesondere der Mangel von Muskel- bzw. Sehnengewebe führt, wenn umschriebene Stellen betroffen sind, zur Bildung echter Zwerchfellbrüche (Hernien), indem der höhere Druck im Bauchraum an diesem Orte eine Ausbuchtung gegen die Brusthöhle hin bewirkt. Diese Mißbildung ist etwa 4—5 mal seltener als die Lücke (Liepmann, Cailloud). Die sackförmige Ausstülpung besteht aus den Serosablättern von Brust- und Bauchfell, zwischen die eine dünne Lage von Bindegewebe mit den Gefäßen eingeschoben ist, am Rande wohl auch noch spärliche Muskelreste. In vereinzelten Fällen (Pape, Rothstein) hatte sich vom linken Leberlappen aus Lebergewebe auf die untere Seite des Sackes ausgedehnt. Diese Hernien können wiederum an verschiedenen Orten gefunden werden, selten im Centrum tendinosum (Feiler), im Herzbeutelteil (Keith), im Bereiche des Trigonum sternocostale (Thoma, Kratzeisen, hier aber vielleicht auch erworbene Bildung). Bei weitem am häufigsten sitzen sie indessen an der gleichen Stelle wie die Lücken, und wie diese gleichfalls öfters links als rechts. Ein rechtsseitiger Zwerchfellbruch mit nachfolgender Zerreißung ist kürzlich von Lüning beschrieben worden. Die Ausstülpungen endlich im Bereiche der Durchtrittsstellen von Speiseröhre, Gefäßen und Nerven (Schwalbe, Eppinger, Arnheim) sind wohl nur zum Teil angeboren, oder aber man darf, wie Schwalbe ausführt,

eine von Geburt an bestehende abnorme Weite des Hiatus oesophageus annehmen, in den hinein sich erst später eine peritoneale Tasche und Teile der
Baucheingeweide einstülpen.

Nur kurz erwähnt sei hier die von BUDDE und GRUBER näher gewürdigte
sog. transdiaphragmatische Peritonealausbuchtung, bei welcher der
bruchartige Durchtritt von Baucheingeweiden in das hintere Mediastinum nur
als Teilerscheinung einer sehr komplizierten Mißbildung zu verstehen ist, zu
der immer schwere Mißgestaltungen der Wirbelsäule gehören. Nach ihrer Entstehung rücken diese Fälle von den gewöhnlichen Zwerchfellbrüchen weit ab.

Divertikel des Zwerchfelles, die also von allen Teilen der Zwerchfell-
platte gebildet sind, wurden bisher nur von TENANT und von BROMAN beschrieben. Im ersteren Falle saß eine sackförmige, bis zur zweiten Rippe hinauf-
reichende Aussackung in den hinteren zwei Dritteln des Zwerchfelles bei sonst
normalen Verhältnissen. Die Entstehung blieb ungewiß. Im Falle BROMANs
fand sich als Inhalt (und Ursache?) der etwa hühnereigroßen, links hinten gelegenen Ausstülpung ein Lipom. Vor einer Reihe von Jahren habe ich eine
wohl hierher gehörige Beobachtung gemacht, über die ich aus dem Gedächtnis
berichten muß, da mir die Aufzeichnungen abhanden gekommen sind:

Neugeborenes; im hinteren rechten Abschnitt des Zwerchfells fand sich eine etwa
3 cm lange, 1 cm breite und 1 cm hohe, schiffskielartig gestaltete Vorbuchtung gegen die
Brusthöhle, mit der Längsachse in der Richtung der Muskelfasern gelegen. In ihre Hohl-
seite paßte ein hahnenkammähnlich geformter Vorsprung der Zwerchfellfläche des rechten
Leberlappens genau hinein.

Daß etwa Muskelentartung den Anlaß zu diesen Bildungen geben könne,
wie TENANT erwägt, konnte in diesem Falle nicht bestätigt werden. Die Entstehung blieb auch hier ungeklärt; eine primäre Verbildung der Leber anzunehmen, halte ich jedenfalls nicht für angängig.

Über die Entstehung der eigentlichen Zwerchfellhernien stehen
sich zwei verschiedene Anschauungen gegenüber. Nach der einen (CRUVEILHIER,
v. AMMON, SCHÖLLER) wäre bei der kaudalwärts erfolgenden Wanderung der
Zwerchfellanlage ein Teil als haubenförmige Aussackung stehengeblieben, d. h.
nicht mit tiefer getreten. Der Mangel von Muskelfasern in der Bruchsackwand
könnte dabei erst durch nachträglichen Schwund zustandegekommen sein.
BROMAN, CAILLOUD und GRUBER nehmen dagegen an, daß die Bildung und der
Verschluß der häutigen Zwerchfellanlage normal erfolgt sei, daß aber das Einwachsen der Muskulatur gehemmt gewesen sei, so daß der Druck der Baucheingeweide die Ausstülpung besorgen konnte. Als Zeit für diese Entwicklung
der Zwerchfellhernie bzw. der ungenügenden Muskelversorgung käme der
zweite Fetalmonat in Betracht.

Inwieweit die sog. Eventratio phrenica oder Relaxatio diaphragmatica,
die Ausbauchung einer Zwerchfellhälfte nach dem Brustraum hin, als
eine eigentliche Mißbildung gelten kann, steht noch nicht völlig fest. Sie deckt
sich zum guten Teil mit dem klinischen Begriffe des Zwerchfellhochstandes.
Und vieles, was unter den angeführten Bezeichnungen beschrieben wurde,
ist auch nur klinisch bzw. röntgenologisch festgestellt worden (s. BERGMANN,
ELIAS, FISCHER, EPPINGER, CORDIER, WELS, HAASE, SCHOLZ, LANDIS, HILLEJAN,
PAPILLON und PIGEON, WEIGERT u. v. A. zitiert nach GRUBER, neuerdings
LORD). Von Belang für die Deutung als Mißbildung sind immerhin jene Fälle,
wo die Eventratio schon bei Neugeborenen nachgewiesen wurde; dies trifft
zu für die Arbeiten von WEIGERT, STEIN, PAPILLON und PIGEON, HILLEJAN,
SCHOLZ, SCHOBER, HAASE, BIRGFELD. In der gleichen Richtung deutet auch
die von STEINITZ mitgeteilte Beobachtung von gehäuftem Vorkommen der
Eventratio phrenica in einer Familie. Indessen läßt all dies doch keine verall-
gemeinernden Schlüsse zu, so wenig wie die Tatsache, daß in der überwiegenden

Mehrzahl aller Fälle der Hochstand linksseitig war, und rechtsseitig nur in den Fällen von EPPINGER, PAPILLON und PIGEON, NICOLAISEN, STEINITZ. Und selbst jede Eventratio beim Neugeborenen als dysontogenetisch entstanden zu deuten, davor muß uns eine bemerkenswerte Beobachtung von WEIGERT warnen, bei der der angeborene Hochstand sich zurückbildete! Vermutlich hatte eine Geburtsschädigung den Nervus phrenicus beeinträchtigt. Hier anzureihen sind die Mitteilungen von BENDA, der am Phrenikus der betreffenden Seite Verschmälerung der Fasern feststellte, von NEUMANN und von MOTZFELD, die eine sehr beträchtliche Atrophie des Zwerchfellnerven vermerkten. Ähnliches sahen KRAUSE und BELTZ. Von anderen pathologisch-anatomischen Befunden ist in diesem Zusammenhang erwähnenswert der Nachweis von lipomatöser Umwandlung in den Muskeln der hochstehenden Zwerchfellhälfte durch GLASER und NEUMANN. GRUBER zieht auch die experimentellen Untersuchungen von KEN KURÉ und Mitarbeitern an, aus denen sich ergäbe, daß nur die Störung der spinalen und sympathischen Nervenversorgung des Diaphragma zur Erschlaffung führe; dies würde erklären, warum die Phrenikusdurchschneidung nicht immer vom gleichen Erfolge begleitet ist.

Welche Vorstellung man sich sonst von der Entstehung dieser Abweichung machen will, man wird mit der durch THOMA sichergestellten Tatsache rechnen müssen, daß auch im Bereiche der Vorwölbung die Muskel- bzw. Sehnenteile des Diaphragma vorhanden sind. Hieraus müssen wir schließen, daß die Anlage des häutigen Zwerchfelles keine ernstliche Störung erlitten hatte, und daß auch das Einwachsen des Muskels erfolgt ist. Dies bestimmt die Entwicklungszeit, die etwa in den zweiten Fetalmonat zu verlegen ist. Im Widerspruch zu THOMAS Angaben stehen zwar diejenigen von HITZENBERGER, der keine Muskelfasern bei der mikroskopischen Untersuchung fand, und der hierin geradezu das einzig zuverlässige differentialdiagnostische Merkmal erblickt. Nach Abbildung und Beschreibung in seinem Buch möchte ich indessen glauben, daß zum mindesten Sehnengewebe in seinen Schnitten vorhanden war. Formalgenetisch hat BERGMANN die Kleinheit der linken Lunge angeschuldigt. Als ihre Folge könnte ein Empordrücken des Zwerchfelles durch die vordringenden Baucheingeweide eintreten. Voll befriedigen kann uns diese Vorstellung nicht.

Mit der eben genannten Verbildung hat eine gewisse äußere Ähnlichkeit die Dystopia phrenica; insbesondere wird klinisch und röntgenologisch leicht eine Verwechslung möglich sein, handelt es sich doch auch hier um einen „Hochstand" des Zwerchfelles (eine andere Dystopie kommt nicht vor). Im Gegensatz zur Eventration ist aber hierbei die Ansatzlinie des Diaphragma an der Körperwand mit nach oben getreten. Hierüber hat SCHNEIDER Angaben gemacht. Genaueres über eine eingehend durchgeführte Untersuchung von H. SCHMIT hat GRUBER angeführt.

Über die ursächliche Entstehung der Mißbildungen des Zwerchfelles wissen wir nichts Sicheres. Ich verzichte darauf, die geäußerten Hypothesen anzuführen und verweise auch hierfür auf GRUBER.

Die Mißbildungen des übrigen Muskelsystems

erscheinen fast ausnahmslos in Gestalt von angeborenem, gänzlichem oder teilweisem Fehlen eines oder mehrerer Muskeln. Abweichungen im Orte der Ursprungs- oder Ansatzstellen, die nicht selten beobachtet werden, Verdoppelungen einzelner Muskeln, wie sie kürzlich von KÖHLER in größerer Zahl zusammengestellt wurden, das gelegentliche Fehlen einer Sehne und Ähnliches gehört zu den Variationen, die hier nicht berücksichtigt werden sollen. Auch können hier nicht alle abwegigen Verhältnisse des Muskelsystems angeführt werden, die im Zusammenhange mit gröberen allgemeinen Mißbildungen der

äußeren Form und besonders des Knochengerüstes schon nachgewiesen wurden
(s. z. B. MERZ). Eine Sonderstellung nimmt der angeborene Schiefhals ein,
von dem schon an anderer Stelle die Rede war (s. Abschnitt Kreislaufstörungen),
und auf den kurz zurückzukommen sein wird.

Die einzelnen Mißbildungen sollen nach Muskelgruppen geordnet besprochen
werden, ähnlich wie dies BINDER in seiner ganz kürzlich erschienenen Bearbeitung
getan hat, auf die hiermit für manche Einzelheiten verwiesen sei. Sie enthält
eine ausführliche Zusammenstellung der Einzelarbeiten dieses Gebietes, die
besonders in den anatomischen Zeitschriften verstreut sind. Unsere Darstellung wird namentlich die durch ihre relative Häufigkeit wichtigen Mißbildungen
berücksichtigen und andere nur kurz erwähnen.

In der Gruppe der Brust- und Schultermuskeln stellt die wichtigste
Mißbildung das Fehlen des Pectoralis major und minor dar, welcher
Defekt nach den übereinstimmenden Angaben von BUSSE, KAUFMANN, LORENZ,
BINDER überhaupt die häufigste Mißbildung des Muskelsystems ist. Besondere
Bearbeitungen dieses Gebietes stammen von AYALA, BING, WALTHER, ABROMEIT,
WENDEL, BARGE u. A. Bis 1913 war über 224 Fälle berichtet worden (WALTHER).
Das Verhältnis des Vorkommens bei Männern und Frauen ist etwa 5 : 1; mit
Rücksicht darauf, daß der Befund sehr oft nur klinisch festgestellt wurde und be-
sonders bei der militärischen Musterung, erheben diese Zahlen keinen Anspruch
auf Genauigkeit. Rechts ist der Defekt etwas häufiger als links (etwa 4 : 3);
doppelseitiges Vorkommen wird beschrieben von KLAUSSNER, v. NORDEN,
PRINZ, REHOUL, WENDEL, BARGE.

Äußerlich auffällig wird die Mißbildung häufig genug weniger durch das
Fehlen des Muskels als durch die begleitenden Abweichungen an der Haut
und ihren Anhangsgebilden, die auch für die Beurteilung der zugrundeliegenden
Störung von Bedeutung sind. Die Brustdrüse fehlt meist völlig oder zum größten
Teil, so daß WALTHER sagen konnte, es gebe keinen Brustmuskeldefekt ohne
Brustdrüsendefekt. Die Brustwarze fehlt oder ist kleiner, wohl auch pigment-
ärmer als normal, steht höher. Die Haut selbst pflegt dünn, gespannt zu sein,
bei mangelhafter Entwicklung des Unterhautfettgewebes. Die Haare sind
spärlich entwickelt, seltener besteht abnorm starke oder an ungewöhnliche
Stelle verschobene Behaarung (GREIF, BENARIO, WALTHER). Diese Veränderungen schneiden in der Mittellinie scharf ab. Endlich kann die Brustwand
auch in ihren tieferen Teilen in die Mißbildung einbezogen sein, indem etwa
Rippendefekte bestehen, die, am häufigsten die 2. bis 4. Rippe betreffend, durch
bindegewebige Platten verschlossen sind. Erwähnt werden ferner Formbesonder-
heiten u. dgl. am Brustbein (KREISS, PULAWSKI, SEITZ, ABERCHROMBIE, BRUNK),
am Schlüsselbein (CARPENTER, KAPPELER, BERGER, RIEDER, VOLKMANN), des
Schulterblattes (GRISEL, KOBOLD, RANZI, SCHLESINGER, CRAMER, TEISSING),
mehr oder weniger ausgeprägte Mißgestaltungen der gleichseitigen oberen Extremität (HOFMANN, KALISCHER, PEIPER, POLYA, AYALA, STECHE, KLAUSSNER,
RITTER und EPPINGER), wozu auch die Ausbildung einer sog. Flughaut gerechnet
werden mag (BRUNS und KREDEL, KALISCHER, KOPFSTEIN, VIANNAY). Endlich
kommen gleichzeitig andere Muskelmißbildungen vor.

Die genauere anatomische Untersuchung, die wie gesagt in verhältnismäßig
wenig Fällen durchgeführt wurde (FRORIEP, SCHLESINGER, BRUNK, KNIERIM,
WALTHER, DAMSCH, BARGE u. A.) ergibt etwas wechselnde Befunde: Fehlen
des ganzen Pectoralis minor und des sternokostalen Teiles des Pectoralis
maior, oder völliges Fehlen beider Muskeln, oder auch Fehlen der Sternokostal-
portion allein sind die am häufigsten angetroffenen Unterformen, denen gegenüber andere Spielarten eine untergeordnete Rolle spielen. Am Orte der fehlenden
Muskeln liegt entweder nichts oder ein straffaseriges, faszienähnliches Gewebe,

selten einmal reichliches Fettgewebe (BING). Die Nerven weisen nach LORENZ und DAMSCH normale Verhältnisse auf, ebenso das Rückenmark, desgleichen die Gefäße (BING, RÜCKERT). Bei mikroskopischer Untersuchung wurden nie Reste von Muskelgewebe gefunden.

Letzterer Umstand läßt wohl deutlich erkennen, daß genetisch nicht wohl die Rede sein kann von der Rückbildung einer bereits vorhandenen Anlage. Und unsere Auffassung von Wesen und Entstehung dieser Mißbildung wird auch das häufige, ja regelmäßige Zusammentreffen mit Anomalien der Haut und ihrer Abkömmlinge und das gelegentliche Vorkommen von Brustwanddefekten berücksichtigen müssen. Offensichtlich liegt eine Entwicklungshemmung zugrunde, die die ganzen vorderen Abschnitte der Brustwand betrifft, an deren einzelnen Teilen jedoch in wechselndem Maße in Erscheinung tritt. Da nach LEWIS die Anlage des Brustmuskels in die vierte Fetalwoche zurückreicht, werden wir die Entstehungszeit der Mißbildung auch in jener Zeit suchen dürfen. Versucht man dem Wie? der Entstehung etwas näher auf den Grund zu kommen, so wird man mit WALTHER zur Vorstellung gelangen, daß eine Entwicklungshemmung der Somatopleura das Wesentliche ist. Von diesem Gesichtspunkte lassen sich die verschiedenen Formen des ganzen Erscheinungskreises leicht verstehen.

Dies führt nun auch zwangsweise dazu, die Ursache für die Störung nur in inneren Faktoren zu suchen, deren Art wir allerdings noch nicht kennen. Vererbung scheint nach den bisher vorliegenden Mitteilungen eine ganz untergeordnete Rolle zu spielen (GRAF, WHYTE, BINDER), meist wird sie ausdrücklich verneint. Die Meinung, daß ein Atavismus vorliege, ist von WENDEL und AYALA in nicht sehr überzeugender Weise vertreten worden. Früher glaubte man äußere, und zwar besonders mechanische Einwirkungen als Ursache vermuten zu sollen (SEITZ, RANZI, SCHOEDEL, LOENING). Der immer wieder als Kronzeuge hierfür angeführte Fall RITTER-EPPINGER (Hineinpassen eines verkümmerten Armes in die Mulde der Brustwand) kann indessen die Schwierigkeiten nicht beheben, die sich sofort einstellen, wenn man bedenkt, daß bereits in der 4. Woche der Schwangerschaft ein Druck od. dgl. an umschriebener Stelle der späteren Brustwand angegriffen haben müßte!

Über Defekte des Deltoides, Supra- und Infraspinatus und Latissimus dorsi s. bei BING, der auch Fälle von Fehlen des Omohyoideus und des Subklavius, teils als Einzelmißbildung, teils in Verbindung mit anderen Abweichungen aufführt. Abwesenheit des Serratus anterior wird von STECHE, BITTORF, PIERING und JEREMIAS beschrieben, allerdings nur auf Grund von Untersuchungen am Lebenden.

Unter den Kopf - Rumpfmuskeln ist es der Trapezius, dessen Fehlen in einigen Fällen vermeldet wird (STECHE, KREDEL, BENDER, KAUSCH, KAYSER, STANGE, EULENBURG), teils ein-, teils doppelseitig. Mit ihm zusammen — jedoch nie alleine — kann auch der Sternokleidomastoideus fehlen (KREDEL, DAMSCH, ABROMEIT, KAUSCH). Über die Entstehung dieser Mißbildungen wissen wir nichts.

Daß der angeborene muskuläre Schiefhals (Caput obstipum, Torticollis) zu den Mißbildungen zu rechnen ist, ergibt sich aus der SCHWALBESCHEN Begriffsbestimmung der letzteren. Daran ändert die Tatsache nichts, daß er manchmal erst nach der Geburt zur vollen Ausbildung kommt oder daß ein Schiefhals auch im späteren Leben erworben werden kann. Mit dem Begriffe „Mißbildung" verbindet sich indessen leicht — und oft mit Recht — derjenige der Unkenntnis über die Entstehung. Wenn nun auch in dieser Richtung vielleicht heute noch nicht alle Rätsel gelöst sind, so können doch die wesentlichen Punkte als geklärt gelten. Wir haben deshalb diese Frage im Abschnitt über

Kreislaufstörungen des Muskels näher behandelt, indem wir die Ansicht von
VOELCKER zu der unsrigen machten, daß die Entstehung des muskulären Schiefhalses auf eine örtliche Blutleere zurückzuführen sei, deren eigentliche Ursache
wir allerdings, in Abweichung von VOELCKER, nicht sowohl in einer Arterien-
sperre als in einer örtlichen Druckwirkung auf den Muskel selbst sehen. Dabei
wurde auch die Möglichkeit erwogen und zugegeben, daß vielleicht eine besondere
Veranlagung zu bindegewebiger Wucherung und Schrumpfung als zweites
ausschlaggebendes Moment hinzukommen müsse, um die Verkürzung des Muskels
zu bewirken, entsprechend der Annahme von KROGIUS. Hier sei über die sonstigen Verhältnisse bei angeborenem Schiefhals noch folgendes angeführt: Was
zunächst die Morphologie betrifft, so finden wir den Kopfwender einer Seite
(ganz selten doppelseitig) verkürzt, was eine fehlerhafte Haltung des Kopfes
bedingt. Nach BINDERs Berechnungen aus den Zusammenstellungen von
v. ABERLE, DIEFFENBACH, COLOMBARA, KADER, KERSTING, LINSER, MAASS,
RÖPKE, STUMME, WHITMAN, erscheint die rechte Seite gegenüber der linken
öfter befallen (344 : 266), das weibliche Geschlecht etwas mehr betroffen als
das männliche (310 : 297). Der Muskel erscheint nicht nur verkürzt, sondern
in der Regel auch verschmälert, mehr weniger verhärtet, und zeigt, äußerlich
weniger als auf dem Durchschnitt, ein weißliches bis sehnenartig glänzendes
Aussehen. Die mikroskopische Untersuchung lehrt, daß neben Atrophie wechselnden Grades ein bald mehr bald weniger weit gehender Ersatz des Muskelgewebes durch Bindegewebe stattgefunden hat. Je nachdem in welchem Ent-
wicklungspunkte die Untersuchung stattfindet, wird dieses Bindegewebe jünger,
zellreicher oder aber älter, mehr faserig bis sehnenartig vorgefunden. Durch
die Schrumpfung werden noch bestehende Reste des Muskelgewebes erdrückt
und zum Untergang gebracht (Schollen, Detritus, Kerntrümmer usw.). Hin
und wieder trifft man Blutpigment an.

Weiter sei daran erinnert, daß sehr regelmäßig beim Schiefhals andere Abweichungen der äußeren Form zu beobachten sind, deren Ausbildungsgrad
freilich starken Schwankungen unterworfen ist. Als solche sind besonders
anzuführen: Asymmetrie des Schädels (sog. Scoliosis capitis, WITZEL, siehe
auch KADER). Über ihre Entstehung sind die Meinungen geteilt (STROMEYER,
VOELCKER, WITZEL, MIKULICZ, JOACHIMSTHAL, SCHLOESSMANN, s. bei BINDER).
Für eine Abhängigkeit dieser Verbildung vom Schiefhals spricht die von FRÄNKEL,
HOFFA, LINSER, NOVÉ-JOSSERAND, SIPPEL, STUMME beobachtete Besserung oder
gar das Verschwinden nach operativer Heilung des Caput obstipum. Auch
Wirbelsäule, Thorax und Becken können Krümmungen oder Verschiebungen
aufweisen. Endlich wird in einigen Fällen das Bestehen einer sog. Halsgrube
beobachtet, d. h. einer zwischen Kieferwinkel, Warzenfortsatz und Ohrläppchen
liegende Delle (SCHLOESSMANN, KEHRER, KÜTTNER, VOELCKER, STENZLER;
letzterer bei einem durch Kaiserschnitt entbundenen Kinde). In diese Grube
paßt die Schulter hinein, und ihr Bestehen deutet daraufhin, daß im Uterus
raumbeschränkende Prozesse die Schulter an die betreffende Stelle gezwängt
hatten. Wir erkennen hier somit eine Wirkung der eigentlichen, für die Entstehung des Schiefhalses verantwortlichen Ursache.

Defekte von Extremitätenmuskeln kommen auffällig selten zur
Beobachtung, sofern wir wenigstens hier absehen von Mißbildungen, die namentlich auch das Knochengerüst einbeziehen. In Fällen solcher Art ist es indessen
überraschend, zu sehen, wie vollständig das Muskelsystem ausgebildet sein kann,
trotz völligen oder doch fast völligen Fehlens so wichtiger Skeletteile wie z. B.
des Femur. In einem selbst beobachteten Falle (MERZ) vertrat für die Anheftung
mancher Muskeln ein sehnenartiger Strang die Stelle des Knochens. Abgesehen
hiervon sind Mitteilungen erfolgt über Fehlen des Bizeps und Triceps brachialis,

des Brachialis internus, des Flexor digitorum sublimis, des Ulnaris externus (GEIPEL, W. GRUBER). An den unteren Gliedmaßen fehlte in Fällen, die BING zusammengestellt hat, der Quadratus femoris, die Gemelli, der Gastroknemius, der Semimembranosus und der Quadriceps (FÜRSTNER). Der Verf. wirft die Frage auf, ob hier ein eigentlicher Defekt oder aber vielleicht eine eigenartige Form der Dystrophie vorgelegen habe, eine Frage, die sich auch ERB bei Gelegenheit einer anderen Beobachtung schon gestellt hatte, ohne sie indessen klar beantworten zu können. Im Falle von FÜRSTNER fehlt überdies die anatomische und histologische Untersuchung, die wohl einzig eine sichere Unterlage für die Beurteilung schaffen könnte. Das Problem verdient weiterhin alle Aufmerksamkeit, deuten doch manche Tatsachen in der Richtung von Beziehungen zwischen Mißbildung und Dystrophie (s. dort).

Im Gebiete der Rumpfmuskeln stellt der seltene Defekt der Bauchmuskeln (laut BINDER 13 sichere Fälle) ein ziemlich scharf umrissenes Bild dar. Mit einer einzigen Ausnahme (STEINHARDT) war der Defekt doppelseitig. Gewöhnlich sind alle Bauchmuskeln mehr oder weniger unvollkommen ausgebildet. Einzelheiten über die Beteiligung der verschiedenen Muskeln bzw. ihrer Teile hat BINDER in einer Tabelle vereinigt. Verhältnismäßig am häufigsten ist der Rektus noch gut ausgebildet bei Fehlen der übrigen Bauchmuskeln (Fälle von KRISTELLER, FRÖHLICH, PELS-LEUSDEN, die beiden letzteren auch anatomisch untersucht). Bei näherem Zusehen stellt man nun fest, daß die Bauchaponeurosen immer gut ausgebildet sind, und daß auch Spuren der Muskeln sich nachweisen lassen, so daß man richtiger von einer Unterentwicklung als von einer Defektbildung spräche. In das Gesamtbild hinein gehört noch die selten fehlende Erweiterung und Hypertrophie von Blase und Harnleitern, die in einzelnen Fällen schon am Lebenden durch die dünnen Bauchdecken hindurch sichtbar waren. Die Veränderung der Blase ist von STUMME geradezu als ursächlich für die Muskelmißbildung betrachtet worden, wogegen sie PELS-LEUSDEN wohl mit Recht für sekundär hält. Auch hier bleibt im übrigen Entstehungsweise und Ursache noch in Dunkel gehüllt.

Über Fehlen anderer Rumpfmuskeln bestehen nur ganz vereinzelte Beobachtungen (DAMSCH).

An den Kopf- bzw. Halskopfmuskeln ist, neben ganz seltenen anderen Fällen, das ein- oder doppelseitige Fehlen des Platysma als echte Mißbildung von LE DOUBLE, BLUNTSCHLI, MACALISTER, REMAK und ZINN gesehen worden, Fehlen des Masseter (einseitig) hat KAHLENBORN in zwei Fällen beschrieben; es bestanden zugleich Abweichungen im Bereiche des linken Kiemenbogens, die mit der Muskelmißbildung wohl als ein Ganzes zu betrachten sind, ohne daß damit die Frage der Entstehung gelöst wäre.

Eine besondere, zusammengehörige Gruppe stellen die Defekte der Gesichts- und Augenmuskeln dar, von denen freilich wiederum nur die letzteren per autopsiam — in vivo oder in mortuo — nachgewiesen, die übrigen lediglich aus dem Ergebnis der elektrischen Prüfung erschlossen worden sind. Unter den ersteren seien erwähnt die Beobachtungen von HEUCK, SEILER, AHLSTRÖM, LAWFORD, STEINHEIM, bei denen völliges Fehlen nachgewiesen wurde, während bei AXENFELD und SCHÜRENBERG, BAUMGARTEN, UHTHOFF von dem Befunde eines fibrösen Stranges an Stelle des Muskels die Rede ist. Andere Abweichungen, die mehr in das Gebiet der Variationen gehören, melden DIEFFENBACH, MORGAGNI, OLBERS u. A. Von den eigentlichen Gesichtsmuskeln werden entweder nur Gruppen oder auch das ganze System betroffen gefunden. Dieser Mißbildungsgruppe gebührt vielleicht eine gewisse Sonderstellung wegen der Versorgung der betreffenden Muskeln durch Gehirnnerven, wegen des fast stets doppelseitigen Auftretens und der hier sehr deutlich in Erscheinung tretenden

Vererbung. Ihr gesamter Erscheinungskreis führt teilweise über das Gebiet der Muskelmißbildungen hinaus, leitet aber andererseits auch wieder zu allgemeineren hier anknüpfenden Fragen über. Es zeigte sich nämlich gelegentlich bei anatomischer Untersuchung (s. ZAPPERT), daß der als fehlend vermutete Muskel tatsächlich vorhanden war, daß also in Tat und Wahrheit nicht ein anatomischer, sondern ein funktioneller Defekt vorlag. Dies mußte die Aufmerksamkeit auf das Nervensystem lenken, und es sind Befunde von fehlender Anlage der betreffenden Nervenkerne erhoben worden (HEUBNER, SIEMERLING, WILBRAND-SÄNGER). Eine einheitliche Beurteilung aller Fälle wäre aber noch verfrüht, und eine Scheidung der vielfach durcheinander gebrauchten, klinischen Begriffe: angeborene Fazialislähmung, infantiler Kernschwund, angeborene Beweglichkeitsdefekte der Augen usw. ist noch nicht möglich. Die Auffassung von KUNN, es liege eine Bildungsanomalie im Gebiete eines zusammenhängenden Systems vor, dessen einzelne Teile, vom nervösen Zentrum im Gehirn bis zum Muskel, jeder für sich „ausfallen" könne, verdient als interessante Anregung Beachtung, gibt aber doch keine Erklärung.

Das hier gestellte Problem führt aber zu dem allgemeineren zurück, das bei der Erforschung der Muskelmißbildungen schon oft aufgeworfen wurde: Stehen die Defekte in Abhängigkeit vom Nervensystem? Man hat versucht, die Antwort auf diese Frage durch entsprechende Untersuchungen an hirn- bzw. rückenmarkslosen Mißbildungen zu geben (FRASER, LEONOWA, PETRÉN, HERBST, ALESSANDRINI, WEBER). Diese ergaben aber widersprechende Ergebnisse: die Muskeln der nervenlosen Teile waren bald ausgebildet, bald nicht. So wirft auch hier die Lehre von den Mißbildungen noch viele ungelöste Fragen auf.

Schrifttum.

Zu sämtlichen Kapiteln vergleiche: LORENZ, H.: Die Muskelerkrankungen in Nothnagels spezieller Pathologie und Therapie **11 III**, 1. u. 2. Abt. Wien 1898 u. 1904. — DURANTE, G.: Anatomie pathologique des muscles in Manuel d'histologie pathologique von Cornil et Ranvier. 3. Aufl. Paris 1902. (In beiden Werken viel, namentlich ältere Lit.) — JAMIN: Degeneration, Regeneration usw. in Handbuch der normalen und pathologischen Physiologie. **8 I**. Berlin 1925. — KÜTTNER und LANDOIS, F.: Die Chirurgie der quergestreiften Muskulatur. Stuttgart 1913. — HÜRTHLE und WACHHOLDER: Struktur und optische Eigenschaften, in Handbuch der normalen und pathologischen Physiologie **8 I**. Berlin 1925. — BONOME, A.: In Trattato di Anatomia patologica von Foà **6**. Torino 1921. — SCHMIDT, M. B.: In Aschoffs Lehrbuch der pathologischen Anatomie. Jena 1923. — KAUFMANN, E.: Lehrbuch der speziellen pathologischen Anatomie. Berlin 1921. — BUSSE: Erg. Path. **9** (1903). — THOREL: Ibid. **6** (1899).

I. Allgemeiner Teil.
Trübe Schwellung.
AUFRECHT: Dtsch. Arch. klin. Med. **22** (1878).

Vakuoläre Degeneration.
GUSSENBAUER: Arch. klin. Chir. **12**.
HOFMANN: Z. exper. Path. u. Ther. **33** (1894).
KRASKE: Zbl. Chir. **6** (1879).
LA NICCA: Inaug.-Diss. Zürich 1894. — LEVIN: Dtsch. Z. Nervenheilk. **2** (1892). — LITTEN: Virchows Arch. **80** (1880).
PICK: Dtsch. Z. Nervenheilk. **17**.
SCHAEFFER: Virchows Arch. **110** (1887).
VOLKMANN: Virchows Arch. **50** (1870).
WEBER: Virchows Arch. **39** (1867).

Verkalkung.
BORST: Zbl. Path., Sonderband zu **32**. Festschrift Schmidt 1923.
FRANKENTHAL: Kriegspath. Tag **1916**. Virchows Arch. **222** (1916).
GAULE: Dtsch. med. Wschr. **1895**. — GAZA und MARCHAND: Münch. med. Wschr. **1910**.

HOFMEISTER: Erg. Physiol. **10** (1910).
JOHANNI: Arch. f. Laryng. **14** (1903).
KÜTTNER: Beitr. klin. Chir. **112** (1918).
MEYER: Z. wiss. Med. **1851**. — MEYER, P.: Beitr. klin. Chir. **138** (1926).
PAULI und SAMER: Biochem. Z. **17** (1919). — PIELSTICKER: Virchows Arch. **198** (1909).
SCHUJENINOFF: Z. Heilk. **18** (1897). — STAUB, V.: Beitr. path. Anat. **78** (1927).
WIETING: Münch. med. Wschr. **1918**, Nr 12. — WOLFF: Arch. klin. Chir. **67**.

Amyloide Degeneration.
HUETER: Beitr. path. Anat. **49** (1910).
KÖNIGSTEIN und SIEGEL: Z. Neur. **88** (1924). — KYBER: Virchows Arch. **81** (1880).
SCHILDER: Beitr. path. Anat. **46** (1909).
WICHMANN: Beitr. path. Anat. **13** (1893).
ZIEGLER: Virchows Arch. **65** (1875).

Verfettung.
ASKANAZY: Dtsch. Arch. klin. Med. **61** (1898).
GUSSENBAUER: Dtsch. Arch. klin. Chir. **16** (1879).
HOFMANN: Dtsch. Z. Chir. **68** (1903). — HOTZEN: Beitr. path. Anat. **60** (1915).
KOLODNY: Virchows Arch. **236** (1922). — KRÖSING: Virchows Arch. **128** (1892).
LANGHANS: Virchows Arch. **179** (1897). — LIPSKA-MLODOWSKA: Beitr. path. Anat.
64 (1918).
RICKÈR und ELLENBECK: Virchows Arch. **158** (1899).
SCHÄFFER: Virchows Arch. **116** (1887) mit älterer Lit. — SURBECK: Frankf. Z. Path.
19 (1916).
WALBAUM: Virchows Arch. **158** (1899).
ZIPKIN: Virchows Arch. **185** (1906).

Wachsartige Degeneration.
ANGST: Krkh.forschg **6** (1928).
BEITZKE: Kriegspath. Tag. Zbl. Path. **1917**, Beiheft 27. — BENEKE: Verh. dtsch.
path. Ges. **16** (1913) u. Virchows Arch. **63** (1917); **99** (1885). — BORST: (a) Volkmanns
Beitr. **1917**, Nr 735. (b) Zbl. Path. Ergänzungsband zu **32**, Festschrift f. Schmidt 1923. —
BOWMAN: Philos. Trans. **1841**. — BÜRGI (ASHER): Z. Biol. **81** (1924).
DRIESSEN: Frankf. Z. Path. **29** (1923).
ERB: Virchows Arch. **43** (1868) u. Dtsch. Arch. klin. Med. **6** (1869).
FLETSCHER und HOPKINS: J. of Physiol. **35** (1905). — FORBUS: Arch. of Path. **2** (1926). —
FRANKENTHAL: Kriegspath. Tag. Zbl. Path. **1917**, Beiheft 27.
GRABER: Münch. med. Wschr. **1912**. — GRUBER und SCHÄDEL: Münch. med. Wschr.
1918, Nr 12. — GUSSENBAUER: Arch. klin. Chir. **12** (1879)
HEIDELBERG: Zur Pathologie der quergestreiften Muskulatur. Inaug.-Diss. Breslau
1878. — HEYDRICH: Inaug.-Diss. Straßburg 1887.
KLOB: Ges. Ärzte Wien. **1866**. — KRASKE: Zbl. Chir. **6** (1879). — KUZYNSKI und WOLFF:
Erg. Path. **19**, 2 (1919). — KÜTTNER: Beitr. klin. Chir. **112** (1918).
LITTEN: Virchows Arch. **80** (1880). — LOEWIT: Arch. f. exper, Path. **73** (1913).
MARTINI: Dtsch. Arch. klin. Med. **4** (1868). — MAYERHOFER und SILEK: Med. Klin. **1916**.
NEUMANN: Arch. f. Heilk. **9** (1868). — NIEUWENHUIJSE: Verh. dtsch. path. Ges. **1925**
und **1926**.
OBERNDORFER: Münch. med. Wschr. **1918**, Nr 32. — ORTH: Münch. med. Wschr.
1916, Nr 39. Feldärztl. Beilage.
PAULICKI: Zbl. med. Wiss. **1867**. — PICK: Berl. med. Wschr. **1918**, Nr 28, 29. —
POPOFF: Virchows Arch. **61** (1874).
RABL: Virchows Arch. **266** (1927). — ROTH: Virchows Arch. **85** (1881).
SABRAZÈS: Arch. franç. Path. gén. et Anat. path. **1922**, H. 2. — SCHÄFFER: Virchows
Arch. **110** (1887). — SCHMIDT, M. B.: Verh. dtsch. path. Ges. **1910**. — SCHMIDT, R.: Bruns'
Beitr. **135** (1925). — SCHMINCKE: Kriegserkrankungen der quergestreiften Muskulatur.
Slg klin. Vortr. Nr 758/59. Leipzig 1918. — SCHMORL: Kriegspath. Tag. Zbl. Path. **1917**,
Beiheft 27. Disk.-Bemerkung. — SCHRIDDE: Verh. dtsch. path. Ges. **1925**. Disk-Bemerkung.
STEMMLER: Virchows Arch. **216** (1914). — STERNBERG: Beitr. path. Anat. **64** (1917). —
STOERK: Beitr. path. Anat. **62** (1916). — STRAHL: Arch. f. exper. Path. **13** (1881).
TANNENBERG: Verh. dtsch. path. Ges. **1925**. Disk. Bemerkung. — THOMA: Virchows
Arch. **186** (1906); **195** (1909); **200** (1910).
VIRCHOW: Verh. med.-physik. Ges. Würzburg **7** (1857). — VOLKMANN: Beitr. path.
Anat. **12** (1892).
WALDEYER: Virchows Arch. **34** (1865). — WEBER: Virchows Arch. **39** (1867). — WEIHL:
Virchows Arch. **61** (1874). — WELLS: J. of exper. Med. **11**. — WILDEGANS: Klin. Wschr.
1923, Nr 13. — WORZIKOWSKY-KUNDRATITZ: Arch. f. exper. Path. **73** (1913).

ZAUSCH: Inaug.-Diss. Halle 1919. — ZENKER: Über die Veränderung der willkürlichen Muskeln im Typhus abdominalis. Leipzig 1864. — ZIEHL: Virchows Arch. **61** (1874).

Nekrose.

GUSSENBAUER: Arch. klin. Chir. **12**.
KRASKE: Zbl. Chir. **6** (1879).
SCHAEFFER: Virchows Arch. **110** (1887). — STIERLIN: Virchows Arch. **128** (1892).
VOLKMANN: Virchows Arch. **50** (1870).
WEBER: Virchows Arch. **39** (1876).

Atrophie.

AMERSBACH: Beitr. path. Anat. **51** (1911). — ASKANAZY: Dtsch. Arch. klin. Med. **61**(1898).
BABINSKY: Arch. Méd. exper. et Anat. path. **3** (1889). — BATAILLON: Rech. anat. et exper. sur la métamorphose des amphibies anoures. Paris 1891. — BATTEN: Brain 1897. — BIZZOZERO und GOLGI: Wien. med. Jb. **1873**, H. 2. — BLOCQ und MARINESCO: C. r. Soc. Biol. **1890**.
CHANDELON: Pflügers Arch. **13**(1896). — CRUVEILHIER: Traité Anat. path. gén. Paris 1856.
DART: J. comp. Neur. **36** (1924).
EICHHORST: Virchows Arch. **112** (1888). — EISENLOHR: Neur. Zbl. **1** (1890). — ERB: Dtsch. Z. Nervenheilk. **1** (1891).
FORSTER: Virchows Arch. **137** (1894). — FRÄNKEL, E.: Virchows Arch. **73** (1878). — FRIEDREICH: Über progressive Muskelatrophie. Berlin 1873.
GAULE: Dtsch. med. Wschr. **1895**. — GUNDOBIN: Die Besonderheiten des Kindesalters. Berlin 1912. — GÜNTHER: Virchows Arch. **230** (1921).
HALBAN: Anat. H. **9** (1893). — HARTIG und KLIPPEL: Zit. nach DURANTE. — HAUCK: Dtsch. Z. Nervenheilk. **17** (1900). — HOFFMANN: (a) Arch. f. exper. Path. **33** (1894). (b) Arch. f. exper. Path. **33** (1894). —
JAMIN: Experimentelle Untersuchungen zur Lehre von der Atrophie gelähmter Muskeln. Habilt.-Schr. Erlangen 1904.
KOTTMANN: Virchows Arch. **160** (1900). — KRAJEWSKA: Thèse de Genève **1892**. — KRASNOGORSKI: Jb. Kinderheilk. **1878**. — KRAUSS: Virchows Arch. **113** (1888). — KRÖSING: Virchows Arch. **128** (1892). — KÜHNE: Virchows Arch. **28** (1863).
LEVADITI: Presse méd. **7** (1899). — LEVIN: Dtsch. Z. Nervenheilk. **2** (1892). — LEWY: Berl. klin. Wschr. **45** (1910). — LOOS: Über Degenerationserscheinungen im Tierreich. Preisschrift der JABLONOWSKISCHEN Ges. zu Leipzig 1889.
MANTEGAZZA; Gaz. med. ital. **6** (1867). — METSCHNIKOFF: Ann. Inst. Pastour **189**. — MILLBACHER: Dtsch. Arch. klin. Med. **30** (1882). — MITSUJI-ISHIDA: Virchows Arch. **210** (1912). — MORPURGO: (a) Arch. ital. Biol. **17** (1892). (b) Virchows Arch. **60** (1897). — MOUCHET: Beitr. path. Anat. **45** (1909).
NATHAN: Diss. Bonn 1889. — NEUKIRCH: Virchows Arch. **200** (1910).
ONANOFF: C. r. Soc. Biol. **1890**.
PAPPENHEIMER: Beitr. path. Anat. **44** (1909). — PICK: (a) Dtsch. Z. Nervenheilk. **17**. (b) Zbl. Path. **9** (1900). —
RAYMOND: Rev. Méd. **1890**. — RICKER: Diss. Berlin 1892. — RICKER und ELLENBECK: Virchows Arch. **158** (1899). — RINDSKOPF: Diss. Bonn 1890. — ROSIN: Beitr. path. Anat. **65** (1919).
SCHAFFER: Sitzgsber. Akad. Wiss. Wien; Math.-naturwiss. Abt. **102/3** (1893/94). — SCHAUTA: Sitzgsber. Wien. Akad. Wiss. Math.-naturw. Kl. 3. Abtlg. **65** (1872). — SCHIEFFER-DECKER: Muskeln und Muskelkerne. Leipzig 1909. Dtsch. Z. Nervenheilk. **25** (1903). — SCHMIDTMANN: Zbl. Path. **27** (1916). — SCHULTZE: (a) Virchows Arch. **75** (1879). — (b) Münch. med. Wschr. **1924**, H. 16. — SCHWALBE und MAYEDA: Z. Biol. **27** (1890). — SHERRINGTON: J. of Physiol. **17** u. Proc. roy. Soc. London **61**. — SIEMERLING: Arch. f. Psychiatr. **31**. — SOLTMANN: Jb. Kinderheilk. **1878**. — SPILLER: J. nerv. Dis. **24**.— STIER: Arch. f. Psychiatr. **29** (1896). — STRÜMPELL: Lehrbuch der speziellen Pathologie und Therapie. Leipzig 1914.
VIRCHOW: Zellularpathologie. — VOLKMANN und SCHÄFER: zit. nach SCHMIDTMANN. — VULPIAN: Arch. de Physiol. **2** (1869) a. 4 (1871).
WELLS: J. of exper. Med. **11**. — WESTPHAL: Neur. Zbl. **16** (1886).

Hypertrophie.

FÖRSTER: Zit. nach DURANTE.
HALBAN: Anat. H. **3** (1893). — HYRTL: Zit. nach DURANTE.
MAYEDA: Inaug.-Diss. Straßburg 1890. — MORPURGO: Virchows Arch. **150** (1897).
ROKITANSKI: Zit. nach JAMIN.
SCHIEFFERDECKER: (a) Dtsch. Z. Nervenheilk. **25** (1903). (b) „Muskeln und Muskelkerne". Leipzig 1909. — SCHWALBE und MAYEDA: Z. Biol. **27** (1890).
ZENKER: Zit. nach JAMIN.

Regeneration.

AMATI: Arch. Sci. med. 45 (1922). — ASKANAZY: Zur Regeneration der quergestreiften Muskeln. Inaug.-Diss. Königsberg 1890. — AUFRECHT: Virchows Arch. 44 (1868).

BARFURTH: Arch. mikroskop. Anat. 37 (1891). — BIER: Dtsch. med. Wschr. 1919. — BUNDSCHUH: Beitr. path. Anat. 71 (1923).

CRAMER: Inaug.-Diss. Bonn 1870.

ERBKAM: Virchows Arch. 79 (1879).

FORBUS: Arch. of Path. 2 (1926). — FRAISSE: Die Regeneration von Organen und Geweben. Kassel, Berlin 1885.

GALEOTTI und LEVI: Beitr. path. Anat. 14 (1893). — GUSSENBAUER: Arch. klin. Chir. 12 (1871).

HAYEM: Arch. de Physiol. 1870. — HOFFMANN: Virchows Arch. 40.

KIRBY: Beitr. path. Anat. 11 (1892). — KRASKE: Experimentelle Untersuchung über Regeneration der quergestreiften Muskeln. Habil.-Schr. Halle 1878. — KRÖSING: Virchows Arch. 128 (1892).

LEWIN: Experimentelle Untersuchung über Regeneration der Muskeln. Inaug.-Diss. Halle 1887.

MARCHAND: Prozeß der Wundheilung. Stuttgart 1901. — MARTIN: Arch. klin. Chir. 111 (1919). — MASLOWSKY: Wien. med. Wschr. 1868. — MORPURGO: Anat. Anz. 16 (1890). — v. MUTACH: Arch. klin. Chir. 93 (1810).

NAUWERCK: Über Muskelregeneration nach Verletzungen. Jena 1890. — NEUMANN: Arch. f. Heilk. 9 (1868).

PEREMESCHKO: Virchows Arch. 27 (1863). — PERRONCITO: Arch. ital. Biol. 1 (1887). — PIELSTICKER: Virchows Arch. 198 (1909) Lit.

SALTYKOW: Virchows Arch. 171 (1903). — SCHMINCKE: Verh. physik.-med. Ges. Würzburg 39 (1907); 43 (1908); 45 (1909). — SCHWARZ: Dtsch. Z. Chir. 189 (1925). — STEIDEL: Inaug.-Diss. Tübingen 1887.

THOMA: Virchows Arch. 186 (1906); 195 (1909); 200 (1910).

VOLKMANN, R.: Beitr. path. Anat. 12 (1893).

WALDEYER: Virchows Arch. 34. — WEBER: Virchows Arch. 39.

ZABOROWSKA: Arch. f. exper. Path. u. path. Mikroskop. 1889. — ZENKER: Über die Veränderungen der willkürlichen Muskeln im Typhus abdominalis. Leipzig 1864.

Transplantation.

ASKANAZY: Wien. med. Wschr. 1912.

BORST: Verh. dtsch. path. Ges. 1914.

CAPURRO: Arch. klin. Chir. 61 (1900).

DESCHIN: Zit. nach EDEN 1918.

EDEN: (a) Arch. klin. Chir. 111 (1918). (b) Neue dtsch. Chir. 26, Stuttgart 1919.

GLUCK: Arch. klin. Chir. 26 (1881). — GOEBELL: Zbl. Chir. 1912; Dtsch. Z. Chir. 122 (1913).

HELFERICH: Arch. klin. Chir. 28 (1893).

JORES: Verh. dtsch. path. Ges. 1908.

MAGNUS: Münch. med. Wschr. 1890. — MUTACH, v.: Arch. klin. Chir. 93 (1910).

RIBBERT: Arch. mikrosk. Anat. u. Entw.mechan. 6 (1898). — ROJDESVENSKY: Étude exp. sur. la transplan. du m. strié ds. le cerveau. Thèse de Genève 1910, Nr 301. — RYDYGIER: Dtsch. Z. Chir. 47 (1898).

SALTYKOW: Arch. mikrosk. Anat. u. Entw.mechan. 9 (1900). — SALVIA: Gazz. Osp. 1885. — SCHMID: Hat der Funktionsreiz Einfluß auf das Wachstum transplantierter Muskeln? Inaug.-Diss. Zürich 1909. — SHINYA: Beitr. path. Anat. 59 (1914).

VOLKMANN, R.: Beitr. path. Anat. 12 (1893). — VULPIUS: Zit. nach EDEN 1918.

II. Spezieller Teil.

Leichenveränderungen.

BAUMANN: Z. ger. Med. 2 (1923). — BIERFREUND: Pflügers Arch. 43 (1888). — BRÜCKE: Joh. Müllers Arch. 1824.

CHIARI: Handbuch der ärztlichen Sachverständigentätigkeit 2 (1913).

v. FÜRTH: Probleme der physiol. und pathol. Chemie. Leipzig 1912.

GERLACH: Erg. Path. 20 II (1923) Lit.).

HILDEBRAND: Z. gerichtl. Med. 3 (1924). — v. HOFMANN: Haberdas Lehrbuch der gerichtl. Medizin. 11. Aufl. Berlin und Wien (1927).

KIWULL: Z. gerichtl. Med. 3 (1924).

LARCHER: Arch. gén. Méd. 1862. — LIEGNER: Z. Geburtsh. 83 (1921). — LOCHTE: Z. gerichtl. Med. 1 (1922). — LOCHTE und BAUMANN: Z. gerichtl Med. 2/3 (1923/1924).

MANGOLD: Pflügers Arch. 96 (1903); 182 (1920); 189 (1921).

NYSTEN: Hufelands J. 43 (1816).
RIESSER: Handbuch der normalen u. pathol. Physiol. 8, 1 (1925) Berlin.
SCHMULEWITSCH: zit. nach GERLACH: — SCHULTZE: Zbl. Path. 35 (1924). — SEITZ: Volkmanns Slg klin. Vortr. N. F. 1902, 343. — STÜBEL: Pflügers Arch. 180 (1920).

Kreislaufstörungen.

AURIAT: C. r. Soc. Biol. 97 (1927).
BARDENHEUER: Dtsch. Z. Chir. 108 (1911). — BECK: Arch. klin. Chir. 122 (1923). — BERGER: Dtsch. Arch. klin. Med. 9 (1872). — BIER: Münch. med. Wschr. 70 (1923). — BINDER: Morphologie der Mißbildungen III., 12. Liefg. Jena 1927. — BOISSON: Arch. Méd. et Pharm. milit. 25 (1895). — BRÜCKE: Mitt. Grenzgeb. Med. u. Chir. 31 (1919). — BUSCH: Muskulärer Schiefhals und Heredität. Inaug.-Diss. Zürich 1920.
CHVOSTEK: Jb. f. Psychiatr. 10 (1892). — COLMERS: Arch. klin. Chir. 90 (1909). — CORNIL: zit. nach DURANTE.
DIETRICH: Virchows Arch. 229 (1919). — DUSTIN: Ambulance de l'Océan. Paris 1917, H. 1.
EULENBURG: Dtsch. med. Wschr. 1885.
FRUCHAUD: Ann. d'Anat. path. 2 (1925).
GAUSS: Verh. dtsch. Ges. Chir. 13.
HAYEM: Arch. de Physiol. norm. et path. 3 (1970). — HAYEM et KLIPPEL: zit. nach DURANTE. — HELLER: Dtsch. Z. Chir. 49 (1899). — HILDEBRAND: Volkmanns Slg. klin. Vortr. 1906, 437.
JEPSON: Ann. Surg. 84 (1926). — JOSSERAND et VIANNAY: Rev. d'Orthop. 1906. KADER: Beitr. klin. Chir. 17/18 (1896/97). — KEMPF: Dtsch. Z. Chir. 75 (1904). — KISTLER: Experimentelle Untersuchungen über ischämische Muskellähmung und Kontrakturen. Inaug.-Diss. Basel 1910. — KROGIUS: Acta chir. scand. (Stockh.) Suppl. 56, 3/4 (1924).
LA NICCA: Inaug.-Diss. Zürich 1895. — LESAGE: Rev. Méd. 8 (1889). — LESER: Volkmanns Slg klin. Vortr. 249 (1884). — LÖHR: Arch. klin. Chir. 142 (1926).
MANNKOPF: Erlenmayerisches Arch. 1878. — MARCHAND: Krehl-Marchands Handbuch der allg. Path. 1 (1908) Leipzig.
NÄGELSBACH: Münch. med. Wschr. 1919.
PETERSEN: Arch. klin. Chir. 42 (1891). — PICK: Kapitel Erfrierung in Handbuch der ärztl. Erfahrungen im Weltkrieg. 8 (1921) Leipzig. — POPOFF: Virchows Arch. 61 (1874). RIEDINGER: Münch. med. Wschr. 1902. — RÖSSLE: Dekubitus. Handbuch der ärztl. Erfahrungen im Weltkrieg 8 (1921) Leipzig.
SCHLOESSMANN: Beitr. klin. Chir. 71 (1911). — SCHUBERT: Dtsch. Z. Chir. 167.; Arch. klin. Chir. 142 (1926). — SCHULZE und EITEL: Beitr. klin. Chir. 141 (1927). — SECRÉTAN: Anévrysmes infectieux. Thèse Lausanne 1923. — SIPPEL: Dtsch. Z. Chir. 155. — SOUBEYRAND et LENORMAND: Presse méd. 1924. — STENZLER: Zbl. Gynäk. 1921. — STERN: Mschr. Geburtsh. 65. — STROMEYER: Beitr. operat. Orthop. Hannover 1838.
THOMAS: Zbl. Chir. 40 (1909).
VOELCKER: Beitr. klin. Chir. 33 (1909). — VOLLER: zit. nach BUSCH.
WIETING: Münch. med. Wschr. 1918; Zbl. Chir. 1913, H. 16 u. 52.

Mechanische Schädigungen.

BORST: Volkmanns Slg klin. Vortr. 1917, Nr 725.
CHARVOT und COUILLAULT: Rev. de Chir. 7 (1887). — CHOUX: Rev. de Chir. 21 (1920) (Lit.) — CORNIL: Bull. Soc. anat. 1896. — CRUVEILHIER: Anat. Path. 4 Paris.
DUJARDIN-BEAUMETZ: Twentieth century practice 2 (1895) London.
EBERS: zit nach LORENZ. — EICHHOFF: Zbl. Chir. 1926.
FÉRÉ: Rev. de Chir. 21 (1900). — FRANKENTHAL (1): Kriegspathologische Tagung. Zbl. Path. Beiheft zu 27 (1916). — FRANKENTHAL (2): Beitr. klin. Chir. 109 (1918).
GIES: Berl. klin. Wschr. 1886 — GOEBEL: Dtsch. med. Wschr. 1916. — GRUBER: Kriegspathologische Tagung. Zbl. Path. Beih. zu 27 (1916).
HEDDAEUS: Veröff. Geb. Milit.-Sanit.wesens 1918.
JANNI: Riforma med. 4 (1896).
KESSLER: Volkmanns Slg klin Vortr. 1917, Nr 729. — KUSCYNSKI und WOLFF: Erg. Path. 19 II (1919). — KÜTTNER: Berl. klin. Wschr. 1919.
LEWIN: Münch. med. Wschr. 1918. — LEXER: Allgemeine Chirurgie. Stuttgart 1910. MAGNUS: Med. Klinik 1916; Münch. med. Wschr. 1918. — MAYDL: Dtsch. Z. Chir. 17 (1882).
NEISSER: Münch. med. Wschr. 1917. — NIMIER: Arch. gén. de Méd. 1882.
OBERNDORFER: Münch. med. Wschr. 1918. — ORTH: Münch. med. Wschr. 1916. Feldärztliche Beil.
PAGENSTECHER: Berl. klin. Wschr. 1895. — PICK: Berl. klin. Wschr. 1917. — PIELSTICKER: Virchows Arch. 198 (1909). — POPOFF: Virchows Arch. 61 (1874).

QUINARD: Gaz. hebdom. Méd. **2** (1888).

ROCHS: Berl. klin. Wschr. **1917**. — ROSENBURG: Arch. klin. Chir. **147** (1927).

SAND: Ambulance de l'Océan. **1**, H. 2 (1917) Paris. — SCHLESINGER: Münch. med. Wschr. **1918**. — SCHMINCKE (1): Volkmanns Klin. Vortr. **1918**, Nr 758/759. — SCHMINCKE (2): Kriegserkrankungen der Muskeln im Handbuch der ärztl. Erfahrungen im Weltkriege **8** (1918) Leipzig. — SCHUJENINOFF: Z. Heilk. **18** (1897). — SCHÜLE: Allg. Z. f. Psychiatr. **24** (1893). — STRAUSS: Virchows Arch. **266** (1927).

THERSTAPPEN: Dtsch. med. Wschr. **1916**. — TARTIÈRE: Arch. de Méd. milit. **1887**.

ZUR VERTH und SCHEELE: Dtsch. militärärztl. Z. **1914**. — VIRCHOW: Physikal. Ges. Würzburg 1860.

WIETING: Dtsch. Z. Chir. **134** (1915); Münch. med. Wschr. **1918**. — WISCHNEWSKY: zit. nach STRAUSS.

ZENKER: Veränderungen der willkürlichen Muskulatur im Typhus abdominalis. Leipzig 1864.

Umschriebene traumatische Muskelverknöcherung.

ASKANAZY: Verh. dtsch. path. Ges. 1900.

BENDEN: Bull. Soc. anat. Paris **1900**. — BENELLI: Beitr. klin. Chir. **75** (1911). — BERNDT: Arch. klin. Chir. **79** (1906). — BERTHIER: Arch. Méd. exp. **1894**. — BILLROTH: Dtsch. Klin. **1855**. — BODE: Dtsch. Z. Chir. **78** (1905). — BORCHARDT: Dtsch. Z. Chir. **68** (1903). — BREMIG: Myositis ossificans. Inaug.-Diss. Greifswald 1897. — BUSSE und BLECHER: Dtsch. Z. Chir. **73** (1903).

CAHEN: Dtsch. Z. Chir. **31** (1890). — CEILLIER: Para-ostéo-arthropathies des paraplégiques. Thèse Paris 1920. — CHARVOT: Rev. de Chir. **1881**. — CHATON et CAILLODS: Presse méd **1923**.

v. DITTRICH: Virchows Arch. **260** (1926). — DÜMS: Handbuch der Militärkrankheiten **1**.

EICHHORN: Über Myosis oss. Inaug.-Diss. Leipzig 1904. — ELLIOT: Amer. J. Orthop. **7** (1910).

GRAWITZ: Atlas der path. Gewebelehre. Berlin 1893. — GRUBER, G. B. (1): Histologie und Pathogenese der zirkumskripten Muskelverknöcherung. Jena 1913 (Lit.). — GRUBER, G. B. (2): Virchows Arch. **233** (1916). — GRUBER, G. B. (3): Beitr. klin. Chir. **107** (1917). — GRUBER, G. B. (4): Virchows Arch. **260** (1926). — GRUBER, G. B. (5): Münch. med. Wschr. **1915**. — GRUBER, W.: Petersburg. med. Zeitg. **1** (1861).

HEPP: Bull. Soc. Anat. Paris **1897**. — HOLZKNECHT: Wien. klin. Rdsch. **1912**. — HONSELL: Beitr. klin. Chir. **22**.

ITZEROTT: Inaug.-Diss. Leipzig 1903.

JOEST und SCHIEBACK: Virchows Arch. **253** (1924).

KAWASHIMURA: Virchows Arch. **204** (1911). — KNAAK: Die subkutanen Verletzungen der Muskeln. Berlin 1900. — KONETSCHKE: Wien. med. Presse 1882. — KÖNIG: Arch. klin. Chir. **80** (1906). — KUHN: J. Chir. u. Augenheilk. **14** (1830). — KÜTTNER: Erg. Chir. **1** (1910).

LECÈNE: Bull. Soc. anat. Paris **6**. — LEHMANN: Deutsch. med. Wschr. **1888**. — LUBARSCH: Verh dtsch. path. Ges. **1900**. — LUDEWIG: Dtsch. med.-ärztl. Z. **1886**.

MACHOL: Beitr. klin. Chir. **56** (1908). — MASCAREL: Zit. nach LORENZ. — MEYER, P.: Beitr. klin. Chir. **138** (1926). — MIESCHER: De inflammatione ossium. Inaug.-Diss. Berlin 1836.

NAKAHARA und DILGER: Beitr. klin. Chir. **63** (1909). — NISHII und AKIMOTO: Virchows Arch. **268** (1928).

OLLIER: Rev. de Chir. **1899**. — ORIOU: Arch. de méd. et phar. milit. **25** (1895). — ORLOW: Wien. med. Wschr. **1888**.

POCHHAMMER: Arch. klin. Chir. **94** (1911). — POSCHARISSKY: Beitr. path. Anat. **38** (1905).

RAMMSTEDT: Arch. klin. Chir. **61**. — RUBESCH: Prag. med. Wschr. **32** (1907).

SALMAN: Dtsch. militärärztl. Z. **1898**. — SCHMIDT, A. G.: Dtsch. mil-ärztl. Z. **1902**. — SCHMINCKE: Volkmanns Slg. klin. Vortr. **1918**, Nr 758/759. — SCHUJENINOFF: Z. Heilk. **18** (1897). — SCHULZ: Beitr. klin. Chir. **33** (1902). — SCHWARTZ: Soc. de Chir. Paris 1900. — STRAUSS: Arch. klin. Chir. **78** (1906) (Lit.) — SUDECK: Dtsch. Z. Chir. **108** (1911).

TAKATA: Virchows Arch. **192** (1908). — TSUNODA: Virchows Arch. **200** (1910).

VIRCHOW: Die krankhaften Geschwülste. Berlin **2**, (1864/65). — VOLLRATH: Dtsch. mil.-ärztl. Z. **102** (1902). — VULPIUS: Chirurgenkongr. **1902**.

WERNER: Über Myos. ossif. Inaug.-Diss. München 1904. — WILDI: Inaug.-Diss. Zürich 1929. — WOLTER: Dtsch. Z. Chir. **64** (1902).

ZHUBER v. OKROG: Mil.arzt **1901**. — ZIMMERMANN: Mil.arzt **1897**.

Strahlenwirkung.

DOBROVOLSKAJA-ZAVADSKAIA: J. de Radiol. **8** (1924).

LAZARUS-BARLOW: Medical uses of radium. London 1922.

THIES: Mitt Grenzgeb. Med. u. Chir. **14** (1905.

Entzündungen.

a) Eitrige Entzündungen.

BOLLAK und BRUNS: Dtsch. med. Wschr. 1901. — BOULLOCHE: Arch. Méd. exp. 1891. — BRUNON (1): De la myosite infect. primitive. Thèse Paris 1887. — BRUNON (2): Normandie méd. 7 (1891). — BUSSE: Erg. Path. 9 (1903).

CORNIL: Arch. Sci. méd. 1882. — CRUVEIHIER: zit. nach LORENZ.

DELBET et NOEL FIESSINGER: Biologie de la plaie de guerre. Paris 1918. — DIONIS DE CARRIÈRES: De la myosite. Thèse Paris 1851.

EICHHORST: Dtsch. med. Wschr. 1899.

FRÄNKEL: Dtsch. med. Wschr. 1894.

GILBERT: Arch. gén. Méd. 1884. — GELLÉ: Bull. Soc. Anat. Paris 1858. — GRAWITZ: Atlas der path. Gewebelehre.

HAYEM: „Muscles" in Dict. encycl. des Sci. Méd. Paris 1876. — HERZ: Dtsch. med. Wschr. 1894. — HONSELL: Beitr. klin. Chir. 31 (1901).

ITO und SINNAKA: Dtsch. Z. Chir. 69 (1903).

KLIPPEL: Ann. Méd. et Chir. 1887. — v. KRAFFT-EBING: Dtsch. Arch. klin. Med. 7/8 (1870/1871). — KRÖSING: Virchows Arch. 128 (1892).

LABUZE: Abscès ds. la gaine du muscle grand droit ant. Thèse de Paris 1871.

NEUMANN: Dtsch. med. Wschr. 1895. -- NEWBURGER: Ann. Surg 84 (1926).

PROCHASKA: Dtsch. med. Wschr. 1901.

ROKITANSKY: zit. nach DURANTE. — ROVERE: Riforma med. 3 (1894).

SABRAZÈS: Arch. franc. de path. gén. et exp. et d'anat. path. 1922, H. 2. — SALTYKOW: Verh. dtsch. path. Ges. 4 (1901). — SCHMINCKE: Volkmanns Slg klin. Vortr. 1918, Nr 758/759. STIERLIN: Virchows Arch. 128 (1892).

TERRIER: zit. nach LORENZ.

VIRCHOW: Virchows Arch. 4 (1852).

WALTHER: Dtsch. Z. Chir. 25 (1887).

ZAMFIRESCU: Spitalul 31, zit nach BUSSE. — ZENKER: Veränderung der willk. Muskeln im Typhus abdominalis. Leipzig 1864. — ZIEGLER: zit. nach DURANTE.

b) Gasbrand.

ASCHOFF: Kriegspathologische Tagung. Zbl. Path., Beih. z. 27 (1916); Handbuch der ärztl. Erfahrungen im Weltkriege 8 (1921) Leipzig.

v. BAUMGARTEN: Münch. med. Wschr. 1918. — BEITZKE: Kriegspathologische Tagung. Zbl. Path., Beiheft zu 27 (1916).

COENEN: Der Gasbrand. Berlin 1919.

DIETRICH: Kriegspatholog. Tagung. Zbl. Path., Beih. zu 27 (1916).

FRÄNKEL: Ebenda.

HANSER und COENEN: Beitr. path. Anat. 66 (1920).

NAUWERCK: Münch. med. Wschr. 1918.

RICKER: zit. nach ASCHOFF (2). — RÖSSLE: zit. nach HANSER und COENEN.

v. WASSERMANN: Med. Klin. 1916. — WEINBERG und SÉGUIN: La gangrène gazeuse. Paris 1918. — WESTENHÖFER: Virchows Arch. 168, 170, 176; Vierteljahrsschr. gerichtl. Med., 3. F. 27, Suppl.; Kriegspathologische Tagung. Zbl. Path., Beih. z. 27 (1918).

c) Polymyositis usw.

ADLER: Dtsch. med. Wschr. 1894.

BAUER: Dtsch. Arch. klin. Med. — BUSS: Dtsch. med. Wschr. 1894.

DAMSCH und BEITZKE: Festschrift f. ORTH. Berlin 1903. — DIETSCHY: Z. klin. Med. 64.

EDENHUIZEN: Dtsch. Arch. klin. Med. 87. — EISENLOHR: Neur. Zbl. 1884.

FAHR: Arch. f. Dermat. 130 (1921). — FRÄNKEL: Dtsch. med. Wschr. 1894. — FUCKEL: zit. nach LORENZ.

GRUBER: Zbl. Herzkrkh. 1917 (Lit.) — GÜNTHER: Virchows Arch. 251 (1924).

HANDFORD: Transact. Clin. Soc. 23 (1890). — HENSCHEN: Sv. Läk.sällsk. Hdl. 42 (1916). HEPP: Berl. klin. Wschr. 1887. — HERRICK: Amer. J. med. Sci. 1896. — HOCHHAUS: Virchows Arch. 124 (1891). — HOFFMANN: Arch. f. Psychiatr. 26 (1894).

JACOBI: J. nerv. Dis. 13 (1888).

KANKELEIT: Dtsch. Arch. klin. Med. 120 (1916). — KAPOSI: Lehrbuch der Hautkrankheiten 1899. — KORNILOFF: Dtsch. Z. Nervenheilk. 9 (1896). — KÖSTER: Nordisc med. Ark. (schwed.) 1896.

LAQUEUR: Dtsch. med. Wschr. 1896. — LEUBE: Dtsch. med. Wschr. 1894. — LEWIN: Dtsch. med. Wschr. 1894. — LEWY: Berl. klin. Wschr. 1893. — LÖHLEIN und SCHLOSSBERGER: Med. Klin. 19 (1917). — LÖWENFELD: Münch. med. Wschr. 1890.

MAYESIMA: Dtsch. Z. Chir. 104. — MINKOWSKI: Mitt. med. Klin. Königsberg. Leipzig 1888.

NEUBAUER: Zbl. inn. Med. **1899**. — NIEDNER: Dtsch. med. Wschr. **46** (1920).
OPPENHEIM: Berl. klin. Wschr. **1903**.
PLEHN: Dtsch. med. Wschr. **1889**. — POTAIN: Bull. Soc. méd. Hôp. Paris **1875**. —
PRINZING: Münch. med. Wschr. **1890**.
RISSE: Dtsch. med. Wschr. **1895**. — ROSENTHAL und HOFFMANN: Dtsch. Z. Nervenheilk.
80 (1924).
SCHILL: Wien. Arch. inn. Med. **12** (1926). — SCHULTZE: Dtsch. Z. Nervenheilk. **6** (1895).
SCHULZ: Neur. Zbl. **8** (1889). — SCHWARZ: Frankf. Z. Path. **35** (1921). — SENATOR: Dtsch.
med. Wschr. **1893**. — SICK: Münch. med. Wschr. **1905**. — SIEMERLING: Charité-Ann. **14**
(1889). — STRÜMPELL: Dtsch. Z. Nervenheilk. **1** (1891).
UNVERRICHT: (1) Münch. med. Wschr. **1887**. — UNVERRICHT (2): Z. klin. Med. **12** (1887).
UNVERRICHT (3): Dtsch. med. Wschr. **1891**.
WAGNER: Dtsch. Arch. klin. Med. **40** (1887). — WÄTZOLD: Z. klin. Med. **22**. — v. WIESNER:
Mitt. Grenzgeb. Med. u. Chir. **31** (1918). — WINCKEL: Zbl. Gynäk. **2** (1878).

d) Rheumatismus usw.

FRORIEP: Die rheumatische Schwiele. Weimar 1843.
GRAUHAN: Anatomischer Befund bei Myositis rheumatica. Inaug.-Diss. Jena 1912.
HAYEM: „Muscles" in Dict. encycl. Sci. méd. Paris **1876**. — HUZELLA: Verh. dtsch.
path. Ges. **17** (1914).
LANDOIS: Arb. path. Inst. Tübingen **9** (1914).
RICHTER: zit. nach DURANTE. — RUNGE: zit. nach DURANTE.
SCHADE: Münch. med. Wschr. **1921**. — SENATOR: Ziemssens Handbuch der spez. Pathol.
u. Therapie 1887. — STRÜMPELL: Lehrbuch der spez. Pathol. u. Therapie **1887**.
TALALAIEFF: Soc. méd. St. Petersburg v. 13. 10. 1921, zit. nach Patologica **15** (1923).
VOGEL: Virchows Handbuch der spez. Pathol. u. Therapie 1854.

e) Myositis fibrosa.

GIES: Dtsch. Z. Chir. **11** (1878).
HACKENBRUCH: Beitr. klin. Chir. **10** (1893).
JANICKE: Dtsch. med. Wschr. **1895**. — JANOSSY: Münch. med. Wschr. **1925**.
KADER: Beitr. klin. Chir. **17/18** (1896/97). (Lit.) — KÖNIG: Lehrbuch der allgem. Chirurgie
1889. — KREISS: Berl. klin. Wschr. **1886**. — KROGIUS: Acta chir. scand. (Stockh.) **56**,
Suppl., H. 3/4 (1924). — KRUKENBERG: 60. Vers. dtsch. Naturf. u. Ärzte Wiesbaden.
LINDER: Berl. klin. Wschr. **1891**.
SCHUBERT: Arch. klin. Chir. **142** (1926).

f) Myositis ossificans progressiva.

ABERTHNY: Surgical Lectures 1830.
BLENKLE: Dtsch. Arch. klin. Med. **103** (1914). — BOKS: Berl. klin. Wschr. **1897**. —
BREMSOHN: Berl. klin. Wschr. **1892**. — BUSSE: Erg. Path. **9** (1903).
CEILLIER: Para-ostéo-arthropathies des paraplégiques. Thèse de Paris **1920**. — COP-
PING: Philosoph. Transact. **1741**, Nr 461.
DÜMMS: zit nach LORENZ.
EICHHORST: Virchows Arch. **139** (1895).
FERTIG: zit. nach BUSSE. — FRIEDBERG: Pathologie und Therapie der Muskelläh-
mungen. Weimar 1858. — FÜRSTNER: Arch. f. Psychiatr. **27** (1895).
HAWKINS: London med. Gaz. **1844**. — HELFERICH (1): Ärztl. Intelligenzbl. **26** (1879). —
HELFERICH (2): Allg. Wien. med. Zeitg. **28** (1881). — HELFERICH (3): Verh. dtsch. Chir.-Ges.
1887.
IPPONSUGI: Mitt. über allg. Pathol. usw. Univ. Sendai Japan **3** (1927).
JÜNGLING: Beitr. klin. Chir. **78** (1912).
KOHTS: Arch. Kinderheilk. N. F. **21** (1884). — KÖNIG: Lehrbuch der allgemeinen Chir.
1889.
LEXER: Arch. klin. Chir. **50** (1895).
MANUWALD: Dtsch. Z. Chir. **161** (1921). — MAYS: Virchows Arch. **74** (1878). — MEYER,
P.: Beitr. klin. Chir. **138** (1926). — MINKIEWITSCH: Virchows Arch. **41** (1867); **61** (1874). —
MÜNCHMEYER: Z. ration. Med. 3. Reihe, **34** (1869).
NEIDECK: Z. Kinderheilk. **42** (1926). — NICOLADONI: Wien. med. Blätter 1878.
PINCUS (1): Z. Geburtsh. **31** (1895). — PINCUS (2): Dtsch. Z. Chir. **44** (1896). — PINTÉR:
Z. klin. Med. **8** (1884).
REHBEIN: Dtsch. Z. Chir **178** (1923). — ROSENSTIRN: zit. nach WEBER.
SCHINZ: Lehrbuch der Röntgendiagnostik. Leipzig 1928. — SKINNER: Med. Times
a. Gazette **1** (1861). — STAUB: Beitr. path. Anat. **78** (1927). — STEMPEL: Mitt. Grenzgeb.
Med. u. Chir. **3** (1898) (Lit.) — SVENSSON: Ref. i. Schmidts Jb. **231**. — SYMPSON: Brit.
med. J. **2** (1886).

VIRCHOW (1): Die krankhaften Geschwülste. Berlin 2 (1864). — VIRCHOW (2): Berl.
klin. Wschr. 1894.
   WEBER: Ann. de Méd. 22 (1927).

g) Lepra.

FUJINAMI: Virchows Arch. 161 (1900).
   RECKLINGHAUSEN, v.: Verh. dtsch. path. Ges. 1 (1899). — RIKLI: Virchows Arch.
129 (1892).

h) Tuberkulose.

BÖTTCHER: Virchows Arch. 13 (1858).
   DELORME: Congr. Chir. 5 (1891). — DERSCHEID: Policlinico 12 (1903). Zit. nach BUSSE.
   KAISER: Arch. klin. Chir. 77 (1905).
   LANDOIS: Beitr. klin. Chir. 63 (1909). — LANZ und DE QUERVAIN: Arch. klin. Chir. 46
(1893). — LE DENTU: Dict. Méd. et Chir. Prat. Paris 1877.
   MARCHAND: Virchows Arch. 72 (1878). — MÜLLER: Beitr. klin. Chir. 2 (1886).
   OLTENDORF (ZENKER): Inaug.-Diss. Erlangen 1885.
   REVERDIN: (a) Congr. Chir. 5 (1891). (b) Rev. Méd. Suisse romande 1891.
   SALTYKOW: Zbl. Path. 13 (1902). — SCHWARZ: Frankf. Z. Path. 25 (1923). — SIELOFF:
Mitt. Grenzgeb. Med. u. Chir. 33 (1921).
   ZONDEK: Münch. med. Wschr. 1917.

i) Syphilis.

BASTARD: Union méd. 27 (1879). — BIER: Mitt. chir. Klin. Kiel 1888. — BOYER: Gaz·
Méd. Paris 1842. — BRAMANN, v.: Berl. klin. Wschr. 1889. — BUISSON: Gaz. méd. Paris
1846. — BUSSE: Arch. klin. Chir. 69 (1903). — BUSSE und HOCHHEIM: Arch. f. Ophthalm.
55 (1903).
   DUJARDIN-BEAUMETZ: Twentieth century practice of med. 2 (1879).
   EGER: Dtsch. med. Wschr. 1896.
   FOURNIER: Union méd. 1873.
   GENERSICH: Ung. med. Presse 2 (1897). — GUYOT: Bull. Soc. méd. Hôp. Paris 3 (1885).
   HERRICK: J. med. Sci. 1896.
   LEWIN: Charité-Ann. 16 (1891) (Lit.).
   MAURIAC: Ann. de Dermat. 7—9 (1876/78). — MURCHISON: Zit. nach DURANTE.
   NEUMANN: Syphilis, in NOTHNAGELS spezieller Pathologie und Therapie 23 (1896). —
NOTTA: (a) Monit. Hôp. 1 (1853). (b) Arch. gén. Méd. 24 (1850).
   OSTERMAYER: Arch. f. Dermat. 1892, 2. Erg.-H.
   RICORD: Gaz. Hôp. 1842.
   VIRCHOW: (a) Virchows Arch. 15 (1858). (b) Die krankhaften Geschwülste. 2. Berlin
1864.

k) Rotz.

BABES: Arch. Méd. exper. et Anat. path. 3 (1891).
   HELLY: Prag. med. Wschr. 1907, Nr 32. — HOKE: ebenda. — HUBALEK und GOLD-
SCHMID: Wien. med. Wschr. 1920.
   KELSCH: Zit. nach BAROT. Etude clin. sur 2 variétés d'abscès musc. Thèse de Paris
1876. — KOCH: Arch. klin. Chir. 65 (1902).
   SABRAZÈS: Arch. franç. Path. gén. exper. et Anat. path. 1922, H. 2. — STRUBE: Arch.
klin. Chir. 61 (1900) (Lit.).
   TEDESCHI: Beitr. path. Anat. 13.
   WOLFF: Berl. klin. Wschr. 1915.

Muskeln bei Allgemeinerkrankungen.

a) Akute Infektionskrankheiten.

BEITZKE: Berl. klin. Wschr. 1916.
   CEELEN: in ASCHOFF: Ärztliche Erfahrungen im Weltkrieg 8. Leipzig 1921.
   DAWYDOWSKY: Erg. Path. 20 II, 2. T. (1924).
   FORBUS: Arch. of Path. 2 (1926).
   GRUBER, W.: Zit. nach SABRAZÈS.
   KOCH: Kriegspath. Tag. Zbl. Path. Erg.-H. zu 27 (1916). — KOLODNY: Virchows Arch.
236 (1922). — KUSZYNSKI und WOLFF: Erg. Path. 19. Februar 1919.
   LEWANDOWSKY: Z. Neur. 35 (1917). — LOELE: Erg. Path. 18 (1918). — LÖHLEIN und
SCHLOSSBERGER: Med. Klin. 1917. — LUKSCH: Arch. of Path. 5 (1928).
   PICK: Berl. klin. Wschr. 1917. — POPOFF: Virchows Arch. 61 (1874).
   SABRAZÈS: Arch. franç. Path. gén. exper. Anat. path. 1922, H. 2 (Lit.). — STERNBERG:
Beitr. path. Anat. 64 (1918).

WELLS: Arch. of Path. 4 (1927) (Lit.).
ZENKER: Über die Veränderungen der Muskeln im Typhus abdominalis. Leipzig 1864.

b) Chronische Erkrankungen, Kachexie.

BRISSAUD: Zit. nach DURANTE.
FRAENKEL: Virchows Arch. 73 (1878).
KLIPPEL: Bull. Soc. Anat. 1887.
LOEWENTHAL: Dtsch. Z. Nervenheilk. 13 (1898). — LUBARSCH: in ASCHOFF, Ärztliche Erfahrungen im Weltkrieg. 8. Leipzig 1921.
MÖNCKEBERG: Atrophie und Aplasie in MARCHAND-KREHL, Handbuch der allgemeinen Pathologie 3 I. Leipzig 1915. — MÜLLER, FR.: Z. klin. Med. 16 (1885).
SAMUEL: Inanition in EULENBURGS Realenzyklopädie 1896. — STATKEWITSCH: Arch. f. exp. Path. 33 (1894).
VOIT: Physiologie des allgemeinen Stoffwechsels, in HERMANNs Handbuch 6. I. 1881.

c) Besondere.

ARNOLD: (a) Beitr. path. Anat. 10 (1891). (b) Virchows Arch. 135 (1894). — ASKANAZY: Dtsch. Arch. klin. Med. 61 (1898).
BING: Jb. Kinderheilk. 68. — BOLTZ: Jb. Hamburg. Staatskrankenanst. 3 (1894).
CLAUS und VAN DER STRICHT: Ann. Bull. Soc. méd. Gand. 1893.
DIETSCHY: zit. nach GANS. — DUCHESNAU: Contr. à l'étude de l'acromégalie. Thèse de Lyon 1891.
EHRICH: Beitr. klin. Chir. 28 (1900).
GANS: Histologie der Hautkrankheiten. Berlin 1925. — GUTSTEIN: Arch. Kinderheilk. 63 (1914).
HAGENBACH-BURCKHARDT: Jb. Kinderheilk. 60. — HERXHEIMER: Zur Kasuistik der Sklerodermie. Inaug.-Diss. Greifswald 1896. — HOLSTI: Z. klin. Med. 20.
JENNER: Med. Tim. 1860.
KOPP: Virchows Arch. 128 (1892).
LAENNEC et DELARUE: Gaz. Hôp. 100 (1927). — LANGHANS: Virchows Arch. 149 (1897).
MARCHAND: (a) Münch. med. Wschr. 1906, Nr 29. Vereinsbeilage. (b) zit. nach GANS. — MARESCH:: Z. Heilk. 19 (1898). — MARTIUS: Zbl. Path. 21 (1910). — MEYER-BETZ: Dtsch. Arch. klin. Med. 101 (1910). — MOSSÉ et DAUNIC: Bull. Soc. Anat. 1895.
OEHME: Zit nach GANS.
PAUL: Klin. Wschr. 1925. — PETTAVEL: (a) Dtsch. Chir. 116 (1912). (b) Mitt. Grenzgeb. Med. u. Chir. 27 (1914).
RAUTMANN: Mitt. Grenzgeb. Med. u. Chir. 28 (1914). — REHN und GEBHARDT: Handbuch der Kinderheilkunde. — RITTER VON RITTERSHAUS: Pathologie und Therapie der Rachitis. Berlin 1863. — ROSENOW und TIETZ: Klin. Wschr. 1924.
SCHULTZ: Virchows Arch. 232 (1921). — SCHULTZE und JORES: Dtsch. Z. Nervenheilk. 1897. — SCHÜTZ: Beitr. path. Anat. 71 (1923). — SEEGER und TIDOW: Münch. med. Wschr. 1924. — SLAUCK: Z. Neur. 67 (1921). — STIEBEL: in Virchows Handbuch der speziellen Pathologie und Therapie. — STRÜMPELL: Dtsch. Z. Nervenheilk. 1897.
VIERORDT: in NOTHNAGELs Handbuch 8. — VIRCHOW: Virchows Arch. 5 (1853).
WALBAUM: Virchows Arch. 158 (1899). — WEGELIN: Kapitel Schilddrüse in 8 dieses Handbuches. — WOLTERS: Arch. f. Dermat. 30 (1895).

Muskelatrophie.
Neurale Muskelatrophie.

ALEXANDER: Zit. nach DURANTE.
BABINSKY: C. r. Soc. Biol. 1884. — BATTEN: Brain 11 (1898). — BIELSCHOWSKY: Neur. Zbl. 1900. — BIZZOZERO und GOLGI: Wien. med. Jb. 1873. — BOEKE: Jb. mikrosk.-anat. Forschg 2 (1925). — DE BOER: Pflügers Arch. 190 (1921). — BREMER: zit. nach FLEISCH-HACKER. — BROWN-SÉQUARD: C. r. Soc. Biol. 1849. — BRÜNING: Klin. Wschr. 1926, Nr 4.
CASSIRER: Handbuch der Neurologie 1. Berlin 1910 (Lit.). — CIPOLLONE: Richerche nel Labor. Anat. Univ. Roma 4 (1898). — CHARCOT et PIERROT: Zit. nach LORENZ. — CHRÉTIEN et THOMAS: Rev. Méd. 18 (1898). — COHNHEIM: Vorlesungen über allgemeine Pathologie 1882.
DARKSCHEWITSCH und TISCHONOW: Neur. Zbl. 12 (1893). — DART: J. nerv. Dis. 60 (1924). — DÉJERINE: (a) Arch. de Physiol. 2 (1887). (b) C. r. Soc. Biol. 1888 (Tabes.) (c) Rev. Méd. 1889 (Tabes). — DRESCHFELD: Brain 1886. — DÜRCK: Beitr. path. Anat. 8, Suppl. (1908).
EISENLOHR: Neur. Zbl. 1884. — ERB: Dtsch. Arch. klin. Med. 4 (1868) u. 5 (1869). — ERBSLÖH: Dtsch. Z. Nervenheilk. 23 (1903).

FASCE: Ric. sperim. sull' atr. muscolare. Palermo **1865/66**. — FLEISCHHACKER: Handbuch der normalen und pathologischen Physiologie **10**. Berlin **1927**. — FOINITZKI: Wratsch **1896**. — FOREL: Arch. f. Psychiatr. **18** (1887). — FRAENKEL: Dtsch. med. Wschr. **1891**. — FRANK: Berl. klin. Wschr. **1919** u. **1920**. — FRIEDRICH: (a) Fortschr. Med. **1897** (Rekurrenslähmung). (b) Arch. f. Laryng. **7** (1898) (Exp.). — FUCHS: Dtsch. Z. Nervenheilk. **4** (1893).

GESSLER: Die motorischen Endplatten und ihre Bedeutung für die periphere Lähmung. Leipzig **1885**. — GIESE und PAGENSTECHER: Arch. f. Psychiatr. **25** (1893). — GOLDSCHEIDER: Z. klin. Med. **19** (1891). — GRUND: (a) Dtsch. Z. Nervenheilk. **35** (1908). (b) Arch. f. exper. Path. **67** (1912). — GUDDEN: Arch. f. Psychiatr. **23** (1890).

HANSEMANN, v.: Berl. klin. Wschr. **1894**. — HARTMANN, BLATZ und KILBORN: J. of Physiol. **53** (1919/20). — HARTTUNG: Zbl. Chir. **51** (1924). — HAUCK: Dtsch. Z. Nervenheilk. **17** (1900). — HAYEM: Recherches s. l'anat. path. des atr. musc. Paris **1877**. — HEILBRONNER: Rückenmarksveränderungen bei multipler Neuritis der Trinker. Habil.-Schr. Halle **1898**. — HOCHHAUS: Virchows Arch. **124** (1892). — HOFMANN: Arch. f. exper. Path. **33** (1894).

JAMIN: Experimentelle Untersuchung zur Lehre der Atrophie gelähmter Muskeln. Habil.-Schr. ERLANGEN. Jena **1904**. — JOFFROY: (a) Bull. Soc. méd. Hôp. **1885**. (b) C. r. Soc. Biol. **1888**.

KAASE: Beitrag zur Lehre von der Fazialislähmung. Inaug.-Diss. Göttingen **1879**. — KALISCHER: Mschr. Psychiatr. **1** (1897). — KEN KURÉ (und SCHÜLER): Z. exper. Med. **26** u. **28** (1922); **46** u. **47** (1925); **48** (1926). — KIRBY: Beitr. path. Anat. **11** (1892). — KRAUSS: Virchows Arch. **113** (1888).

LANGLEY: Lancet **1916**. — LEOPOLD: Berl. klin. Wschr. **1892**. — LÉPINE: Zit. nach DURANTE. — LEYDEN, v.: (a) Z. prakt. Med. **1877** (Tabes). (b) Z. klin. Med. **1** (1880). — LÖWENTHAL: Dtsch. Z. Nervenheilk. **13** (1898) (Lit.).

MANTEGAZZA: (a) Giorn. Anat. e Fisiol. Pat. Pavia **1865**. (b) Dtsch. Arch. klin. Med. **9** (1872). — MARINESCO: C. r. Soc. Biol. **1896**. — MINKOWSKI: Mitt. med. Klin. Königsberg. Leipzig **1888**. — MOELI: Charité-Ann. **4** (1884). — MÖNCKEBERG: Atrophie und Aplasie. In KREHL-MARCHAND, Handbuch der allgemeinen Pathologie. Leipzig **1915**. — MORPURGO: Arch. ital. Biol. **1892**. — MÜLLER, F. C.: Arch. f. Psychiatr. **14** (1883).

NATHAN: Inaug.-Diss. Bonn **1889**. — NONNE: (a) Dtsch. Arch. klin. Med. **11** (1887). (b) Arch. f. Psychiatr. **19** (1888) (Tabes).

OLIVIER: Des atrophies musculaires. Thèse d'aggrégation, Paris **1869**. — OPPENHEIM: Z. klin. Med. **11** (1886). — OPPENHEIM und SIEMERLING: Arch. f. Psychiatr. **18** (1887).

PARISOT: Pathogénie des atrophies musculaires. Thèse d'aggrégation, Paris **1886**. — PERRONCITO: Zit. nach FLEISCHHACKER. — PITRES et VAILLARD: Rev. Méd. **6** (1886). — PLACZEK: Virchows Arch. **158** (1899). — POTAIN: Zit. nach DURANTE.

RAYMOND et ARTAUD: Arch. de Physiol. **1884**. — RECKLINGHAUSEN, v.: Handbuch der allgemeinen Pathologie des Kreislaufes und der Ernährung. **1883**. — REISS: Die elektrische Entartungsreaktion. Berlin **1911**. — RICKER und ELLENBECK: Virchows Arch. **158** (1899). — RINDSKOPF: Inaug.-Diss. Bonn **1890**. — ROSENBLATH: Dtsch. Z. Nervenheilk. **9** (1897). — RUMPF und SCHUMM: Dtsch. Z. Nervenheilk. **20** (1901).

SCHAFFER: Revue neur. **4** (1896). — SCHEUBE: (a) Dtsch. Arch. klin. Med. **31** (1883) und **32** (1884). (b) Virchows Arch. **95** (1884). — SCHMIDTMANN: Zbl. Path. **21** (1917). — SENATOR: Dtsch. med. Wschr. **1883**. — SIEMERLING: Arch. f. Psychiatr. **23** (1892). — STEINERT: Inaug.-Diss. Würzburg **1887**. — STERN: Dtsch. med. Wschr. **1891**. — STIER: Arch. f. Psychiatr. **29** (1897) (Lit.). — STRÜMPELL: Arch. f. Psychiatr. **14** (1883).

THOMSEN: Neur. Zbl. **6** (1887).

VIERORDT: Arch. f. Psychiatr. **14** (1883). — VULPIAN: Arch. Phys. norm. path. **2** (1869) u. **4** (1871).

WAGNER: Muskelatrophie bei Tabes dorsalis. Inaug.-Diss. Berlin **1896**. — WOKENIUS: Beitr. path. Anat. **25** (1899).

Progressive neurale Muskelatrophie.

BAMBERGER: zit. nach LORENZ. — BERNHARDT: Virchows Arch. **133** (1893). — BING: (a) Dtsch. Arch. klin. Med. **85** (1905). (b) Handbuch der inneren Medizin von BERGMANN und STAEHELIN. Berlin **1926**. — BROSSARD: Etudes clin. sur une forme héréditaire d'atr. musc. Thèse de Paris **1886**. — BURR: J. nerv. Dis. **1897**.

CASSIRER: Mschr. Psychiatr. **3** (1898). — CHARCOT und MARIE: Rev. Méd. **1868**.

DÉJERINE: Rev. Méd. **1896**. — DERCUM: Zit. nach THOREL. — DONATH: Wien. med. Presse **1889**. — DONKIN: Brain **13** (1890). — DUBREUILH: Rev. Méd. **1890**.

EICHHORST: Berlin. klin. Wschr. **1873**. — EULENBURG: Neur. Zbl. **1889**.

FRIEDRICH: Zit. nach LORENZ.

GÖDDE: Z. Neur. **66** (1923).

HAMMOND: The diseases of the nervous system **1876**. — HARRINGTON: Amer. J. Insanity **1887**. — HEMTENMACHER: De aetiol. atrophiae musc. progr. Inaug.-Diss. Berlin **1862**. — HERRINHAM: Brain **11** (1888). — HERZOG: Med. Klin. **1926**. — HOFFMANN: (a) Arch.

f. Psychiatr. **20** (1889). (b) Dtsch. Z. Nervenheilk. **1** (1891) u. **6** (1894). — HÜLSEMANN: Über einen Fall von progressiver neurotischer Muskelatrophie. Inaug.-Diss. Berlin 1892.

LAUDA: Dtsch. Z. Nervenheilk. **75** (1922).

MARINESCO: Arch. Méd. exper. et Anat. path. **6** (1894).

OPPENHEIM und CASSIRER: Dtsch. Z. Nervenheilk. **10** (1897). — ORMEROD: Brain **7** (1884).

SAINTON: Nouv. iconogr. de la Salpétrière **2** (1899) u. **5** (1902). — SCHAFFER: Über das morphologische Wesen und die Histopathologie der hereditär-systematischen Nervenkrankheiten. Berlin 1926. — SIEMERLING: (a) Neur. Zbl. **1897**. (b) Arch. f. Psychiatr. **31** (1899).

VIRCHOW: Zit. nach THOREL. — VIZIOLI: zit. nach LORENZ.

WERTHEMANN: Z. Neur. **111** (1927). — WISSELINK: Beitrag zur Lehre von der progressiv-neurotischen Muskelatrophie. Inaug.-Diss. Königsberg 1896. — WOLLNEY: Dtsch. Z. Nervenheilk. **82** (1924).

Spinale Muskelatrophie.

CHARCOT und JOFFROY: Arch. Phys. norm. et Path. **3** (1870). — CZYLHARZ, v. und MARBURG: Z. klin. Med. **43** (1901).

DÉJERINE: Rev. Méd. **1884**.

ERB: Dtsch. Z. Nervenheilk. **11** (1897).

HITZIG: Berl. klin. Wschr. **1889**. — HOFFMANN: Dtsch. Z. Nervenheilk. **3** (1898) u. **10** (1897).

JAGIČ: Wien. med. Wschr. **1899**. — JOFFROY und ACHARD: Arch. Méd. exper. **1** (1889).

LEYDEN, v.: Arch. Psychiatr. **4** (1875). — LÖWENTHAL: Dtsch. Z. Nervenheilk. **13** (1898).

MÖNCKEBERG: Atrophie und Aplasie, in KREHL-MARCHAND, Handbuch der allgemeinen Pathologie. Leipzig 1915.

NONNE: Dtsch. Z. Nervenheilk. **1** (1891).

OPPENHEIM: (a) Neur. Zbl. **1887**. (b) Arch. f. Psychiatr. **29** (1888).

PILCZ: Jb. Psychiatr. **17** (1898). — PLACZEK: Virchows Arch. **158** (1889).

RAYMOND: Gaz. méd. Paris **1875**.

SAHLI: Dtsch. Arch. klin. Med. **33** (1883). — SCHLESINGER: Syringomyelie. Wien und Leipzig 1902. — SCHULTZE: Neur. Zbl. **1882**. — SLAUCK: Z. Neur. **67** u. **71** (1921) u. **80** (1927) und Klin. Wschr. **1927**. — STIER: Arch. f. Psychiatr. **29** (1897). — STRÜMPELL: Dtsch. Z. Nervenheilk. **3** (1893). — STRÜMPELL und BARTHELMES: Dtsch. Z. Nervenheilk. **13** (1900).

VULPIAN: Arch. Phys. norm. et Path. **2** (1869).

Progressive spinale Muskelatrophie.

ALZHEIMER: Arch. f. Psychiatr. **23** (1891). — ARAN: Arch. gén. Méd. **1850**.

BEEVOR: Brain **1902**. — BRUNS: (a) Dtsch. Z. Nervenheilk. **19** (1901). (b) Neur. Zbl. **1903**. — DE BUCK: Belg. méd. **1897**.

CHARCOT: Arch. Méd. exper. et Anat. path. **7** (1895). — CROCQ: J. de Neur. **1898**.

DÉJERINE: C. r. Soc. Biol. **1895**. — DUCHENNE: Union méd. **1853**.

ERB: Ges. dtsch. Naturforsch. u. Ärzte **1884**. — ERB und SCHULTZE: Arch. f. Psychiatr. **9** (1879). — ETIENNE: Nouv. Iconogr. de la Salpétrière **12** (1899).

FRIEDBERG: Zit. nach THOREL.

GOEDECKE: Über progressive Muskelatrophie. Inaug.-Diss. München 1899. — GOWERS: zit. nach THOREL. — GÜNTHER: Berl. klin. Wschr. **1883**.

HAUSHALTER: Rev. Méd. **18** (1889). — HOFFMANN: Dtsch. Z. Nervenheilk. **3** (1893) u. **10** (1897).

SENATOR: Charité-Ann. **26** (1902).

TERRIO und ROVERE: Ann. di Neur. **19** (1901). — THOMSON und BRUCE: Edinburgh Hosp. rep. **1** (1893).

WERDNIG: Arch. f. Psychiatr. **22** (1891) u. **10** (1897).

ZIEHEN: Vjschr. gerichtl. Med. **8** (1898).

Myatonia congenita.

ARCHANGELSKY und ABRIKOSOFF: Arch. Kinderheilk. **56** (1911).

BAUDOUIN: Semaine méd. **1907**.

COLLIER und HOLMES: Brain **32** (1919). — CONCETTI: Congrès Assoc. internat. Pédiatr. Paris 1912. — COUNCILMAN und DUNN: Amer. J. Dis. Childr. **2** (1911).

FOOT: Amer. J. Dis. Childr. **8** (1913).

GRIFFITH und SPILLER: Amer. J. med. Sci. **165** (1911).

JACOBI: Dtsch. Z. Nervenheilk. **67** (1921).

KAUMHEIMER: Jb. Kinderheilk. 78, Erg.-H. (1913) (Lit.).
LAIGNEL-LAVASTINE: Rev. Neur. 21 (1913). — LEREBOULLET und BAUDOUIN: Bull. Soc. méd. Hôp. Paris 1909.
MARBURG: Arb. neur. Inst. Wien 1911.
NEUMANN: Dtsch. Z. Nervenheilk. 71 (1921).
OPPENHEIM: Lehrbuch der Nervenkrankh. 5. Aufl. Berlin 1913.
ROTHMANN: Mschr. Psychiatr. 25, Erg.-H. (1908.
SILBERBERG: Virchows Arch. 242 (1923). — SLAUCK: Dtsch. Z. Nervenheilk. 67 (1921). — SPILLER: Med. Bull. Univ. Pennsylvania 16 (1905). — STOOSS: Schweiz. med. Wschr. 1928.
WÄLLE und HOTZ: Jb. Kinderheilk. 85 (1917) (Lit.).

Zerebrale Muskelatrophie.

BABINSKI: Arch. de Neur. 1886. — BECHTEREW, v.: Dtsch. Z. Nervenheilk. 17 (1900). — BING: Allgemeine Symptomatologie der Gehirnkrankheiten, in BERGMANN-STAEHELIN, Handb. d. inn. Med. 5 I, 2. Aufl. Berlin 1926. — BORGHERINI: (a) Dtsch. Arch. f. klin. Med. 45 (1889). (b) Neur. Zbl. 1890. — BOUCHARD: Zit. nach LORENZ. — BRISSAUD: Rev. Méd. et Chir. 1879. — BURRESI: Sperimentale 1 (1877).
CHARCOT: Leçons sur les maladies du syst. nerv. 1. Paris 1876. — CORNIL: C. r. Soc. Biol. 1863.
DARKSCHEWITSCH: Neur. Zbl. 1891 und Arch. f. Psychiatr. 24 (1892). — DÉJERINE: Sémiologie des aff. du syst. nerv. Paris 1926.
EISENLOHR: Neur. Zbl. 1890.
GILLES DE LA TOURETTE: Bull. Soc. méd. Hôp. Paris 1897. — GLIKY: Dtsch. Arch. klin. Med. 15 (1875). — GOLDSCHEIDER: Berl. klin. Wschr. 1894. — GOLTZ: Pflügers Arch. 76 (1899).
HALL: Zit. nach LORENZ.
HALLOPEAU: Arch. gén. Méd. 1872.
JOFFROY und ACHARD: Arch. gén. Méd. 1890 und Arch. Méd. exper. 1891.
KIRCHHOFF: Arch. f. Psychiatr. 29 (1896). — KORNILOW: Congrès méd. russ. Moskau 1890.
LEWY: Berl. klin. Wschr. 1910.
MARINESCO: Semaine méd. 1898. — MONAKOW, v.: Gehirnpathologie, in Nothnagels Handb. Wien 1902. — MÖNCKEBERG: in KREHL-MARCHAND, Handb. d. allg. Path. Leipzig 1915. — MUNK: Akad. Wiss. Berlin 1894.
NONNE: Dtsch. med. Wschr. 1894.
PARHON und GOLDSTEIN: Roumanie méd. 1899. — PATELLA: Delle atrofie muscolari secondarie. Padova 1886. — PETŘINA: Prag. med. Wschr. 1899. — PITRES: Arch. de Neur. 1876.
QUINCKE: Dtsch. Arch. klin. Med. 42 (1888) und Dtsch. Z. Nervenheilk. 4 (1893).
ROMBERG: Traité des maladies du syst. nerv. zit. nach LORENZ. — ROTH und MURATOW: Contribution à l'étude de la pathol. des hémisphères cérébraux. Moscou 1890.
SCHAFFER: (a) Pester med.-chir. Presse 32 (1896). (b) Mschr. Psychiatr. 2 (1897). — SCHEIDT: Zur Lehre von der zerebralen Muskelatrophie. Inaug.-Diss. Erlangen 1910 (Lit.). — SCHIFF und ZAK: Wien. med. Wschr. 1912. — SENATOR: Berl. klin. Wschr. 1879. — STEINERT: Dtsch. Z. Nervenheilk. 24 (1903). — STIER: Arch. f. Psychiatr. 29 (1896).
TODD: Clinical lectures on paralysis. London 1854.

Arthrogene Muskelatrophie.

ACHARD und LÉVI: Nouv. Iconographie de la Salpétrière 11 (1898). — AMARAL: Contrib. à l'étude du rhumatisme hémorrh. Thèse de Paris 1891. — ALLEN: J. amer. med. Assoc. 1911.
BÄHR: Mschr. Unfallheilk. 2 (1895). — BLASIUS: ibid. — BOIX: Bull. Soc. méd. Hôp. Paris 1900. — BOMPAR: J. Méd. Bordeaux 1887. — BRONDGEEST: Arch. f. Anat. 1906. — BUM: Wien. med. Presse 1905.
CARCASSONE: Amyotrophies scapulo-thoraciques. Thèse de Bordeaux 1894. — CASPARI: Arch. f. Unfallheilk. 1 (1896). — CASSIRER: Die vasomotorisch-trophischen Neurosen. Berlin 1901. — CHARCOT: (a) Etudes pour servir . . . de l'aff . . . . goutte asthénique. Thèse de Paris 1853. (b) Progrès méd. 1882 und 1893. — CRUVEILHIER: Traité d'anat. path. gén. 3. Paris 1856.
DARKSCHEWITSCH: Neur. Zbl. 1891 und Arch. f. Psychiatr. 24 (1892). — DEBOVE: Progrès méd. 1880. — DERCUM: Med. News 1888. — DEROCHE: Etude . . . sur les amyotrophies réflexes articulaires. Thèse de Paris 1890 (Lit.). — DESPLATS: Gaz. heb. 1878. — DUCHENNE: zit. nach DURANTE. — DUPLAY und CAZIN: Arch. gén. Méd. 1891.
EULENBURG: Vers. dtsch. Naturforsch. u. Ärzte 1900.
FÖRSTER: Zit. nach KÜTTNER und LANDOIS. — FOURNIER: Ann. de Dermat. 10 (1899).

GARROD: Med. and chir. transactions 1888. — GURLT: Beitr. z. vergleichenden path. Anatomie der Gelenkerkrankungen. Berlin 1853. — GUYON et FÉRÉ: Progrès méd. 9 (1881). HAGEN: Münch. med. Wschr. 1889. — HASEBROEK: Mschr. f. Unfallheilk. 2 (1895). — HAUCK: Dtsch. Z. Nervenheilk. 17 (1900). — HEIDENHAIN: Mschr. Unfallheilk. 1 (1894). — HEIN: Virchows Arch. 13 (1858). — HILLER: Charité-Ann. 7 (1882). — HOFFA: (a) Volkmanns Slg klin. Vortr. N. S. 50 (1892). (b) Ther. Gegenw. 1903. — HOFFA und WOLLENBERG: Arthritis deformans und sog. chronischer Gelenkrheumatismus. Stuttgart 1908. — HUGUET: Zit. nach LORENZ. — HUNTER, JOHN: Works. London 1835.

KAHANE: Zbl. klin. Med. 13 (1892). — KAST: Dtsch. med. Wschr. 1887 (Vereinsbericht). KIENBÖCK: Wien. klin. Wschr. 1900. — KILIANI: New Yorker med. Mschr. 8 (1896). — KLIPPEL: (a) Ann. méd.-chir. 1887. (b) Soc. Anat. Paris 1887 u. 1888. — KREMER: Pathogenese der arthritischen Amyotrophien. Inaug.-Diss. Greifswald 1902.

LANCERAUX: Zit. nach DURANTE. — LASSÈGUE: Zit. nach KÜTTNER und LANDOIS: — LÖWENTHAL: Dtsch. Z. Nervenheilk. 13 (1898). — LÜCKE: Dtsch. Z. Chir. 18 (1883).

MEYER, A. W.: Mitt. Grenzgeb. Med. u. Chir. 25 (1922). — MIGNOT und MALLY: Arch. gén. Méd. 2 (1900). — MINKOWSKI: Die Gicht. Wien 1903. — MOUSSOUS: Contr. à l'étude des aff. musc. Thèse de Bordeaux 1885.

NOBL: Wien. Klin. 1903.

PETRONE: Sperimentale 51 (1883). — POTAIN: Gaz. Hôp. 1878.

RAYMOND: Gaz. Hôp. 1891 und Rev. Méd. 1890. — REICHEL: Arch. klin. Chir. 61 (1900). REINSTÄDTLER: Über Gicht mit hochgradiger Muskelatrophie. Inaug.-Diss. Leipzig 1902. — RÉVILLAUT: Gaz. Hôp. 1878. — RICKER: Vergleichende Untersuchungen über Muskelatrophie. Inaug.-Diss. Berlin 1893. — ROKITANSKY: Lehrb. d. path. Anat. 2, 3. Aufl. Wien 1856. — ROUX, J.: Ann. Chir. franç. et étrangère 15 (1845).

SABOURIN: De l'atrophie musc. rheumatismale. Thèse de Paris 1873. — SCHIFF und ZAK: Wien. klin. Wschr. 1912. — SCHLESINGER, A.: Arch. klin. Chir. 75 (1905) (Lit.). — SENATOR: Krankheiten der Bewegungsorgane in Ziemßens Handb. 13. — STRASSER: Zur Kenntnis der Anpassung der quergestreiften Muskeln. Stuttgart 1883. — STRÜMPELL: Münch. med. Wschr. 1888. — SULZER: Festschr. f. E. HAGENBACH-BURCKHARDT. Leipzig und Basel 1897.

TILMANN: Arch. klin. Chir. 69 (1903). — TRASTOUR: Du rhumatisme goutteux chez la femme. Thèse de Paris 1853.

URDY: Considérations sur le rhumatisme blénnorrhagique . . . . Thèse de Paris 1878.

VALTAT: Arch. gén. Méd. 2 (1877). — VERHOOGEN: Belg. méd. 3 (1896). — VIDY: Considérations sur le rhumatisme blénnorrhagique . . . . Thèse de Paris 1878. — VIGNES: De. l'atr. musc. consécutive au Rhumatisme . . . Thèse de Paris 1880. — VOGT: Münch. med. Wschr. 1888. — VOLKMANN, RICH.: (a) Krankheiten der Bewegungsorgane in Hdb. d. Chir. v. PITHA und BILLROTH. 2. (b) Berl. klin. Wschr. 1870. — VULPIAN: (a) Gaz. méd. 1873. (b) Leçons sur l'app. vaso-moteur. Paris 1875. (c) Gaz. Hôp. 1883.

WEIGAND: Veränderungen der Muskeln bei deform. Gelenksentzündungen. Inaug.-Diss. Gießen 1865. — WEISS: Zbl. Grenzgeb. Med. u. Chir. 2 (1899).

Myogene und tenogene Muskelatrophie.

ABDERHALDEN: Beitrag zur Kenntnis der Verletzungen der oberen Extremitäten. Inaug.-Diss. Zürich 1902.

CECI und SMUTNY: Zbl. med. Wiss. 1887. — CHARCOT: (a) Etudes pour servir . . . de l'affection . . . goutte asthénique. Thèse de Paris 1853. (b) Progrès méd. 1882 und 1893. — COESTER: Berl. klin. Wschr. 1884.

DIEFFENBACH: Über die Durchschneidung der Sehnen und Muskeln. Berlin 1841.

GESSLER: Württemberg. med. Korresp.bl. 66 (1896). — GUILLAIN: Nouv. Icon. de la Salpétierèe. 12 (1899).

HUGUET: Gaz. Hôp. 67 (1894).

JOACHIMSTHAL: Mschr. Unfallheilk. 10 (1903). — JOLLY: Berl. klin. Wschr. 1897. — JORES, A.: Z. exper. Med. 59 (1928).

KIENBÖCK: Wien. med. Presse 1899. — KRAUSS: Virchows Arch. 113 (1888). — KRÖSING: Virchows Arch. 128 (1892).

LIPSCHÜTZ: Dtsch. med. Wschr. 1923. — LUECKE: Z. Chir. 18 (1883).

MEYER, A. W.: Mitt. Grenzgeb. Med. u. Chir. 25 (1922).

ONIMUS: Lancet 1876.

RICKER: Vergleichende Untersuchungen über Muskelatrophie. Inaug.-Diss. Berlin 1893. — RIEDINGER: Mschr. Unfallheilk. 5 (1898). — RUMMO: Riforma med. 2 (1900).

SCHEELE: Berl. klin. Wschr. 1900. — SCHRADIECK: Untersuchungen an Sehnen und Muskeln nach der Tenotomie. Inaug.-Diss. Rostock 1900.

VULPIAN: Gaz. méd. 1873.

WOLFF: Mschr. Unfallheilk. 13 (1906).

Progressive Muskeldystrophie.

AUERBACH: Zit. nach LORENZ.

BABES: Ann. Inst. path. Bucarest 1888/1889. — BABES und MARINESCO: ebenda 1891. — BACHMANN: Dtsch. Z. Nervenheilk. **92** (1926). — BARSIKOW: Zwei Familien mit Lipomatosis muscularis progressiva. Inaug.-Diss. Halle 1872. — BARTH: Arch. f. Heilk. **12** (1871). — BERGER: Arch. f. Psychiatr. **14** (1883). — BIELSCHOWSKY: Neur. Zbl. 1890. — BLOCQ und MARINESCO: Arch. de Neur. **25** (1893). — BRIEGER: Dtsch. Arch. klin. Med. **22** (1878). — BUSS: Berl. klin. Wschr. 1887.

CARDARELLI: Policlinico **3** (1896). — CHARCOT: (a) Arch. de Physiol. **4** (1872). (b) Progrès méd. 1885. — CRAMER: Zbl. Path. **6** (1895).

DÉJERINE: Progrès méd. 1897. — DIEHL, HANSEN und v. UBISCH: Dtsch. Z. Nervenheilk. **99** (1926). — DIPPER: Über progressive Muskelatrophie. Inaug.-Diss. Tübingen 1896. — DRESCHFELD: Brain **9** (1887). — DRUMMOND: zit. nach DURANTE.

EISENLOHR: 62. Vers. dtsch. Naturforsch. u. Ärzte Heidelberg 1889. — ERB: (a) Neur. Zbl. 1883 u. 1886. (b) Dtsch. Arch. f. klin. Med. **34** (1884). (c) Arch. f. Psychiatr. **20** (1889). (d) Slg klin. Vortr. N. F. **2** (1890). (e) Dtsch. Z. Nervenheilk. **1** (1891).

FRIEDREICH: Über progressive Muskelatrophie. Berlin 1873. — FROHMAIER: Dtsch. med. Wschr. 1886. — FÜRSTNER: Vers. d. südostdeutschen Neurol. u. Psych. Baden-Baden 1893.

GOMBAULT: Arch. Méd. exper. 1889. — GRIESINGER: Arch. f. Heilk. **6** (1864). — GRÜNBAUM: Brain **20** (1897).

HANDFORD: Brit. med. J. 1889. — HAUSHALTER: Rev. Méd. **18** (1898). — HEUBNER: Festschr. f. E. L. WAGNER. Leipzig 1883. — HITZIG: (a) Dtsch. med. Wschr. 1887. (b) Berl. klin. Wschr. 1888 u. 1889. — HOFMANN: Dtsch. Z. Nervenheilk. **12** (1898).

JACUBOWITSCH: Zit. nach LORENZ. — JOFFROY und ACHARD: Arch. Méd. exper. 1889.

KAHLER: zit. nach LORENZ. — KEFERSTEIN: Über progressive Muskelatrophie. Inaug.-Diss. Göttingen 1894. — KEN KURÉ: (a) Zschr. exper. Med. **47** (1925) u. **48** (1926). (b) Klin. Wschr. 1927. — KNOLL: Med. Jb. 1872. — KOLLARITS: Dtsch. Arch. klin. Med. **70** (1900).

LANDOUZY und DÉJERINE: (a) C. r. Acad. Sci. **98** (1884). (b) Rev. Méd. 1886. — LÉPINE: Lyon Méd. 1896. — LEWIN: Dtsch. Z. Nervenheilk. **2** (1892). — LEYDEN, v.: Berl. klin. Wschr. 1866. — LICHTHEIM: Arch. f. Psychiatr. **8** (1878). — LIMBECK: Zit. nach LORENZ.

MAIXNER: zit. nach DURANTE. — MARIE und GUINON: (a) Progrès méd. 1885. (b) Rev. Méd. 1885. — MIDDLETON: Glasgow med. J. 1884.

NÖLLER: Histologische Veränderungen des Muskels bei Dystrophia musculorum progressiva. Inaug.-Diss. Heidelberg 1888.

OPPENHEIM und SIEMERLING: Zbl. med. Wiss. 1889.

PAPPENHEIMER: Beitr. path. Anat. **44** (1908). — PARISOT: Pathogénie des atr. musc. Thèse d'agrégation de Paris 1886. — PEKELHARING: Virchows Arch. **89** u. **90** (1882). — PICK, A.: Arch. f. Psychiatr. **6** (1876). — PICK, F.: Dtsch. Z. Nervenheilk. **17** (1900). — PILLIET: Rev. Méd. 1890. — PREISZ: Arch. f. Psychiatr. **20** (1889).

ROTH: Beitr. path. Anat. **13** (1893).

SABRAZÈS und BRENGUES: Iconographie de la Salpétrière **12** (1899). — SACAZE: Arch. de Neur. **25** (1893). — SACHS und BROOKS: Amer. J. med. Sci. 1901. — SCHULTZE: (a) Virchows Arch. **75** (1879) u. **90** (1882). (b) Neur. Zbl. 1884. (c) Dtsch. Z. Nervenheilk. **6** (1895) u. **14** (1899). — SCHULZ: 62. Vers. dtsch. Naturforsch. u. Ärzte Heidelberg 1889. — SILBERBERG: Virchows Arch. **247** (1923). — SINGER: Z. f. Heilk. **8** (1887). — SLAUCK: (a) Z. Neur. Orig. **67** u. **71** (1921) u. **80** (1922). (b) Klin. Wschr. 1927. — SPILLER: Contrib. from the Papper Laboratory, Philadelphia 1900. — STRÜMPELL: Dtsch. Z. Nervenheilk. **3** (1893).

WEITZ: Dtsch. Z. Nervenheilk. **72** (1921). (Lit. über Vererbung). — WERDT, v.: Frankf. Z. Path. **2** (1908). — WESTPHAL, A.: Klin. Wschr. 1926, Nr 8. — WESTPHAL, C.: Charité-Ann. **11** (1896).

Dystrophia myotonica.

CURSCHMANN: Dtsch. Z. Nervenheilk. **45** (1912) u. **53** (1915).

FLEISCHER: (a) Graefes Arch. f. Ophthalm. **96** (1917). (b) Münch. med. Wschr. 1917. — FREY, H. C.: Arch. Rassenbiol. **17** (1925) u. Inaug.-Diss. Zürich 1925 (Lit.).

GRUND: Dtsch. Z. Nervenheilk. **42** (1911).

HAUPTMANN: Dtsch. Z. Nervenheilk. **55** (1916) u. **63** (1919). — HEIDENHAIN: Beitr. path. Anat. **64** (1918). — HENKE und SEEGER: Z. Konstit.lehre **13** (1927). — HIRSCHFELD: Z. Neur. **34** (1911).

LEWANDOWSKY: Zit. nach ROHRER. — LUNDBORG: Dtsch. Z. Nervenheilk. **22** (1902).

NAEGELI: Münch. med. Wschr. 1917. — NIEKAU: Dtsch. Z. Nervenheilk. **65** (1920).

ROHRER: Dtsch. Z. Nervenheilk. **55** (1916 (Lit.).

SLAUCK: Z. Neur. **67** (1921). — STEINERT: Dtsch. Z. Nervenheilk. **37** (1909) u. **39** (1910).

VOGT, A.: Schweiz. med. Wschr. 1921.

Mysthenia gravis pseudoparalytica.

BORGHERINI: Neur. Zbl. **1907**. — BRISSAUD und LANTZENBERG: Arch. gén. Méd. **1897**. — BUZZARD: Brain **1905**.

CSIKY: Dtsch. Z. Nervenheilk. **37** (1909). — CURSCHMANN: Z. Neur. **60** (1919).

FRUGONI: Ref. Zbl. Path. **19** (1908).

GOLDFLAM: Z. klin. Med. **1891**. Zit. nach STIEFEL.

HART: Virchows Arch. **220** (1915). — HARZER: Dtsch. Z. Nervenheilk. **47** (1913). — HERXHEIMER: Henke-Lubarschs Handbuch 8. Berlin 1926. — HEUSSER: Schweiz. med. Wschr. **1922**.

KLOSE und VOGT: Beitr. klin. Chir. **69** (1916). — KNOBLAUCH: Frankf. Z. Path. **2** (1909). KUH und BRAUDE: J. nerv. Dis. **40** (1913).

LIEFMANN: Dtsch. Z. Nervenheilk. **21** (1902). — LINK: Neur. Zbl. **1902**. — LOESER: zit. nach STIEFEL.

MARBURG: Ref. Zbl. Path. **18** (1907). — MARIE, BOUTTIER und BERTRAND: Ann. Méd. **10** (1921). — MARKELOFF: Arch. f. Psychiatr. **49** (1912) (Lit.). — MARINESCO: Ann. Méd. **17** (1925). — MASSALONGO: Riforma med. **1912**. — MOTT und BARADA: Brain **46** (1923). — MÜLLER: Z. Biol. **67** (1917).

NAZARI: Ref. Neur. Zbl. **1911**.

OPPENHEIM: Lehrb. d. Nervenkrankh. 6. Aufl. Berlin 1913. — ORZECHOWSKI: Ref. Zbl. inn. Med. **6** (1913).

RENNIE: Review of Neurology a. psych. **1908**. — ROSSI: zit. nach HEUSSER. — ROUSSY: zit. nach STIEFEL.

SCHMINCKE: in Henke-Lubarschs Handbuch 8. Berlin 1926. — SCHUMACHER und ROTH: Mitt. Grenzgeb. Med. u. Chir. **25** (1912). — STEINERT: Dtsch. Arch. klin. Med. **78** (1903). — STERN: Neur. Zbl. **1914**. — STIEFEL: Schweiz. med. Wschr. **1922** (Lit.).

TILNEY: Neurographs. **1907**.

WEIGERT: Neur. Zbl. **20** (1901).

Muskelhypertrophie.

1. Hypertrophie bei Ruhigstellung.

FROBOESE: (a) Beitr. path. Anat. **71** (1922). (b) Mitt. Grenzgeb. Med. u. Chir. **35** (1922).

MEYER, A. W.: Mitt. Grenzgeb. Med. u. Chir. **35** (1922).

MORPURGO: Virchows Arch. **150** (1897).

USAWA: erscheint in Beitr. path. Anat.

2. THOMSENsche Krankheit.

BABES und MARINESCO: Zit. nach DURANTE.

DÉJERINE und SOTTAS: Rev. Méd. **1895**. — DELÉAGE: Etude clin. de la mal. de THOMSEN. Thèse de Paris 1890. — DOTCHEWSKY: Ejenedelnix 1900, zit. nach DURANTE. — DURANTE: Bull. Soc. Anat. Paris **1900**.

ERB: Die THOMSENsche Krankheit. Leipzig 1886.

JAKOBY: J. nerv. Dis. **14** (1887).

KOCH: Virchows Arch. **163** (1901).

MARTIUS und HANSEMANN: Virchows Arch. **117** (1889).

SCHIEFFERDECKER (und SCHULTZE): Dtsch. Z. Nervenheilk. **25** (1903). — SEIFFERT: Dtsch. Arch. klin. Med. **47** (1890).

THOMSEN: Arch. f. Psychiatr. **6** (1876).

3. Dystrophia muscularis hypertrophicans.

AUERBACH: (a) Zbl. med. Wiss. **1889**. (b) Virchows Arch. **53** (1871).

BABINSKY: Rev. de Neur. **1904**. — BECHTEREW: Dtsch. Z. Nervenheilk. **31** (1906). — BERGER: Dtsch. Arch. klin. Med. **9** (1872). — BIER: Münch. med. Wschr. **1923**.

CURSCHMANN: (a) Münch. med. Wschr. **1904**. (b) Neur. Zbl. **1915**. (c) Med. Klin. **1915**. (d) Dtsch. Z. Nervenheilk. **55** (1916).

EULENBURG: Dtsch. med. Wschr. **1885**.

FRIEDREICH: Virchows Arch. **28** (1863). — FULDA: Dtsch. Arch. klin. Med. **56** (1895).

GOLDSCHEIDER: Kongreß inn. Med. **15** (1897).

HITZIG: Berl. klin. Wschr. **1872**.

KRAU: Ein Fall wahrer Muskelhypertrophie. Inaug.-Diss. Greifswald 1876.

LESAGE: Rev. Méd. **8** (1888).

SCHULTZE: Dtsch. Z. Nervenheilk. **3** (1893). — SLAUCK: Z. Neur. **71** (1921).

TALMA: Dtsch. Z. Nervenheilk. **2** (1892).

WEITZ: Dtsch. Z. Nervenheilk. **71** (1921).

Muskelerkrankungen durch tierische Parasiten.

1. Bothriocephalus liguloides.

LEUCKART: Die menschlichen Parasiten. Leipzig und Heidelberg 1881 (Lit.).
MIYAKE: Mitt. Grenzgeb. Med. u. Chir. 13 (1904) (Lit.).
SHAKURANE: Zit. nach MIYAKE. — SHAWABE: Zit. nach MIYAKE.

2. Filaria medinensis.

ASKANAZY: in Aschoffs Lehrb. d. path. Anat. 7. Aufl. Jena 1928.
GRAHAM: Zit. nach KÜTTNER und LANDOIS.

3. Cysticercus cellulosae.

BONGERT: Z. Fleisch- u. Milchhyg. 9 (1899). — BONHOMME: Gaz. Hôp. 1863.
CAGNETTO: Verh. dtsch. path. Ges. 1912.
DANIELSEN: Beitr. klin. Chir. 44 (1913). — DRESSEL: Zur Statistik des Cystic. cell.
Inaug.-Diss. Berlin 1877.
FERBER: Virchows Arch. 32 (1865).
GRIBBOHM: Zur Statistik der menschlichen Entozoen. Inaug.-Diss. Berlin 1877.
HAUGG: Über die Cystic. cell. Inaug.-Diss. Erlangen 1890.
LANCERAUX: Arch. gén. Méd. 1872.
ORDONEZ: Gaz. méd. Paris 1862.
SIEVERS: Schmarotzerstatistik. Kiel 1887.

4. Echinokokken.

BONCOUR: Des kystes hydatiques des membres. Thèse de Paris 1878 (Lit.). — BREMSER:
Meckels Arch. f. Physiol. 6 (1820).
COLLEVILLE und GUÉNART: Gaz. hebd. 1896. Zit. nach KÜTTNER und LANDOIS. —
CRUVEILHIER: Gaz. Hôp. 1873.
DAVAINE: Traité des Entozoaires. 1860. — DOLBEAU: Zit. nach DURANTE.
GERULANOS: Dtsch. Z. Chir. 48 (1898). — GRUBER, W.: Virchows Arch. 65 (1875).
HAUSER: Zit. nach KÜTTNER und LANDOIS. — HENOCQUE: Dict. encyclop. des sciences
méd. Paris 1876.
KLENCKE: Zit. nach LORENZ.
LEHNE: Arch. klin. Chir. 52 (1896).
MARGUET: Kystes hydatiques des muscles volontaires. Thèse de Paris 1888 (Lit.).
MOST: Dtsch. Z. Chir. 47 (1898).
SOULIÉ: Bull. Soc. Anat. Paris 80 (1905).
TAVEL: Über den Muskelechinokokkus. Inaug.-Diss. Berlin 1880. — TEICHMANN:
Zur Lokalisation des Echinokokkus im menschlichen Körper. Inaug.-Diss. Halle 1880. —
TER-NERSESSOW: Dtsch. Z. Chir. 206 (1927). — TILLAUX: J. Méd. prat. 1900.

5. Trichinose.

ASKANAZY: (a) Virchows Arch. 141 (1895). (b) in Aschoffs Lehrb. d. path. Anat. 7. Aufl.
Jena 1928.
BABES: Zbl. Bakter. 42 (1906). — BISCHOFF: Heidelberger med. Ann. 6 (1841). —
BROWN: J. of exper. Med. 3 (1898).
CERFONTAINE: Arch. de Biol. 13 (1893). — CHATIN: (a) C. r. Acad. Sci. 1881. (b) La
trichine et la trichinose. Paris 1883. — COHNHEIM: Virchows Arch. 33 (1865) und 34 (1866).
COLBERG: Dtsch. Klin. 1864. — CURSCHMANN: Münch. med. Wschr. 1897.
EHRHARDT: Beitr. path. Anat. 20 (1896) (Lit.). — EHRLICH: Berl. klin. Wschr. 1907.
FIEDLER: Virchows Arch. 30 (1864). — FLURY: Arch. exper. Path. 73 (1913). — FLURY
und GROLL: ebenda. — FOURMENT: C. r. Acad. Scie. 1882. — FROTHINGHAM: Zit. nach
G. B. GRUBER, 1927.
GRAHAM: Arch. mikrosp. Anat. 50 (1897). — GRUBER, G. B.: (a) Erg. Immun.forschg.
8 (1926) (Lit.). (b) Münch. med. Wschr. 1927.
HERRENSCHWAND, V.: Zit. nach G. B. GRUBER 1927.
KLOPSCH: Virchows Arch. 35 (1866). — KRÄMER: Dtsch. Klin. 1872.
LANGERHANS: Virchows Arch. 130 (1892). — LEUCKART: (a) Untersuchungen über Tri-
china spiralis. Leipzig und Heidelberg 1860. (b) Die menschlichen Parasiten. Leipzig und
Heidelberg 1863. — LUSCHKA: Z. Zool. 3 (1851).
NEVINNY: Virchows Arch. 266 (1927) (Lit.).
OSSIPOW: Beitr. path. Anat. 33 (1903).
PAGENSTECHER: Die Trichinen. Leipzig 1866.
REHN: Zit. nach STÄUBLI 1909.
STÄUBLI: (a) Münch. med. Wschr. 1908. (b) Trichinosis. Wiesbaden 1909 (Lit.).

THUDICHUM: 7th report of the medical officer of the privy council 1864. — TÜNGEL: Virchows Arch. **27** (1863) u. **29** (1864).

VIRCHOW: (a) Virchows Arch. **18** (1860) u. **32** (1865). (b) Darstellung der Lehre von den Trichinen. Berlin 1864. — VOGEL: Die Trichinenkrankheit. Leipzig 1864. — VOLKMANN: Beitr. path. Anat. **12** (1892).

WASSERMANN: Z. Zellforschg **3** (1926).

ZENKER: (a) Virchows Arch. **18** (1860). (b) Dtsch. Arch. klin. Med. **1** (1866) u. **8** (1871).

6. Sarkosporidiose.

ASKANAZY: in Aschoffs Lehrb. d. path. Anat. 7. Aufl. Jena 1928.

BARABAN und SAINT-RÉMY: C. r. Soc. Biol. **1894**.

KARTULIS: Z. Hyg. **13** (1893).

MIESCHER: Verh. Naturforscher-Ges. Basel **5** (1843).

PLUYMERS: Arch. Méd. expér. **8** (1896).

RIECK: Dtsch. Z. Tiermed. **14** (1889). — ROSENBERG: Z. Hyg. **11** (1892).

UNVERRICHT: Zit. nach LORENZ.

ZIEGLER: Muskeln, in JOEST-FREY, Lehrb. d. path. Anat. der Haustiere. Berlin 1929.

Muskelgeschwülste.

Zu allen Abschnitten vergleiche: BORST: Die Lehre von den Geschwülsten. Wiesbaden 1902. — MASSON: Tumeurs, in Traité de pathologie médicale von SERGENT, RIBADEAU-DUMAS und BABONNAIX. **27** II. Paris 1923. — RIBBERT: Geschwulstlehre. Bonn 1914.

I. Primäre Geschwülste.
Fibrome.

GREEN: Ann. Surg. **49** (1916).

HILLE: Dtsch. Z. Krebsforschg **23** (1926).

JAKOBSTHAL: Dtsch. Z. Chir. **68** (1903).

KLOT, v.: Beitr. klin. Chir. **123** (1921) (Lit.). — KOSTER: Nederl. Arch. Genees- u. Natuurk. **1864**.

LADWIG: Münch. med. Wschr. **1924**. — LEBERT: Physiologie pathologique. **2**. Paris 1845.

NÉLATON: Gaz. Hôp. Paris 1864. — NICOLADONI: Dtsch. Z. Chir. **2** (1873). — NOVÉ-JOSSERAND: Etude sur les tumeurs des muscles striés etc. Thèse de Lyon **1895**.

PFEIFFER: Beitr. klin. Chir. **44** (1904) (Lit.). — PITRES: Bull. Soc. Anat. **1873**.

QUERVAIN, DE: Arch. klin. Chir. **58** (1899).

REGAUD: Arch. Méd. expér. **8** (1896).

SÄNGER: (a) Arch. Gynäk. **24** (1884). (b) Zbl. Gynäk. **11** (1887). — SONNTAG: Münch. med. Wschr. **1925**.

VIGNES: Zit. nach KÜTTNER-LANDOIS. — VOLKMANN, v. in PITHA-BILLROTH, Hdb. d. allg. Chir. **2**.

WAITZ: zit. nach DE QUERVAIN.

Myxome.

BARADUC: Bull. Soc. Anat. Paris **1894**. — BUSCARLET: ebenda **1889**.

MORESTIN: Bull. Soc. Anat. Paris **1895**.

VIRCHOW: Die krankhaften Geschwülste. Berlin 1864.

Lipome.

ARNOLD: Virchows Arch. **47** (1870).

BASTIEN: Bull. Soc. Anat. Paris **1854**. — BILLROTH: Chir. Klin. Wien 1869. — BUROW: Virchows Arch. **38** (1867).

CAUCHOIS: Bull. Soc. Chir. **1883**. — CRUVEILHIER: Traité d'anat. pathol. Paris 1856.

FOLLIN: Bull. Soc. Chir. **1867**. — FRAIKIN: J. Méd. Bordeaux 1897.

GERNET: Virchows Arch. **41** (1867). — GRAEFE, v.: Zit. nach KÜTTNER-LANDOIS. — GUELLIOT: Bull. Soc. Anat. Paris **1880**.

KRAUSNICK: Lipome der Zunge. Inaug.-Diss. Berlin 1889.

LAUGIER: Zit. nach KÜTTNER-LANDOIS.

MAISONNEUVE: Des tumeurs de la langue. Thèse d'agrégation de Paris 1848. — MALON: Des lipomes de la langue. Thèse de Paris **1881**.

PAGET: Lectures of surgical pathology London 1853.

WHERRY: Cambridge med. Soc. **1888**.

Chondrome.

DENONVILLIERS: Gaz. Hôp. **1852**.

HONSELL: Beitr. klin. Chir. **23** (1899).

KOLACZEK: Beitr. klin. Chir. **61** (1908). — KRAMER: Virchows Arch. **156** (1899).
LENGEMANN: Beitr. klin. Chir. **30** (1901).
MANEC: Gaz. Hôp. **1863**.
POULET: Lyon Méd. **1869**.
SCHULTZ: Zit. nach KÜTTNER-LANDOIS. — SECOURGEON: Gaz. Hôp. **1859**.
VOLKMANN, v.: in Pitha-Billroths Hdb. d. allg. Chir. **1882**.

Angiome.
FRITZSCHE: Zit. nach LEVKOFF.
GOLD: Dtsch. Z. Chir. **181** (1923).
HONSELL: Beitr. klin. Chir. **32** (1901).
KATHOLICKI: Wien. klin. Wschr. **1903**. — KHAUTZ, v.: ebenda **1908**. — KOLACZEK: Beitr. klin. Chir. **56** (1907) (Lit.). — KUNSMÜLLER: Jb. Kinderheilk. **48** (1909).
LEVKOFF: Étude sur les angiomes prim. des muscles striés. Thèse de Genève **1911**. — LÜCKE: Virchows Arch. **33** (1865).
MAGITOT: Zit. nach KÜTTNER-LANDOIS. — MUSCATELLO: Virchows Arch. **135** (1894).
NAST-KOLB: Beitr. klin. Chir. **55** (1906).
PUPOVAC: Arch. klin. Chir. **54** (1897) (Lit.).
RIETHUS: Beitr. klin. Chir. **42** (1897). — RITSCHL: ebenda **15** (1895).
SERRA: Arch. klin. Chir. **103** (1914). — STRAUCH: Dtsch. Z. Chir. **62** (1902). — SUTTER: ebenda **67** (1905).
VIRCHOW: Die krankhaften Geschwülste. Berlin 1864.
WEGNER: Arch. klin. Chir. **20** (1877).

Rhabdomyome.
ABRIKOSOFF: Virchows Arch. **260** (1926).
BAYER: Nord. med. Arch. **14** (1882). — BENDA: Verh. dtsch. path. Ges. **23** (1928). Disk. zu KLINGE. — BERARD und VINCENT: Lyon Méd. **1894**. — BUHL: Z. Biol. **1** (1865). — BILLROTH: Virchows Arch. **9** (1856).
DEWEY: Arch. of Path. **3** (1927).
ERDMANN: Virchows Arch. **43** (1868).
FISCHER-WASELS: (a) Allg. Geschwulstlehre, in Hdb. d. norm. u. path. Physiol. **14 II**. Berlin 1927. (b) Verh. dtsch. path. Ges. **23** (1928). Disk. zu KLINGE. — FUJINAMI: Virchows Arch. **160** (1900).
GENEVET: Étude anat.-path. des Rhabdomyomes. Thèse de Lyon **1900**. — GHON: Verh. dtsch. path. Ges. **23** (1928). Diskussion zu KLINGE.
HONSELL: Beitr. klin. Chir. **32** (1901).
KEYNES: Brit. J. Surg. **1926**. — KLINGE: (a) Verh. dtsch. path. Ges. **23** (1928). (b) Dtsch.-russ. med. Z. (Niederschrift).
LAMBL: Aus dem Franz Josephs-Kinderspital Prag I. 1860. — LAUCHE: Verh. dtsch. path. Ges. **23** (1928). Diskussion zu KLINGE.
MARCHAND: Virchows Arch. **100** (1885).
NANOTTI: Il Morgagni 1891.
PENDL: Z. f. Heilk. **17** (1897). — PEYRON: Bull. Assoc. franç. Étude Canc. **1921**. — PONCET und BERARD: 13. Congrès Chir. Paris 1899.
RICHTER: Dtsch. Mschr. Zahnheilk. **15** (1917). — RITTER: Frankf. Z. Path. **21** (1918).
SCHNAUDIGEL: Graefes Arch. Ophthalm. **74** (1921).
TUSINI: Arch. Sci. med. **20** (1896).
WARNERY: Du rhabdomyome des muscles striés. Inaug.-Diss. Basel 1918. — WOLFENSBERGER: Beitr. path. Anat. **15** (1894).
ZENKER: Virchows Arch. **120** (1890).

SARKOME.
ARROU und DURANTE: Zit. nach DURANTE. — AUGIER und CHATEAU: J. Sci. méd. Lille **2**.
BILLROTH: Chir. Klin. Zürich 1860—1867, Wien 1869—1876. — BORIE: Le sarcome d'origine primitive intramusculaire. Thèse de Lyon **1900**.
CHAMBE: Contr. à l'étude du sarcome prim. du muscle. Thèse de Paris **1895**. — CHUQUET: Bull. Soc. Anat. Paris **1877**.
DAHL: Hosp. tid. **5**. Zit. nach DURANTE.
FUJINAMI: Virchows Arch. **161** (1900).
GRAWITZ: Atlas der pathologischen Gewebslehre. Berlin 1893. — GRIMOND-VOIVENEL: Toulouse Méd. **1907**. — GROSS: Amer. J. med. Sci. **1897**. — GUILBAUD: Gaz. méd. Nantes **1906**.
HENDRIX: Policlinico. Bruxelles **14** (1905). — HUTCHINSON: Trans. Clin. Soc. London **38** (1905).

JACQUEMET: Dauphiné méd. **28** (1904).

LANDOIS: Berl. klin. Wschr. **1912** (Lit.). — LEMARÉCHAL: Etude histologique de certaines tumeurs . . . intramusculaire. Thèse de Paris **1880**.

NOVÉ-JOSSERAND: Etude sur les tumeurs des muscles etc. Thèse de Lyon **1895**.

PETERS: Med. news. **1883**. — PORCILE: Clin. chir. Milano **1908**. — POUCEL: Marseille Méd. **1908**.

QUITTON: Zit. nach DURANTE.

REGAUD: Arch. Méd. exper. **8** (1896). — RICHOUX: Les sarcomes musculaires. Thèse de Lyon **1901**. — ROCHER: J. Méd. Bordeaux **1903**.

SCHAEFFER: Virchows Arch. **110** (1887).

TEEVAN: British and foreign med. chir. rev. **32** (1863).

VÉRON: Arch. gén. Méd. **1883**. — VIGNES: Tumeurs dites cancéreuses prim. des muscles. Thèse de Paris **1862**. — VIGUARD: Gaz. méd. Nantes **1905**.

Teratom.

FISCHER, B.: Münch. med. Wschr. **1905**.

2. Sekundäre Geschwülste.

BILLROTH: Virchows Arch. **8** (1855) u. **18** (1858).

CHRISTIANI: Arch. de Physiol. **9** (1887).

FUJINAMI: Virchows Arch. **161** (1900).

HAMMANN: Frankf. Z. Path. **35** (1927). — HEIDENHAIN: Arch. klin. Chir. **39** (1889).

MATTISEN: Dtsch. med. Wschr. **1889**.

NASSE: Arch. klin. Chir. **39** (1889).

POPPER: Med. Jb. **21** (1865).

SCHAEFFER: Virchows Arch. **110** (1887).

VOLKMANN, V.: Virchows Arch. **50** (1870).

WEIL: Österreich. med. Jb. **1873**. — WINTERSTEINER: Klin. Mbl. Augenheilk. **1899**.

Mißbildungen des Muskelsystems.

1. Zwerchfell.

AMMON, V.: Die chirurgischen Krankheiten. Berlin 1839. — ARNHEIM: Zur Kasuistik der Zwerchfellshernien. Inaug.-Diss. Gießen 1896 (Lit.). — ASCHOFF: Virchows Arch. **144** (1896).

BELTZ: Med. Klin. **1907**. — BENDA: Dtsch. med. Wschr. **1902** (Vereinsbericht). — BERGMANN: Ergebn. inn. Med. **12** (1913). — BIRGFELD: Münch. med. Wschr. **1921**. — BRACHET: Erg. Anat. **7** (1897). — BROMAN: (a) Anat. Anz. **1902**, Ergänzungsh. (b) Erg. Anat. **20** (1911). (c) Beitr. path. Anat. **27** (1900). — BUDDE: Beitr. path. Anat. **52** (1911).

CAILLOUD: Virchows Arch. **219** (1915). — CORDIER: Progrès méd. **1920**. — CRUVEILHIER: Traité d'anat. pathol. Paris 1856.

DUGUET: De la hernie diaphragmatique congén. Thèse de Paris **1866**.

EISLER: Muskeln des Stammes i. Hdb. d. Anat. v. BARDELEBEN. Jena 1912. — ELIAS: Wien. med. Wschr. **1922**. — EPPINGER: Pathologie des Zwerchfelles in Nothnagels Spez. Path. u. Therapie. Wien 1911.

FEILER: CANNSTATTS Jber. **3** (1857). — FISCHER: Med. Rec. **86** (1914).

GLASER: Dtsch. Arch. klin. Med. **78** (1903). — GÖSSNITZ, V.: Jenaische Z. Naturwiss. **38** (1903) u. **39** (1905) (Lit.) — GRUBER, G. B.: (a) Virchows Arch. **218** (1914) u. **247** (1923). (b) Mißbildungen des Zwerchfelles, in Morphologie der Mißbildungen von SCHWALBE-GRUBER, 3. T., 12. Lieferg. 3. Abt. Jena 1927 (Lit.).

HAASE: Wien. klin. Wschr. **1913**. — HILLEJAN: Zbl. Gynäk. **47** (1923). — HITZEN-BERGER: Das Zwerchfell. Wien 1927 (Lit.).

KEITH: Brit. med. J. **1910**. — KRATZEISEN: Virchows Arch. **232** (1921). — KRAUSE: Münch. med. Wschr. **1913**. Vereinsbericht. — KURÉ, HIRAMATSU, TAKAGI und NAKIJAMA: Z. exper. Med. **26** (1922).

LAMBL: Prag. Vjschr. **61**. Zit. nach GRUBER. — LANDIS: Progrès méd. **1923**. — LEWALD: Arch. Surg. **14** (1927). — LIEPMANN: Arch. Gynäk. **68** (1903). — LORD: Arch. Surg. **14** (1927). — LÜNING: Zbl. Path. **40** (1927).

MAYER: Über Hernia diaphragmat. congen. Inaug.-Diss. Berlin 1891.

NEUMANN: Dtsch. med. Wschr. **1919**. — NICOLAISEN: Norsk Mag. Laegevidensk. **72** (1921).

OTTO: Zit. nach GRUBER.

PAPE: Über Hernia diaphragmatica vera. Inaug.-Diss. Leipzig 1904. — PAPILLON und PIGEON: Bull. Soc. Pédiatr. Paris **20** (1922). — PINELLUS: Zit. nach GRUBER.

ROTHSTEIN: Über die Beziehung der Hernia diaphragmatica congenita zur Entwicklungsgeschichte. Inaug.-Diss. Heidelberg 1919.

SANDIFORTUS: Zit. nach GRUBER. — SCHMIT, H.: ebenso. — SCHNEIDER: Mißbildungen der Atmungsorgane in SCHWALBES Morphologie der Mißbildungen 2 III. Jena 1912. — SCHOBER: Mschr. Kinderheilk. 27 (1924). — SCHÖLLER: Rusts Magazin für die gesamte Heilkunde 59 (1842). — SCHOLZ: Berl. klin. Wschr. 1911. — SCHWALBE: Morphologische Arbeiten 8. — SÖMMERING: Vom Bau des menschlichen Körpers. Frankfurt 1791 ff. — STEIN: Surg. etc. 18 (1914). — STEINITZ: Fortschr. Röntgenstr. 29 (1922).

TENANT: Edinburgh med. J. 7 (1894). — THOMA: Virchows Arch. 88 (1882).

WEIGERT : Beitr. klin. Chir. 119 (1920). — WELS: Fortschr. Röntgenstr. 28 (1921)

2. Andere Muskeln.

Allgemeines und Variationen.

BINDER: Mißbildungen des Muskelsystems, in SCHWALBE-GRUBERS Morphologie der Mißbildungen. III. T. 12. Lieferung, 3. Abt. Jena 1927 (Lit.).

KÖHLER: Über Mehrlingsbildungen menschlicher Muskeln. Inaug.-Diss. Tübingen 1928.

MERZ: Doppelseitiger Femurdefekt. Inaug.-Diss. Zürich 1929.

a) Pektoralis.

ABERCHROMBIE: Zit. nach BINDER. — ABROMEIT: Dtsch. Z. Nervenheilk. 25 (1909). — AYALA: Z. Neur. 68 (1921).

BARGE: Anat. Anz. 64 (1927). — BENARIO: Berl. klin. Wschr. 1898. — BERGER: Virchows Arch. 72 (1878). — BING: Virchows Arch. 170 (1902). — BRUNK: Zur Frage der einseitigen Defektbildung der Rippen und Muskeln. Inaug.-Diss. Kiel 1915. — BRUNS und KREDEL: Fortschr. Med. 8 (1890).

CARPENTER: Zit. nach BINDER. — CRAMER: Z. orthop. Chir. 13 (1904).

DAMSCH: Verh. dtsch. Kongreß inn. Med. 10 (1891).

FRORIEP: Neuere Notizen a. d. Geb. d. Natur- u. Heilkunde 1893.

GREIF: Drei Fälle von kongenitalem Defekt der Brustmuskeln. Inaug.-Diss. Greifswald 1891. — GRISEL: Rev. d'Orthop. 1903.

HOFMANN: Virchows Arch. 146 (1896).

KALISCHER: Neur. Zbl. 1896. — KLAUSSNER: Über Mißbildungen der menschlichen Gliedmaßen. Wiesbaden 1900. — KNIERIM: Münch. med. Wschr. 1909. Vereinsber. — KOBOLD: Zit. nach BINDER. — KOPFSTEIN: Wien. klin. Rsch. 1902. — KREISS: Münch. med. Wschr. 1912.

NORDEN, v.: Dtsch. med. Wschr. 1885.

PEIPER: Dtsch. med. Wschr. 1891. — POLYA: Zit. nach BINDER.

RANZI: Mitt. Grenzgeb. Med. u. Chir. 17 (1906). — REHOUL: Rev. d'Orthop. 6 (1905). — RIEDER: Annalen des städtischen allgemeinen Krankenhauses zu München 1894. — RITTER und EPPINGER: Österr. J. Pädiatr. 7 (1876). — RÜCKERT: Münch. med. Wschr. 1890.

SCHLESINGER: Wien. klin. Wschr. 1900. — SEITZ: Virchows Arch. 98 (1884). — STECHE: Dtsch. Z. Nervenheilk. 28 (1905).

TEISSING: Dtsch. med. Wschr. 1905.

VIANNAY: Rev. d'Orthop. 1908.

WALTHER: Virchows Arch. 212 (1913) (Lit.). — WENDEL: Mitt. Grenzgeb. Med. u. Chir. 14 (1905).

b) Kopf-Rumpfmuskeln.

ABROMEIT: Beitrag zur Kenntnis der kongenitalen Muskeldefekte. Inaug.-Diss. Berlin 1909 (Lit.).

BENDER: Münch. med. Wschr. 1903.

DAMSCH: Verh. Kongreß inn. Med. 10 (1891).

EULENBURG: 37. Verslg. Ges. dtsch. Naturforsch. u. Ärzte. Karlsbad 1867.

KAUSCH: Mitt. Grenzgeb. Med. u. Chir. 9 (1902). — KAYSER: Dtsch. Z. Chir. 68 (1903) (Lit.). — KREDEL: ebenda 56 (1900).

STANGE: Dtsch. med. Wschr. 1896.

c) Schiefhals.

ABERLE, v.: Verh. Ges. dtsch. Naturforsch. u. Ärzte. Wien 1913.

COLOMBARA: Über den angeborenen Schiefhals. Inaug.-Diss. Bonn 1891.

DIEFFENBACH: Rusts Handb. d. Chir. 3 (1830).

FRÄNKEL: Arch. klin. Chir. 118 (1921).

HOFFA: Lehrb. d. orthop. Chirurgie. Berlin 1905.

JOACHIMSTHAL: Berl. klin. Wschr. 1897.

KADER: Beitr. klin. Chir. 17 u. 18 (1897) (Lit.). — KEHRER: Zbl. Gynäk. 1919. — KERSTING: Beitrag zur Behandlung des Caput obstipum. Inaug.-Diss. Göttingen 1904. — KROGIUS: Acta chir. scand. (Stockh.). 56. Suppl. 3/4 (1924). — KÜTTNER: Zbl. Chir. 1910.

LINSER: Beitr. klin. Chir. **29** (1901).
MAASS: Z. orthop. Chir. **11** (1903). — MIKULICZ, V.: Zbl. Chir. **1895**.
NOVÉ-JOSSERAND: Lyon Méd. **1899**.
RÖPKE: Das Caput obstipum. Inaug.-Diss. Göttingen 1893.
SCHLOESSMANN: Beitr. klin. Chir. **71** (1911). — SIPPEL: Dtsch. Z. Chir. **65** (1900). —
STENZLER: Zbl. Gynäk. **1921**. — STROMEYER: Beitr. Orthop. Hannover 1838. — STUMME:
Z. orthop. Chir. **9** (1901).
VOELCKER: Beitr. klin. Chir. **33** (1902).
WITZEL: (a) Arch. Gynäk. **1891**. (b) Dtsch. Z. Chir. **18** (1883).

d) Extremitäten.

BING: Virchows Arch. **170** (1902) (Lit.).
FÜRSTNER: Arch. f. Psychiatr. **27** (1895).
GEIPEL: Münch. med. Wschr. **1899**.
MERZ: Doppelseitiger Femurdefekt. Inaug.-Diss. Zürich 1929.

e) RUMPF.

DAMSCH: Verh. Kongreß inn. Med. **10** (1891).
FRÖHLICH: Zit. nach BINDER.
KRISTALLER: Angef. nach BINDER.
PELS-LEUSDEN: Arch. klin. Chir. **58** (1908).
STEINHARDT: Jb. Kinderheilk. **56** (1902). — STUMME: Mitt. Grenzgeb. Med. u. Chir.
9 (1903) (Lit.).

f) Kopf - Hals.

BLUNTSCHLI: Morpholog. Jb. **11** (1909).
KAHLENBORN: Zwei Fälle von angeborenem Defekt des Masseter. Inaug.-Diss. Bonn
1913.
LE DOUBLE: Traité des variations du syst. musc. de l'homme. Paris 1897.
MACALISTER: Zit. nach BLUNTSCHLI.
REMAK: Neur. Zbl. **1894**.
ZINN: Zbl. allg. Path. **3** (1892).

g) Augen und Gesicht.

AHLSTRÖM: Beitr. Augenheilk. **1894**. — ALESSANDINI: Zit. nach WEBER. — AXENFELD
und SCHÜRENBERG: Klin. Mbl. Augenheilk. **39** (1901).
DIEFFENBACH: Das Schielen und seine Behandlung **1842**.
HERBST: Formative Reize in der tierischen Ontogenese. Wiesbaden 1901. — HEUBNER:
Zit. nach ZAPPERT. — HEUCK: Klin. Mbl. Augenheilk. **17** (1879).
KUNN: Beitr. Augenheilk. **1895**.
LAWFORD: Ophthalmologische Revue 1887. — LEONOWA: Neur. Zbl. **1893**.
MORGAGNI: Zit. nach ZAPPERT.
PETRÉN, K. u. G.: Virchows Arch. **151** (1898).
SEILER: Beobachtungen ursprünglicher Bildungsfehler der Augen. Dresden 1830. —
STEINHEIM: Klin. Mbl. Augenheilk. **1877**.
UHTHOFF: Jahresber. über die Wirksamkeit der Augenklinik von Prof. SCHÖLLER.
Berlin 1882.
WEBER: Arch. f. Anat. **1851**. — WILBRAND-SÄNGER: Neurologie des Auges. Wiesbaden.
ZAPPERT: Erg. inn. Med. **5** (1910) (Lit.).

6. Spezielle Pathologie der Sehnen, Sehnenscheiden und Schleimbeutel.

Von

A. v. Albertini-Zürich.

Mit 31 Abbildungen.

Anatomische und entwicklungsgeschichtliche Vorbemerkungen.

Die nachfolgenden Besprechungen erheischen einige kurze anatomische und entwicklungsgeschichtliche Vorbemerkungen. Für die spezielle Kenntnis der Sehnen und Sehnenscheiden und Schleimbeutel verweisen wir auf die Lehrbücher der normalen Anatomie und Histologie. Nur ein anatomisches Werk soll an dieser Stelle kurz besprochen werden, da es meines Erachtens für das Verständnis pathologisch-anatomischer Veränderungen an den zu besprechenden Organen von besonderer Bedeutung ist. Es ist dies die im Jahre 1916 erschienene Monographie von BIESALSKY und MAYER, betitelt: Physiologische Sehnenverpflanzung. In diesem Werk finden wir eine ausgezeichnete Darstellung der Anatomie und Physiologie des Gleitapparates, die dem Bedürfnis sowohl des Klinikers wie des pathologischen Anatomen bestens entspricht, weil in ihr die anatomischen Verhältnisse in Hinsicht auf das funktionelle Geschehen geschildert werden. Die Verfasser zeigen, daß der Bau der Sehnen wie der Muskeln in hohem Maße Ausdruck ihrer funktionellen Beanspruchung sei.

Die Sehne muß, im Gegensatz zum kontraktilen Muskel, einen starken Zug aushalten, sie muß demzufolge bei aller Biegsamkeit eine Starrheit des Gewebes haben, die keine Volumenveränderung zuläßt, damit die durch Kontraktion des Muskels gesetzte Verkürzung genau auf den Ansatzpunkt übertragen wird. Dieser Anforderung entspricht ihr Aufbau aus spärlichen spindel- und sternförmigen Zellen (Sehnenkörperchen) und reichlich derben kollagenen Fasern. Die Sehnenfibrillen gehen nach neueren Untersuchungen von SCHULZE und LOGINOW unmittelbar aus den Muskelfibrillen hervor.

Der Gleitapparat der Sehnen paßt sich ebenfalls funktionellen Forderungen an. Er ist deshalb verschieden, je nachdem die Sehne geradlinig oder mit Richtungsänderung verläuft.

1. Der Gleitapparat ohne Richtungsänderung zeichnet sich durch das Fehlen von eigentlichen sackförmigen Sehnenscheiden aus. An ihrer Stelle sind die Sehnen von einem lockeren, fetthaltigen, mit zahlreichen elastischen Fasern durchsetzten Bindegewebe umgeben, das auf die Oberfläche der Sehne übergeht und in das Innere der Sehne eindringt. Den ganzen Hüllengewebsapparat faßt MAYER unter den einheitlichen Begriff des Peritenon zusammen. In den scheidenlosen Abschnitten besteht das Peritenon aus dem äußeren Para-

tenon und dem inneren Endotenon, in den mit Scheiden versehenen Abschnitten setzt es sich aus dem Epitenon, Endotenon und Mesotenon zusammen, wobei das Epitenon als dünne Bindegewebsschicht an der Oberfläche der Sehne dem Paratenon des scheidenlosen Abschnittes zu vergleichen ist. Das Mesotenon stellt in den scheidenhaltigen Abschnitten als dünne, ausgespannte Hautmembran die Verbindung zwischen der Sehnenscheide und der Sehne dar und führt der Sehne die ernährenden Gefäße zu. Der Ansatz des Mesotenon an der Sehne wird nach RAUBER und KOPSCH als Sehnenhilus bezeichnet. Das Endotenon entspricht dem intratendinösen Bindegewebe, das zwischen den Sehnenfaserbündeln verläuft.

2. Die Gleitvorrichtung bei Richtungsänderung ist gekennzeichnet durch die Ausbildung der sog. Sehnenscheiden, welche Schädigungen durch Druck und Reibung verhindern und eine unbehinderte Gleitung ermöglichen. Durch die sackförmige Scheide wird die Sehne von einem Hohlraum umgeben, der mit Synovia gefüllt ist, einer fadenziehenden Flüssigkeit, welche die Reibung auf ein Mindestmaß herabsetzt. Diese Sehnenscheiden bilden sich aus dem Paratenon heraus, ihre Anlagen treten zum Teil schon in der Embryonalzeit in Form einer Anzahl von Höhlen auf (LUCIEN). Die Sehnenscheide hat gegen das Lumen zu eine Grenzschicht, welche nach innen von der Synovialis bedeckt ist. Die Sehnenscheide unterscheidet sich von einem Schleimbeutel (Gleitbeutel im Sinne von LANGEMAK) nur durch den Grad der Ausdehnung. Während der Schleimbeutel nur eine oder zwei Seiten der Sehne umfaßt, umgibt die Sehnenscheide ihre Sehne allseitig. Das Mesotenon liegt immer der dem Druck ausgesetzten Sehnenseite gegenüber. Nicht zum Begriff der Sehnenscheiden gehören die einfachen Faszienlogen. Über den Aufbau der Wand der Sehnenscheide äußert sich MAYER dahingehend, daß sich in der Wand grundsätzlich nur zwei Schichten auseinanderhalten lassen, die aber nicht streng voneinander zu trennen sind. Die innere Schicht, die sog. Synovialis besteht aus einer endothelartigen Zellage, die sich aus unregelmäßig geordneten Zellen zusammensetzt, die in eine homogene Grundsubstanz eingelagert sind. Ob diese Zellen wirkliche Endothelien oder Bindegewebszellen sind, läßt MAYER offen im Gegensatz zu früheren Forschern wie BRAUN und KROH, die sich gegen die endotheliale Natur entschieden ausgesprochen haben, in letzter Zeit auch MARTIN, der sie als modifiziertes Bindegewebe auffaßt, während HADER glaubt, daß die ursprünglich bindegewebige Innenhaut des Schleimbeutels epithelartig geworden sei.

Nach außen zu folgt auf die Synovialis eine gefäßreiche Bindegewebsschicht, die in ihrem Aufbau vollständig dem Paratenon entspricht und nach außen zu in dieses übergeht. Das Werk von BIESALSKY und MAYER enthält im übrigen sorgfältige anatomische und topographische Untersuchungen, auf die wir hier nur verweisen möchten.

Nach BRAUN sind die Synovialmembranen von freien Bindegewebsflächen begrenzt. Er glaubt, daß es jeder anatomischen Begründung entbehre, sie den serösen Höhlen an die Seite zu stellen, es bedürfe nicht einmal des Hinweises auf entwicklungsgeschichtliche Tatsachen, um dies sicherzustellen (HUETER, HAGEN-THORN). Die Breite der die Synovialis auskleidenden Zellschicht ist nach BRAUN von mechanischen Schädigungen in weitgehendem Maße abhängig. Es kann unter starkem Druck eine Umwandlung dieser Bindegewebszellen in Knorpelzellen erfolgen.

Daß der Aufbau der Synovialmembran sich äußerst ungleichmäßig gestaltet, geht aus den Untersuchungen von KROH hervor, der fand, daß auf die Gestaltung der Synovialmembran mechanische Einwirkungen einen Einfluß haben. An den

Stellen, die starkem Druck ausgesetzt sind, findet sich ein schmaler, oft nur ein-
reihiger Zellbelag, während in wenig belasteten Abschnitten eine vielreihige
Zellauskleidung vorliegen kann.

Von den wenigen Untersuchungen über die Entwicklung von Sehnen
und Sehnenscheiden sei hier nur auf die Arbeit von FALDINO hingewiesen.
Der Verfasser hat an menschlichen und tierischen Embryonen morphologische
Forschungen angestellt und fand, daß die Sehnen und ihre Scheiden sich auf dem
Wege verschiedener histologischer Umgestaltungen aus einem Zellstrang entwickeln, der sich vom Mesenchym abscheidet, das den Ursprung der Gliedmaßen
bildet. Die erste Differenzierung der Sehnen prägt sich an zwei Punkten aus:
proximal an der Muskelgrenze, distal am beweglichen Skeletsegment. Von hier
verlängert sich die Sehne zentrifugal bis zur Stelle ihres endgültigen Ansatzes
am Skelet. Nicht alle Sehnen treten gleichzeitig auf, zuerst die Beugesehnen
der Hand und der Finger, die Achilles- und Patellarsehne, welche alle im embryonalen Leben schon funktionell tätig sind. Beim Embryo von 18 mm sind diese
Sehnen sowie ihre Scheiden bereits angelegt. Erst beim 25 mm-Embryo treten
die Extensorensehnen auf. Die Synovialis ist als Muttergewebe der Sehne anzusehen, weil diese im Zeitpunkt der Differenzierung von der Innenplatte der
Synovialhaut entspringt. In den ersten Entwicklungsstadien sind die Sehnen
alle in einer Lage geordnet. Die tiefen Muskelsehnen scheiden sich erst viel
später ab. Ferner zeigt FALDINO auch die Blutversorgung im embryonalen
Leben. Diese erfolgt durch die dicke Scheide in die Sehne hinein. Die Scheide
ist anfangs sehr gefäßreich. Die Sehne selbst ist bis zum 4. Monat dünn, während
die Scheide viel dicker ist. In der späteren Entwicklung nimmt das Dickenwachstum der Sehne zu, hingegen bleibt dasjenige der Scheide stehen. Synovial-
spalträume findet man erst im 25 mm-Stadium. Ihre Entstehung hängt nicht
von aktiven Bewegungen ab, sondern sie wird durch die Haltung des Feten
und die damit verbundenen Zugwirkungen der Sehnen gegen die Scheidenwand zusammen mit dem zentrifugalen Wachstum verursacht.

Über die Entstehung der Schleimbeutel seien hier erwähnt die Ergebnisse
der Arbeit von DÖMENY, der die Auffassung, ,,daß ein Schleimbeutel nur eine
erweiterte Bindegewebslücke sei, für nicht ganz richtig hält. Wo sich eine
Bursa entwickeln soll, dort ist eben dasselbe mesodermale Gewebe vorhanden
wie an anderen Orten des Körpers. Durch einen eigentümlichen Vorgang von
aufeinanderfolgenden Veränderungen an bestimmten Zellen entsteht dann,
wie es RETTERER zuerst am Tiere beobachtete, ein Hohlraum, der aber auch
schon alle Merkmale einer künftigen Bursa in sich trägt. Diese wird nicht vergrößert durch eine Dehnung infolge mechanischer Arbeit, sondern sie wächst
dadurch, daß der erwähnte, atrophierende Prozeß im umliegenden Gewebe
weiter und weiter fortschreitet. Die eigentlichen Bindegewebslücken treten
erst in späterer Zeit auf." DÖMENY betrachtet demnach die ausgebildeten
Schleimbeutel als Lücken des Bindegewebes; sie mit den serösen Höhlen gleichzustellen ist nach diesem Forscher nicht angängig.

Aus den Untersuchungen von RETTERER geht hervor, daß der Bildung von
Schleimbeuteln und Sehnenscheiden derselbe Entwicklungsvorgang zugrunde
liegt.

Zur Frage der Entstehung der Spaltbildungen sind noch die Forschungen
von BIER und PAYR zu erwähnen. PAYR hebt mechanische Ursachen für das
Zustandekommen akzessorischer Schleimbeutel hervor, im Gegensatz zu BIER
und MARTIN.

Über die Beziehungen von Schleimbeuteln zu Gelenken siehe bei diesen.
Übersichtliche Abbildungen über Lage und Ausbreitung der Schleimbeutel
finden sich in der Dissertation von J. J. WEHRLI.

I. Entzündungen der Sehnen und Sehnenscheiden.

Bei der Behandlung der entzündlichen Veränderungen der Sehnen und Sehnenscheiden müssen wir schon von vorneherein auf das hinweisen, was schon HOLZWEISSIG mit Recht betont hat, der sagt: „Die Sehnenscheiden und Schleimbeutel des Körpers können in ihrer Gesamtheit als Organsystem aufgefaßt werden, das häufiger in seinen einzelnen Teilen als in toto erkrankt. Das letztere ist dann der Fall, wenn allgemeine Infektionen den Organismus treffen. Die symmetrische Anlage des Systems bedingt ein multiples symmetrisches Auftreten der Krankheitserscheinung." Außerdem hat HOLZWEISSIG darauf hingewiesen, daß die biologische Verwandtschaft zwischen Sehnenscheiden, Schleimbeuteln und Gelenken zumeist ein kombiniertes Auftreten der Infektion in den verwandten Organsystemen bedingt. Die nahe Verwandtschaft der einzelnen Organe in diesem großen Organsystem geht schon aus der Ontogenese derselben hervor. Sie zeigt sich dann vor allem in den krankhaften Veränderungen, besonders aber bei der entzündlichen Gewebsreaktion. So finden wir bei zahlreichen entzündlichen Vorgängen dieselben anatomischen Veränderungen, sowohl in Sehnenscheiden wie in Schleimbeuteln und eine weitgehende Übereinstimmung auch mit den Veränderungen der Gelenke. Ebenso besteht in bezug auf die Ausbreitung entzündlicher Allgemeinprozesse, wie z. B. der rheumatischen, diese Übereinstimmung. Ich werde mich demzufolge in der Behandlung der entzündlichen Veränderung der Sehnenscheiden und Schleimbeutel kurz fassen können, da sie zum großen Teil jene Bilder wiedergeben, die man in den veränderten Gelenken nachweisen kann (s. Abschnitt Gelenke). Da, wie gesagt, auch die Schleimbeutel in mancher Beziehung demselben Ganzen unterstehen wie die Sehnen und Sehnenscheiden, so haben wir ihre Besprechung vielfach in diesem Abschnitt vorausnehmen müssen, um dann bei der besonderen Besprechung der Schleimbeutelveränderungen nur noch jene herauszugreifen, die sich von den hier zu behandelnden verschieden verhalten.

In bezug auf die Anfälligkeit der Sehnen und Sehnenscheiden muß hervorgehoben werden, daß nur in seltenen Fällen die Sehne selbst von entzündlichen Vorgängen getroffen wird, daß weitaus häufiger der krankhafte Vorgang sich an den Hüllen der Sehne abspielt, sei es in den eigentlichen sackförmigen Sehnenscheiden, sei es im Stützgewebe der Sehne, sei es in demjenigen Gewebe, das im scheidenlosen Abschnitt als lockeres Bindegewebe die Sehne umgibt und ihre Bewegungsmöglichkeit sichert. Das ist jene Gewebsschicht, die MAYER als Paratenon bezeichnet hat. Daß gerade diese Gewebshüllen vor allem an den entzündlichen Vorgängen beteiligt sind, ergibt sich aus verschiedenen Überlegungen: Während die Sehne selbst ein einseitig beanspruchtes funktionelles Gewebe ist, kommen dem Hüllgewebe zahlreiche funktionelle Aufgaben zu. In erster Linie dient es der Sehne als Schutz, sowohl in rein mechanischer als auch in biologischer Hinsicht, außerdem wird die Sehne durch Lymph- und Blutgefäße, welche aus dem Sehnenscheidengewebe stammen, ernährt. Die Sehne selbst ist viel ärmer an Blutgefäßen als das Scheidengewebe, sowohl im Bereich der sackförmigen Scheide als im Bereich des Paratenon. Der Reichtum an Gefäßen bringt es wohl mit sich, daß gerade entzündliche Veränderungen, vor allem diejenigen, die auf dem Blutwege entstanden sind, sich vorwiegend im Scheidengewebe abspielen. Auch traumatische Schädigungen, insofern es sich nicht um Sehnenzerreißungen handelt, werden in erster Linie die Schutzhüllen der Sehnen treffen.

Daß auch gewisse Veränderungen, die im Gefolge von allgemeinen Stoffwechselstörungen auftreten, sich im Scheidengewebe bemerkbar machen, ist

wohl ebenfalls auf den Reichtum an Gefäßen zurückzuführen. Aber auch im
Bereich der sackförmigen Scheiden, wo ja die Gefäße nur in den Winkeln und
durch das Mesotenon in die Sehne übertreten können, ist die Wandung sehr
gefäßreich. Dies läßt sich meines Erachtens dadurch erklären, daß diese Wand-
abschnitte mit der Sekretion der Synovia betraut sind.

Aus diesen Überlegungen geht hervor, daß es kein Zufall ist, wenn die meisten
entzündlichen Prozesse sich im Sehnenscheidengewebe abspielen und die Sehne
selbst nur in den seltenen Fällen schwerster Entzündungen mitergriffen wird,
in ebenfalls seltenen Fällen aber nur ihre obersten Schichten, nämlich das sog.
Epitenon.

Jede schematische Einteilung hat etwas Gekünsteltes an sich. Es scheint
mir aber, daß die entzündlichen Prozesse im Bereich der Sehnenscheiden sich
sowohl in ursächlicher als in entstehungsgeschichtlicher Hinsicht logisch einteilen
lassen, zuerst in die zwei Hauptgruppen der unspezifischen und spezifischen Formen (dies in bezug auf die Ursache). Die unspezifischen Formen
lassen sich weiter aufteilen in solche Erkrankungen, die meist nur eine Stelle
befallen und solche, die sowohl Sehnenscheiden wie Schleimbeutel in ihrer
Gesamtheit treffen können.

A. Unspezifische Entzündungen.

a) Meist in der Einzahl auftretende Entzündungen.

1. Die akut seröse Tendovaginitis.

Die akut seröse Sehnenscheidenentzündung befällt, wie in den
zahlreichen Untersuchungen im Kapitel „Paratenonitis crepitans" angeführt ist,
nur äußerst selten die sackförmigen Scheiden (v. Frisch). In vereinzelten Fällen
wurden akut auftretende seröse Ergüsse in den Scheiden nachgewiesen und
können entweder als rheumatisch oder als traumatisch bedingt aufgefaßt werden.
So berichten Obolenskaja und Goljanitzki über eine seröse Tendovaginitis
in der Klinik und im Versuch. Sie haben die Veränderung im Bereich des
Abduktor und Extensor pollicis brevis bei verschiedenen Arbeitern, z. B. Auf-
schüttern und Papierfalterinnen beobachtet, vor allem bei solchen Leuten,
die nicht an die Arbeit gewöhnt waren. Im Tierversuch konnten die Verfasser
durch passive Bewegungen an Kaninchenpfoten dieselbe Form der serösen
Tendovaginitis hervorrufen. Eine weitere Möglichkeit der Bildung seröser
Ergüsse in den Sehnenscheiden ist gegeben durch kleine Sehneneinrisse, aus
denen eine kleine Blutung entsteht. In diese Gruppe gehört die seltene Form
der wohl meistens traumatisch bedingten Tendovaginitis sero-haemorrhagica.

Dieser seltenen Form steht die viel häufigere Tendovaginitis crepitans
gegenüber, die sich von der ersten unterscheidet durch ihre Lokalisation. Weil
sie sich vor allem in jenem Scheidengewebe findet, das wir nach Mayer als
Paratenon bezeichnen, schließen wir uns in der Namengebung dem Vorschlag
von Lexer an und bezeichnen die Erkrankung als Paratenonitis crepitans.

2. Paratenonitis crepitans Hauck (früher Tendovaginitis crepitans).

Dieses seit langem bekannte Leiden ist klinisch wohl charakterisiert durch
die Erscheinung des sog. Sehnenknisterns, das sich bei Bewegungen der Sehne
mit aufgelegter Hand leicht fühlen, ja in vielen Fällen sogar hören läßt. Die
Erkrankung verursacht heftige Schmerzen bei Bewegungen, über den Sehnen nur
geringe Schwellung. Das Leiden ist ausgesprochen akuter Natur, im Gegensatz
zur stenosierenden Tendovaginitis von de Quervain. Nach der alten Bezeichnung Tendovaginitis erwartet man eine Erkrankung der Sehnenscheide.

Die Annahme, daß die Erkrankung ihren Sitz in der Sehnenscheide habe, und daß es sich um ein der Pleuritis sicca ähnliches Krankheitsbild handle, war lange Zeit Allgemeingut. Wir finden sie in den älteren und auch noch in neueren Lehrbüchern immer wieder. Daß hingegen diese Annahme nicht zutrifft oder wenigstens nur in ganz vereinzelten Ausnahmen richtig ist, haben in den letzten 20 Jahren zahlreiche Arbeiten über diesen Gegenstand ergeben. Erste Zweifel an der Richtigkeit der überlieferten Auffassung entstanden durch eine Arbeit von BRAUER, der bei Bewegungen der Muskeln ein ähnliches knisterndes, schnurrendes Geräusch feststellen konnte. Auch hier äußerte sich das Leiden in starker Schmerzempfindung und Behinderung der Muskelbewegung. BRAUER hielt die Erkrankung für einen entzündlichen, zu fibrinösen Auflagerungen führenden Vorgang, der sich zwischen dem Perimysium und der Innenfläche der Faszienzüge abspielt. Ähnliche Erkrankungen der Muskulatur waren schon früher von französischen Forschern beschrieben worden. So bezeichnet PAUZAT 1892 ein von ihm in der französischen Armee beobachtetes Marschleiden als „aï crépitant de la jambe", das er als eine Entzündung des Zellgewebes zwischen den 3 vorderen Streckmuskeln des Unterschenkels und der Faszie deutet. Durch wiederholte Muskelkontraktion bei langen anstrengenden Märschen sollte es zu einer entzündlichen fibrinösen Ausschwitzung kommen. Das Knistern führte PAUZAT auf die Exsudation zurück. „Ai" bedeutet dabei das „au" des Schmerzes, der bei Bewegungen auftritt.

Schon früher war von BRODIE in seltenen Fällen ein eigentümliches knarrendes Geräusch bei der Muskeltätigkeit beobachtet worden.

Die Beobachtungen französischer Forscher, welche die krepitierende Tendovaginitis auch außerhalb der eigentlichen Sehnenscheiden feststellen konnten, führte sie dazu, die Erkrankung als „cellulite peritendineuse" zu bezeichnen. WEISS und später SEEMANN nahmen diese Feststellung wieder auf und unterzogen die Frage des Sitzes des Leidens einer genauen anatomischen Prüfung. Sie gingen dabei von der Vorstellung aus, daß auch die extrasynoviale Tendovaginitis crepitans mit der Sehnenscheide im Zusammenhang stehen müsse und arbeiteten deshalb vorwiegend mit Injektionsverfahren. WEISS ist es (soweit Injektionsversuche beweisend sind) gelungen nachzuweisen, daß die Scheiden der Strecksehnen des Fußes an ihren proximalen Enden mit dem angrenzenden, den Muskel bedeckenden Bindegewebe durch feinste Spalträume in Verbindung stehen. Die Auffassung von BICHAT, daß die Sehnenscheiden geschlossene Säcke darstellen, mußte deshalb verlassen werden.

WEISS berichtet dann über 6 Fälle von Tendovaginitis, in denen die Sehnenscheide am Fußgelenk vollkommen frei war und wo die klinischen Erscheinungen viel weiter oben, 10 cm über den Knöchel gehend, anfangen.

Über den genauen Ort, wo sich die Erkrankung abspielt, hat als erster v. FRISCH Auskunft geben können an Hand eines Materials von 21 Fällen. Dieser Forscher konnte zeigen, daß die Erkrankung ihren Sitz in der Mehrzahl der Fälle außerhalb dem Bereich der Sehnenscheide, in dem die Sehne umgebenden Bindegewebe (Peritenoneum) hat, und daß die Erkrankung einer Sehne am häufigsten an jener Stelle gefunden wurde, welche die verhältnismäßig häufigste Verschiebung gegen die Umgebung erleidet. Besondere Anfälligkeit zeigen jene Sehnen, die während des Gleitens einen abnormen Druck von seiten der Nachbarorgane erleiden. In 2 Fällen konnte v. FRISCH das veränderte Gewebe histologisch untersuchen, er fand dabei die Sehne vollständig erhalten, ohne Fibrinauflagerung, das peritendinöse Bindegewebe zeigte eine ödematöse Quellung ohne Fibrin. Dagegen fiel der große Reichtum an zum Teil sprossenden Blutgefäßen auf, ferner Anhäufung von entzündlichen Infiltraten, von Leukozyten und Plasmazellen. Diese mikroskopischen Veränderungen entsprachen dem

grob anatomischen Befund, der eine deutliche Quellung und starke Gefäß-
füllung des peritendinösen Bindegewebes erkennen ließ.

Der Befund von v. FRISCH wurde 2 Jahre später von WESSEL erhärtet.
Auch dieser Forscher stellt an Hand sehr zahlreicher Fälle fest, daß die Erkrankung, die er als „Cellulitis crepitans" bezeichnet, äußerst selten oder nie
in den Sehnenscheiden vorkommt, sondern fast ausschließlich in dem die
Sehnen umgebenden Bindegewebe.

In einer weiteren ausgedehnten Untersuchung konnte TROELL die Auffassung
der vorgenannten Forscher ebenfalls bestätigen. Auch er glaubt, daß man nur
in wenigen Fällen befugt sei, von einer wirklichen Sehnenscheidenerkrankung zu
sprechen und daß in der Mehrzahl der Fälle von sog. „Tendovaginitis crepitans"
der Prozeß sich außerhalb der Scheide abspiele.

Mit der Frage nach dem Sitz der „Tendovaginitis crepitans" befaßt sich
ferner auch HAUCK. Seine Untersuchungen decken sich mit denjenigen von
v. FRISCH und TROELL. HAUCK benennt den befallenen Bindegewebsabschnitt
nach der Namengebung von MAYER als Paratenon und schlägt an Stelle der
Tendovaginitis den Namen Paratenonitis crepitans vor. Dieser Name ist
dann auch von LEXER in der neuesten Auflage seines Lehrbuches (1928) aufgenommen worden.

Die Erscheinung des Knisterns, die früher auf ein Reiben von Fibrinauflagerungen der beiden Sehnenscheidenblätter zurückgeführt wurde, in Anlehnung
an das pleuritische Reiben, ist nun nach der neueren Kenntnis von der Lage
der erkrankten Gewebe viel schwieriger zu erklären. Eine zufriedenstellende
Erklärung ist denn auch bis heute noch nicht gegeben worden. Die letztgenannten Forscher v. FRISCH, TROELL und HAUCK führen die Erscheinung auf
Reibung der Bindegewebsfibrillen im blutig-ödematös durchtränkten Gewebe
zurück. HAUCK vergleicht die Erscheinung mit dem Geräusch, das entsteht,
wenn sich nasse Taue reiben.

Die Lokalisation der „Tendovaginitis crepitans" wird von den meisten
Forschern einheitlich angegeben. Sie ist vor allem abhängig vom Angriffspunkt der meist mechanischen Ursache. TROELL unterrichtet in anschaulicher
Weise an Hand von Zeichnungen über die Stellen, wo die Erkrankung am
häufigsten vorkommt. Im allgemeinen wird angegeben, daß die Erkrankung
vorzugsweise an der oberen Extremität auftritt. Eine Lieblingsstelle bildet die
Gegend der radialen Handgelenksseite. Im allgemeinen wird angegeben, daß
bei dieser Lieblingslokalisation die Sehne des Abductor pollicis longus und Flexor
pollicis brevis befallen seien. v. FRISCH hat dagegen gezeigt, daß es sich nicht
um jene Sehnen, sondern um diejenigen des Extensor carpi radialis longus et
brevis handle. Er konnte nachweien, daß die Krepitation viel deutlicher in Erscheinung trat bei Bewegungen im Handgelenk als bei denen des Daumens.
Immerhin ist die Veränderung auch an den Daumenstrecksehnen bekannt
(LEXER). MÜLLER nennt als Lieblingsort den Abductor pollicis longus und
Extensor pollicis brevis. Auch an den Strecksehnen der Hände kommt die
Tendovaginitis crepitans gelegentlich vor (v. VOLKMANN). Als seltene Stelle
beschreibt v. NOORDEN die Bizepssehne des Oberarmes.

An den unteren Gliedmaßen ist die Erkrankung weit seltener. v. FRISCH
nennt die Strecksehnen des Unterschenkels, ferner Sitz an den Extensoren des
Fußes und der Zehen. LEXER fügt noch die Sehnen der Peronei und des Tibialis
an. Der Sitz an der Achillessehne ist nach MÜLLER, LEXER und HAUCK
eher häufig, nach v. FRISCH selten. Als eigenes Krankheitsbild beschreibt
SCHANZ die nach ihm benannte Tendovaginitis achillea traumatica
in der Meinung, daß es sich um eine unbekannte Krankheit handle, die

Beschreibung deckt sich aber mit der der gewöhnlichen Tendovaginitis crepitans der Achillessehne.

Abgrenzung gegen ähnliche Krankheitsbilder: Die klinische Abgrenzung dürfte keine große Schwierigkeiten bereiten, insofern diese typische Erkrankung aus den 3 Hauptsymptomen, dem Schmerz, der Schwellung und vor allem dem Knistern diagnostiziert werden kann. Auch der Sitz vorwiegend außerhalb der Sehnenscheide kann differentialdiagnostisch verwertet werden. Die Abgrenzung gegen die Tendovaginitis stenosans DE QUERVAIN ist klinisch auch unschwer. Hier dürfte vor allem der akute, im Gegensatz zum chronischen Verlauf bei der stenosierenden Form von Bedeutung sein. Immerhin betont TROELL, daß die krepitierende Form niemals ganz akut auftrete, sondern auch mehr den Charakter einer Reaktion, wie den eines typisch entzündlichen akuten Reizes habe. Ein Fall WELTIS ist in diesem Zusammenhang von besonderem Interesse, wo eine typische Paratenonitis crepitans in eine Tendovaginitis stenosans übergegangen war.

In bezug auf die Ursache und Entstehungsweise sind die Unterschiede der verschiedenen Leiden unbedeutend. Bei der Paratenonitis crepitans wird in den meisten Fällen als Ursache akute Überanstrengung bei Ausführung von ungewohnten Arbeiten angegeben. v. FRISCH unterscheidet verschiedene Gruppen von Ursachen: 1. die genannten Überanstrengungen, 2. stumpfe Traumen wie Quetschung, Schlag und Zerrung, eine 3. Gruppe umfaßt die Möglichkeit des spontanen Auftretens, häutig bei Leuten, die mit Rheumatismus behaftet sind. Hervorzuheben ist noch, daß die Paratenonitis crepitans nach verschiedenen Zusammenstellungen in überwiegender Mehrzahl Männer befällt (dies im Gegensatz zur Tendovaginitis stenosans). Es handelt sich in den meisten Fällen um eine typische Berufskrankheit.

KRONAUER konnte in einer Zusammenstellung aller Fälle, die von der Schweizerischen Unfallversicherung in einem Jahre behandelt worden sind, feststellen, daß in 7% ein einmaliges Unfallereignis, in $86,6\%$ ein „prolongiertes" Trauma, eine Arbeitsschädigung, das Leiden bewirkt hatte. Nur in 5% gelang es nicht, die wirkliche Ursache der Schädigung zu ergründen.

Zur Frage der Namengebung geht aus den angeführten Mitteilungen des Schrifttums hervor, daß der Ausdruck Tendovaginitis crepitans unberechtigt ist, ebenso die Bezeichnung Cellulitis crepitans, und es empfiehlt sich das beschriebene Krankheitsbild mit dem Namen Paratenonitis crepitans im Sinne von HAUCK zu belegen.

3. Die akut eiterige Tendovaginitis
(Phlegmone der Sehne, Sehnenscheide und Faszie).

Die akut eiterige Tendovaginitis spielt sich nach der Angabe von W. MÜLLER in weit aus überwiegendem Maße in den Beugesehnenscheiden der Hand und des Unterarmes ab. Im Gegensatz zu der vorhergenannten Paratenonitis befallen die eitrigen Entzündungsprozesse die sackförmigen Scheiden. Ein hervorzuhebendes Merkmal dieser eitrigen Entzündungsvorgänge liegt darin, daß sie sich in kurzer Zeit in den vorgebildeten Hohlräumen ausbilden und daß, im Beginn wenigstens, die anatomischen Grenzen der Weiterausbreitung Halt gebieten.

Am häufigsten treten die akut eitrigen Entzündungen im Anschluß an offene Verletzungen oder aber durch Fortleitung eines entzündlichen Prozesses aus der Nachbarschaft auf. Nach LEXER dürfte nur selten eine Infektion auf dem Blutwege die Ursache sein.

Über die pathologisch-anatomischen Veränderungen berichtet in einer ausführlichen Arbeit KEPPLER. Er konnte im frühen Stadium der Erkrankung eine bald mehr, bald weniger ausgesprochene Vermehrung der sonst spärlichen, klaren Synovia feststellen. In diesem Anfangsstadium ist die Flüssigkeit noch nahezu klar, höchstens leicht gelblich gefärbt, mikroskopisch ist außer einigen weißen Blutkörperchen nichts Besonderes nachzuweisen. Beim weiteren Fortschreiten nimmt aber die Zahl der weißen Blutkörperchen rasch zu, bald zeigen sich auch Fibrinflocken dem trüber gewordenen Exsudate beigemengt, das jetzt immer mehr in die rein eiterige Form übergeht. In manchen Fällen kann der eiterige Erguß schon wenige Stunden nach der mutmaßlichen Infektion zu beobachten sein. Die Synovialis selbst bietet entsprechend der Veränderung ihres Sekretes bestimmte Umgestaltungen. So fand KEPPLER in den frischen Fällen fast ausschließlich reichliche Füllung der Gefäße, eventuell noch eine seröse Durchtränkung der Wand. In den vorgeschrittenen Fällen dagegen ist die Synovialis in eine eiterig durchsetzte Membran umgewandelt, die schließlich der Nekrose anheimfällt. Mit dem Eintritt der Nekrose ist die Möglichkeit gegeben, daß die Entzündung sich auf die umgebenden Gewebe ausbreitet.

KEPPLER weist auf das hin, was ich schon oben angedeutet habe, daß bei diesen akuten Eiterungen auch die Sehne selbst rasch und in schwerem Maße getroffen werde. Schon nach Stunden kann der charakteristische Glanz der Sehne verschwunden sein, wenige Zeit später ist die Sehne graugrün verfärbt, eiterig durchsetzt, sie fasert sich auf und fällt der Nekrose anheim. FORSSELL weist darauf hin, daß die Sehnennekrose vor allem dort auftrete, wo durch das Ligamentum carpi volare ein starker Druck auf die Sehne ausgeübt werde. Die Vorgänge können aber vor der Nekrose aufgehalten werden, so daß es weder an der Sehnenscheide noch an der Sehne selbst zur Nekrose kommt. Dann tritt bei beiden die Bildung eines Granulationsgewebes in Erscheinung und der Vorgang der akuten Eiterung geht somit in einen chronischen Zustand über.

Die Ausbreitung der akut eiterigen Entzündung soll nach GOSSELIN und SCHWARTZ vielfach dadurch verhindert werden, daß sie gleichzeitig mit einer adhäsiven bzw. plastischen Entzündung einhergeht, die sich vor allem an den von der Natur aus engen Stellen abspiele und für die Begrenzung des entzündlichen Vorgangs auf die eine oder andere Hülle von größter Bedeutung sei. KEPPLER konnte diese plastische Entzündungsform nicht bestätigen.

Genaue histologische Befunde an den Sehnen bei Panaritium teilt AIEVOLI mit. Er fand im Zustand der akuten Entzündung an den Blutgefäßen des interstitiellen Bindegewebes Leukozytenauswanderung, Verschluß der Gefäße durch hyaline Thromben. In den fixen Bindegewebszellen wies er Kernteilungsfiguren nach. Die Sehnenscheiden selbst sollen dabei eine ganz passive Rolle spielen. Sie zerfallen nach und nach mit der Zunahme des entzündlichen Infiltrates im interstitiellen Bindegewebe. Über den weiteren Verlauf der akuten eiterigen Tendovaginitis bestehen verschiedene Möglichkeiten: Der Vorgang kann, vor allem bei frühzeitigem chirurgischem Eingriff, zum Stehen kommen oder aber sich auf die umgebenden Gewebe ausbreiten und durch die Haut nach außen durchbrechen. So entstehen die sog. Sehnenfisteln. Außerdem besteht aber die Möglichkeit, daß die phlegmonöse Entzündung sich in diffuser Weise über die befallene Extremität ausbreitet. Dazu kommt noch die Gefahr der Verschleppung auf dem Blut- und Lymphwege. In seltenen Fällen treten sekundäre Eiterungen in Knochen bzw. in den Gelenken auf.

Als Erreger wurden vor allem Streptokokken, manchmal vermischt mit Staphylokokken, in seltenen Fällen Staphylokokken allein und in nur ganz vereinzelten Fällen andere Kokken und Bakterien nachgewiesen (KEPPLER).

W. Müller gibt an, daß entsprechend der traumatischen Ätiologie vor allem das jugendliche, bzw. das mittlere Lebensalter von der akut eiterigen Tendovaginitis befallen werde und daß gewisse Berufe wie Tischler, Schlosser, Köchinnen usw. besonders gefährdet seien. Auch der ärztliche Beruf soll dazu disponieren.

4. Chronisch fungöse Tendovaginitis.

Cordes erwähnt diese besondere Form der chronischen Sehnenscheidenentzündung, die mit „fungöser Schwellung" aber ohne Erguß einhergeht. Er weist darauf hin, daß es sich bei dieser seltenen Form nicht um Tuberkulose handelt, daß auch andere Infektionen oft nicht nachweisbar sind, per exclusionem hält der Verfasser diese seltene Form für eine rheumatische Tendovaginitis, die sich von den gewöhnlichen Formen durch das Fehlen des Exsudates unterscheidet. Der Beweis der Zugehörigkeit dieser Krankheitsform zu den rheumatischen Leiden scheint mir aber in diesem Falle nicht erbracht. Ebensowenig ist es bewiesen, daß die von Vischer mitgeteilten Fälle chronischer Tendovaginitis zu den rheumatischen Krankheiten zu rechnen sind, wie Vischer aus seinen histologischen Befunden schließt. Es ist Vischer gelungen, in mehreren Fällen von chronischer Tendovaginitis, die nur an einer Stelle auftrat, histologische Veränderungen nachzuweisen, die nach Vischer den rheumatischen Knötchen ähnlich seien. Vischer beschreibt neben herdförmigen Rundzelleninfiltraten Knötchen, die zum Teil ein hyalines Zentrum aufweisen, daneben follikelartige Anhäufung von Lymphozyten mit großen Keimzentren. Obwohl die Veränderungen morphologische Abweichungen vom Bilde jener Knötchen zeigen, die Aschoff beschrieben hat, glaubt Vischer berechtigt zu sein, die von ihm gefundenen Knötchen zu den durch die rheumatische Infektion verursachten Gewebsveränderungen rechnen zu können, besonders da im Schrifttum die mannigfaltigsten Abarten der klassischen Form rheumatischer Knötchen wiedergegeben sind.

Da wir im Abschnitt der systemartig auftretenden, multiplen Sehnenscheidenentzündungen den typischen Vertreter der rheumatischen Infektion zeigen werden und da bei jenen Fällen gelegentlich Gewebsveränderungen im Sinne der Aschoffschen Knötchen nachgewiesen werden konnten, halte ich die Vermutung von Cordes und Vischer für nicht sehr wahrscheinlich.

Ebenfalls mit den rheumatischen Erkrankungen wird oft in Zusammenhang gebracht die Tendovaginitis stenosans de Quervain.

5. Tendovaginitis stenosans de Quervain.

Diese besondere Form der unspezifischen chronischen Tendovaginitis hat zum erstenmal de Quervain im Jahre 1895 hervorgehoben. Er konnte an Hand von 5 Fällen ein einheitliches Symptomenbild nachweisen, das er mit dem Namen Tendovaginitis chronica fibrosa belegte. Die Symptome dieser Erkrankung charakterisiert de Quervain folgendermaßen: „Die Patienten empfinden bei Bewegungen des Daumens mehr oder weniger heftige, von der Handwurzelgegend nach dem Daumen und dem Vorderarm ausstrahlende Schmerzen, so daß sie einen ergriffenen Gegenstand oft nicht mehr halten können. Die Palpation ergibt entweder ein negatives Resultat oder etwa Verdickung des dem distalen Radiusende aufliegenden Sehnenscheidenfaches. Dasselbe ist in allen Fällen ausgesprochen druckempfindlich, viel weniger oder gar nicht dagegen die übrigen Sehnenscheiden. Der Verlauf der Affektion ist chronisch."

Als Ursache nimmt de Quervain schon in dieser Arbeit an, daß einmalige oder wiederholte traumatische Schädigungen eine wichtige Rolle spielen, jedoch allein nicht genügen, sondern daß noch eine bestimmte Veranlagung vorliegen müsse. Welcher Art diese Disposition sei, darüber wisse man genau so wenig wie über die „rheumatische" Disposition. Schon DE QUERVAIN weist darauf hin, daß es sich nicht um ein ursächlich völlig einheitliches Bild handle. Dennoch berechtigten ihn die klinisch gleichartigen Fälle zur einheitlichen Betrachtung des Krankheitsbildes.

Pathologisch-anatomisch konnte DE QUERVAIN nur geringe Veränderungen nachweisen in Form einer Verdickung des Sehnenscheidenfaches über dem Processus styloideus radii. Die Synovialisinnenfläche war dabei stets glatt.

In seiner ersten Arbeit erwähnt DE QUERVAIN eine Mitteilung von KOCHER, der schon mehrere Fälle dieser chronischen Tendovaginitis beobachtet hatte. KOCHER glaubte, daß die Erkrankung vielleicht auch ohne Entzündung, durch eine Art passiver Arbeitshypertrophie zustande komme und bezeichnete sie als fibröse, stenosierende Tendovaginitis.

Nach dieser ersten Mitteilung DE QUERVAINs wurde an der Einheit des Krankheitsbildes festgehalten. Die zahlreichen Arbeiten späterer Jahre über diesen Gegenstand haben die Befunde von DE QUERVAIN im Großen und Ganzen bestätigt, zum Teil noch erweitert, aber wesentlich Neues ist nicht mehr hinzugekommen. WELTI bestätigt 1896 den anatomischen Befund, den DE QUERVAIN erhoben hatte; in einem klinisch sicheren Fall fand er den ganzen Leitkanal, das Ligamentum annulare und das Ligamentum carpi dorsale profundum entzündlich verändert und verdickt, die Sehnen des Extensor pollicis brevis und des Abductor pollicis longus im Bereich der Verdickung stark zusammengedrückt, während sie unterhalb fast doppelt so breit erschienen.

1912 konnte DE QUERVAIN mit 8 neuen operierten Fällen seine erste Arbeit erweitern. Es fiel ihm dabei auf, daß die Erkrankung besonders beim weiblichen Geschlecht vorkommt, bisweilen ohne ersichtlichen Grund, oft aber unter dem Einfluß von Überanstrengung.

Unabhängig von DE QUERVAIN hat MARION 1903 dasselbe Krankheitsbild beschrieben, das er in 6 Fällen, davon 5 Frauen, und zwar besonders Küchen- und Dienstmädchen, beobachtet hatte. MARION hielt die Erkrankung für eine seröse Entzündung der Sehnenscheiden und führt sie auf Überarbeitung zurück.

Ebenfalls unabhängig von DE QUERVAIN beschrieb POULSEN im Jahre 1911 10 Fälle, die fast ausschließlich Frauen betrafen. POULSEN hielt die Erkrankung für eine Periostreizung.

Auch in seiner zweiten Arbeit konnte DE QUERVAIN keine entzündlichen Veränderungen nachweisen, es fehlten entzündliche Zellinfiltrate sowie Fibrinauflagerungen. Die Sehne selbst war niemals verändert.

Das Symptomenbild der Tendovaginitis stenosans wurde durch spätere Beobachtungen erweitert. So sahen RESCHKE, TROELL, HAUCK, KROH vielfach ein Symptom, das ursprünglich nicht zum Krankheitsbild gehörte, nämlich dasjenige des schnellenden Fingers. Diese Erscheinung ist nicht ohne weiteres verständlich. Die gleichmäßige Einengung des Sehnenscheidenfaches hat wohl eine Behinderung des Gleitens der Sehne zur Folge, das Fingerschnellen dagegen kann nur bedingt sein durch eine Formveränderung der Sehne selbst und in den bisherigen Arbeiten wurde die Sehne stets unverändert gefunden. KROH, der in 14 operierten und mikroskopisch untersuchten Fällen von Tendovaginitis stenosans 10 mal das Schnellphänomen gefunden hatte, gab folgende Erklärung für das Auftreten dieser Erscheinung: Es wurde in allen Fällen in der Höhe des stets am meisten veränderten proximalen Verstärkungsbandes bei einer bestimmten Stellung des Fingers eine Verdünnung, weiter distal eine Verdickung der Beugesehnen gefunden. Nach KROH ist der Sehnenknoten Folgezustand interfaszikulärer Gewebsquellung und Wucherung.

KEPPLER wies in 3 Fällen von Tendovaginitis stenosans dreimal „ganglion-artige" Ausstülpungen der Sehnen oberhalb der Stenosen nach.

Die negativen histologischen Befunde wurden später durch verschiedene Feststellungen ergänzt, so fand EICHHOFF fast alle Schichten der Sehnenscheiden hochgradig verdickt, am meisten die innerste Bindegewebsschicht, in welcher man stellenweise flächenhafte Blutaustritte und herdförmige, kleine Nekrosen findet. Nach EICHHOFF liegt also eine chronische Entzündung der Sehnenscheide vor, bei der eine starke Gefäßneubildung ohne wesentliche exsudative Vorgänge im Vordergrund stehe.

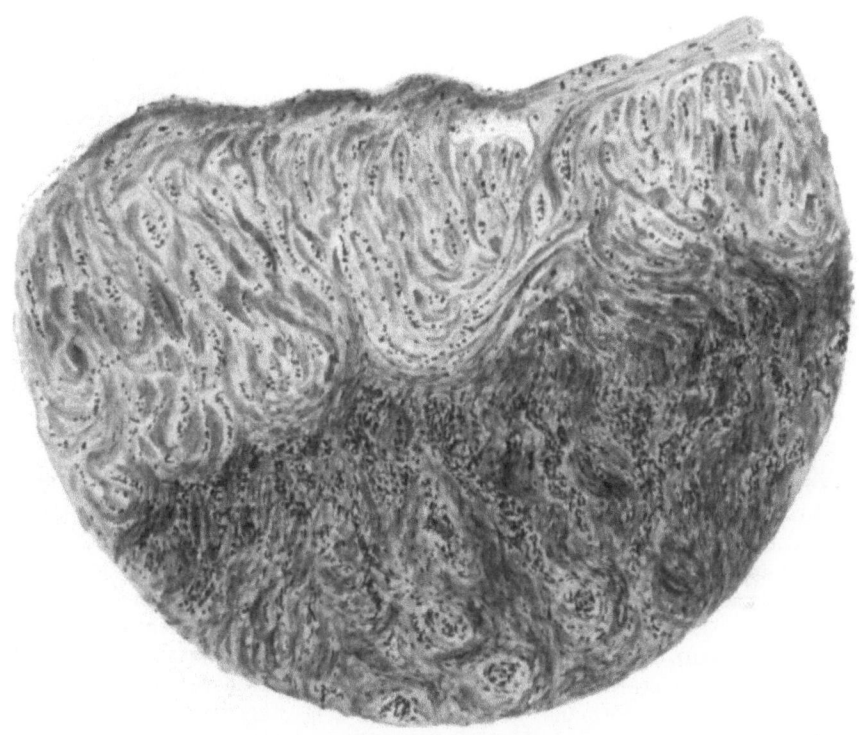

Abb. 1. Faserknorpelbildung in der Wand der Sehnenscheide bei Tendovaginitis stenosans DE QUERVAIN. Häm.-Eosin. Zeiß Ok. 4, Ob. 16 mm.

Eine ausführliche histologische Untersuchung findet sich in der Arbeit von HAUCK, der Rundzelleninfiltrate als Ausdruck eines akuten entzündlichen Stadiums nachwies, in chronischen meist Fibroblasten. Das verdickte Gewebe in der innersten Sehnenscheidenschicht soll nach HAUCK aus einer breiten Zone, von teils nekrotischem Gewebe bestehen, in dem man stellenweise in Reihen oder isoliert liegende nekrotische Zellen erkennt mit deutlichem Protoplasmaleib und verunstalteten, schlecht gefärbten Kernen. HAUCK gibt diese Veränderung in Abb. 6, S. 256 wieder. Die große Ähnlichkeit mit unserer eigenen Abb. 1 ist unverkennbar.

Auch KEPPLER beschreibt in seinen histologischen Befunden von Tendo-vaginitis stenosans scharf umschriebene knorpelhaltige Verdickungen der Sehnenscheide mit Verengerung des Faches. NUSSBAUM hat schon 1917 ähnliche Nekrosen beobachtet wie HAUCK. Er konnte in der mittleren und vor allem in der inneren Schicht der verdickten Kapsel kernlose Bezirke nachweisen, in der Umgebung dieser Herde hie und da auffallend vereinzelte größere Kerne von deutlichen, dicken Kapseln umschlossen. In einem 6 Monate alten Fall waren die Infiltrate stark zurückgetreten, in der Innenschicht fanden sich die nekrotischen Massen, die Fasern seien aber in diesem Falle besser erhalten als in den jüngeren Fällen.

Unsere eigenen Untersuchungen stützen sich auf ein kleines Material von nur 2 Fällen. Im ersten Fall handelt es sich um eine klinisch einwandfreie Tendovaginitis stenosans bei einer 28jährigen Frau (M. B. 66/1928):

Histologischer Befund: Es lassen sich drei ineinander übergehende Schichten unterscheiden: 1. Eine äußere aus grobfaserigem Bindegewebe mit einer mäßigen Zahl von mittelkräftigen Gefäßen. 2. Die mittlere Schicht geht aus der äußeren hervor, unterscheidet sich von dieser durch ihren großen Gehalt an jungen, zum Teil noch soliden Gefäßsprossen, die wie Bäumchen gegen innen zu vordringen. Sie bestehen meist aus dicken plumpen Zapfen länglicher Zellen. Entzündliche Infiltrate fehlen in ihrer Umgebung vollständig, ebenso auch in den übrigen Schichten. 3. Die innere Schicht besteht aus dem schon genannten Faserknorpel. Sie zeigt eine wechselnde Breite und besteht aus langen Knorpelzellreihen, die strahlig zur Sehne, d. h. von außen nach innen verlaufen. Die in Säulen angeordneten Zellen sind ziemlich groß, die Kerne rund, mittelreich an Chromatin. Das homogene Kapselgewebe ergibt eine typische bläuliche Färbung im Hämalaun-Eosin-Präparat. Zwischen den genannten Knorpelsäulen verlaufen breite Bänder kollagener Bindegewebsfasern. — Eine besondere Auskleidung ist an der Innenfläche nicht nachzuweisen.

Es ergibt sich im vorliegenden Fall, daß die Verdickung des Sehnenscheidenfaches durch die Bildung von typischem Faserknorpel bedingt ist, und zwar hat sich der Faserknorpel auf der der Rinne des Processus styloideus aufsitzenden inneren Seite des Sehnenscheidenfaches gebildet. Entzündliche Erscheinungen können nicht nachgewiesen werden. Hingegen fällt die starke Gefäßwucherung in der mittleren Schicht auf.

Von zwei weiteren Fällen derselben Erkrankung wurden mir histologische Präparate von Herrn Professor WEGELIN in liebenswürdiger Weise zur Verfügung gestellt, bei denen sich ebenfalls typischer Faserknorpel gebildet hatte. Unsere Befunde stimmen sehr gut zu verschiedenen klinischen Feststellungen. Bildung von Faserknorpel als Ausdruck der Reaktion auf eine dauernde Überlastung des Gewebes ist eine bekannte Erscheinung (vgl. BRAUN, in den anatomischen Vorbemerkungen). HILDEBRAND hat die Veränderungen bei der chronischen Tendovaginitis einerseits mit dem Hygroma praepatellare und andererseits mit der Arthritis deformans verglichen und den Begriff der Tendovaginitis deformans eingeführt. Auch HAUCK hat später darauf hingewiesen, daß die Tendovaginitis stenosans große Ähnlichkeit hat mit der Arthritis deformans, bei der ja ebenfalls Faserknorpel gebildet wird an den stark durch Druck belasteten Stellen. ESCHLE vergleicht die Verdickung der Sehnenscheide mit der Schwielenbildung in anderen Organen, ausgelöst durch wiederholte Traumen.

DRAHN stellte fest, daß die funktionell so bedeutungsvolle Gleitsehne des Musculus biceps brachii zum größten Teil aus Faserknorpel besteht. Die mechanische Beanspruchung bestimmt nach DRAHN den geweblichen Bau der Sehne.

Die Ursache der Tendovaginitis stenosans wird mit ganz wenigen Ausnahmen von den meisten Forschern in chronisch-mechanischen Reizen erblickt. Die ursprüngliche Auffassung von DE QUERVAIN und KOCHER ist somit in fast allen Fällen bestätigt worden. Erfolge, welche mit einem einfachen chirurgischen Eingriff, nämlich der Spaltung der Sehnenscheide erzielt werden, stützten die genannte ätiologische Auffassung.

Von LAROYENNE et BOUYSSET ist die Krankheit auch doppelseitig festgestellt worden. Ebenso in 2 Fällen von KEPPLER. HAKENBROCK beschrieb eine der typischen Tendovaginitis stenosans entsprechende Veränderung an der Peronealsehnenscheide unterhalb der Spitze des Malleolus externus. VISCHER konnte in einem Fall eine abnorme Beteiligung des Extensor carpi radialis longus zeigen. Zu einer abweichenden Auffassung über das Wesen der Tendovaginitis stenosans ist HANSON gelangt, der einen Fall beobachtete, wo durch Schlag mit einer Planke unmittelbar distal vom Processus styloideus radii durch allmähliche Schwellung und Schmerz das Bild der Tendovaginitis stenosans entstanden war. Als Ursache fand sich eine spindelförmige Auftreibung der Sehne selbst als Narbe einer geheilten partiellen Zerreißung. HANSON nimmt deshalb, gestützt auf diesen Fall an, daß ähnliche Ursachen auch bei anderen Fällen dieser Krankheit vorliegen müssen und führt einen solchen als Beweis dafür an, daß die primären Veränderungen dieser Krankheit in der Sehne selbst liegen können und nicht, wie man früher in der Regel annahm, in der Sehnenscheide. Es besteht aber kein Zweifel, daß dieser Fall von HANSON eine große Ausnahme darstellt und seine Schlußfolgerungen deshalb nicht berechtigt sind.

WINTERSTEIN hat an Hand eines großen Materials von 14 eigenen Fällen der vorliegenden Erkrankung aus klinischen Erwägungen den Vorschlag gemacht, das Krankheitsbild als Styloidalgia radii zu bezeichnen. Der Name hat sich aber im Schrifttum nicht eingebürgert.

Aus den genannten Arbeiten geht zusammenfassend hervor, daß die pathologisch-anatomischen Veränderungen bei der Tendovaginitis stenosans nicht einheitlicher Natur sind. Es wurden außer entzündlichen Infiltraten in der Sehnenscheide vielfach Gefäßwucherungen nachgewiesen. In einer großen Zahl von Fällen fehlten entzündliche Erscheinungen und als Ursache der Verengerung des Sehnenscheidenfaches fanden sich Verdickung der Bindegewebsschichten, nekrotische Bindegewebsauflagerungen und, wie wir zeigen konnten, Bildung von Faserknorpel. VISCHER hat schon in einer übersichtlichen Betrachtung der Fälle den Schluß gezogen, daß wohl auch bei der stenosierenden Tendovaginitis die Affektion immer entzündlich beginnt und dann bald rasch, bald langsamer in das fibröse Stadium übergeht. Wir können die Auffassung von VISCHER bestätigen und glauben, daß die von uns beschriebene Bildung von Faserknorpel ein Endstadium in dieser Entwicklungsreihe darstellt.

Zum Schlusse sei noch die von WILD angeführte Möglichkeit erwähnt, daß in vereinzelten Fällen eine Tendovaginitis stenosans traumatica in ein Sarkom übergeht. Es handelt sich in dem von WILD mitgeteilten Falle um einen 47 jährigen Kranenführer, der dauernd den Hebel mit der rechten Hand bediente, während einer Tätigkeit auf holpriger Straße verspürte er plötzlich Schmerzen in der rechten Hand. 2 Monate später Verdickung am Radiusende, Abduktion des Daumens schmerzhaft. 2 Monate später Operation der Tendovaginitis der Daumenabduktoren durch Exzision der Sehnenscheide, die sich als junges Spindelzellensarkom (Untersuchung von Professor RÖSSLE in Basel) erwies.

Schon DE QUERVAIN und NUSSBAUM haben auf die Möglichkeit hingewiesen, daß die Gicht ursächlich für die lokalisierte Form der Tendovaginitis in Frage komme. Diese Annahme scheint nach den Ausführungen von MINKOWSKI berechtigt. Nach seinen Angaben kann die Gicht in seltenen Fällen an den Sehnen bzw. an den Sehnenscheiden isoliert auftreten. Bevorzugt sei in allen Fällen die Achillessehne, nächstdem seien es die Strecksehnen des Fußes und des Handrückens. Wie in den Schleimbeuteln kann bei der Gicht ein ausgedehnter Erguß in den Sehnenscheiden auftreten. Die Flüssigkeit ist urathaltig. Die Gicht befällt allerdings weit häufiger die Sehne selbst, vor allem die knochennahen Sehnenansätze. Die so entstandenen Gichttophi sitzen dem Knochen breitbasig auf und sind gegen ihn kaum verschieblich.

b) Entzündliche Erkrankungen, die meist die Sehnenscheiden und Schleimbeutel in ihrer Gesamtheit befallen.

Wie ich schon in der Einleitung zu diesem Abschnitt dargetan habe, besteht eine nahe Verwandtschaft zwischen Sehnenscheiden, Schleimbeuteln und Gelenken. Diese tritt nun besonders deutlich in Erscheinung bei den systematisch auftretenden rheumatischen Leiden. Ganz entsprechend der Polyarthritis rheumatica zeigt auch der Sehnenapparat ein Krankheitsbild, das unter verschiedenen Namen geführt wird wie Polytendovaginitis, Polysynovitis und Hygromatosis rheumatica. Entsprechend dem Verlauf der Polyarthritis gibt es auch bei der Polytendovaginitis akut auftretende und chronische Formen, die aber nie streng voneinander zu scheiden sind.

1. Die akute rheumatische Sehnenscheidenentzündung.

Eine solche Form beschreibt ROSENO 1925, die er als Polytendovaginitis rheumatica acuta bezeichnet. Es handelt sich um eine akut multipel auftretende Sehnenscheidenentzündung, die mit mäßiger Fieberreaktion, Neigung zu Schweißausbrüchen, Rötung, Schwellung und spontaner Schmerzhaftigkeit der befallenen Sehnenscheiden einhergeht. Das Sprunghafte der Erscheinungen und die Beeinflußbarkeit durch Salizylgaben sind kennzeichnend. Die Übergänge zu der schon früher genannten chronischen Form der rheumatischen Sehnenscheidenentzündung sind fließend.

Daß diese rheumatische Form der Sehnenscheidenentzündung mit einem akuten Stadium in ein chronisches übergehen kann, scheint der Fall von GÜNTHER zu zeigen. GÜNTHER beschreibt ein seltenes Krankheitsbild, das er als

2. Hygromatosis rheumatica

bezeichnet. Er versteht darunter ein unter den Erscheinungen der akuten Polyarthritis rheumatica oder im Anschluß an diese beginnende und chronisch verlaufende Affektion der Sehnen und Schleimbeutel, die multipel und symmetrisch unter Hygrombildung auftritt. Nach GÜNTHER schreitet das Leiden nur unter sehr geringen rheumatischen Schmerzen und langsam fort und ist scheinbar nicht mit den Gelenkaffektionen verbunden. Pathologisch-anatomisch fand GÜNTHER chronische Entzündung der betreffenden Membran mit beträchtlichen Rundzelleninfiltraten, welche hauptsächlich Lymphozyten, in geringem Grade auch polynukleäre Leukozyten und Plasmazellen enthalten. Außerdem fand er auch synoviaähnliches, leukozytenreiches entzündliches Exsudat. In den Wucherungen der Zotten sieht GÜNTHER einen ähnlichen Vorgang, wie ihn HOFFA-WOLLENBERG bei der chronischen und progressiven Polyarthritis beschrieben haben. Spezifische Veränderungen, wie z. B. ASCHOFFsche Knötchen, konnte GÜNTHER nicht nachweisen. Dagegen ist es HUZELLA gelungen, in Fällen von akuter Polyarthritis rheumatica mit Endokarditis und Chorea mit Endokarditis (ohne Polyarthritis) Knötchen in der Körpermuskulatur sowie auch in den Sehnen und Faszien nachzuweisen, die sich aus Zell- und Kernanhäufungen mit Riesenzellen und gequollenen Bindegewebszellen aufbauten, welche also gewissermaßen an die ASCHOFFschen Knötchen erinnerten.

Zur gleichen Zeit wie HUZELLA hat TILP bei Rheumatismus Knötchen in der Galea aponeurotica beobachtet, die in ihrem Aufbau in weitgehendem Maße den ASCHOFF-GEIPELschen Knötchen glichen.

Die Beziehungen des Sehnenscheidenschleimbeutelapparates zum Gelenkapparat treten durch den von BAUER mitgeteilten eigenartigen Fall besonders hervor. BAUER erwähnt eine seltene Abart der STILLschen Krankheit, wo

in der bekannten Trias: Lymphknotenschwellung, Milzvergrößerung, Gelenkerkrankung — die Gelenke durch den Sehnenscheidenschleimbeutelapparat ersetzt waren. An den Handrücken, an der Innenseite der Ellbogengelenke, in
der Retromalleolargrube, an den Knien und im Bereich der linken Hüfte
bestanden zum Teil mächtige schwappende, prallelastische und auf Druck
stellenweise knirschende Anschwellungen, die in ihrer Lage den Sehnenscheiden
und Schleimbeuteln entsprachen. „Es war, als ob ein Anatom nahezu sämtliche
Sehnenscheiden und Schleimbeutel durch Einspritzen einer Injektionsmasse
zur Darstellung gebracht hätte." Die Hygrome schwollen zur Zeit der Menstruation deutlich an.

3. Chronische Tendovaginitis rheumatica.

Daß die rheumatische Tendovaginitis vom akuten in einen chronischen Verlauf übergehen kann, zeigt auch der erste Fall von HOLZWEISSIG,

    wo bei einer 46jährigen Frau das Krankheitsbild sich ganz allmählich mit geringen
Temperaturen entwickelte unter Bildung von schmerzhaften Knoten an den Handgelenken,
Schwellungen beider Handflächen, die zum Teil auf die Vorderarme übergingen, Schwellung
im rechten Schultergelenk und Schultergürtel, ferner am Kniegelenk und in den Knöchel-
gegenden. Gelenkschmerzen fehlten, die Sehnenscheiden beider Volarflächen waren druckempfindlich und geschwollen, bei Bewegungen leichtes Knarren. Mehrere Schleimbeutel
(Bursa subdeltoidea rechts, Bursae praepatellares) waren gleichfalls geschwollen. Auch
die im Malleolus internus verlaufenden Sehnenscheiden, sowie diejenigen der Musculi
peronei trat besonders deutlich als verdickte Wülste hervor. Das Herz zeigte ein systolisches
Geräusch an der Spitze. Auf Salizylpräparate trat Besserung ein. Nach vorübergehender
Besserung sollen später die krankhaften Erscheinungen von neuem aufgetreten sein.

HOLZWEISSIG fügt noch einen zweiten ausgesprochen chronischen Fall an:
Eine 40jährige Frau, die früher zweimal an Gelenkrheumatismus gelitten hatte,
außerdem eine Blinddarmentzündung und Durchbruch mit Bauchfellentzündung,
Perikarditis und Pleuritis durchgemacht hatte, bekam etwa 3 Jahre nach Abheilung der letzten infektiösen Erkrankung ein eigenartiges Krankheitsbild
mit subfebrilen Temperaturen, Pleuritis und wechselnde Schwellung an verschiedenen Stellen des Körpers. Zumeist traten diese an den unteren Teilen
der Gliedmaßen auf, an Handrücken, Unterarm, Füßen, Unterschenkeln. Die
Schwellungen wiesen zum Teil fluktuierenden Charakter auf. Eigentliche Gelenkschmerzen bestanden nie. Auf Salizyl gingen die Schwellungen etwas
zurück, nach Aussetzen traten sie wieder auf. In den folgenden Jahren blieb
das hartnäckige Leiden ungefähr in derselben Art bestehen. HOLZWEISSIG
führt das plötzliche Auftreten der Schwellungen auf eine angioneurotische
Störung zurück, in Anlehnung an die Beobachtung von BAUER.

CHLUMSKY führt einen ähnlichen Fall an, wo vorwiegend die Sehnen und
ihre Scheiden von den rheumatischen Veränderungen ergriffen waren. Er nahm
an, daß es sich um ein selbständiges Krankheitsbild handle. Er glaubt, daß die
bekannten rheumatischen Knoten in der Muskelmasse, bei denen man an den
einzelnen Muskelfasern keine histologische Veränderung nachweisen könne,
auf einer rheumatischen Entzündung der Sehnenstränge beruhe.

Dem Begriff der Hygromatosis rheumatica, den GÜNTHER aufgestellt hatte,
tritt BREUER mit einem ähnlichen Fall entgegen. Er schildert dasselbe Krankheitsbild wie die vorgenannten Forscher, weist aber in seinem Fall auf den von
Anfang an schleichenden Verlauf hin. Die Erkrankung befiel mehrere Sehnenscheiden der Hand, des Fußes und des Unterschenkels, sowie die Gegend des
linken Ellenbogens. Außerdem waren aber auch mehrere Gelenke von der
Krankheit befallen. Die histologischen Untersuchungen ergaben Veränderungen
im Sinne der chronischen Gelenkentzündung. Rheumatische Knötchen (ASCHOFF)
konnten nicht nachgewiesen werden.

Im Gegensatz zu GÜNTHER findet man im Fall BREUER keine rheumatische Vorgeschichte. BREUER lehnt den Namen Hygromatosis rheumatica ab und will ihn vorläufig durch chronische Polysynovitis ersetzen. Die Bezeichnung „rheumatisch" soll nach BREUER nur für die akut auftretende Form gebraucht werden. Wenn BREUER am Ende seiner Mitteilung bemerkt, es brauche noch vieler Beobachtungen, um die Frage zu klären, ob die Gegenüberstellung der chronischen Gelenkerkrankungen und der unspezifischen chronischen Erkrankungen der Sehnenscheiden zu Recht bestehe oder nicht, so ist durch eine jüngst erschienene Arbeit von GRÄFF die ursächliche Zusammengehörigkeit der beiden Formen gesichert. Es ist GRÄFF gelungen, auch in den Bändern und Sehnen Knötchen nachzuweisen, die auch mikroskopisch den ASCHOFFschen Knötchen vollständig gleichen. In Abb. 2 ist die Figur 8 der GRÄFFschen Arbeit nochmals dargestellt. Die Wiedergabe wurde uns in liebenswürdiger Weise von Verfasser und Verleger zugebilligt.

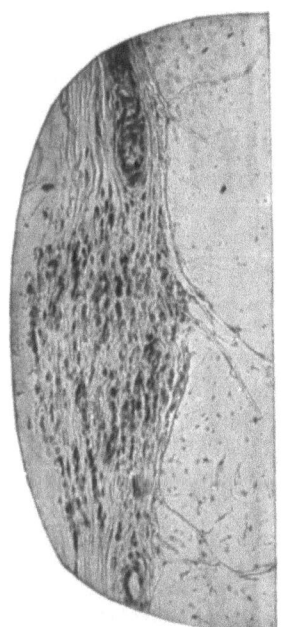

Abb. 2. Nach GRAEFF.
ASCHOFFsches Knötchen im sehnigen Bindegewebe einer Gelenkkapsel. (Angabe der Arbeit im Text.)

4. Chronisch-rheumatische Polysynovitis im Kindesalter.

Das beschriebene Krankheitsbild der chronisch-rheumatischen Polysynovitis finden wir in einer besonderen Form im Kindesalter. Ältere Mitteilungen über diese Krankheitsform stammen von HIRSCHSPRUNG, der in einem Fall auf Grund einer rezidivierenden leichten rheumatischen Erkrankung der Gelenke mit mäßigem Fieber ohne Schweiß eine geringe Pleuritis und Endokarditis auftreten sah, daneben Knötchen, die binnen einem Tag entstanden und die zu ihrer Rückbildung Monate brauchten. Die Knötchen fanden sich in Sehnen und Sehnenscheiden, sowie über den Gelenken, ferner auch in Haut, Periost und am Schädel. Es handelt sich um den sog. „Rheumatismus nodosus infantum". Von BIEDERT-VOGEL (1902) wird das Krankheitsbild folgendermaßen geschildert: „es treten reihenweise miliare-, erbsen-, kirschkern-, nußkerngroße Knötchen und Knoten auf, die druckempfindlich sind. Am meisten befallen sind die Flexoren der Hand und des Fußes, auch Extensoren, besonders Ansatzstellen von Muskeln und Bändern. Das Leiden kann sich über mehrere Monate hinziehen. Endet aber gewöhnlich gut, selten mit Kontraktur der befallenen Sehnen. Es ist noch häufiger als der akute Gelenkrheumatismus mit Endo- und Perikarditis vergesellschaftet.

Schon PRIOR hatte 1887 darauf hingewiesen, daß das multiple symmetrische Auftreten von rheumatischen Knötchen in den Sehnenscheiden und besonders in den Sehnen im Kindesalter verhältnismäßig häufig sei. Aus der Zusammenstellung von PRIBRAM in NOTHNAGELs Pathologie und Therapie sehen daß die Erkrankung allerdings vorwiegend im Kindesalter, doch nicht allzu selten im vorgerückten Alter vorkommt. In dieser Zusammenstellung finden sich die obengenannten älteren Schriftenangaben.

FEER schildert das Krankheitsbild als eine seltene Form der chronisch-rheumatischen Erkrankungen, die fast ausschließlich bei Kindern beobachtet wird. Im Verlauf von schweren Fällen mit Herzbeteiligung erscheinen druckempfindliche Knötchen in der Nähe der Gelenke (häufig am Ellenbogen) oder längs der Sehnen.   Sie können zahlreich sein, sie bestehen aus fibrösem Gewebe, meist verschwinden sie nach einiger Zeit (gute Abbildung mit Knoten hinter den Knöcheln).

Daß aber der Rheumatismus nodosus im Kindesalter nicht immer eine gute Voraussage gestattet, zeigen die Fälle, die mir in liebenswürdiger Weise von der Direktion des Zürcher Kinderspitals (Herrn Prof. FEER) durch Herrn Prof. FANCONI zur Verfügung gestellt wurden.   Mit ihrer gütigen Erlaubnis

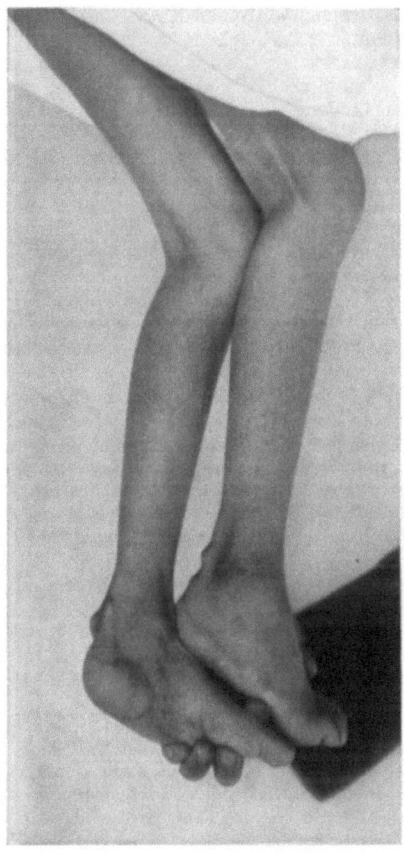 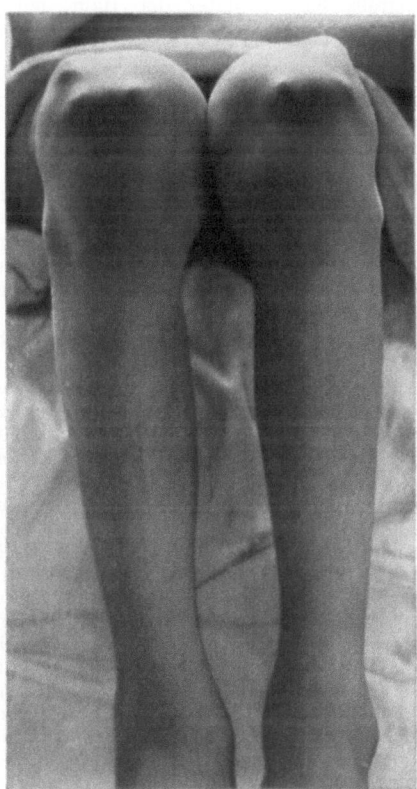

Abb. 3. Rheumatismus nodosus infantum.   Abb. 4. Rheumatische Knötchen in der Knie-
Knötchen an der Achillessehne rechts. Fall 1.   gegend. Fall 3. Knabe, 10¹/₂ Jahre.
Mädchen, 8 Jahre. Kinderspital Zürich.   Kinderspital Zürich.

werde ich kurz über die drei Fälle berichten, von Fall 1 stammt die beigefügte Abb. 3 der Knoten über beiden Achillessehnen, von Fall 2 die Abb. 4.

Erster Fall: 8jähriges Mädchen, Sch. W., seit dem 5. Jahr schwächliches und ab-gemagertes Kind, litt seitdem an rheumatischen Beschwerden an Händen und Füßen. In den letzten Monaten vor Einlieferung in das Krankenhaus starke Zunahme dieser Be-schwerden. Krankheitszustand beim Eintritt: Zartes Mädchen in schlechtem Ernährungs-zustand. Auffallend sind besonders die verdickten Handgelenke, über beiden äußeren Fuß-knöcheln findet sich je ein erbsengroßes Knötchen. Eine Anzahl ähnlicher Knoten sind über beiden Achillessehnen perlschnurartig angeordnet. Die Haut über den Knötchen ist leicht verschieblich. Ganz kleine Knötchen ähnlicher Art finden sich auf dem linken Hand-rücken über dem Grundgelenk des 2. und 4. Fingers. Am Herzen ein systolisches Geräusch über der Mitralis. Die Körpertemperatur erwies sich als leicht erhöht. Abendtemperatur stets über 37⁰ bis 37,8⁰. Klinische Diagnose: Rheumatismus nodosus, Insuffizienz der Mitralis bei Endocarditis mitralis.

Seit dem Spitaleintritt hat sich der Zustand des Mädchens wesentlich gebessert. Außer einer leichten Arthritis deformans an Händen und Füßen sind keine Störungen zurückgeblieben.

Zweiter Fall: 9¹/₂jähriger Knabe, R. C., hat keine Infektionskrankheiten durchgemacht. Der Knabe klagt über Herzklopfen bei raschem Gehen. Vor einem halben Jahre Masern, seitdem ist das Allgemeinbefinden verschlechtert, in den Gelenken, besonders in den Knien, verspürt das Kind immer Schmerzen. Die Gelenke selbst waren nie geschwollen. Es traten aber hie und da Knoten auf, die für ,,Überbeine" gehalten wurden. Das Kind hat hie und da am Abend Fieber um 38⁰ herum. Seit einiger Zeit haben sich Asthmaanfälle eingestellt. Bei Einlieferung ins Krankenhaus zeigt der Knabe einen schlechten Ernährungszustand, etwas vergrößerte Drüsen. An beiden Knien und Ellbogen, über den nicht angeschwollenen Gelenken, befinden sich zahlreiche erbsengroße bis haselnußgroße Knoten unter der Haut, mit dieser nicht verwachsen, verschieblich und nicht druckempfindlich. In den Fußstrecksehnen sind ebenfalls ähnliche Knoten nachzuweisen. Die Endglieder der Finger sind kolbig angeschwollen, Trommelschlegelfinger. Lunge ohne besonderen Befund. Das Herz ist stark vergrößert, besonders links. Die Herztöne sind nicht gut zu hören, am meisten noch der verstärkte 2. Pulmonalton. Bei der Inspiration zieht sich das Epigastrium unterhalb des Schwertfortsatzes ein und zeigt unregelmäßige Pulsationen. Ein systolisches Geräusch ist besonders unter dem Schwertfortsatz zu hören. Im Verlauf der Krankheit stellen sich wechselnde Ödeme ein. Unter Zunahme der Herzinsuffizienz und starken Ödemen und Ikterus erfolgt nach 4¹/₂ Monaten der Tod. Die Autopsie ergab eine chronische fibröse Endokarditis sämtlicher Klappen, eine Insuffizienz der Aorta und Mitralis, exzentrische Herzhypertrophie, umschriebene Pericarditis fibrosa, schwere Stauungsorgane und allgemeines Ödem. Die rheumatischen Knoten waren bei der Autopsie nicht mehr vorhanden, eine histologische Untersuchung konnte deshalb nicht ausgeführt werden.

Dritter Fall: 10¹/₂jähriger Knabe, Sch. F., Sein Leiden begann mit ungefähr 9¹/₂ Jahren mit Müdigkeit im ganzen Körper. Eines Morgens konnte das Kind nicht mehr aufstehen, hatte Schmerzen in verschiedenen Gelenken, vor allem am linken Knie und in den ,,Fußknochen". Der behandelnde Arzt konnte die Schwellung im linken Fuß nicht beseitigen. Ein Jahr später tritt die Erkrankung wieder in Erscheinung mit schmerzhaften Anschwellungen an beiden Ellbogengelenken, diese sind aber frei beweglich. Es zeigten sich hierauf an der Haut zahlreiche rote Anschwellungen mit einem weißlichen Zentrum. Jeden Abend erscheint ein roter Ausschlag mit Schwellung und Jucken der Haut. Bei der Aufnahme ins Krankenhaus fanden sich, besonders an den Vorderarmen und vor allem an den Unterschenkeln Veränderungen der Haut, die für Lichen pilaris gehalten wurden. Außerdem am Rücken zahlreiche, herdförmige Schwellungen von hellroter Farbe, kreisförmig, 2—4 mm messend. Lymphknoten etwas vergrößert. Temperaturen zeitweise leicht erhöht, nie stark und am Herzen kein abnormer Befund, Milz nicht vergrößert. Vor und unterhalb dem rechten inneren Fußknöchel leichte teigige Schwellung.

Während des Spitalaufenthaltes trat der schon genannte Ausschlag wieder auf, er wurde von Professor BLOCH für ein toxisch-allergisches Erythem gehalten. Im weiteren Verlauf stellten sich Schmerzen in den Fingergrundgelenken ein. Beiderseits entlang der Strecksehne auf der Höhe des Handgelenkes waren zahlreiche, kleine, derbe, nicht schmerzhafte Knötchen zu fühlen. Später zeigten sich auch an anderen Gelenken, wie vor allem an den Unterschenkeln, besonders in der Knöchelgegend und an der Großzehenstrecksehne dieselben Knötchen in großer Zahl. Der Ausschlag trat später nochmals auf und verschwand wieder. Beim Verlassen des Krankenhauses wies der Knabe ein systolisches Geräusch auf, die beschriebenen Knötchen haben sich bedeutend verkleinert. Wenige Monate später starb das Kind zu Hause unter Zeichen der Herzinsuffizienz. Die Sektion konnte nicht ausgeführt werden.

Aus den 3 angeführten klinischen Fällen geht hervor, daß das Leiden nicht unbedingt eine gute Voraussage gestattet, besonders dann nicht, wenn eine Endokarditis besteht.

Im Anschluß an diese drei Fälle, bei denen leider eine histologische Untersuchung nicht ausgeführt werden konnte, teilen wir noch kurz einen bemerkenswerten eigenen Befund mit. Das Operationspräparat, sowie die Angaben aus der Krankengeschichte verdanken wir Herrn P. D. Dr. RITTER, Chefarzt der Krankenanstalt Neumünster, Zürich.

Es handelt sich um einen 58jährigen Mann, Bahnhofsvorstand, der angab, zweimal dieselbe Stelle der Achillessehne wegen Ausrutschens an der scharfen Kante des Bahngeleises angeschlagen zu haben. Die angegebenen Daten liegen 4 und 9 Monate zurück. Es entstanden Schmerzen und eine Schwellung der Sehnengegend von 4—5 cm Ausdehnung. Durch die Operation wurde eine Verdickung innerhalb der Achillessehne festgestellt in Gestalt einer homogenen festen Masse, die sich durch ihr eigenartiges, etwas trübes Aussehen von dem atlasglänzenden umgebenden Sehnengewebe abhob.

Bei der histologischen Untersuchung lassen sich im eingesandten Achillessehnenstück zahlreiche, im Verlauf der Sehne länglich angeordnete, zellreiche Herde nachweisen. Diese Herde finden sich im Zwischengewebe der Sehnenfaserbündel. Sie bestehen aus eigenartigen, großen, meist länglichen Zellen mit dunklem, chromatinreichem Kern. Die Kerne sind zum Teil regelmäßig gestaltet, zum Teil sind sie eher unregelmäßig. Die genannten Zellherde liegen in einer Anordnung zusammen, die vielfach an Gefäße erinnert, jedoch können Gefäße meist nicht sicher nachgewiesen werden. An anderen Stellen dagegen finden sich um Gefäße herum ähnliche Zellen, sowie auch vereinzelte Lymphozyten und polynukleäre Leukozyten. Das Sehnengewebe zeigt selbst keine Veränderung, außer einer geringen Auflockerung seiner Bündel. Blutpigment kann in den beschriebenen Herden nicht nachgewiesen werden. Da wir die vorliegenden Knötchen als ASCHOFFsche Rheumatismus-Knötchen ansprachen, erkundigten wir uns nach der Vorgeschichte des Kranken. Es ergab sich, daß der Kranke schon vor 20 Jahren an rheumatischen Beschwerden in der Kreuzgegend gelitten hat. Vor 4—5 Jahren war dasselbe Leiden erneut aufgetreten. In seiner Jugend hatte der Kranke eine Angina und eine Pneumonie durchgemacht. Ein Herzleiden konnte aber bei der klinischen Untersuchung nicht festgestellt werden.

5. Tendofasciitis calcarea rheumatica (NEUWIRTH).

Nach einer Mitteilung von NEUWIRTH scheint die Möglichkeit zu bestehen, daß die Knoten der Tendovaginitis rheumatica gelegentlich verkalken können. NEUWIRTH hat auf Grund seiner Beobachtungen seinen bemerkenswerten Fall als Tendinofasciitis calcarea rheumatica aufgefaßt. Er konnte allerdings in seinem spärlichen histologischen Untersuchungsmaterial niemals entzündliche Erscheinungen weder rheumatischer noch sonst unspezifischer Natur nachweisen,

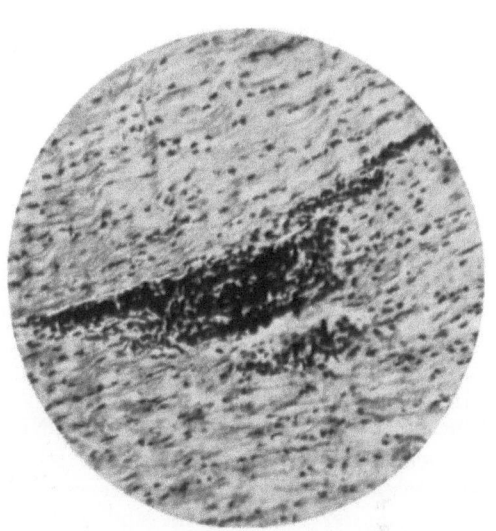

Abb. 5. Rheumatisches (Aschoffsches) Knötchen in der Achillessehne eines 58jährigen Mannes. Häm.-Eosin. Zeiß Ok. 2, Ob 26 mm.

hingegen ergab die histologische Untersuchung eine ausgedehnte Verkalkung (kohlen- und phosphorsauren Kalk) des Sehnengewebes. Nach dem Verlauf der Erkrankung glaubt aber NEUWIRTH berechtigt zu sein, eine entzündliche rheumatische Grundlage anzunehmen und er hält die Verkalkung für eine sekundäre Veränderung.

B. Spezifische Entzündungen.

Im vorhergehenden Abschnitt haben wir die rheumatischen Erkrankungen unter den unspezifischen Entzündungen angeführt, deshalb, weil die krankmachenden Keime des rheumatischen Leidens noch nicht bekannt sind. Sollte der Begriff der „Spezifität" sich aber nicht auf die Ursache, sondern auf die geweblichen Veränderungen beziehen, so müßte nach neueren Kenntnissen auch die rheumatische Erkrankung als spezifisch bezeichnet werden, da es sich doch gezeigt hat, daß bei diesen Entzündungsformen, wenigstens zum Teil, mehr oder weniger beständige Veränderungen spezifischer Natur sich nachweisen lassen. Das umgekehrte Verhältnis treffen wir bei den eigentlichen spezifischen

Entzündungen, die durch bekannte krankmachende Keime verursacht sind, wie Tuberkulose, Syphilis, Gonorrhöe und andere. Hier lassen sich nur zum Teil die für diese Erkrankungen spezifischen Gewebsveränderungen nachweisen, daneben aber zeigen alle diese spezifischen Entzündungen auch unspezifische Gewebsveränderungen, wie man sie bei den verschiedensten Entzündungen finden kann. Dies gilt vor allem für Gonorrhöe, Ruhr, Typhus und Scharlach.

1. Tuberkulose der Sehnen und Sehnenscheiden.

Es ist das Verdienst von Garrè, als erster auf die verschiedenen Formen der Sehnenscheidentuberkulose hingewiesen zu haben (1891). Die Aufteilung in Unterformen hat sich seitdem in der von Garrè gegebenen Art erhalten. Garrè unterscheidet drei Formen:

a. das Reiskörperchenhygrom,
b. den Fungus und
c. den kalten Abszeß.

In den neueren Lehrbüchern der pathologischen Anatomie und der Chirurgie finden wir die Einteilung von Garrè noch um eine 4. Form erweitert, so unterscheidet Kaufmann die vier Formen der serösen, serofibrinösen und fungösen Sehnenscheidentuberkulose und den kalten Abszeß. (Die serofibrinöse Sehnenscheidentuberkulose entspricht meist dem Reiskörperchenhygrom.) Auch bei Lexer und W. Müller finden wir dieselbe Einteilung.

Es hat vor allem Garrè darauf hingewiesen, daß die einzelnen Formen nicht streng schematisch voneinander geschieden werden können, sondern daß Übergänge von einer Form zur andern vorkommen. Daß diese Behauptung von Garrè zutrifft, geht in erster Linie aus den erstgenannten Formen hervor. Eine rein seröse Form, jene Form, die Nélaton als „Hydropsie" bezeichnet hat, scheint in den Sehnenscheiden selten vorzukommen. Jedenfalls ist sie nahe verwandt mit der zweiten Art, dem sog. Reiskörperchenhygrom. Die Veränderungen der Scheidenhaut sind nach Goldmann bei der serösen Form dieselben wie beim Reiskörperchenhygrom, ohne daß es aber zur Bildung von freien Körpern in der Scheidenhöhle kommt. (Möglicherweise handelt es sich um ein Frühstadium der Hygrombildung.)

Das Reiskörperchenhygrom ist unter den Sehnenscheidenerkrankungen im allgemeinen und unter den tuberkulösen Erkrankungen im besonderen eine Form, die schon seit langer Zeit die Aufmerksamkeit zahlreicher Forscher in Anspruch genommen hat. So finden wir das Krankheitsbild schon im Jahre 1779 von Olav-Acrel beschrieben, späterhin nach ihm als „Ganglion crepitans Acrelii" bezeichnet. Das Besondere an dieser Veränderung liegt in der Bildung der Reiskörperchen. Von den älteren französischen Forschern wie Dupuytren, Laennec und anderen wurden diese Reiskörperchen für Schmarotzer gehalten und die Erkrankung als Dupuytrensche Hydatidengeschwulst bezeichnet.

In der Folgezeit traten dann verschiedene Meinungen über die Bildungsart der Reiskörperchen auf, einerseits wurden sie für Fibrinniederschläge gehalten, andererseits für abgestoßene, veränderte Synovialzotten (Hyrtl). Eine dritte Möglichkeit der Reiskörperchenbildung begründeten Buhl, Hoeftmann und Neumann, welche die Reiskörperchen als Degenerationsprodukte der veränderten Scheidenwand auffaßten. Nachdem als erster Hoeftmann die von Baumgarten nachgewiesene tuberkulöse Natur des Sehnenscheidenhygroms mitgeteilt hatte, wandte Neumann auch für die Reiskörperchen den Begriff der fibrinoiden Entartung an. Diese bildet nach Neumann im Beginn einzelne Klumpen innerhalb des Balgbindegewebes, vergleichbar den amyloiden Schollen. Durch

Zusammenfließen dieser Massen kommt dann gegen die Oberfläche hin eine zusammenhängende amorphe Schicht zustande, in welcher nur spärliche Reste von Zellkernen erhalten sind. Oft konnte NEUMANN einen allmählichen Übergang der fibrinoiden Substanz in das wohlerhaltene, zellreiche Gewebe nachweisen. Die Bildung der Reiskörperchen wurde damit in enge Beziehung zu der WEIGERTschen Koagulationsnekrose gebracht. SCHUCHARDT (1888) schließt sich der NEUMANNschen Auffassung an, äußert aber Zweifel darüber, ob die Reiskörperchenbildung auf die Tuberkelbazillen zurückzuführen oder ob die Tuberkulose nur mehr zufällig zu dem chronisch-entzündlichen Vorgang hinzugetreten sei. KÖNIG, der ebenfalls in den meisten Fällen von Hygrom der Sehnenscheiden und Schleimbeutel Tuberkulose nachweisen konnte, weist darauf hin, daß es aber auch Reiskörperchenergüsse gebe, welche nicht tuberkulös seien.

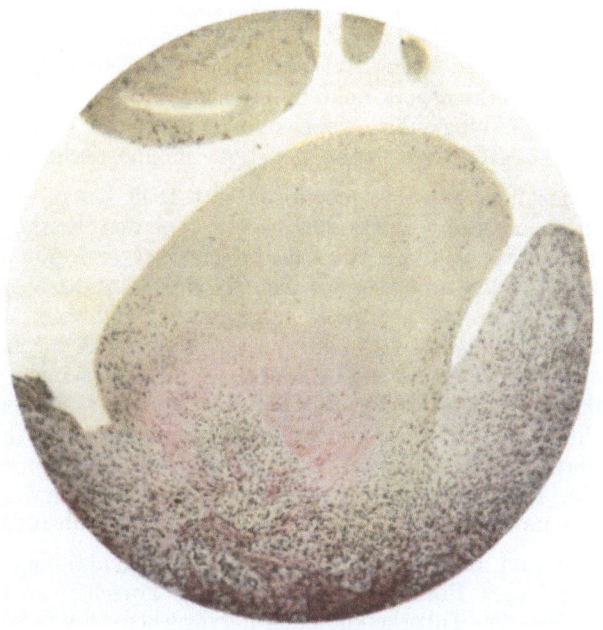

Abb. 6. Tendovaginitis tuberculosa der Handstrecker Reiskörperchenbildung. Stelle aus der innersten Schicht der Sehnenscheide. Der zellreichen Schicht des nichtspezifischen Granulations-gewebes entsproßt ein pilzförmiges Fibringebilde, das mit dem Granulationsgewebe noch zusammen-hängt, an der Grenze eine deutliche Zone aus plumpen kollagenen Fasern. Im Innern der Scheide mehrere wahrscheinlich losgelöste Reiskörperchen.
M. R. 243/28. Mann 25 J. Lumièreaufnahme Zeiß Ok. 2, Ob. 26.

SCHUCHARDT betont, daß funktionelle Einflüsse für das Zustandekommen der Reiskörperchen von Bedeutung seien. Es muß ein gewisser Grad von Beweglichkeit (der Gelenke) vorhanden sein.

Ausgedehnte anatomische Untersuchungen über Sehnenscheidenhygrome verdanken wir GOLDMANN, der in der Wand neben unspezifischen Veränderungen chronischer Entzündung Tuberkel nachweisen konnte. In den Tuberkeln fiel ihm die eigentümliche Entartung im Innern auf, die er in Anlehnung an NEUMANN ebenfalls als fibrinoide Entartung auffaßte. GOLDMANN kommt deshalb zum Schluß, daß das Reiskörperchenhygrom eine tuberkulöse Erkrankung der Sehnenscheidenwand sei und zwar eine besondere Art, indem sie zu einer fibrinösen Entartung der tuberkulösen Produkte führt, welche sich besonders in den Bezirken abzuspielen scheine, die bei mechanischer Tätigkeit

der Sehnen dem größten Druck ausgesetzt sind. Die Reiskörperchen sind nach
GOLDMANN fibrinoide Degenerationsmassen, sie sind Eiweißkörper, die dem
Fibrin am nächsten stehen. Sie unterscheiden sich von ihm durch die verschiedene
Reaktion an der Oberfläche und im Innern. Die Amyloidreaktion ist negativ.
GOLDMANN hebt ferner aus klinischen und anatomischen Gründen die große
Verschiedenartigkeit gegenüber dem Fungus hervor und bezeichnet das Reiskörperchenhygrom als eine weniger schwere, mehr gutartige Form der Tuber-
kulose. Immerhin war es auch schon GOLDMANN bekannt, daß eine zu scharfe
Abgrenzung der verschiedenen Formen nicht berechtigt ist und daß gelegentlich
unvollständig entfernte Hygrome in der Form eines Fungus wieder in Erscheinung treten. GOLDMANN fragt sich, ob diese Erscheinung durch eine zeitlich
wechselnde Veranlagung desselben Organismus bedingt sein könne. Zusammenfassend gelangt GOLDMANN zu der Anschauung, daß es erstens tuberkulöse
Prozesse gibt, in denen es nicht zu einer Verkäsung kommt, sondern zu einer
fibrinoiden Degeneration, daß zweitens diese Vorgänge weniger bösartig verlaufen als die verkäsende Form, drittens, daß der Nachweis der fibrinoiden
Degeneration in tuberkulös erkranktem Gewebe, auch wenn er nicht gerade
zur Reiskörperchenbildung führt, wobei rein mechanische Vorgänge eine große
Rolle spielen, eine große und zwar günstige prognostische Bedeutung hat.

Der Lehre der fibrinoiden Degeneration trat 1895 RIESE entgegen, der in
einer größeren Adhandlung zeigt, daß es sich bei den Reiskörperchen doch
um Fibrinniederschläge, also um ein Exsudat handle (vergl. Abb. 6). Der Streit
über die Reiskörperchen wurde aber vor allem durch MARCHAND angefacht, der der
NEUMANNschen Auffassung energisch entgegentrat. Obwohl MARCHAND die
Möglichkeit einer fibrinoiden Degeneration zugibt, besteht für ihn kein Grund
zur Annahme einer solchen bei der Bildung der Reiskörperchen. MARCHAND
hält die Bildung für eine Vermischung abgestoßener Bindegewebsmassen
mit Exsudatfibrin. Das Vorkommen der Umwandlung von Gewebsteilen in
Fibrin oder fibrinähnliche Massen gibt MARCHAND nur zu für protoplasmatische
Gebilde, welche beim Absterben in einen geronnenen Zustand übergehen (im
Sinne von WEIGERT), indem sie sich mit fibrinogener Substanz tränken.

Von FORGUE und ETIENNE wird die Reiskörperchenbildung gleichsam als
spezifisch tuberkulöser Prozeß aufgefaßt. Diese Forscher glauben, daß die
Reiskörperchen aus den Tuberkelknötchen hervorgehen. Sie fassen die Gebilde
als doppelte Gewebsreaktion auf, zusammengesetzt aus der Zerstörung einerseits
und der Narbenbildung andererseits, d. h. das im Inneren gelegene Fibrinoid
ist der Ausdruck der durch die Tuberkulose bewirkten Degeneration, die Randzone der Ausdruck einer bindegewebigen Narbenbildung. Diese histologischen
Befunde sollen nach diesen Forschern der Ausdruck einer Abwehrreaktion des
Körpers gegen die Tuberkulose sein und somit die morphologische Begründung
der Gutartigkeit der Reiskörperchentuberkulose.

Die schwierige Frage der Entstehungsweise dieser Reiskörperchen ist durch all
die genannten Angaben im einzelnen wohl nicht befriedigend gelöst. Die Auffassung von FORGUE und ETIENNE scheint mir insofern unrichtig zu sein, als
Reiskörperchen auch bei sicher nicht tuberkulösen Synovialisveränderungen
vorkommen können, wie wir dies beim Schleimbeutelhygrom noch zeigen werden.
Hingegen besteht kein Zweifel darüber, daß die Tuberkulose in erster Linie
geeignet ist zur Erzeugung solcher Reiskörperchen. Die Auffassung von MAR-
CHAND gegenüber derjenigen von NEUMANN hat meines Erachtens mehr Berechtigung. Es ist wohl denkbar, daß dem eigenartigen Vorgang eine „degenerative Infiltration" der Bindegewebsfasern und der Zwischensubstanz mit
fibrinösen Massen zugrunde liegt.

Ganz im Gegensatz zum Reiskörperchenhygrom wird von der fungösen Form der Tuberkulose im allgemeinen eine schlechte Voraussage angegeben. Nach Garrè bestehen allerdings auch klinisch, d. h. in bezug auf den Verlauf, fließende Übergänge beider Formen. In der stark verdickten Sehnenscheidenwand finden sich nach Garrè zahlreiche Knötchen, teils von bedeutender Größe. Das entzündete Gewebe zeigt außerdem eine starke Durchsetzung mit Rundzellen und einen auffallenden Gefäßreichtum. Das Bindegewebe der verdickten Wand scheint im umgekehrten Verhältnis zu stehen zur Menge des Granulationsgewebes. Die Höhle des Scheidensackes ist noch vorhanden, das Epithel zum Teil mehrschichtig, zum Teil fehlend. An seiner Stelle finden sich dann ebenfalls fibrinoide Massen eingelagert. Die Sehne kann vollständig von dem schwammigen Gewebe eingeschlossen sein, die entzündlichen Veränderungen greifen dann meist auf das Epitenon über, ja es kann sogar die ganze Sehne vollständig durchsetzt sein. In den vorgerückteren Fällen wird die Sehne stark aufgefasert, fast völlig durchwachsen von Granulationsgewebe, das selbst Tuberkel aufweisen kann. Die Sehne kann unter diesen Einwucherungen stark leiden, ihnen sogar zum Opfer fallen. Am stärksten gefährdet soll nach Garrè die Sehne dann sein, wenn das tuberkulöse Gewebe durch das Mesotenon in die Sehne hineindringt. Auch auf die Haut kann die Fungusbildung übergreifen, diese zeigt dann Rötung und vielfach wird sie vom Granulationsgewebe durchbrochen. So können sich Geschwüre bilden. Nach den Angaben von Garrè geht der Fungus in den meisten Fällen in Vereiterung über, in seinen zahlreichen Beobachtungen sah er aber nie eine primäre Vereiterung, sondern immer nur die sekundäre, nach oberflächlicher Geschwürsbildung. Durch diese Vereiterung entstehen Fisteln und wenn die Erkrankung ausheilt, kommt es zu narbigen Bildungen, besonders an der Sehne und ihrer Umgebung. Auf diese Weise entstehen die sog. „tendinogenen Kontrakturen der Gelenke."

Der kalte Abszeß der Sehnenscheide gehört zweifellos auch der fungösen Form der Sehnenscheidentuberkulose an. Garrè glaubt, daß es sich sehr wahrscheinlich um einen weichen, rasch in Vereiterung übergehenden Fungus handelt.

Als Ort des Auftretens der Sehnenscheidentuberkulose kommen vor allem Hand und Fuß in Betracht. Es wird vielfach angegeben, daß die tuberkulösen Sehnenscheidenveränderungen doppelseitig auftreten (Garrè). Auch eine Bevorzugung der rechten Hand scheint nach der Angabe von Kanawel zu bestehen. In bezug auf das Alter kann angegeben werden, daß die meisten Fälle zwischen dem 20. und 30. Lebensjahr auftreten.

Im Bereiche des Handgelenkes sind die palmaren Sehnenscheiden vorzugsweise befallen. Isoliert tritt die Synovialtuberkulose an den Fingersehnenscheiden meist in fungöser Form auf. An den Strecksehnen der Hand sollen nach Müller ebenfalls fungöse Formen vorherrschen, meist als mehrfach auftretende Schwellung. Durch die querverlaufenden Ligamente können gelegentlich zwerchsackförmige Hygrome auftreten. Im Bereich des Fußes sitzt die Erkrankung am häufigsten in der Peronealsehnenscheide. Auch in der Scheide des Extensor digitorum communis, sowie in derjenigen des Musculus tibialis posticus und Extensor digitorum communis kommt sie gelegentlich vor. Nach Garrè überwiegt die obere Extremität gegenüber der unteren im Verhältnis von 5 : 1.

Bei den besprochenen Sehnenscheidentuberkulosen handelt es sich fast ausschließlich um primäre Entzündungsformen. Die von Garrè mitgeteilten Fälle sind alle primäre Formen und dieser Forscher erwähnt, daß die sekundäre Form, die entweder von einem Knochenherde ausgeht oder sich an eine tuberkulöse Gelenkerkrankung anschließt, in ihrer klinischen Bedeutung weit hinter der ersteren zurücktritt.

Eine weitere Frage, die uns bei den Sehnenscheidentuberkulosen gelegentlich beschäftigt, ist der Zusammenhang derselben mit einem Unfall. Ein solcher Kausalzusammenhang kann in den seltenen Fällen einer Impftuberkulose bestehen, ferner besteht die Möglichkeit einer traumatischen Ausbreitung eines tuberkulösen Prozesses aus der Umgebung auf die Sehnenscheiden. Im allgemeinen möchten wir uns aber der Auffassung von GARRÈ anschließen, der das Trauma nur als eine Gelegenheitsursache von untergeordneter Bedeutung hinstellt. ZOLLINGER kommt zum Schluß, daß ein Kausalzusammenhang dann abzulehnen sei, wenn die Tuberkulose bald (einige Tage oder Wochen) nach dem Unfall in Erscheinung tritt, nach mehr als 6 Monaten sei der Zusammenhang mehr als fraglich.

2. Syphilis der Sehnen und Sehnenscheiden.

Im Gegensatz zur Tuberkulose ist die Syphilis der Sehnenscheiden eine seltene Erkrankung. SCHUCHARDT bemerkt 1894, daß die syphilitische Erkrankung der Sehnenscheide bisher noch fast ganz unbekannt gewesen sei und nur in der syphilidologischen Literatur einige Male beschrieben wurde. Die Arbeit von SCHUCHARDT, in der die Fälle bis zu jener Zeit genannt sind und in der sich ein eigener Fall des Verfassers findet, ist seitdem nur durch ganz vereinzelte Beobachtungen bereichert worden. Der Zusammenstellung von SCHUCHARDT entnehmen wir, daß bis dahin (1894) vorwiegend von französischen Forschern Mitteilungen über syphilitische Sehnenveränderungen gemacht wurden, und zwar von LOUVRIER, VIDAL DE CASSIS, vor allem aber VERNEUIL und FOURNIER. FOURNIER unterscheidet zwei Formen: erstens den einfachen Hydrops der synovialen Sehnenscheiden ohne entzündliche Veränderungen, zweitens die Synovitis als Ausdruck einer akuten oder subakuten Entzündung. Nach FOURNIER werden besonders Frauen von dem Leiden befallen. Es tritt vornehmlich an den Fingerstrecksehnen auf, doch können auch die Strecker der großen Zehe, die Achillessehne und andere befallen sein.

TAYLOR zeigte an zwei Fällen tertiärer Synovitis, daß chronisch entzündliche und gummöse Erkrankungen auch an den Sehnen und ihren Scheiden als Begleiterscheinungen der Daktylitis syphilitica vorkommen. Nach LANCEREAU gibt es eine sekundäre und tertiäre Form der syphilitischen Synovitis, auch in den Sehnenscheiden kann die sekundäre Form entweder im Verlauf oder im Ansatz der Sehne als spindelförmige Verdickung auftreten, während die tertiäre gummöse Form sich in der Sehne selbst entwickelt, und zwar sind nach LANCEREAU meist die dicksten und festesten Sehnen befallen wie diejenigen des Bizeps und Triceps cruris und die der Fingerstrecker. Es bildet sich an der Oberfläche oder im Inneren der Sehne eine spindelförmige gummöse Verdickung, die nachher erweichen und nach außen durchbrechen kann.

FINGER unterscheidet in einer ausführlichen Arbeit, wo sich auch die vorgenannten Fälle schon finden, zwei Formen der syphilitischen Sehnenscheidenerkrankung: erstens die irritative Form, die sich einerseits als akute Tendovaginitis syphilitica, andererseits als Hydrops syphiliticus zeigen kann, zweitens die gummöse Tendinitis, die sich in der Sehne selbst abspielt. Die von MANSUROW beschriebene Knotensyphilis der fibrösen Gewebe soll knotige Verdickungen an den Sehnenscheiden, an Aponeurosen und Muskelscheiden, sowohl im früheren wie im späteren Verlauf der Syphilis hervorbringen.

Den einzig wirklich beweisenden Fall der gummösen Sehnenscheidensyphilis hat SCHUCHARDT selbst mitgeteilt.

Dieser Fall stammt von einer 41jährigen Frau, von den Sehnen der Fingerstrecker. An der Streckseite der rechten Hand fanden sich mehrere flache, rundliche Erhebungen, die voneinander vollständig getrennt, einen 6 cm messenden Raum einnahmen. Die Knoten saßen auf der Höhe der Metakarpalia. Ein Knoten hatte die Haut durchbrochen und zeigte sich als granulierendes Geschwür mit unterhöhlten Rändern. Die genannten Anschwellungen standen aber offen untereinander in Verbindung, schwappten deutlich, man konnte ein Knistern fühlen. Bei der Eröffnung entleerten sich Eiter und käsige Massen und es traten haselnußgroße Wucherungen zutage, die mit den darunterliegenden Sehnenscheiden in Verbindung standen. Es waren hauptsächlich die Sehnen des Supinator longus, des Extensor carpi radialis und Extensor pollicis longus befallen. Die Sehnenscheiden waren mit eigentümlichen, homogenen, graugelben Massen ausgefüllt, die auf Druck aus der Scheide herausquollen, aber einerseits mit der Sehnensubstanz und andererseits mit dem äußeren Blatt der Sehnenscheide zusammenhingen. Die gummösen Massen der Sehnenscheide gingen unmittelbar in die zum Teil verkästen und zerfallenen Neubildungen im Unterhautzellgewebe über. Die Sehnen selbst erschienen vom bloßen Auge nicht ergriffen zu sein.

SCHUCHARDT hebt hervor, daß nach diesem Anblick die ganze Erkrankung unstreitig große Ähnlichkeit mit der Tuberkulose der Sehnenscheide aufweise, besonders in bezug auf ihre Ausbreitung. Unterschiede gegenüber der Tuberkulose fand er vor allem im Fehlen der Knötchen. Durch die mikroskopische Untersuchung konnte festgestellt werden, daß die innere Schicht der Sehnenscheide stark verdickt war und vielfach knospen- und blattartige Auswüchse zeigte. Um die zahlreichen Gefäße fanden sich in großer Menge Rundzellen ins Gewebe eingestreut. In den tieferen Schichten des Scheidengewebes fand SCHUCHARDT herdförmige, dichtstehende Lymphozytenanhäufungen, die er als miliare Gummiknötchen ansprach. Als bemerkenswerten Befund erwähnt der Verfasser die eigentümliche Art der Verkäsung im Granulationsgewebe, kleine nekrotische Herde von feinkörniger Beschaffenheit, gewöhnlich von Rundzellensäumen umgeben. Die Form dieser nekrotischen Herde war unregelmäßig eckig und glich somit den käsigen Erweichungsherden im Hodengumma. Ferner hebt SCHUCHARDT als kennzeichnend das Vorkommen von großen, vielkernigen Riesenzellen im Granulationsgewebe der tiefen Schichten und in den blattartigen Auswüchsen an der Innenfläche der Sehnenscheide hervor. Er stellt diese Riesenzellen den LANGHANSschen Tuberkelriesenzellen gleich, die aber hier nie in echten Tuberkelknötchen vorkommen. Tuberkelbazillen konnten von SCHUCHARDT nicht nachgewiesen werden.

Aus diesen Untersuchungen von SCHUCHARDT geht immerhin hervor, daß es schwer sein dürfte, nur auf Grund der pathologisch-anatomischen Veränderungen die Lues der Sehnenscheiden mit Sicherheit festzustellen. Vor allem dürfte die Abgrenzung gegen den tuberkulösen Fungus äußerst schwer sein. Die Differentialdiagnose kann aber heute mit anderen Mitteln leichter gesichert werden, vor allem durch serologische Untersuchungen und durch den Erfolg bzw. das Ausbleiben desselben bei der antisyphilitischen Behandlung. Auffallend ist die Tatsache, daß seit den Mitteilungen von SCHUCHARDT fast keine neuen Beobachtungen vorliegen. Dies steht wohl mit dem Fortschritt der antisyphilitischen Behandlung im Zusammenhang.

In einer klinischen Mitteilung berichtet SCHIRREN 1903 über eine syphilitisch bedingte Achillodynie. FINGER beschreibt 1912 in der rechten Planta pedis ein Gumma, das 34 Jahre nach der syphilitischen Infektion daselbst in Erscheinung getreten war.

Nach dem Gesagten müssen wir schließen, daß die Syphilis der Sehnen und Sehnenscheiden eine äußerst seltene Erscheinung darstellt. Nach den mitgeteilten Fällen können wir in Anlehnung an FINGER zwei Hauptgruppen unterscheiden, erstens: die geweblich unspezifischen Reizformen, die zu akuter Tendovaginitis und chronischem Hydrops führen können und zweitens: die gummöse Tendinitis bzw. Tendovaginitis (LANG und ULLMANN).

3. Gonorrhöe der Sehnen und Sehnenscheiden.

Die Gonorrhöe stellt eine immerhin seltene Form der Sehnenscheidenentzündung dar und kommt dem pathologischen Anatomen kaum je unter die Augen. Eine ausführliche Abhandlung über diese Erkrankungsform finden wir bei Nobl im Kapitel der metastatisch-gonorrhoischen Erkrankungen (1912). In den folgenden Ausführungen werden wir uns in erster Linie an die Mitteilungen dieses Forschers halten.

Die gonorrhoischen Sehnenscheidenerkrankungen sind immer metastatischer Natur, wobei zu bemerken ist, daß der Ursprungsherd der Infektion sich an verschiedenen Stellen vorfinden kann. In den meisten Fällen handelt es sich um eine Gonorrhöe der Harnröhre, in seltenen Fällen um eine Vulvovaginitis oder um eine Ophthalmoblennorrhöe.

Nobl gibt an, daß neben den Gelenken am häufigsten die Sehnenscheiden den Ort der metastatischen Gonorrhöe darstellen. Zumeist sind gleichzeitig Gelenke und Sehnenscheiden befallen. Es besteht aber auch die Möglichkeit, daß zuerst nur die Gelenke und erst nachträglich die Tendovaginitis einzelner oder mehrerer Sehnenscheiden hinzukommt. Nur in seltensten Fällen sollen die Sehnenscheiden selbständig, d. h. ohne Gelenkbeteiligung erkranken.

Klinisch zeigen sich unter mäßigen Fiebererscheinungen an umschriebenen Stellen äußerst schmerzhafte, druckempfindliche, unscharf begrenzte Schwellungen. Das subkutane Zellgewebe weist eine ödematöse Schwellung auf, die bedeckende Hautschicht verfärbt sich rot und ist ebenfalls gedunsen. Diese anfangs heftigen Entzündungserscheinungen treten bald zurück und weichen einem dauernden, weniger heftigen Entzündungszustand. Ebenso wie die gonorrhoischen Gelenkserkrankungen zeigen auch diejenigen der Sehnenscheiden Neigung zu Nachschüben und Neigung zum Neuauftreten bei frischen Infektionen.

In den meisten Fällen tritt die Erkrankung nur an einer, gelegentlich an zwei Stellen auf, nur in seltenen Fällen ist das Vorkommen zahlreicher Herde bekannt (Tetjurin). Im Falle Tetjurins waren die Sehnenscheiden des Musculus quadratus, des Musculus gracilis, Musculus sartorius und Musculus gastrocnemius und andere befallen. Eine von der Erkrankung bevorzugte Stelle scheint der Extensor hallucis longus darzustellen, wurde von Loeb wiederholt beobachtet. Auch an anderen Muskeln wie Extensor pollicis brevis, ulnaris externus, extensor digitalis minimalis, sowie am Musculus radialis internus, Flexor digiti sublimis und an den gemeinsamen Fingerstreckern kann die Erkrankung auftreten. In der Noblschen Zusammenstellung der Schrifttumfälle finden wir bei den verschiedenen Forschern die nachfolgenden Sehnenscheiden befallen:

Duprès: Extensoren der Dorsalseite der Hände.
Pollosson: Unterschenkel.
Tollemer und Massaigne: Extensor indicis.
Ozenne: Fußstrecker.
Jakobi und Goldmann: Tibialis posticus.
Massaigne und Finet: Sehnenscheiden hinter dem Malleolus internus.
Jundell: Musculus tibialis posticus.
Åhman: Tibialis posticus. — Im Menschenexperiment Tendovaginitis des Musculus digitorum communis pedis und des Daumenstreckers.
Hagner: Tibialis anticus und Extensor hallucis longus.
Colgan-Cooper: Tendovaginitis des Daumens und Zeigefingers.
Hocheisen: Sehnen des Handrückens.

Das Alter der Erkrankten wechselt. Schon beim Neugeborenen kann in seltenen Fällen die metastatische Sehnenscheidenentzündung auftreten (Fall Hocheisen), bei Konjunktivalblennorrhöe.

In bezug auf das pathologisch-anatomische Verhalten müssen verschiedene Formen unterschieden werden: Es gibt eine seröse, eine serös-eitrige oder phlegmonöse Entzündungsform. Eine mikroskopische Untersuchung verdanken wir JAKOBI und GOLDMANN, die in einem Fall von eitriger Entzündung der Scheide des Tibialis posticus bei einem 37jährigen Manne an der operativ entfernten Sehnenscheide eine histologische Untersuchung ausführten.

Der dicke Eitersack war mit gelblichem, mäßig dickflüssigem, stark blutigem Eiter, der scheinbar unter hohem Druck stand, gefüllt, die Untersuchung auf seinen Keimgehalt ergab einwandfrei Gonokokken in Reinkultur, die vorwiegend in polynukleären Leukozyten lagen. Der Sehnenscheide fehlte das „Endothel" völlig. An einer Stelle fand sich ein Belag aus Eiter und Blutkörperchen in einem Netzwerk, das in das tiefere Sehnen- und Sehnenscheidengewebe hineinreichte. Die Scheide war gefäßreich, besonders nahe der Innenfläche fanden sich reichlich feine Kapillaren, die stark erweitert und prall mit Blut gefüllt waren. Vielfach zeigten die Endothelzellen Mitosen. Außer den Kapillaren wies die Synovialis zahlreiche große Bindegewebszellen von doppelter Größe der Eiterkörperchen auf. Die innen gelegenen Fibroblasten waren vielfach in Teilung begriffen, vereinzelte Fibroblasten zeigten Pigment von zerfallenen Blutkörperchen. Auch mehrkernige Fibroblasten, die an Riesenzellen erinnerten, konnten nachgewiesen werden. Nur wenig ausgeprägt waren die Erscheinungen der bindegewebigen Faserbildung. Außerdem enthielt der innere, entzündliche Gewebsabschnitt zahlreiche Mastzellen und sog. Kugelzellen mit Kugeln und Schollenprotoplasma, Zellen, die von TOUTON als den RUSSELLschen Körperchen gleichwertige Gebilde aufgefaßt werden. Die Gonokokken konnten nur spärlich in den Eiterkörperchen und Fibroblasten im Bereich der innersten Schicht gefunden werden.

Auffallend an dieser Beschreibung ist die geringe Neigung zu Gewebszerstörung. Auch Nobl bestätigt diese Angabe und führt für den weiteren Verlauf der phlegmonösen Entzündung an, daß die Ergüsse vollständig aufgesaugt werden können. Daneben besteht aber die Möglichkeit, daß sich Verwachsungen bilden, die zu schweren Funktionsstörungen führen können. In seltenen Fällen kann aber die Zerstörung dennoch einen bedeutenden Umfang annehmen. So beschreibt MELCHIOR 1910 eine gonorrhoische Sehnenscheidenphlegmone des Handrückens, wo es zur vollständigen Zerreißung der Strecksehnen des 2. und 3. Fingers gekommen war. Den Operationsbefund schildert MELCHIOR folgendermaßen:

„Die Strecksehnen enden etwa 4 cm oberhalb des Handgelenkes und sind hier mit der Umgebung locker verwachsen. Der zu diesen Sehnen gehörige Teil des dorsalen Scheidensackes des Handgelenkes, sowie der dorsalen Aponeurose fehlt vollständig, erst jenseits des Handgelenkes sind die Sehnenstümpfe wieder nachweisbar. Während die noch vorhandenen Sehnen glatt und unverändert erschienen, sind die Stümpfe aufgefasert und enden unregelmäßig."

Die histologische Untersuchung der Granulaticnen ergab ein chronischentzündliches, schwammig gefäß- und zellreiches Granulationsgewebe, vorwiegend mit Lymphozyten, seltener mit Leukozyten durchsetzt, unter diesen fanden sich zahlreiche Eosinophile und Plasmazellen. MELCHIOR erklärt die seltene Erscheinung als Folge einer mit Entartung verlaufenden Sehnenentzündung und hebt den Befund besonders deshalb hervor, weil im allgemeinen das Sehnengewebe gegen Gonorrhöe besonders widerstandsfähig sei.

Die Gonorrhöe als primäre Ursache der beschriebenen Krankheitserscheinungen ist in fast allen mitgeteilten Fällen durch den Keimbefund nachgewiesen worden. Einige Forscher haben auch durch den Tierversuch den ätiologischen Beweis erbringen können. Besonders erwähnt muß der von NOBL angeführte gewagte Versuch ÅHMANS werden, da dieser Forscher die ursächliche Zusammengehörigkeit durch einen Impfversuch am Menschen erwies, indem er einem Gonorrhöekranken mit Gelenk-, Nieren- und Sehnenscheidenbeteiligung im Fieberanfall Venenblut entnahm, Gonokokken züchtete und damit die Harnröhre eines jungen Mannes infizierte. Bei diesem entstand eine Gonorrhöe mit Arthritis verschiedener Gelenke und Tendovaginitis in verschiedenen Sehnenscheiden.

Im eitrigen Erguß einer Fußsehnenscheide konnten wiederum mikroskopisch und kulturell Gonokokken nachgewiesen werden.

Anhang. Daß auch andere spezifische Infektionskrankheiten zu entzündlichen Veränderungen der Sehnenscheiden (sowie der Schleimbeutel) führen können, geht aus spärlichen Angaben des Schrifttums hervor. So teilt zum Beispiel JOCHMANN mit, daß bei der Ruhr gelegentlich leichte Sehnenscheidenentzündungen auftreten, die auf Salizyl nicht zurückgehen, sich aber meist spontan zurückbilden können. Auch andere Infektionskrankheiten wie Influenza, Scharlach und Pneumonie sollen gelegentlich zu Entzündungen der Sehnenscheiden führen.

II. Sehnenregeneration.

Die Kenntnis von der Regeneration der Sehnen hat seit alter Zeit vor allem die Aufmerksamkeit des Chirurgen in Anspruch genommen. Das Studium ist aus praktischen Bedürfnissen der Chirurgen hervorgegangen und es ist deshalb nicht erstaunlich, daß sich in erster Linie das chirurgische Schrifttum mit den zu erörternden Fragen beschäftigt hat und daß die Besprechungen zum großen Teil von funktionellen Gedanken geleitet sind.

Eine zusammenfassende Arbeit aus dem Jahre 1901 verdanken wir MARCHAND, der in seinem Abschnitt über die Heilung der Sehnenwunden die bis dahin erschienenen Arbeiten in übersichtlicher Weise zusammengefaßt hat. Von den bei MARCHAND erwähnten sollen nur einige hier nochmals hervorgehoben werden. In der Arbeit von BUSSE (1892) findet sich eine programmatische Aufstellung der nachfolgenden Fragen, die zu jenem Zeitpunkt für die Kenntnis der Sehnenregeneration im Vordergrund standen:

1. Einfluß des Blutextravasates auf den Heilungsverlauf: es ist noch zu entscheiden, ob Blutextravasat und Entzündung den Heilungsvorgang hindern oder fördern und ob sie für die schließliche Gestalt des neugebildeten Gewebes und die Funktion des Gliedes von Bedeutung sind.

2. Ob Heilung der Sehnenenden „per primam intentionem" möglich ist: durch unmittelbare Berührung der Wundflächen oder ob Zwischengewebe neu gebildet werden muß.

3. Ob die Sehne einer völligen Regeneration fähig ist: d. h. ob das neu gebildete Gewebe wirklich Sehnengewebe oder Narbengewebe sei.

4. Durch welche Gewebe die Heilung zustande gebracht werde: ob durch das Sehnengewebe selbst, das peritendinöse Gewebe oder durch mehrere Gewebsarten.

Über diese letzte Frage bestanden bis dahin große Meinungsverschiedenheiten. GUETERBROCK führte die Regeneration ausschließlich auf das peritendinöse Gewebe zurück, nach BOUVIER, VELPEAU, PIROGOFF, DEMBOWSKI und BIZZOZERO spielt das peritendinöse Bindegewebe eine größere Rolle als das eigentliche Sehnengewebe, während v. AMMON, KÖRNER und BELTZOW glauben, daß die Sehnenkörperchen die Hauptrolle spielen, bei kleinen Verletzungen nach KÖRNER und BELTZOW können sogar die Sehnenkörperchen allein die Regeneration zustande bringen (angeführt nach BUSSE).

BUSSE beantwortet seine 4 Fragen kurz zusammengefaßt folgendermaßen: Die Blutungen sind für das Heilergebnis ohne Einfluß, die Heilung erfolgt nie

„per primam intentionem", sondern stets nur durch Einlagerung eines Granulationsgewebes. Ob das Regenerat wirkliches Sehnengewebe sei, konnte Busse nicht mit Sicherheit entscheiden, da seine Versuche sich nur über 3 Monate erstreckten. Hingegen fand er ein besonders geartetes Bindegewebe, das dem echten Sehnengewebe sehr nahe steht. Die Regeneration geht vorwiegend vom umgebenden Bindegewebe aus, die Sehnenkörperchen spielen nur eine untergeordnete Rolle bei der Neubildung. Erst wenn aus dem benachbarten Bindegewebe durch die starke Neubildung von Gefäßen ein erhöhter Säftestrom hergestellt ist, beginnen die in der Umgebung von Gefäßen befindlichen Sehnenkörperchen zu wuchern. Auch Viering betont die bessere Heilung ohne Blutung in die Scheide. Die Regeneration kann in den ersten 3 Tagen nur im Sehnenscheidengewebe nachgewiesen werden, erst nach 4 Tagen beteiligt sich auch das Sehnengewebe am Vorgang. Es kommt eine Narbe zustande, deren Zellen alle gleich sind, ihre Herkunft aber nicht mehr zu entscheiden ist. Unter dem Einfluß der Funktion wandeln sich die Zellen des Granulationsgewebes in längliche Gebilde um. Viering nimmt für den weiteren Fortgang das allmähliche Auftreten von „schlummernden Sehnenzellen" an, Elemente mit langen schmalen Kernen, die er vorher im Granulationsgewebe nicht wahrnehmen konnte. Im Gegensatz zu Viering fand Yamagiwa schon vom 3. Tage an Mitosen in den Sehnenzellen. Enderlen, der die Regeneration an der durchtrennten Achillessehne beim Meerschweinchen verfolgte, fand ebenfalls starke, mitotische Vermehrung von Sehnenzellen und im Anschluß daran Neubildung eines kernreichen Granulationsgewebes, das sich nur durch seinen großen Kernreichtum und den unregelmäßigen Faserverlauf vom alten Sehnengewebe unterscheidet. Nach 2 Monaten fand Enderlen keine bedeutenden Unterschiede zwischen altem und neuem Gewebe mehr, mit Ausnahme des immer noch ausgesprochenen Kernreichtums. Enderlen glaubt, daß hauptsächlich die Sehnenzellen selbst die Regeneration ermöglichen und mißt der Beteiligung des Peritenoneum eine geringe Rolle zu. Marchand konnte sich der Ansicht von Enderlen auf Grund des gleichen Untersuchungsmaterials nicht vollkommen anschließen. Die Hauptmassen der neugebildeten Zellen schien ihm aus dem zwischen den Fibrillenbündeln gelegenen lockeren Bindegewebe und den Sehnenscheiden zu stammen. Er vergleicht die Bildung mit einem zellreichen Kallus bei Knorpelwunden, nur mit dem Unterschiede, daß die Sehnenzellen selbst stärker an der Regeneration beteiligt sind als die Knorpelzellen. Auch durch eigene Untersuchungen konnte Marchand seine Auffassung bestätigen. Die aus dem Granulationsgewebe hervorgehenden Fasern zeigen in früheren Stadien noch einen unregelmäßigen Verlauf, später aber unterscheiden sie sich von den Sehnenfasern vorerst noch durch ihre Dicke, sie nehmen aber einen regelmäßigen, parallelstreifigen Verlauf an, so daß sie sich schließlich nicht mehr deutlich von dem aus der Sehne selbst hervorgegangenen unterscheiden lassen. Auch Seggel schließt sich in bezug auf die Herkunft des Regenerates der Auffassung von Marchand an, indem er glaubt, daß sowohl das Peritenoneum externum und internum wie die Sehne selbst bei der Neubildung beteiligt sind, aber in zeitlich getrennter Weise. Den Vorgang der Regeneration leitet die Organisation des Blutergusses ein, die vom Peritenoneum ausgeht. Erst vom 6. Tage an beginnt die Regeneration der Sehne, d. h. der Ersatz des primär angelegten Granulationsgewebes durch eigentliches Sehnengewebe. Seggel hat ferner gezeigt, daß die Sehnenregeneration bei Sehnennaht oder Sehnenplastik nicht anders verläuft als bei der Defektregeneration.

Eine abschließende Arbeit, welche die Frage der Gewebsneubildung der Sehnen in erschöpfender Weise löste, verdanken wir Borst. In umfangreichen eigenen Untersuchungen, vorwiegend Tierversuchen, aber auch Untersuchungen menschlichen Materials, konnte BORST einen Teil der früher vertretenen Meinungen bestätigen. Dies gilt vor allem für die wichtigste Frage des ganzen Problems, welche Gewebe sich an der Regeneration beteiligen. So konnte BORST auf Grund seiner Untersuchungen bestätigen, daß sowohl das die Sehne umgebende, sie umhüllende und das sie durchsetzende Bindegewebe als auch das Sehnengewebe selbst am Vorgang beteiligt sind. Selbst in größerer Entfernung von der Sehne zeigt das Bindegewebe Wucherungsvorgänge, die sich oft bis in die Muskulatur hinein verfolgen lassen. Im ersten Beginn der Regeneration treten im Bindegewebe zahlreiche Leukozyten auf, die auswandern, bald darauf folgen ihnen gewucherte Bindegewebszellen, die bereits am 2. Tage in großer Zahl anzutreffen sind. Schon am 4. Tag beginnen die Sehnenzellen sich zu vermehren. Auch BORST hält in Übereinstimmung mit MARCHAND die Beobachtung von ENDERLEN für nicht richtig, der schon am 2. Tage Wucherung der Sehnenzellen sah. In bezug auf den Grad des Regenerationsvorganges bemerkt BORST, daß erstens größere Blutergüsse für den Heilungsvorgang nur ein Hindernis seien und daß zweitens die Regeneration um so schneller vor sich gehe, je geringer die Schädigung im Operationsgebiet sei. Betreffend die Herkunft der regenerierenden Zellen fand BORST beim genauen Studium wesentliche Unterschiede in der Form der Kernteilungsfiguren und hielt es für möglich, daß man durch genaue Beobachtung der Mitosen Sehnenzellen, Endothelien und Fibroblasten voneinander unterscheiden könne. Die Umbildung des zellreichen Narbengewebes in Sehnengewebe erfolgt unter peripherer Abspaltung fertiger, aus dem Protoplasma entstandener Fasern. Was die Vollwertigkeit des Sehnenregenerates anlangt, bemerkt BORST, daß selbst nach 242 Tagen der Perlmutterglanz der normalen Sehne nicht wieder erreicht war. Als morphologische Unterlage für dieses Ausbleiben führt der Verfasser die Beobachtung an, daß der Verlauf der Fibrillenbündel der neugebildeten Sehne oft kleine Unregelmäßigkeiten zeigt, daß oft eine Verflechtung der Sehnenbündel vorlag, welche in die im übrigen streng parallelfaserige Struktur einige Unordnung brachte. Während BORST die Frage offen ließ, ob gewöhnliches Bindegewebe ebensogut wie das peritendinöse Bindegewebe sich zur Regeneration eigne, betonen REHN und MIYAUCHI, daß dies in der Tat der Fall sei.

Es ist das Verdienst von BIER, über das Problem des funktionellen Einflusses bei der Sehnenregeneration Klarheit geschaffen zu haben. Während von vielen früheren Untersuchern die funktionelle Beanspruchung als förderndes Moment für die Regeneration hervorgehoben wurde, hat BIER als erster gezeigt, daß die funktionelle Belastung der zerschnittenen Sehne die Regeneration in keiner Weise fördert. Er weist darauf hin, daß bei der Durchschneidung der Achillessehne eine Lücke entsteht, für die man keinen Funktionseinfluß ausfindig machen könne. Dagegen gibt BIER zu, daß ein funktioneller Bildungsreiz im Sinne von ROUX imstande ist, ein bereits ausgebildetes Narbengewebe in vielen Wochen zum funktionstüchtigen Organe umzugestalten, nicht aber ein in Bildung begriffenes Gewebe. Ferner hat BIER darauf hingewiesen, daß für die Sehnenregeneration ein Unterschied in der Lokalisation des Defektes besteht, indem er die Beobachtung gemacht hatte, daß die Regeneration innerhalb der sackförmigen Scheide vollständig ausbleibt, im Gegensatz zu den scheidenlosen Bezirken. Zur Erklärung dieser Erscheinung zieht BIER eine Hypothese heran, die späterhin vielfach angefochten wurde, indem er das Ausbleiben der Regeneration auf die Gegenwart von hemmenden Hormonen der Synovialflüssigkeit zurückführte. Nach BIER bestehen neben dieser angenommenen Hormonwirkung noch zahlreiche andere Möglichkeiten mächtiger und wirksamer Bildungsreize. Die funktionellen Reize sind nur ein Glied in der Reihe anderer fördernder und hemmender Reize. SALOMON konnte in mehreren ausführlichen

Arbeiten die Auffassung von BIER bestärken. In zwei seltenen Fällen spontaner wahrer Sehnenscheidenbildung bei teilweisem Abriß der Achillessehne blieben in einem Fall die Wundheilungsvorgänge im Bereich der Rißstellen der Narbe fast vollständig aus. SALOMON glaubte, daß wahrscheinlich in diesen Sehnenscheiden synoviaartige Flüssigkeit vorhanden war, welche die Regeneration im Sinne von BIER hemmte.

Im Gegensatz zu BIER und SALOMON kann WEHNER keinen regenerationshemmenden Einfluß der Gelenkflüssigkeit nachweisen. Nach Ausschneiden der Kniescheibe ohne Naht oder Transplantat fand WEHNER anatomisch ein hochwertiges Regenerat, trotzdem die Synovialflüssigkeit des Kniegelenkes, die nach WEHNERs Auffassung derjenigen der Sehnenscheide gleichkommen muß, das Wundgebiet ständig umspülte. WEHNER erklärte die von BIER hervorgehobene Tatsache, daß die Regeneration im Bereich von umscheideten Sehnen fast vollständig fehlt, folgendermaßen: Im Verlauf der Sehnenscheiden weisen die Sehnen sozusagen kein Peritenoneum auf, das ja für die Regeneration von größter Bedeutung ist. Das spärliche gefäßführende Bindegewebe, das in diesen Abschnitten in die Sehne übertritt, ist beschränkt auf das Mesotenon. Bei Verletzungen ist wohl oft auch das Mesotenon geschädigt, die Folge muß eine schlechte Ernährung der Sehne in diesem Abschnitt sein und demzufolge ist die Regenerationsmöglichkeit auf ein Mindestmaß beschränkt.

In einer ausführlichen Arbeit gelangt auch SCHWARZ zu der Überzeugung, daß die Funktion bei der Regeneration von größter Bedeutung sein muß.

IMAYOSCHI hat für seine experimentellen Untersuchungen über Sehnenregeneration die vitale Karminspeicherungsmethode nach KIYONO angewendet und kam dabei zum Schluß, daß die Sehnenzellen kein Karmin speichern, wohl aber ihre Jugendformen, die er als „Tendoblasten" bezeichnet. IMAYASCHI schildert die Vorgänge bei der Regeneration wie folgt: Erstens Gefäßbildung zweitens Auswanderung und Gerüstbildung von Fibroblasten. Eine metaplastische Umwandlung von Fibroblasten in Sehnenzellen konnte der Verfasser in seinen Versuchen nicht nachweisen.

Eine besondere Fragestellung auf dem Gebiete der Sehnenregeneration ergab sich aus den Versuchsergebnissen des Pariser Histologen NAGEOTTE, der zu der Überzeugung gelangt ist, daß tote Gewebstransplantate (auch nach längerer Fixation in Alkohol oder Formalin) nach einiger Zeit vollständig in die Sehnenwunde einheilen, daß die Sehnenfasern miteinander verschmelzen und eine Unterscheidung der lebenden und der eingepflanzten toten Sehne nicht mehr möglich ist.

Die allgemein biologischen Grundlagen der NAGEOTTEschen Untersuchungen sind für unsere Besprechung von besonderer Bedeutung. NAGEOTTE nimmt an, daß bei der Regeneration zuerst Fibrin in die Gewebsflüssigkeit ausgeschieden werde, das sich dann durch ein von den Zellen abgesondertes Ferment in die kollagene Faser umwandle. Die Bindegewebsfaser sei demnach nicht ein direktes Erzeugnis der Zellen, sondern interzellulär entstanden. Die so entstandenen Fasern können demnach nicht als „lebend" bezeichnet werden und wenn der Organismus diese Fasern trotzdem für seinen Aufbau verwende, so benütze er also „totes Material". Durch diese theoretischen Überlegungen kam NAGEOTTE dazu, für die Überpflanzung von vornherein totes Material zu verwenden. Er pflanzte einem Hund ein Sehnenstück, das einen Monat lang in Alkohol aufbewahrt worden war, in eine Sehne ein und untersuchte den Einheilungszustand nach 3 Monaten. Auch bei genauer histologischer Untersuchung konnte NAGEOTTE nachweisen, daß das eingepflanzte Stück sich in nichts von einer lebenden Sehne unterschied. Die Vereinigung war vollständig, ohne die geringste Narbenbildung und die Grenzen der verschiedenen Gewebe waren nicht mehr zu erkennen. NAGEOTTE nahm an, daß Phagozyten aus dem lebenden Gewebe in das Pfropfstück einwandern, das abgetötete Protoplasma zerstören und „die interzelluläre Masse reinigen". Hierauf soll das gereinigte Pfropfstück von neuen Zellen besiedelt werden, die sich den toten Sehnenfaserbündeln anlagern und sich zu diesen verhalten wie zu gewöhnlichen lebenden Fasern. Lebende und tote Fasern verschmelzen so, daß sie als einheitlich Ganzes in Erscheinung treten.

WEIDENREICH hat in einer kritischen Arbeit die bemerkenswerten Befunde von NAGEOTTE nachgeprüft, konnte sie aber nicht bestätigen, wenigstens nicht in vollem Umfang. Auch dieser Forscher hat sich davon überzeugen können. daß fixierte Pfropfstücke (also totes Material) nach Überpflanzung in der Sehne vollständig einheilen und daß das formalinisierte Gewebe in der Tat wieder mit typischen Fibroblasten bevölkert wird, die sich zu den formalinisierten Fasern wenigstens topographisch genau so verhalten, wie zu den lebenden Fasern des eigenen Körpers. Hingegen kam WEIDENREICH zu einem anderen Untersuchungsergebnis in bezug auf das Verschmelzen der verschiedenen Fasern. Er stellte fest, daß eine solche Verschmelzung lebender mit toten Fasern nicht stattfinde, obwohl gelegentlich täuschende Trugbilder vorkommen. Mit geeigneten Färbemethoden konnte WEIDENREICH die lebende von der toten Faser unterscheiden. Er konnte ferner zeigen, daß es innerhalb des Transplantates einerseits zur Auflockerung der alten Fasern und andererseits zur Bildung neuer Faserzüge kommt, und zwar dort, wo neue Zellen eingewandert sind. Diese Tatsachen führt WEIDENREICH als Beweis dafür an, daß unter der Einwirkung der eingewanderten Zellen die alten Faserelemente des Transplantats zur Auflösung kommen und an ihrer Stelle neue Fasern gebildet werden. Es findet demnach keine Übernahme der toten Fasern, sondern ein allmählicher Ersatz der abgebauten toten Fasern durch neugebildete statt.

Auch BUSACCA fand bei der Überpflanzung gehärteter Sehnenstücke, daß diese zerstört und durch ein vom Wirt geliefertes Gewebe ersetzt werden. Dabei wird das gepfropfte Sehnenstück von den vom Wirt eindringenden Zellen langsam aufgesaugt und die gehärteten Fasern können in einzelnen Zügen noch längere Zeit unverändert erhalten bleiben. Die zelligen Bestandteile gehen aber zugrunde.

In einer späteren Arbeit nimmt NAGEOTTE[1] eingehend Stellung gegen die Entgegnungen von WEIDENREICH und BUSACCA. An Hand von neuen experimentellen Untersuchungen kommt NAGEOTTE zu der Überzeugung, daß die von ihm früher beobachteten Vorgänge bei der Einpflanzung von totem Sehnengewebe doch in seinem Sinne gedeutet werden müssen. Er bestreitet die Richtigkeit der WEIDENREICHschen Beobachtungen insofern, als er es nicht für erwiesen hält, daß die alten abgetöteten Sehnenfasern durch neugebildete ersetzt werden. Vielmehr glaubt NAGEOTTE zeigen zu können, daß infolge der Besiedelung des abgetöteten Gewebes mit Fibroblasten und Gefäßen die gehärteten kollagenen Fasern gewisse Änderungen erleiden, daß es sich aber bei diesen Fasern um die alten und nicht um neugebildete handelt. Nach dieser Auffassung wäre es also möglich, daß die Fasern des lebenden sich mit den Fasern des toten Gewebes vereinigen und daß in den eingepflanzten Gewebspfröpfen keinerlei Ersatz des toten Materials stattfindet.

---

[1] NAGEOTTE: Virchows Arch. **263**.

III. Sehnenverknöcherung.

Von den bereits früher besprochenen Sehnenverkalkungen, wie sie WREDE und NEUWIRTH im Gefolge entzündlicher Veränderungen nachweisen konnten, zu unterscheiden ist die Bildung echten Knochens im Verlauf der Sehnen. Je nach der Lage, wo dieser Knochen innerhalb der Sehnen auftritt, müssen wir 3 Möglichkeiten unterscheiden:

1. Die Knochenbildung findet sich an der Knochenansatzstelle der Sehne.

2. Die Knochenbildung findet sich am muskulären Ende der Sehne und steht im Zusammenhang mit einer Myositis ossificans, die sich auf die Sehne weiter ausbreitet.

3. Besteht die seltene Möglichkeit, daß die Verknöcherung innerhalb der Sehne, also nicht im Zusammenhang mit Knochen oder Muskeln, in Erscheinung tritt.

Die erstgenannte Gruppe ist uns aus der Arbeit von WEIDENREICH bekannt. Dieser Forscher hat vor allen Dingen auf die echte Knochenbildung in den Tiersehnen, besonders bei Vögeln hingewiesen. Hier treten die Verknöcherungsvorgänge als regelmäßige Erscheinung in einem gewissen Alter auf, sind also dort nicht als krankhafte Erscheinung zu bewerten. Anders verhält es sich beim Menschen. Während einige Forscher der Ansicht sind, daß bei den typischen Sehnenverknöcherungen wie dem Os peronaeum und dem Os tibiale exterum atavistische Erscheinungen vorliegen, ist WEIDENREICH der Ansicht, „daß die Manifestation von Knorpel oder Knochen außerhalb des eigentlichen Skeletes keineswegs unter allen Umständen eine erblich fixierte phylogenetische Ortsdeterminierung bedeutet, sondern eine auf Grund allgemeiner Disposition erworbene reaktive Antwort auf bestimmt geartete Reize sein kann". WEIDENREICH stellt die verknöcherte Vogelsehne in Parallele zum Os peronaeum des Menschen. Bei beiden liegt eine typische Knochenbildung vor, die nach WEIDENREICH einen regelmäßig wiederkehrenden Aufbau zeigt. WEIDENREICH läßt den Knochen aus dem sog. „vesikulösen" Sehnengewebe hervorgehen. Eine knorpelige Vorstufe dieses Knochens anerkennt WEIDENREICH nicht. Das vesikulöse Bindegewebe, das nach WEIDENREICH eine weitverbreitete Erscheinung im Sehnengewebe darstellt, geht nach innen zu in die von WEIDENREICH als Faserknochen bezeichnete Zone über. Die vesikulösen Zellen bleiben dabei unverändert und werden als solche zu den zelligen Bestandteilen des Faserknochens, in der reichlich ausgebildeten Zwischensubstanz lagert sich die Kalksubstanz ab. In diesem Faserknochen kommt es zu Gefäßraumbildung und Auflösung der Faserbündel auf resorptivem Wege, zum Teil durch Osteoklasten. In den entstandenen Markräumen wird zum Teil unter Osteoblastenbildung an die Reste des Faserknochens Schalenknochen angelagert, zum Teil entsteht dieser durch Umgruppierung der groben Faserbündel. Auf diese Weise entsteht der Kern des neugebildeten intratendinösen Knochens, der sich also nach WEIDENREICH aus Schalenknochen, nach anderen Forschern aus kompaktem oder spongiösem Knochen (FRANGENHEIM) aufbaut. Jedenfalls ist zu betonen, daß der auf diese Weise entstandene Knochen in seinem Aufbau dem Skeletknochen gleich ist (WEIDENREICH). Auch WEIDENREICH gibt für seinen Schalenknochenkern an, daß er einen lockeren spongiösen Charakter mit weiten von Fettträubchen erfüllten Markräumen aufweise.

Während das Os peronaeum und das Os tibiale nicht allzu seltene Befunde darstellen, sind die Fälle von (posttraumatischen) Sehnenverknöcherungen an anderen Stellen äußerst selten. Am häufigsten scheint noch die Achillessehne befallen zu sein. Der erste Fall dieser Art, eine isolierte Verknöcherung der Achillessehne nach stattgehabter Verletzung wurde von HOERNING 1908 beschrieben. Es handelt sich in diesem Fall um einen 56jährigen Mann, der bei einem Unfall beide Achillessehnen heftig anstieß, besonders die linke. Im Anschluß an diesen Unfall traten dauernde Beschwerden besonders an der linken Achillessehne auf. Schon nach ungefähr 4 Wochen konnte durch das Röntgenbild in beiden Achillessehnen eine ausgedehnte Verknöcherung nachgewiesen werden, die besonders links eine große Ausdehnung erreicht hatte. Zu bemerken ist, daß bei diesem Kranken in anderen Sehnen keinerlei ähnliche Bildungen gefunden wurden. Die histologische Untersuchung des operativ entfernten Sehnenknochens bestätigte die klinische Annahme. Es handelte sich um spongiösen Knochen mit Knochenmark, der teils durch direkte Metaplasie aus dem Bindegewebe hervorgegangen sein soll, teils über ein knorpelhaltiges Vorstadium (WALS). HOERING bezeichnet das Krankheitsbild als Tendinitis ossificans traumatica und vergleicht die Veränderung mit der Myositis ossificans traumatica.

In einer größeren Arbeit von JACOBSTHAL über die Fersenschmerzen findet sich unter 42 angeführten Fällen ein einziger Fall, wo die Fersenschmerzen durch eine traumatische Verknöcherung hervorgerufen waren. Es handelt sich in diesem Fall (8) um einen 60jährigen Arbeiter. Ein Unfall konnte nicht angegeben werden, hingegen war bei dem Kranken in der jüngsten Kindheit eine doppelseitige Klumpfußoperation vorgenommen worden. Auch jetzt bestand auf der rechten Seite noch ein hochgradiger Klumpfuß mit geringer aktiver Beweglichkeit. In der rechten Achillessehne fand sich eine knochenharte Verdickung, nicht im Zusammenhang weder mit dem Knochen noch mit dem Muskel. Auch in der linken Achillessehne eine spindelförmige knochenharte Verdickung, die daumenbreit über dem Calcaneusansatz begann. Die Verknöcherung links war bedeutend umfangreicher als die rechts. Eine histologische Untersuchung liegt in diesem Fall nicht vor. Ein gutes Röntgenbild ist in der Arbeit wiedergegeben.

Ebenfalls an der Achillessehne findet sich der Verknöcherungsprozeß im Falle von L. MEYER. Auffallend ist hier die Mitteilung, daß sich die Bildung des Knochens auf eine vor 40 Jahren stattgefundene Verletzung zurückführen ließ.

An anderer Stelle, nämlich in der Trizepssehne, hat LEXER eine traumatische Verknöcherung beobachtet, der Fall wurde von FRANGENHEIM mitgeteilt. Ein 19jähriger Offizier fiel beim Turnen auf die Rückseite des linken Ellbogens. Schon wenige Monate später konnte in der Trizepssehne ein bohnengroßer harter Körper festgestellt werden, der operativ entfernt wurde. Die histologische Untersuchung ergab das typische Bild des Sehnenknochens. FRANGENHEIM betrachtet die äußere Zone desselben als hyalines Knorpelgewebe. Entzündliche Veränderungen fehlen in diesem Falle vollständig, so daß FRANGENHEIM zum Schluß kommt, die Bezeichnung Tendinitis ossificans traumatica sei nicht berechtigt und man würde vielleicht besser von traumatischen Sehnenknochen sprechen.

Im Bereich des Kniescheibenbandes kommt echte Verknöcherung ebenfalls vor. SONNTAG teilt 2 Fälle mit. In einem Fall bestand bei einem 37jährigen Soldaten eine Versteifung des Knies nach Verletzung und es fand sich eine Knochenbildung, die in Keilform von der Kniescheibe gegen den Schienbeinhöcker zu verlief. Im 2. Fall, bei einem 29jährigen Soldaten, lag derselbe Befund vor. Die Verknöcherung war etwas weniger umfangreich.

Diesen wenigen Fällen echten Sehnenknochens können wir noch eine eigene Beobachtung anfügen. Durch die Liebenswürdigkeit von Herrn Privatdozent

Dr. SCHERB, Leiter der orthopädischen Anstalt Balgrist, Zürich, wurde uns ein kleines Gewebsstück aus den Randteilen einer Achillessehnenverknöcherung zur Untersuchung übergeben. Nach der Krankengeschichte, die wir, sowie das wiedergegebene Röntgenbild Herrn Dr. SCHERB verdanken, seien folgende Daten mitgeteilt:

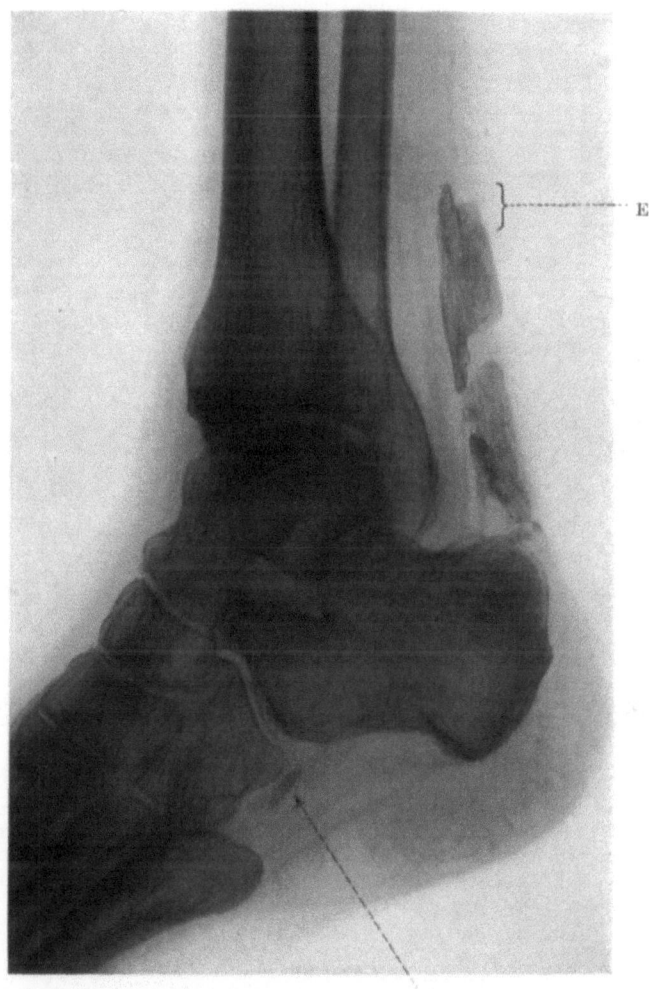

Abb. 7. Knochenbildung in der Achillessehne. Mann, 49 Jahre. Röntgenbild der Anstalt Balgrist Zürich. (Zu bemerken, daß der Kranke als Nebenbefund am selben Fuß ein Os peroneum [O. p.] aufweist). E Exzisionsstelle.

Ein 49jähriger Mann erlitt 1911 eine Fraktur des linken Oberschenkels, lag 23 Wochen und bekam eine starke Atrophie des ganzen linken Beines. 1927 eine zweite Fraktur des linken Oberschenkels und der Metatarsalknochen. Am 8. Mai 1928 kam der Kranke mit Schmerzen im oberen linken Sprunggelenk in die Anstalt Balgrist, wo festgestellt wurde, daß die Bewegungen in diesem Gelenk auf ein Mindestmaß herabgesetzt waren. Der Fuß befand sich in leichter Varusstellung, völlig fixiert im unteren Sprunggelenk, aktive Fußbewegungen konnten nicht ausgeführt werden. Es hatte sich ein Spitzhohlfuß mit Neigung zu Klauenhohlfuß herausgebildet. Die Achillessehne fühlte sich hart an und zeigte im Röntgenbild eine ausgedehnte Verknöcherung (Abb. 7). Bei der Operation wurde die linke Achillessehne verlängert durch einen z-förmigen Schnitt. Die Redression des Fußes gelingt nach der Operation nicht vollständig infolge arthritischer Veränderungen.

Die mikroskopische Untersuchung wurde an einem quer durch das eingesandte Exzisionsstück angelegten Schnitt durchgeführt. Abb. 8 gibt diesen Querschnitt
wieder. Die äußerste Schicht besteht aus erhaltenem Sehnengewebe, aus diesem geht nach
innen zu eine mittlere Zone hervor, die der Faserknochenzone WEIDENREICHS entspricht.
Die Bindegewebsfasern zeigen hier eine ausgedehnte Verkalkung. Zwischen ihnen finden
sich zahlreiche, ziemlich große Bindegewebszellen, die zum Teil auch verkalkt sind, in ihrer
Form an die Knorpelzellen erinnern. Diese Zellen entsprechen wohl den sog. vesikulösen
Bindegewebszellen WEIDENREICHS. Mit unscharfer Grenze geht die schmale Faserknochen-
schicht in den im Inneren gelegenen plump-spongiösen Knochen (WEIDENREICHS Schalenknochen) über. An der Grenze der beiden findet man stellenweise ein äußerst zellreiches
Gewebe aus spindeligen Zellen, die als Osteoblasten zum Teil den Knochenbälkchen
aufliegen. Der Knochenkern zeigt plumpe Spongiosabälkchen in lamellärem Aufbau. Die

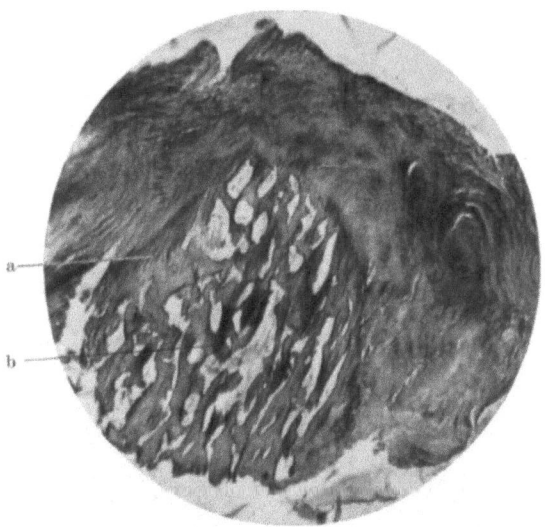

Abb. 8. Knochenbildung in der Achillessehne, aus einem Exzisionsstück vom oberen Ende des
Knochens, am Übergang in die Sehne. a Faserknochen, b spongiöser Knochenkern.
Hämalaun-Eosin-Färbung. Lupenbild. 10fach vergrößert.

Knochenmarksräume sind mit Fettmark ausgefüllt. In der Peripherie finden sich stellenweise Bilder, welche die Umwandlung von mehr kompaktem in spongiösen Knochen zeigen.
An diesen Stellen findet sich ein zellreiches Markgewebe mit osteoklastischen Riesenzellen.
        Nach unserem Befund ist die WEIDENREICHsche Faserknochenzone sehr schmal und
geht ohne scharfe Grenze in den spongiösen Knochen über.
        Das Krankheitsbild der sog. Tendinitis ossificans traumatica scheint
nach diesen Mitteilungen ziemlich einheitlicher Natur zu sein. Durch die Verknöcherung der Sehne kommt es zu einer mehr oder weniger schweren Behinderung der Beweglichkeit in den zugehörigen Gelenken. Schmerzen werden in
den wenigsten Fällen angegeben. In bezug auf den histologischen Aufbau
dieser Sehnenknochen schließen wir uns den ausgezeichneten Mitteilungen von
WEIDENREICH an. Der neugebildete Knochen entspricht in seinem Aufbau dem
Skelettknochen. Über die Ursache dieser eigenartigen Knochenbildung besteht
ebenso wie für die Myositis ossificans keine vollständige Aufklärung. Jedoch ist
hervorzuheben, daß in der Mehrzahl chronische, nur selten einmalige schwere
Traumen die Erkrankung einleiten. Vielleicht besteht auch bei der Bildung
der Vogelsehnenknochen eine chronisch traumatische Ursache im Sinne einer
starken Beanspruchung. Daß aber das Trauma allein nicht genügt, scheint
aus den meisten Mitteilungen hervorzugehen und wir schließen uns auch hierin
der Ansicht von WEIDENREICH an, der „neben einer allgemeinen Disposition

(nur männliches Geschlecht), eine spezielle, individuelle Disposition annimmt, die mit der Art des Kalkstoffwechsels im Zusammenhang stehen dürfte". Das Trauma wäre als auslösende Ursache zu bewerten.

Bildung von Sehnenknorpel: In enger Verwandtschaft mit der Sehnenknochenbildung steht die viel seltenere Sehnenknorpelbildung, die in einem Fall von KÖHL mitgeteilt wurde. Bei einem Knecht trat im Anschluß an Ausrutschen eine Ruptur der rechten Quadrizepssehne auf. Bei der Operation fand KÖHL eine starke Veränderung der Quadrizepssehne, der größte Teil der Sehne war durch Knorpelherde eingenommen, die nicht verkalkt waren. Der Verfasser führt die Bildung des intratendinösen Knorpels auf die gleichzeitig bestehende Arthritis deformans des Kniegelenkes zurück. Die Knorpelinseln haben das Einreißen der Sehne erleichtert.

IV. Degenerative Vorgänge an Sehnen und Sehnenscheiden.

Allgemeine Vorbemerkungen.

Über degenerative Vorgänge liegen nur äußerst spärliche Mitteilungen im Schrifttum vor, während eine besondere Form der Degeneration, die schleimige Entartung, welche, wie wir heute wissen, bei der Bildung sog. Ganglien von großer Bedeutung ist, eine überreiche Bearbeitung erfahren hat.

Von den degenerativen Vorgängen im allgemeinen wären hier kurz zu erwähnen:

1. **Die Verfettung.** Mit der spontanen Verfettung des Sehnengewebes haben sich nur wenige Untersucher befaßt. Besser sind wir unterrichtet über die Sehnenverfettung im Tierversuch. (Näheres darüber siehe im Abschnitt über xanthomatöse Riesenzellengeschwülste.) Beim Versuch, durch Hypercholesterinämie und gleichzeitiges Setzen von Gewebeschädigungen, ist es einigen Untersuchern gelungen, eine Lipoidverfettung des Sehnengewebes selbst zu erzeugen. So wies KUSNETZOWSKY bei der oben genannten Versuchsanordnung eine sehr starke Lipoidverfettung der Sehnen nach, vor allem in den Bindegewebsschichten, die zwischen den Bündeln der Sehnenfasern gelegen sind (also im sog. Endotenon). Die Verfettung reicht örtlich über die Stellen des einwirkenden Reizes hinaus. Gewisse Stellen, so der Übergang in den Muskel und gewisse Zellen, vor allem die perivaskulären Zellen sollen nach diesem Forscher am stärksten verfetten. Aber auch die Sehnenzellen zeigen fast immer Verfettung, oft in der Peripherie der Sehne stärker als im Inneren. Auch VERSÉ konnte die Ablagerung von Lipoiden (allerdings nur in geringem Ausmaß) in den Sehnenzellen selbst feststellen, aber ebenfalls nur in den Randabschnitten der Sehne, während auch in seinen Versuchen die Bindegewebszellen des Paratenon in hohem Maße verfetteten. Wenn KUSNETZOWSKY in Vergleichsversuchen seine Tiere ohne Gewebsschädigung unter erhöhten Blutcholesterinspiegel setzte, konnte er nur sehr geringe Lipoidablagerungen feststellen, in den Sehnenzellen nur vereinzelte Fettropfen, in keinem Fall waren die Sehnenfasern selbst verfettet.

Es scheint also aus diesen Beobachtungen hervorzugehen, daß im Versuch die Blutcholesterinvermehrung allein nicht genügt, eine wesentliche Verfettung des eigentlichen Sehnengewebes zu bewirken. Gewebsschädigungen genügen aber, das Ausmaß der Verfettung wesentlich zu vergrößern.

Spontan soll die Verfettung des Sehnengewebes in fortschreitendem Alter vorkommen. Nach MOISSEJEFF findet man sogar beträchtliche Grade von fettiger Entartung in den Sehnenfasern, sowie im Zwischengewebe. In den Achillessehnn alter Leute fand er anisotropes Fett. MOISSEJEFF nimmt an, daß das dichte Gefüge der Sehnen mit verlangsamtem Säfteumlauf die Verfettung (Lipoidinfiltration) begünstige.

WILINSKI soll nach Angabe von KUSNETZOWSKY den Beweis erbracht haben, daß die Stärke der Sehnenverfettung parallel geht mit dem Grad der Verfettung in den arteriosklerotischen Gefäßen. — Wenn diese Auffassung zutrifft, so wäre also die Sehnenverfettung eine äußerst häufige Degenerationsform des Sehnengewebes, die vorwiegend die älteren Individuen betrifft.

Auch die Feststellungen von KOLEN sprechen dafür, daß die spontane Sehnenverfettung ein häufiges Vorkommnis ist. KOLEN fand bei der Verfettung der Achillessehne eine gewisse Regelmäßigkeit. Die Verfettung beginnt nach diesem Forscher schon um das 10. Lebensjahr und nimmt dann mit steigendem Alter zu. In den früheren Perioden stellte KOLEN diffuse Lipoidinfiltration des lockeren Bindegewebes in der Umgebung kleiner Gefäße in den zentralen Abschnitten der sekundären Sehnenbündel fest. Im höheren Alter fehlt diese zentrale Verfettung gewöhnlich, dagegen zeigen die fibrösen Bündel an der Peripherie der sekundären Bündel Lipoidablagerung. Im Greisenalter wächst die Verfettung bedeutend an. In einem Falle gelang es KOLEN, in der Achillessehne gruppenweise angeordnete Cholesterinkristalle nachzuweisen.

2. **Amyloide Entartung** des Sehnenapparates gehört, nach den mitgeteilten Beobachtungen zu urteilen, zu den seltensten Veränderungen. Eine einzige Beobachtung dieser Art stammt von BENEKE. Bei einer ungewöhnlichen (seltenen) Form der Amyloidose, die BENEKE als „Allgemeinerkrankung sui generis" auffaßt, indem nicht die typischen Gewebszellen Ort der amyloiden Entartung sind, sondern vorwiegend Herzmuskel und große Gefäße, fand BENEKE eine allgemein verbreitete, hochgradige Amyloidose der Sehnenscheiden und Gelenkscheiden, sowie der Gelenkknorpel. Solche Beobachtungen gehören zu den größten Seltenheiten, LUBARSCH[1] hat in gleichartigen Fällen ähnliches gesehen.

3. **Hyaline Entartung** haben wir selbst nicht feststellen können und auch im Schrifttum keinen Hinweis auf ein solches Vorkommen gefunden. Wohl gibt es an den Sehnenfasern oft eigenartige Färbungsunterschiede, so z. B. bei der VAN GIESON-Färbung oder bei der Trichrom-Färbung nach MASSON. Die Sehnenfasern zeigen hier zum Teil keine Kollagenreaktion, färben sich also z. B. bei van Gieson gelblich. NAGEOTTE weist auf solche Eigentümlichkeiten hin und glaubt, daß es sich wahrscheinlich um Isomere oder Mischungen des Kollagens mit anderen Stoffen handle.

4. **Pigmentablagerung** im Sehnengewebe wurde von KLEINSCHMIDT mitgeteilt. Dieser Forscher beschreibt einen Fall schwerster Ochronose, und zwar eine endogene Ochronoseform bei jahrelang bestehender Alkaptonurie. Am stärksten waren die Veränderungen in diesem Falle an den Gelenken ausgebildet, Ochronose-Pigment fand sich im Knorpel, Knochen, Perichondrium und Periost, ferner in den sehnig-ligamentösen Organen, wie: der Quadrizepssehne, dem Lig. patellare proprium, den Lig. cruciata, im Lig. interspinosum und in den Skleren. Außerdem waren die Nieren und Media und Intima der Aorta und der größeren Arterien befallen.

Das makroskopische Aussehen der befallenen Sehnen ist dadurch ausgezeichnet, daß das Sehnengewebe bräunlich bis schwarzbraun bis tief schwarz gefärbt ist. Die Stärke der Pigmentierung ist abhängig von der Lage, d. h. je näher im allgemeinen das Sehnengewebe den gefäßreichen Gewebs-

---

[1] LUBARSCH: Virch. Arch. 271.

schichten liegt, um so stärker ist es pigmentiert. Vor allem stark sind auch die Sehnenansätze befallen.

Mikroskopisch handelt es sich im wesentlichen um eine diffuse gelbbraune Färbung der Sehnenfasern, die allmählich vom Rande her beginnt und sich gegen das Zentrum hin verstärkt. Die verfärbten Fasern sind leicht fibrillär aufgefasert und erscheinen breiter als die anderen. In der Quadrizepssehne findet man in Zellnestern, die den Fasern anliegen, stark lichtbrechende Körnchen.

In der Sehnenscheide liegen eigentümliche hyaline schollige Massen von diffuser gelbbrauner Farbe und unregelmäßiger Form (spießig, ballig, angenagt, förmliche Nester bildend), die ins Bindegewebegerüst eingelagert sind. Manchmal sind Zellen mit gelblich körnigem Pigment angelagert.

Eisenhaltiges Pigment kann im Sehnengewebe nach Blutungen auftreten, es wird aber vor allem von den Zellen des Paratenon oder Epitenon aufgenommen.

Über das Vorkommen weiterer Pigmentarten finden sich im Schrifttum keine Hinweise.

5. **Die Verkalkung** im Sinne einer degenerativen Veränderung des Sehnengewebes ist uns aus den Mitteilungen von WREDE bekannt. WREDE hat entgegen der Annahme der meisten Forscher darauf hingewiesen, daß das klinische Krankheitsbild der Periarthritis humero scapularis (Maladie de DUPLEY) nicht durch eine Schleimbeutelverkalkung bedingt sei, sondern daß es sich bei dieser Erkrankung um eine Verkalkung der Sehnen, d. h. der sehnigen Ansätze gewisser Muskeln, wie des M. supra- und infraspinatus handle. WREDE führt die Sehnenverkalkung auf eine schlechte Blutversorgung zurück. Der Verkalkung geht eine fortlaufende Reihe nekrobiotischer Vorgänge voraus. Neben diesen Vorgängen spielen sich aber auch entzündliche Erscheinungen ab. Bemerkenswert ist das von WREDE erwähnte Auftreten großer knorpelartiger Zellen, die uns an WEIDENREICHs vesikuläres Bindegewebe bei der Sehnenverknöcherung erinnern. Als Erklärungsversuch für das Wesen der besprochenen Erkrankungsform zieht WREDE drei Möglichkeiten in Betracht, nämlich a) traumatische Gewebsschädigungen (gegen die allerdings das doppelseitige Auftreten spricht), b) eine zugrundeliegende Stoffwechselstörung nach Art der Gicht, c) entzündliche Ursachen, wo die Sehnen- (wie auch Muskel-) verkalkungen vor allem im Anschluß an rheumatische Gelenkerkrankungen auftreten.

WREDE erwähnt auch die Möglichkeit eines Zusammenhanges der Sehnenverknöcherung mit der Arthritis deformans.

Auch NEUWIRTH beschreibt Sehnenverkalkung unter dem Bilde der Tendofasciitis calcarea rheumatica (siehe Kapitel Entzündungen).

6. Schleimige Entartung: Ganglien.

Allgemeine Betrachtung der Ganglienfrage.

In den nachfolgenden Ausführungen wurde der von KÜTTNER und HERTEL im Jahre 1925 erstattete Sammelbericht über die Lehre von den Ganglien in weitgehendem Maße berücksichtigt und als Grundlage für eine kritisch referierende Besprechung verwendet.

Die geschichtliche Entwicklung der Lehre von den Ganglien ist im genannten Referat ausführlich zusammengestellt und wir können uns hier unter Hinweis auf jenen Sammelbericht auf die wesentlichsten Punkte beschränken.

Die älteste Lehre von den Ganglien ist die sog. „Bruchtheorie". Sie fußt auf den Annahmen von ELLER, der einerseits einen Bruch der Sehnenscheide voraussetzte, andererseits eine teilweise Ausbuchtung der Sehnenscheiden-

oder Gelenksynovialis annahm, welche Vorstellung zu dem Begriff des „Ganglion herniosum" führte. Nach HUETER unterschied man zwischen tendogenem und arthrogenem Ganglion.

Auch die sog. „Retentionstheorie" gehört wie die Bruchtheorie der Geschichte an. Diese Lehre ist aus der Vorstellung hervorgegangen, daß gewisse Hohlräume im Bindegewebe durch abgesonderte Synovia zu Zysten erweitert werden. Solche Hohlräume sollen nach GOSSELIN von Ausbuchtungen der Gelenke, sog. „Cryptes synovipares" ihren Ausgang nehmen und durch Verschluß ihrer Ausmündungen zu isolierten Zysten (Corpuscules sous-synoviaux) werden.

Erst durch die Untersuchungen von LEDDERHOSE ist die Ganglienfrage in ein neues Licht gerückt worden. Dieser Forscher konnte zeigen, daß die alten Theorien unrichtig waren und nennt die Ganglien Zystome, die durch gallertartige kolloide Entartung des Bindegewebes entstehen. Und zwar tritt die Entartung am Anfang an verschiedenen getrennten Stellen auf (multilokuläres Ganglion), später fließen die einzelnen Herde zusammen zu einem einheitlichen Hohlraum (unilokuläres Ganglion). LEDDERHOSE hielt die Ganglien für echte Neubildungen.

PAYR, der 1898 in einer großen Arbeit die Ganglienfrage wieder aufgenommen hatte, kam in bezug auf das Wesen der Ganglien insofern zu einem von LEDDERHOSE abweichenden Standpunkt, als er die Geschwulstnatur der Ganglien nicht anerkennt. Nach ihm handelt es sich bei dieser Zystenbildung um einen vorwiegend durch traumatische Einflüsse bedingten Entartungsvorgang, bei welchem es zur Erweichung und Einschmelzung eines hyperplastischen, durch Gefäßveränderungen geschädigten Gewebes kommt.

Die Referenten KÜTTNER und HERTEL stellen den Obigen eine neue, durch FLODERUS begründete Theorie entgegen. Dieser Forscher hat 1915 seine „Arthromtheorie" aufgestellt und damit die alte, schon von HENLE 1847 und später auch von anderen, so auch von LEDDERHOSE vertretene Ansicht wieder aufgenommen. Diese Arthromtheorie soll unter den Geschwulsttheorien allerdings eine Sonderstellung beanspruchen, da sie vor allem auf keimes- und stammesgeschichtlichen Gesichtspunkten aufgebaut sei.

Die Bezeichnung Arthrom ist in Analogie zu anderen „histoiden Skeletgewebsgeschwülsten" wie Chondromen und Osteomen gewählt.

Die Arthromtheorie geht von der Annahme aus, daß die Ganglien aus Keimen von arthrogenem Gewebe gebildet werden, die bei der Entwicklung der synovialen Organe nicht verbraucht worden sind. Diese Keime erfahren in der geschwulstmäßigen Entwicklung eine hohe Gewebsreife, so daß sie im reifen Zustand als den physiologischen Synovialorganen homologe, atypische Bildungen aufzufassen sind.

Die pathologische Anatomie der Ganglien.

Wertvolle anatomische Untersuchungsbefunde bestehen erst, seitdem LEDDERHOSE im Jahre 1889 auf Grund genauer histologischer Untersuchungen seine Lehre von den Ganglien aufgestellt hat. Dieser Forscher hat zuerst die wesentlichen geweblichen Veränderungen am Bindegewebe beobachtet, welche zur Bildung der Ganglien führen. Es sind diese Entartungsvorgänge, die zur Verflüssigung des Gewebes führen. Solche Vorgänge sind beschrieben als eine echte schleimige Degeneration, wobei die typischen Sternzellen auftreten und das Grundgewebe echte Schleimreaktion ergibt. Außerdem wurde hydropische Entartung der Gewebszellen beobachtet, bei der die Kerne sich in Bläschen umwandeln. In der Umgebung der sich bildenden Erweichungshöhlen zeigt das Bindegewebe hyaline Umwandlung.

Die vorliegenden Veränderungen sind von LEDDERHOSE und PAYR im Sinne eines echten degenerativen Vorganges gedeutet worden. Nach der neuesten von FLODERUS begründeten Auffassung, der sich auch KÜTTNER und HERTEL anschließen, liegt aber nicht eine Degeneration vor, sondern es handelt sich vielmehr um einen Einschmelzungsprozeß, der zur Hohlraumbildung führt und einem in der normalen Entwicklung stattfindenden, physiologischen Vorgang entspricht. Es handelt sich also um eine biologische Eigenschaft des synovialen Gewebes, das in der Gelenkanlage embryonal vorgebildet ist. Von den physiologischen Verhältnissen weichen die bei der Ganglienbildung vorkommenden Vorgänge insofern ab, als sich hier verwickeltere und ungeordnetere Strukturverhältnisse finden, wegen des Fehlens einer funktionellen Gesetzmäßigkeit. — Als Auskleidung der Ganglien ist von LEDDERHOSE eine endotheliale Zellschicht beschrieben worden. Auch PAYR nimmt zum Teil noch ein echtes Endothel an und glaubt, daß der Einschmelzungsvorgang im Bindegewebe sich auf Lymphspalten fortsetze, deren Endothel dann zum Teil die Höhle des Ganglion auskleide. KÜTTNER kann sich dieser Ansicht nicht anschließen. Obwohl die innerste Zellschicht eine gleichmäßige Anordnung zeige und dadurch einen endothelartigen Eindruck erwecke, kann es sich nach KÜTTNER nicht um ein Endothel handeln, denn eine Grenze zwischen den auskleidenden und den tieferen Zellen ist nicht zu beobachten. Auch KÜTTNER erwähnt Veränderungen an der Grundsubstanz und an den zelligen Gebilden, so daß stellenweise die Innenseite wie zerfetzt erscheint, mit in die Höhle hineinragenden oder sich loslösenden Gewebsausläufern. An den Zellen bemerkt er vakuolige und hydropische Entartung. KÜTTNER erwähnt die Möglichkeit, daß die Abstoßung und Auflösung von Gewebsteilen und Zellen an der Innenseite der Zysten ein Vorgang intrazystöser Synoviabildung sei und als Analogon der Synoviabildung bei physiologischen Gelenkspalt- und Hohlraumbildungen aufgefaßt werden könne.

Bei älteren Ganglien tritt nach KÜTTNER die Ähnlichkeit mit dem Bau einer Gelenkkapsel klar zutage. Es läßt sich eine deutliche Gewebsschichtung erkennen, eine innere synoviale und eine äußere fibröse Wandschicht.

Von besonderer Bedeutung schien vielen Forschern die Beteiligung der Gefäßwände an der Entstehung der Ganglien zu sein. Solche Gefäßveränderungen wurden regelmäßig nachgewiesen, finden sich vorwiegend in der Umgebung der Ganglien. Es handelt sich meist um eine Wucherung der Intima oder um eine Verdickung der Muskulatur in größeren Arterien, oder aber um eine Verdickung der Media in Venen. Die genannten Arterienveränderungen können unter Umständen zum Verschluß der Gefäße führen. Die eben genannten Gefäßveränderungen wurden von RITSCHL und THORN als Ursache der Entartungsvorgänge angesehen, teils durch mangelhafte Blutzufuhr, teils durch Austritt von Blutserum in das umgebende Gewebe verursacht. So sollen nach THORN infolge der vermehrten Flüssigkeitszufuhr die Bindegewebsfasern aufquellen, die zelligen Bestandteile wuchern. Da sie aber nicht widerstandsfähig sind, werden sie aufgelöst und bilden den Inhalt des Ganglion. Ist der Blutumlauf durch die Seitenbahnen wiederhergestellt, so kommt der Vorgang zum Stillstand.

Andere Untersucher wie PAYR und KÜTTNER halten die Gefäßveränderungen für sekundäre Erscheinungen, bedingt durch den Druck der Zyste auf die Umgebung. Die Neubildung von Kapillaren kann man nach diesen Forschern als eine Ausgleichserscheinung für die mangelhafte Gefäßversorgung des befallenen Gewebes auffassen.

FLODERUS glaubt auch die Gefäßwucherungen als den Ausdruck eines geschwulstartigen Vorganges auffassen zu müssen.

Entzündliche Veränderungen, sog. perivaskuläre Rundzelleninfiltrate, werden von PAYR und KÜTTNER erwähnt und von KÜTTNER als lokale Entzündung gedeutet, die im Gefolge der hier sehr häufigen mechanischen Schädigungen auftreten.

Über den Inhalt der Ganglien sind wir besonders durch die Untersuchungen von PAYR unterrichtet, der feststellte, daß die Gallerte der Ganglien nicht wasserlöslich ist und stets alkalisch reagiert. Die chemischen Reaktionen sind nicht beständig, sie sollen vielfach denen des Pseudomuzins, in anderen Fällen mehr der Reaktion des Kolloids entsprechen.

In der Gallerte findet man gewöhnlich geformte Gebilde, zum Teil Detritus, Fettröpfchen, daneben Zellen wie Endothelien, Spindelzellen und Riesenzellen, welche vielfach mit Fremdkörpern beladen sind. Sehr häufig sollen kristalloide, sowie hyaline Kugeln vorkommen. KÜTTNER erwähnt vor allem Wanderzellen, welche die aus den Auflösungsvorgängen hervorgehenden Trümmer aufnehmen und dadurch zu Fettkörnchenzellen werden.

Über die Ursache der Ganglien sind wir nur wenig unterrichtet. Daß Traumen eine wesentliche Rolle spielen, ist wohl seit den Mitteilungen von PAYR nicht mehr zu bezweifeln. Es hat allerdings den Anschein, daß in wenigen Fällen eine einmalige Gewalteinwirkung, in den meisten Fällen aber wiederholte traumatische Schädigungen zur Ganglienbildung führen können. LEDDERHOSE nahm an, daß es sich bei solchen Schädigungen vor allem um solche durch Druck handle, während PAYR mehr eine Zugwirkung verantwortlich macht.

Eine auffallende Erscheinung ist die Tatsache, daß je nach Lokalisation teils mehr das männliche, teils mehr das weibliche Geschlecht befallen ist. So ergab die Statistik von KÜTTNER, daß das an sich häufigste Ganglion des Karpus mit 71% der Fälle bei weiblichen Individuen auftrat und hauptsächlich das Alter zwischen 10 und 25 Jahren bevorzugte. Demgegenüber fand KÜTTNER die selteneren Ganglienformen der Knie- und Fußgelenksgegend vorwiegend bei Männern und vorwiegend jenseits des 30. Lebensjahres.

Die Arthromtheorie, wie sie von FLODERUS aufgestellt wurde, bedeutet ohne Zweifel eine wertvolle Bereicherung unserer Kenntnisse in der Ganglienfrage und hat, obschon die Schlußfolgerungen vielleicht unrichtig sein mögen, in mancher Hinsicht Neues gebracht. Der zugrunde liegende Gedanke, die Entstehung der Ganglien auf einen keimesgeschichtlichen Bildungsfehler zurückzuführen, hat sicher manches für sich. Vor allem scheint mir die Einheitlichkeit in bezug auf das örtliche Vorkommen in diesem Sinne zu sprechen (so z. B. beim karpalen Ganglion der Frauen).

Ob aber der zweite Schritt ebenso berechtigt ist, nämlich die auf Grundlage von Entwicklungsstörungen entstandenen Gebilde als echte Geschwülste aufzufassen, das ist eine Frage für sich. Nach meinem Dafürhalten ist die Annahme eines geschwulstartigen Vorganges im Sinne von FLODERUS nicht zwingend und auch nicht nötig. Vielleicht gerade die Tatsache, daß das Endergebnis des krankhaften Geschehens bei der Ganglienbildung stets dasselbe ist, nämlich ein Gebilde, das den auf physiologischer Grundlage entstandenen Gelenkspalten gleicht, widerspricht am meisten der Geschwulstnatur der Ganglien. Es handelt sich um eine Höchstausdifferenzierung eines abnormen Gewebskeimes, die Ausreifungsvorgänge führen schließlich zur Organgleichheit. Solche Bildungen wären nach meinem Dafürhalten besser als Fehl- oder Überschußbildungen zu bezeichnen. Sie haben mit gewissen (dysontogenetischen) Geschwülsten nur den Ausgangspunkt gemeinsam, können aber wohl nicht als echte Geschwülste aufgefaßt werden. Von den ihnen gleichenden, physiologischen Spaltbildungen unterscheiden sie sich dadurch, daß ihnen keine funktionelle

Bedeutung zukommt. Wir erkennen deshalb in den Ganglien ähnliche pathologische Entwicklungserzeugnisse, wie wir sie weiter hinten bei der DUPUYTRENschen Kontraktur wieder treffen werden.

Weiterhin ist aber anzunehmen, daß nicht alle Zysten, die man als Ganglien bezeichnet, wirklich in die Gruppe der eben genannten Fehl- und Überschußbildungen gehören. Schon die große Ähnlichkeit, ja oft völlige Wesensgleichheit der Ganglien mit anderen pathologischen Hohlraumbildungen im Bindegewebe des Bewegungsapparates, deutet darauf hin, daß offenbar verschiedene Grundbedingungen zu ähnlichen krankhaften Veränderungen führen können. Wir werden im Abschnitt über die Schleimbeutelhygrome Bildungen treffen, die sowohl in ihrer Entstehung als auch in ihrer endgültigen Form den sog. Ganglien sehr ähnlich sind. Es sind dies die „akzidentellen Schleimbeutel". Sie unterscheiden sich von den Ganglien wohl in erster Linie durch Ursache und Sitz, außerdem aber dadurch, daß sie oft eine funktionelle Bedeutung haben.

Zusammenfassend läßt sich jedenfalls sagen, daß die verschiedenen krankhaften Spalt- und Hohlraumbildungen im Bindegewebe des Bewegungsapparates sich in bezug auf ihr anatomisches Aussehen und in bezug auf die Entstehungsart sehr nahestehen, in bezug auf die Ursache aber wohl nicht einheitlicher Natur sind. Es ist deshalb möglich, daß die verschiedenen Auffassungen, wie sie von PAYR, FLODERUS u. a. vertreten werden, nebeneinander bestehen können.

Die als Ganglien bezeichneten Gebilde kommen weitaus am häufigsten in der Gegend von Gelenken vor, außerordentlich viel seltener finden sie sich in den den Gelenken keimgeschichtlich nahe verwandten Sehnenscheiden, noch seltener in den Sehnen selbst.

Sehnenganglien. Die innerhalb der Sehne gelegenen Ganglien können entweder in der Mitte der Sehnenstränge liegen oder in ihren äußeren Abschnitten. THORN beschreibt ein ganglionähnliches Gebilde unter dem Epitenon, das nach einem oberflächlichen Sehneneinriß entstanden war, klinisch den Eindruck eines Ganglion erweckte, histologisch aber neben degenerativen Vorgängen Zeichen der Regeneration erkennen ließ. Wenn BERGEMANN diesen Fall THORNs als peritendinöses Ganglion anführt, so dürfte diese Bezeichnung nicht zutreffend sein, denn meines Erachtens handelt es sich in diesem Falle nicht um eine Ganglienbildung, sondern um eine gehemmte Regeneration im Bereich der sackförmigen Sehnenscheide.

Nach Angabe von KÜTTNER und HERTEL kann man für die Sehnenganglien keine typische Lokalisation aufstellen, hingegen scheinen die langen Beugesehnen der Hand nach den Mitteilungen am häufigsten befallen zu sein. Dies vielleicht deshalb, weil die Ganglien hier eine Störung der Funktion bedingen (in Form des schnellenden Fingers) und dadurch Gegenstand wissenschaftlicher Bearbeitung geworden sind. Bei KÜTTNER und HERTEL finden wir eine ausführliche Zusammenstellung der im Schrifttum mitgeteilten Fälle von Sehnenganglien. Aus dieser Zusammenstellung ersehen wir, daß a) aus dem Bereich des Schultergelenkes 4 Fälle von Ganglien der Sehnen mitgeteilt wurden, b) aus der Gegend des Handgelenkes ebenfalls 4 Fälle, c) vom Karpometakarpalgelenk 3 Fälle, d) im Bereich der metakarpophalangealen Gelenke 5 Fälle, e) im Bereich der Interphalangealgelenke 2 Fälle, f) im Bereich des Kniegelenkes 7 Fälle, g) im Bereich des Tibiofibulargelenkes 1 Fall, h) im Bereich des Kubometatarsalgelenkes 2 Fälle und i) am Metatarsophalangealgelenk ebenfalls 2 Fälle. Angaben über die genauen Lagen und das Schrifttum finden sich in dieser übersichtlichen Zusammenstellung.

Besonderer Erwähnung verdient das klinisch so auffallende Symptom des schnellenden Fingers. Dieses äußert sich darin, daß die Bewegungen der betreffenden Gliedmaßen plötzlich unter Auftreten einer schmerzhaften

Empfindung gehemmt werden. Bei verstärkter Anstrengung wird das Hindernis plötzlich überwunden und die so wieder frei beweglich gewordene Sehne gleitet rasch infolge der verstärkten Beuge- oder Streckbewegung, der Finger „schnellt" oder „schnappt". Dieses eigenartige Symptom tritt aber nur dann in Erscheinung, wenn die Sehnenknoten an einer Stelle der Sehne auftreten, die eine physiologische Enge zu durchlaufen hat. Aus diesem Grund ist es erklärlich, daß vielfach das Symptom trotz Ganglienbildung nicht in Erscheinung tritt. Aber nicht nur Ganglien, sondern, wie wir schon früher sahen und später bei den Geschwülsten sehen werden, können mancherlei andere Sehnenverdickungen unter gleichen Bedingungen das Symptom des schnellenden Fingers hervorrufen. Vielfach sind es fibröse Verdickungen der Sehnen, selten der Scheiden, die teils auf Verletzungen, Quetschungen, teils auf einen Neubildungsvorgang zurückgeführt werden, die diese Erscheinung auslösen. Eine Zusammenstellung verschiedener Möglichkeiten finden wir in der Arbeit von MARCHESI, unter seinen Fällen findet sich allerdings kein einziges Ganglion.

Die Entstehung der Sehnenganglien führt BERGEMANN auf eine hydropische Degeneration von gewucherten Bindegewebszellen zurück. Durch diesen Vorgang entstehen zahlreiche kleine Zysten, durch weiteren Zerfall fließen diese zu größeren Zysten zusammen.

Ganglien der Sehnenscheiden kommen vor allem in der Hohlhand vor. Auch in den Sehnenscheiden (gemeint sind die sackförmigen Sehnenscheiden) können sie sich außerhalb der Wand entwickeln oder nach außen der Scheide aufsitzen und in das umgebende Gewebe übertreten. Durch die Bildung solcher Ganglien kommt es zur Einengung des Sehnenscheidensackes. Die Verengung kann zu bemerkbaren Funktionsstörungen Anlaß geben und einen chirurgischen Eingriff benötigen. Bei der operativen Entfernung muß aber nicht immer die Sehnenscheide eröffnet werden, vielfach lassen sich die Ganglien aus dem peripheren Gewebe ausschälen ohne Eröffnung des Sackes.

Nach SONNTAG ist das an der Beugeseite in der Gegend des Fingergrundgelenkes mit der Sehnenscheide im Zusammenhang stehende Ganglion typisch und stellt ein wohlcharakterisiertes Leiden dar. Auch frühere Untersucher, wie HOFMANN und BRODIER und vor allem FRANZ geben die Gegend der Metakarpophalangealgelenke als Lieblingsstellen dieses Leidens an. In den 7 Fällen von FRANZ finden wir 6 mal ein Ganglion im Sehnenscheidengewebe, meist nach außen zu gelegen, im 7. Fall fand FRANZ ein Ganglion der Sehne selbst.

V. Geschwülste der Sehnen und Sehnenscheiden.

Die beiden verschiedenen Organe Sehnen und Sehnenscheiden müssen bei der Betrachtung der von ihnen ausgehenden Gewächse in einer Gruppe behandelt werden, denn es zeigt sich bei der Durchsicht des Schrifttums, daß es in einem großen Teil der Fälle äußerst schwierig ist zu entscheiden, ob die genannten Geschwulstbildungen von der Sehne selbst, vom Paratenon (MAYER), jenem lockeren Bindegewebe, das die Sehne in den scheidenlosen Abschnitten umgibt, oder ausschließlich von der eigentlichen Sehnenscheide ausgeht. Vor allem glauben wir, daß die Forscher sich sehr oft nicht klar sind über den Begriff der „Sehnenscheide" und daß viele Geschwülste, die vom Paratenon ihren Ausgang nehmen, von den Forschern als Sehnenscheidengeschwülste bezeichnet werden. Wir wollen aber in diesem Kapitel den Begriff Sehnenscheiden so weit fassen, daß auch das Paratenon dazugehört. Dann werden wir berechtigt sein anzugeben, daß der größte Teil der im Schrifttum wiedergegebenen Fälle

von Geschwülsten dieser Gewebe von den Sehnenscheiden ausgeht, die aller-
seltensten Fälle dagegen Gewächse der Sehne selbst sind. Überblickt man die
Kasuistik über Sehnen und Sehnenscheidengewächse, so läßt sich feststellen,
daß echte Geschwulstbildung an diesen Organen wohl eher selten ist, immerhin nicht so selten, wie man früher im Schrifttum allgemein annahm.

Es wäre unsere Aufgabe in diesem Kapitel, wie die Überschrift fordert,
nur echte Geschwülste zu behandeln. Wir müssen aber von vorneherein betonen,
daß es uns nicht möglich sein wird, diese Forderung zu erfüllen, denn es gibt
gerade unter den häufigsten Geschwulstformen der Sehnenscheiden mehrere
Gruppen, deren Stellung in der Geschwulstlehre bis heute noch unsicher ist.
Wir meinen damit jene große Gruppe von Gewächsen der Sehnenscheiden,
die sich vorwiegend durch das Vorhandensein von Xanthomzellen auszeichnen,
die man demzufolge in die Gesamtgruppe der Sehnenscheidenxanthome ein-
reihen kann. Über die Natur der in Frage stehenden xanthomatösen Gewächse
bestehen noch heute große Meinungsverschiedenheiten, indem eine große Zahl
von Forschern sie als echte Geschwulstbildungen auffaßt, daneben aber wird
immer wieder der Versuch gemacht, diese Neubildungen aus der Reihe der
echten Gewächse auszuschließen und in der Reihe der Granulome unterzubringen. Da aber für alle diese Gewächse eine überwiegende Mehrzahl von
Forschern an der echten Geschwulstnatur festhält, ergibt es sich, daß wir
sie allesamt in diesem Abschnitt behandeln und die einzelnen Gruppen im
besonderen auf die in Frage stehende Geschwulstnatur untersuchen müssen.

A. Gutartige Geschwülste der Sehnen und Sehnenscheiden.

1. **Fibrome** sind in großer Zahl, vor allem ausgehend von der Sehnenscheide,
beschrieben worden. Es handelt sich dabei gewöhnlich um die kleinen Fingergeschwülste, welche auf der Rückseite der Mittelgelenke der Finger sitzen
und die zum großen Teil vom Sehnenscheidengewebe ausgehen. Es sind dies
in den meisten Fällen kleine, erbsgroße Knoten, die in der großen Mehrzahl
der Fälle Riesenzellen enthalten. So hat z. B. SONNTAG in einer Bearbeitung
der fibrösen Geschwülste der Fingerstreckseite 7 solcher Fälle zusammengestellt
und aus dem Schrifttum noch Fälle von FRANK, HELLER, COENEN und HAUCK
angefügt. Aus den Beschreibungen der SONNTAGschen Fälle geht hervor, daß
es sich nicht um gewöhnliche Fibrome handelt, sondern um Geschwülste, welche
in die später zu besprechende Klasse der Riesenzellengewächse einzureihen sind.
SONNTAG hat wohl unter dem Einfluß der neueren Anschauung diese Riesenzellengewächse als Fibrom bezeichnet, weil ja allgemein bekannt ist, daß es sich
um äußerst langsam wachsende, gutartige Neubildungen handelt. SONNTAG
gibt auch die Ähnlichkeit der Geschwulst mit der Epulis an. In bezug auf die
Bösartigkeit teilt er an Hand seiner Erfahrungen mit, daß Rückfälle möglich
sind, daß aber sichere Fälle fehlen.

Daß es sich bei den Fällen SONNTAGS um die später zu besprechenden Gewächse handelt, geht weiter daraus hervor, daß die Beschreibungen von SONNTAG
übereinstimmen mit denjenigen von R. F. MÜLLER aus dem Jahre 1901, der in
einer Abhandlung „zur Kenntnis der Fingergeschwülste" 6 vollständig gleiche
Fälle beschrieben hat, sie aber nach der damaligen Namengebung als tendo-
vaginale Fingersarkome bezeichnet, die zum großen Teil Riesenzellen enthalten,
zum Teil auch Eisenpigment.

Gewöhnliche Fibrome sind auffallenderweise in den Sehnenscheiden sozusagen nie gefunden worden. ROSENTHAL erwähnt in seiner Zusammenstellung
10 Fälle von WORDSWORTH, VERNEUIL, NÉLATON, SENDLER und PETZOLD.

Fibromartige Verdickungen der Sehnen selbst sind in vereinzelten Fällen beschrieben worden, bei denen das Symptom des schnellenden Fingers klinisch in Erscheinung trat (PELS-LEUSDEN, BAUMANN). Ob es sich bei diesen Verdickungen um echte Fibrome handelt oder nicht, müssen wir dahingestellt sein lassen. Ein primäres Fibrom der Sehne selbst beschreibt SCHWARZ.

2. **Lipome.** Solche kommen ebenfalls als große Seltenheit im Innern der Sehnenscheiden vor. STRAUSS gibt an, daß die Lipome entweder als symmetrische Geschwulst auftreten oder dann als Lipoma arborescens. Pathologisch-anatomisch handelt es sich dabei um zottenartige Fetträubchen, die ihren Ursprung vom Mesotenon nehmen. Von vielen Forschern wird angenommen, daß es sich bei diesem Lipoma arborescens um eine Tuberkulose handle. STRAUSS gibt dagegen an, daß er in seinen Fällen niemals Tuberkelbazillen gefunden habe. Die Annahme, daß der genannten Gewächsbildung eine Tuberkulose zugrunde liege, ist aber doch nicht unberechtigt, ähnliche Veränderungen finden sich auch an den Synovialzotten der Gelenke und sind dort wenigstens zum Teil tuberkulöser Natur. Zum erstenmal ist das Lipoma arborescens von PAOLOFF im Jahre 1885 bei einer 30jährigen Frau in der Sehnenscheide der Vola der linken Hand gefunden worden (zitiert von FILHO). Auch WHITE hat 2 Fälle beschrieben. Bei dem von FILHO mitgeteilten Fall sitzt das Lipoma arborescens an der Sehnenscheide der Hand. FILHO nennt als Lieblingslokalisation die Sehnenscheiden von Hand und Fuß. In seiner histologischen Beschreibung teilt FILHO mit, daß das Fettgewebe der von ihm beobachteten Geschwulstbildung von reichlich Blutgefäßen und von reichlich Bindegewebe durchsetzt war, daneben auch von Muskelfasern, die stellenweise in starken Zügen angeordnet waren. Diese Beobachtung stimmt mit der Auffassung anderer Forscher überein, die annehmen, daß das Lipoma arborescens ein Mischgewächs sei, das außer den genannten Gewebsarten bisweilen Nerven, Knorpel und Knochen enthalten könne. Weitere 9 Fälle von Sehnenscheidenlipomen erwähnt wiederum ROSENTHAL, stammend von HAUMANN, KÜMMER, SPRENGEL, HAECKEL, JAKSCH, SENDLER, TICHOW.

Selten kommen Chondrome der Sehnenscheiden vor (BILLROTH, JANIK).

3. **Angiome.** In einem der beiden Fälle von PELS-LEUSDEN (über Sehnengeschwülstchen bei Kindern) konnte der Verfasser im spindelig verdickten Sehnenabschnitt in gewuchertem, zellreichen Bindegewebe Bezirke aus neugebildeten Gefäßen nachweisen, die den Eindruck einer Teleangiektasie erweckten.

Angiome nehmen aber viel häufiger ihren Ausgang vom Paratenon. In der Umgebung der Sehne in scheidenlosen Abschnitten können, wie dies WEIL in zwei bemerkenswerten Fällen beschrieben hat, solche Geschwulstbildungen eine beträchtliche Ausdehnung erlangen. In der Arbeit von WEIL finden sich sehr schöne Abbildungen dieser Geschwulstart. Es handelt sich dabei um die typische Form eines Haemangioma cavernosum, einmal bei einer 21jährigen Klavierlehrerin, im Bereich der Sehne des Flexor digitorum profundus, ein zweites Mal bei einem 18jährigen Dienstmädchen, im Bereich der Sehne des Flexor digitorum sublimis. Die Sehnen werden durch diese traubenartigen Geschwulstbildungen gewissermaßen umsponnen. Das Geschwulstgewebe kann sich auch noch über den Muskelansatz auf den Muskel selbst ausbreiten. In der Arbeit von WEIL findet sich eine Zusammenstellung der bis 1914 mitgeteilten Fälle von kavernösem Angiom im Bereich der Sehnen (Fälle von PARTSCH, DE LAJEUNIÈRE, RICHET, GOTTSTEIN). JANIK erwähnt ein Hämangiofibrom der Sehnenscheide des Extensor digitorum sublimis. Für diese Gewächse ist bemerkenswert, daß sie gelegentlich eine beträchtliche Ausdehnung erreichen können.

Wir selbst hatten Gelegenheit, einen solchen Fall von peritendinösem Haemangioma cavernosum ‹ zu beobachten. Es handelt sich um einen 30 jährigen Mann, bei dem sich an verschiedenen Stellen der Haut, sowie am Rücken des rechten dritten Fingers Hämangiome fanden. Das aus dem rechten Mittelfinger herausgeschnittene Gewebsstück stammt aus dem peritendinösen Bindegewebe. Der gewebliche Aufbau dieses Gewächses ist in Abb. 9 wiedergegeben. Es handelt sich um ein typisches kavernöses Hämangiom, welches in das peritendinöse Binde- und Fettgewebe eingelagert ist. Probeausschnitte aus den Hautknötchen zeigten histologisch genau dieselbe Geschwulstart.

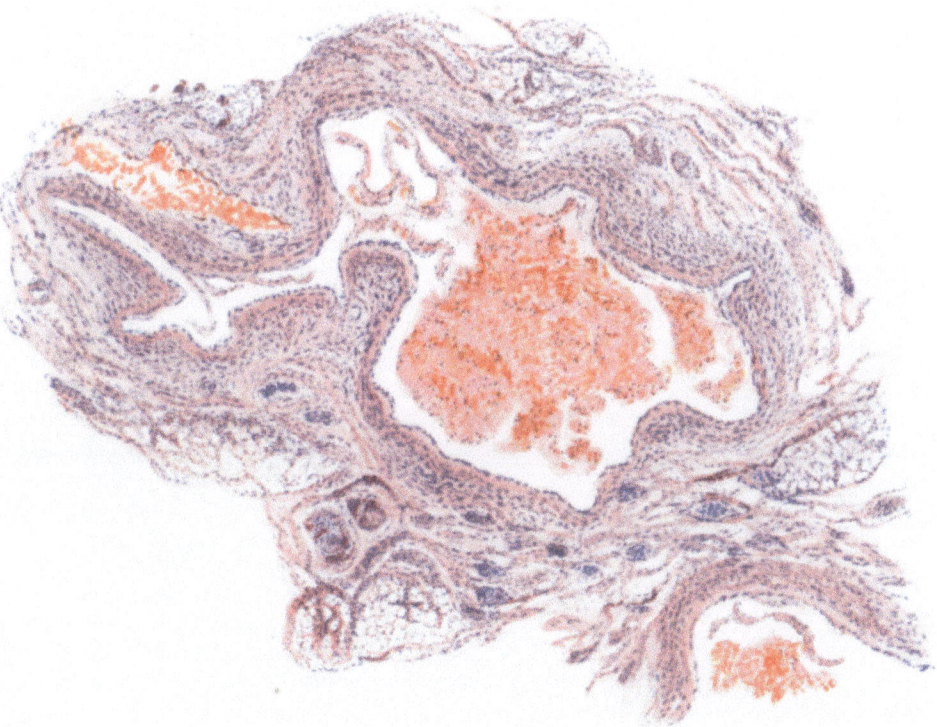

Abb. 9. Hämangioma cavernosum im peritendinösen Gewebe der Strecksehne des rechten 3. Fingers. M. B. 2179/28. 30 Jahre alter Mann. Übersichtsbild. Häm.-Eosin.

Ein zweiter Fall, den wir zu beobachten Gelegenheit hatten, stammt aus der Sehnenscheide des Musculus bigeminus internus links. Die im größten Durchmesser ungefähr $1^1/_2$ cm haltende Zyste zeigt eine dünne Zystenwand, die aus einer äußeren Lage von lockerem, gefäßreichem Bindegewebe gebildet ist, auf die nach innen zu eine schmale, unregelmäßig verlaufende Schicht aus plump-faserigem, kollagenem Bindegewebe mit spärlichen elastischen Fasern folgt. Nach innen zu ist die Höhlenwand begrenzt durch eine synzytiale Endothelschicht. Der Endothelcharakter kommt besonders deutlich da zum Ausdruck, wo sich diese Schicht abgelöst hat. Im Inneren der Zyste finden sich krümelige Massen. Abgestoßene Zellen, wie man sie gelegentlich bei Ganglien findet, sind in der Zyste nicht nachzuweisen.

Wir halten deshalb die Geschwulst für ein zystisches Lymphangiom der Sehnenscheide.

4. **Mischgeschwülste.** Während schon beim Lipoma arborescens der Sehne darauf hingewiesen wurde, daß dieses gelegentlich in Form einer Mischgeschwulst in Erscheinung tritt, begegnen wir im Schrifttum ganz vereinzelten,

eigenartigen Fällen von Mischgeschwülsten. In der Mitteilung VAN NECKs über angeborene Sehnenknoten wird eine eigenartige, große knotige Verdickung einer Sehne beschrieben, die sich zum Teil aus angiomatös erweiterten Kapillaren, zum Teil aus epithelialen Drüsenschläuchen zusammensetzt. Ob es sich bei den letzteren um echte epitheliale Einschlüsse handelt oder um synoviale Wucherung läßt der Verfasser offen. Die genannte Erkrankung trat bei einem vierjährigen Kinde auf. Klinisch bewirkte der Knoten eine Hemmung in der Streckung des Daumens und führte zum Bild des schnellenden Fingers.

Zu der Gruppe dieser sog. Mischgewächse gehört eine kürzlich von ESAU und HÜCKEL mitgeteilte Neubildung, welche die Verfasser bei einem 39jährigen Manne am proximalen Ende der Sehne des Flexor sublimis III der Hand beobachteten. Das dattelkerngroße Gebilde saß, durch einen dünnen Stiel mit ihr verbunden, der Sehne auf. Eigenartig ist seine histologische Zusammensetzung. Es besteht aus 1. einem saft- und kernreichen, vielfach in Schleimgewebe übergehenden Bindegewebe, 2. aus quergestreiften Muskelfasern, die in ungeordneten Zügen verlaufen, 3. aus zahlreichen, teils soliden, teils eröffneten Blutgefäßen, die einen angiomatösen Eindruck machen.

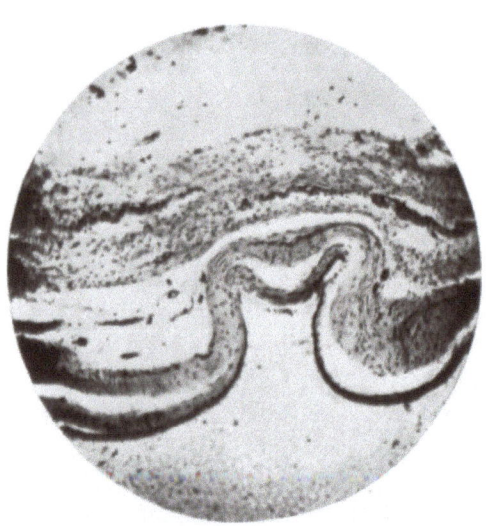

Abb. 10. Lymphangioma cysticum der Sehnenscheide des Musculus bigeminus internus links. Lausanne A. 349/22. Häm.-Eosin. Zeiß Ok. 2, Ob. 16.

Die Verfasser halten das vorliegende Sehnenanhängsel eher für eine Mißbildung als für eine echte Mischgeschwulst. In Anlehnung an die Auffassung von FALDINO, daß die primäre Differenzierung der Sehne entwicklungsgeschichtlich am proximalen Ende im Zusammenhang mit dem Muskelgewebe erfolgt, versteht man das Vorkommen der quergestreiften Muskulatur im geschwulstartigen Gebilde.

5. Xanthomatöse Gewächse der Sehnen und Sehnenscheiden. In dieser Gruppe sollen alle jene verschiedenartigen Geschwulstbildungen zusammengestellt werden, welche sich durch das Vorkommen von sog. xanthomatösen Zellen auszeichnen. Darunter versteht man einerseits die typischen Xanthomzellen, die im Jahre 1898 von DOR entdeckt worden sind. Andererseits gibt es aber sicher xanthomatöse Zellveränderungen, besonders an spindeligen Bindegewebszellen, die nicht zu dem bekannten Bild der Wabenzellen führen, sondern in denen die doppelbrechenden Massen im Protoplasma abgelagert sind, ohne daß dieses dadurch die eigenartige Formveränderung der Wabenbildung erfährt. Die Einteilung und Absonderung der verschiedenen, in diese Gruppe gehörenden Geschwülste ist schwierig, besonders deshalb, weil große Meinungsverschiedenheiten über die Art derselben bestehen. KAMMER hat für die xanthomatösen echten und unechten Geschwulstbildungen folgende Einteilung vorgeschlagen:

Einteilung nach KAMMER.

I. Tumoren und tumorähnliche Bindungen:

a) ruhende Xanthome (Xanthelasmen an den Augenlidern);

b) echte proliferierende Xanthome, Xanthofibrome, Xanthosarkome mit Pigment und Riesenzellen.

II. Generalisierte Xanthelasmen
als Ausdruck einer Stoffwechselstörung, Cholesterinämie, bei Diabetes, Ikterus.

Aus später zu nennenden Gründen ist aber diese Einteilung heute nicht mehr ganz in dieser Form aufrecht zu erhalten, da seit der Veröffentlichung von KAMMER 1909 die Anschauungen über die Entstehung dieser Neubildungen sich wesentlich geändert haben.

Die sog. xanthomatösen Neubildungen der Sehnenscheiden sind, trotzdem sie an sich immer noch als Seltenheit angesehen werden müssen, weitaus die häufigste an diesen Organen. Aus der Übersicht der zahlreichen Mitteilungen solcher Neubildungen geht hervor, daß sich im großen ganzen zwei Hauptvertreter auseinanderhalten lassen. Es sind dies

erstens: die in der Mehrzahl auftretenden, oft an Sehnen, daneben auch an Gelenken und in den meisten Fällen auch in der Haut gelegenen „einfachen Xanthome", die, wie wir heute wissen, einer Cholesterinämie ihre Entstehung verdanken.

Zweitens: Xanthomatöse Riesenzellengeschwülste, die vorwiegend in der Einzahl beobachtet wurden, klinisch eine Einheit darstellen und auch pathologisch-anatomisch sich auszeichnen durch einen einheitlichen geweblichen Aufbau. — Äußerst wechselnd ist besonders in den letzten Jahren die Bewertung dieser zweiten Geschwulstgruppe und demzufolge finden wir auch eine wechselnde Benennung dieser Geschwulstbildungen, die unseres Erachtens auch pathologisch-anatomisch eine Einheit darstellen. Aus diesen Überlegungen sind wir dazu gelangt, die xanthomatösen Gewächse einzuteilen in:

a) Geschwulstartige, durch Stoffwechselstörungen bedingte Bildungen, Systemerkrankungen als Ausdruck einer Hypercholesterinämie (Pseudoxanthome und Xanthelasmen).

b) Gutartige, xanthomatöse Geschwülste der Sehnen (Xanthome, Xanthofibrome, Riesenzellgeschwülste).

5 a) Geschwulstartige, durch Stoffwechselstörungen bedingte Bildungen.

Weitaus am bekanntesten sind die zu dieser Gruppe gehörenden Fälle von sog. „Xanthoma tuberosum multiplex", das gelegentlich auch an den Sehnen auftritt. Immerhin sind die mitgeteilten Fälle im Schrifttum eher selten und stammen vorwiegend aus den letzten 20 Jahren. Frühere Mitteilungen stammen von PÖNSGEN, 1883 und 1885, der bei zwei verwandten Knaben multiple Xanthelasmen an Händen, Knien, Achillessehne und Glutealgegend beobachtete, die Lider waren frei. Ikterus bestand nicht. PÖNSGEN erwähnt aus dem früheren Schrifttum 28 Fälle, in denen 16 mal die Hände, 11 mal die Ellbogen, 9 mal die Knie betroffen waren, weniger häufig fanden sich die Xanthome an den Strecksehnen der Hand und an den Achillessehnen. Erblichkeit und familiäre Anlage konnten WICKS, HUTCHINSON, GENDRE, CHURCH und PÖNSGEN nachweisen. PÖNSGEN erwähnt einen dem seinen ähnlichen Fall von GARREY, ebenfalls bei einem Knaben ohne Gelbsucht. Ferner finden wir bei TÖRÖK (1893—94) eine tabellarische Zusammenstellung zahlreicher Fälle von multiplen Xanthomen.

Das Krankheitsbild ist typisch. Ganz allmählich, meist im Verlaufe längerer Zeit, bilden sich nichtschmerzhafte Knoten heraus. Die Umgebung, vor allem die bedeckende Haut, zeigt keine entzündliche Reaktion. Vielfach sind die Knoten symmetrisch angeordnet. Über die Verteilung der Knoten herrscht in allen Fällen ziemlich große Übereinstimmung. In besonders schöner Weise sind die äußeren Veränderungen in den Abbildungen der Arbeit von

CHALATOW dargestellt. Das Eigenartige an der Lokalisation der Geschwülstchen liegt darin, daß sie z. B. besonders an jenen Stellen der Haut vorkommen, wo sich diese bei Bewegungen in Falten legt, so z. B. in den Inguinalfalten, Kubitalfalten, unter den Brüsten, längs den Leisten der Schulterblätter, in der Achselhöhle usw. Auch die auffallende Lage der sog. Xanthelasmen der Augenlider wäre in diesem Zusammenhang hervorzuheben. An den Sehnen finden wir die tuberösen Xanthome vorwiegend im peritendinösen Gewebe, d. h. im sog. Para- und Epitenon von MAYER. Gelegentlich greift aber auch der xanthomatöse Prozeß auf die äußersten Lagen des Sehnengewebes über, die eigentliche Sehne bleibt aber im wesentlichen von der Veränderung verschont.

Ein weiterer einschlägiger Fall dieser Art ist von ARNING 1910 beschrieben worden. Bei einer 24 jährigen Patientin, die seit dem 17. Altersjahr xanthomkrank war, fand ARNING an beiden Ellbogen walnußgroße, orangegelbe Knoten, außerdem befanden sich solche an den Gelenkkapseln und an den Sehnenscheiden der Hände und Füße in Form von frei unter der Haut beweglichen harten Knollen von Erbsen- bis Bohnengröße. Auch die Bänder des Kniegelenkes und die Achillessehnen sind von solchen befallen. Keiner der Knoten ist schmerzhaft. ARNING bemerkt, daß die Kranke weder an Gelbsucht noch an Glykosurie leide, daß sie aber Azeton im Urin habe. Die entfernten Gewebsteile der Sehnenknoten erwiesen sich als typische Xanthome. In den Xanthomzellen konnte ARNING die von PICK und PINKUS nachgewiesenen doppelbrechenden Stoffe, die Cholesterinfettsäureester nachweisen. Hervorzuheben an diesem Fall ist die Eigentümlichkeit, daß die Xanthomatose familiär auftritt. Schon die Mutter der Patientin litt an der gleichen Erkrankung, von 8 Geschwistern waren 4 ebenfalls xanthomkrank.

Es ist das Verdienst von HOESSLI, bei der Untersuchung eines weiteren Falles darauf hingewiesen zu haben, daß diese xanthomatösen Knoten der Ausdruck einer Stoffwechselstörung seien, die er als Cholesterinämie bezeichnet. HOESSLI hat 1914 als erster in einem solchen Falle das Blutserum auf seinen Cholesteringehalt untersucht und dabei eine starke Vermehrung des Cholesterins gefunden (580 mg $^0/_0$) bei einer Norm von etwa 150 mg $^0/_0$. HOESSLI gelangt auf Grund seiner Untersuchungen zu dem Schluß, daß die Xanthomatose eine Veränderung sei, der in seiner Entstehung sowie auch im anatomischen Bild an die Gicht mit ihren Tophi erinnere. Auch morphologisch konnte HOESSLI Ähnlichkeit mit den Veränderungen bei der Gicht nachweisen. Er fand vereinzelte Riesenzellen, betont, daß sie zum größten Teil von xanthomatöser Struktur seien, daß aber eine sarkomatöse Degeneration des Bindegewebes an keiner Stelle nachgewiesen werden konnte. HOESSLI gibt an, daß die Knoten zum Teil auch innerhalb der Sehne ihren Sitz haben. Der Verfasser beschäftigt sich mit der Frage, warum bei einer Überladung des Blutes mit Cholesterin gerade an den Sehnen solche Auflagerungen auftreten, spricht die Vermutung aus, daß möglicherweise gerade das straffe, wenig durchfeuchtete Sehnengewebe mit sicher geringem Stoffwechsel und herabgesetztem Lymphumlauf besonders geeignet sei zur Ablagerung von Stoffwechselprodukten. In bezug auf die Xanthome schließt sich HOESSLI der Auffassung von CHAUFFARD an, der die Knoten weder als Neubildung noch als Ausdruck einer Degeneration auffaßt, sondern für Infiltrate hält, die durch die vermehrte Zufuhr von Cholesterin bedingt sind.

Weitere Fälle derselben Art wurden von KNOWLES und FISCHER, WOLODIN, CHALATOW, KROGIUS und HARBITZ mitgeteilt. In zwei von diesen Fällen (WOLODIN und CHALATOW) bestand Ikterus. Im Fall CHALATOW ist ebenfalls eine Cholesterinuntersuchung des Blutes vorgenommen worden, sie ergab im Liter Blutserum die beträchtliche Menge von 7,5 g. Die histologischen

Abbildungen, die CHALATOW seiner Arbeit beifügt, zeigen wiederum deutlich, daß der xanthomatöse Vorgang, d. h. die Umwandlung von Bindegewebszellen in Xanthomzellen sich vor allem im Paratenon abspielt, zum Teil noch die äußersten Schichten der Sehnen selbst befällt. Äußerst wertvoll für die zusammenhängende Betrachtung ist die Beobachtung CHALATOWs, daß die Xanthome einer spontanen Rückbildung fähig sind. Gelingt es, die Cholesterinämie herabzusetzen, so können die Geschwulstknoten sich verkleinern. CHALATOW sah in einem Fall von syphilitischer Leberschädigung ein großes Xanthom nach der antisyphilitischen Kur verschwinden. Hervorzuheben wäre noch die Angabe, die wir schon bei HOESSLI finden, daß einerseits die Lokalisation, andererseits überhaupt die Möglichkeit der Xanthombildung in hohem Grad abhängig ist von traumatischen oder entzündlichen Schädigungen.

Im Jahre 1922 teilte KROGIUS in einer Arbeit ,,zur Kenntnis der sog. Xanthosarkome der Sehnenscheiden" einen weiteren Fall von ,,Xanthoma tuberosum multiplex" mit, der den früheren Fällen im wesentlichen entsprach. Eine Blutuntersuchung auf Cholesterin konnte nicht ausgeführt werden, jedoch zweifelt der Verfasser nicht daran, daß es sich in diesem Fall um eine typische, durch Cholesterinämie bedingte Systemerkrankung handelt, ganz im Gegensatz zu den in derselben Arbeit mitgeteilten 4 Fällen von in der Einzahl auftretenden xanthomatösen Riesenzellgeschwülsten. Im histologischen Befund führt KROGIUS als Besonderheit an, daß sich in den Xanthomen zahlreiche Xanthomzellen fanden, die mehrere selbst bis zu 20 Kernen aufwiesen und welche den von TOUTON 1885 entdeckten ,,Xanthelasmatischen Riesenzellen" entsprechen. KROGIUS fügt hinzu: ,,trotzdem die Tumoren in diesem Falle schon mehrere Jahre bestanden hatten, zeigten sie also immer noch das reine Bild einer Cholesterininfiltration in den Geweben, ohne daß irgendeine fibromatöse, geschweige denn eine sarkomatöse Umwandlung des umgebenden Gewebes nachgewiesen werden konnte."

Auch KUSNETZOWSKY, der 1923 einen hierher gehörenden Fall mitteilte, kommt zum Schluß, daß der Bildung der xanthomatösen Knoten eine Cholesterindiathese zugrunde liege. Eine solche Störung konnte von klinischer Seite nachgewiesen werden. Auch KUSNETZOWSKY nimmt an, daß eigentümliche entzündliche Veränderungen, die mit der vermehrten lokalen Ausscheidung von Cholesterinverbindungen infolge allgemeiner Stoffwechselstörung zusammenhängen, die Bildung der Knoten veranlassen; die Bevorzugung der Sehnen sei vielleicht durch ihren anatomischen Bau bedingt, vergleichbar der arteriosklerotischen Einlagerung von Cholesterinverbindung in die Gefäßwand.

Im Jahre 1927 berichtet KRECKE über einen Fall von ,,multiplen fibromatösen Sehnenxanthomen bei einer 25jährigen Frau, mit Anschwellungen an beiden Knien, an der Rückseite beider Hände, an den Fingerstrecksehnen und an den Achillessehnen. Er führt das Leiden auf Cholesterinämie mit Ablagerung der lipoiden Substanz in Fibroblasten und Lymphgefäßendothelien zurück, hält aber am Ausdruck: ,,fibromatöse Sehnenxanthome" fest und scheint sie mit den Riesenzellgeschwülsten zu verwechseln.

HERXHEIMER erwähnt 1927 einen bemerkenswerten Fall von multiplen Xanthomen der Haut und zugleich xanthomatöser Bildungen der Sehnenscheiden an den Fingern. Bei einem 21jährigen Mädchen bestanden seit 2 Jahren über beiden Ellenbogen in der Haut Xanthome von ,,tuberösem Charakter", ferner an sämtlichen Grundgelenken der Finger, im Verlauf der Sehne je 2—3 erbsenbis kirschgroße, gelb durchscheinende Knoten, die sich bei Bewegungen deutlich mitbewegten.

Die Blutserumuntersuchung ergab eine wesentliche Erhöhung des Cholesterinspiegels auf 426 mmg $^0/_0$.

Diesen typischen Fällen, die sich aus dem Schrifttum ergaben, möchten wir noch eine eigene Beobachtung anreihen, die in jeder Beziehung sehr charakteristisch ist. Es handelt sich um ein 18jähriges Mädchen.

Aus den Krankengeschichten, die uns von der chirurgischen und medizinischen Klinik Zürich liebenswürdigerweise zur Verfügung gestellt wurden, entnehmen wir zusammengefaßt

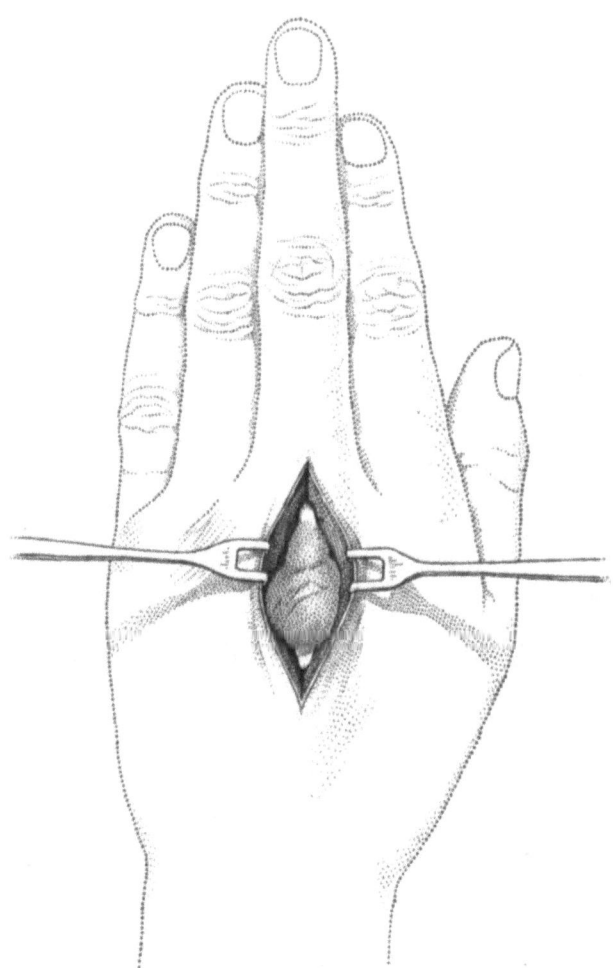

Abb. 11. Xanthelasmaknoten an der Strecksehne des 1. Mittelfingers.
Zeichnung der Chirurgischen Klinik, Zürich.

kurz folgendes: Mit 11 Jahren Gelbsucht. Vor 2 Jahren bemerkte das Mädchen über dem Metakarpophalangealgelenk des 3. Fingers beider Hände eine Verdickung, die langsam wuchs und keine Beschwerden verursachte. Ähnliche Verdickungen traten auch über dem Ansatz beider Achillessehnen auf, verursachten hier leichte Beschwerden beim Gehen. Durch die klinische Untersuchung wurden an den angegebenen Stellen knotenförmige Vorwölbungen von etwa $1^1/_2$ cm Länge und $^1/_2$ cm Höhe festgestellt. Die Knoten sind hart und verschieben sich bei Bewegung des Fingers mit der Sehne. Alle genannten Knoten sind gut begrenzt. Auch an den Ohrläppchen finden sich beiderseits kleine gelbliche Knötchen. Durch einen Probeausschnitt wurden kleine Gewebsstücke aus der Gegend der Strecksehne des 3. Fingers und aus der Achillessehne, knapp über dem Ansatz am Calcaneus entfernt, die histologische Untersuchung ergab ein xanthomatöses Gewebe. Hierauf wurde der Knoten an der Strecksehne des linken Mittelfingers operativ freigelegt. Der Knoten zeigt Spindelform, er hat eine Längenausdehnung von etwa $2^1/_2$ cm und eine maximale Dicke von $1^1/_2$ cm. Gegen die Umgebung ist er gut begrenzt. Er läßt sich leicht ausschälen. Durch einen Längsschnitt gegen die Sehne wird der Knoten von derselben abgeschält und dabei zeigt es sich, daß die Begrenzung gegen die Sehne nicht überall scharf ist. Der Knoten selbst besteht aus einem sehr trüben, gelblichen Gewebe von ziemlich fester Konsistenz. Dieses Gewebe greift stellenweise auf die oberflächliche Schicht der Sehne selbst über (Operationsbefund siehe Abb. 11).

Histologische Untersuchung (Path. Institut, Zürich. M. B. 3689/27): Durch Einschneiden in der Längsrichtung der Sehne werden aus der spindelförmigen Verdickung Scheiben

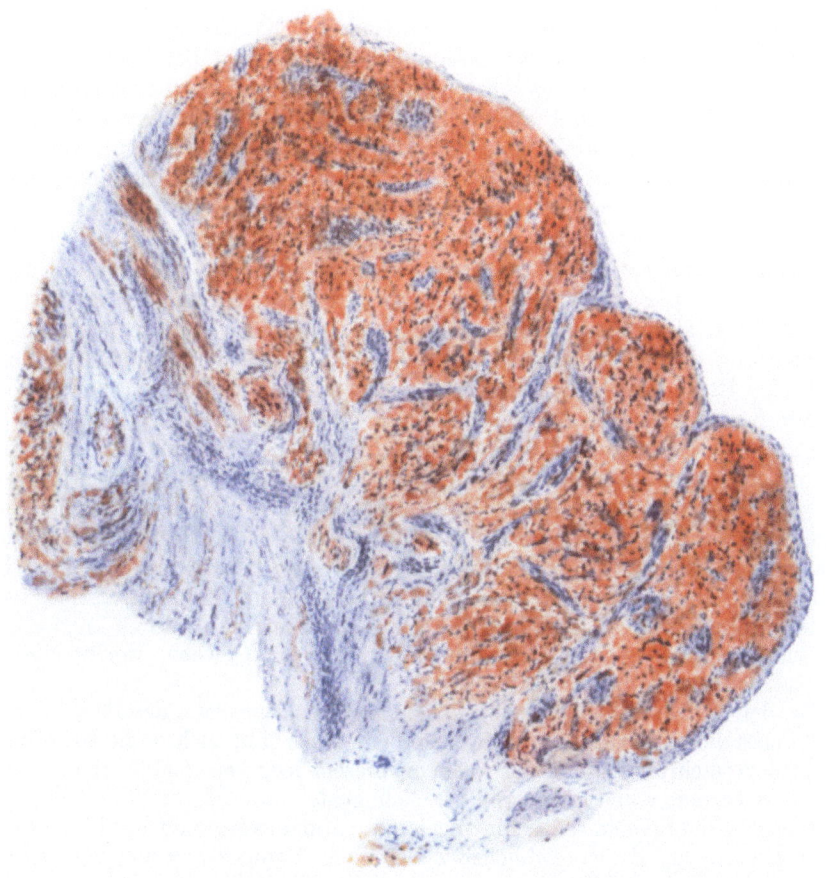

Abb. 12. Xanthomartige Infiltration im Paratenon der Strecksehne des linken Mittelfingers. M. B. 3689/27. Mädchen, 18 Jahre alt. Häm.-Sudan. Zeiß Ok. 1, Ob. 16 mm.

herausgeschnitten. Das schon dem bloßen Auge tief gelb erscheinende Gewebe erweist sich bei der Fettfärbung als ein in schwerstem Grade verfettetes Gewebe. Es zeigt Andeutung eines lappigen Baues. Die Läppchen sind durch schmale Bindegewebszüge mit ziemlich zahlreichen Gefäßen voneinander getrennt. In der Umgebung der Gefäße finden sich kleine Lymphozyteneinlagerungen. Die Läppchen selbst bestehen aus größeren Haufen und schmäleren Strängen von großen Xanthomzellen, die reichlich Neutralfett und Cholesterinester enthalten, die sich im gekreuzten Prisma leicht erkennen lassen. Nach außen zu ist das Gebilde von einer schmalen Bindegewebsschicht scharf begrenzt, nach innen zu geht es in ein zuerst zellreicheres, dann zellarmes, faseriges Gewebe über. Die genannte innerste Schicht entspricht den äußersten Abschnitten der Sehne, während das ganze, nach außen zu scharf begrenzte, xanthomatöse Gebilde dem Paratenon entspricht. An einzelnen Stellen, die der oberflächlichen Schicht der Sehne entnommen sind, sieht man eine geringe Fettinfiltration in den Spindelzellen des Endotenon. Es handelt sich also um eine knotenförmige Ablagerung von Lipoiden im Paratenon der Strecksehne, ungefähr über dem Fingergrundgelenk. Die fettige Infiltration ist auch stellenweise auf die oberste Schicht der Sehne selbst übergegangen, jedoch ist die Sehne zum größten Teil erhalten. Das lipoiddurchsetzte, paratendinöse Bindegewebe zeigt nur spärliche Lymphozyteneinlagerung.

Bei der nachfolgenden Stoffwechseluntersuchung konnte in der medizinischen Klinik eine starke Vermehrung des Lipoidgehaltes im Blut festgestellt werden. Das Blut zeigt einen Cholesterinspiegel von 700 mg/%. Im Urin sind reichlich Phosphate vorhanden, aber keine Lipoide. Es besteht eine Cholesterinämie, aber keine erhöhte Ausscheidung. Gallenfarbstoffe normal.

Zusammenfassend kommen wir zum Schluß, daß es sich beim sog. Xanthoma tuberosum multiplex der Sehnen um ein typisches Krankheitsbild handelt. Die Erkrankung tritt nach unserer Zusammenstellung meist bei Leuten mittleren Alters auf. Das Alter der angeführten Fälle schwankt zwischen 10 und 48 Jahren. Befallen sind vorwiegend Frauen. In mehreren Fällen (PÖNSGEN und ARNING) ist die Krankheit familiär aufgetreten. Die Tatsache, daß in mehr als der Hälfte der jüngeren Fälle eine sehr beträchtliche Erhöhung des Blutcholesterinspiegels nachgewiesen wurde, spricht eindeutig für die Entstehungsweise der Erkrankung, dafür, daß es sich um einen infiltrativen Prozeß auf Grund einer Hypercholesterinämie handelt. ERICH SCHMIDT hat 1914 das Blut von Leuten, die an Xanthoma vulgare litten, untersucht und, obgleich weder Diabetes noch Ikterus noch ähnliche Stoffwechselstörungen vorlagen, fand er bei allen eine Vermehrung des Blutcholesterins auf 0,575%. Auch HERXHEIMER berichtet über eine Reihe von Blutcholesterinuntersuchungen bei Trägern von sog. einfachen Xanthomen der Augenlider. In 6 untersuchten Fällen (alle weiblich, im Alter zwischen 22 und 68 Jahren) schwankt der erhöhte Blutcholesterinbefund zwischen 212 und 428 mg%. Die Gelegenheit zur Ablagerung des im Überschuß angebotenen Stoffes ist durch verschiedene Möglichkeiten gegeben: 1. durch physiologische Hindernisse wie z. B. Hautfalten, 2. durch anatomische Eigenarten der Gewebe, wie z. B. der Sehnen, in denen die Umlaufsmöglichkeiten für Blut und Lymphe herabgesetzt sind (HOESSLI), ferner 3. durch eine zellige Veranlagung im Sinne von CORTEN, 4. durch entzündliche Veränderungen oder traumatische Schädigungen der Gewebe, welche ebenfalls zu Kreislaufshemmnissen führen können.

An den Sehnen scheint, wie wir zeigen konnten, vor allem das Paratenon die Lieblingsstelle der Ablagerung darzustellen. Dies läßt sich wohl so erklären, daß bei vermehrter Zufuhr vor allem in diesem lockeren gefäßreichen Gewebe eine Ablagerung von Cholesterin vor sich geht, während nur ein kleiner Teil desselben in die Sehnen selbst hineingelangt. Andererseits sind wohl im lockeren Bindegewebe der Hülle reichlicher Zellen vom Typus der ruhenden Wanderzellen im Sinne von MAXIMOW oder der Adventitiazellen von MARCHAND vorhanden, welche besonders geeignet sein sollen zur Aufnahme des Cholesterins. Alle diese Feststellungen sprechen dafür, daß diese sog. tuberösen Xanthome keine echten Geschwülste sind und es ist wohl richtiger, wenn man hier den Geschwulstbegriff vollständig ausschaltet und die Bildungen zu den Xanthelasmen, zu den symptomatischen Xanthomen zählt.

Die Ursache der Überladung des Blutes mit Cholesterin spielt für die Bewertung der vorliegenden Veränderungen gar keine Rolle. Ob außer diesen Xanthelasmen der Sehnen noch echte Xanthome z. B. im Sinne des sog. Xanthoma simplex als eigene Geschwulstart bestehen, ist eine weitere Frage, die wir im Augenblick noch nicht beantworten können. Auch dann, wenn ein solches Xanthom in der Einzahl auftritt, müßte man, um seinen Geschwulstcharakter sicherzustellen, alle andern Entstehungsmöglichkeiten (wie die Stoffwechselstörungen) ausschließen, denn das sog. Xanthom als echte Geschwulst kann ja irgendeine geschwulstartige Grundlage haben, die xanthomatöse Beschaffenheit ist dann aber im Sinne PICK und PINKUS nur sekundärer Natur, bedingt durch eine allgemeine oder eine lokale Störung des Cholesterinstoffwechsels.

5 b) Gutartige, meist xanthomatöse Geschwülste der Sehnenscheiden (des Sehnenscheidengewebes im Allgemeinen) — xanthomatöse Riesenzellgeschwülste.

Diese Gruppe von Neubildungen umfaßt alle jene Fälle, die an Sehnen, vorwiegend im Peri- und Paratenon auftreten und die sich durch ihren eigenartigen geweblichen Aufbau als eine Sondergruppe auszeichnen. Es sind dies die xanthomatösen Riesenzellgeschwülste, die wegen der verschiedenen Beurteilung ihrer geweblichen Zusammensetzung, ferner wegen der eigenartigen histochemischen Veränderungen wie Ablagerungen von doppelbrechenden Fetten und Eisenpigment, sehr verschieden beurteilt und benannt worden sind. Trotzdem nicht in allen mitgeteilten Fällen sämtliche Merkmale angegeben sind, können wir doch behaupten, daß es eine typische Gewächsform gibt, die in ihrer Grundstruktur aus einem zellreichen Gewebe aus Spindelzellen und mehrkernigen Riesenzellen, sowie reichlich faseriger Zwischensubstanz besteht und sich auszeichnet durch das Vorhandensein von lipoidbeladenen Schaumzellen, sowie durch den reichen Gehalt an Eisenpigment. Diese Geschwülste treten fast immer in der Einzahl auf, ihre Größe ist sehr verschieden und hängt vor allem vom Ort ihres Vorkommens ab. Am häufigsten finden sie sich als kleine Knoten an den Fingern und Zehen, weit seltener in der Gegend von Hand-, Fuß- und Kniegelenken, gelegentlich am Unterschenkel und Unterarm. In Fällen dieser seltenen Lagen können sie bemerkenswerten Umfang er-

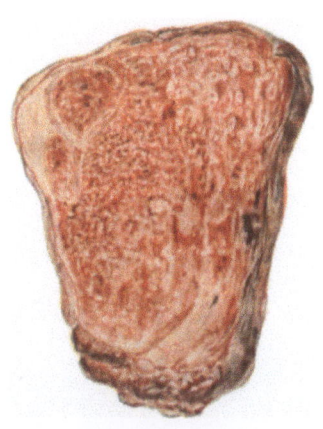

Abb. 13. Große xanthomatöse Riesenzellgeschwulst am Unterarm. (Fall 11 der Arbeit v. ALBERTINI: Gutartige Riesengeschwülste.) Frau, 54 Jahre alt. Hämosiderinreiches xanthomatöses R.-Z.-Gewächs.

reichen. Die Größe dieser Gewächse ist im allgemeinen davon abhängig, ob sie als Funktionshindernisse störend wirken oder nicht, außerdem ist ihre Ausdehnung ein Maßstab für ihr Alter. KROGIUS gibt an, daß die von den Fingern ausgehenden Geschwülste dieser Gruppe gewöhnlich schon nach 2—3 Jahren operiert werden, diejenigen an Händen, Vorderarm und Füßen können aber gelegentlich ein Alter von 20—30 Jahren erreichen.

Die xanthomatösen Riesenzellgeschwülste beanspruchen aus verschiedenen Gründen die Aufmerksamkeit des pathologischen Anatomen. Sowohl die Ursache als auch die gewebliche Herkunft und Entstehungsweise, vor allem aber die Bewertung der Rolle des Cholesterins und damit im Zusammenhang die Stellung der Riesenzellgewächse sind heute noch unabgeklärt. Das Gesamturteil über diese Gebilde ist demzufolge in den meisten Lehrbüchern unentschieden und es dürfte deshalb lohnend sein, den ganzen Fragekomplex hier im Zusammenhang zu besprechen.

Die ältesten Mitteilungen über derartige Geschwulstbildungen stammen bereits schon aus der Mitte des 19. Jahrhunderts. Bis ungefähr zum Jahre 1913 hielt man (mit vereinzelten Ausnahmen), diese Sehnengewächse für echte Sarkome. Die ältesten Fälle stammen von CHASSAIGNAC (1852), SPENCER-WELLS (1857), BILLROTH und CZERNY. CZERNYs Mitteilung aus dem Jahre 1869 verdient besondere Beachtung. Er beschreibt eine Fingergeschwulst an der

Volarfläche der mittleren Phalanx des rechten Ringfingers bei einem 20jährigen Mädchen. Der Knoten wuchs innerhalb von 3 Jahren von Erbsen- bis zu Walnußgröße und saß im vorderen Blatt der Sehnenscheide. In der histologischen Beschreibung weist Czerny darauf hin, daß die Zusammensetzung des Geschwulstgewebes an die Struktur der Epulis erinnere und die Riesenzellen an die Myeloplaxen. Die Ähnlichkeit mit der Epulis wird durch die Anwesenheit von gelbbraunem Pigment noch größer. Auch Reverdin (1885) hebt die Ähnlichkeit des von ihm beschriebenen „Sarcome de la gaine fibreuse du tendon fléchisseur du pouce" mit der Epulis hervor. In dieser Arbeit finden wir zum erstenmal die Verfettung der Geschwulstzellen angedeutet, ohne daß Reverdin die Xanthomzellen als solche erkannte. Durch Heurteaux wurden im Jahre 1891 die Sehnenscheidengeschwülste als eine besondere Gruppe herausgehoben, welche

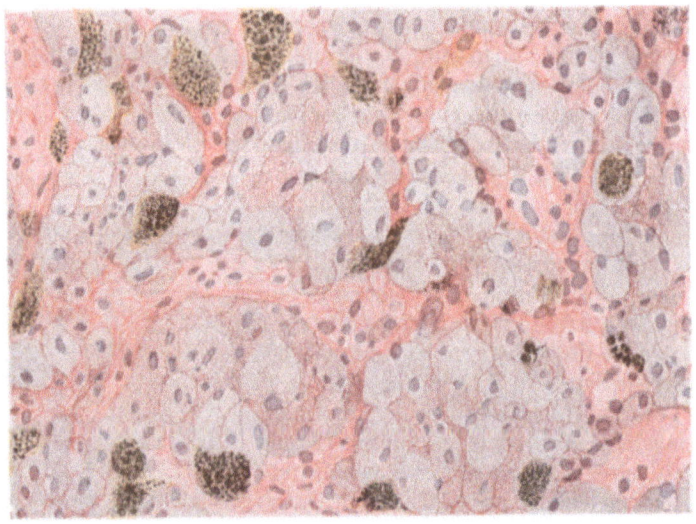

Abb. 14. Aus einer xanthomatösen Riesenzellgeschwulst, Schaumzellennester und hämosiderinführende Spindelzellen. Hämosiderin zum Teil auch in den Xanthomzellen. Häm.-Eosin. Zeiß Apochr. 3 mm, Ok. 4.

sich sowohl durch histologische als auch durch klinische Eigentümlichkeiten von den übrigen Sarkomen zu unterscheiden schien. Heurteaux legte besonderes Gewicht auf das Vorkommen der Riesenzellen, die er mit den Knochenmarksriesenzellen (Myeloplaxen, d. i. Megakaryozyten) als wesensgleich erklärte. Bisher waren solche Riesenzellen nur in Geschwülsten des Knochens festgestellt worden. Heurteaux bezeichnet auf Grund dieser Feststellung die einheitliche Gruppe der Riesenzellgeschwülste der Sehnenscheiden als „Myélomes des gaînes tendineuses". Eine neue Bereicherung erfuhr die Geschwulstgruppe im Jahre 1898, als Dor in diesen Gewächsen die Xanthomzellen entdeckte. Die Folge dieser Feststellung war, daß die Geschwulstgruppe von diesem Augenblick an in die große Sammelgruppe der Xanthome eingereiht wurde. Schon Dor zweifelte am neoplastischen Charakter der genannten „Myeloxanthome" und wies darauf hin, daß man sich dereinst auf den Nachweis der entzündlichen Natur sowohl der „Myelome" als der Xanthome gefaßt machen müsse. Venôt teilte 1898 einen eigenartigen Befund mit. Seine Arbeit ist betitelt „Myélomes des gaînes tendineuses à point de départ osseux". Venôt fand eine Geschwulst, die mit einem großen Fortsatz in das Mark der Zehenphalange hineinragte. Es handelte sich dabei um eine Riesenzellgeschwulst, die nach VENÔT durch einen großen Gehalt an Bindegewebe charakterisiert war und sich dadurch von den übrigen, vom Knochenmark ausgehenden Geschwülsten unterschied. VENÔT bezeichnet seine Geschwulst aus diesem Grunde als „Myélome à tendence fibreuse". Die Neubildung soll also aus dem Knochenmark hervorgegangen und in die Sehnenscheiden eingedrungen sein. Die histologische Beschaffenheit (großer Gehalt an Bindegewebe) weist aber gerade darauf hin, daß es sich um einen von der Sehnenscheide ausgehenden Tumor gehandelt haben muß. Daß diese Geschwülste gelegentlich in den Knochen eindringen, ist in mehreren späteren Fällen gezeigt worden.

So beschrieb PETZOLD 1901 ein Riesenzellensarkom der Sehnenscheide an der Hand, das sich durch ein diffuses Wachstum auszeichnete, aber trotzdem operativ vollständig entfernt werden konnte mit Erhaltung von Sehnen und Muskeln. PETZOLD führt ferner aus dem älteren Schrifttum Fälle von BOLOGNESI, ZWICKY, EICHHORST und MARKEO an, alles Fälle, die ebenfalls Neigung zu diffusem Wachstum erkennen ließen.

SACERDOTE kommt 1904 zum Schluß, daß der sog. „Myeloplaxentumor" der Sehnenscheide eine Neubildung bindegewebiger Natur sei, die Bösartigkeit der Sarkome aber nicht erreicht, jedoch von diesen nicht wesentlich verschieden ist, weder betreffs der Unvollkommenheit der denselben zusammensetzenden Teile, noch bezüglich der Möglichkeit zu rezidivieren.

In einem Sammelbericht beschreibt COENEN 6 Fälle von sog. Fibrosarkomen der Sehnenscheiden, die alle an den Fingern auftraten. Er führt für alle die Diagnose: Fibroma gigantocellulare an und weist auf ihre Ähnlichkeit mit den Epuliden hin; in einem der Fälle mußte wegen zerstörenden Wachstums des Geschwulstknotens eine Exartikulation vorgenommen werden. In bezug auf den Ursprung dieser Geschwülste schließt COENEN, daß sie von Gewebskeimen ausgehen, die sich bei der Bildung von Sehnen und Sehnenscheiden abgespalten und nachher selbständig entwickelt haben. In den Fällen von COENEN wird nichts mitgeteilt über den Befund von Xanthomzellen, hingegen haben LANDOIS und REID später die Fälle von COENEN durchgesehen und nach längerem Suchen konnten sie in einigen Fällen Schaumzellen nachweisen. Der echte Sarkomcharakter solcher Riesenzellgeschwülste wurde 1908 durch FRITSCH von neuem betont, der 2 Fälle von diffusen Riesenzellsarkomen der Sehnenscheiden mitteilen konnte, die beide durch ihr zerstörendes Wachstum, der eine Fall durch rasches Wiederauftreten nach operativer Entfernung auffielen. Der eine Fall betraf einen 31 jährigen Mann; der Geschwulstknoten befand sich am rechten inneren Knöchel. Es hatte hier seit der Kindheit eine haselnußgroße Geschwulst bestanden, die sich dann plötzlich bis zur Größe eines Taubeneis entwickelte. Die Geschwulst ging von einer Sehnenscheide aus, zahlreiche Sehnen, vor allem die Achillessehne, waren von ihr vollständig durchwachsen. Auch drang das Geschwulstgewebe zapfenartig in die Gelenkspalten ein. Histologisch lag ein typisches Riesenzellensarkom vor. Im zweiten Fall, der von einem 73 jährigen Mann stammte, fand sich die Geschwulstbildung im Handteller. Sie nahm allmählich die ganze Hand ein und erreichte eine ganz außergewöhnliche Größe, der Daumen war kaum mehr zu erkennen. Histologisch handelt es sich um dieselbe Geschwulstart wie im ersten Falle.

Gegen die durch DOR verursachte Verallgemeinerung des Xanthombegriffes treten zum ersten Male im Jahre 1909 L. PICK und PINKUS auf. Sie fordern eine strenge Trennung der echten Geschwülste von jenen Neubildungen, die bloß auf einer Anreicherung der Gewebe mit doppelbrechender Substanz beruhen, die aber nach ihrer Ansicht keine echten Neubildungen sind und die sie als „Infiltrationsstrukturen" auffassen. Echte xanthomatöse Neubildungen sind nach

PICK und PINKUS nur diejenigen Formen, in denen die Geschwulstzellen bei ihrer Tätigkeit, doppelbrechende Substanz aufzuspeichern, persistieren. Dazu gehören bestimmte Neubildungen der Bindegewebsgruppe: Fibrome, Sarkome, Endotheliome, Fibrokarzinome. Gewisse Formen dieser Geschwülste führen eventuell nach diesen Autoren Riesenzellen vom Knochenmarkstypus, im Gegensatz zu den später zu nennenden Riesenzellen, die TOUTON im „Xanthom" zuerst gesehen hat, die aber Fremdkörperriesenzellen seien. Die ursprüngliche klinische Bezeichnung „Xanthom" umfaßt nach PICK und PINKUS zwei essentiell verschiedene Gruppen: echte Neubildungen und bloße Infiltrationsstrukturen (letztere gleichgesetzt den ASCHOFFschen Xanthelasmen und Pseudoxanthelasmen). Der Begriff Xanthom muß dann als Sammelbegriff fallen und ebenso der Begriff der Xanthomzellen als spezifisch für das Xanthom. Ferner fügen die beiden Forscher hinzu, daß also das Xanthom als solches keine eigene Geschwulstform darstelle, vielmehr hier lediglich eine für bestimmte Einzelfälle von Fibromen, Sarkomen, Endotheliomen usw. „attributär" oder „adjektivisch" erworbene Eigenschaft ist. Sie fordern deshalb, daß diese Eigenschaft auch nur rein „adjektivisch" zum Ausdruck gebracht werde, z. B. durch den Ausdruck: Fibroma xanthomatosum usw.

In der sehr ausführlichen Arbeit von ROSENTHAL aus dem Jahre 1909 finden wir noch den Standpunkt vertreten, daß die Sehnenscheidenriesenzellgeschwülste echte Sarkome sind, die sich je nach ihrer Lage nur in geringem Maße von den übrigen Sarkomen unterscheiden. Nach ROSENTHAL sind besonders ungünstig diejenigen Riesenzellgeschwülste, die sich an der Vola und an der unteren Extremität befinden. Der Sarkomcharakter ist nach ROSENTHAL sowohl histologisch als auch klinisch nicht zu verkennen, klinisch vor allem durch die diffuse Verbreitung und die ausgesprochene Neigung zu Rezidiven.

Eine nennenswerte Mitteilung stammt von BENEKE aus dem Jahre 1909. Es handelt sich um ein Xanthosarkom des Fußrückens mit mehreren benachbarten Tochtergeschwülsten. Der Hauptknoten hatte die Haut durchbrochen. In bezug auf die Herkunft des Cholesterins denkt BENEKE an die Möglichkeit, daß das Cholesterin aus dem zerfallenen Blute stammt, dies auf Grund des gleichzeitigen Vorkommens von Hämosiderin mit Cholesterin. BENEKE erwähnt die Möglichkeit, daß die Affinität zu den beiden Stoffen eine Gewebseigentümlichkeit des Blastoms sei. Entweder wird den Zellen das gesamte Material bei besonders starkem Zerfall im Überschuß angeboten oder sie haben die Fähigkeit, es besonders reichlich zu fixieren, ohne es weiter umzuarbeiten.

Von HEDINGER wurden 1913 vier Fälle von sog. Myelomen der Sehnenscheiden an der Naturforschergesellschaft in Münster mitgeteilt. HEDINGER wies den Namen Myelom als falsch zurück, hielt aber an der echten Geschwulstnatur fest. Auch in dieser Mitteilung finden wir den Hinweis auf die Ähnlichkeit mit der Epulis. In einem der HEDINGERschen Fälle traten zwei Rezidive auf.

Auch HARTERT vertritt noch 1915 an Hand von 4 Fällen die Ansicht, daß es sich um „xanthomatöse Riesenzellsarkome" handle, nicht nur weil sie rein morphologisch in die Klasse der Sarkome eingereiht werden müssen, sondern „weil sie auch klinisch in Anbetracht des in gewissem Grade destruierenden und infiltrierenden Wachstums der vorliegenden Fälle maligne Eigenschaften entwickeln". Besonders beachtenswert ist der 3. Fall von HARTERT, wo eine solche Geschwulst des Fußes bei einer 35jährigen Frau sich während sehr langer Zeit durch langsames Wachstum gebildet hatte und einen außerordentlichen Umfang erreichte. Die Geschwulst war im Verlaufe von 16 Jahren langsam gewachsen und hatte in den letzten Jahren vor der Amputation einen Stillstand im Wachstum gezeigt.

Von großer Bedeutung für die Entwicklung der Frage der xanthomatösen Riesenzellgeschwülste schien die Arbeit von FLEISSIG aus dem Jahre 1913 zu werden. Zwar hat schon im Jahre 1898 DOR die Geschwulstnatur dieser Bildungen bezweifelt und an eine entzündliche Genese gedacht. FLEISSIG hat aber in einer ausführlichen Arbeit, in der er drei eigene Fälle von kleinen Riesenzellgeschwülsten der Fingersehnen mitteilte, deren Geschwulstnatur entschieden abgelehnt. Er versucht die Bezeichnung Sarkom durch „Sehnenscheidengranulom" zu ersetzen. „Die Pathogenese ist noch immer unklar, die traumatische Ätiologie dürfte am meisten für sich haben." FLEISSIG fügt hinzu „vielleicht könne man auch an eine diathetische Grundlage dieser Granulome denken, neben welcher das Trauma als auslösende Ursache sehr gut bestehen könnte." Um seine Stellungnahme zu bekräftigen, fügt FLEISSIG in den Schlußfolgerungen unter Punkt 4 noch die Behauptung an, „es sei kein einzig sicherer Fall bekannt, in welchem es zum Übergreifen der Geschwulst auf fremdes Gewebe gekommen wäre. Die Rezidive lassen sich auf verschiedene Art, aber fast mit Sicherheit als Pseudorezidive erklären."

Besonders bemerkenswert ist die Mitteilung von SPIESS aus dem Jahre 1913, denn auch dieser Forscher ist am Anfang seiner Arbeit vom Gedanken geleitet, die beschriebenen Riesenzellgeschwülste auf eine Stoffwechselstörung zurückzuführen, und ihnen die Geschwulstnatur abzusprechen. Durch Zufall bekommt der Verfasser vor Abschluß seiner Arbeit eine Riesenzellgeschwulst zur Untersuchung, die er als sicher bösartige Geschwulst bezeichnen muß. Auf Grund dieser Beobachtung hält SPIESS an der Sarkomnatur fest und er bezeichnet die Geschwulst als hämosiderinführendes Xanthosarcoma gigantocellulare.

In seiner Arbeit von 1914 konnte WEIL einen Fall mitteilen, wo ein Xanthosarkom der Sehnenscheide den Knochen zerstört hatte, ähnlich wie in den früheren Fällen von VENÔT, REVERDIN, FRITSCH und ROSENTHAL. In diesem Fall, von einem 28jährigen Mann stammend, hatte sich die Geschwulst von der Beugeseite des kleinen Fingers ausgehend in einem stielartigen Fortsatz ausgebreitet und war in den Knochen der Grundphalanx eingedrungen. Der Verfasser bezeichnet die Geschwulst als Riesenzellenxanthom mit zahlreichen Xanthomzellen. Nach seiner damaligen Ansicht gibt es maligne Xanthome, die Mehrzahl der chirurgischen Xanthome sei aber gutartiger Natur. In einer späteren Arbeit aus dem folgenden Jahre gelangt WEIL zu einer ganz neuen Auffassung. Offenbar in Anlehnung an die früheren Untersuchungen von HÖSSLI bestimmte WEIL bei zwei Kranken mit Riesenzellgeschwülsten den Cholesteringehalt des Blutserums. In einem ersten Fall, der nach WEIL nicht beweisend ist, weil es sich um eine Riesenzellgeschwulst ohne Xanthomzellen handelte, fand er nach der Methode von AUTHENRIETH und FUNK einen Cholesteringehalt von 190 mg%. In einem zweiten Fall, einem Xanthosarkom des Sprunggelenkes, stellte er hingegen eine Cholesterinvermehrung von 270 mg% fest und bemerkt, daß eine solche Cholesterinmenge nur bei Xanthomträgern vorkomme. WEIL schließt daraus, daß die Cholesterinvermehrung dem geschwulstartigen Prozeß zugrunde liege. Die Vermehrung des Blutcholesterins führe demnach einmal zur Xanthombildung, in anderen Fällen bewirke sie die Entstehung von xanthomzellenhaltigen Riesenzellgeschwülsten. Daraus folgert WEIL, daß die letzteren nur ein Granulationsgewebe seien, das besonders reich an Riesenzellen ist und den Eindruck einer gewächsartigen Neubildung mache.

Gegen die Auffassung von FLEISSIG treten im Jahre 1915 LANDOIS und REID auf. Sie beschreiben 5 große Geschwülste, 4 am Fuß und eine birngroße am Daumen und kommen zum Schluß, daß es sich um Xanthosarkome mit

Riesenzellen handle. Sie können sich der Auffassung von FLEISSIG nicht anschließen, sie haben gesehen, daß in einem Fall der Knochen zerstört war und haben auch Rezidive beobachtet. LANDOIS und REID äußern sich über die Beziehungen von solchen Xanthomen zu den auf Stoffwechselstörungen beruhenden Xanthelasmen. Sie glauben, daß gewisse Übergänge zwischen den solitären Geschwülsten zu den multiplen Xanthomen existieren, indem sie annehmen, daß auch bei den multiplen Xanthomen außer der Stoffwechselstörung eine kongenitale Keimverlagerung bestimmter Zellarten zur Xanthelasmabildung führe.

GAST und ZURHELLE konnten 1918 eine Riesenzellgeschwulst beobachten, die während der Schwangerschaft in Erscheinung getreten war. Diese Beobachtung ist von Interesse. Ähnliche Feststellungen sind bei Epuliden gemacht worden. Es besteht ja kein Zweifel darüber, daß innersekretorische Einflüsse auch das Geschwulstwachstum fördern können. Die bei der Schwangerschaft auftretende Vermehrung des Cholesterins hat möglicherweise in diesem Zusammenhang auch eine Rolle gespielt. Daß innersekretorische Einflüsse für das Wachstum der xanthomatösen Riesenzellgeschwülste von Bedeutung sind, scheint uns auch die Beobachtung von MARTINEAU zu zeigen, dem es gelungen sein soll mit Insulin xanthomatöse Gebilde, selbst Sarkome, zu verkleinern.

In einer klinischen Arbeit aus dem Jahre 1920 stellte TOURNEUX 93 Geschwülste der Sehnenscheiden zusammen, darunter 54 Riesenzellsarkome. POMMERSHEIM teilt 1922 8 eigene Fälle von gutartigen Sehnenscheidengeschwülsten mit. Er schließt sich der Auffassung von FLEISSIG an, das Verhalten der Geschwülste zur Umgebung entspricht demjenigen der gutartigen Geschwülste: sie verwachsen nicht mit der Umgebung und bilden keine Metastasen. Über den Sitz der Geschwülste teilt POMMERSHEIM folgendes mit: Die Lieblingsstelle ist die Beugeseite des Unterarmes und die Streckseite des Fußes.

KIRCH (1922) hält die Riesenzellgewächse ebenfalls für echte Geschwülste, in seinen Fällen liegt ein xanthomatöses zystisches Angiom und Riesenzellensarkom vor. Auf Grund seiner Beobachtungen glaubt er, den Beweis erbracht zu haben, daß die Xanthomzellen aus Endothelien hervorgegangen sind.

Auch KIRCH hält die Xanthomatose für eine „nachträgliche xanthomatöse Umwandlung" von vorbestandenen oder in Bildung begriffenen Geschwülsten.

SEYLER dagegen ist wiederum Anhänger der Granulomlehre.

ALI KROGIUS gelangte in seiner 1923 erschienenen Arbeit zu der Auffassung, daß man bei diesen Riesenzellgeschwülsten dem Vorkommen von Xanthomzellen zu große Bedeutung beigemessen hat. Er selbst konnte zeigen, daß sowohl Xanthomzellen als auch Riesenzellen keine konstanten Merkmale dieser Geschwülste darstellen. Er ist der Ansicht, daß in keinem Falle die Cholesterinablagerung als primäre Ursache der Entstehung der Geschwülste angesehen werden kann, sondern vielmehr eine sekundäre Erscheinung ist, für welche allerdings gerade diese Sarkome mehr als andere disponiert zu sein scheinen. Diese Neigung der Geschwulstzellen erklärt sich durch die Angabe von CORTEN, daß besonders unreife oder nicht vollständig differenzierte Zellen wie Endothel-, junge Bindegewebs-, oder Geschwulstzellen zur Xanthomzellenbildung veranlagt sind und daß, damit diese zustandekommen können, neben der zellulären Verlagerung noch eine vermehrte Zufuhr von Cholesterin erforderlich ist, welches entweder durch eine allgemeine Hypercholesterinämie oder durch einen mehr lokalen Cholesterinreichtum bedingt werden kann.

OLLERENSHAW berichtet über einen Fall von Riesenzellgeschwülsten an beiden Achillessehnen und hält die Gebilde mehr für Granulationsgeschwülste der Sehnen als für Riesenzellsarkome.

JUMPERTZ veröffentlichte 1923 einen weiteren Fall, den er als Sehnenscheiden-xanthofibrom bezeichnete und der 4 Wochen nach der Operation mit schnellerem Wachstum wieder in Erscheinung trat und nach 2 Monaten Walnußgröße erreichte. Die vollständige Entfernung gelang nur unter teilweiser Wegnahme des Sehnengewebes. In einer größeren Arbeit von 1924 kommen die beiden Franzosen LECÈNE und MOULONGUET zum Schluß, daß die sog. tumeurs à myéloplaxes des gaines tendineuses Granulome seien. Die Riesenzellen halten sie für wenig charakteristische Elemente, die sowohl den Fremdkörper- als auch den Knochenmarksriesenzellen gleichen. BUXTON teilt 1924 mit, daß primäre Geschwülste der Sehnen sehr selten seien, wahrscheinlich überhaupt nicht vorkommen, daß dagegen die Riesenzellmyelome die häufigsten Geschwülste der Sehnenscheiden darstellen. Er vergleicht sie mit den „Myeloidgeschwülsten" des Knochens und betont ihre Neigung zu rezidivieren.

1924 bezeichnet MARCHAND im Handbuch der allgemeinen Pathologie die Riesenzellgeschwülste im Sinne von FLEISSIG als Granulome. Nach BORST ist es fraglich, ob jene eigenartige Neubildung, die an Gelenken, Sehnenscheiden und Aponeurosen auftreten, Geschwülste sind oder ob sie nicht vielmehr chronisch entzündliche organisierende Wucherungen darstellen.

Auch BERTI (1924) gelangt durch die Untersuchung von 3 Fällen kleiner erbsengroßer Riesenzellgeschwülste der Sehnenscheiden von Finger und Hand zum Schluß, es handle sich um typische Granulome, die fälschlicherweise als Myelome oder Sarkome gedeutet werden. BERTI konnte neben Spindel-, Epitheliod- und Riesenzellen vereinzelte Plasmazellen nachweisen. Weitere Fälle wurden 1925 von ROMITI und AVONI mitgeteilt. ROMITI hält sie für Sarkome, AVONI für Fibrome. Einen eigenartigen Befund erhob 1925 VIGEVANI. Er fand bei einer 32jährigen Frau eine kleinapfelgroße Riesenzellgeschwulst der linken Halsseite, in 10 Jahren gewachsen. Sie ging von der Sehnenscheide des Musculus sternocleidomastoideus aus und verursachte BASEDOW-Symptome, nach Verfasser durch Druck auf die Schilddrüse.

1925 nimmt WUSTMANN erneut Stellung für die Granulomnatur der xanthomatösen Riesenzellgeschwülste. Seine beiden Fälle stammen aber nicht von Sehnenscheiden, sondern aus den Gelenken. Bemerkenswert ist in dieser Arbeit die Mitteilung von WUSTMANN, daß im ersten seiner Fälle bei einer 42jährigen Frau mit einem Riesenzelltumor im linken Kniegelenk durch AUTHENRIETH eine starke Hypercholesterinämie von 0,38 mg $^0/_0$ festgestellt wurde, also eine Vermehrung auf ungefähr das Dreifache. WUSTMANN führt noch einen weiteren ähnlichen Fall von HOTZ (Basel) an, wo bei einer gleichen Geschwulst eine Cholesterinvermehrung von 0,4 mgr $^0/_0$ durch AUTHENRIETH gefunden wurde. WUSTMANN gelangt demzufolge zu der Überzeugung, daß die xanthomatösen Riesenzellgeschwülste Granulome seien, bezeichnet sie als organhaft gebaute Speicherniere, den Vorgang vergleicht er einer Reinigung des Körpers von einem im Übermaß gebildeten und als Reiz wirkenden Stoffwechselprodukt (Cholesterin). Auch LÉVY bekennt sich in seiner umfangreichen Untersuchung über Xanthelasmen und Xanthome 1925 zur FLEISSIGschen Auffassung.

HERXHEIMER sucht eine vermittelnde Bezeichnung für die xanthomatösen Riesenzellgewächse. „Die Xanthombezeichnung in den Vordergrund zu stellen dürfte mit Recht abgelehnt werden, die jetzt öfters verwandte Bezeichnung Granuloma xanthomatosum ist wohl richtig, trifft aber nicht alles. Vielleicht könnte man etwa von „Granuloma sarcoides xanthomatosum" sprechen."

Im Gegensatz zu den vorgenannten Arbeiten lehnt MARIO 1927 den Ausdruck Granulom als nicht passend ab, nachdem er bei einer 24jährigen Frau eine mächtige Riesenzellgeschwulst aus der Scheide des Musculus peroneus longus und brevis im unteren Drittel des Wadenbeins, mit dem Periost verwachsen, beobachtet hatte. Das Gewächs hatte sich innerhalb 10 Jahren gebildet. Sein histologisches Aussehen war typisch, in den inneren Abschnitten fand MARIO ein embryonales Gewebe und in den äußeren ein faserreiches Bindegewebe. MARIO ist der Ansicht, man müsse diese Geschwülste als Sarkome bezeichnen. Solange nicht ein bestimmtes Virus nachgewiesen werden könne, sei der Ausdruck Granulom nicht am Platze. Auch HARBITZ spricht sich 1927 entschieden gegen die Granulomnatur aus und tritt erneut für die echte Sarkomnatur der Riesenzellgeschwülste ein. MASON, MICHAEL und WOOLSTON halten ihre Riesenzellgeschwülste der Finger und Hände für Granulome, fanden aber nie Cholesterinvermehrung im Blut. Sie führen die Bildungen auf Traumen zurück, weil die rechte Hand eine besondere Anfälligkeit aufweise. LANG und HÄUPL (1928) halten die Riesenzellgeschwülste der Sehnen in Gleichsetzung mit den Epuliden ohne weiteres für Granulome, die rein mechanisch bedingt sind und zu deren Entstehung nicht einmal eine Hypercholesterinämie nötig sei. WEGELIN (1928) ist der Meinung, daß es sich bei den genannten Riesenzellgewächsen wirklich um entzündlich-resorptive Neubildungen im Anschluß an geringfügige traumatische Blutungen, kleine Nekrosen usw. handelt. Dies scheint ihm daraus hervorzugehen, daß die Neubildungen stets Hämosiderin enthalten, daß sie meistens sehr gefäßreich sind und daß sie auch Infiltrate von Lymphozyten und eosinophilen Leukozyten aufweisen. Cholesterinester fand sich in den Geschwülsten zum Teil nur in geringer Menge. Auch für WEGELIN genügt eine Blutveränderung im Sinne der Cholesterindiathese nicht zur Erklärung der genannten Gewächse, sondern es muß nach seinem Dafürhalten noch eine örtliche Veränderung, hervorgerufen durch ein Trauma oder eine chronisch-mechanische Schädigung hinzukommen.

Aus dieser geschichtlichen Entwicklung der Frage der xanthomatösen Riesenzellgeschwülste ersehen wir, daß diese Gebilde sowohl von klinischer wie von anatomischer Seite von jeher sehr verschieden beurteilt wurden und daß es bis heute wohl nur wenigen Forschern gelungen ist, in objektiver Weise zu der Frage Stellung zu nehmen. In den meisten Fällen beruht das Urteil der Untersucher nur auf einer subjektiven Meinung, vielfach aber auf Annahmen die nicht ausreichend bewiesen worden sind.

Eine Entscheidung der schwierigen Frage über die Natur der xanthomatösen Riesenzellgeschwülste der Sehnen kann aber meines Erachtens nicht an Hand der Schrifttumfälle oder durch die Untersuchung einiger Fälle getroffen werden, sondern sie verlangt eine weitgehende Untersuchung des gesamten Fragekomplexes, d. h. eine Untersuchung der gesamten Gruppe der gutartigen Riesenzellgeschwülste. Als Vorarbeit zu diesen Ausführungen habe ich selbst eine solche Untersuchung durchgeführt und bin zu den nachfolgenden Schlüssen gelangt, die ich hier im Zusammenhang mit den aus dem angeführten Schrifttum hervorgehenden Tatsachen besprechen möchte.

In einer vergleichend histologischen Untersuchung bin ich zur Überzeugung gekommen, daß die solitären Riesenzellgeschwülste verschiedener Gewebe, wie Periost, Knochen, Gelenke, Sehnenscheiden und Haut als eine pathologisch-anatomische Einheit aufzufassen sind, sowohl in bezug auf ihren geweblichen Aufbau, als auch in Hinsicht auf ihr biologisches Verhalten.

In Übereinstimmung mit früheren Beobachtungen von MÖNCKEBERG, WUSTMANN und MARIO konnte ich zeigen, daß in sämtlichen Riesenzellgewächsen das Grundgewebe den Bau des embryonalen Mesenchyms aufweist und daß die Riesenzellen, welche diese Geschwülste kennzeichnen, ebenso wie die Spindelzellen, mesenchymale Gebilde sind, deren Protoplasma aber die Teilung nicht mitgemacht hat. Die Riesenzellen können die Teilung später nachholen in Form der Diskomplexierung (RYWKIND). Somit stellen die Riesenzellgeschwülste eine Sondergruppe der Bindegewebsgeschwülste dar, die aber nach meinem Dafürhalten von den echten Sarkomen streng getrennt werden müssen. Jedenfalls stehen sie den Fibromen näher als den echten Sarkomen und nehmen zwischen beiden eine Mittelstellung ein. Die Geschwülste entstehen nach meinem Dafürhalten auf Grundlage von Entwicklungsstörungen. Als Geschwulstanlage nahm ich jugendliche, aber nicht früh embryonale Mesenchymkeime an und habe die Geschwulstbildung im Sinne von EUGEN ALBRECHT von diesen undifferenziert liegen gebliebenen, unverbrauchten Zellgruppen abgeleitet.

Auffallend ist nun, daß von diesen verschiedenen Riesenzellgeschwulstgruppen im allgemeinen nur diejenigen eine xanthomatöse Umwandlung zeigen, welche von den Sehnenscheiden, Gelenken und der Haut ausgehen. Nur in ganz vereinzelten Fällen ist eine xanthomatöse Umwandlung in Riesenzellgeschwülsten des Knochens (je ein Fall von KOLODNY, ALI KROGIUS und v. ALBERTINI) nachgewiesen worden, während die xanthomatöse Eigenschaft bei den Sehnenscheiden-, Gelenk- und Hautgeschwülsten sozusagen nie fehlt (abgesehen von vereinzelten Fällen von KROGIUS (1922), sowie in den meisten Fällen vor DOR).

Da mir die Gleichheit im geweblichen Aufbau und die übereinstimmende Gewebsherkunft in allen angeführten Riesenzellgeschwulstgruppen sicher scheint, liegt die Vermutung auf der Hand, daß die xanthomatöse Eigenschaft der von Sehnenscheiden, Gelenken und Haut ausgehenden Riesenzellgeschwülste irgendwie mit der besonderen Lage dieser Gewächse im Zusammenhang steht und es ist wohl kein Zufall, daß die Knoten beim Xanthoma tuberosum multiplex gerade in denselben Gewebsarten aufzutreten pflegen, wo wir auch die solitären xanthomatösen Riesenzellgeschwülste finden. Diese Übereinstimmung möchte ich aber nicht im Sinne einer gleichnamigen Ätiologie der beiden verschiedenen Bildungen (Hypercholesterinämie) auswerten, sondern in dem Sinne, daß unter bestimmten Bedingungen in diesen genannten Geweben es besonders leicht zur Ausfällung von Cholesterin kommen kann und dadurch zur Aufnahme des Cholesterins in die vorhandenen Gewebe, im einen Fall in das normale Gewebe, im andern Fall in das Geschwulstgewebe.

Die von DOR, FLEISSIG und WEIL und den nachfolgenden Forschern angenommene Granulomnatur halte ich in all diesen Fällen für unbewiesen. MARIO geht allerdings zu weit, wenn er verlangt, man dürfe nicht von Granulom sprechen, solange nicht ein bestimmtes „Virus" nachgewiesen werden könne. Wenn wir uns hingegen fragen, welche Ursachen für die angenommene Granulombildung von verschiedenen Forschern angeführt worden sind, so ergibt sich aus den Mitteilungen, daß neben Entzündung, Resorption und Trauma vor allem die Hypercholesterinämie genannt worden ist. Eine entzündliche Ursache ist jedenfalls bakteriologisch nie nachgewiesen worden. Die Gewächse nach ihrem geweblichen Aufbau als Ergebnis eines entzündlichen Vorganges aufzufassen, ist meines Erachtens eine unbewiesene Behauptung. Entzündliche Infiltrate werden nur in vereinzelten Fällen angegeben (BERTI, WEGELIN). Andere Forscher haben ausdrücklich darauf hingewiesen, daß entzündliche Infiltrate fehlen (WEIL 1914). In meinen eigenen Fällen konnte ich sie ebenfalls nicht finden. Als zweite Stütze für die entzündliche Natur werden vielfach die zahlreichen Gefäße genannt und mit ihnen im Zusammenhang die Riesenzellen, die von den Forschern im Sinne von LUBARSCH als verpuffte Gefäßendothelsprossen gehalten werden. In meiner vergleichend histologischen Untersuchung konnte ich zeigen, daß die zahlreichen Gefäßkapillaren in allen Riesenzellgeschwülsten sich aus dem mesenchymalen Netzverband des Grundgewebes herausgebildet haben, welches durch das eintretende Blut eine Art Kanalisierung erfährt. Daß die Riesenzellen verpuffte Gefäßsprossen seien, habe ich ablehnen müssen. Auch SPIESS gibt an, daß er niemals Beziehungen zwischen Riesenzellen und

Gefäßen nachweisen konnte. Dagegen konnte ich zeigen, daß der größte Teil der Riesenzellen wie die Spindelzellen im synzytialen Netzverband des mesenchymalen Grundgewebes verflochten sind, daß sie gelegentlich bei der Kanalisierung des Maschengewebes durch Blut eine gestaltliche Umwandlung zu endothelartigen Zellen erfahren und auf diese Weise in die Öffnung der Gefäßspalten zu liegen kommen. Wenn aber die Riesenzellen keine Gefäßsprossen sind und also die zahlreichen Gefäße im Gewebe des Gewächses nicht durch Sprossung (wie bei der Entzündung) entstanden sind, dann fällt auch diese wichtige Stütze für die Granulomnatur dahin.

Die Rolle der traumatischen Einwirkungen für das Zustandekommen der Riesenzellgewächse muß mit größter Vorsicht bewertet werden. Es ist selbstverständlich, daß Gewebsneubildungen an der Oberfläche des Körpers, vor allem an den Gliedmaßen, außerordentlich leicht traumatische Schädigungen erfahren. Es ist deshalb kein Zufall, wenn in der Vorgeschichte der einzelnen Fälle Traumen genannt werden. Es wäre sogar denkbar, daß Traumen, wie ich dies für die Epulis angenommen habe, auch in den Sehnenscheidengeschwülsten zu Blutungen führen können und dadurch die bereits bestehende Geschwulst vergrößern. Gewiß spricht der große Gehalt an Hämosiderin gerade in diesen Geschwülsten beredt dafür, daß hier Blutungen stattgefunden haben. Im allgemeinen läßt sich sagen, daß die Rolle des Traumas weder für die Entstehung der Geschwülste noch für die Entstehung der chronischen Granulome mit Sicherheit feststeht. Es wäre noch denkbar, daß ein Trauma zur Blutung und zur Ablagerung von Hämosiderin führte und daß die Bildung des Riesenzellgewebes einem Fremdkörpergranulom gleichzusetzen wäre, wie das für die Epulis und ihre verwandten Bildungen getan worden ist. Merkwürdigerweise finden wir diese Ansicht sozusagen nie vertreten für die Sehnenscheidengeschwülste. Meines Erachtens wäre auch diese Auslegung falsch. Ich konnte zeigen, daß im Gegensatz zu den „braunen Tumoren der Ostitis fibrosa" diese Riesenzellen mit wenigen Ausnahmen kein Eisenpigment aufnehmen.

Zum erstenmal ist von WEIL die Cholesterinämie für das Zustandekommen von Riesenzellgeschwülsten der Sehnen verantwortlich gemacht worden, nachdem FLEISSIG schon angedeutet hatte, daß der Granulombildung möglicherweise eine diathetische Störung zugrunde liege. Nur in ganz vereinzelten Fällen von Riesenzellgeschwülsten der Sehnen sind solche Cholesterinbestimmungen im Blutserum ausgeführt worden. So fand WEIL in einem seiner Fälle (ohne Xanthomzellen) eine normale Cholesterinmenge, in einem zweiten Fall eine Vermehrung auf 0,27%; KIRCH stellte bei seinem Fall (xanthomatöses zystisches Angiom und Riesenzellensarkom) bei dem Kranken eine Vermehrung des Blutcholesterins auf das Doppelte (310 mg %) fest. WUSTMANN in seinem eigenen Fall eine Vermehrung von 0,38%, AUTHENRIETH im angeführten Fall von HOTZ 0,4%. (Diese Untersuchungen wurden ausgeführt nach der Methode von AUTHENRIETH, die Norm beträgt 0,15%.) Bei meinen eigenen Fällen konnte ich zum Teil eine geringe Vermehrung des Blutcholesterins nachweisen, in anderen Fällen fehlte sie vollständig.

Außer den genannten Angaben über Cholesterinvermehrung finden sich im ganzen Schrifttum keine Hinweise auf eine solche. Wir sind also jedenfalls nach den Schrifttumfällen nicht ohne weiteres berechtigt, eine Hypercholesterinämie als ausschlaggebende Ursache der Neubildung anzusehen. Auch die Tatsache, daß in untersuchten Fällen eine Cholesterinvermehrung fehlt, spricht schon bis zu einem gewissen Grade gegen die ursächliche Rolle des Cholesterins. Daß aber in einzelnen Fällen eine starke Vermehrung wirklich gefunden wurde, ist an sich kein Beweis für die ausschlaggebende Rolle der Hypercholesterinämie.

Wollte man die Riesenzellgeschwülste im Sinne von WUSTMANN als „Cholesterintophi" auffassen, d. h. als ein spezifisches Granulationsgewebe, das die Aufgabe hat, die im Übermaß angebotenen Lipoide zu speichern, so müßte man den Beweis auch histologisch erbringen können durch den Nachweis gewisser Beziehungen zwischen den abgelagerten Stoffen (Fremdkörper) und dem spezifischen Granulationsgewebe. Die Anhänger einer solchen Auffassung stehen

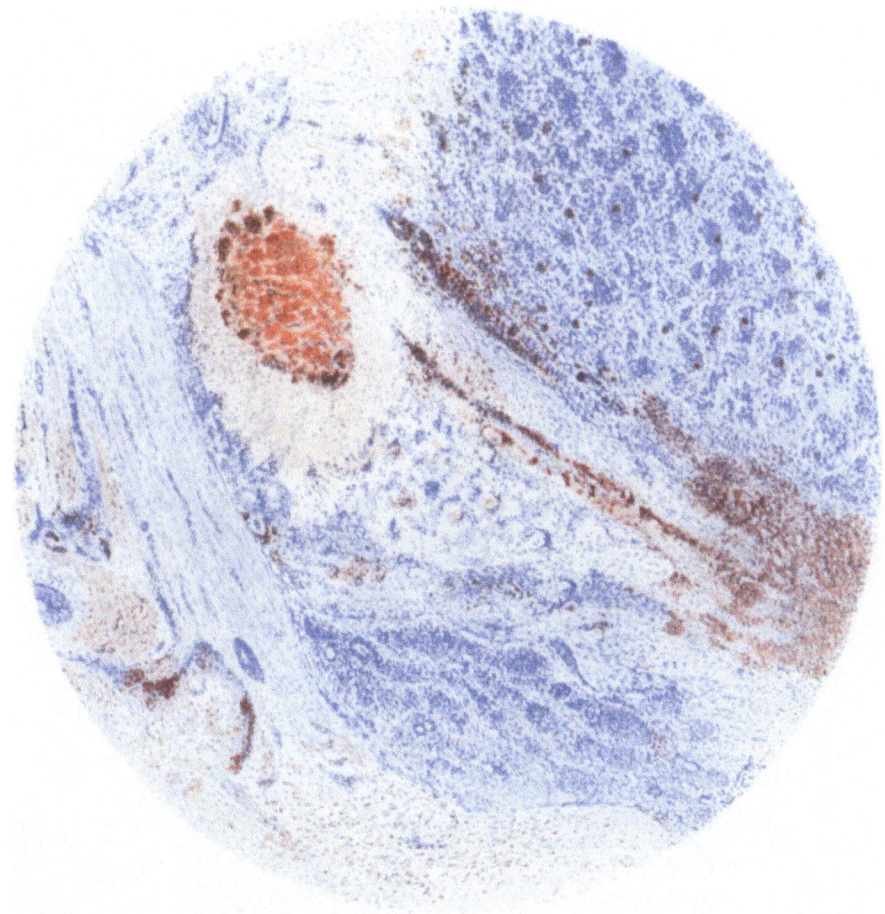

Abb. 15. Xanthomatöse Riesenzellengeschwulst vom rechten Mittelfinger mit peripher gelagerter Lipoidinfiltration. Cholesterinherd im Bindegewebe ohne entzündliche Reaktion. Fettfärbung. M. B. 580/28. Frau, 55 Jahre alt, ohne Hypercholesterinämie. Häm.-Sudan-Übersichtsbild.

denn auch auf dem Standpunkt, daß die Riesenzellen Fremdkörperriesenzellen seien, hingegen konnten sie den strikten Beweis nicht erbringen, daß diese Fremdkörperriesenzellen auch wirklich das Cholesterin speichern. Gewiß gibt es in xanthomatösen Neubildungen Riesenzellen, welche Fette und selbst Cholesterinester aufnehmen, zum Teil echte Fremdkörperriesenzellen, zum Teil aber xanthelasmatische Riesenzellen vom Typus TOUTON, wie sie gelegentlich auch in symptomatischen Xanthomen auftreten. Eine fettspaltende Fernwirkung der Riesenzellen, wie sie WUSTMANN annimmt, ist nicht bewiesen. Bei meinen Untersuchungen habe ich mich bemüht, die örtlichen Beziehungen zwischen neugebildeten Geweben und Cholesterin festzustellen und es hat sich dabei gezeigt, daß in den knotig gebauten Gewächsen eine sich wiederholende bestimmte Lage der cholesterinbeladenen Zellen vorliegt. Während in den inneren Abschnitten der einzelnen Knoten ein riesenzellenreiches mesenchymales Gewebe gefunden wurde, das fast vollständig fettfrei war, lagen die Xanthomzellen und größere Cholesterinherde vorwiegend in der Umgebung dieser Knoten (vgl. Abb. 15). (Bei solchen histotopographischen Untersuchungen muß man sich

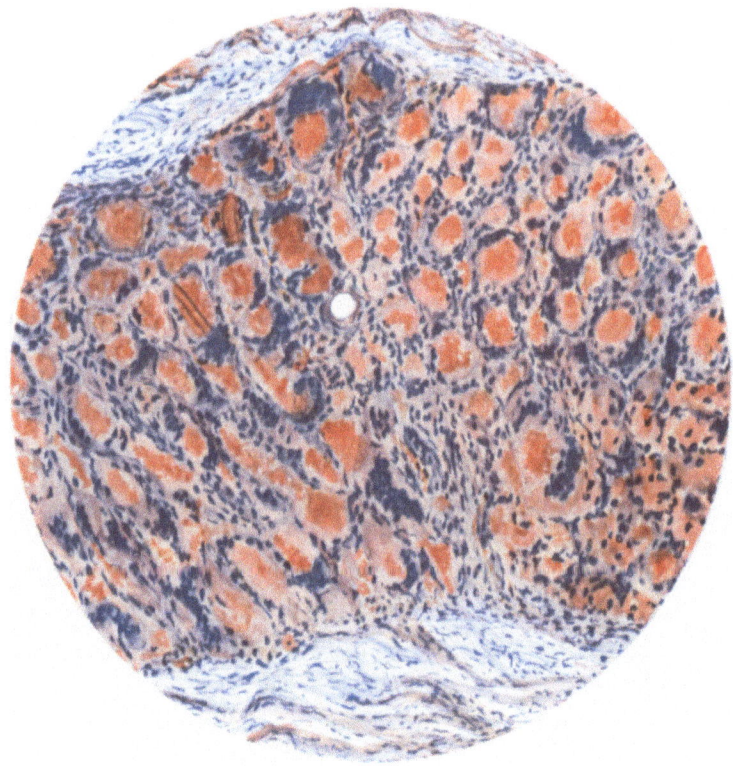

Abb. 16. Experimentelles Fremdkörpergranulom, erzeugt durch Einspritzen einer Kieselguraufschwemmung in cholesteringesättigtem Olivenöl. (Nach 2 Monaten.) Kan. 375/1. Ohr. Aus der Arbeit von GOTO (siehe Text). Häm.-Sudan. Zeiß Ok. 8, Ob. 8 mm.

sehr hüten vor Tangentialschnitten). Die Abb. 15 zeigt außer den Lagebeziehungen zwischen Cholesterin und Riesenzellgewebe einen eigenartigen Befund in Form eines Cholesterinhaufens, der im zellarmen Bindegewebe liegt und hier sozusagen keine Fremdkörperreaktion hervorgerufen hat. Ähnliche Befunde sind schon von früheren Untersuchern wie LECÈNE und MOULONGUET, sowie von FLEISSIG erhoben worden. Der im Bild 15 wiedergegebene Befund scheint mir besonders dann gegen die Fremdkörpergranulomnatur zu reden, wenn wir die folgende Abbildung 16 damit vergleichen. Sie stammt aus einem experimentell erzeugten Fremdkörpercholesteringranulom, das von GOTO[1] an Kaninchen durch Einspritzung einer Aufschwemmung von Kieselgur in cholesteringesättigtem Olivenöl erzeugt wurde. Es hat sich dabei gezeigt, daß nach

---

[1] K. GOTO (noch nicht veröffentlicht): Über experimentell erzeugte Fremdkörpergranulome an Sehnen, Gelenkkapseln und in der Haut.

2 Monaten das Granulom eine große Zahl von Fremdkörperriesenzellen enthält, die außer dem Fremdkörper (Kieselgur) auch eine große Menge von Fett und Lipoid enthalten. Nach dem ersten Monat fand sich ein anders aussehendes Granulom. Die Riesenzellen waren damals sozusagen fettfrei, umschlossen die Kieselgurnadeln, das Cholesterinfettgemisch umlagerte von außen den Granulomknoten. Durch direkte Einspritzung von cholesteringesättigtem Olivenöl konnte Goto kein Fremdkörpergranulom erzeugen. Aus Gotos Untersuchung geht hervor, daß die Fremdkörperriesenzellen durch die Kieselgurnadeln und Cholesterintafeln hervorgerufen werden, d. h. also, daß die Gewebswucherung mechanisch und nicht chemisch bedingt ist (vgl. die experimentellen Untersuchungen von Wustmann 1925).

Der Unterschied zwischen den beiden gezeigten Riesenzellarten ist aber meines Erachtens nicht zu verkennen. Solche Fremdkörperriesenzellen, welche die Fähigkeit besitzen, gleichzeitig verschiedenste Stoffe aufzunehmen, können wir sehr häufig beobachten (z. B. in Strumen).

Von mehreren Forschern ist der Versuch gemacht worden, auf experimentelle Weise Riesenzellgeschwülste zu erzeugen. Als erster hat Hoessli es unternommen, xanthomatöse Gewebsveränderungen dadurch hervorzurufen, daß er dem cholesteringefütterten Tier durch Beklopfen gewisser Stellen Gewebsschädigungen zufügte. Seine Versuche sind aber gescheitert. Wustmann dagegen ist es gelungen, durch Lipoidverfütterung und Einführung von Kieselguhr in die Wunde cholesterinhaltige Granulome zu erzeugen mit einer sehr ausgesprochenen Fettspeicherung in fast allen Zellen. Im Gegensatz zu Gotos Versuchen gibt Wustmann an, daß er nur eine unbedeutende Fremdkörperreaktion auf Kieselguhr feststellen konnte und glaubt deshalb zu dem Schluß berechtigt zu sein, daß die Granulombildung zum größten Teil durch Überschwemmung mit anisotropen Fetten hervorgerufen sei. Typische Xanthomzellen konnte Wustmann nicht beobachten. Schon früher (1915) hat Hayashi in großen Serien riesenzellhaltige, einwandfreie Granulome mit typischen Fremdkörperriesenzellen auf ähnlicher Grundlage erzeugt. Die Fremdkörperriesenzellen zeigten nach einer gewissen Zeit ausgedehnte regressive Veränderungen. Wenn Wustmann glaubt, es sei ihm deshalb nicht gelungen, echtes, den Riesenzellgeschwülsten gleiches Gewebe zu erzeugen, weil er die Versuche zu wenig lang ausgedehnt habe, so sprechen die Ergebnisse von Hayashi dagegen, indem es sich gezeigt hat, daß diese Fremdkörperriesenzellen nach verhältnismäßig kurzer Zeit zerfallen. In jüngster Zeit ist es Kusnetzowsky gelungen, unter denselben Bedingungen wie die früheren Untersucher Granulome zu erzeugen, die er den Sehnenscheidengeschwülsten gleichstellte. Es sei aber dahingestellt, ob die von Kusnetzowsky erzeugten xanthelasmatischen Bildungen in den Sehnen den Riesenzellgeschwülsten gleichzustellen sind (s. Abbildungen in der Arbeit von Kusnetzowsky).

Aus diesen experimentellen Untersuchungen geht hervor, daß es bis jetzt nicht gelungen ist, weder durch Verfütterung von Lipoid noch durch direkte Einspritzung in die Sehnenscheiden Veränderungen zu erzeugen, die den xanthomatösen Riesenzellgeschwülsten gleichzusetzen wären. Die Untersuchungen haben aber gezeigt, daß durch das künstlich vermehrte Angebot von Lipoiden unter Hinzufügung von mechanisch schädigenden Stoffen ein typisches lipophages Fremdkörpergranulom entsteht, also eine Bildung, die wesentlich verschieden ist von unseren Gewächsen und die sich niemals mit ihnen identifizieren läßt.

Auf Grund all dieser Feststellungen kommen wir zum Schluß, daß die Granulomnatur der xanthomatösen Riesenzellgeschwülste in keiner Weise gesichert werden konnte und daß wir sie, solange der Beweis aussteht, nicht anerkennen können.

Daß dennoch die Vermehrung des Blutcholesterins in Beziehung steht zu den xanthomatösen Veränderungen der in Frage stehenden Gewächse, ist wohl sicher anzunehmen. Schon PICK und PINKUS haben diese Beziehungen geklärt, indem sie, wie wir schon früher mitteilten, die xanthomatöse Umwandlung echter Geschwülste für eine „attributär oder adjektivisch" erworbene Eigenschaft hielten. Nach ihnen haben auch LUBARSCH, VERSÉ und BORST dieselbe Auffassung vertreten und ich halte es deshalb für richtig, in Anlehnung an diese Forscher, auch bei den besprochenen Sehnenscheidengewächsen die Lipoidinfiltration als sekundärer Natur aufzufassen, als mehr oder weniger zufällige, an die Eigenart des Gewebes gebundene Eigenschaft anzusprechen. Die Lipoidinfiltration scheint in erster Linie auf dem Blutwege zustande zu kommen. Es besteht daneben aber auch die Möglichkeit einer örtlichen Entstehung, vielleicht im Sinne von BENEKE, eher aber im Sinne von LUBARSCH, nämlich bedingt durch eine umschriebene Lymphstauung, verursacht durch den Geschwulstknoten, besonders dann, wenn er eine große Ausdehnung erreicht und als Hindernis in Erscheinung tritt, wie dies bei den Sehnenscheidengeschwülsten so oft der Fall ist.

Gegen die Sarkomnatur, wie sie heute noch von vielen Forschern angenommen wird, vor allem von Klinikern, sprechen sowohl die anatomischen wie die klinischen Merkmale. Das Vorkommen von Rezidiven allein genügt nicht zur Annahme einer bösartigen Geschwulst. Ebensowenig kann das infiltrierende Wachstum der Gewächse in den Knochen und in die Sehnen in diesem Sinne verwertet werden. Von all den genannten Fällen, wo der Knochen durch den Geschwulstknoten angenagt wurde (REVERDIN, VENÔT, FRITSCH, HARTERT, SPIESS, KIRCH, LANDOIS und REID, HARBITZ, v. ALBERTINI), hat sich die Geschwulst im weiteren Verlaufe als nicht bösartig erwiesen, in keinem Fall ist der Kranke der Geschwulst erlegen. Die wenigen mitgeteilten Fälle, wo Metastasen auftraten, sind nicht zuverlässig. Immerhin muß auch bei den Sehnenscheidengeschwülsten die Möglichkeit eines Überganges zu echten bösartigen Gewächsen zugegeben werden, wie ich dies auch in der Gruppe der Riesenzellgeschwülste der Knochen habe zeigen können.

Fassen wir das Ergebnis dieser Auseinandersetzungen zusammen, so kommen wir zum Schluß, daß die xanthomatösen Riesenzellgeschwülste der Sehnenscheiden echte Geschwulstbildungen darstellen und ich schlage vor, sowohl den Sarkombegriff wie auch die Granulomhypothese fallen zu lassen und die Gewächse fernerhin als gutartige xanthomatöse Riesenzellgeschwülste der Sehnenscheiden zu bezeichnen.

B. Bösartige Geschwülste der Sehnen und Sehnenscheiden.

Aus den Feststellungen des vorigen Abschnittes geht hervor, daß man die Fälle von „Sarkom der Sehnenscheiden" mit aller Vorsicht bewerten muß. Da wir uns auf den Standpunkt gestellt haben, die Gruppe der Riesenzellgeschwülste nicht als echte Sarkome zu bezeichnen, kommen also sämtliche Mitteilungen des Schrifttums über derartige Sarkome in diesem Kapitel außer Betracht. Es muß allerdings zugegeben werden, daß die Möglichkeit echter xanthomatöser Sarkome (im Sinne der polymorphzelligen Sarkome, die auch Riesenzellen enthalten können) besteht.

Andere Sarkomarten scheinen an den Sehnen und Sehnenscheiden außerordentlich selten vorzukommen. BILLROTH hat zwei vereinzelte Fälle bösartiger Geschwülste mitgeteilt, in einem Fall lag ein Myxofibrom, ausgehend von den Sehnenscheiden der Hand, vor, das nach der Operation rasch rezidivierte und zu Drüsenmetastasen in der Achsel führte. In einem zweiten Fall von Billroth handelt es sich um ein Sarkom der Sehnenscheide am Vorderarm, das zweimal rezidivierte und im Verlauf eines Jahres zum Tode führte mit Metastasen in den Achsellymphknoten und in der Lunge. Monprofit (1891) erwähnt einen Fall von Fibrosarkom der Planta pedis und Sarkom der Wade, beide Geschwülste, nacheinander an derselben Extremität entstanden und exstirpiert, gingen von den „Sehnen" aus und enthielten Knochen- und Knorpelinseln.

Einen seltenen Fall eines angioplastischen Sarkoms erwähnt Fabris. Die Geschwulst saß am dritten Finger an der Beugesehne und war haselnußgroß. Janik erwähnt ein walnußgroßes Fibrosarkom der Beugeseite des Zeigefingers und ein Fibrochondrosarkom der Sehnenscheide des Flexor carpi radialis am rechten Handrücken.

Sarkome, die von der Sehne selbst ausgehen, sind außerordentlich selten. Rosenthal erwähnt in einer Schriftenzusammenstellung zwölf Fälle (Weir, Schulz, Marsh, Hayem und Graux, Broca, Gurlt, Schwöbel, Lagrange).

VI. Die sogenannte Dupuytrensche Palmarkontraktur.

Da es sich bei dieser Erkrankung um eine narbige Zusammenziehung in der Palmaraponeurose handelt, liegt es nicht ohne weiteres auf der Hand, die Veränderung im Kapitel der Sehnen zu besprechen. Wenn wir dies tun, so stützen wir uns auf die hervorragende Untersuchung von Ali Krogius aus dem Jahre 1922. Dieser Forscher ist zur Auffassung gelangt, daß der eigenartige Schrumpfungsprozeß bei der Dupuytrenschen Kontraktur sich nicht am Fasziengewebe selbst vollzieht, sondern daß es sich um ein neugebildetes, in Schrumpfung übergegangenes Gewebe handelt, das seine Entstehung in Keimen eines muskulo-tendinösen Bildungsgewebes genommen hat. Krogius zeigt ferner, daß in alten Fällen (die bis zu 25 Jahren bestanden haben), das die Kontraktur bedingende Gewebe die Gestalt echten Sehnengewebes angenommen hat, so daß wir also, gestützt auf diesen Befund von Krogius behaupten können: Das Wesen der Dupuytrenschen Kontraktur liegt nach Krogius in der ungewöhnlichen Bildung von richtigen Sehnensträngen innerhalb der Blätter der Palmaraponeurose, also an einer Stelle, wo beim Menschen normalerweise weder Muskeln noch Sehnen vorkommen.

Die Geschichte der Dupuytrenschen Kontraktur ist außerordentlich alt. Sie reicht nach Angabe von Coenen bis in das Jahr 1614 zurück, wo der Basler Anatom F. Plater das Krankheitsbild zum erstenmal beschrieben hat. In einer ausgezeichneten Monographie aus dem Jahre 1918 hat sich Coenen dem Krankheitsbild der Dupuytrenschen Kontraktur gewidmet und es erübrigt sich, unter Hinweis auf diese ausführliche Arbeit, die geschichtliche Entwicklung und die bis 1918 vertretenen Anschauungen hier nochmals ausführlich zu erörtern. Aus dieser Arbeit seien hier nur einige Punkte kurz erwähnt (zusammengefaßt nach Coenen). Während Plater das Leiden für eine Luxation der Sehne hielt, finden wir bei Boyer (1831) für dieses Leiden den Namen Crispatura (Schrumpfung) tendinum, bei Alibert (1832) Paratrima palmaris. Dupuytren kommt das große Verdienst zu, an Hand gründlicher anatomischer Untersuchungen den Sitz der Erkrankung in der Palmaraponeurosis nachgewiesen zu haben. Coenen schickt seinen Besprechungen eine klare anatomische Darstellung der ganzen oberflächlichen Hohlhandgegend voraus, auf die wir hier nur verweisen wollen. Besonders beachtenswert ist die ausgezeichnete Skizze, die dieser Verfasser von MASLIEURAT-LAJEMAR übernommen hat.

Die Anzeichen schildert COENEN wie folgt: Die DUPUYTRENsche Kontraktur befällt meistens Männer in vorgerücktem Alter und nimmt stets einen nie zu verkennenden typischen Verlauf, indem am Ringfinger oder kleinen Finger sich langsam und schmerzlos die Zusammenziehung ausbildet und immer zunimmt. Die bleibende Beugestellung beginnt im Fingergrundgelenk und erreicht hier den stärksten Grad, erst später werden auch die mittleren Fingergelenke mitergriffen, während das Endgelenk meist frei bleibt. Gewöhnlich wird zuerst der Ringfinger befallen, entweder an einer, öfter an beiden Händen. Später

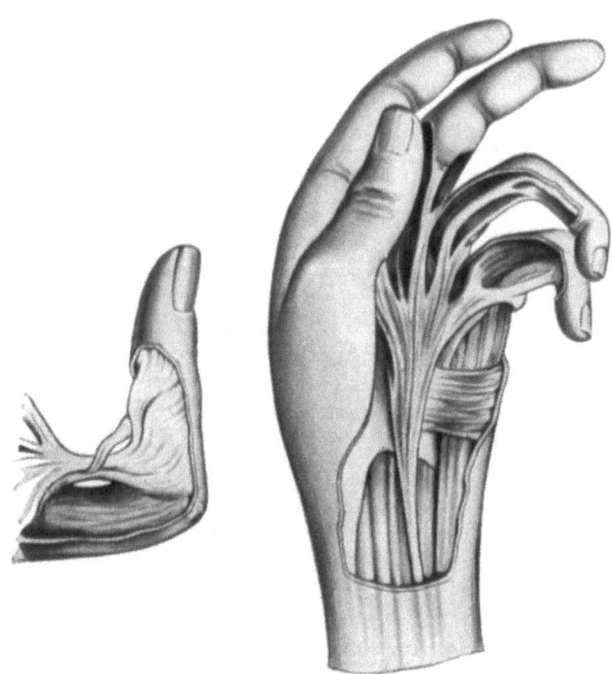

Abb. 17. DUPUYTRENsche Kontraktur. Zeichnung aus der Dissertation von O. SCHULTHESS, Zürich. (Siehe Text.)

greift der Vorgang auch auf den kleinen und den Mittelfinger über, in selteneren Fällen auch auf Zeigefinger und Daumen. Bei dieser Beugekontraktur entstehen in der Hohlhandhaut wulstige Falten und Runzeln. Unter der Haut zeigen sich strangförmig angeordnet zahlreiche Knötchen und zwischen ihnen Einziehungen. Im Anfangszustand ist die Streckfähigkeit wohl behindert, bei voller Ausbildung der Stränge aber ist sie unmöglich, während die Beugung der Finger noch immer ausgeführt werden kann. Bei gewaltsamer Streckung der Finger treten die unregelmäßigen Stränge, die der veränderten Palmaraponeurose angehören, deutlich in Erscheinung. Die Hand weist im vollausgebildeten Krankheitszustand eine dauernde Krallenstellung der Finger auf, die letzteren versteifen und es bilden sich im Gefolge arthritische Veränderungen aus. Diese chronische Erkrankung kann sich über Jahre bis Jahrzehnte ausdehnen. In seltenen Fällen soll die DUPUYTRENsche Kontraktur auch ganz plötzlich in Erscheinung treten können.

Betreffend den Sitz der Veränderung weist COENEN darauf hin, daß die Beugesehnen der Finger deshalb nicht in Betracht kommen, weil ja das Endglied der ergriffenen Finger in Streckstellung verbleibt. Dagegen erklärt das anatomische Verhalten der Aponeurose mit ihren zipfligen Fortsätzen zur Haut der Beugefläche der Finger ohne weiteres die ausschließliche Beteiligung der beiden unteren Gelenke. Den ersten anatomischen Beweis für die Richtigkeit dieser Tatsache hat DUPUYTREN erbracht, darin beruht sein Verdienst. Als Gegner traten zahlreiche andere französische Forscher (GOYRAND) der

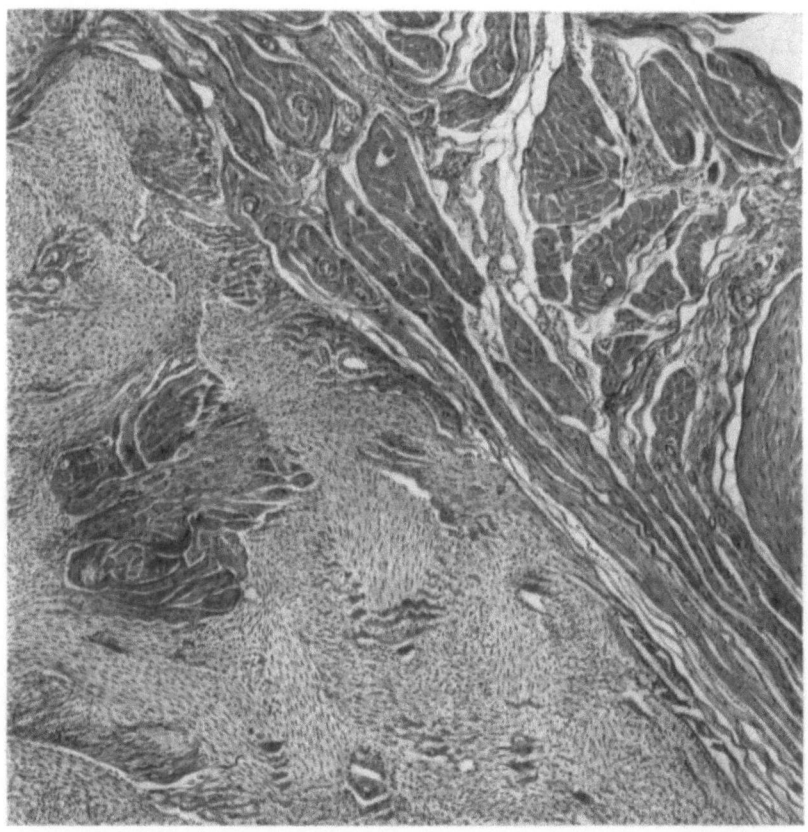

Abb. 18. DUPUYTRENsche Kontraktur. Präparat zu Fall 1 der Dissertation J. MARKUS ANTONIUS, Tübingen 1927. Path. Inst. Zürich. M. B. 290/27. Mann, 42 Jahre alt, Eisenbahnschaffner.

Ansicht von DUPUYTREN entgegen und erklärten die Kontraktur durch neugebildete subkutane Bindegewebsfasern. Deutsche Forscher stellten sich teils auf die Seite von GOYRAND (BAUM, der den Sitz der Schrumpfung in die Haut verlegte), während LANGENBECK sich zugunsten der DUPUYTRENschen Auffassung bekannte. Treffende Abbildungen einer ausgedehnten DUPUYTRENschen Kontraktur, die COENEN der Arbeit von SCHULTHESS entnahm, zeigen in anschaulicher Weise den Sitz der Veränderung in den Strahlen der Aponeurose (s. Abb. 17). Zusammenfassend spricht sich auch COENEN für die ursprüngliche Auffassung von DUPUYTREN in bezug auf den Sitz der Veränderung aus und hält diese für eine chronisch-entzündlich bedingte Schrumpfung der Hohlhand aponeurose.

Von den mikroskopischen Befunden, die COENEN erwähnt, seien genannt diejenigen von LANGHANS und JANSSEN. Beide Forscher beschrieben Wucherung von fixen Bindegewebszellen ohne entzündliche Infiltration. Die Zellen zeigen im allgemeinen den Faszienfaserbündeln parallel verlaufende Richtung, an Stellen stärksten Kernreichtums dagegen eine wirre Anordnung. JANSSEN wies besonders auf die Beziehung zu den Blutgefäßen hin, die Kapillaren sind vermehrt und von gewuchertem Bindegewebe dicht umscheidet. Die Bindegewebswucherung erstreckt sich auch auf die Gefäßwände selbst, sowie auf Nerven und Tastkörperchen, die durch Druckatrophie teilweise zugrunde gehen. Elastische Fasern werden auffallenderweise von diesen Untersuchern in vermehrtem Maße nachgewiesen.

COENEN berichtet des weiteren über die Ergebnisse statistischer Untersuchungen, wie sie von NOBLE-SMITH und anderen angestellt worden sind. Aus der Tabelle von NOBLE-SMITH betreffend die Beteiligung der einzelnen Finger geht hervor, daß weitaus am häufigsten der Ringfinger befallen ist, nach ihm der kleine Finger, weniger häufig der Ring- und kleine Finger, in wenigen Fällen alle 4 Finger außer dem Daumen, nur je in einem Fall Mittel- und Ringfinger, Ring- und Zeigefinger, kleiner, Mittel- und Zeigefinger, Klein-, Zeigefinger und Daumen. Statistische Zusammenstellungen, die sich auf das Alter der Erkrankten beziehen, ergaben verschiedene Altersmittel, im allgemeinen läßt sich sagen, daß das höhere Alter, vor allem das 6. Lebensjahrzehnt, am häufigsten befallen ist. Im Kindesalter tritt das Leiden eher selten auf. Aus verschiedenen, von COENEN erwähnten Zusammenstellungen geht hervor, daß die DUPUYTRENsche Kontraktur vorwiegend doppelseitig vorkommt, ferner daß das männliche Geschlecht in überwiegender Mehrzahl erkrankt. Bemerkenswert ist das Ergebnis einer Zusammenstellung von NOBLE-SMITH, der bei 700 Arbeitern 70mal die DUPUYTRENsche Kontraktur feststellen konnte, d. h. also, daß nach dieser Zusammenstellung $10^0/_0$ aller Untersuchten befallen waren. Wenn auch nach anderen Forschern diese Zahl zu hoch sein mag, so sehen wir immerhin daraus, daß jedenfalls eine beträchtliche Zahl von Menschen an dieser Krankheit leidet. Es ist diese Feststellung von besonderer Bedeutung für die weiteren statistischen Untersuchungen, welche angestellt wurden zum Zwecke ätiologischer Forschung. Als Ursache der DUPUYTRENschen Kontraktur wurden die mannigfaltigsten Grundkrankheiten angeführt. Aus der Zusammenstellung von COENEN ergibt sich, daß fast alle denkbaren Krankheiten schon als mögliche Ursachen für die DUPUYTRENsche Kontraktur in Erwägung gezogen wurden. Der Umstand, daß so viele ätiologische Möglichkeiten genannt worden sind, kann auf zwei Arten erklärt werden. Entweder handelt es sich bei der DUPUYTRENschen Kontraktur um einen Symptomenkomplex, der auf verschiedener Grundlage entstehen kann, oder aber ein großer Teil der erwähnten ursächlichen Möglichkeiten ist nicht zutreffend. Die zweite Annahme scheint uns nach den ausführlichen Mitteilungen von COENEN sehr berechtigt zu sein; die zahlreichen Irrtümer, die in dieser Frage entstanden sind, lassen sich auf verschiedene Weise erklären, vor allem aber ist hervorzuheben, daß die schon oben erwähnte Häufigkeit der DUPUYTRENschen Kontraktur zu wenig beachtet wurde, sowohl bei der Beurteilung einzelner Fälle wie bei den zusammenstellenden statistischen Arbeiten. Wenn aber ein Leiden so außerordentlich verbreitet ist, so kann es nicht wundernehmen, daß dieses Leiden vielfach im zufälligen Verein mit anderen Erkrankungen beobachtet wird. Es besteht auch die Wahrscheinlichkeit, daß das Zusammentreffen der gleichen, voneinander unabhängigen Krankheitsformen in mehreren Fällen beobachtet wird. Eine zweite Quelle des Irrtums ist ferner noch darin gegeben, daß möglicherweise nicht alle genannten Kontrakturen wirkliche DUPUYTRENsche Kontrakturen sind, sondern daß es sich zum Teil um andersartige narbige Zusammenziehungen handelt. Bei der kritischen Sichtung gelangt COENEN zu folgenden Schlüssen:

1. Das Trauma mag immerhin bei der DUPUYTRENschen Kontraktur eine Rolle spielen, vor allem, wenn es sich um ein chronisches, stets wiederkehrendes Trauma bei gewohnheitsmäßiger Beschäftigung handelt. Als allgemeine Ursache kommt aber das Trauma nicht in Frage.

2. Konstitutionelle Ursachen wie Gicht, Rheumatismus (rheumatische Diathese), Diabetes mellitus und insipidus hält COENEN mehr für zufällige Begleiterscheinungen.

3. Infektionen sind in großer Zahl im Schrifttum als Ursache der DUPUYTRENschen Kontraktur angeführt. Stichhaltige Begründungen konnten aber nicht erbracht werden. Eine besondere Stellung unter den Infektionskrankheiten nimmt in diesem Zusammenhang die Tuberkulose ein, deshalb, weil PONCET den Begriff der fibrösen Tuberkulose ohne morphologisch charakteristische Kennzeichen geschaffen hat und weil gewisse Forscher in Anlehnung an PONCET auch die DUPUYTRENsche Kontraktur für eine solche Form der Tuberkulose hielten. Nach COENENs Urteil sind aber die erbrachten Beweise nicht einwandfrei und man kann daraus nur den Schluß ziehen, daß Tuberkulöse auch an der DUPUYTRENschen Fingerverkrümmung leiden können.

4. Ebenso zu bewerten in der Reihe der ursächlichen Einflüsse sind nach COENEN die Arteriosklerose, der Saturnismus, die Lues und der Alkohol.

5. Wesentlich scheint die Möglichkeit eines nervösen Einflusses beim Zustandekommen der DUPUYTRENschen Kontraktur zu sein. Vor allem wurde herangezogen die Neuritis ulnaris. Nach COENEN ist aber in vielen dieser Mitteilungen offenkundig der Zusammenhang nur scheinbar. Die an Kontraktur der Finger Leidenden sind eben noch sehr oft mit anderen Leiden behaftet. Weitere nervöse Störungen wurden vielfach erwähnt in Form von Syringomyelie, Tabes dorsalis, gewissen Geisteskrankheiten usw. Am ehesten kommt aber wohl die Neuritis ulnaris wegen ihrer funktionellen Zusammengehörigkeit in Betracht. COENEN hält aber daran fest, daß einzelne Beobachtungen die Frage nach der neurogenen Grundlage der Kontraktur nie zu entscheiden vermögen. Er ist der Meinung, daß vielleicht eine gut begründete Statistik, die vor allem die zahlreichen, im Kriege entstandenen Nervenverletzungen in sich schließen würde, mehr Klarheit in die fraglichen Zusammenhänge bringen könnte. Eine solche Statistik ist aber bis heute nicht durchgeführt worden.

6. Die Erblichkeit. Neben der schon genannten Tatsache des oft doppelseitigen Auftretens der DUPUYTRENschen Kontraktur ist von größter Wichtigkeit die vielfach erhobene Feststellung, daß die DUPUYTRENsche Kontraktur als familiäres Leiden in Erscheinung tritt. COENEN kann aus dem Schrifttum eine größere Zahl von solchen Mitteilungen anführen und ist der Ansicht, daß die Erblichkeit des Leidens nicht zu bestreiten ist. COENEN weist in dieser Beziehung auf die bemerkenswerte Mitteilung von RIEDINGER hin, der als Stütze der erblichen Veranlagung zeigen konnte, daß in der Palmarfaszie des Fußes sog. akzessorische Gelenkstücke in verschiedenen Stadien der Rückbildung vorkommen, von denen gelegentlich nur noch kleinste Reste von Knorpelgewebe übrig bleiben. Solche Reste können zur Verknorpelung der Plantarfaszie führen und es ist deshalb das Auftreten von Knorpel und Knochen in der Faszie keine zufällige Erscheinung. Es liegt der Gedanke nahe, daß die Knotenbildung bei der DUPUYTRENschen Kontraktur vielleicht mit ähnlichen entwicklungsgeschichtlichen Vorgängen zusammenhängt (RIEDINGER).

Seit der monographischen Bearbeitung der DUPUYTRENschen Kontraktur durch COENEN (1918) sind noch eine Fülle von neuen Mitteilungen über die Ursache dieses Leidens erschienen, von denen die Mitteilung von LEDDERHOSE besondere Erwähnung verdient. Dieser Forscher schlägt für die Erkrankung die Bezeichnung Fasciitis palmaris vor. Auf Grund von „vielen 100 Untersuchungen" behauptet LEDDERHOSE, daß die Fasciitis palmaris eine regelmäßige Begleiterscheinung der Arthritis deformans ist. Arthritis deformans und Fasciitis palmaris haben als gemeinsames Merkmal die Häufigkeit des Auftretens, ferner, daß beide oft schon in der Jugend beginnen, längere Zeit latent bleiben, sich fast immer langsam weiter entwickeln mit gelegentlichem Stillstand, drittens auch die mikroskopischen Veränderungen beider Erkrankungen widersprechen nicht der Annahme eines ursächlichen Zusammenhanges. LEDDERHOSE will aber die beiden Erkrankungen nicht in engste ätiologische Beziehung bringen. Er hält es nur für möglich, daß verschiedenartige, lokale und allgemein krankhafte Einflüsse gelegentlich imstande sind, in der Palmaraponeurose dieselben Bedingungen herbeizuführen wie die Arthritis deformans und damit auch die gleichen Veränderungen in der Form der Fasciitis palmaris auszulösen.

Ganz besonderes Interesse gebührt der schon in der Einleitung erwähnten, 1922 erschienenen Arbeit von ALI KROGIUS, da es diesem Forscher meines Erachtens gelungen ist, mit stichhaltigen Tatsachen die stammesgeschichtlich bedingte Grundlage der DUPUYTRENschen Kontraktur zu beweisen. Ausgehend von der Beobachtung, daß auch in seinen 22 Fällen von DUPUYTRENscher Kontraktur nicht weniger als 12 doppelseitig auftraten und daß in 4 Fällen die erbliche Anlage nachgewiesen werden konnte und daß in einem Fall, von dem KROGIUS den Stammbaum abbildet, das Leiden in 4 Generationen in sehr großer Zahl auftrat, schließt KROGIUS, daß die erbliche Anlage beim Auftreten dieser Erkrankung offenbar eine große Rolle spiele. Jedenfalls müsse sie bei jeder Theorie, welche die Natur und Ursache der Erkrankung erklären will, berücksichtigt werden. Auch KROGIUS geht, in der Absicht, eine anatomische Grundlage für die festgestellte Disposition zu schaffen, auf die bereits oben erwähnten Angaben von RIEDINGER zurück und ist seinerseits in der Lage, die Hypothese von RIEDINGER, soweit sie die DUPUYTRENsche Kontraktur betrifft, weiter auszubauen. Einen neuen Schlüssel zu einer anderen entwicklungsgeschichtlich zu begründenden Erklärung der DUPUYTRENschen Kontraktur fand KROGIUS in den von KAJAVA 1917 mitgeteilten Forschungsergebnissen, die sich folgendermaßen zusammenfassen lassen (gekürzt wiedergegeben nach KROGIUS): „KAJAVA verfolgte das Verhalten der oberflächlichen volaren Handmuskulatur in der Säugetierreihe und stellte fest, daß sie hier in einer wechselnden Anordnung vorkommt. Bei den niedrigsten Formen versieht sie die radialen Finger mit kurzen Beugern, bei den höheren kommen ganz vorzugsweise die zum 5. oder 4. Finger oder zu diesen beiden Fingern gehörenden Muskelbeugern zur Entwicklung. In den höchsten Ordnungen, von den Halbaffen bis zum Menschen, wie auch bei einigen der niederen Formen, fehlen die Musculi flexores manus breves in der Regel vollständig, wenn auch beim Menschen in seltenen Fällen ein solcher Muskel als eine Anomalie angetroffen worden ist. Bei jüngeren menschlichen Embryonen behauptet indessen GRÄFENBERG, einen beträchtlichen Musculus flexor brevis manus gefunden zu haben, der später mit dem Musculus flexor digitorum sublimis verschmelzen sollte." KROGIUS kam durch die Mitteilung von KAJAVA auf den Gedanken, daß atavistische Reste der Musculi flexores breves manus möglicherweise mit der DUPUYTRENschen Kontraktur in genetischem Zusammenhang stehen könnten und glaubt darin eine Begründung für das familiäre Auftreten sowie für die ulnare Lokalisation des Leidens gefunden zu haben. KROGIUS erwähnt in Analogie zu Veränderungen beim muskulären Schiefhals die Möglichkeit, daß die Kontraktur aus sehnig umgewandeltem Muskelgewebe hervorgegangen sei. Dies schien ihm im anatomischen Aufbau der Aponeurose begründet zu sein. Nach ihrer Lage gehört die Aponeurose zur oberflächlichen Beugemuskulatur des Unterarmes, also zu derselben Schicht, von der auch die genannten Musculi flexores breves manus abstammen und da beim Menschen diese Muskeln nicht mehr zur Entwicklung gelangen, nimmt Krogius an, „daß in der menschlichen Hand ihre Anlage in die Palmaraponeurose aufgegangen ist." Auch konnte sich Krogius davon überzeugen, daß bei neugeborenen Kindern in der Palmaraponeurose mitten unter den Bindegewebsbündeln noch einige quergestreifte Muskelbündel auftreten können.

In Würdigung dieser verschiedenen entwicklungsgeschichtlichen Feststellungen glaubt Krogius zu der Annahme berechtigt zu sein, daß die Dupuytrensche Kontraktur aus Entwicklungsstörungen dieser Muskulatur hervorgeht unter Bildung eines sehnigen Gewebes auf Kosten der abnormen muskulären Anlage. Weitere Tatsachen, die den Verfasser zu einer endgiltigen Gestaltung seiner Hypothese gelangen ließen, ergaben sich aus pathologisch-anatomischen Befunden von verschieden alten Fällen von Dupuytrenscher Kontraktur. Krogius stellte fest, daß in der veränderten Aponeurose nicht vereinzelte, verstreute Knoten, sondern zusammenhängende runde Stränge gebildet waren, die vom proximalen Teile der Aponeurose bis zu den kontrahierten Fingern verliefen. Diese Stränge zeigten einen Durchmesser bis zu 5 mm, hatten feste sehnige Konsistenz und sahen eigentlich hyalin glasig aus. Die Abb. 19 stellt das von Krogius in seiner Arbeit wiedergegebene, äußerst kennzeichnende Operationspräparat dar. Während schon die grobanatomische Form dieser Stränge den Eindruck einer Sehne erweckt, ist es Krogius gelungen, durch die histologische Untersuchung zu zeigen, daß es sich in der Tat, wenigstens in den schon lange bestehenden Fällen, um echtes Sehnengewebe handelt (den Beleg dafür gibt Krogius in Abb. 3 seiner Arbeit). Jedenfalls unterscheidet sich dieses Sehnengewebe wesentlich vom gewöhnlichen Aponeurosengewebe.

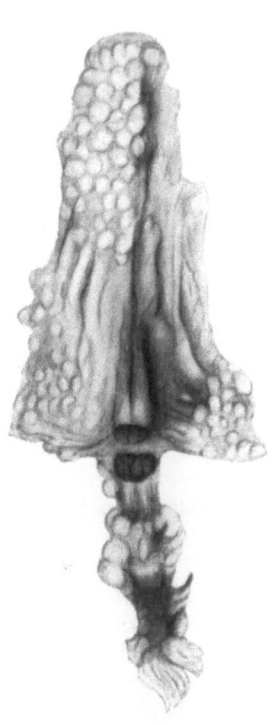

Abb. 19. Dupuytrensche Kontraktur. Operationspräparat nach Ali Krogius.

Der Nachweis dieses in der Aponeurose verlaufenden echten Sehnenstranges ist aber nun von außerordentlicher Bedeutung für die Beurteilung der ganzen Frage, denn es scheint, daß diese echten Sehnen das Endergebnis des lange dauernden krankhaften Geschehens darstellen.

Die Entwicklung dieser Sehnenstränge ergibt sich aus dem geweblichen Aufbau von weniger alten Veränderungen, die, wie Krogius betont, ebenfalls schon in sehnenstrangartiger Anordnung vorkommen. In solchen Fällen konnte Krogius, wie die meisten früheren Untersucher, jenes zellreiche, fast geschwulstartig aussehende Spindelzellgewebe nachweisen, das in den meisten Mitteilungen als typische Gewebsneubildung angesprochen wird. Nach Krogius zu schließen handelt es sich aber bei diesem zellreichen Gewebe um eine Zwischenstufe in der Entwicklungsreihe. Entzündliche Erscheinungen fand Krogius, ebenso wie Langhans, niemals. Reste quergestreifter Muskelfasern ließen sich auch nie auffinden. Im Gegensatz zu anderen Untersuchern fand Krogius auch keine elastische Fasern im neugebildeten Gewebe. Bei der Bewertung dieses

zellreichen Gewebes gelangt KROGIUS zu der mit seiner Hypothese in Einklang
stehenden Ansicht, daß es sich um ein embryonales Bildungsgewebe
handle, dessen Ursprung man in den angegebenen Entwicklungsstörungen der oberflächlichen Schicht der palmaren Muskelschicht
zu suchen hätte und dessen Ziel die Bildung von Muskel- bzw.
Sehnengewebe wäre. Diese von atavistischen Resten der oberflächlichen
Muskelschicht stammenden Bildungsgewebe erzeugen aber keine Muskeln, sondern
nur noch ein im späteren Leben zur Schrumpfung führendes Sehnengewebe.

Eine Beobachtung von STOPPATO, wo sich bei einem 34jährigen Manne
innerhalb von 2 Jahren eine nußgroße, fibromartige Geschwulst im Handteller
gebildet hatte und die der Verfasser als wahrscheinlich aus den embryonalen,
muskulo-tendinösen Zentren entsprungen, auffaßt, stellt eine bemerkenswerte
Ergänzung zu der Auffassung von KROGIUS dar, indem in diesem Falle, offenbar
aus demselben unverbrauchten Keimsystem, eine echte Geschwulst hervorgegangen ist.

Eine weitere wertvolle Ergänzung zur Bedeutung der familiären Veranlagung
lieferte KARTSCHIKJAN durch Mitteilung des Stammbaumes einer Familie, bei
der durch 7 Generationen die DUPUYTRENsche Kontraktur vererbt wurde.
In dieser Familie sind nur die Männer befallen, die 2., 4., 5. und 7. Generation
sind frei von der Erkrankung.

Die äußerst wertvollen Ergebnisse der Mitteilung von ALI KROGIUS scheinen mir
von allen bisher vertretenen Anschauungen über Ursache und Entstehungsweise
der DUPUYTRENschen Kontraktur weitaus am geeignetsten, dieses merkwürdige
Krankheitsbild zu erklären. Die durchwegs wohlbegründete Anschauung von
KROGIUS muß meines Erachtens höher eingeschätzt werden als eine bloße
Hypothese. Allerdings sind durch die Lehre von KROGIUS die letzten Fragen
des Problems noch nicht gelöst, nämlich die Frage nach der Ursache des plötzlichen Wucherns des embryonalen Bindegewebes. Hier besteht nun die Möglichkeit, daß verschiedenste ursächliche Einflüsse imstande sind, als Reiz zu wirken
und Gewebskeime in Wucherung geraten zu lassen. Für solche Reize kommen
theoretisch alle in der ursächlichen Forschung genannten Möglichkeiten wie
Trauma, trophoneurotische Störung, Infekte, Toxine usw. in Betracht. Es
ergibt sich also aus unseren Überlegungen, daß die DUPUYTRENsche Palmarkon-
traktur durch eine im Sinne von KROGIUS angeborene Gewebsanomalie bedingt
ist und durch verschiedenste ursächliche Momente, vielleicht auch spontan,
ausgelöst werden kann.

Schleimbeutel.

Einleitung. Bei der Behandlung der Sehnen und Sehnenscheiden haben wir
des öfteren darauf hingewiesen, daß die Schleimbeutel nicht nur keimesgeschichtlich, sondern auch funktionell und vor allem in Hinsicht auf die verschiedenen
Krankheitsformen mit jenen in eine gemeinsame Gruppe gehören. Wir haben auch
bei den einzelnen Erkrankungen (es handelt sich vorwiegend um entzündliche
Erkrankungen) mehrfach auf die Möglichkeit des gleichzeitigen Auftretens in
den genannten verschiedenen Organen hingewiesen. Andererseits kommt es
immer wieder vor, daß in der genannten Organgruppe einmal das eine, ein
andermal das andere Organ befallen ist und daß dabei die Veränderungen in
den verschiedenen Organen einander äußerst ähnlich sind. Von diesen Feststellungen ausgehend erübrigt es sich, bei der Besprechung von Schleimbeutelerkrankungen alle im vorherigen Kapitel besprochenen Krankheitsformen

nochmals anzuführen und wir werden uns darauf beschränken, hier nur noch diejenigen Krankheitsformen der Schleimbeutel zu behandeln, welche wesentliche Unterschiede gegenüber dem Sehnenscheidensystem aufweisen, außerdem noch kurz die besonderen, an die Schleimbeutel gebundenen Krankheitsformen erwähnen.

I. Chronische Entzündungen der Schleimbeutel.

Hygrome. Während man bei den Sehnenscheiden, wie wir dort gezeigt haben, vorwiegend eine Form des sog. Hygroms kennt, nämlich das sog. Reiskörperchenhygrom, das fast ausschließlich auf tuberkulösem Boden entsteht, unterscheidet man bei den Schleimbeuteln verschiedene Formen des Hygroms. Es sind dies einerseits das Hygrom ohne, andererseits das Hygrom mit Reiskörperchen. KAUFMANN erwähnt in seinem Lehrbuch die beiden Formen und fügt dazu, daß die zweite Form, das Reiskörperchenhygrom, auch hier meist das Symptom einer tuberkulösen Erkrankung sei und daß man es demzufolge auch Hygroma tuberculosum nennt. Eine grundsätzliche Trennung zweier Formen, sie eben genannt wurde, ist nach unserem wie Dafürhalten nicht berechtigt. Mehrere Tatsachen sprechen gegen eine solche. Einmal gibt es sichtliche Übergänge zwischen beiden Formen. Ferner kann jede nicht tuberkulöse Bursitis Reiskörperchen bilden, wenn auch vielleicht nicht in so großer Zahl, wie dies bei der Tuberkulose der Fall ist. Jedenfalls muß hervorgehoben werden, daß die Bildung von Reiskörperchen nicht der Ausdruck eines spezifischen Prozesses ist, sondern eine Begleiterscheinung eines übergeordneten Vorganges und daß somit das sog. Reiskörperchenhygrom

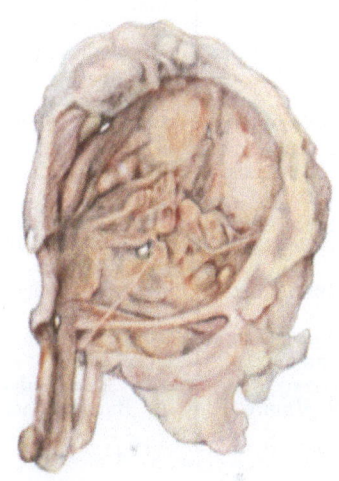

Abb. 20. Schleimbeutelhygrom. Makroskopische Aufnahme im Maßstab 1 : 12.

in bezug auf das Wesen der Erkrankung sich von Hygromen mit wenigen oder ohne Reiskörperchen nur dem Grade nach durch das vermehrte Auftreten dieser Begleiterscheinung unterscheidet.

Die Beurteilung der sog. Schleimbeutelhygrome im allgemeinen fällt uns heute wohl schwerer denn je. Sowohl in bezug auf die Ursache wie auf die Entstehungsweise, wie vor allem auf die Verwandtschaft mit dem Ganglion, bestehen sehr verschiedene Auffassungen, die sich nur schwer in irgendeiner Weise vereinigen lassen. Bei der Durchsicht des hierhergehörigen Schrifttums stößt man auf eine große Zahl äußerst gegensätzlicher Meinungen. In Hinsicht auf die Ätiologie ist die Verschiedenheit der Meinungen darin begründet, daß die meisten älteren Forscher in Anlehnung an das Reiskörperchenhygrom der Sehnenscheide annahmen, daß auch die Hygrome der Schleimbeutel unbedingt tuberkulöser Natur sein müssen. Daß dem nicht so ist, hat schon KÖNIG, wie wir früher erwähnt haben, angedeutet. Seither sind bis in die neueste Zeit die verschiedensten Ansichten über diesen Punkt geäußert worden. Es würde zu weit führen, alle Ansichten bis ins kleinste wiederzugeben und ich habe deshalb versucht, an Hand der nachfolgenden Tabelle Rechenschaft zu gewinnen über die Frage, in wie hohem Maße die Hygrome, die in der letzten Zeit im Schrifttum mitgeteilt wurden, tuberkulöser Natur sind. Die Tabelle beansprucht nicht absoluten Wert, denn aus den Mitteilungen ist nicht immer ersichtlich, ob wirklich eine Tuberkulose vorhanden war oder nicht, vielfach ist Tuberkulose nur vermutet oder angenommen, ohne aber histologisch sicher gestellt worden zu sein. Aus der Tabelle ersehen wir immerhin, daß die frühere Auffassung der tuberkulösen Natur der Schleimbeutelhygrome nicht zu Recht besteht und daß, obwohl in einem großen Teil der Fälle als Ursache die Tuberkulose in Betracht kommt, doch mehr als die Hälfte der Gesamtfälle nicht tuberkulöser

Name des Verfassers	Sitz des Hygroms	Anzahl der Fälle	Tbc. (hist. erh.)	wahrsch. Tbc.	nicht Tbc.
WIETING . .	Bursa trochanterica profunda	11	9	2	—
FANNUCCI . .	Bursa trochanterica profunda	3	1	2	—
LESCHZINER .	Bursa trochanterica profunda	2	2	—	—
LAURENTI . .	Bursa trochanterica profunda	1	—	—	1
LIPFFERT . .	Bursa trochanterica profunda	3	1	2	—
HAMMER . .	Bursa semimembranosa	7	—	—	7
RIEDEL . . .	Bursa semimembranosa	19	1	—	18
SONNTAG . .	Bursa semimembranosa	1	—	—	1
AVONI . . .	Bursa subdeltoidea	1	—	—	1
BÉRARD und DUNET . .	Bursa subdeltoidea	1	1	—	—
KREUTER . .	Bursa subdeltoidea	1	—	—	1
LANGEMAK .	Bursa praepatellaris und Bursa des Musculus sartorius	5	—	—	5
REINHARDT .	Bursae des Knie- und Fußgelenkes	3	3	—	—
GOLDSCHEIDER	Bursae des Knies	3	—	—	3
ERHARDT . .	Bursae subscap. subdelt., Knie	7	5	1	1
TORACCA . .	Bursa subserrata	2	—	—	2
V. HEDRY .	Bursa subacromialis	1	—	1	—
		71	23	8	40

Natur ist. Außer der Tuberkulose können aber die verschiedensten ursächlichen Einflüsse bei der Entstehung der chronischen Bursitis in Betracht kommen. So erwähnen KÜTTNER und HERTEL als Ursache ,,in erster Linie mechanische Momente, direkte oder indirekte Traumen mit Kapselzerreißung, mit Blutbzw. mit Lympherguß. Daneben gelten auch Stoffwechsel- und chronische Infektionskrankheiten als ätiologische Faktoren, namentlich bei multipler Hygrombildung''. Daß mechanische Schädigungen (vor allem andauernde), von großer ursächlicher Bedeutung sein müssen, scheint uns aus verschiedenen Gründen hervorzugehen. Das Hygroma praepatellare, von den Engländern als ,,housemaids knee'' bezeichnet, das Hygroma bursae olecrani, das vor allem bei Bergleuten auftreten soll (nach der Angabe von KAUFMANN), das Hygrom der Bursa trochanterica profunda bei den Türken (WIETING) sind alles Hygrome, die unstreitbar an Stellen starker andauernder Druckbelastung aufgetreten sind. Des weiteren ist darauf hinzuweisen, daß Hygrome sozusagen nur in solchen Schleimbeuteln auftreten, die an exponierter Stelle der Oberfläche liegen und dadurch sind sie mechanischen Schädigungen geradezu ausgesetzt. Daß mechanische Schädigungen bei der Entstehung der Hygrome eine wesentliche Rolle spielen, geht ohne Zweifel auch aus den geweblichen Veränderungen in der Hygromwand hervor. Zwar ist es nicht möglich, von den zu beschreibenden Veränderungen immer anzugeben, ob sie auf traumatischer Basis entstanden sind. Ob eventuell andere schädigende Ursachen an sich oder im Verein mit mechanischen in Frage kommen, läßt sich nicht immer mit Sicherheit entscheiden. Gerade das oben angeführte Beispiel von WIETING zeigt die Wechselbeziehungen verschiedener ursächlicher Umstände, indem in fast allen Fällen dieses Verfassers ein tuberkulöses Hygrom der Bursa trochanterica profunda vorgelegen hat an einer Stelle, die durch die Eigenart des türkischen Sitzes ohne Zweifel lang andauerndem Druck ausgesetzt ist. Ebenso deutet die doppelseitige Hygrombildung in der Bursa subserrata, die von TORACCA beschrieben wurde, auf eine mechanische Schädigung hin. Es handelt sich um Hygrombildung bei einer Scheuerfrau, die durch einen heftigen Stoß mit dem Rücken an der Wand aufschlug. Der Verfasser schätzt den einmaligen starken Stoß weniger hoch ein als das berufsmäßige Trauma infolge des Scheuerns.

Außer Trauma und Tuberkulose können auch in den Schleimbeuteln gelegentlich andere Ursachen, wie sie schon bei den chronischen Entzündungen der Sehnenscheiden beschrieben wurden, zu Hygromen führen.

H. PICK konnte allerdings in keinem einzigen Fall von 15 Schleimbeutelhygromen bakteriologisch irgendwelche Keime nachweisen und nimmt deshalb an, daß der Inhalt des Schleimbeutels steril sei.

Vor allem wären noch Stoffwechselstörungen wie die Gicht als ätiologischer Faktor zu nennen.

Über die Entstehungsweise der Hygrome herrscht im Schrifttum noch eine sehr große Verwirrung, die meines Erachtens daraus hervorgegangen ist, daß man der von NEUMANN begründeten Lehre von der fibrinoiden Entartung zu großen Wert beigemessen hat und daß viele Forscher in Anlehnung an NEUMANN, SCHUCHARDT und andere die Begriffe Hygrom und fibrinoide Degeneration vermengt haben und viele von ihnen gleichzeitig die tuberkulöse Ätiologie in diese Verwirrung hineinbezogen.

Die Entstehungsweise des Hygroms ist nach unseren eigenen Untersuchungen, sowie zahlreichen Angaben des Schrifttums sehr komplex. Schon wenn wir die alten Bezeichnungen wie Bursitis proliferans (VIRCHOW), Bursitis destruens (GRASER) ins Auge fassen, sehen wir, daß von diesen beiden Forschern einzelne Momente aus der Pathogenese des Hygroms herausgegriffen worden sind, die in großem Gegensatz zueinander stehen. Mit Recht betonen deshalb KÜTTNER und HERTEL, daß die Wandveränderungen nicht nur auf entzündlich produktiven Vorgängen im Sinne von VIRCHOW, sondern auch auf degenerativen Vorgängen im Sinne von GRASER beruhen.

SCHUCHARDT hatte noch 1890 einen vermittelnden Standpunkt eingenommen, indem er die Hygrombildung auf einen entzündlichen Vorgang mit Hyperplasie des Bindegewebes auffaßte, an den sich eine Entartung des Bindegewebes unter Ausscheidung von Faserstoff (im Sinne von BUHL), einem Umwandlungsprodukt des Bindegewebes, anschließt. So entstehen durch die anfängliche Vermehrung des Bindegewebes infolge der überall sich zeigenden Entartung zahlreiche Höhlen, die Bindegewebsfasern zerfallen, im Innern des Beutels sammelt sich die freigewordene Flüssigkeit an.

Nachdem RICKER 1901 den Verflüssigungsvorgang genauer beschrieben hatte, konnte GRASER mit eigenen Untersuchungen, in Anlehnung an RICKER die RICKERsche Ansicht bestätigen. Den eigenartigen Befund von strang- und zungenförmigen Fortsätzen im Innern der veränderten Schleimbeutel erklärt sich GRASER dadurch, daß in diesen stehengebliebenen Teilen eine bessere Ernährung vorhanden gewesen sei, die dem Zerstörungsvorgang getrotzt habe. In bezug auf die Verwandtschaft mit Ganglien weist schon GRASER darauf hin, daß die beiden Bildungen wohl ähnlich seien, aber nicht auf denselben Vorgang zurückgeführt werden können. LANGEMAK, ein Schüler RICKERs, ist in der Auswertung der RICKERschen Vorstellungen in bezug auf die Hygrombildung noch viel weiter gegangen als die vorgenannten Forscher. Er bestreitet die primär entzündliche Natur des Vorganges und steht auf dem Standpunkt

Rickers, daß durch einen mechanischen Reiz der Gefäßnerven eine arterielle Hyperämie verursacht werde, die zum Schwund des Fettgewebes und zur Hyperplasie des Bindegewebes führe. Auf diese Weise, durch die Vermehrung von Kollagen und durch Schwund der Gefäße entsteht eine Schwiele, deren Bindegewebe fibrinoid entartet. Durch Verflüssigung der fibrinoiden Massen entsteht ein Hohlraum, der infolge des unregelmäßigen Fortschreitens der Entartung eine unregelmäßig gestaltete Innenwand zeigt. Entzündliche Prozesse können nach Langemak keine Rolle spielen, weil ja die Wand des Hygroms keine Gefäße habe. Dieser extremen und einseitigen Auffassung tritt Kreuter mit Nachdruck entgegen. Auf Grund seiner eigenen Untersuchung an einem mannskopfgroßen Hygrom, das bei einem 15jährigen Mädchen im Bereich der Bursa subdeltoidea

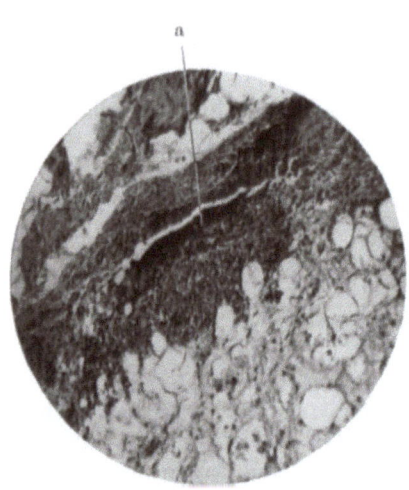

Abb. 21. Posttraumatische Schleimbeutelbildung unter dem Malleolus externus. Nekrose des faserigen Bindegewebes (a) und schleimige Entartung des Fettgewebes. M. B. 2258/27. Mann, 36 Jahre alt. Häm.-Eosin. Zeiß Ok. 2, Ob. 26.

vorlag, gelangt dieser Verfasser zur gegenteiligen Ansicht, daß dem Hygrom echt entzündliche Erscheinungen zugrunde liegen müssen. Schon die histologische Untersuchung Kreuters stützte in hohem Maße diese Auffassung, indem er den Nachweis von richtigem Granulationsgewebe erbringen konnte. Der schlagende Beweis für die entzündliche Natur ergab sich aber aus der chemischen Analyse der Hygromflüssigkeit. Diese zeigte ein spezifisches Gewicht von 1031 und wies einen Gehalt an koagulierbarem Eiweiß von 9,8% auf. Der Gesamtstickstoff betrug 0,14%, muzinogene und kollagene Substanzen waren nicht nachzuweisen, Salze enthielt die Flüssigkeit nur in geringer Menge. Kreuter zieht aus diesen Untersuchungen den Schluß, daß die Hygromflüssigkeit als entzündliches Exsudat aufgefaßt werden müsse. Kreuter erwähnt auch eine frühere chemische Untersuchung von Caseneuve, bei der die Hygromflüssigkeit ein spezifisches Gewicht von 1059 aufgewiesen hat und beim Erhitzen massige Niederschläge zeigte. Kreuter schließt aus seiner Untersuchung mit Recht, daß es nicht möglich sei, den von ihm nachgewiesenen Hygromingehalt als das Ergebnis der fibrinoiden Degeneration zu deuten und daß es sich bei der Flüssigkeit um ein aus den zahlreich entwickelten Gefäßkapillaren stammendes Exsudat handelt müsse, und zwar auf entzündlicher Grundlage.

In bezug auf die so typischen Stränge, wie sie im Innern der Schleimbeutelhygrome auftreten, verdanken wir Goldscheider eine ausführliche anatomische Untersuchung. Zum Vergleich mit den Hygromen untersucht Goldscheider normale Schleimbeutel und stellt fest, daß die Balken, die im Hygrom meist von rauher, unebener Oberfläche sind, hervorgerufen durch fibrinöse Auflagerungen, schon in normalen Schleimbeuteln als zarte, sehnig glänzende Balken vorkommen. Die Ausbreitung über die Grenzen der bestehenden Schleimbeutel erklärt er durch die lockere, zarte Beschaffenheit des Bindegewebes.

Aus diesen Angaben des Schrifttums können wir entnehmen, daß bis heute die besprochenen Fragen noch nicht abgeklärt sind und wir haben deshalb versucht, auf Grund eigener Untersuchungen uns selbst Rechenschaft zu geben über die verwickelten Vorgänge, die bei der Hygrombildung vorliegen müssen.

Meiner eigenen Untersuchung liegt ein großes Material verschiedenster Hygrombildungen zugrunde. Um von der histologischen Untersuchung einen Erfolg erwarten zu können, haben wir dieselben von Anfang an so angelegt, daß wir wenn immer möglich nicht nur die einzelnen Veränderungen, sondern die örtlichen Beziehungen derselben zueinander feststellen konnten. Am geeignetsten erwiesen sich für dieses Vorgehen große Übersichtsschnitte, die genaue topographische Bestimmungen ermöglichten. Von den Ergebnissen unserer Untersuchungen sei hier nur das Wesentliche erwähnt. Als Testfall greifen wir ein Hygrom der Bursa olecrani heraus, das sicher nicht tuberkulöser Natur war,

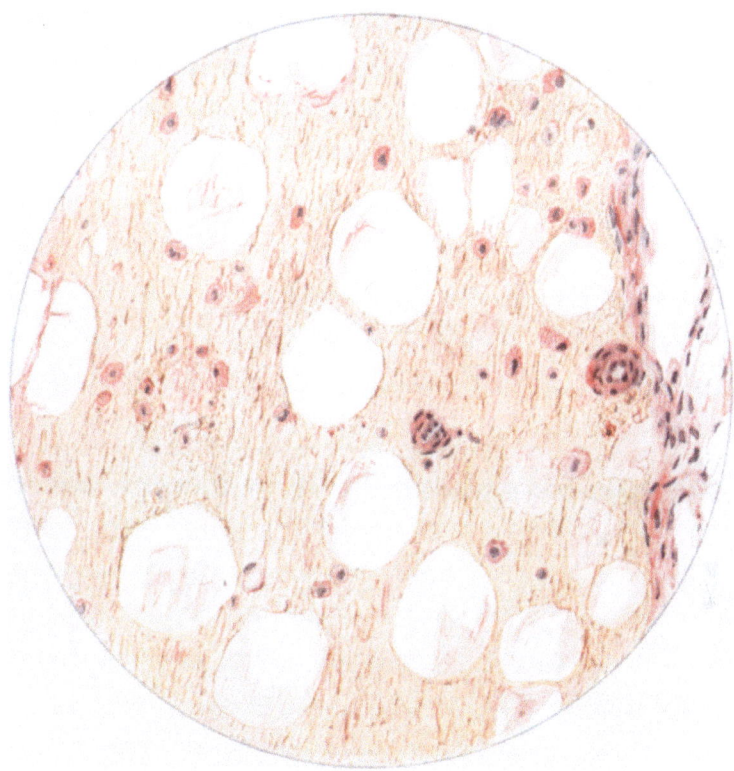

Abb. 22. Posttraumatische Schleimbeutelbildung unter dem Malleolus externus. Schleimige Degeneration des Fettgewebes. Gleicher Fall wie Nr. 21. Schleimfärbung mit Bismarcksbraun Zeiß Ok. 1, Ob. 8 mm.

möchten aber unserer Besprechung eine eigenartige Beobachtung von Schleimbeutelbildung unter dem äußeren Knöchel rechts nach einer Verletzung vorausschicken.

Sch. J., 36jähriger Mann, chirurgische Poliklinik, Zürich 1927. Der Kranke gab an, sich vor 8 Monaten den rechten Fuß verstaucht zu haben. Vor 14 Tagen trat an Stelle der zurückgegangenen Schwellung unterhalb dem Knöchel eine neue Schwellung mit Schmerzen auf.

Es wurde in Lokalanästhesie ein nußgroßes, sackartiges Gebilde entfernt, das nicht sicher zu beurteilen war und klinisch entweder für ein Hygrom oder ein Ganglion gehalten wurde.

Zur histologischen Untersuchung kam ein unregelmäßig geformtes, nußgroßes Gewebsstück, das wir von bloßem Auge für Fettgewebe mit derbem Bindegewebe hielten. Bei der histologischen Untersuchung ließen sich aber in beiden Gewebsarten eigenartige Veränderungen nachweisen. So fanden sich an einigen Stellen herdförmige Nekrosen im Bindegewebe, umgeben von einem zellreichen Granulationsgewebe, wie dies in Abb. 21

wiedergegeben ist. In der kleinen, länglichen Nekrose war kein Blutpigment zu sehen. Das umgebende Granulationsgewebe besteht vorwiegend aus spindeligen Zellen, Riesenzellen fehlen. Ebenso fehlen entzündliche Infiltrate. Im angrenzenden Fettgewebe eine eigenartige schleimige Entartung, die in Abb. 22 bei stärkerer Vergrößerung wiedergegeben ist. Während die Zellen des Fettgewebes noch erhalten sind, aber auseinander gerückt, zeigt das dazwischenliegende Fasergewebe eine feine netzförmige Durchsetzung mit Fäserchen, die sich mit Bismarcksbraun braun färben. In diesen schleimig entarteten Abschnitten finden sich zahlreiche, große, bläschenförmige Zellen, die selbst keine Schleimreaktion ergeben. Die Gefäße zeigen keine Veränderung. Abb. 23 zeigt ein Bündel alten,

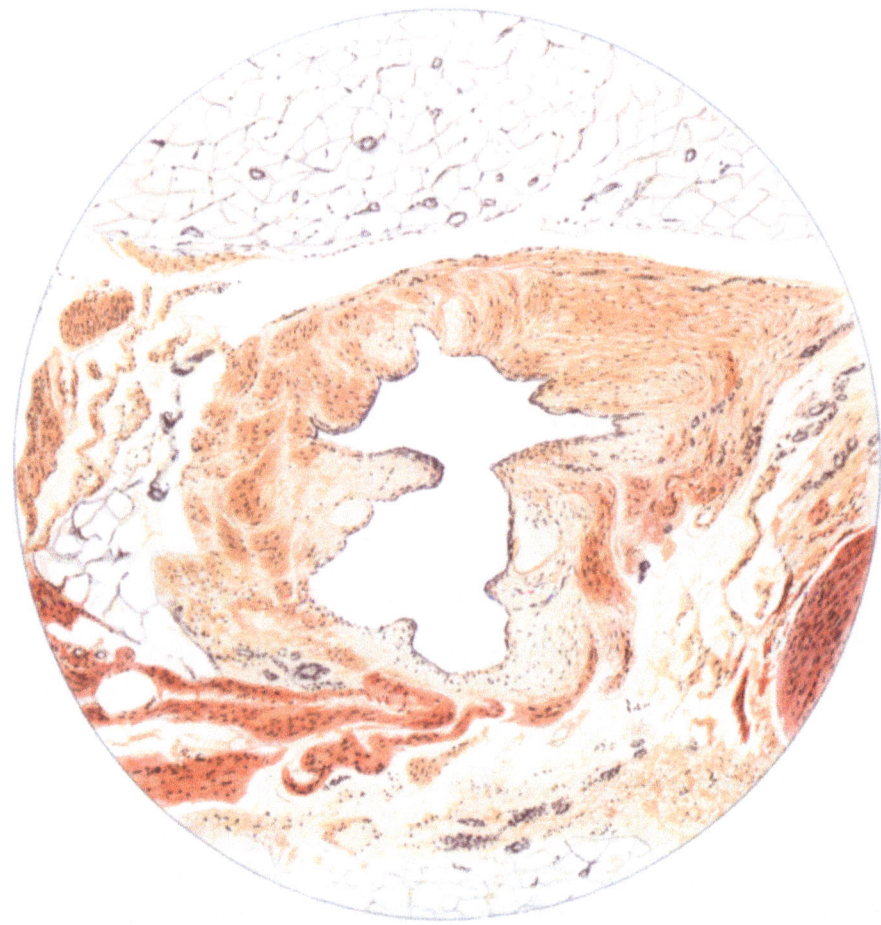

Abb. 23. Posttraumatische Schleimbeutelbildung. Eine andere Stelle vom gleichen Fall wie Abb. 21 und 22. Höhlenbildung in einem Bindegewebsstrang, ebenfalls durch schleimige Degeneration entstanden. Häm.-Erythrosin-Safran (Masson). Kollagenes Bindegewebe gelb. Zeiß Ok. 1, Ob. 8 mm.

derb faserigen Bindegewebes, das eine unregelmäßig begrenzte Höhle aufweist, die durch eine deutliche (synoviale) Grenzschicht ausgekleidet wird. Diese Grenzschicht besteht aus spindeligen Zellen, die geflechtartig aus dem umliegenden Bindegewebe hervorgehen. In den innersten Abschnitten zeigen die Bindegewebsstränge eine deutliche Auflockerung, vereinzelte Höhlen. Auch hier findet man mit besonderer Färbung eine schleimige Entartung. In der Umgebung des beschriebenen Bindegewebsstranges findet sich lockeres, gefäßreiches Bindegewebe, das in ziemlich reicher Menge Blutpigment enthält. Neben der kleinen Höhle erkennt man noch größere Hohlräume, die zum Teil ähnlich aussehen, zum Teil entzündliche Veränderungen aufweisen, wie Bildung von Granulationsgewebe und Fibrinausscheidung im Innern.

Aus dieser histologischen Untersuchung geht hervor, daß eine ältere Höhlenbildung vorliegt, ein Schleimbeutel mit entzündlichen Erscheinungen, daneben aber finden sich frische Vorgänge, die den Weg der Höhlenbildung andeuten, in den frischesten Zuständen in Form von Nekrose und schleimiger Entartung, im späteren Zustand von schleimiger Entartung mit bereits vorliegender Höhlenbildung. Es handelt sich sehr wahrscheinlich um einen akzessorischen Schleimbeutel, der nach einer Fußverstauchung entstanden ist (Hämosiderin als Zeichen der stattgehabten Blutung), der sich in der Zeit von 8 Monaten ausgebildet hat, zur Zeit entzündliche Veränderungen aufweist, daneben jedoch Entartungsvorgänge erkennen läßt. Die Art der degenerativen Veränderungen ist kennzeichnend und gleicht den in den entwicklungsgeschichtlichen Vorbemerkungen gezeigten Veränderungen bei der normalen Schleimbeutelbildung.

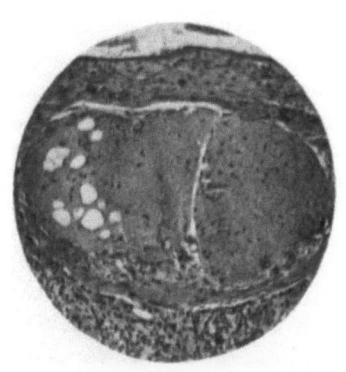
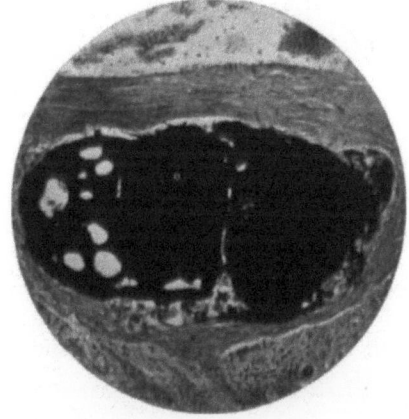

Abb. 24. Hygroma simplex olecrani. Schleimig-elastische Entartung innerhalb einer Hygromwand. M. B. 1929/28. Mann, 62 Jahre alt. Häm.-Eos. Zeiß Ok. 2, Ob. 26 mm. Im entarteten Bindegewebe kleine Höhlenbildungen.

Abb. 25. Hygroma simplex olecrani. Dieselbe Stelle wie Abb. 24. Elastin Weigert. Zeiß Ok. 2, Ob. 26 mm. Der ganze entartete Gewebsbezirk färbt sich schwarz, auch nach langer Alkoholdifferenzierung.

Wir haben diesen Fall vorausgenommen, um auf die Entartungsprozesse im Bindegewebe aufmerksam zu machen. Es hat sich namentlich gezeigt, daß in der Wand von Hygromen, wenn sie eine beträchtliche Dicke erreicht haben und wenn sie an Stellen stärkster traumatischer Schädigungsmöglichkeiten auftreten, fast immer die verschiedensten Formen degenerativer Vorgänge zu finden sind. So konnten wir in der stark verdickten Wand des Hygromfalles, von dem die nachfolgenden Abbildungen stammen, zahlreiche Herde mit wechselnder Entartungsform nachweisen. Hervorzuheben ist aber vor allem, daß alle diese degenerativen Vorgänge sich in den äußeren Abschnitten der Hygromwand abspielen, während die inneren und besonders die innersten Schichten ganz andere, namentlich entzündliche Veränderungen aufweisen. Von den Entartungsvorgängen seien hier die in Abb. 24, 25 und 26 gezeigten Formen genannt, in Abb. 24 ist mitten im straffaserigen Bindegewebe ein länglich-rundlicher Herd, der aus einem eigenartig körnigen Gewebe aufgebaut ist. Dieses färbt sich mit van Gieson gelblich, bei Hämalaun-Eosin leicht rötlich, im Innern dieses Herdes sind vereinzelte Zellen eingestreut, die noch deutliche Kernfärbung ergaben. Auf der einen Seite des Herdes finden sich zahlreiche unregelmäßig geformte Gewebslücken von verschiedener Größe. Der umschriebene Herd ist umgeben von faserigem Bindegewebe und man hat den Eindruck, daß das ganze Gebilde einen dicken Bindegewebsstrang darstellt, der im Innern entartet ist. Um das Wesen dieser Entartung sicherzustellen, wurde mit weiteren Färbungen festgestellt, daß die genannte Masse keine Amyloid-reaktion ergibt, mit Bismarcksbraun sich fest bräunen läßt, nach der

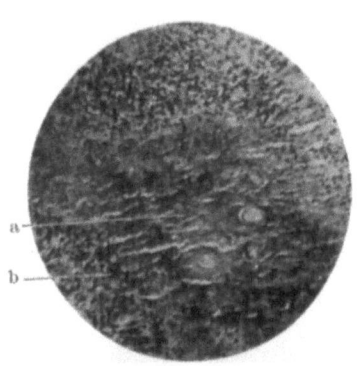

Weigertschen Elastinfärbung vollständig schwarz wird (s. Abb. 25). Aus diesen Feststellungen scheint mir hervorzugehen, daß es sich nicht um eine einfache Degeneration, sondern um einen komplexen Vorgang im Sinne der schleimigen und elastischen Entartung handelt. Vielfach können außer dieser Form gewöhnliche Bindegewebsnekrosen festgestellt werden. In sehr großem Ausmaß ließen sich diese in einem Hygrom der Bursa olecrani nachweisen (vgl. Abb. 26). Hier liegen unregelmäßige, große Nekroseherde vor, das nekrotische Gewebe ließ in Andeutung seinen Aufbau noch erkennen. In der Umgebung fanden sich ausgedehnte entzündliche Zellwucherungen, welche die Herde ziemlich scharf begrenzten. Weder für Tuberkulose noch für Syphilis lassen sich sichere Anhaltspunkte erbringen. So zeigten zum Beispiel die Gefäße keine nennenswerten Veränderungen.

Abb. 26. Bursitis chronica olecrani (Hygroma simplex). Ausgedehnte Gewebsnekrosen mit demarkierender Gewebsreaktion der Umgebung. Für Lues und Tuberkulose keine Anhaltspunkte. Häm.-Eosin. Zeiß Ok. 2, Obj. 26 mm. a Nekrose, b reaktive Demarkationszone.

Neben den bereits genannten Entartungsvorgängen wären noch diejenigen anzuführen, welche als Folge spezifischer Entzündungsvorgänge ebenfalls in der verdickten Hygromwand vorkommen können. So fanden sich bei

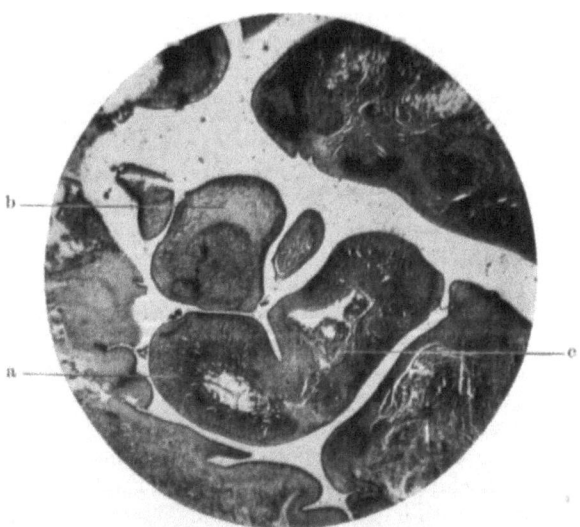

Abb. 27. Bursitis chronica olecrani (Hygroma simplex). Gleicher Fall wie Abb. 24, 25. Übersichtslupenbild. Häm.-Eosin. Zu beachten: Die pilzförmigen Vorsprünge im Innern bestehen aus einem äußerst gefäßreichen Granulationsgewebe. Bei a entzündliche Gefäßbildung, b fibrinöse Durchtränkung des Granulationsgewebes, c entartetes altes Bindegewebe.

Fällen von tuberkulösen Reiskörperchenhygromen in der Wandung zahlreiche Tuberkel, bei einem Fall eines Hygroms bei fraglicher Gicht die später zu besprechenden Entartungsherde. Es muß jedenfalls festgestellt werden, daß, unabhängig von den zu beschreibenden entzündlichen Vorgängen im Innern des Hygroms, sich oft Entartungsvorgänge verschiedener Art im Balg des Hygroms nachweisen lassen.

Die entzündlichen Veränderungen sind wohl bekannt, von vielen Forschern aber bestritten worden. Daß sich zweifellos echte, chronisch entzündliche Vorgänge hier abspielen, mögen die folgenden Abb. 27—31 dartun. Die Innenwand der Hygrome ist äußerst unregelmäßig gestaltet.

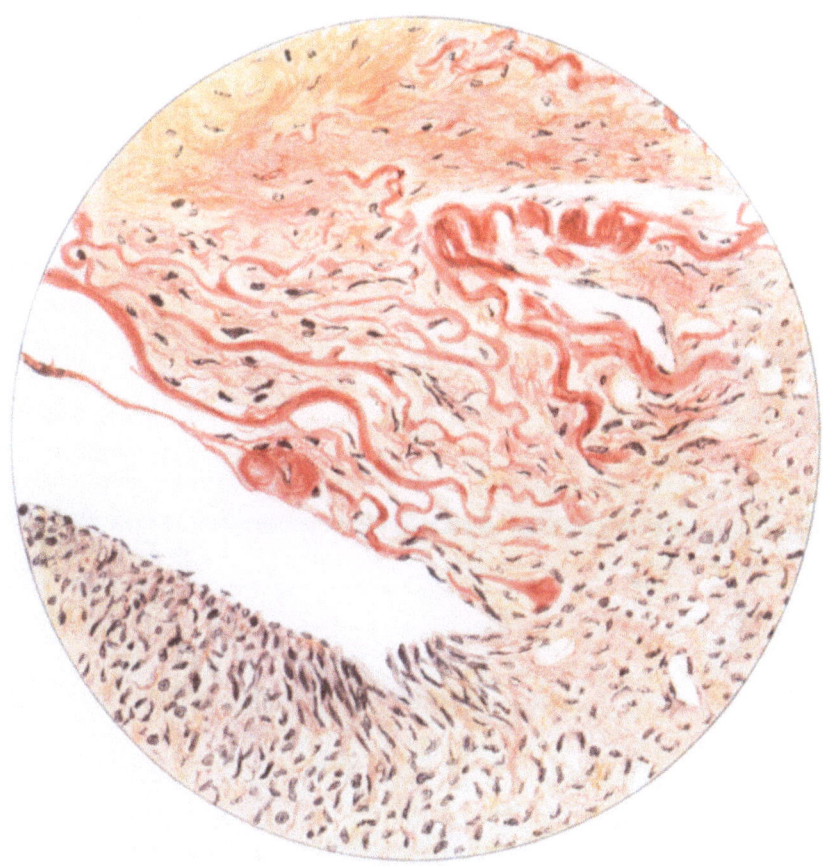

Abb. 28. Bursitis chronica olecrani (Hygroma simplex). M. B. 1929/28. Häm.-Erythrosin-Safran (Masson). Zeiß Ok. 4, Ob. 4 mm. Unten: Zellreiches Granulationsgewebe. Oben: rote Bänder = Fibrinabsonderung (vor allem um die Gefäßspalten herum). Unten: histiozytäre Wanderzellen mit großem dunklem Kern.

Nicht nur beim tuberkulösen, sondern auch bei fast allen unspezifischen Hygromen findet man als kennzeichnende Merkmale eine unregelmäßige Innenfläche mit zahlreichen zungen- und fadenförmigen Fortsätzen ins Innere, daneben auch zahlreiche Stränge, welche die ganze Höhle durchziehen. Auf das Wesen dieser Stränge haben wir schon in der Einleitung hingewiesen. Die kleinen zungenförmigen Fortsätze sind meist rötlich gefärbt. Diese unterscheiden sich von den weißen Strängen in erster Linie durch ihren geweblichen Aufbau. In Abb. 27 sind solche Gewebszapfen im Innern der Beutelhöhle angeschnitten, sie bestehen in ihrem innersten Abschnitt aus älterem faserigem Bindegewebe,

zum Teil auch aus Fettgewebe. In den äußeren breiten Schichten bauen sie
sich dagegen aus einem nicht zu verkennenden, äußerst gefäßreichen Granulationsgewebe auf. Oft ist dieses Granulationsgewebe zum größten Teil von
bäumchenartig sprossenden Gefäßkapillaren durchsetzt. Entzündliche Infiltrate
lassen sich stellenweise auch nachweisen, sind aber im allgemeinen eher selten.
Der gewebliche Aufbau des Granulationsgewebes ist in Abb. 28 bei stärkerer
Vergrößerung wiedergegeben. Die äußersten Schichten der beschriebenen

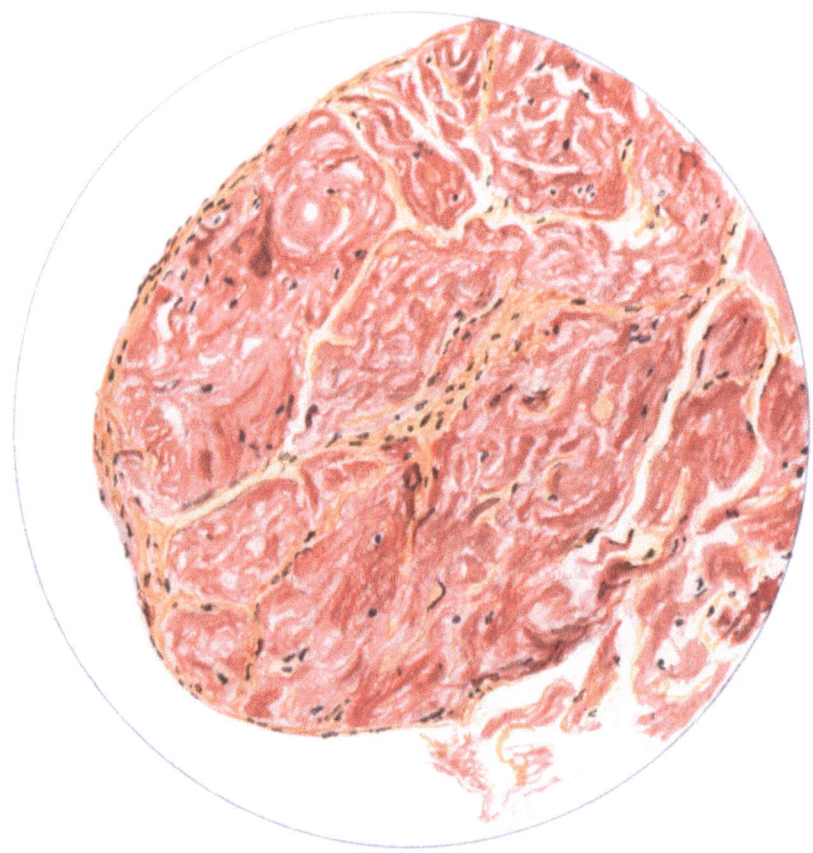

Abb. 29. Bursitis chronica olecrani. Gleicher Fall und gleiche Färbung wie Abb. 27. Bildung
eines Reiskörperchens. Die Fibrinmassen (rot) drängen sich zungenförmig gegen die Lichtung vor.
Oberflächlich eine schmale Lage von jungem Bindegewebe (gelb), im Innern der Massen schmale
Adern aus jungem Bindegewebe mit Gefäßen. Zeiß Ok. 4, Ob. 8 mm.

Zunge zeigen meist eigenartige Veränderungen. Die Gefäße treten an Zahl
zurück, dagegen scheint das Gewebe hier sehr zellreich zu sein, es setzt sich
vorwiegend aus großen vollsaftigen länglichen Bindegewebszellen zusammen,
die gut färbbare Kerne erkennen lassen. Diese spindeligen Zellen werden gegen
das Lumen zu immer dichter und bilden nach innen den vielfach als „Endothel"
bezeichneten Abschluß der zellreichen Bindegewebsschicht. An zahlreichen
Stellen weist aber die innerste zellreiche Schicht, meist nur unmittelbar gegen
die Höhle zu, Fibrinmassen auf. Diese liegen in das zellreiche Gewebe eingelagert oder ihm in Form von Bändern und Klumpen aufgelagert. Daß es sich
bei diesen jetzt zu besprechenden Massen um wirkliches Fibrin handelt,

daran konnte ich niemals Zweifel erheben. Bei b in Abb. 27 findet sich eine maßige Ausscheidung von Fibrin in den Spalten des Granulationsgewebes. Es kommt dadurch zu einer pilzförmigen Ausstülpung der Oberfläche, wie sie in Abb. 29 und 30 noch deutlicher ausgebildet ist. Durch solche maßige Fibrinausscheidungen wird die oberste Bindegewebsschicht abgedrängt, die einzelnen Züge des jungen Bindegewebes werden auseinandergedrängt und es entstehen durch diesen Vorgang Bilder, wie sie in Abb. 29 und 30 wiedergegeben sind, wo fast die ganze Zunge aus Bändern von Fibrin besteht und nur an der Oberfläche einen Überzug aus kollagenem Bindegewebe aufweist, im Innern von spärlichen Zügen desselben Fasergewebes durchzogen ist. Während die Abb. 29

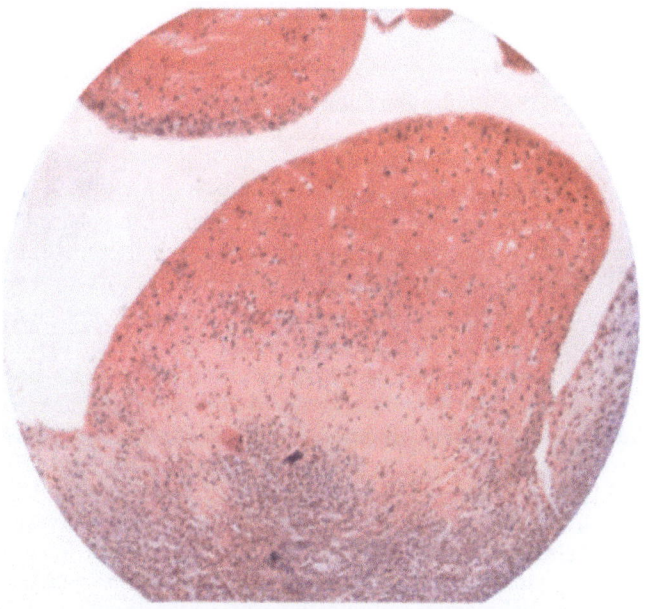

Abb. 30.   Reiskörperchenbildung bei Tendovaginitis tuberculosa (zum Vergleich), im Prinzip dieselbe Bildung wie Abb. 29. Gleiche Färbung wie Abb. 29. An der Basis der Zunge eine breite Zone aus Kollagen (gelb), die ohne scharfe Grenze in die Fibrinmasse übergeht. Oben: freie Reiskörperchen. Unten: Zellreiches Granulationsgewebe (unspezifisch).

einem unspezifischen Hygrom entstammt, ist in Abb. 30 genau der gleiche Vorgang bei Tuberkulose abgebildet. Daß aus diesen beschriebenen zungenförmigen Fortsätzen durch Abschnürung (wahrscheinlich durch mechanische Einwirkungen) Reiskörperchen hervorgehen, scheint mir dadurch höchst wahrscheinlich, daß die Reiskörperchen in ihrem Aufbau diesen zungenförmigen Fortsätzen völlig entsprechen. Als Besonderheit der Reiskörperchen ist noch hervorzuheben, daß die Färbung nicht immer im ganzen Körperchen gleichmäßig ist, sondern daß vielfach die Fibrinmassen, die sich im VAN GIESON-Präparat gelb färben, ohne scharfe Grenze in gleichgestaltete rote Massen übergehen. Daß es sich bei diesen roten Massen um leimgebende Substanzen handelt, geht aus den verschiedenen von uns angewandten Färbungen hervor. Über die Entstehungsart solcher Bilder geben uns die beiden Abb. 5 und 30 Anhaltspunkte. Besonders schön sieht man in Abb. 5 einen mächtigen pilzförmigen Vorsprung, der dem zellreichen Granulationsgewebe der Innenschicht entspricht und im oberflächlichen Abschnitt fast ausschließlich aus Fibrin besteht. Aus dem zellreichen Granulationsgewebe sprießen büschelförmig von der Basis in den Pilz hinein zahlreiche plumpe, kollagene Fasern, die sich ohne scharfe Grenze im Fibrin verlieren. Wir glauben diesen Befund so deuten zu können, daß es sich hier um eine Neubildung von kollagenen Fasern im Sinne einer Organisation des Fibrinpropfes handelt.

Aus diesen Mitteilungen geht wohl hervor, daß die Reiskörperchenbildung nicht nur bei tuberkulösen, sondern, wie wir gezeigt haben, auch bei unspezifischen Entzündungen der Schleimbeutel auftritt.

Zusammenfassend kommen wir zum Schluß, daß die chronischen Schleimbeutelhygrome das Ergebnis eines chronischen Entzündungsvorganges darstellen, aber wohl nur in den seltensten Fällen handelt es sich dabei nur um Entzündung, in den meisten Fällen dagegen finden sich in der verdickten Hygromwand ausgedehnte Entartungsvorgänge verschiedener Art. Nach unseren Ausführungen können wir nicht zugeben, daß die Reiskörperchen einer fibrinoiden Degeneration im Sinne von Neumann ihre Entstehung verdanken. Wenn bei diesen Vorgängen überhaupt eine fibrinoide Degeneration vorkommt, so können höchstens die auch von uns beschriebenen Entartungsvorgänge zum Teil als solche bezeichnet werden. Dagegen sind wir der Ansicht, daß die beschriebene Fibrinausscheidung nichts mit den von uns vorhergenannten degenerativen Veränderungen zu tun hat, sondern als Ausdruck der entzündlichen Exsudatbildung aufgefaßt werden muß. Die genannten chemischen Untersuchungen von Kreuter scheinen uns ebenfalls in diesem Sinne zu sprechen.

Über die Beziehungen der festgestellten Veränderungen degenerativer Natur in der Balgwand zu den entzündlichen in der inneren Schicht läßt sich nur sehr schwer ein Urteil gewinnen. Immerhin können wir sagen, daß degenerative sowie entzündliche Prozesse in der Wand des Balges sicherlich als primäre Ursachen der Hygrombildung in Betracht kommen, dies vor allem bei Tuberkulose und anderen Infektionskrankheiten, wie auch bei Stoffwechselstörungen, so z. B. bei der Gicht, vor allem aber auch bei andauernden mechanischen Schädigungen. Eine eigene Beobachtung, bei der es sich wahrscheinlich um eine Gicht handelt, stammt von einem 48 jährigen Metzger, der schon vor 10 Jahren einmal plötzliche Schmerzen im Fußgelenk hatte und bei dem ohne Verletzung, ganz plötzlich eine Verdickung der Bursa olecrani mit Schwellung, Rötung und Schmerzen aufgetreten war. Vier Wochen nach dem ersten Schub wurde der Schleimbeutel entfernt und uns zur histologischen Untersuchung übergeben. Wir stellten eine chronische Entzündung des Ellbogenschleimbeutels fest und fanden in den äußeren Schichten des dicken Balges, mitten im Bindegewebe eingelagert, zahlreiche rundliche Herde von verschiedener Größe, von denen zwei in Abb. 31 wiedergegeben sind. Die Knötchen zeigen einen wechselnden Aufbau. Einzelne von ihnen stellen ganz kleine rundliche Nekroseherde dar, die von einer Zone großer, dunkelkerniger Spindelzellen umgeben sind. Die nekrotische Gewebszone läßt sich färberisch kaum darstellen, mit der Safraninfärbung nach Masson zeigen sich diese Gewebsherde als Netz aus feinsten, bläulich gefärbten Fäserchen. Mit der Weigertschen Elastinfärbung lassen sie sich nicht darstellen, auch eine Schleimreaktion ergeben sie nicht. Vielfach erwecken diese Nekrosen den Eindruck, daß feinste Kristalle zwischen den Fäserchen eingelagert waren. Diese Annahme wird besonders dadurch bestärkt, daß in der Umgebung dieser bläulichen Stellen zahlreiche Fremdkörperriesenzellen liegen. Diese Fremdkörperriesenzellen sind aber nicht durch Gewebstrümmer selbst verursacht, denn neben den beschriebenen blauen Nekrosen finden sich zahlreiche plumpe Trümmer von kollagenen Fasern (gelb), in deren Bereich man keine Kernfärbung mehr wahrnehmen kann. Diese stehen jedoch mit den Fremdkörperriesenzellen nicht in unmittelbarer Beziehung.

Das beschriebene Hygrom zeigt im übrigen in der inneren Schicht das übliche Bild der chronischen Entzündung, wie wir es oben beschrieben haben. Da das Gewebsstück in Formalin fixiert worden war, konnten wir den Nachweis von Harnsäurenadeln nicht leisten, hingegen erlauben uns die beschriebenen Veränderungen, hier eine Schleimbeutelgicht anzunehmen.

Besonders auch in Übereinstimmung mit den Befunden, die MELCHIER und REIM beschrieben haben, glauben wir berechtigt zu sein, an unserer Auffassung festzuhalten.

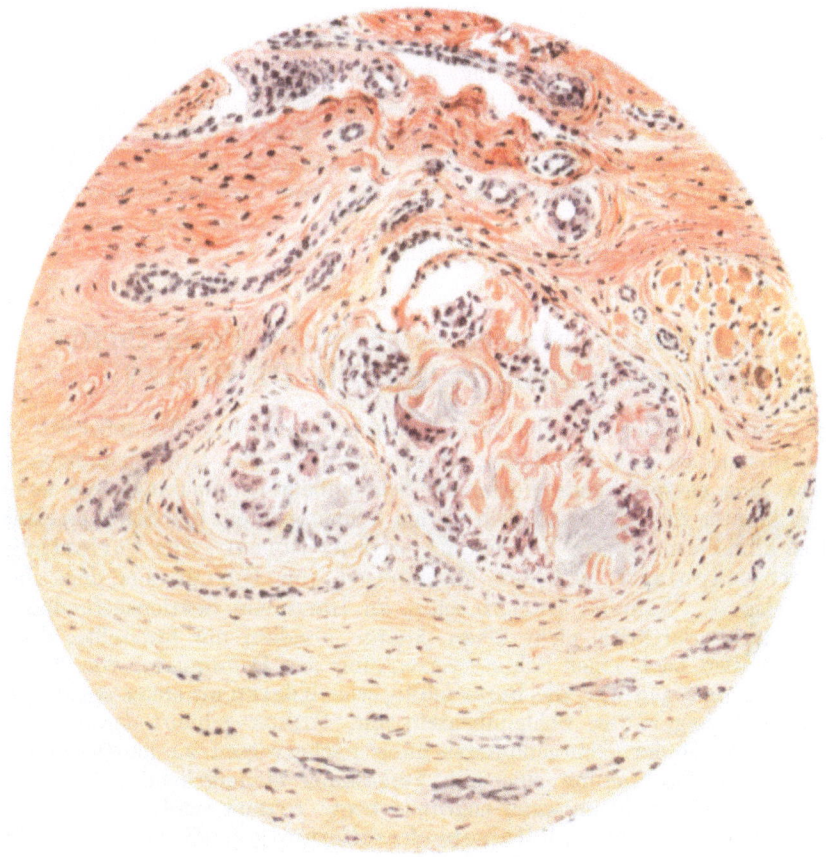

Abb. 31. Bursitis chronica olecrani (wahrscheinlich Gicht). Häm.-Erythrosin-Safran (Masson). Zeiß Ok. 4, Ob. 8 mm. M. B. 1403/28. Mann, 48 Jahre alt, Metzger. In der Wand des Hygroms zahlreiche Herde mit nekrotischen kollagenen Fasern (gelb) und eigenartigen, bläulich gefärbten, fein gestreiften Gewebspartien, umgeben von einer Fremdkörperentzündung mit Riesenzellen. (Ob Harnsäurenadeln vorlagen, kann wegen der Fixation in Formalin nicht entschieden werden.)

Schleimbeutelgonorrhöe. Sie kommt nach NOBL bei weitem seltener vor als die Gonorrhöe der Gelenke und Sehnenscheiden. Meist handelt es sich dabei um ein Übergreifen der Gelenks- oder Sehnenscheidenentzündungen auf die Schleumbeutel und deshalb werden auch am meisten die den Gelenken benachbarten Taschen in Mitleidenschaft gezogen. Nach den spärlichen Mitteilungen des Schrifttums sind am häufigsten die patellaren und subakromialen Schleimbeutel, sowie die Duplikaturen der Trochanter-, Gesäß-, Tarso-metatarsalgelenke befallen. Die auftretenden Veränderungen gleichen vollständig denjenigen der Gelenke. Im frischen Zustand äußern sich die entzündlichen

Veränderungen vorwiegend in einem serösen Erguß, der zu starker Dehnung der Kapsel führt. Bei längerem Bestand kann sich eine chronische Entzündung mit Verdickung der Kapselwände und Wucherungen der Innenfläche anschließen, die im ganzen den Veränderungen der Schleimbeutelhygrome vollständig entspricht. Ein pathologisch-anatomischer Befund wurde von FINGER-GHON-SCHLAGENHAUFER mitgeteilt. Es handelt sich um eine abszedierende Form der Bursitis, die innere Auskleidung der Abszeßhöhle wies ein leicht höckeriges Balkenwerk auf, in welchem sich zahlreiche zerfallene Leukozyten nachweisen ließen. Nach außen zu konnten diese Forscher ein zellreiches, von Leukozyten und Spindelzellen durchsetztes Granulationsgewebe nachweisen.

Besondere Formen der gonorrhoischen Schleimbeutelentzündung kommen vor: erstens an den Fersen, bedingt durch Entzündung der Bursa subcutanea calcanei (RHONA), zweitens kann der von ALBERT als Achillodynie bezeichnete Symptomenkomplex durch eine gonorrhöische Bursitis bedingt sein (NOBL). NASSE glaubt, daß die von FOURNIER und JAUQUET als „Pied blénnorrhagique" bezeichnete Erkrankung nicht, wie diese Verfasser annahmen, ihren Sitz in den Sehnenansätzen am Kalkaneus habe, sondern daß auch diese Erkrankung sich im Schleimbeutel abspiele.

II. Bursitis chronica calcarea. — Periarthritis humero-scapularis (Maladie DE DUPLEY).

Entsprechend der bei den Sehnen beschriebenen sog. Tendofasciitis calcarea rheumatica von NEUWIRTH kennen wir seit den Untersuchungen von STIEDA eine entsprechende Form der Schleimbeutelentzündung. Sie kommt an bestimmter Stelle vor, nämlich in den Schleimbeuteln des Schultergelenkes und ist klinisch unter dem Namen „Maladie DE DUPLEY" oder Periarthritis humero-scapularis, seit den Mitteilungen von DUPLEY aus dem Jahre 1896 bekannt. Während DUPLEY selbst an Hand von Sektionsbefunden das Wesen der Periarthritis nicht klären konnte, sondern nur feststellte, daß in allen 3 Fällen nach einer Schulterverrenkung der Deltamuskel von Narbensträngen durchzogen war, die Bursa fehlte, wies KÜSTER als erster auf den Sitz der Veränderung in den Schleimbeuteln hin. STIEDA gebührt das Verdienst, mit dem Mittel der Röntgenuntersuchung nachgewiesen zu haben, daß der DUPLEYschen Erkrankung eine mit Verkalkung einhergehende Entzündung der Schultergelenkschleimbeutel zugrunde liegt. STIEDA schildert das Krankheitsbild folgendermaßen: Klinische Erscheinungen: Schmerz bei Druck auf den Schleimbeutel und Einschränkung gewisser Bewegungen, wenn der Arm bis zur Horizontalen abduziert wird. STIEDA teilt 10 eigene Fälle mit: In 8 Fällen akut eintretende Erkrankung, meist in der Bursa subdeltoidea, gelegentlich auch in der Bursa subacromialis, in vereinzelten Fällen in beiden. In der Vorgeschichte meist vorbestehend chronische Erscheinungen leichten Grades, zum Teil gichtischer Natur. Der akute Anfall kann nach Trauma oder auch von selbst auftreten. Die Fälle sind nicht histologisch untersucht worden. In zwei weiteren Fällen mit ausgesprochen chronischem Verlauf ist der Verfasser der Ansicht, daß es sich um eine akut auftretende Gicht handelt, er urteilt aber bei fehlender anatomischer Untersuchung nur mit Vorbehalt.

In einer zweiten Arbeit von BERGEMANN und STIEDA findet sich die Ergänzung zu der ersten Arbeit. Es werden drei weitere Fälle klinisch mitgeteilt und an Hand der exstirpierten Schleimbeutel eine genaue histologische Mitteilung angeschlossen, die das Wesen des vorliegenden Krankheitsbildes klärt. In erster Linie ist hervorzuheben, daß durch die histologische Untersuchung die Annahme von Stieda, daß es sich um eine gichtische Erkrankung handle, nicht bestätigen werden konnte; die amorphen Massen, die den Röntgenschatten ergeben hatten, erwiesen sich als kohlensaurer und phosphorsaurer Kalk. Histologisch konnten einzelne Stadien eines einheitlichen Krankheitsvorganges nachgewiesen werden. Einmal ließen sich im lockeren Bindegewebe herdförmige Rundzellenanhäufungen vorwiegend aus Lymphozyten, seltener aus Leukozyten zeigen. An anderen Stellen lagen im Innern der Entzündungsherde Nekrosen in verschieden schweren Stadien vor. In den Randteilen fand sich vielfach eine bereits beginnende narbige Umwandlung. Neben kalklosen Nekroseherden fanden sich andere, die in verschiedenem Maße von Kalk durchzogen waren, teils nahm der Kalk fast den ganzen nekrotischen Bezirk ein. An solchen Stellen war die Kalkmasse in den Kern eines narbigen Gewebes eingeschlossen. Diese Stellen bezeichnen die Verfasser als Endstadium. Nur an wenigen Stellen konnte in den Randabschnitten der Kalkherde eine Fremdkörperentzündung mit Riesenzellen nachgewiesen werden.

Die Verfasser weisen immerhin auf die Ähnlichkeit der Herde mit Gicht hin und glauben in der Annahme von Noorden und Klemperer, welche die gichtische Harnsäureablagerung als sekundäre Erscheinung in den nekrotischen Bezirken auffassen, eine Erklärung für ihre eigenen gefunden zu haben. Sie weisen auch auf die Ähnlichkeit der von ihnen beschriebenen Erkrankung der Schulterschleimbeutel mit der von Rössler mitgeteilten Bursitis calcarea hin. In bezug auf den Verlauf der Erkrankung glauben Bergemann und Stieda, daß die Veränderungen schon vor dem Einsetzen der akuten Entzündung bestanden haben, ohne wesentliche Beschwerden zu machen. Was die Entstehung anbetrifft, glauben die Forscher, daß es sich um eine nichtspezifische Bursitis mit Kalkbildung handelt.

Seit den Untersuchungen der vorgenannten Forscher sind eine große Zahl von Mitteilungen über dieses Krankheitsbild erschienen, die aber im wesentlichen nicht viel Neues erbracht haben. In bezug auf die Pathogenese sind nur wenig neue Gesichtspunkte aufgetreten, so konnte z. B. Nicolis außer der Verkalkung auch eine Verknöcherung der Bursa subacromialis nachweisen, Lamy und Pérès beschreiben einen Fall mit doppelseitigem Auftreten, wo der Kranke außerdem eine auffallend starke Verkalkung der ersten Rippenknorpel darbot. Daß die Verkalkung wohl in den meisten Fällen von akuter Erkrankung älteren Datums ist, scheint aus einer Beobachtung von Sailer hervorzugehen, der schon wenige Tage nach der Erkrankung Kalkablagerung in einem Schleimbeutel feststellen konnte.

Betreffend die Lokalisation der Erkrankung an den verschiedenen Schulterschleimbeuteln kommt Israel zum Schluß, daß sie alle eine funktionelle Einheit darstellen. Über die genauen anatomischen Verhältnisse der Schulterschleimbeutel berichtet einerseits Simon, andererseits Hans Virchow. In bezug auf die Ursachen sind in den letzten Jahren zahlreiche Angaben gemacht worden, so glaubt Falta, daß häufig Trauma, Infektionskrankheiten und Rheumatismus in Betracht komme, Usland teilt einen Fall mit, wo im Gefolge einer Handwunde eine Lymphangitis und Lymphadenitis in der linken Achsel und Schwellung der Gegend des Musculus deltoideus aufgetreten war. Nach Abheilung des akuten Prozesses blieb eine chronische Bursitis deltoidea mit Verkalkung und Verknöcherung zurück. Sailer konnte in der Grippezeit 43 Fälle von Kalkablagerung in der Bursa subdeltoidea im Anschluß an die Grippe beobachten. In einem eigenen Fall wies Avoni ein chronisches, nicht tuberkulöses Hygrom nach, aus dem sich der Staphylococcus pyogenes albus züchten ließ. Die Infektion hält der Verfasser für eine Metastase einer interkurrenten Blinddarm- oder Gallenblasenentzündung. Coulomb beschreibt eine Verkalkung der Bursa subacromialis bei einer 32jährigen Frau, die viele Jahre an Polyarthritis gelitten hatte. WOLF hält den Streptococcus viridans für den Erreger der in Frage stehenden Erkrankung. Als Eingangspforte kommen nach ihm sowie nach COOPERMANN oft die Tonsillen oder Zähne in Betracht.

Ähnliche Veränderungen, wie sie bei der beschriebenen typischen Lokalisation am Schultergürtel vorliegen, sind auch an anderen Stellen beobachtet worden. Es wurde schon auf die von ROESSLER mitgeteilte Lokalisation in der Bursa achillea posterior hingewiesen. GREEN beschreibt eine verkalkende Schleimbeutelentzündung unterhalb des rechten Trochanter major, die in ihrer klinischen Erscheinung ein Sarkom vortäuschte. SCHMITT beobachtete die Erkrankung in der Bursa olecrani.

Aus den Mitteilungen von CORNETT geht hervor, daß in seltenen Fällen die Kalkablagerungen nicht immer im Schleimbeutel, sondern öfter auch darunter gefunden werden, auch COOPERMANN konnte bei chronischen Fällen neben Verkalkungen der Schleimbeutelwand auch solche der benachbarten Sehnenscheiden wahrnehmen.

WREDE hält es für unrichtig, das Wesen der DUPLEYschen Erkrankung in einer Verkalkung der Wand oder Höhle der Schleimbeutel zu suchen. Dem entgegen vertritt WREDE die Auffassung, daß es sich, wie er in einem sorgfältig untersuchten Falle zeigen konnte, um eine Verkalkung von sehnigem Bindegewebe handelt. (Näheres siehe Kapitel Degeneration der Sehnen.)

III. Gewächse der Schleimbeutel.

Schon RANKE (18) hat darauf hingewiesen, daß es sehr schwer ist, die als Geschwülste der Schleimbeutel im Schrifttum niedergelegten Fälle zu beurteilen, weil vielfach entzündliche Neubildungen, vor allem Hygrome, in früherer Zeit mit echten Geschwülsten verwechselt wurden. Der von RANKE genannte Grund besteht auch heute noch zu Recht. Man wird daher mit Vorsicht alle jene Fälle von angeblichen Geschwülsten der Schleimbeutel beurteilen müssen, bei denen Fibrome, Myxome, Chondrome usw. angenommen wurden, denn daß auch entzündliche Neubildungen der Schleimbeutel gelegentlich äußerst umfangreich werden können, geht aus verschiedenen früher genannten Mitteilungen hervor. Daß ferner Knorpel, gelegentlich auch Knochen in entzündlich veränderten Schleimbeuteln in großer Menge auftreten könne, haben wir auch schon gezeigt.

Bei der Beurteilung der Schleimbeutelgewächse können wir uns kaum mehr an die ursprünglich von RANKE gegebene Einteilung halten, der zwei verschiedene Arten von primären Gewächsen der Schleimbeutel auseinanderhält, erstens diejenigen der Bindegewebsreihe wie Chondrome, Myxome, Sarkome, zweitens epitheliale Neubildungen. Vertreter dieser zweiten Gruppe scheinen von vornherein nicht als primäre Geschwülste in Betracht zu kommen, sondern höchstens als fortgeleitet, vor allem aber, worauf schon RANKE und nach ihm ADRIAN hingewiesen hat, können epitheliale Neubildungen von Fistelgängen, welche lange Zeit bestanden haben, ausgehen. Auch ADRIAN lehnt die epitheliale Neubildung in diesem Zusammenhang ab und will unter primären Schleimbeutelgeschwülsten nur diejenigen verstehen, welche von der Wand des Schleimbeutels ihren Ausgang nehmen. Auf Grund dieser Ansicht gelangt ADRIAN dazu, aus der kleinen Statistik von RANKE vom Jahre 1886 noch 5 Fälle auszuscheiden. Von den als sicher von Schleimbeuteln ausgehenden Geschwülsten bleiben damit seine ersten zwei eigenen Fälle, ein Myxom der linken Präpatellargegend, hervorgegangen aus einem Hygroma praepatellare, zweitens ein hämorrhagisches Sarkom vom Extensorenschleimbeutel oberhalb des Kniegelenkes, ferner der von RANKE erwähnte Fall von SCHUH, „wo eine zystische Geschwulst fälschlicherweise für ein Hygroma cysticum patellare gehalten wurde. Es entstand 3 Wochen nach Vereiterung eine solche Wucherung, daß der Kranke nur durch einen sehr schwierigen Eingriff gerettet werden konnte." ADRIAN gelangt 1903, nachdem er alle zweifelhaften Fälle im Schrifttum ausgeschaltet hatte, dazu, die Zahl der bis 1903 mitgeteilten Fälle von primären Schleimbeutelgeschwülsten auf 17 Beobachtungen zu beschränken, denen er noch zwei eigene Fälle anfügt. In ausführlicher Weise gibt ADRIAN die älteren Fälle aus dem Schrifttum wieder, wir verweisen auf diese zuverlässige Arbeit. Aus den von ADRIAN angefügten Mitteilungen geht hervor, daß bis dahin, eingeschlossen seine eigenen Mitteilungen, unter den Schleimbeutelgeschwülsten folgende Formen nachgewiesen worden waren:

1. Gewöhnliche Sarkome (meist wird angegeben Spindelzellsarkome) bei 5 Kranken.

2. Myxome bei 3 Kranken.

3. Endotheliome bei 2 Kranken, bei einem multiples Auftreten in 6 verschiedenen Schleimbeuteln.

4. Fibrosarkome — ein Fall.

5. Chondrom — ein Fall.

6. Osteochondrom — ein Fall.

7. Papillom — ein Fall.

Aus dieser Zusammenstellung geht hervor, daß unter diesen seltenen Geschwulstformen relativ am häufigsten Sarkome beobachtet worden sind. Besondere Erwähnung verdient der von ADRIAN genannte Fall von DURET, in dem bei einem 17jährigen Mädchen an 5 verschiedenen Stellen im Laufe von 5 Jahren ganz langsam wachsende, von CORNIL für Endotheliome gehaltene Schleimbeutelgeschwülste auftraten. Ferner ist hervorzuheben die eigenartige Tatsache, daß auch ein Bruder der Erkrankten ebenfalls Träger einer gleichartigen Geschwulst war.

Das Alter der Geschwulstträger in der ADRIANschen Zusammenstellung schwankt zwischen 8 und 66 Jahren. Mit Vorliebe scheint die Bursa praepatellaris befallen zu sein, unter den 19 Fällen ist sie 8mal betroffen, darunter einmal doppelseitig.

Für die Voraussage entnehmen wir ADRIAN an Hand seiner Fälle folgende Angaben: „Einzelne Geschwülste zeigen ausgesprochen bösartigen Charakter, sie brechen frühzeitig nach außen durch. Die Lymphknoten sind häufig ergriffen und ebenso häufig kommen Rezidive vor. In 2 Fällen haben die Geschwülste den Tod verursacht".

1906 beschrieb MARTINA ein Myxofibrosarkom der Bursa achillea posterior rechts. Die Geschwulst erreichte keinen bedeutenden Umfang und ist als verhältnismäßig gutartig zu bezeichnen. Nennenswert ist vor allem die bis dahin noch nicht beobachtete Lokalisation in der Bursa achillea posterior. HÜNERMANN beobachtete bei einem 35jährigen Mann ein „riesenzellhaltiges Xanthofibrosarkom", das klinisch mit Tuberkulose verwechselt worden war. Schon 4 Wochen nach der Entfernung des Gewächsknotens trat ein Rezidiv auf mit schnellem Wachstum, weitere 6 Wochen nach Entfernung des Rezidivtumors entstand ein zweites Rezidiv, worauf der Unterschenkel in seiner Mitte abgesetzt wurde. Bei der Untersuchung des letzten Rezidivs wurde von ASCHOFF festgestellt, daß der Geschwulstcharakter sich nicht geändert hatte, daß es sich immer noch um ein „Riesenzellhaltiges Xanthofibrosarkom" handle mit sehr erheblichem Zellreichtum wie schon in den ersten Präparaten. ASCHOFF fügt hinzu, daß es sich bei diesen Geschwülsten um eine Gruppe handle, die an der Grenze der Gutartigkeit und Bösartigkeit stehe, jedenfalls bei nicht genügender Exstirpation leicht rezidivieren, aber schwerer metastasieren werde, was auch in diesem Falle zutraf. Diese Beobachtung HÜNERMANNs ist im Zusammenhang mit den ausführlich besprochenen gleichen Geschwülsten der Sehnenscheiden für uns von besonderem Interesse. Es ist auffallend, daß diese Geschwulstart bei der relativen Häufigkeit ihres Vorkommens in den Sehnenscheiden so selten in den Schleimbeuteln gefunden wurde. Es wäre denkbar, daß ein Teil der paraartikulären Riesenzellgeschwülste vielleicht auch von den Schleimbeuteln ihren Ausgang nehmen. RAZZABONI teilt ein primäres Sarkom der Bursa trochanterica profunda bei einer 62jährigen Frau mit. Es handelt sich um eine gänseeigroße Geschwulst über der Außenfläche des Trochanter major, operativ entfernt. Es bestand eine derbe, fibröse Kapsel, leicht ausschälbar. Das Periost war vollständig unversehrt, auch kein Zusammenhang mit Muskeln oder Sehnen. Das Gewächs entsprach in der Lage dem tiefen Schleimbeutel.

BECKER konnte bei einer 36jährigen Krankenschwester im Anschluß an ein Trauma der Kniegegend das Entstehen einer soliden Geschwulst der Bursa praepatellaris beobachten, das sich als Spindelzellensarkom erwies, ein Vierteljahr nach der Entfernung wieder auftrat und zum Tode führte.

Schrifttum.

Anatomische und entwicklungsgeschichtliche Vorbemerkungen.

BIESALSKY und MAYER: Die physiologische Sehnenverpflanzung. Monographie. Berlin: Julius Springer 1926. — BRAUN, H.: Untersuchungen über den Bau der Synovialmembran und Gelenkknorpel. Dtsch. Z. Chir. **39**, 35 (1894).

DÖMENY, P.: Entwicklung und Bau der Bursae mucosae. Arch. f. Anat. **1897**, 295.

FALDINO, G.: Beitrag zum Studium der Sehnenentwicklung. Chir. Org. Movim. **5**, 51 (1921). Ref. Z. org. Chir. **12**, 417 (1922).

HALLER: Beitrag zur Erkenntnis der Erkrankungen der Schleimbeutel. Virchows Arch. **224** (1917).

KROH, F.: Über den Bau der Synovialmembran. Dtsch. Z. Chir. **94**, 215 (1908).

LUCIEN, M.: Les gaines synoviales carpiennes des fléchisseurs des doigts chez l'homme. Les premières ébauches embryonaires — leur constitution définitive. Bibliogr. anat. **20**, H. 1, 70—79 (1910).

MARTIN, B: Über künstliche und erworbene Schleimbeutel und ihre Beziehungen zu den Gelenken. Arch. klin. Chir. **120**, 281 (1922).

PAYR, E.: zitiert bei KÜTTNER und HERTEL. Die Lehre von den Ganglien. Erg. Chir. **18**, 377 (1925).

WEHRLI, J. J.: Unfallverletzungen und Arbeitsschädigungen der Schleimbeutel. Inaug.-Diss. Zürich 1927.

Entzündungen.

A. Unspezifische Formen.

a) Meist in der Einzahl.

AIEVOLI, C.: Ricerche sull'istologia patologica del tendine nel panaritium. Policlinico **3/19**.

BAUER: Konstitution und Disposition zu inneren Erkrankungen. Berlin: Julius Springer 1917. — BRAUER, L.: Perimyositis crepitans. Mitt. Grenzgeb. Chir. **10**, 758 (1902).

CORDES: Unspezifische chronische Tendovaginitis. Zbl. Chir. **54**, 406 (1927).

DRAHN: Über den histologischen Bau der Gleitsehne des Musculus biceps brachii beim Pferd. Arch. mikr. Anat. **96**, 39 (1922).

EICHHOFF, E.: Zur Pathogenese der Tendovaginitis stenosans. Beitr. klin. Chir. **139**, 746 (1927). — ESCHLE, A.: Beitrag zur Kenntnis der stenosierenden, fibrösen Tendovaginitis am Processus styloideus radii. Schweiz. med. Wschr. **1924**, Nr 44, 1006.

v. FRISCH: Über Tendovaginitis crepitans. Arch. klin. Chir. **89**, 823 (1909).

GARRÉ, KÜTTNER und LEXER: Handb. prakt. Chir. **5**, 345 (1922).

HAKENBROCK, M.: Eine seltene Lokalisation der stenosierenden Tendovaginitis. Münch. med. Wschr. **74**, Nr 22, 932 (1927). — HANSON, R.: Ein Beitrag zur Kenntnis der Tendovaginitis oder Tendinitis stenosans. Acta chir. scand. (Stockh.) **60**, 281 (1926). — HAUCK, G. (a): Über eine Tendovaginitis stenosans der Beugescheide mit dem Phänomen des schnellenden Fingers. Arch. f. klin. Chir. **123**, 233 (1923). (b) Über die sog. Tendovaginitis crepitans. Arch. klin. Chir. **128**, 815 (1924). — HILDEBRAND: Tendovaginitis chronica deformans und Luxation der Peronealsehnen. Dtsch. Z. Chir. **86**, 527 (1907). — HOCHENEGG, J.: Lehrb. spez. Chir. **1909**, 1135.

KANAVEL: Eitrige Infektionsprozesse der Hand und des Unterarmes. Zbl. Chir. **1907**, 1001. — KEPPLER, W. (a): Zur Klinik der Sehnenscheidenphlegmone unter besonderer Berücksichtigung der Stauungsbehandlung. Dtsch. Z. Chir. **115**, 63 (1912). (b) Zur Klinik der stenosierenden Tendovaginitis am Processus styloideus radii. Med. Klin. **1917**, Nr 38, 1014. — KROH, F.: Schnellender Finger und stenosierende Tendovaginitis der

Fingersehnen. Arch. klin. Chir. **124**, 240 (1915). — KRONAUER, M.: Tendovaginitis und Unfall. Inaug.-Diss. Zürich 1925.

LAROYENNE et BOUYSSET: L'étranglement des tendeurs long abducteur et court extenseur du pouce. Arch. franco-belges Chir. **30**, 98 (1927). Ref. Z. Or **41**, 679 (1928). — LEXER, E.: Lehrb. allg. Chir. **1928**, 242.

MANHEIM, A. und B. ZYPKIN: Tendovaginitis crepitans als Berufskrankheit. Belorusskaja med. **1**, 114 (1924). — MÜLLER, W.: Die Chirurgie der Muskeln, Sehnen und Faszien. Chir. v. KIRSCHNER u. NORDMANN **1928**, 992.

NASSE, D. und v. BRAUN: Dtsch. Chir.: Chir. Krkh. der unteren Extremitäten. **66**, 25 (1910). — v. NOORDEN: Zur akuten Entzündung der langen Bizepssehne und ihrer Scheide. Berl. Wschr. **1903**, Nr 35. — NUSSBAUM: Beitrag zur Tendovaginitis stenosans fibrosa des Daumens. Beitr. klin. Chir. **104**, 140 (1917).

OBOLENSKAJA, A. J. und J. A. GOLJANITZKI: Die seröse Tendovaginitis in der Klinik und im Experiment. Dtsch. Z. Chir. **201**, 388 (1927).

PAUZAT: Ai crépitant de la jambe. Arch. Méd. et farm. milit. **1892**.

DE QUERVAIN (a): Über eine Form von chronischer Tendovaginitis. Korresp.bl. Schweiz. Ärzte **1895**, Nr 13, 389. — (b) Tendovaginitis stenosans fibrosa. Münch. med. Wschr. **1921**, 5.

RESCHKE, K.: Zur stenosierenden Tendovaginitis. Arch. klin. Chir. **115**, 464 (1920).

SCHANZ: Eine typische Erkrankung der Achillessehne. Zbl. Chir. **1905**, Nr 48, 1289. — SEEMANN, O.: Anatomische Untersuchungen über die Sehnenscheiden der Fußbeuger in Beziehung zur sog. Tendovaginitis und Perimyositis crepitans. Beitr. klin. Chir. **60**, 355 (1908).

TROELL, A. (a): Über eine sog. Tendovaginitis crepitans. Dtsch. Z. Chir. **143**, 125 (1918). (b) Beziehungen von Tendovaginitis crepitans und stenosans zum schnellenden Finger. Sv. Läkartidn. **17**, 961 (1920).

VISCHER, A.: Beiträge zur Histologie der chronischen, nicht tuberkulösen Tendovaginitis, insbesondere der stenosierenden Form. Korresp.bl. Schweiz. Ärzte **1**, 103 (1919). — VOGT, P.: Die chirurgischen Krankheiten der oberen Extremitäten. Dtsch. Chir. **64** (1881). — VOLKEN: Tendovaginitis crepitans der Rhomboiden infolge Arbeitsschädigung. Schweiz. med. Wschr. **57**, 891 (1927).

WEISS, L.: Klinische und anatomische Beiträge zur Kenntnis der Tendovaginitis crepitans. Beitr. klin. Chir. **54**, 513 (1907). — WESSEL, C.: Peritendinitis, Cellulitis peritendinosa, Tendinitis traumatica. Hosp. tid. (dän.) **1911**, Nr 40. Ref. Münch. med. Wschr. **1912**, 328. — WILD, P.: Die chronische, nichtspezifische Veränderung der Sehnenscheiden als Vorläufer von Sarkom. Rev. Suisse acc. trav. **21**, 10/4, 254 (1927). — WINTERSTEIN, O.: Zur Tendovaginitis stenosans am Processus styloideus radii. Münch. med. Wschr. **74**, 12 (1927).

b) Entzündliche Erkrankungen, die meist die Sehnenscheiden und die Schleimbeutel in ihrer Gesamtheit befallen.

BREUER, F.: Über multiple chronische nicht spezifische Sehnenscheidenerkrankung. Arch. f. klin. Chir. **141**, 754 (1926).

CHLUMSKY: Tendinitis und Peritendinitis rheumatica. Z. d. tschechoslov. orthop. Ges. **1926**, Nr 1 u. 2. Ref. Zbl. Chir. 2615 (1926).

FEER, E.: Akuter Gelenkrheumatismus. Lehrb. der Kinderheilk. 637. Jena: G. Fischer 1917.

GRÄFF: Zur pathologischen Anatomie und Pathogenese des Rheumatismus infectiosus. Dtsch. med. Wschr. **53**, 738 (1927). — GÜNTHER, H.: Über multiple, symmetrische Erkrankungen der Sehnenscheiden und der Schleimbeutel, besonders die Hygromatosis rheumatica. Dtsch. Arch. klin. Med. **3**, 252 (1913).

HOFFA-WOLLENBERG: Arthritis deformans und sog. chronischer Gelenkrheumatismus. Stuttgart: Ferdinand Enke 1908. — HOLZWEISSIG, M.: Über multiple, symmetrische Erkrankungen der Sehnenscheiden und Schleimbeutel. Mitt. Grenzgeb. Med. u. Chir. **38**, 605 (1925). — HUZELLA: Über histologische Befunde bei Rheumatismus und Chorea. Verh. dtsch. path. Ges. München **1914**, 470.

MINKOWSKY: Die Gicht: Tendovaginitis urica. Spez. Path. u. Ther. v. NOTHNAGEL **7**, 43, 60, 218 (1903).

NEUWIRTH, M.: Über einen Fall von Tendinofasciitis calcarea rheumatica. Mitt. Grenzgeb. Med. u. Chir. **16**, 82—110 (1906).

PRIBRAM: Primär progredienter chronischer Gelenkrheumatismus, rheumatoide Arthritis. Spez. Path. u. Ther. v. NOTHNAGEL **7**, 47 (1902). — PRIOR: Münch. med. Wschr. **1887**. Zitiert bei PRIBRAM.

ROSENO, A.: Die akute rheumatische Sehnenscheidenentzündung. Klin. Wschr. 4/14, 646 (1925).

TILP: Noduli rheumatici galeae aponeuroticae. Verh. dtsch. path. Ges. **1914**, 469.

B. Spezifische Entzündungen.

FINGER, E.: Allgemeine Pathologie der Syphilis. Handb. Geschlechtskrkh. **2**, 928 (1912). — FORGUE et ETIENNE: Anatomie pathologique de la synovite tendineuse à grains riziformes et mode de la formation de la limitante et des grains. Rev. Chir. **47**, 633 (1913). — FORSSELL, W.: Klinische Beiträge zur Kenntnis der nicht-spezifischen Eiterung der Sehnenscheiden in der Hohlhand, besonders mit Rücksicht auf die Therapie. Nord. med. Ark. (schwed.) **1903**, zitiert bei W. MÜLLER: Die Chirurgie der Muskeln, Sehnen und Faszien (Chir. z. KIRSCHNER u. NORDMANN **1928**, 992).

GARRÈ, C.: Die primäre tuberkulöse Sehnenscheidenentzündung. Bruns' Beitr. **7**, 293 (1891). — GOLDMANN, E.: Über das reiskörperchenhaltige Hygrom der Sehnenscheiden. Beitr. path. Anat. **7**, 299 (1890).

JAKOBI und GOLDMANN: Tendovaginitis supurativa gonorrhoica. Bruns' Beitr. **12**, 827 (1894). — JOCHMANN-HEGLER: Lehrbuch der Infektionskrankheiten von HEGLER 1924.

MARCHAND, F. (a): Zur Kenntnis der fibrinösen Exsudation bei Entzündungen. Virchows Arch. **145**, 279 (1896). (b) Die örtlich reaktiven Vorgänge. Handb. allg. Path. KREHL und MARCHAND **1924**, 261—263. (c) Der Prozeß der Wundheilung mit Einschluß der Transplantation. Zitiert bei BORST. Beitr. path. Anat. **34**, 46 (1903). — MELCHIOR, P.: Ruptur der Sehnen bei Gonorrhöe. Berl. klin. Wschr. **1916**, Nr 6 u. 7, 139.

NEUMANN, E. (a): Zur Kenntnis der fibrinoiden Degeneration des Bindegewebes bei Entzündungen. Virchows Arch. **144**, 201 (1896). (b) Fibrinoide Degeneration und fibröse Exsudation. Virchows Arch. **146**, 193 (1896). (c) Über die Bezeichnung „fibrinoide Degeneration". Beitr. path. Anat. **64**, H. 1, 13 (1918). — NOBL, G. (a): Über blennorrhoische Synovialmetastasen. Wien. Klin. **1903**. (b) Metastatisch-gonorrhoische Erkrankungen. Handb. Geschlechtskrkh. **2**, 172 (1912).

RIESE: Die Reiskörperchen in tuberkulös erkrankten Synovialsäcken. Dtsch. Z. Chir. **42**, 1 (1895). —

SCHIRREN, C.: Ein Beitrag zur Achillodynia syphilitica. Dtsch. Z. Chir. **67**, 132 (1903). — SCHUCHARDT, K. (a): Reiskörperchenbildung in Sehnenscheiden und Gelenken. Virchows Arch. **114**, 186 (1888). (b) Tuberkulose und Syphilis der Sehnenscheiden. Beiträge zur Kenntnis der fibrinoiden Degeneration des Bindegewebes. Virchows Arch. **115**, 394 (1894).

ZOLLINGER, F.: Einige Bemerkungen zur Frage der tuberkulösen Tendovaginitis und Bursitis nach Unfall. Arch. orthop. Chir. **24**, 456 (1927).

Sehnenregeneration.

BIER, A.: Beobachtungen über Regeneration beim Menschen. Dtsch. med. Wschr. **1917**, Nr 23, 27, 28, 29, 30, S. 705, 833, 865, 897, 925. — BORST: Über die Heilungsvorgänge nach Sehnenplastik. Beitr. path. Anat. **34**, 41 (1903). — BUSACCA, A.: Über die Transplantation konservierter Sehnen. Im Anschluß an die Arbeit von F. WEIDENREICH. Virchows Arch. **258**, 238 (1925). — BUSSE: Untersuchungen über die feineren Vorgänge bei Heilung von Sehnenwunden. Dtsch. Z. Chir. **33**, 30 (1892).

ENDERLEN: Über Sehnenregeneration. Arch. klin. Chir. **46**, 563 (1893).

JMAYOSCHI: Experimentelle Untersuchungen über Sehnenregeneration unter Anwendung der vitalen Karminspeicherungsmethode nach KIYONO. Arch. klin. Chir. **137**, 142 (1926).

MARCHAND: Der Prozeß der Wundheilung mit Einschluß der Transplantation. Dtsch. Chir. **16** (1901).

NAGEOTTE, J.: Über die Überpflanzung von abgetöteten Bindegewebsstücken. Virchows Arch. **263**, 69 (1927). In dieser Arbeit sind auch die früheren zitiert.

REHN, E. und MIYAUCHI: Das kutane und subkutane Bindegewebe in veränderter Funktion. Arch. klin. Chir. **105**, 1 (1914).

SALOMON, A. (a): Über Ersatz großer Sehnendefekte durch Regeneration. Arch. klin. Chir. **113/114**, 50, 523 (1920). (b) Über Sehnenscheidenbildung insbesondere bei partieller Zerreißung der Achillessehne. Arch. klin. Chir. **118**, 733—747 (1921). (c) Zur Prognose und Heilung der Sehnennähte. Zbl. Chir. **1922**, Nr 3, 74. (d) Über Sehnenersatz ohne Muskel, ein Beitrag zur Lehre von den funktionellen Reizen. Arch. klin. Chir. **119**, 608 (1922). — SCHWARZ, E.: Über die anatomischen Vorgänge bei der Sehnenregeneration und dem plastischen Ersatz von Sehnendefekten. Dtsch. Z. Chir. **173**, 301 (1922). — SEGGEL, R.: Histologische Untersuchungen über die Heilung von Sehnenwunden und Sehnendefekten. Bruns' Beitr. **37**, 342 (1903).

VIERING: Untersuchungen über die Regeneration des Sehnengewebes. Virchows Arch. **125**, 252 (1891).

WEHNER, E. (a): Zur Theorie über die hormonartige Wirkung der Synovia auf die Sehnenregeneration. Zbl. Chir. **1922**, Nr 49, 1467. (b) Über Regeneration der Sehnen. Dtsch. Z. Chir. **177**, 169 (1923). — WEIDENREICH, F.: Über die Transplantation konservierter Sehnen. Virchows Arch. **250**, 178 (1924).

YAMAGIWA, K.: Zellenstudie an sich regenerierendem Sehnengewebe. Virchows Arch. **135**, 308 (1894).

Verknöcherungen der Sehnen und Sehnenscheiden.

FRANGENHEIM, P.: Tendinitis ossificans traumatica der Trizepssehne. Med. Klin. **1909**, Nr 8, 278.

HÖRING, F.: Über Tendinitis ossificans traumatica. Münch. med. Wschr. **1908**, Nr 13, 674.

JACOBSTHAL, H.: Über Fersenschmerzen. Arch. klin. Chir. **88**, 146 (1909).

KÖHL, E.: Ruptur der Sehne des rechten Musculus quadriceps femoris. Korresp.bl. Schweiz. Ärzte **1893**, Nr 13, 454.

MEYER, L.: Verknöcherung der Achillessehne. Berl. klin. Wschr. **1913**, Nr 28, 130.

SONNTAG, E.: Posttraumatische Verknöcherungen im Kniescheibenband. Münch. med. Wschr. **1918**, Nr 14, 373.

WEIDENREICH, F.: Über Sehnenverknöcherungen und Faktoren der Knochenbildung. Z. Anat. **69**, 558 (1923).

Degenerative Vorgänge.

BENEKE: Über lokale Amyloidose des Herzens. Verh. dtsch. path. Ges. Leipzig 1922. Ref. Zbl. Path. **33**, 240.

ELLER: Zitiert nach Referat KÜTTNER und HERTEL.

FLODERUS: Zitiert nach Referat KÜTTNER und HERTEL.

GOSSELIN: Zitiert nach Referat KÜTTNER und HERTEL.

HENLE: Zitiert nach Referat KÜTTNER und HERTEL. — HUETER: Zitiert nach Referat KÜTTNER und HERTEL.

KLEINSCHMIDT, W.: Über einen Fall von „endogener Ochronose bei Alkaptonurie". Frankf. Z. Path. **28**, 1/2, 73 (1922). — KOLEN, A. A.: Über die Ablagerung von Lipoiden im Auge und ihre Beziehung zum Alter, sowie zu der Lipoidablagerung in den Bindesubstanzen anderer Körperteile. Virchows Arch. **263**, 46 (1927). — KUSNETZOWSKY: Über die Ablagerung der Lipoide in den Sehnen. Virchows Arch. **263**, 205 (1927).

LEDDERHOSE: Die Ätiologie der karpalen Ganglien. Dtsch. Z. Chir. **37**, 102 (1893). Zitiert nach Referat KÜTTNER und HERTEL.

MOISSEJEFF, A.: Verhandlungen der Virchowtagung der russ. Pathologie. Petersburg 1921.

NAGEOTTE, J.: Über die Überpflanzung von abgetöteten Bindegewebsstücken. Virchows Arch. **263**, 69 (1927).

PAYR, E.: Beiträge zum feineren Bau und der Entstehung der karpalen Ganglien. Dtsch. Z. Chir. **49**, 329 (1898).

RITSCHL: Zitiert nach Referat KÜTTNER und HERTEL.

THORN: Zitiert nach Referat KÜTTNER und HERTEL.

WILINSKI: Zitiert nach KUSNETZOWSKY nach Manuskript. — WREDE, L.: Über Kalkablagerungen in der Umgebung des Schultergelenkes. Langenbecks Arch. **99**, 259 (1912).

Sehnenganglien.

BERGEMANN: Über Sehnenganglien. Bruns' Beitr. **66**, 468 (1910). — BRODIER, H.: Kyste téno-synovial du médius. Sitzgsber. ant. Ges. Paris **5** (1891).

FRANZ: Über Ganglien der Hohlhand. Arch. klin. Chir. **70**, 973 (1903).

HOFMANN: Über Ganglienbildung in der Kontinuität der Sehnen. Zbl. Chir. **1899**, 1315.

KÜTTNER, H. und E. HERTEL: Die Lehre von den Ganglien. Erg. Chir. **18**, 377 (1925).

LEDDERHOSE: Pathologie der Aponeurose des Fußes und der Hand. Arch. klin. Chir. **55**, 694 (1897).

MARCHESI: Beiträge zur Pathologie des schnellenden Fingers. Dtsch. Z. Chir. **79**, 365 (1905).

SONNTAG: Über das typische Fingerganglion. Dtsch. med. Wschr. **1924**, Nr 20, 635.

THORN, J. (a): Über die Entstehung der Ganglien. Arch. Chir. **52**, 593 (1896). — (b) Über partielle Zerreißung einer Beugesehne am Vorderarm mit sekundärer Bildung einer ganglionähnlichen Degenerationszyste. Arch. klin. Chir. **58**, 918 (1899).

Gewächse.

I. Teil: Gutartige Geschwülste der Sehnen und Sehnenscheiden.

ARNING: Ein Fall von Xanthomatose. Dtsch. med. Wschr. **1910**, 1885.

CHALATOW, S. S.: Die anisotrope Verfettung im Lichte der Pathologie des Stoffwechsels. Jena 1922.

DOR: Relations des myélomes avec les xanthomes. Rev. Chir. **18**, 1089 (1898).

FALDINO, G.: Beitrag zum Studium der Sehnenentwicklung. Chir. Org. Movim. **5**, 51 (1921). Ref. Z. org. Chir. **12**, 417 (1922). — FILHO, BRANDAO: Das Lipoma arborescens der Sehnenscheiden. Chir. Org. Movim. **9**, 235 (1925). Ref. Z. org. Chir. **32**, 119 (1925).

HÖSSLI: Über die Xanthome der Haut und der Sehnen. Bruns' Beitr. **90**, 168 (1914). — HÜCKEL und ESAU: Eine Scheingeschwulst einer Handbeugesehne (partielle Doppelbildung mit quergestreifter Muskulatur). Dtsch. Z. Chir. **209**, 270 (1928).

KAMMER: Fall von Riesenzellenxanthosarkom. Inaug.-Diss. Freiburg 1909. — KNOWLES und FISHER: Xanthoma tuberosum multiplex in der Kindheit mit Beteiligung der Eingeweide und Sehnenscheiden. J. americ. med. Assoc. **77**, 1557 (1921). — KRECKE: Fall von multiplen fibromatösen Sehnenxanthomen. Verngg. Münch. Chir. Mai **1927**. — KUSNETZOWSKY, N. J.: Ein Fall multipler xanthomatöser Granulome der Sehnen. Arch. klin. Chir. **124**, 13 (1923).

MÜLLER, R. F.: Zur Kenntnis der Fingergeschwülste. Arch. klin. Chir. **63**, 348 (1901).

v. NECK, M.: Über angeborene Sehnenknoten und über die Ätiologie des Federdaumens. Arch. franco-belges Chir. **29**, 924 (1926).

PELS-LEUSDEN: Über Sehnengeschwülstchen bei Kindern. Dtsch. med. Wschr. **33**, 7 (1907). — PINKUS und PICK, L.: Zur Struktur und Genese der symptomatologischen Xanthome. Dtsch. med. Wschr. **33**, 1426 (1908). — PÖNSGEN: Mitteilung eines seltenen Falles von Xanthelasma multiplex. Virchows Arch. **91**, 350 (1883).

SCHWARZ: Über das primäre Fibrom der Sehne. Münch. med. Wschr. **1908**, Nr 23, 1235. — SONNTAG: Fibrinöse Geschwülste der Fingerstreckseiten. Dtsch. med. Wschr. **1927**, H. 15, 619. — STRAUSS, A.: Lipom der Sehnenscheide. Surg. usw. **35**, 161 (1922).

TOUTON: Über das Xanthom, insbesondere dessen Histologie und Histogenese. Vjschr. Dermat. **12**, 1 (1885).

WEIL, S.: Über peritendinöse Angiome. Bruns' Beitr. 88, 56 (1914). — WOLODIN, A. N.: Ein Fall von multiplen xanthomatösen Granulomen der Sehnen. Verh. Ges. inn. Med. Petersburg, 14. März 1922.

II. Teil: Gutartige, meist xanthomatöse Geschwülste der Sehnenscheiden.

v. ALBERTINI, A.: Gutartige Riesenzellgeschwülste. Leipzig: Georg Thieme 1928. — AVONI, A.: Fibroma der tiefen Beugesehnenscheide des rechten Ringfingers. Chir. Org. Movim. **9**, 629 (1925).

BENEKE: Ein Fall von sarkomatös entartetem Xanthom. Münch. med. Wschr. **1909**, 1210. — BERTI, G.: Contributio allo studio dei granulomi delle guaine tendinee. Tumori **10**, H. 4, 469 (1924). Ref. Z. org. Chir. **28**, 89 (1924). — BORST, M.: Allgemeine Pathologie der malignen Geschwülste. 211. Leipzig: S. Hirzel 1924. — BUXTON: Tumours of Tendon and tendon sheaths. Brit. J. Surg. **10**, Nr 40 (1923).

COENEN: Bericht über die vom 1. April 1903 bis 1. Sept. 1904 an der Poliklinik der Königlichen Universitätsklinik zu Berlin behandelten Geschwülste. Arch. klin. Chir. **78**, 679 (1906). — CORTEN: Beitrag zur Histogenese des Xanthoms. Frankf. Z. Path. **23**, 388 (1920). — CZERNY: Beiträge zur Geschwulstlehre. Arch. klin. Chir. **10**, 904 (1869).

FABRIS, U.: Osservazioni sperimentali e cliniche sulla patologia acuta e cronica dei tendini e delle guaine tendinee secondaria a traumatismi. Gazz. Osp. **96**, 1035 (1920). Ref. Z. org. Chir. **11**, 487 (1921). — FLEISSIG, J.: Über die bisher als Riesenzellsarkome bezeichneten Granulationsgeschwülste der Sehnenscheiden. Dtsch. Z. Chir. **122**, 239 (1913). — FRITSCH, K.: Das diffuse Riesenzellsarkom der Sehnenscheiden. Bruns' Beitr. **60**, 344 (1908).

GAST und ZURHELLE: Eine seltene, operativ entfernte Geschwulstbildung (xanthomatöses Riesenzellsarkom) am Unterschenkel einer Frau. Berl. klin. Wschr. **1918**, Nr 39, 930.

HARBITZ, F.: Geschwülste der Sehnenscheiden, Gelenkknorpel und multiple Xanthome. Arch. of Path. **4**, Nr 4 (1927). — HARTERT, W.: Über Xanthosarkome an Hand und Fuß. Bruns' Beitr. **84**, 546 (1913). — HAYASHI: Über die Entstehung und das Schicksal der Riesenzellen. Frankf. Z. Path. **17**, 72 (1915). — HEDINGER: Zur Frage der sog. Myelome der Sehnenscheiden. Dtsch. Naturforsch. u. Ärzte Münster 1912. — HEURTAUX: Myélome des gaines tendineuses. Arch gén. Méd. **1891**, 40. — HOESSLI, H.: Über experimentell erzeugte Cholesterinablagerungen (Xanthelasmen). Bruns' Beitr. **95**, 198 (1915).

JANIK, A.: Tumours of tendon sheaths. Ann. Surg. **85**, 897/911 (1927). — JUMPERTZ, F.: Über einen Fall von Sehnenscheidenxanthofibrom. Inaug.-Diss. Bonn 1923.

KIRCH, E.: Über zystische, xanthomatöse Geschwülste und die Genese der xanthomatösen Geschwülste im allgemeinen. Beitr. path. Anat. **70**, 75 (1922). — KOLODNY, A.: Bone Sarcoma. The primary malignant tumors of the bone and the giant cell tumor. Surg. usw. Chicago April **1927**, Nr suppl. 1. — KÖRNER, K.: Über ein zystisches Xanthom der Kniegegend. Virchows Arch. **253**, 141 (1924). — KROGIUS, ALI: Zur Kenntnis des sog. Xanthosarkoms der Sehnenscheide. Acta chir. scand. (Stockh.) **55**, 363 (1923). — KUSNETZOWSKY: Über die Ablagerung der Lipoide in den Sehnen. Virchows Arch. **263**, 205 (1927).

LANDOIS, F. und MONT REID: Pigmentierte Riesenzellsarkome der Extremitäten. Bruns' Beitr. **95**, 56 (1915). — LANG und HÄUPL: Über Granulationstumoren. Z. Krebsforsch.

26 (1928). — LECÈNE et MOULONGUET: Les tumeurs à myéloplaxes des gaines tendineuses. Ann. d'Anat. path. **1**, 393 (1924). — LÉVY, GEORGES: Xanthélasma et Xanthome. Ann. Anat. pathol. **2**, 247 (1925). — LUBARSCH, O.: Generalisierte Xanthomatose bei Diabetes. Dtsch. med. Wschr. **44**, H. 18 (1918).

MARCHAND: Die örtlichen reaktiven Vorgänge. Handb. allg. Path. v. KREHL und MARCHAND **4**, 78. — MARIO: Contributio alla conoscenza dei granulomi delle guaine tendinee. Tumori **1**, H. 1 u. 2 (1927). — MARTINEAU, J.: Le xanthome vrais et le pseudoxanthome inféctieux. Thèse de Paris **1927**. — MASON, MICHAEL, L. and W. H. WOOLSTON: Isolated giant cell xanthomatic tumours of the fingers and hand. Arch. of Surg. **15**, Nr 4, 499 (1927). — v. MÖNCKEBERG, J. G.: Zur Frage der sog. Riesenzellsarkome der Knochen. Virchows Arch. **246**, 106 (1923). — MORPURGO, B.: Sehnenscheidentumoren. Erg. Path. **12**, 29 (1908).

OLLERENSHAW: Giant-celled tumours of tendon associated with Xanthelasma. Brit. J. Surg. **7**, Nr 40 (1923).

PETZOLD, A.: Zur Kasuistik der Sehnenscheidensarkome. Diss. Leipzig 1901. — PINKUS und L. PICK: Weitere Mitteilung zur Lehre von den Xanthomen; die echten xanthomatischen Neubildungen. Mh. Dermat. **49** (1909). — POMMERSHEIM, F.: Sehnenscheidengeschwülste (ungarisch). Orvosképzés (ung.) **12**, 179 (1922). Ref. Z. org. Chir. **18**, 246 (1922).

REVERDIN, J.: Sarcome de la gaine fibreuse du tendon fléchisseur du pouce. Rev. Méd. Suisse roman. **5**, 671 (1885). — ROMITI, ZOSIMO: Beitrag zur Kenntnis der Sarkome der Sehnenscheiden. Arch. ital. Chir. **12**, 406 (1925). — ROSENTHAL: Beitrag zur Kenntnis der Sehnenscheidensarkome. Bruns' Beitr. **64**, 577 (1909). — RYWKIND, A. G.: Die Epuliden und deren Beziehung zur Ostitis fibrosa. Virchows Arch. **263**, 415 (1927).

SACERDOTE, A.: Beitrag zum Studium der Myeloplaxengeschwulst oder Myelom der Sehnenscheide. Gazz. Med. ital. **27** (1904). — SEYLER: Über xanthomatische Granulome. Virchows Arch. **239**, 20 (1922). — SPIESS: Zur Lehre der von Sehnenscheiden und Aponeurosen ausgehenden Riesenzellsarkome. Frankf. Z. Path. **13** (1913).

TÖRÖK: De la nature des xanthomes avec quelques remarques critiques sur la notion des tumeurs. Ann. de Dermat. **4**, 1009 (1893). — TOURNEUX, J. P. (a): Le diagnostic des tumeurs malignes des gaines tendineuses. Progrès méd. **47**, 215 (1920). (b) Le sarcome des gaines tendineuses. Rev. Chir. **47**, 817 (1913).

VENÔT: Myélomes des gaines tendineuses à point de départ osseux. Rev. Chir. **1898**, 233. — VERSÉ: Ref. über den Cholesterinstoffwechsel. Verh. dtsch. path Ges. Würzburg **1925**, 67. — VIGEVANI, E.: Beitrag zur Kenntnis der Sehnenscheidengeschwülste. Atti Accad. Sci. med. e natur. Ferrara s. 2, **2**, 37 (1925). Ref. Z. org. Chir. **35**, 739 (1926).

WEGELIN, C.: Über falsche und echte Tumoren der Kniegelenkkapsel. Schweiz. med. Wschr. **58**, 722 (1928). — WEIL, S. (a): Über sog. Xanthosarkome der Sehnenscheiden und der Gelenke. Bruns' Beitr. **93**, 617 (1914). (b) Riesenzellgeschwülste der Sehnen und Gelenke. Berl. klin. Wschr. H. 6, 129 (1915). — WUSTMANN, O. (a): Beiträge zur Frage der xanthomatischen Riesenzellbildungen. Dtsch. Z. Chir. **192**, 381 (1925). (b) Experimentelle Untersuchungen über die Bedeutung der Hypercholesterinämie für die Entwicklung solitärer, xanthomatischer Granulome. Z. f. d. ges. exper. Med. **46**, 731 (1925).

III. Teil: Bösartige Geschwülste der Sehnen und Sehnenscheiden.

BILLROTH: Chir. Klin. in Wien 68—71. Zitiert bei FLEISSIG (siehe unten).

FABRIS, U.: Osservazioni sperimentali e cliniche sulla patologia acuta e cronica dei tendini e delle guaine tendinee secondaria a traumatismi. Gazz. Osp. **96**, 1035 (1920). Ref. Z. org. Chir. **11**, 487 (1921).

JANIK, A.: Tumours of tendon sheaths. Ann. of Surg. **85**, 897/911 (1927).

MONPROFIT: Rezidivierendes Fibrosarkom der Sehnen. Soc. anat. Paris 28. Jan. 1891. Ref. Zbl. Chir. **1891**, 990.

Zusammenfassende Schrifttumsangaben über Sehnenscheidengeschwülste finden sich in den Arbeiten von:

FLEISSIG, J.: Über die bisher als Riesenzellsarkome bezeichneten Granulationsgeschwülste der Sehnenscheiden. Dtsch. Z. Chir. **122**, 239 (1913). Literatur bis 1913.

KAMMER, E.: Fall von Riesenzellenxanthosarkom. Inaug.-Diss. Freiburg i. Br. 1909.

ROSENTHAL: Beitrag zur Kenntnis der Sehnenscheidensarkome. Bruns' Beitr. **64**, 577 (1909). Literatur bis 1909.

SPIESS, P.: Zur Lehre der von Sehnenscheiden und Aponeurosen ausgehenden Riesenzellsarkome. Frankf. Z. Path. **13**, 1 (1913). Literatur bis 1913.

DUPUYTRENsche Kontraktur.

COENEN, H.: Die DUPUYTRENsche Fingerkontraktur. Erg. Chir. **10**, 1170 (1918).
KARTSCHIKJAN: DUPUYTRENsche Kontraktur und Erblichkeit. Z. Orthop. **48**, 36 (1927).
KROGIUS, A.: Studien und Betrachtungen über die Pathogenese der DUPUYTRENschen Fingerkontraktur. Acta chir. scand. (Stockh.) **54**, 33 (1922).
LEDDERHOSE, G.: Die Ätiologie der Fasciitis palmaris. DUPUYTRENsche Kontraktur. Münch. med. Wschr. **1920**, Nr 44, 1254.
MARKUS ANTONIUS, J.: Untersuchungen über histologische und klinische Befunde bei DUPUYTRENscher Fingerkontraktur. Inaug.-Diss. Tübingen 1927.
RIEDINGER: Bemerkungen zum Knochenbefund in der Plantarfaszie. Zbl. Chir. **1898**, Nr 26, 693.
SCHULTHESS, O.: Ein Beitrag zur pathologischen Anatomie der DUPUYTRENschen Fingerkontraktur. Inaug.-Diss. Nördlingen 1888. — STOPPATO, U.: Fibroma della palma della mano. Tumori **9**, 31 (1922). Ref. Z. org. Chir. **20**, 411 (1923).

Maladie de DUPLEY.

AVONI, A.: Di un igroma della borsa sottodeltoidea. Chir. Org. Movim. **6**, 233 (1922). Ref. Z. org. Chir. **18**, 366 (1922).
BÉRARD et DUNET: Hygroma tuberculeux de la bourse sous-deltoidienne. Rev. Chir. **1923**, 194. — BERGEMANN und STIEDA: Über die mit Kalkablagerung einhergehende Entzündung der Schulterschleimbeutel. Münch. med. Wschr. **1908**, 2699.
COOPERMANN: Subdeltoid bursitis. N. Y. State J. Med. **26**, Nr 19, 807 (1926). Ref. Z. org. Chir. **38**, 188, (1927). — CARNETT, J. B.: The calcareons deposits of socalled calcifying subacromial bursitis. Surg. etc. **41**, Nr 4 (1925). Ref. Zbl. Chir. **1927**, 2591. — COULOMB, M.: Sur un cas d'ossification de la bourse sous-acromiale. Rev. d'Orthop. **9**, Nr 3, 251 (1922). Ref. Z. org. Chir. **18**, 366 (1922).
EHRHARDT: Über einige seltenere Schleimbeutelerkrankungen. Arch. klin. Chir. **60**, 870 (1900).
FALTA, W.: Über die Bursitiden in der Gegend des Schultergelenkes. Mitt. Ges. inn. Med. Wien **19**, Nr 2, 160 (1920). Ref. Z. org. Chir. **10**, 141 (1921). — FANNUCCI, M.: Primäre Tuberkulose der Bursa glutaeo-trochanterica. Prat. chir. e di disciplin. aff. **2**, 1—21 (1927).
GREEN: Calcified epitrochanteric bursitis simulating sarcoma. Ann. surg. **72**, Nr 3, 392 (1920). Ref. Z. org. Chir. **10**, 507 (1921).
HAMMER: Beiträge zur Kenntnis des Hygroms der Bursa semimembranosa. Bruns' Beitr. **118**, 610 (1920). — v. HEDRY: Beitrag zur Frage der Ätiologie der Bursitis subacromialis. Bruns' Beitr. **132**, 244 (1924).
ISRAEL: Bursitis subdeltoidea. Internat. J. Surg. **34**, Nr 1, 8 (1921). Ref. Z. org. Chir. **13**, 150 (1922).
KÜSTER, E.: Über Bursitis subacromialis (Periarthritis humero-scapularis). Arch. klin. Chir. **67**, 1013 (1902).
LAURENTI: Bursitis traumatica a clessidra del gran trocantere e della regione glutea. Gazz. med. di Roma **52**, 4 (1926). — LAMY, L. et PÉRÈS, P.: Calcification de la bourse séreuse sousacromiale. Presse méd. **34**, Nr 47, 739 (1926). Ref. Z. org. Chir. **37**, 638 (1927). — LESCHZINER: Über 2 Fälle von Bursitis trochanterica tuberculosa. Diss. Freiburg 1902. — LIPFFERT: Über das Hygrom der Bursa trochanterica profunda. Bruns' Beitr. **40**, 503 (1903).
NICOLIS, ST.: Die Verkalkung der Bursa subacromialis. Radiol. med. **11**, Nr 10, 638 (1924). Ref. Z. org. Chir. **31**, 120 (1925).
REINHARDT: Die primär sklerosierende Tuberkulose des Schleimbeutels. Dtsch. Z. Chir. **78**, 63—74 (1909).
SAILER, K.: Pathologie der Bursitis subdeltoidea. Orvosképzés (ung.) **12**, Extrah. 174 (1922). Ref. Z. org. Chir. **18**, 366 (1922). — SCHMITT: Bursitis calcarea am Epicondylus externus humeri. Arch. orthop. Chir. **19**, H. 2, 215 (1921). Ref. Z. org. Chir. **14**, 326 (1922). — SIMON, ST.: Über Schleimbeutelformen am Schultergelenk des Menschen. Z. Anat. **81**, 389 (1926). — STIEDA, A.: Zur Pathologie der Schultergelenkschleimbeutel. Arch. klin. Chir. **85**, 910 (1908).
USLAND, O.: Bursitis subdeltoidea calcarea et ossificans. Norsk. Mag. Laegevidensk. **81**, 980 (1920). Ref. Z. org. Chir. **10**, 376 (1921).
VIRCHOW, H.: Über die Bursa subdeltoidea. Klin. Wschr. **6**, Nr 30, 1428 (1927). Ref. Z. org. Chir. **41**, 344 (1928).
WOLF: Bursitis subacromialis und subdeltoidea. Klinik, Ätiologie und Behandlung. Amer. J. Surg. **37**, 59 (923).

Hygrome.

GOLDSCHEIDER: Ein Beitrag zu den Hygromen des Knies. Bruns' Beitr. **22**, 169 (1898). — GRASER: Über die sog. Bursitis proliferans. Versammlung dtsch. Naturforsch. u. Ärzte in Karlsbad. Selbstbericht. Ref. Zbl. Chir. **1902**, 1192.

KAUFMANN: Lehrbuch der speziellen Pathologie. Berlin und Leipzig 1922. — KREUTER: Ein Fall von Bursitis subdeltoidea. Als Beitrag zur Hygromfrage. Dtsch. Z. Chir. **72**, 136 (1904). — KÜTTNER und HERTEL: Die Lehre von den Ganglien. Ergebn. d. Chir. u. Orthop. **18**, 377 (1925). (Zusammenfassendes Referat.)

LANGEMAK: Die Entstehung der Hygrome. Arch. klin. Chir. **70**, 946 (1903).

MELCHIOR und REIM: Über eine ungewöhnliche Form gichtischer Schleimbeutel-erkrankung. Dtsch. Z. Chir. **135**, 121 (1916).

NASSE: Erkrankungen der Sehnenscheiden und Schleimbeutel. Dtsch. Chir. **66**, 23 (1910). — NEUMANN: Zur Kenntnis der fibrinoiden Degeneration des Bindegewebes bei Entzündungen. Virchows Arch. **144**, 201 (1896). — NOBL, G.: Metastatisch-gonorrhoische Erkrankungen. Handb. Geschlechtskrkh. **2**, 172 (1912).

PICK, H.: Zur Frage der Infektiosität der Schleimbeutel bei Hallux valgus. Zbl. Chir. **1927**, 70.

RICKER: Die Verflüssigung der Bindegewebsfasern. Zugleich ein Beitrag zur Kenntnis der fibrinoiden Degeneration. Virchows Arch. **163**, 44 (1901).

SCHUCHARDT: Entstehung der subkutanen Hygrome. Virchows Arch. **121**, 305 (1890).

TORACCA: Igroma bilaterale della borsa subserrata. Riforma med. **1925**, Nr 42.

WIETING: Beitrag zu den Affektionen, namentlich der Tuberkulose der Schleimbeutel in der Beckenhüftgegend. Dtsch. Z. Chir. **74** (1904).

Gewächse der Schleimbeutel.

ADRIAN, C.: Über die von den Schleimbeuteln ausgehenden Neubildungen. Bruns' Beitr. **38**, 459 (1903).

BECKER: Über Schleimbeutelsarkome. Dtsch. Chir. **191**, 300 (1925).

HÜNERMANN, E.: Über einen Fall von Xanthofibrosarkom der Bursa subachillea posterior. Dtsch. Z. Chir. **182**, 410—415 (1923).

MARTINA, A.: Myxofibrosarkom der Bursa achillea posterior. Ein Beitrag zur Kenntnis der Schleimbeuteltumoren. Dtsch. Z. Chir. **83**, 317—323 (1906).

RANKE: Über Geschwülste der Schleimbeutel. Arch. klin. Chir. **33**, 406 (1886). — RAZZABONI, G.: Primäres Sarkom der Bursa trochanterica profunda. Chir. Org. Movim. **9**, 87 (1924). Ref. Z. organ. Chir. **31**, 124 (1925).

Anhang zu

Die Entwicklungsstörungen der Knochen[1].

Von

A. Dietrich - Tübingen.

Andere Knochenwachstumsstörungen.

Die besprochenen Formen der Knorpelverknöcherungstörung (Chondrodystrophie) und Knochenbrüchigkeit (Osteogenesis imperfecta) stellen scharf-
umschriebene Störungen der Knochenbildung und des Knochenwachstums dar,
die wir wohl als Teilerscheinung einer konstitutionellen Minderwertigkeit des
Mesenchyms betrachten konnten, aber doch als selbständige, von anderen
Körperorganen oder sonstigen inneren und äußeren Einflüssen unabhängige
Erkrankungen bzw. Fehler des Knochensystems ansehen mußten. Es gibt
außer diesen noch eine Reihe von Störungen der Entwicklung und des Wachstums am Knochensystem, denen eine solche Selbständigkeit nicht zukommt
oder bei denen sie zweifelhaft ist.

Abgesehen von der Rachitis und der syphilitischen Osteochondritis, sowie
der Ostitis fibrosa, deren Abgrenzung von der Chondrodystrophie und Osteogenesis imperfecta heute keine Schwierigkeiten macht, ist die von den Schilddrüsen abhängige Knochenwachstumstörung bei Athyreosis (Thyreoaplasie)
und Kretinismus zu erwähnen. Sie ist bereits im Bd. 8, S. 466 des Handbuchs behandelt. Ihr Wesen wird durch eine Hemmung der Knorpelwucherung
und Verknöcherung der knorpelig vorgebildeten Skeletteile gekennzeichnet,
die auf eine Schwäche der Markkapillaren bezogen wird (s. a. RÖSSLE: Wachstum und Altern, 1923). Die verschiedene Stärke der Störung führt zu einer fast
regelmäßigen, wenn auch mäßigen Veränderung der Körperverhältnisse (un-
proportionierter Zwergwuchs).

Mit dieser kretinoiden Wachstumstörung haben die Veränderungen, die
sich bei Mongolismus oder mongoloider Idiotie finden, eine gewisse Ähnlichkeit. Auch hier kommt es zu einer unproportionierten Wachstumstörung
(dyszerebraler Zwergwuchs, RÖSSLE). Die Befunde am Knochensystem
sind nur lückenhaft und ohne rechte Übereinstimmung beschrieben. KASSO-
WITZ stellte eine unregelmäßige Verknöcherungsgrenze an den Rippen fest,
ebenso am Radius, auch frühzeitiges Auftreten von Fasermark und abnorme
Weichheit der Knorpel. Genauer sind die Untersuchungen von PELTASON an
einem $2^3/_4$ Jahre alten Knaben. Aber er konnte sich nicht von einem bestimmten
histologischen Bild einer Verknöcherungstörung überzeugen. Mangelhafte
Ausbildung der Knochenbälkchen, frühzeitige Entwicklung von Fettmark,
zum Teil auch von Fasermark, besonders in den Epiphysenkernen, zeigen eine
gewisse Mangelhaftigkeit der Knochenmarkbildung an, wie sie auch bei Athyreosis und Kretinismus vorkommt. Eine von BERNHEIM-KARRER gefundene
knöcherne Abschlußleiste an der Knorpelgrenze fehlte in seinem Fall. LAUCHE

---

[1] Dieser Anhang dient als Ergänzung des Beitrages Seite 166—221.

kennzeichnet die Knochenwachstumstörung bei Mongolismus als einen frühzeitigen Abschluß des Längenwachstums, der an den distalen Extremitätenknochen beginnt und nur langsam auf die proximalen Knochen übergreift. Das histologische Bild ist an den Rippen, wie schon bei normalem Abschluß, durch die quere Abschlußleiste zwischen Epiphysenknorpel und Knochen gekennzeichnet. Sie besteht zuerst aus Knorpel und Knochen (primäre Grenzlamelle), die aufgesaugt werden kann, worauf eine rein knöcherne sekundäre Grenzschicht auf dem nicht mehr wachsenden Knorpel abgelagert wird. Zugleich tritt sehr früh Fettmark auf.

Dieser Vorgang ist also keineswegs für Mongolismus bezeichnend, sondern lediglich das Zeichen eines frühzeitigen Alterns, wie es auch bei mangelnder Wachstumskraft aus anderen Ursachen vorkommt, z. B. Kretinismus. Da die Schilddrüse bei Mongolismus keine Rolle spielt (s. Siegert), muß nach Lauche die Ursache in einer allgemeinen Erschöpfung oder Entwicklungsschwäche gesucht werden. Mit dieser Auffassung Lauches scheint die Knochenwachstumsstörung beim Mongolismus nunmehr hinreichend geklärt zu sein.

Vielleicht steht dieser Veränderung eine als Ateleosis beschriebene Wachstumshemmung nahe. Sie ist nach Keith eine „prämature Senilität" des Skelets, die nach Gilford schon intrauterin beginnen kann. Sie wird als eine besondere Ausprägung einer allgemeinen greisenhaften Konstitution (Progerie) angesehen. Genauere Beschreibungen der Veränderungen des Skelets habe ich nicht finden können.

Unklar ist ferner die Stellung des Fehlens der Schlüsselbeine (Dysostosis cleido-cranialis). Mit der Einreihung unter die Mißbildungen ist nichts erreicht, denn mit der mangelnden Bildung der Schlüsselbeine ist auch eine unvollständige Verknöcherung des Schädeldaches verbunden (Bauer). Die Fontanellen bleiben offen, die Nahtlinien klaffen und es finden sich zahlreiche Schaltknochen. Die Knochendecke ist dünn und porös. Auch an den Körperknochen ist das periostale Wachstum gestört (Lotsch). Die Extremitätenknochen sind dünn, schlank und biegsam, auch verkürzt. Die Zähne sind mangelhaft gebildet und werden leicht kariös. Also scheint ebenfalls eine Minderwertigkeit der Knochenanlage zu bestehen, die vielleicht der Osteogenesis imperfecta nahesteht. Auch hier fehlen genaue Untersuchungen.

Noch völlig ungeklärt ist das Wesen der von Albers-Schönberg nach dem Röntgenbefund beschriebenen diffusen Osteosklerose mit Verkalkung, die er als Marmorknochen bezeichnet. Auch diese Erkrankung geht mit Knochenbrüchigkeit schon in jugendlichem Alter einher. So beschreibt Davis 3 Brüche bei einem 11 jährigen Knaben. Das Röntgenbild läßt eine Markhöhle an den Röhrenknochen vermissen. Der Knochen erscheint marmorartig gefleckt. Viele Bruchstellen erinnern an Brüche von Marmorstäben (Laurell und Walgreen). Die Metaphysen werden als aufgetrieben geschildert, die Sella turcica ist klein.

Nach Bauer bildet die Veränderung ein Gegenstück zur Osteogenesis imperfecta. Der Knochen ist ausgezeichnet durch den Mangel an Osteoblasten und ein Fehlen des physiologischen Knochenabbaues (Schulze), so daß die Spongiosa nur an wenigen Knochen ausgebildet ist, z. B. an den Metatarsen, und die Knochensubstanz jede Struktur vermissen läßt. Gleichzeitig besteht eine Neigung zu Verkalkung aller Bänder, der Sehnenansätze, der Gelenkkapseln und der Arterien, z. B. auch in dem Lumen. Ein familiäres Vorkommen wird von Lorey und Reye angegeben.

Sehr zweifelhaft scheint es, ob die unter dem Namen Perthessche Krankheit oder Osteochondritis coxae juvenilis beschriebenen Veränderungen

und einige ihr nahestehende Störungen zu den auf Entwicklungsmängel zurück-
zuführenden Erkrankungen des kindlichen Knochens gehören. Es liegen hierbei wohl Wachstumstörungen der Epiphyse an der Hüfte vor, die aber nicht
einheitlich zu sein scheinen. Perthes beschreibt die Veränderungen als Knorpel-
neubildung im Inneren des Femurkopfes, die mit kegelförmiger Umformung
des Kopfes einhergehen. Es kommt zu einem Einbrechen der Kopfkappe,
wobei eine Verletzung fehlen, aber auch die Gelegenheitsursache bilden kann.
Nach Rockemer liegen Ernährungstörungen vor, die zur Nekrose des Knochens
und zum Einbruch der Knochenrinde führen. Es besteht jedenfalls keine Systemerkrankung und keine Wachstumsstörung im engeren Sinne. Das gleiche gilt
von den nahestehenden Veränderungen am Kahnbein (Os naviculare), die als
Köhlersche Krankheit bekannt sind. Wir begnügen uns daher nur mit
einem Hinweis auf das Schrifttum.

Schrifttum.

Abels: Diagnose des neugeborenen Mongoloids; Skeletbildung. Wien. med. Wschr.
1927, Nr 18. — Albers-Schönberg: Eine bisher nicht beschriebene Allgemeinerkrankung
des Skelets. Fortschr. Röntgenstr. **1** (1907). — Axhausen, G.: Zum anatomischen K ank-
heitsbild der Perthesschen Krankheit. Arch. klin. Chir. **124** (1923). — Bauer, H.: Kon-
stitutions- und Individualpathologie der Stützgewebe. Die Biologie der Person, herausgegeben von Brucksch und Lewy. **1927**. — Davis, G. G.: Osteosclerosis fragilis generalis.
Arch. Surg. **5** (1922). — Heine, J.: Zur Pathogenese der Osteochondritis dissecans. Z.
Chir. **1927**, 206. — Hoffmeister: Über Epiphysenschwund am Femurkopf. Z. Chir. **1927**,
203, 204. — Huttkrantz, W.: Über kongenitalen Schlüsselbeindefekt. Anat. Anz. **15**
(1898). — Kappeler, C.: Fall von fast totalem Mangel der Schlüsselbeine. Arch. Heilk.
16 (1875). — Konjetzny: Zur Kenntnis der Perthesschen und Köhlerschen Krankheit.
Arch. f. Chir. **1926**, 142. — Krabbel, M.: Zur Kenntnis der Osteochondritis coxae juven.
Z. ärztl. Fortbild. **19** (1922). — Lauche, A.: Zur Histologie der Knochenwachstumstörungen
beim Mongolismus. Virchows Arch. **249**, (1924). — Laurell und Walgreen: Untersuchungen
über einen Fall einer eigenartigen Skeleterkrankung. Upsala Läk. för. Förh., N. F. **5** (1920).—
Lotsch: Über Cranio cleidodysostosis und congen. Arch. Chir. **121** (1922). — Nettes-
heim, W.: Über Dysostosis cleido-cranialis. Mschr. Geburtsh. **72** (1926). — Peltason. F.:
Zur Kenntnis des Mongolismus. Diss. Würzburg 1919. — Perthes, G.: Beitrag zur Ätiologie der Osteochondritis deformans. Z. Chir. **1920**. — Perthes, G. und Welsch: Über
Entwicklung und Endausgang der Osteochondritis deformans des Hüftgelenks. Beitr.
klin. Chir. **1922**, 127. — Raubitscheck, H.: Zur Kenntnis des Dysostosis cleidocranialis.
Beitr. path. Anat. **61** (1916). — Riedel, G.: Zur pathologischen Anatomie und Ätiologie
der Osteochondritis deformans coxae juven. Virchows Arch. **1925**, 244. — Rockemer, K.:
Zur Histopathogenese der Perthesschen Krankheit. Frankf. Z. Path. **35** (1927). — Schwarz:
Eine eigenartige Deformierung des kindlichen Hüftgelenks. Arb. path. Inst. Tübingen
9 (1914). — Siegert, F.: Der Mongolismus. Erg. inn. Med. **6** (1910). — Stockada: Unter-
suchungen über die Synchondrosis sphenooccipitalis. Beitr. path. Anat. **61** (1916). —
Walter, H.: Die Entstehung der lokalen Malazien. Arch. orthop. Chir. **25** (1927). —
Weil, S.: Über Beziehungen der Osteochondritis deformans coxae und der Alban Köhlerschen Krankheit. Beitr. klin. Chir. **1921**, 122.

Namenverzeichnis.

Die *kursiv* gedruckten Ziffern weisen auf die Schrifttumverzeichnisse hin.

Sachverzeichnis.

Druck der Universitätsdruckerei H. Stürtz A. G., Würzburg

VERLAG VON JULIUS SPRINGER / BERLIN

Bernhard Heine's Versuche über Knochenregeneration.

Sein Leben und seine Zeit. Von der Deutschen Gesellschaft für Chirurgie, anläßlich ihrer 50. Tagung den Fachgenossen unterbreitet. Herausgegeben von der Anatomischen Anstalt der Universität Würzburg (Direktor Professor Dr. H. Petersen), der Chirurgischen Universitätsklinik Würzburg (Direktor Professor Dr. F. König), der Chirurgischen Universitätsklinik Berlin (Direktor Professor Dr. A. Bier), bearbeitet durch Dr. K. Vogeler, Assistent der Chirurgischen Klinik Würzburg, Dr. E. Redenz, Prosektor der Anatomischen Anstalt Würzburg, Dr. H. Walter, Assistent der Chirurgischen Klinik Würzburg, Professor Dr. B. Martin, Assistent der Chirurgischen Klinik Berlin. Mit einem Vorwort von Professor Dr. A. Bier. Mit 105 Textabbildungen und 1 Porträt. VIII, 224 Seiten. 1926. RM 7.50

Die Mitglieder der Deutschen Gesellschaft für Chirurgie erhalten die Festschrift bei direktem Bezug von der Versandstelle des Verlages zu einem Vorzugspreis.

Mikroskopische Anatomie der Gewebe. („Handbuch der mikroskopischen Anatomie des Menschen", 2. Band.)

Erster Teil: **Epithel- und Drüsengewebe. Bindegewebe und blutbildende Gewebe. Blut.** Mit 305 zum Teil farbigen Abbildungen und 1 Tafel. X, 703 Seiten. 1927. RM 135.—, gebunden RM 141.—

Zweiter Teil: **Stützsubstanzen, Muskelgewebe, Bewegungsapparat.**
In Vorbereitung.

Jeder Band ist einzeln käuflich, jedoch verpflichtet die Abnahme eines Teiles eines Bandes zum Kauf des ganzen Bandes.

Energieumsatz. („Handbuch der normalen und pathologischen Physiologie", 8. Band.)

Erster Teil: **Mechanische Energie (Protoplasmabewegung und Muskelphysiologie).** Mit 136 Abbildungen. X, 654 Seiten. 1925.
RM 45.—, gebunden RM 49.50

Zweiter Teil: **Elektrische Energie, Lichtenergie.** Mit 207 Abbildungen. IX, 440 Seiten. 1928. RM 42.—, gebunden RM 48.—

Jeder Band ist einzeln käuflich, jedoch verpflichtet die Abnahme eines Teiles eines Bandes zum Kauf des ganzen Bandes.

Erkrankungen der Muskeln, Knochen und Gelenke. Rachitis. Spätrachitis. Osteomalacie. Senile Osteoporose. Hungerosteopathie. (Aus „Handbuch der inneren Medizin", zweite Auflage, 4. Band, 1. Teil.)

Erster Teil: Mit 126 zum Teil farbigen Abbildungen. XII, 1033 Seiten. 1926.
Gebunden RM 69.—

Zweiter Teil: Mit 53 zum Teil farbigen Abbildungen. XVI, 991 Seiten. 1927.
Gebunden RM 69.—

Jeder Band ist einzeln käuflich, jedoch verpflichtet die Abnahme eines Teiles eines Bandes zum Kauf des ganzen Bandes.

Avitaminosen und verwandte Krankheitszustände. Herausgegeben von W. Stepp und P. György. (Aus „Enzyklopädie der klinischen Medizin", Spezieller Teil.) Mit 194 zum Teil farbigen Abbildungen. XII, 817 Seiten. 1927.

RM 66.—, gebunden RM 69.—

VERLAG VON JULIUS SPRINGER / BERLIN

Konstitutionspathologie in der Orthopädie. Erbbiologie des peripheren Bewegungsapparates. Von Dr. Berta Aschner, Wien, und Dr. Guido Engelmann, Privatdozent in Wien. (Bildet Heft 3 der „Konstitutionspathologie in den medizinischen Spezialwissenschaften", herausgegeben von Julius Bauer-Wien.) Mit 80 Abbildungen. VII, 312 Seiten. 1928. RM 28.—

Lehrbuch der Muskel- und Gelenkmechanik.
Von Dr. H. Strasser, o. ö. Professor der Anatomie und Direktor des Anatomischen Instituts der Universität Bern.

Erster Band: **Allgemeiner Teil.** Mit 100 Textfiguren. XI, 212 Seiten. 1908. RM 7.—

Zweiter Band: Spezieller Teil: **Der Stamm.** Mit 231 zum Teil farbigen Textfiguren. VIII, 538 Seiten. 1913. RM 28.—

Dritter Band: Spezieller Teil: **Die untere Extremität.** Mit 165 zum Teil farbigen Textfiguren. IX, 420 Seiten. 1917. RM 22.50

Vierter Band: Spezieller Teil: **Die obere Extremität.** Mit 139 zum Teil farbigen Textfiguren. VIII, 376 Seiten. 1917. RM 21.—

Praktische Orthopädie. Von Dr. A. Schanz, Dozent für Orthopädie an der Akademie für ärztliche Fortbildung in Dresden. Mit 504 Abbildungen. IX, 560 Seiten. 1928. RM 42.—, gebunden RM 44.20

Orthopädie des praktischen Arztes. Von Professor Dr. August Blencke, Facharzt für orthopädische Chirurgie in Magdeburg. („Fachbücher für Ärzte", herausgegeben von der Schriftleitung der „Klinischen Wochenschrift", Band VII.) Mit 101 Textabbildungen. X, 289 Seiten. 1921. Gebunden RM 6.70
Die Bezieher der „Klinischen Wochenschrift" erhalten die „Fachbücher" mit einem Nachlaß von 10%.

Technische Operationen in der Orthopädie (Orthokinetik).
Von Dr. med. Julius Fuchs, Facharzt für Orthopädie in Baden-Baden. Mit 126 Abbildungen. VI, 230 Seiten. 1927. RM 16.50, gebunden RM 18.—

W **Die Technik des orthopädischen Eingriffs.** Eine Operationslehre aus dem Gesamtgebiet der Orthopädie. Von Dr. Philipp J. Erlacher, a. o. Professor für orthopädische Chirurgie an der Universität Graz. Mit 331 Abbildungen im Text. X, 482 Seiten. 1928. RM 44.—, gebunden RM 46.80

W **Konservative Frakturenbehandlung.** Nach den Erfahrungen der Klinik Eiselsberg in Wien. Von Dr. Leopold Schönbauer, Assistent der I. Chirurgischen Universitätsklinik, Privatdozent für Chirurgie an der Universität Wien. Mit 117 Textabbildungen. VIII, 216 Seiten. 1928. RM 16.50, gebunden RM 18.60

Gliedermechanik und Lähmungsprothesen. Von Heinrich von Recklinghausen. In zwei Bänden. Mit 230 Textfiguren. XXII, 631 Seiten. 1920.
Zusammen RM 38.—
Erster Band (Physiologische Hälfte). **Studien über Gliedermechanik insbesondere der Hand und der Finger.**
Zweiter Band (Klinisch-technische Hälfte). **Die schlaffen Lähmungen von Hand und Fuß und die Lähmungsprothesen.**

Die mit einem W *bezeichneten Werke sind im Verlage von Julius Springer / Wien erschienen.*

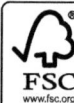

MIX
Papier aus verantwortungsvollen Quellen
Paper from responsible sources
FSC® C105338

If you have any concerns about our products,
you can contact us on
ProductSafety@springernature.com

In case Publisher is established outside the EU,
the EU authorized representative is:
**Springer Nature Customer Service Center GmbH
Europaplatz 3, 69115 Heidelberg, Germany**

Printed by Libri Plureos GmbH
in Hamburg, Germany